国家出版基金项目
NATIONAL PUBLICATION FOUNDATION

中国中药资源大典

中国矿物药资源

主编

黄璐琦　奥·乌力吉

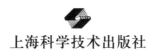

上海科学技术出版社

图书在版编目（ＣＩＰ）数据

中国矿物药资源 / 黄璐琦，奥·乌力吉主编. -- 上
海：上海科学技术出版社，2024.1（2024.7重印）
（中国中药资源大典）
ISBN 978-7-5478-5781-6

Ⅰ．①中… Ⅱ．①黄… ②奥… Ⅲ．①矿物药－中药
资源－中国 Ⅳ．①R282.76

中国版本图书馆CIP数据核字(2022)第136983号

审图号：沪 S〔2022〕90 号

中国矿物药资源
主编　黄璐琦　奥·乌力吉

上海世纪出版(集团)有限公司　出版、发行
上 海 科 学 技 术 出 版 社
（上海市闵行区号景路 159 弄 A 座 9F - 10F）
邮政编码 201101　　www.sstp.cn

苏州工业园区美柯乐制版印务有限责任公司印刷

开本 889×1194　1/16　印张 31.5
字数：900 千字
2024 年 1 月第 1 版　2024 年 7 月第 2 次印刷
ISBN 978 - 7 - 5478 - 5781 - 6/R · 2544
定价：498.00 元

本书如有缺页、错装或坏损等严重质量问题，
请向工厂联系调换

内容提要

矿物药资源是与植物药资源、动物药资源并列的重要药用资源,具有特殊药用价值,但是长期以来由于人们对矿物药的认识不足,致使矿物药资源未得到充分利用。

本书内容分为两大部分。总论部分主要介绍矿物药的概念及特点、矿物药普查方法、矿物药分类、矿物药使用情况、中国矿物药分布概况,以及矿物药加工与炮制等。各论部分按照矿物药来源属性分类,详细介绍了石膏、雄黄、琥珀、硼砂、磁石、银朱、龙骨、寒水石等 153 种矿物药的别名、来源、本草考证、原矿物、主产地、蕴藏量、流通量及使用情况、采收加工、药材鉴别、化学成分、药理作用、炮制、性味归经、功能主治、用法用量、用药警戒或禁忌、贮藏及民族医药应用等。书末附有中国药用矿产分区分布图、药材中文名称索引、药材拉丁(英、汉译)名称索引。

本书可供从事中医药学特别是矿物药研究的工作者参考使用。

编撰委员会

主任委员

  黄璐琦

副主任委员

  段金廒 赵润怀 奥·乌力吉 乔延江 巴根那 李 冀 张小波 黄必胜

  王继永 王 玲 布和巴特尔 王秀兰 拉喜那木吉拉 包明兰 李国利

  昂青才旦 王青虎 郭兰萍 彭华胜 詹志来 林瑞超

主　编

  黄璐琦 奥·乌力吉

副 主 编

  包晓华 刘圣金 兰小中 贾守宁 曹 艳 孟和毕力格

参加编写人员（按姓氏笔画排序）

  马云桐 马晓辉 王 龙 王双玺 王宏明 王胡格吉乐图 木其尔 支 张

  扎西次仁 乌仁图雅 白吉庆 包车力格尔 包书茵 包玉华

  包智杰 立 新 权 红 朱星宇 刘 迪 刘义梅 刘锦文 江维克 那日苏

  那布其 严 辉 严宝飞 苏都那布其 杜鸿志 杨立国 李 季 李 娟

  李吉宁 李明礼 李晓瑾 吴凤娇 何陈林 张 川 张乌兰 张丽霞 陈文娟

  陈亚运 郜巴达拉胡 国 光 明 晶 呼吉雅 周 涛 孟庆庆 孟和乌力吉

  春 香 赵 龙 赵 倩 赵丽美 敖日格乐 袁明洋 桂 春 顿 珠

  徐晨昱 徐智玮 斯琴格日乐 黄 倩 萨其仁贵 萨其拉吐

  曹国胜 章其华 续琰祺 塔 娜 董 帅 董继晶 韩九林 禄亚洲 雷 咪

  詹庚申 窦 萱 蔡 皓 管仁伟 瞿显友

前　言

　　矿物药是我国中医药及民族医药的重要组成部分,具有几千年的使用历史,为中华民族的繁衍生息作出了重要贡献。

　　我国幅员辽阔,矿物药资源分布广泛,种类繁多,应用历史源远流长。早在战国时期,当时的《山海经》就收载了矿物药,我国现存最早的医方著作《五十二病方》中记载了雄黄、丹砂等约 20 种矿物药,现存最早的本草专著《神农本草经》将矿物药列为首位,收载了 46 种矿物药。至明清时期,以《本草纲目》为首的《本草备要》《本经逢原》《本草从新》等本草著作对矿物药均有记载,其中李时珍的《本草纲目》收载了 223 种矿物药。中华人民共和国成立后,由国家中医药管理局编撰的系统总结我国两千多年来本草学成就并反映当代中药学科研成果的《中华本草》收载矿物药 114 种。20 世纪 80 年代开展的第三次全国中药资源普查结果报告显示,全国有中药资源种类 12 807 种,其中矿物药资源 80 种。《中华人民共和国药典》(2020 年版)收载矿物药 25 种,方剂内含矿物药 40 余种。

　　由于人们对矿物药的认识不足和用药习惯的不同,矿物药名称和矿物名称又不尽一致,加之专业从事矿物药的研究者不多,研究成果也较少见报道,相关研究资料有所欠缺;另外,因性状、产地不同,同一种矿物药的组分和化学成分有时可能存在较大的差异。此外,一些本草著作和有关文献过多强调矿物药的毒副作用,致使部分医药人员对矿物药望而生畏,一些临床疗效好的矿物药资源未能得到充分利用。

　　为了调查矿物药使用情况、提高矿物药鉴定水平、开发利用矿物药资源、保证人民用药安全有效,为中药及民族药的生产、经营、临床使用、检验、管理、教学、科研提供准确且更具有实用价值的参考资料,借第四次全国中药资源普查项目——矿物药资源普查之际，我们对全国中医及民族医使用的矿物药资源情况进行了普查。我们共组建了 5 支普查队伍，对我国 7 大区域共 31 个省（自治区、直辖市）开展普查工作。7 大区域分别为：华北地区，包括北京市、天津市、山西省、河北省、内蒙古自治区；东北地区，包括黑龙江省、吉林省、辽宁省；华东地区，包括上海市、江苏省、浙江省、安徽省、福建省、江西省、山东省；华中地区，包括河南省、湖北省、湖南省；华南地区，包括广东省、广西壮族自治区、海南省；西南地区，包括四川省、贵州省、云南省、重庆市、西藏自治区；西北地区，包括陕西省、甘肃省、青海省、宁夏回族自治区、新疆维吾尔自治区。

本次矿物药资源普查工作由内蒙古民族大学和内蒙古蒙医药工程技术研究院牵头，参加人员有南京中医药大学、湖北中医药大学、西藏农牧学院、青海省中医医院、北京中医药大学、中国中医科学院、中国药材公司、内蒙古自治区煤田地质局 472 勘探队、北京科技大学冶金与工程学院等多家单位的 200 多位"伙计"。普查历时三年多，对我国矿物药使用情况、市场流通情况、矿产资源情况等进行全面普查，采集标本 1000 余份，并将各队的普查结果进行汇总分析，归纳总结，撰写成书稿。

本书具有较高的学术价值。它的编撰出版，有助于摸清我国矿物药资源家底、更好地保护和利用矿物药资源。同时，也在一定程度上解决了少数矿物药品种不清、功效不明等问题，可为矿物药下一步的学术研究和产业开发奠定坚实的基础。全书整理总结了矿物药使用情况，可提高医务人员矿物药临床用药水平，丰富用药经验，进一步保障人民用药安全有效。

本次矿物药资源普查,虽然是在前三次普查工作的基础上开展的,但由于部分矿产、矿山资源涉密,且参与人员普查经验不足,特别是存在对民族用药情况调查不充分等问题,加之作者编写水平有限,本书难免有不妥之处,敬请各位同仁、读者批评指正。

编 者

2023 年 8 月

目　录

上篇　总论

下篇 各论

附录

索引

上篇

总 论

第一章 矿物药资源概述

矿物药(mineral Chinese medicine)是指在中医药理论指导下,源于药用矿物资源或以其为主要原料加工获得的人工制品或化学制品,以及由其他植物或动物组织经加工提炼形成的以无机物为主要组成的药用原料等,可用于防治疾病的物质。矿物药尚可包括可用于医疗目的的、自然形成的含矿物质的水资源(如矿泉、温泉等),以及人类在生产活动中产生的副产物(如铁落、升药底、伏龙肝等)。以药用矿物资源为主要原料的人工制品或化学制品是指对其经过浓缩、精制、煅制、炼制等加工处理而成的药用物质,如食盐、芒硝、咸秋石、红粉等。药用矿物资源(medicinal mineral resources),又称矿物类中药资源(Chinese materia medica resources from minerals),是指在特定地质背景下由地质作用所形成的蕴藏在地壳中的具有药用价值的矿物或以矿物构成的岩石、土壤和化石,以及含由矿物风化蚀变释放关键药用组分的特定"水"(如孔雀石中包裹的含硫酸铜的水)。

■ 一、古代本草著作中的矿物药资源

中医使用矿物药预防和治疗疾病有着悠久的历史,是我国传统中医药不可缺少的重要组成部分,是各族人民在生产和生活实践过程中通过无数次尝试、观察、积累的医疗实践和经验的总结,极具特色。

湖南长沙马王堆西汉墓出土的《五十二病方》中记载矿物药 20 余种,如雄黄、丹砂(朱砂)等。

汉代《神农本草经》,载药 365 种,分上、中、下三品,其中矿物药也是按上、中、下三品来分类。上品药有 18 种,即:玉泉、丹砂、水银、空青、曾青、白青、扁青、石胆、云母、朴消、消石、矾石、滑石、紫石英、白石英、五色石脂、太一禹余粮、禹余粮。中品药有 16 种,即:雄黄、雌黄、石钟乳、殷孽、孔公孽、石硫黄、磁石、凝水石、石膏、阳起石、理石、长石、铁、铁精、铁落、铅丹。下品药 12 种,即:青琅玕、肤青、矾石、代赭、卤咸、大盐、戎盐、白垩、粉锡、锡铜镜鼻、石灰、冬灰。矿物药总计 46 种,约占全书药物的 12.7%。

南北朝时期陶弘景作《本草经集注》,载药 730 种,分玉石、草木、虫兽、果、菜、米食、有名未用等 7 类,首创按药物自然属性分类的方法,这是药物分类的一个进步,但每类之中仍分三品,包括矿物药的分类也是如此。陶氏除保留《神农本草经》原有矿物药外,又增加《名医别录》所用的矿物药近 50 种。计:上品药有玉屑、绿青、芒硝等 3 种;中品药有食盐、金屑、银屑、石脑、玄石、生铁、钢铁等 7 种;下品药有特生礜石、方解石、苍石、土段孽、铜弩牙、金牙、煅灶灰、伏龙肝、东壁土等 9 种。此外,在有名无用类中,收录《名医别录》中矿物药近 30 种,有青玉、白玉髓、玉英、璧玉、合玉、紫石华、白石华、黑石华、黄石华、厉石华、石肺、石肝、石脾、石肾、封石、陵石、碧石、遂石、白肌石、龙石膏、五羽石、石流青、石流赤、石耆、紫加石、终石。所以,到南北朝时,矿物药总计已达 90 余种。

唐代初期显庆年间(656—661 年),苏敬等编纂我国历史上第一部药典《新修本草》时,沿袭陶弘景《本草经集注》旧例,对矿物药亦有所增加。唐代初期矿物药已达 100 余种。到唐代中期开元年间(713—741 年),陈藏器作《本草拾遗》,将唐代民间用的矿物药全部收入书中,分为金石、土、水三类。

五代十国后蜀年间(934—965 年),李珣作《海药本草》,新增矿物药有 3 种,连同唐代记载的矿物药 221 种,矿物药已达 224 种。

北宋开宝年间(968—976 年),刘翰、马志等所编的本草著作《开宝本草》,矿物药增加到 244 种。

北宋嘉祐年间（1056—1063 年），掌禹锡等编《嘉祐本草》时，新增矿物药 22 种。在《嘉祐本草》编纂的同时，苏颂编修了《本草图经》，该书新增矿物药有 3 种。至此，矿物药总数累计有 269 种。宋代元祐年间（1086—1094 年），四川名医唐慎微作《经史证类备急本草》（以下简称《证类本草》）时，除转录历代本草所收的矿物药外，又新增矿物药 2 种，使矿物药总数达 271 种。

明代万历年间（1573—1620 年）李时珍著《本草纲目》，除转录《证类本草》全部药物外，又新增 374 种药物，其中新增矿物药 70 种，按水、火、土、金石分类。水部新增药物 11 种，火部新增药品 11 种，土部新增药品 21 种，金石部新增药品 27 种。在《本草纲目》新增矿物药中，火部的药物，只能说是燃烧的现象，尚不能称为矿物药。只有水部、土部、金石部新增药，可以算是矿物药，此三者共有 59 种，再加上前代本草的矿物药 271 种，合计有 330 种。

清代乾隆年间（1736—1795 年），赵学敏著《本草纲目拾遗》10 卷，其卷一、卷二为矿物药，按水、土、金、石四部列举，即：水部药物 24 种；土部药物 18 种；金部药物 11 种、附 5 种，共 16 种；石部药物 27 种，附 2 种，共 29 种。将《本草纲目拾遗》新增矿物的土、金、石三部加起来，即为 87 种，再加明代累积的矿物药 330 种，总计有 417 种。

古代本草著作繁多，由于不同学者对矿物药的认识和理解不同，导致对本草矿物药的品种数统计有一定的差异。根据本书所述矿物药的定义，选择不同时期具有代表性和总结性的主要古代本草进行统计，秦汉时期选择《五十二病方》《神农本草经》，梁代选择《本草经集注》，唐宋时期选择《新修本草》《本草拾遗》《嘉祐本草》《本草图经》《证类本草》，明清时期选择《本草纲目》《本草纲目拾遗》等本草著作进行整理（为便于统计分析，将矿物药资源分为金石玉类、土类、水类、化石类等 4 类）。古代本草共涉及矿物药 367 种。

1. 金石玉类 217 种 土殷孽、土黄、大盐、万历龙凤钱、子母悬、马口铁、马肝石、马脑（玛瑙）、井泉石、开元钱、天龙骨、天生磺、无名异、云母、云核、五色石脂、五羽石、不灰木、太一余粮、太阳石、水中白石、水银、水银粉、水精、长石、风磨铜、丹砂、乌银、方解石、火药、孔公孽、玉、玉田沙、玉屑、古文钱、古镜、石中黄子、石芝、石灰、石花、石肝、石床、石肾、石肺、石面、石炭、石钟乳、石胆（胆矾）、石蚕、石耆、石脑、石脑油、石硫赤、石硫青、石硫黄、石脾、石膏、石燕、石髓、龙涎石（非指龙涎香）、龙窝石、生铁、代赭石、仙人骨、白玉髓、白石华、白石英、白石脂、白羊石、白青、白垩、白狮子石、白瓷屑、白铜、白铜矿、玄石、玄明粉、玄精石、戎盐、芒硝、朴消、光明盐、吸毒石、朱砂银、自然铜、杂梯牙、汤瓶内碱、阳起石、红毛石皮、麦饭石、赤石脂、赤铜、赤铜屑、花乳石、苍石、杓上砂、卤咸、灵砂、青玉、青琅玕、英消、松石、矾石、奇功石、岩香、金、金牙、金牙石、金刚石、金花铆、金顶、金星石、金屑（金鉛）、金精石、肤青、炉甘石、河砂、宝石、空青、终石、玻璃、封石、砒石、砒霜、砭石、钢铁、禹穴石、禹余粮、食盐、姜石、恒石、扁青、神丹、神火、盐、盐药、桃花石、钱花、铁、铁华粉、铁矿、铁线粉、铁浆、铁落、铁锈、铁精、铁蒸、铅、铅丹（黄丹）、铅光石、铅霜、特生礜石、殷孽、粉锡、粉霜、烟药、消石、浮石、诸铁器、诸铜器、陵石、理石、黄石华、黄石脂、黄矾、菜花铜、菩萨石、硇砂、铜青、铜矿石、铜弩牙、银、银朱、银屑、银铕、银膏、猪牙石、猫睛石、婆娑石、密陀僧、密栗子、绿青、绿矾、绿盐、越砥、握雪礜石、硫璃、雄胆、雄黄、紫石华、紫石英、紫加石、紫铜铆、黑石华、遂石、曾青、滑石、蓬砂、雷墨、锡、锡吝脂、锡铆、锡铜镜鼻、雄窠黄、慈石（磁石）、辟惊石、碧霞石、瑶池沙、雌黄、锻铁者灰、镇宅大石、凝水石、澡石、礞石、礜石、瀚海石窝沙、霹雳砧。

2. 土类 70 种 土蜂窠、土墼、千步峰、久溺中泥、门市土、门臼尘、井上壅土、井底泥、天子藉田三推犁下土、太阳土、犬尿泥、车辇土、丹灶泥、乌古瓦、乌金砖、户限下土、甘土、甘锅、古砖、东壁土、田中泥、白朱砂、白垩、白蚁泥、白瓷器、白蜡尘、白鳝泥、百舌窠中土、回燕膏、伏龙肝、自然灰（一种状如黄土物质）、观音粉、赤土、杨妃粉、困土、冻土、床脚下土、尿坑泥、鸡脚胶、驴尿泥、胡燕窠土、柱下土、砂壶、砂锅、蚁垤土、洗手土、屋内下墙虫尘土、席下尘、瓷殴中白灰、烧尸场上土、烟胶（熏黑的土）、冢上土、桑根下土、黄土、蛆钻泥、蚯蚓泥、猪槽上垢土、弹丸土、椅足泥、铸铜罐、粪坑底泥、道中热土、鼠穴泥、鼠壤土、锻灶灰、寡妇床头尘土、鞋底泥、墨（黑土）、檐溜下泥、螺蛳泥。

3. 水类 70 种 刀刃水、三家洗碗水、山岩泉水、井泉水、天孙水、天萝水、车辙中水、日精油、丹砂水、玉井水、玉泉、甘露、甘露蜜、古刺水、古冢中水、节气水、生熟汤、白云、白凤浆、冬霜、市门溺坑水、半天河、地浆、竹精、各种药露、阴地流泉、赤龙浴水、卤水、阿井水、鸡神水、雨水、明水、乳穴水、春水、洗儿汤、洗手足水、神水、屋漏水、起蛟水、盐胆水、热汤、荷叶上露、夏冰、浆水、流水、浸蓝水、黄茄水、菊花水、梅子水、铜壶滴漏水、猪槽中水、混堂水、御沟金水、腊雪、曾青水、澄汲水、温汤、强水、雹、粮罂中水、碧海水、鼻冲水、樱桃水、䆲水、潦水、磨刀水、甑气水、醴泉、糯稻露、露水。

4. 化石类 10 种 石蛇、石燕、石螺蛳、石蟹、石鳖、龙角、龙齿、龙骨、松化石、琥珀。

■ 二、现代出版矿物药专著记载矿物药资源情况

我们对新中国成立以来出版的矿物药专著，根据本书矿物药定义进行整理筛选，共涉及矿物药 241 种。

1. 金石玉类 217 种 土殷孽、土黄、大青盐、万年灰、小灵丹、马牙硝、井泉石、天生磺、无名异、云母石、五色石脂、不灰木、太一余粮、水云母、水中白石、水银、水银粉、水精、升华硫、升药、升药底、长石、丹砂、乌玉块、文石、方解石、火硝、孔公孽、玉、玉英、玉屑、正长石、石中黄子、石芝、石灰、石灰华、石床、石面、石炭、石胆（胆矾）、石蚕、石盐、石脑、石脑油、石砮、石棉、石碱、石硫赤、石硫青、石榴子石、石膏、石髓、北寒水石、生铁末、白玉髓、白石英、白石脂、白羊石、白青、白矾（明矾）、白降丹、白盐、白银、玄石、玄明粉、玄精石、戎盐、吉多果化石、地蜡、芒硝、朴硝、光明盐、朱砂、自然铜、汤瓶内碱、阳起石、阴起石、红升丹、红宝石、纤维石、麦饭石、玛瑙、赤石脂、赤铜、赤铜灰、赤铜屑、花蕊石、豆状灰石、卤碱、针砂、针铁矿、佐太、皂矾（绿矾）、灵砂、青玉、青金石、青琅玕、青铜、青晶石、青礞石、矾石、金、金云母、金牙石、金刚石、金矿石、金星石、金箔、金精石、金礞石、乳花、炉甘石、河砂、空青、珍珠盐、玻璃、南寒水石、咸秋石、砒石、砒霜、砭石、轻粉、钟乳石、泉华、禹余粮、食盐、姜石、扁青、祖母绿、盐药、桃花石、晃石、铁、铁华粉、铁浆、铁粉、铁屑、铁落、铁锈、铁精、铅、铅丹（黄丹）、铅灰、铅粉、铅霜、氧化锡、特生礜石、殷孽、脑石、粉锡、粉霜、海盐、海蓝宝石、浮石、理石、琉璃、菱铁矿、黄升、黄石脂、黄矾、黄铁矿、黄铜、菩萨石、硇砂、蛇含石、铜青、铜矿石、铜绿、银朱、银硝、银箔、银膏、银精石、银礞石、猫眼石、婆娑石、密陀僧、绿青（孔雀石）、绿松石（松石）、绿矾、绿盐、越砥、握雪礜石、硝石、硫黄、雄黄、紫石英、紫硇砂、紫铜矿、紫精丹、喀什粉、黑云母、黑盐、黑硫黄、黑锡丹、锌、锑、鹅管石（钟乳鹅管石）、曾青、滑石、滑石粉、蒙脱石、硼砂、雷墨、锡、锡吝脂、锡矿、碱花、磁石、翡翠、雌黄、蜜栗子、褐铁矿、赭石、礞石、礜石、霹雳砧。

2. 土类 11 种 井底泥、甘土、东壁土、白垩、伏龙肝、赤土、软滑石（天然高岭土）、禹粮土（森都拉）、黄土、燕巢土、膨润土。

3. 水类 5 种 地浆、冰、泉水、盐胆水、温泉。

4. 化石类 8 种 石蛇、石燕、石蟹、石鳖、龙角、龙齿、龙骨、琥珀。

■ 三、《中药大辞典》《全国中草药汇编》《中华本草》《新编中国药材学》记载矿物药资源情况

根据本书矿物药定义，对现代主要药学著作收载矿物药进行整理筛选，各主要药学著作收载矿物药种数分别为《中药大辞典》100 种、《全国中草药汇编》（第 2 版）46 种、《中药大辞典》（第 2 版）106 种、《中华本草》（第 2 卷）114 种、《新编中国药材学》37 种，合并后共计 125 种。

1. 金石玉类 108 种 大青盐、小灵丹、无名异、云母、不灰木、水银、升药、升药底、长石、方解石、玉、石灰、石炭、石床、石脑油、石膏、石碱、白石英、白石脂、白矾、白降丹、玄明粉、玄精石、戎盐、芒硝、朴消、光明盐、朱砂、自然铜、阳起石、红升丹、红粉、麦饭

石、玛瑙、赤石脂、赤铜屑、花蕊石、卤碱、针砂、皂矾（绿矾）、灵砂、青金石、青礞石、松石、金箔、金精石、金礞石、乳花、炉甘石、空青、咸秋石、秋石、砒石、砒霜、轻粉、钟乳石、信石、禹余粮、食盐、胆矾、姜石、扁青、铁、铁华粉、铁浆、铁粉、铁落、铁锈、铁精、铅、铅丹、铅灰、铅粉、铅霜、殷孽、粉霜、浮石、理石、黄石脂、黄矾、硇砂、蛇含石、铜绿、银朱、银箔、密陀僧、绿青、绿矾、绿盐、硝石（消石）、硫黄、雄黄、紫石英、紫硇砂、紫铜矿、鹅管石、曾青、滑石、寒水石、硼砂、锡、锡矿、碱花、磁石、雌黄、赭石、礞石、礜石。

2. 土类 5 种 井底泥、甘土、白垩、伏龙肝、黄土。

3. 水类 5 种 地浆、冰、泉水、盐胆水、温泉。

4. 化石类 7 种 石燕、石蟹、石鳖、龙角、龙齿、龙骨、琥珀。

■ 四、矿物药的特点

矿物药具有以下几个特点。

1. 药源丰富 矿物药大都是由天然矿物经过加工炮制而成，中国矿藏丰富，这就保证了矿物药材的来源。

2. 加工炮制方法比较特殊 加工炮制的目的是除去杂质，提高纯度；改变性质，提高疗效；降低毒性，保证用药安全。采集的矿物药材有的经过拣、洗、淘、漂、提、水飞，即可使用；有的还要经过煅、炼、淬，金石类药材大多还需敲、杵捣、碾、研、罗为细末，方可使用。但总的来说，矿物药的加工炮制方法还是比较特殊的。

3. 功用确切，疗效肯定 矿物药具有多种医疗作用，如雄黄的杀虫解毒，朱砂和铅丹的镇惊安神，赭石的镇逆、平肝、止血，磁石的潜阳纳气、镇惊安神，自然铜的散瘀接骨，石膏的清热泻火，钟乳石的温肺、益肾，花蕊石的化瘀止血，龙骨的安神、涩精，滑石的渗湿、清暑，硫黄的通便、杀虫，芒硝和玄明粉的泻热、软坚、通便，白矾的祛痰、燥湿、防腐消毒，炉甘石的去翳明目等，均已被证实不仅功能确切，而且疗效肯定。

4. 毒性和用量特殊 矿物药的毒性和生物活性共存，特别是砷、汞、铅等类药物，安全范围较小，没有成熟的经验，切不可任意加大剂量，以免发生意外。在运用毒性大的矿物药时，宜先用少量，逐渐增量，但一般不可超过最大剂量。同时还必须注意：单味用宜稍重，复方用宜稍轻；汤剂宜稍重，丸散宜稍轻。此外还需遵循因时、因地、因人制宜的原则，方可达到预期的效果。当然，用药剂量也不是一成不变的，随着中西医结合工作的不断发展，是可以突破传统用量的，例如用石膏治疗高热病症，有报道曾一次用 120 g。

总之，矿物药在治疗疾病、保障人民健康方面起着巨大的作用，其重要性自不待言。但由于种种原因，至今对矿物药治病的物质基础、药理作用等还了解不多，应进一步加强研究，以便更广泛、更有效地应用于临床。

参 考 文 献

[1] 马王堆汉墓帛书整理小组. 五十二病方[M]. 北京：文物出版社，1979.

[2] 吴普. 神农本草经[M]. 北京：人民卫生出版社，1982.

[3] 陶弘景. 本草经集注：叙录一卷[M]. 影印本. 上海：群联出版社，1955.

[4] 苏敬. 新修本草[M]. 上海：上海科学技术出版社，1960.

[5] 陈藏器.《本草拾遗》辑释[M]. 尚志钧，辑释. 合肥：安徽科学技术出版社，2004.

[6] 唐慎微. 重修政和经史证类备用本草：三十卷[M]. 影印本. 北京：人民卫生出版社，1957.

[7] 寇宗奭. 本草衍义：二十卷[M]. 上海：商务印书馆，1957.

[8] 李时珍. 本草纲目：五十二卷[M]. 影印本. 北京：人民卫生出版社，1957.

[9] 李时珍. 本草纲目：中华国学百部[M]. 西安：三秦出版社，2008.

[10] 赵学敏. 本草纲目拾遗[M]. 2 版. 闫志安，肖培新，校注. 北京：中国中医药出版社，2007.

[11] 王嘉荫. 本草纲目的矿物史料[M]. 北京：科学出版社，1957.

[12] 刘友梁. 矿物药与丹药[M]. 上海：上海科学技术出版社，1962.

[13] 戚厚善. 中兽医矿物药与方例[M]. 济南：山东科学技术出版社，1979.

[14] 李焕. 矿物药浅说[M]. 济南：山东科学技术出版社，1981.

[15] 李大经. 中国矿物药[M]. 北京：地质出版社，1988.

［16］刘玉琴.矿物药［M］.呼和浩特:内蒙古人民出版社,1989.

［17］孙静均,李舜贤.中国矿物药研究［M］.济南:山东科学技术出版社,1992.

［18］杨松年.中国矿物药图鉴［M］.上海:上海科学技术文献出版社,1990.

［19］郭兰忠.矿物本草［M］.南昌:江西科学技术出版社,1995.

［20］王水潮,吴焕才.矿物药的沿革与演变［M］.西宁:青海人民出版社,1996.

［21］王敏.矿产本草［M］.北京:中国医药科技出版社,2004.

［22］张保国.矿物药［M］.北京:中国医药科技出版社,2005.

［23］滕佳林.本草古籍矿物药应用考［M］.北京:人民卫生出版社,2007.

［24］尚志钧.中国矿物药集纂［M］.尚元藕,尚元胜,整理.上海:上海中医药大学出版社,2010.

［25］高天爱.矿物药及其应用［M］.2版.北京:中国中医药出版社,2012.

［26］林瑞超.矿物药检测技术与质量控制［M］.北京:科学出版社,2013.

［27］高天爱,马金安,刘如良.矿物药真伪图鉴及应用［M］.太原:山西科学技术出版社,2014.

［28］江苏新医学院.中药大辞典［M］.上海:上海科学技术出版社,1977.

［29］《全国中草药汇编》编写组.全国中草药汇编彩色图谱［M］.2版.北京:人民卫生出版社,1996.

［30］南京中医药大学.中药大辞典［M］.2版.上海:上海科学技术出版社,2006.

［31］国家中医药管理局《中华本草》编委会.中华本草［M］.上海:上海科学技术出版社,1999.

［32］李军德,张志杰.新编中国药材学:第八卷［M］.北京:中国医药科技出版社,2020.

［33］刘圣金,吴思澄,马瑜璐,等.我国矿物药品种概况、市场流通与临床应用调查分析及其存在问题与发展建议［J］.中草药,2023,54(19):6555-6568.

第二章　矿物药分类

矿物药的分类是矿物药理论研究的一项重要内容,随着不同历史时期对矿物药理论与实践认识的不断深入,以及分类目的的需要,自古至今矿物药有多种分类方法。《神农本草经》按照药物的功效将药物分为上、中、下三品分类,矿物药也同样分为三品,并被列为各品之首;《本草经集注》将矿物药单列为"玉石部";《本草纲目》则将矿物药主要记述在水部、土部、金石部中,其中金石部又分为金、玉、石、卤四类;《雷公药对》将药物以功用分类。目前常用的矿物药分类方法是按矿物药所含的主要离子类型分类。此外,根据对矿物药的研究目的不同,尚有按中医药功效分类、按临床用药方式分类、按地质成因分类等多种分类方法。本书根据矿物药来源类别,将矿物药分为矿物类、岩石类、化石类、水资源类、人工制品或化学制品(含副产物)类。

一、按矿物岩石学分类

1. **以阴离子为主的分类**　矿物学上通常根据矿物所含主要成分的阴离子种类进行分类,现行版《中华人民共和国药典》(以下简称《中国药典》)及目前全国高等中医药院校相关教材所述矿物药来源均采用该方法进行分类。按主含阴离子种类,药用矿物资源可分为9类。

(1)自然元素类:如自然硫、自然金等。

(2)硫化物类:如朱砂、自然铜等。

(3)卤化物类:如紫石英、大青盐等。

(4)氧化物和氢氧化物类:如磁石、禹余粮等。

(5)碳酸盐类:如方解石、龙骨等。

(6)硫酸盐类:如石膏、朴硝等。

(7)硼酸盐类:如硼砂等。

(8)硅酸盐类:如金礞石、滑石等。

(9)其他类:如琥珀、石炭等。

2. **以阳离子为主的分类**　由于矿物药中阳离子通常对药效起重要作用,《中华本草》《中药大辞典》等药学著作均按阳离子的种类进行分类,共分为16类。

(1)钠化合物类:如大青盐、芒硝等。

(2)钾化合物类:如硝石等。

(3)铵化合物类:如硇砂等。

(4)镁化合物类:如滑石、阳起石等。

(5)钙化合物类:如石膏、方解石等。

(6)铝化合物类:如白矾、赤石脂等。

(7)硅化合物类:如麦饭石、白石英等。

(8)锰化合物类:如无名异等。

(9)铁化合物类:如磁石、禹余粮等。

(10)铜化合物类:如胆矾、绿矾等。

(11)锌化合物类:如炉甘石等。

(12)砷化合物类:如雄黄、砒石等。

(13)汞化合物类:如朱砂、轻粉等。

(14)铅化合物类:如密陀僧、铅丹等。

(15)自然元素类:如金箔、硫黄等。

(16)其他类:如琥珀、石炭等。

3. **以矿物药在自然界的赋存形式为主的分类**　药用矿物多产生于地质历史时期,通过综合地质作用形成,有矿物、岩石、化石等,也有固体、液体和气体不同存在形式。鉴于此,可将矿物药分为7类。

(1)矿物类:如石膏、方解石等。

(2)岩石类:如花蕊石(蛇纹石大理岩)、浮石(气孔状火山喷发岩)等。

(3)有机岩类:如石炭、石脑油等。

(4)古生物化石类:如龙骨、琥珀等。

(5)水类:如温泉、矿泉等。

(6)土类:如甘土、伏龙肝等。

（7）其他类：如升药、轻粉等。

4. 以矿物属性为主的分类 根据矿物属于金属类、非金属类等属性，将矿物药分为5类。

（1）天然金属矿物类：如磁石、朱砂等。

（2）天然非金属矿物类：如雄黄、硫黄、温泉、甘土等。

（3）岩石类：如花蕊石、青礞石等。

（4）古生物化石类：如龙骨、琥珀等。

（5）其他类：如升药、轻粉等。

5. 以晶体化学为基础的分类 根据当前地质学科中通用的矿物学分类级序分类，即：大类—类—（亚类）—族—（亚族）—种—（亚种）。针对矿物类的矿物药以此基础进行分类。大类、类依据矿物类药矿物药的化学成分和化合物类型来划分。族的划分以晶体化学为基础，一般将同一类中化学成分类似且晶体结构类型相同的矿物归为同一个矿物族。如朱砂来源于硫化物类单硫化物辰砂族辰砂。

6. 以地质成因为主的分类 矿物药主要由无机化合物组成，在自然地质作用中形成，多数是一种或几种矿物的集合体或聚集体，很少是单个的晶体。如方解石为粗晶方解石集合体；花蕊石是方解石与蛇纹石的聚集体；白石英多是水晶单晶或碎块，也有为细粒石英的集合体（脉石英）。矿物药可在各种地质作用中形成，而同一种矿物药也可在多种地质作用中形成。一般用成因类型来概括一个地质作用的某一段历程所形成的药用矿物及其相应的特点。如与岩浆活动有关的主要成因类型的矿物药有磁石、云母等；与变质作用有关的主要成因类型的矿物药有青礞石、花蕊石等；由表生作用形成的矿物药有石膏、赤石脂等。

■ 二、按中医药学分类

1. 按中医药临床功效分类 根据中医临床应用及其功效情况，可将药用矿物资源分为清热药（如石膏、寒水石等）、泻下药（如芒硝等）、利水药（如滑石等）、止血药（伏龙肝、花蕊石等）、活血化瘀药（如自然铜等）、化痰止咳平喘药（如青礞石、金礞石等）、安神药（如朱砂、磁石等）、平肝息风药（如赭石等）、补虚药（如阳起石等）、收涩药（如赤石脂、禹余粮等）、涌吐药（如胆矾等）、解毒杀虫燥湿止痒药（如雄黄、硫黄等）、拔毒化腐生肌药（如升药、轻粉等）等。

2. 按中医临床给药途径分类 根据中医临床给药途径，主要分为内服药和外用药2类。

（1）内服药类：如石英、石膏、龙齿、龙骨、芒硝、朱砂、自然铜、阳起石、赤石脂、花蕊石、余粮石、青礞石、金精石、金礞石、钟乳石、浮石、蛇含石、琥珀、紫石英、滑石、磁石、赭石等。

（2）外用药类：如白矾、炉甘石、砒石、胆矾、硇砂、绿矾、硫黄、雄黄、硼砂等。实际应用中，多数矿物药既可内服，又可外用。少数剧毒者，仅供外用，如白降丹、砒石、轻粉等。

3. 按矿物药来源于天然物质或人工品分类 矿物药有的来源于天然物质，有的来源于人工制品或间接获得，根据药用矿物资源来源于天然或人工情况，可将其分为3类。

（1）仅来源于天然物质：如滑石、石膏、钟乳石、龙骨、龙齿等。

（2）仅来源于人工品：如食盐（海水或盐井、盐池、盐泉中的盐水经煎、晒而成的结晶体）、咸秋石（食盐的人工煅制品）、芒硝（硫酸盐类芒硝族矿物芒硝的提纯品）、白矾（硫酸盐类明矾石族矿物明矾石经加工提炼而成的结晶）、针砂（制钢针时磨下的细屑）、铁落（生铁锻至红赤、外层氧化时被锤落的铁屑）、铜绿（铜器表面经二氧化碳或醋酸作用后生成的绿色碱式碳酸铜）、白降丹（人工提炼的氯化汞和氯化亚汞的混合结晶物）、红粉（由水银、硝石、白矾或由水银和硝酸炼制成的红色氧化汞）等。

（3）来源于天然或人工品：如朴硝（硫酸盐类芒硝族矿物芒硝或人工制品芒硝的粗制品）、玄明粉（硫酸盐类芒硝族矿物无水芒硝或芒硝经风化的干燥品）、绿矾（硫酸盐类水绿矾族矿物水绿矾或其人工制品）、胆矾（硫酸盐类胆矾族矿物胆矾的晶体，或为硫酸作用于铜而制成的含水硫酸铜晶体）、硫黄（自然元素类硫黄族矿物自然硫或由含硫矿物经加工制得）等。

参 考 文 献

［1］吴啟南.中药鉴定学［M］.2版.北京:中国医药科技出

版社,2018.

[2] 康廷国.中药鉴定学[M].2版.北京:中国中医药出版社,2007.

[3] 李鸿超,李大经,张亚敏,等.中国矿物药[M].北京:地质出版社,1988.

[4] 赵明.矿物学导论[M].北京:地质出版社,2016.

[5] 刘圣金,吴思澄,马瑜璐,等.我国矿物药品种概况、市场流通与临床应用调查分析及其存在问题与发展建议[J].中草药,2023,54(19):6555-6568.

第三章　矿物药加工与炮制

有关矿物药的加工与炮制,中医学古典医籍《黄帝内经》《难经》《伤寒论》《金匮要略》等都有所论述。刘宋时期雷敩撰的《雷公炮炙论》这部较早的制药书中,记载了约 300 种药物的加工炮制的基本知识。另外,秦汉时代已有炼丹术,而炼丹用的原料绝大部分是矿物药,说明当时人们已掌握了升华、蒸馏等方法。经过历代医药学家们的努力,矿物药的加工炮制逐渐形成了专门学科。

■ 一、矿物药的加工

对矿物药原矿物的加工是将采集的矿物加工成药材的第一步工作。主要目的是分离并去掉非药用部分,以提高药材质量。如上海市售紫石英中带有一部分含砷的黏土。根据砷具有辛热之性,上海市售紫石英会更有利于治疗"女子风寒在子宫",若加工过程对此并无了解,将使药材因除去含砷的黏土杂质而失去特定的疗效。再如市售的雌黄只有表面一薄层是橘黄色的雌黄,若在产地直接剥取橘黄色者,不仅能保证药材质量、保障临床疗效,还可减少包装、运输等费用。还有些则是由于采收不当引起的问题,如从各地购到不同产地的赭石虽有 5 种之多,但其中只有"丁头"赭石符合历代记载(其所含成分与疗效也相符)。显然,今后矿物药原矿物应指定采收矿区、统一加工方法、经过质量检定,矿物药的来源及质量才能稳定一致。

矿物制品药从原料上讲,也存在采收加工问题。这类单味药,古代应用的绝大部分也是自然产出者。这种药源会有很多不便,如产地偏僻、产量有限、识别困难、质量不稳定等。随着化学工业加工方法的发展,能用多种原料制出性质相同的、对应于原矿物药的制品药,弥补了其自然产量不足和质量的波动

的缺点,这是药学历史上的一大进步。

一味矿物药由应用自然产出者变为应用人工制品药的确切时间,也一时很难考证清楚。因此,当古代验方中的矿物药因使用现代矿物制品药而疗效不好时,还可考虑用自然产出者,如有的地区现在应用的硼砂仍为自然产出者。由自然产品变为人工制品,有些属于加工中存在的问题,如在加工过程中确实除去了一部分无用及有害的成分,但也可能丢掉了一部分有用的成分。因受条件所限,当时尚不能分辨某种制品药物的质量优劣,也许还要经历漫长的实践才能做出选择。

矿物药制剂的加工过程也有类似问题。中药丹剂历史悠久,临床应用各有特点。但是,"丹剂"的组成历代却有很大变化,《中国炼丹术与丹药》收载的历代白降丹组成就有 24 种之多,其中有的组成与今之轻粉相同,而结晶形态不同,与制法有关;红粉的组成历代也不一致。丹剂的组成、工艺流程明确,才便于总结临床疗效和推广使用经验。丹剂的用前处理和贮存时间对疗效也有影响,如丹剂外用对疮面常有刺激(疼痛)感。据《中国炼丹术与丹药》介绍,这与丹剂里残存的酸(或碱)类物质有关,用前以水洗涤(不影响疗效)可除去,或久贮后再用也能收到类似效果。

■ 二、矿物药的炮制

天然矿物药不是单一的矿物,而是多种矿物的集合体,临床应用前必须经过炮制才能提高矿物药的疗效、降低矿物药的毒副作用。常用炮制方法有煅法、煅淬法、水飞法等,现今这些方法在煅烧温度、控温时间、淬煅次数等方面都有了很大的进步。矿物药的炮制方法还受到地质成因、产状、微量元素等

因素的影响。从历代记载及临床应用来看,炮制是使中药发挥应有疗效的加工过程,其目的主要是加强药物效用、减除毒性或副作用、便于贮藏和便于服用等。所谓应有疗效,指同一味药在配入不同方剂时为发挥其不同(应有)疗效,常采用不同的炮制方法(或称有针对性地加工)。所谓加工过程,指炮制须与制剂、服法等临床结合起来,才能证实炮制的作用。因此,在矿物药的炮制研究中,学者除做炮制品与生品对比研究外,还应进行该单味药历代常用剂型(发挥疗效条件)的溶解试验,测试结果更接近于临床应用实际,可借此评价炮制的实际意义。

此外,为探讨矿物药在不同时期、配伍不同药物时炮制与疗效的关系,对矿物药历代炮制情况应有一个概括性的了解。

中医有几千年的用药治病历史,中药炮制也积累了几千年的经验。据历代文献记载,每味矿物药在各个历史时期或配伍不同药物时,常有不同的炮制方法。炮制方法不同,其疗效就不完全一样。例如,据历代记载,龙骨生用潜阳镇惊、安神,煅后收敛涩精、生肌。实验表明,龙骨的生、煅在模拟的汤、散剂溶解条件下,溶出成分也有差异。因此,若想使方剂发挥疗效,方内的各种药物须按处方时的炮制方法进行炮制。了解历代的炮制方法,对全面研究矿物药疗效是很有必要的。

中药炮制是伴随着中医学用药治病产生和发展的。现行的炮制方法,大部分是根据历代炮制原意,结合现代实际条件进行的。由于同一味矿物药配伍不同药时常有不同的炮制方法,而现在各地习惯所用验方又各有侧重,这就形成了同一味矿物药各地炮制方法不一致的现实。

(一)煅法

煅法是将药材用猛火直接或间接煅烧,使其质地松脆、易于粉碎,充分发挥疗效的一种炮制方法。古代把原矿物药煅烧程度称为红透(时间和温度常以烧木炭量计算)。根据箱式电阻炉炉膛 600 ℃开始红的实际,煅药温度均定为恒温 700 ℃。由于矿物药性质的不同,煅的过程可能产生吸热或放热反应,这部分热能对炉温影响不大,可忽略不计。原矿物药煅得红透与否除与温度、时间有关,还与药物的

粒度有直接关系。为使药粒能均匀红透,结合煅药所用设备——箱式电阻炉,经过预试,粒度定为 1 cm 左右。粒度大不易煅透,粒度过小,粒间空隙小,影响热流通过,易出现受热不均。至于红透的判断,无论采取哪种煅法均应达到红透,应以颗粒断面的中心部分与边缘部分色泽、性质是否已达到一致为准(一般可排除最外层氧化膜)。如能借助放大镜观察可提高准确性。

煅法能除去原矿物药粒间的吸附水和部分硫、砷等易挥发物质,能促使原矿物药成分发生氧化、分解等反应。还能使受热后的不同矿物组分在不同方向胀缩的比例产生差异,致使煅后原矿物药粒间出现孔隙,质地变得酥脆,以利成分的溶出。

根据原矿物药性质,结合煅后应使其药性和质地均发生变化的要求,煅制温度可参考热分析资料。对主含云母类、石棉类、石英类矿物的原矿物药,煅时的温度应高,时间应长。对这类矿物药来说,短时间煅烧即使达到"红透",其理化性质也很难改变。对含铁量高而又裹挟黏土、砷的原矿物药,如从除去砷的角度考虑,粒度要小,温度不一定太高,但时间应稍长;如从改变黏土性质的角度考虑,温度应在500 ℃以上。而对主含硫化物类或硫酸盐类矿物的原矿物药,煅时温度不一定太高,后者时间需稍长,以使结晶水挥发彻底和达到理化性质应有的变化。

(二)煅淬法

煅淬法,将药物煅至红透时,立即投入到规定的液体辅料中,淬酥(若不酥,可反复煅淬至酥),取出,干燥,打碎或研粉。实际工作中,煅淬法多用醋淬。醋淬法,将煅红透的药材迅速投入醋中,待凉取出,药性多有适当改变。醋淬也是使原矿物药从高温迅速降到低温的手段,醋淬后药材变酥脆还与不同矿物组分在此条件下变化不同有关。而且,原矿物药醋淬后表面形成一薄层醋酸盐(如含铁的单味药形成的则是醋酸铁),其性质比煅前酥脆且易溶,因此,醋淬时药材应始终浸没在醋里。

一些原矿物药煅淬前后,矿物组分或化学成分发生的变化是多方面的。既有单纯晶体结构变化(如赭石中赤铁矿转化为磁赤铁矿)的,也有晶体结构、化学成分都有改变的(如自然铜中黄铁矿转化为

磁黄铁矿),更常见的则是煅淬中局部成分的氧化,以及醋淬中的醋酸化或水化等。由于自然铜的结晶体中仍包裹有白石英及蚀变的黏土矿物,赭石、炉甘石更是细分散的多矿物集合体,药材中各种矿物组分的分布是不均匀的。不仅块与块之间成分不完全相同,就是同一块的不同部位其成分也有差异,取样时虽经过选择但又不能先行粉碎拌匀。所以,很多生、制样品的分析结果出现了化学成分变化幅度不规律、不相同的现象。尽管如此,这些对比的测试分析结果,还是说明了不同单味药生、制品成分(矿物组分和化学成分)变化的规律或趋势。

可见,衡量煅淬法效果时,还需以煅淬前后的酥脆性转化程度、物理(热分析、X 射线分析)及化学(沉淀反应等)测试资料为依据,再结合临床疗效的要求,调节各单味药的粒度、煅制时间、温度、淬药辅料及方法等,以提高煅淬法的实际意义。

(三) 水飞法

水飞法,是矿物药在湿润条件下研磨,再借粗、细粉在水里不同的悬浮性取得极细粉末的方法。水飞法在很多方面有它独特的地方。因水飞法是在加水条件下研磨,可减轻矿物药在研磨时产生的热变化和氧化,并可防止药粉飞扬。借水对药粉的悬浮作用,可除去体轻的非药用部分以及被水充分溶解的物质。如药材里含有多种矿物时,研成糊状后,加水至容器满,可刮去表面漂浮的黏土,古称"打去浊汁"。若每次只倾出悬浮液的上半部分,比重大的可弃去或经检查后弃去。如炉甘石常用此法去除黏土及较富铁、铅的质重部分和二氧化硅杂质等。又如雄黄可用此法除去药材中部分 As_2O_3。

在水飞之前,将样品预检会提高水飞效果。此外,水飞时药材与水长时间接触并撞击,矿物的悬浮液酸碱度也不同于介质水,经水飞的样品疗效一般应好于未水飞者。

近年来,某些炮制规范提出用球磨机干磨朱砂等的做法。但是球磨机研磨不同于湿法研磨,更不同于水飞法。因球磨机研磨时,球和干燥的药粉进行较长时间的摩擦,必产生一定的热量,会使矿物药加快氧化。对朱砂来讲,则会使原药材的可溶性汞盐含量增加。

参 考 文 献

[1] 高天爱,马金安,刘如良,等. 矿物药真伪图鉴及应用[M]. 太原:山西科学技术出版社,2014.

[2] 尚志钧,尚元藕,尚元胜. 中国矿物药集纂[M]. 上海:上海中医药大学出版社,2010.

[3] 郭兰忠. 矿物本草[M]. 南昌:江西科学技术出版社,1994.

[4] 张鑫,程亚茹,刘洋,等.《雷公炮炙论》中矿物药炮制方法研究[J]. 新中医,2020,52(14):28 - 31.

[5] 刘君. 对中药朱砂药理作用、毒性及炮制方法的研究进展[J]. 当代医药论丛,2020,18(8):199 - 201.

[6] 王瑜杰,丁安伟,张丽. 矿物类中药的炮制机理研究[C]//中华中医药学会中药炮制分会. 中华中医药学会中药炮制分会 2008 年学术研讨会论文集. 樟树:中华中医药学会中药炮制分会,2008:3.

第四章　矿物药应用

中药包括植物药、动物药、矿物药及部分化学、生物制品类药物等，其中植物药、动物药以及矿物药为主要组成部分，这三类药物共同构成了丰富的中药体系。矿物类中药作为中药体系的重要组成部分，历史悠久，资源丰富。早在远古时代，我国就开始了对矿物药的认知与应用，是世界上最早将自然界的矿石作为药物进行防病治病的国家之一。我国现存最早的本草著作《神农本草经》上、中、下三品中矿物药均居于卷首，可见其地位之重。通过对近年来矿物药的相关文献研究，以《中国药典》（2020 年版）中收录的矿物药为研究对象，根据药理作用，可将其分为五大类：清热类、重镇安神类、解毒杀虫类、止血类及其他类。下面对矿物药的临床应用进行论述。

第一节·矿物药在中医临床中应用

一、清热类矿物药

《中国药典》（2020 年版）中记载具有清热作用的矿物药共 6 味。其功能、主治及使用频率见表 4-1。

1. 石膏　石膏性大寒，味甘、辛。属于辛寒药。归肺、胃经。始载于《神农本草经》，列为中品。中医临床中，石膏常用于清热泻火。因其具有"能行、能散"的特点，即具有发散、行气及行血的作用，所以体内的热邪能够透发出来，不会因石膏的寒凉特性而被郁闭。石膏在临床上主要治疗阳明气分实热证、气分实热兼有气阴亏虚证等，是清泻肺、胃经气分实热的要药。中医临床中，石膏治疗温热病邪时，常与知母相须，如白虎汤。治疗暑热初起，或热病后期时，常配伍竹叶、人参、麦冬等药物，如竹叶石膏汤。治疗邪热壅肺时，常配伍麻黄、苦杏仁、甘草等药物，如麻杏石甘汤。用于清泻胃火时，常与川芎配伍，如石膏川芎汤。石膏在临床上的安全用量范围较广泛，《中国药典》（2020 年版）中记载，石膏的使用量为 $15\sim60\,\mathrm{g}$。

表 4-1　清热类矿物药使用频率、功能及主治

药名	使用频率	功　能	主　治
石膏	常用	清热泻火、除烦止渴	外感热病、高热烦渴、肺热咳嗽、胃火亢盛、头痛、牙痛
芒硝	常用	清火消肿、软坚润燥	实热积滞、大便燥结、肠痈肿痛。外用：乳痈、痔疮肿痛
玄明粉	常用	清火消肿、软坚润燥	实热积滞、大便燥结。外用：咽喉肿痛、口舌生疮、牙龈肿痛、目赤、痈肿、丹毒
滑石、滑石粉	常用	清热解暑、利尿通淋。外用祛湿敛疮	热淋、石淋、暑湿烦渴、湿热水泻。外用：湿疹、湿疮、痱子
大青盐	较少用	清热凉血	牙龈肿痛出血、目赤肿痛、风眼烂弦

临床中运用石膏时,要注意石膏的用量、用法及配伍禁忌。如生石膏经过高温煅制后,药性会发生改变,所以生石膏与煅石膏的药效不同,所治病症的侧重点也有所不同。如果石膏外用时不注意其用量,可能会发生皮肤过敏的现象。石膏与临床常用西药配伍使用时也有禁忌,如不可配伍强心苷类、抗酸药等。

2. 芒硝 芒硝性寒,味咸、苦,归胃、大肠经。《神农本草经》将其列为上品。芒硝在中医临床中内服常用于治疗实热积滞、大便燥结、肠痈肿痛等病症,外用时还可以治疗乳痈和痔疮肿痛等病症。此外,还经常被用来治疗湿邪内生、湿热内蕴导致的急性湿疹,瘀热互结、腑闭血瘀所致的急性胰腺炎,不仅可以清除体内的湿热毒邪,还能够达到温补滋阴的效果。芒硝治疗实热积滞时,常与大黄相须配伍,如大承气汤。治疗肠痈腹痛时,常与大黄、牡丹皮、桃仁等配伍,如大黄牡丹汤。治疗乳痈、痔疮时,多单独使用。治疗口舌生疮时,常与硼砂、冰片、朱砂等药物配伍使用,如冰硼散。《中国药典》(2020年版)中记载芒硝的使用剂量为6～12g,内服使用时要注意其一般不同煎,而是等汤剂煎好后,将芒硝溶入汤剂一起服用。

另外,芒硝还具有吸湿蓄冷的作用,外用时需适量,它能吸收空气中大量的热量及水分从而使局部降温。

3. 滑石 滑石性寒,味甘,归膀胱、肺、胃经。始载于《神农本草经》,被列为上品。中医临床中,滑石用于治疗热淋、石淋,为治疗淋证的常用药。还用于治疗尿热涩痛、湿热水泻、暑湿烦渴等病症,为治疗暑湿、湿温的常用药。外用多与其他药物配伍使用,用于治疗外科疮疡、湿疹和痱子。滑石治疗热淋时,常与木通、车前子、瞿麦等药物配伍,如八正散。治疗暑湿烦渴时,常与甘草配伍同用,如六一散。外用治疗湿疹、湿疮时,可以单独使用,也可以和枯矾、黄柏等药材配伍使用。《中国药典》(2020年版)中记载滑石用量为10～20g,外用时应适量。脾虚者、热病伤津者和孕妇要谨慎使用。

■ 二、重镇安神类矿物药

《中国药典》(2020年版)中记载重镇安神类矿物药共有6味,其使用频率、功能及主治见表4-2。

表4-2 重镇安神类矿物药使用频率、功能及主治

药名	使用频率	功能	主治
朱砂	常用	清心镇惊、安神	心悸易惊、失眠多梦
磁石	常用	镇静安神、平肝潜阳	惊悸失眠、头晕目眩
赭石	常用	重镇降逆、平肝潜阳	眩晕耳鸣、呃逆
紫石英	较少用	镇心安神、温肺平喘	惊悸不安、失眠多梦
青礞石、金礞石	较少用	平肝镇惊、坠痰下气	咳逆喘急、癫痫发狂、烦躁胸闷、惊风抽搐

1. 朱砂 朱砂性微寒,味甘,有毒,归心经。朱砂原名丹砂,始载于《神农本草经》,被列为上品。从古至今朱砂都是临床上镇惊安神之要药,为重镇安神矿物药之首,具有清心镇惊、安神、解毒的功效。中医临床中,常用朱砂治疗失眠,比植物类安神药的作用更强。朱砂治疗心神不宁病症时,常与黄连、生甘草等药物配伍同用,如黄连安神丸。治疗心火亢盛之失眠多梦病症时,常与当归、地黄等药物配伍使用,如朱砂安神丸。治疗癫痫病症时,常与牛黄、麝香等药物配伍使用,如安宫牛黄丸。《中国药典》(2020年版)中记载,朱砂的常用量为0.1～0.5g。在中医临床上,朱砂多入丸散剂,如朱砂安神丸、雄朱散、琥珀散等。

朱砂有毒,所以服用朱砂时应注意:①朱砂不能大量服用,用量大容易中毒,会造成肾损害从而导致血尿,重者还会伤气而导致脏器下垂,所以肾功能不正常的患者,禁止使用朱砂或慎用朱砂。②朱砂遇火会析出水银,有大毒,对人体有害,所以朱砂忌火。③使用朱砂镇静中枢神经时会导致心动过缓、心律失常而致循环功能障碍,因而禁止心功能不全者使用朱砂,否则会有生命危险。

2. 磁石 磁石性寒,味咸,归心、肝、肾经,具有镇惊安神、聪耳明目、平肝潜阳及纳气平喘的功效。

中医临床中,磁石用于治疗惊悸失眠、肾虚气喘、耳鸣耳聋及头晕目眩等病症。中医临床中,磁石配伍白芍和当归等药材时,对有脉弱、舌质淡等症状的缺铁性贫血患者具有良好作用。治疗肾虚肝旺、心神不宁病症时,常与朱砂、神曲配伍同用,如磁朱丸。磁石还可以治疗耳聋耳鸣等病症,常与熟地黄、山茱萸和五味子等药物配伍同用,如耳聋左慈丸。《中国药典》(2020年版)记载磁石用量为9～30g,药性温和,毒副作用较小。

3. **赭石** 赭石,即代赭石,性寒,味苦,归心、肝、肺、胃经。赭石始载于《神农本草经》,被列为下品,具有平肝潜阳、重镇降逆的作用,为重镇潜阳的常用药。在中医临床中,赭石可用于治疗眩晕耳鸣、呕吐等病症。赭石可以镇胃降气而止呕止噫,前人称此作用为镇逆,适用于胃气虚弱的呕吐、噫气等病症,经常配伍旋覆花、党参、干姜等药材使用,例如旋覆代赭汤,但热性呃逆者禁用。此外,赭石还能够平肝息风,治疗肝阳上亢等病症,常与生牡蛎、生龙骨、生白芍等药物配伍同用,如镇肝熄风汤。《中国药典》(2020年版)记载赭石用量为9～30g,孕妇需谨慎使用。

三、解毒杀虫类矿物药

《中国药典》(2020年版)中记载解毒杀虫类的矿物药共有7味,其中朱砂既能重镇安神,又能解毒杀虫。解毒杀虫类矿物药的使用频率、功能及主治见表4-3。

表4-3 解毒杀虫类矿物药使用频率、功能及主治

药名	使用频率	功能	主治
朱砂	常用	解毒	口疮、喉痹、疮疡肿毒
炉甘石	常用	解毒、敛疮	目赤肿痛、睑弦赤烂、翳膜遮睛、胬肉攀睛、溃疡不敛、脓水淋漓、湿疮瘙痒
红粉	较常用	外用拔毒化腐、除脓生肌	外用:痈疽疔疮、梅毒下疳、一切恶疮、肉暗紫黑、腐肉不去、窦道瘘管、脓水淋漓、久不收口
雄黄	较常用	解毒杀虫、截疟	痈肿疔疮、蛇虫咬伤、虫积腹痛、惊痫、疟疾
硫黄	较少用	外用解毒杀虫疗疮	外用:疥癣、湿疹、阴疽疮疡
轻粉	较少用	外用杀虫、攻毒、敛疮	外用:疥疮、顽癣、梅毒、疮疡、湿疹
皂矾	较少用	解毒燥湿、杀虫补血	黄肿胀满、疳积久痢、肠风便血、血虚萎黄、湿疮疥癣、喉痹口疮

1. **炉甘石** 炉甘石性平,味甘,归肝、脾经,具有解毒明目、收湿止痒、敛疮的作用,可以用于治疗目赤肿痛、疮疡不敛、睑弦赤烂等病症。中医临床中,炉甘石为外用药,治疗皮炎时常用5%～10%的炉甘石水混悬液制成洗剂来使用,而且炉甘石煅制后对疮口的生肌作用更好。炉甘石还是眼科外用的常用药。治疗目赤肿痛时,常与玄明粉一起磨为粉末使用,如神应散。治疗眼眶破烂时,常与黄连、冰片配伍同用,如黄连炉甘石散。治疗风眼流泪时,常与海螵蛸、冰片粉末一起使用,如止泪散。治疗疮疡不敛、脓水淋漓时,可以单独使用炉甘石,还可以和龙骨配伍使用,如平肌散。炉甘石还可以治疗毒蛇、疯狗的咬伤,以及痈疽肿毒。

2. **红粉** 红粉性热,味辛,毒性较大,归肺、脾经,具有拔毒、去腐生肌的作用。中医临床中,红粉用于治疗痈疽疔疮、梅毒下疳等病症,为外科要药,常与煅石膏一起研成粉末外用。因为红粉的作用迅猛,安全范围比较狭窄,所以它在中医临床应用中的局限性较大。红粉作为大毒中药,不能内服,只可外用,外用时也不可以长期使用。其外用制剂多为糊剂,常用的赋形剂多为凡士林。大毒中药在临床应用时的剂量应谨慎,当红粉直接以散剂形式作用于创面时,用量应为0.05～0.3g。

3. **雄黄** 雄黄性温,味辛,有毒,归肝、大肠经。雄黄始载于《神农本草经》,被列为中品,具有解毒杀虫、燥湿祛痰的作用,用于治疗痈肿疔疮、蛇虫咬伤等病症。雄黄可以单用,也可以与白矾同时使用,如二味拔毒散;也可以与乳香、没药、麝香配伍同用,制

成丸剂,如醒消丸。传统中医临床中,使用雄黄治疗虫积腹痛、疟疾等病症。雄黄属于以毒攻毒类药物,其解毒疗疮的作用较强。近年来,雄黄治疗恶性肿瘤及血液病被重点研究,如今更是将纳米技术与雄黄结合,制成纳米雄黄,这一技术不仅可以提高雄黄的生物利用度,还能够降低雄黄在人体内的毒性,有利于以后在中医临床中更好的应用。《中国药典》(2020 年版)中记载雄黄的用量为 0.05～0.1 g,入丸散剂使用。外用时要适量,内服时应谨慎使用,并且不能长期使用,孕妇禁止使用。

四、止血类矿物药

《中国药典》(2020 年版)中记载具有止血作用的矿物药共有 7 味,其中大青盐既属于清热类矿物药,又属于止血药;赭石除了是止血药,还是重镇安神类矿物药。止血类矿物药的使用频率、功能及主治总结见表 4-4。

表 4-4 止血类矿物药使用频率、功能及主治

药名	使用频率	功能	主治
赤石脂	常用	涩肠止血、生肌敛疮	大便出血、崩漏带下
赭石	常用	凉血止血	吐血、崩漏下血
煅石膏	常用	收湿止血、生肌敛疮	外用:溃疡不敛、湿疹瘙痒、水火烫伤、外伤出血
白矾	较常用	止血止泻	久泻不止、便血、崩漏
大青盐	较少用	清热凉血止血	吐血、尿血、牙龈肿痛出血
禹余粮	较少用	收敛止血	大便出血、崩漏带下
花蕊石	较少用	化瘀止血	咯血、吐血、外伤出血

1. 赤石脂 赤石脂性温,味甘、酸、涩,归大肠、胃经,具有生肌敛疮、涩肠、止血的作用,临床上多用于治疗崩漏带下、大便出血等病症,外用时可以治疗久溃不敛、湿疮脓水等病症。临床上使用赤石脂治疗肝阳上亢之实症,亦可用来收敛止泻止痢、收涩止

血,是治疗下痢脓血的常用药。治疗大便出血、崩漏病症时,可以与海螵蛸、侧柏叶等药物同时使用。治疗痔疮出血时,可以与禹余粮、地榆和龙骨等药物同时使用。赤石脂止血时可以缩短血液凝固时间,对抗血小板血栓的形成,所以赤石脂能在止血的同时祛瘀,属于祛瘀止血药。《中国药典》(2020 年版)中记载赤石脂的用量为 9～12 g,不宜与肉桂配伍。但有研究表明,赤石脂与肉桂同用并不属于绝对的配伍禁忌。赤石脂与肉桂同时使用时,与白术、当归等药物在一定条件下配伍,可以治疗腹泻、腹痛等病症。

2. 白矾 白矾性寒,味酸、涩,归肺、脾、肝、大肠经,始载于《神农本草经》,被列为中品,具有止血止泻的作用。中医临床中,白矾内服可以治疗崩漏、便血等病症,能收敛止血,治疗多种出血证。白矾治疗崩漏时,可以与五倍子、地榆同时使用。治疗金创出血时,可以将白矾、枯矾与松香配伍共研成粉末,敷于患处。白矾外用还具有解毒杀虫、燥湿止痒的作用,可以治疗湿疹、痔疮、聤耳流脓等病症,与硫黄、轻粉等药物配伍使用,如白矾散。此外,白矾还可以治疗湿热黄疸,常与消石配伍使用,如消石散。《中国药典》(2020 年版)中记载白矾的用量为 0.6～1.5 g,外用时需适量。

3. 煅石膏 煅石膏是石膏经过高温炮制后制成的,炮制后药性及功能均发生了改变。煅石膏药性温和,具有收湿止血、生肌敛疮的作用。中医临床中,煅石膏外用可以治疗外伤出血、溃疡不敛、湿疹瘙痒等病症。其常与红粉配伍使用,如九一丹。由于煅石膏的吸水和收敛作用强,如果用量过多,会加快疮面结痂速度,使痂下容易再次产生脓水,所以不能过早在脓腐没有完全清除干净的疮面使用煅石膏,否则会影响排脓,从而使创面依然留有毒邪。

五、其他类矿物药

《本草纲目》收载的矿物药有 200 余种。现阶段,除了《中国药典》(2020 年版)收载的 25 种矿物药外,还有很多常用于临床的矿物药,如龙骨,具有镇惊安神、收敛固涩等作用,可以治疗心神不宁、肝

阳上亢等病症;与消化吸收相关的矿物药,如伏龙肝、蒙脱石,用于治疗消化不良、腹泻等胃肠道疾病。

■ 六、小结

矿物药是传统中药的重要组成部分,历史悠久,资源丰富,疗效确切。中医临床中,矿物药的应用很多,但是很多矿物药的药效物质基础和作用机制及其在中药复方中的意义尚不明确。近年来,有学者采用现代科学技术,如将近红外光谱、拉曼光谱、X衍射分析结合起来,对临床常用矿物药进行品种鉴定研究。在药理学研究方面,刘圣金等采用痰热证大鼠模型,对矿物药青礞石的坠痰下气作用展开了研究,取得了显著成果。20世纪70年代,张亭栋等发现砒霜中的三氧化二砷具有治疗白血病的潜力,由此开启了化毒为药的新药研发之旅。然而,朱砂、雄黄等矿物药的毒性,仍然极大地限制了这类药物在临床上的应用。因此,对有毒矿物药进行毒理学研究也是极为紧迫的任务。此外,龙骨这类临床常用的平肝息风、收敛固涩药,还面临着资源枯竭问题,这也是我们应该高度关注的问题。矿物类中药的临床应用研究难度较大,所以深入研究矿物药药理作用及物质基础,可以为科学合理地利用矿物药资源,更好地将其应用于临床,提供良好的理论依据。

参 考 文 献

[1] 康廷国.中药鉴定学[M].北京:中国中医药出版社,2012.

[2] 王凤霞,赵阳,钟赣生.从中医方剂研究石膏的临床应用规律[J].中国药房,2017,28(35):5003 - 5007.

[3] 暴梅佳.中药芒硝药理作用的研究[J].临床医药文献电子杂志,2019,6(30):166 - 179.

[4] 丁文娜,倪慧.大黄、玄明粉外敷对于经桡动脉冠状动脉介入术后前臂肿胀疗效观察[J].心脑血管病防治,2017,17(1):78 - 80.

[5] 陈军民,张宛冬,尹金磊.浅谈朱砂的临床应用[J].光明中医,2002(5):51.

[6] 贾美华.磁石的临床运用[J].江苏中医,1993(3):34 - 35.

[7] 吴锦斌,巩江,倪士峰,等.磁石的药用研究概况[J].安徽农业科学,2010,38(17):9375 - 9376.

[8] 中山医院"中医临床应用"编写小组.中药临床应用(续二十一)——第十二章 安神药[J].新医学,1973(6):307 - 312.

[9] 张冰,林志健,张晓朦.基于识毒-用毒-防毒-解毒实践的中药药物警戒思想[J].中国中药杂志,2017,42(10):2017 - 2020.

[10] 武晏屹,白明,田硕,等.大毒中药外用方法现状及特点分析[J].中华中医药杂志,2021,36(2):1045 - 1048.

[11] 裴可,冯慧超,郑文利,等.纳米雄黄抗肿瘤的药理毒理研究及临床应用[J].中国实验方剂学杂志,2019,25(5):214 - 219.

[12] 叶鸿博,律广富,马超,等.矿物药的药理作用研究进展[J].吉林中医药,2021,41(5):697 - 700.

[13] 黑峥峥,韩苗苗,华浩明.肉桂与赤石脂同方配伍规律探析[J].中国中医基础医学杂志,2018,24(10):1471 - 1473.

[14] 蒲昭和.青蒿白矾煎洗治脓疱疮[N].中国中医药报,2018 - 08 - 08(004).

[15] 吴施国.生、煅石膏外用的历史沿革及区别[J].中医药导报,2010,16(6):115 - 116.

[16] 芮正祥,方成武.《本草纲目》中矿物药的分类与鉴定方法探析[J].安徽中医学院学报,1989(3):59 - 60.

[17] 沈卫珍,杨欢,刘圣金,等.铝类矿物药临床应用的研究进展[J].中国中医药现代远程教育,2014,12(19):160 - 163.

[18] 葛生虎,许小敏,郭军雄.健脾汤联合蒙脱石散治疗脾虚型小儿慢性腹泻临床研究[J].河南中医,2021,41(8):1206 - 1209.

[19] 张丽倩,刘养杰.朱砂的矿物学鉴定及成分对比[J].中成药,2021,43(2):551 - 553.

[20] 刘圣金,马瑜璐,房方,等.矿物药青礞石对慢性阻塞性肺疾病急性加重期(AECOPD)大鼠血浆及肺组织中金属元素含量的影响[J].中国中药杂志,2021,46(14):3694 - 3704.

[21] 张亭栋.含砷中药治疗白血病研究:谈谈癌灵1号注射液对白血病的治疗[J].中国中西医结合杂志,1998(10):581.

第二节·矿物药在民族医药中应用

矿物药在我国民族医药中应用广泛,其中以藏医药、蒙医药及维吾尔医药最具代表性。

一、藏医药

藏医药是中国医学宝库中一颗璀璨的明珠。世世代代生活在雪域高原的藏族人民在与自然和疾病的斗争中,积累了治疗各种疾病的经验,形成了独具特色的藏医药体系,涌现了许多医学贤圣,丰富了藏医理论。藏医理论认为,人体内存在着"隆"(气)、"赤巴"(火)、"培根"(土和水)三大因素,饮食精微、肉、血、脂肪、骨、骨髓、精七种物质基础,大便、小便、汗液三种排泄物。三大因素支配七种物质基础和三种排泄物的运行变化。"隆"主气血、肢体活动、五官感觉、食物的输送分解和生殖功能等;"赤巴"可生发热能、调解体温气色,主饥渴消化和胆识智慧等;"培根"可输送液体、调整肥瘦,主味觉及睡眠和性格等。藏医理论认为人生病的原因在于环境、气候和饮食起居的影响及体内三大因素的失调。其诊断方法亦采用望闻问切,尤其重视舌苔与早晨首次小便的变化。将疾病分为热证与寒证两大类,并将患者分为"隆"型、"赤巴"型和"培根"型。药物治疗分内服和外治两种。内服药物采取"热者寒之""寒者温之"的原则。外治法有灸疗、放血、拔罐、热酥油止血、青稞酒糟贴敷外伤患处等。

藏药是在广泛吸收、融合中医药学、印度医药学和大食医药学等理论的基础上,通过长期实践所形成的独特的医药体系,迄今已有上千年的历史,是我国较为完整、较有影响的民族药之一。目前藏药中已有较多种类的药用矿物被发掘,其中个别矿物类药的功效已经过了上千年的历史验证。相比其他民族医药,藏医药使用矿物药的有关文献较多,尤其是珍宝类药物,此为藏药的一大特点。

(一)文献记载

矿物药是传统藏医药学中不可或缺的一部分。8世纪后期宇妥·元丹贡布所著《四部医典》提出藏药的六味、八性、十七种功效,奠定了藏医药理论基础,该书收载药物 1 000 余种、方剂 400 余首,其中矿物药分布在珍宝类、石类、土类中,有金、银、铜、铁、锡等矿石单质 20 余个品种,以及寒水石等 50 余个其他品种。至 18 世纪著名藏医药学家帝玛·丹增彭措(1725 年)所著《晶珠本草》问世,藏医药对矿物的分类、性味、功效的论述更为完善,形成系统。毛继祖等人译著的《晶珠本草》,收载了 1 220 种药物,其中矿物药 309 种,占 25.3%,常用约 100 种。

《敦煌本藏医残卷》共收载 133 味药,其中矿物药 12 种,占 9% 左右;《月王药诊》共收载 329 种药物,其中矿物药 37 种,占 11% 左右;《四部医典》共收载 1 002 种药物,其中矿物药 89 种,占到全部种类的 9% 左右;《晶珠本草》藏文原著共收载药物 2 294 种,其中矿物药 850 种,占约 37%。

中华人民共和国成立后,党和政府重视民族医药发展。目前已制定了统一的藏药用药规范,即由西藏、青海、四川、甘肃、云南、新疆等 6 省区合编的《藏药标准》,共收载藏药 227 种,其中植物类 197 种、动物类 17 种、矿物类 13 种。当前,在有记录的使用矿物药的民族医药中,藏医药使用矿物药的种类及相应的炮制方法都是最多的。

(二)分类方法

历代文献记载的藏药中矿物药的分类方法各不相同。如《晶珠本草》中将药用矿物划分为 4 大类,即珍宝类、石类、土类、盐碱类,而现代藏药矿物药的分类主要采用矿物晶体化学分类法和阳离子分类法两种。下面对传统分类法和现代分类法进行概述。

1. **传统分类法** 藏药把原药分为 3 大类,即植物药、动物药、矿物药,其中矿物类分为:①珍宝类药物。这类药物分为上品珍宝和普通珍宝,有不熔、可熔两类。不熔性珍宝在火中烧也不熔化,如玉、珊瑚等 42 种,可熔性珍宝在火中烧时就会熔化,如金、银等 15 种。②石类药物。这类药物也分为不熔和可熔两类。可熔药物如银矿石、铜矿石等 14 种,不熔药物如赭石、赤石脂等 48 种。③土类药物。这类药物分为自然和加工炮制两类。自然的土类药物如红土和禹粮土等 14 种;加工炮制的土类药物如加工硫黄等 3 种。④盐碱类药物。这类药物分为天然品 21 种、配伍加工炮制品 4 种。

译著本《新修晶珠本草》把矿物药物分为 4 类:①珍宝类药物,分不熔性和可熔性两类。不熔性珍宝类药物有金刚石、玉石、蓝宝石、吠琉璃、映红、曲亮、曲强奈喇、铜墨、刀拉、翡翠、蛇宝、如意石、水晶、珊瑚、司亮、花斑璃、红玛瑙、琥珀、珍珠等 42 种 104 味;可熔性珍宝类药物有金(黄金、赤金)、银、水银、红铜、铁、铁锈、霹雳铁、铁陨石、青铜、黄铜、锡、铅、锌等 15 种 61 味;总共 57 种 165 味。②石类药物,分不熔性和可熔性两类。可溶性石类药物有磁石、金矿石、银矿石、花蕊石、锡矿等 14 种 22 味;不熔性石类药物有赤石、甘石、寒水石、猪头石、石燕、石脑、石胆、龙脑石、云母石、石青、滑石等 49 种 527 味;总共 63 种 549 味。③土类药物(天然和炮制品),如金砂、禹粮土、黄丹、靛青、碱土、獭洞土等 17 种 31 味;还有精华类药物,如石膏、地松脂(系含金、银、铜、铁、锡、锌等的单一矿复含矿岩中渗出的汁液,凝结成块状物)等。④盐碱类药物,如大青盐、光明盐、紫硇砂和白秋石盐等 40 种 59 味。

2. 现代分类法 现代藏药中矿物药的分类法与中药分类法基本相同,主要有矿物晶体化学分类法和阳离子分类法两种。从矿物学的角度多采用矿物晶体化学分类法。这种分类法有利于系统研究矿物药组成、晶体结构、化学成分,以及与化学成分相关的一些性状,对矿物药资源研究、品质评价等有重要意义。从藏医药的角度,多以化学成分的阳离子为分类依据。阳离子通常在药效方面起着较重要的作用。按此可分为汞化合物类、铅化合物类、铁化合物类等。这种分类方法既吸收了现代矿物学的科学知识,又反映了传统医药的特色。

(三)炮制方法

药材的加工与炮制在藏药的使用中占有重要地位,早在 8 世纪,《四部医典》中就有将金、铜、银和寒水石等矿物药制成灰药的记载,水银加工的实践方法在珍宝药"仁青常觉"丸的配方中也有较详细的阐述。13 世纪末,邬坚巴·仁钦贝成功地进行了"水银洗炼"的冷热处理及祛毒等整个实践操作,并编写了《制水银论典》等著作。后经一代代著名藏医药学家如噶玛巴·让琼多吉、苏喀·年尼多吉、贡珠·云丹嘉措、措如·才朗等人的不断实践,使这一藏医药文化的精粹得以传承。

藏药材的炮制方法有挑拣、筛、簸、刮、去核、洗、漂、熬膏、淬、飞、炒烫、煅、煮、炙等多种。飞法分为干飞或水飞。干飞,用球磨机将药材碾成细粉;水飞,把药材加水后,多次研磨成混悬液,静置沉淀,倾去上液。还有人把藏药矿物药的加工总结为热制、冷制、猛制、精制或火制、水制、水火合制法等多种方法。下述几种独特的矿物藏药炮制工艺。

1. 诃子铁屑炮制工艺 取西河柳 600 g,加水 1000 mL,煮沸 3 h,在滤取的药液中加入铁屑 1000 g、食盐 50 g、水 1000 mL,煮沸 2 h,倒去水液,再用清水洗涤数次,然后加入诃子肉粉末 2 500 g,加热开水 1800 mL,搅拌,室温放置 3 日,每日搅拌数次,第 4 日倒出,摊开,阴干,用吸铁石吸出铁屑后,过筛即得。

另一方法是把铁屑放入诃子液或水柏枝液中反复煎煮,连换 3 次汁液,然后放入瓷瓶中,再加诃子液,静置 3～7 日,铁屑可化为泥,而毒性去尽。

2."君西"炮制工艺

(1)热制法:取金色诃子、光明盐、白草乌(船形乌头)、硼砂、荜茇各 5 g,制硫黄 2.5 g,共研细末,加"君西"60 g 共研,装入竹筒状烧罐中,密封,在炭火中烧至雪白色,放入水中则使水沸腾,用舌舔之则有刺激感和黏舌,即得。热制法根据病情的轻重而还可分为大、中、小三种制法。

还有一种寒水石热加工法,是取寒水石 1000 g,粉碎成蚕豆大小,加芒硝 10 g,煮沸 3 h,弃去芒硝液,用清水漂洗 10～15 次,至洗液澄清为止,之后将寒水石碎成细粉。

(2)冷制法:将"君西"在火中煅烧后,研成细末,以牛黄水润湿后阴干。

(3)猛制法:将"君西"打碎如拇指大小,放在火中煅烧后,用水等淬之,若用水淬,则性寒;若用酒淬,则性热。精制法:先将"君西"煅烧,然后加以磨细,磨时频频拌入牛奶,做成圆饼后阴干。

(4) 盐炒法:把"君西"碎成蚕豆粒大小,加入芒硝(火硝)少量,煮沸 3 h,倾去火硝液,用清水漂洗多次,至洗液清澈为止,将"君西"晒干,粉碎成青稞粒大小,放入铁锅中,同伍等量的青盐拌炒,至发烫后,加头道青稞酒,使"君西"浸没,密闭,凉后取出阴干即得。

3. "塞尔"(黄金)炮制工艺　塞尔的加工,首先是将其加工成厚度均匀的长方形薄块,然后去毒。方法是取金块 1 000 g,加水 500 mL,浸泡 12 h,再以含沙棘 200 g 的浸液 300 mL 煎煮 1 h 后取出金块,用水冲洗几次后再用同样的方法煎煮一次,最后加适量童便和亚麻水浸液置砂锅内,加碱花 40 g,把金块煎煮 2 h,取金块用水洗数次即可。去毒过程完成后再除金锈,方法是取酸藏酒 2 500 mL,硼砂、碱花各 200 g,与金块同置砂锅内煎煮 2 h 后取出金块,用水冲洗干净便可。

经加工炮制出的藏药黄金略带暗褐色,因煅烧而显得略为膨胀,是充满气泡蜂眼,还有些酥脆的黑色块状物体。现代的黄金藏药加工多采用金去毒青稞酒加工法,酸藏酒、硼砂、碱花煎煮法和雄黄、铅块灰、硫黄、山羊奶煅烧法等,这些方法继承了传统藏药的炮制理论,又加入现代测试手段,使药物的作用更加明显。

4. "佐塔"炮制工艺　"佐塔"炮制又称"水银洗炼加工",是一种具有代表性的藏药传统特殊炮制技术。拉毛加等提到的水银加工法应是炮制"佐塔"的主要工序,索郎总结加工"仁青佐珠钦木"分前期准备、祛污、煮法去毒和"遇敌变形"四道工序,耗时约 40 日。具体做法如下。

首先在炮制前做好解毒防护工作,工作人员须加强营养,增强体力和抗毒能力,并备以其他保护措施,准备好硫黄、能持八铁(金、银、红铜、黄铜、青铜、铁、铅、锡炮制成灰)与能持八元(自然铜、金矿石、银矿石、磁石、矾石、雌黄、雄黄、赤云母煅烧成灰)。

其次将准备好的三辛粉和水银装入皮口袋内,扎紧袋口,手工揉搓 3 日后取出,用清水洗净后,加沙棘水过夜,把所得水银置入石槽中,依次加入碱花、青盐粉、三酸水、盐、芒硝、硼砂、大蒜水、酥油等,充分搅拌大约 20 日,用清水洗净后再加沙棘水过夜。

第三步是煮法去毒:大煮,将所得水银加 3 种寒水石和三酸水等放入石锅内用温水煮沸,约 96 h;中煮,将所得水银用水洗净后,加能持八铁灰之水和三酸水等同煮,约 48 h;短煮,将所得水银用水洗净,加乌头粉与能持八铁灰等同煮,约 24 h 后取出水银用清水洗净。最后将以上所得水银置于石槽内,加备好的制硫黄、能持八铁灰等充分搅拌至见水银颗粒为度,最终加工成黑色粉末状成品"佐塔"装容器备用。

(四)功效分析

藏医的本草文献来源主要包括两部分:一部分来源于古代,主要来自《四部医典》《晶珠本草》《月王药诊》和《蓝琉璃》;另一部分是现代的著作,主要是 1949 年以后,对藏医药物的研究与整理,如《中华本草·藏药卷》《西藏阿里中草药志》《青藏高原药物图鉴》《藏药志》《中国藏药材大全》《青藏高原甘南藏药植物志》《中国藏药》等。根据这些文献资料,整理常用的藏药矿物药 53 种,其中具有镇静安神和助眠功能的矿物药占 15.09%,如辰砂、金礞石、金刚石、宝石、石灰华等;具有清热解毒功能的矿物药占 13.21%,如玛瑙、朱砂、汞(佐太)、自然铜、银朱等;具有清热消肿功能的矿物药占 11.32%,如寒水石、自然铜、朱砂、石灰华等。详见表 4-5。

表 4-5　藏医矿物药的功能分析

序号	功　能	比例(%)	对应的矿物药	序号	功　能	比例(%)	对应的矿物药
1	镇静安神,助眠	15.09	辰砂、金礞石、金刚石、宝石、石灰华、石花、光明盐、紫硇砂	3	清热消肿	11.32	寒水石、自然铜、朱砂、石灰华、磁石、禹粮土
2	清热解毒	13.21	玛瑙、朱砂、汞(佐太)、自然铜、银朱、石灰华、硼砂	4	消炎止痛	11.32	绿松石、自然铜、磁石、禹粮土、京墨、针铁

（续表）

序号	功　能	比例（%）	对应的矿物药	序号	功　能	比例（%）	对应的矿物药
5	解毒杀虫	9.43	雄黄、孔雀石、珍珠、黄金、寒水石	22	消炎	1.89	银朱
6	温胃消食	9.43	寒水石、石灰、大青盐、碱花、光明盐	23	解毒通淋	1.89	银朱
7	消炎利尿	7.55	硇砂、磁石、禹粮土、金礞石	24	消炎止咳	1.89	石灰华
8	舒筋活络	7.55	碱花、磁石、禹粮土、金礞石	25	滋阴养肺	1.89	石灰华
9	止痛	5.66	寒水石、朱砂、石花	26	调和气血	1.89	石灰华
10	明目,舒缓神经	3.77	珊瑚、金礞石	27	健胃驱寒	1.89	光明盐
11	消胀通便	3.77	紫硇砂、硼砂	28	除痰化湿	1.89	硼砂
12	温经止血	1.89	灶心土	29	散寒消食	1.89	芒硝
13	平肝凉血	1.89	代赭石	30	益肾固精	1.89	金礞石
14	祛腐,排脓,解毒	1.89	碱花	31	固精止血	1.89	京墨
15	除湿热	1.89	石燕	32	接骨	1.89	针铁
16	止咳,止酸	1.89	寒水石	33	活血	1.89	硼砂
17	补肾	1.89	朱砂	34	强身	1.89	金箔
18	清肝热	1.89	朱砂	35	通脉	1.89	磁石
19	疏肝利胆	1.89	朱砂	36	止痒	1.89	硫黄
20	益肝养胃	1.89	朱砂	37	滋补	1.89	金
21	清肺泄热	1.89	银朱				

（五）成方用药

《四部医典》《藏医如意大全》《藏医医诀补遗》《精选利乐要义》《集堆篇滴布查》《长寿珠串》《藏医如意大全》《医学千万舍利》《藏医医诀补遗》《月王药诊》《集药利乐库》《验方百编》《二十五配方百编》和《中国卫生部药品标准·藏药》等标准、专著中共收载方剂 400 余首,其中 48 首方剂含矿物药成分,占 12%,涉及 16 种矿物药材。48 首方剂中寒水石和石灰华出现频率最高,各有 8 首,含寒水石方剂有二十一味寒水石丸（散）、十七味寒水石丸、六味寒水石散、七味血病丸、三味甘露散、六味能消丸、智托洁白丸、坐珠达西;含石灰华方剂有七味螃蟹甲丸、八味石灰华丸、八味沉香散、大月晶丸、六味丁香丸、回生甘露丸、十五味龙胆花丸、十一味甘露丸。其次为朱砂（6 首）、光明盐（5 首）、金礞石（4 首）、碱花（3 首）、银朱（2 首）、石花（2 首）、硼砂（2 首）、禹余粮（2 首）、紫硇砂（1 首）、硇砂（1 首）、芒硝（1 首）和针铁（1 首）。

从剂型看,收载的 48 首含矿物药方剂中丸剂有 33 首（占 68.75%）,散剂有 11 首（占 22.92%）,汤剂有 3 首（占 6.25%）,另有膏剂 1 首（占 2.08%）。

（六）特色矿物药

"佐塔"是一种具有藏族特色的传统医药复方制剂,应用水银洗炼法炼制而得,其主要成分为"毒药"——水银（汞）。自宋代以来,藏族传承其炼制方法并有效地用来治病、养生。青海省藏医药研究所斗嘎撰写的《"佐太"及以其配伍的藏成药毒性评析》与四川省阿坝州藏医医院藏医药研究所索朗撰写的《佐塔的炮制》,中国中医科学院"传统医药非遗名录保护现状调研"课题组撰写的调研报告《拉萨北派藏医水银洗炼法》,都对水银洗炼法的来源及其洗炼程序、佐塔系列药物的配制及其临床应用做了详细的介绍。按其工艺特性,主要分 3 个步骤,即能缚八铁（金、银、铜、铁、响铜、黄铜、锡、铅）煅灰、能蚀八物（金矿石、银矿石、铜矿石、自然铜、酸石、雄黄、雌黄、黑云母）煅灰和水银洗煮。其中能缚八铁、能蚀八物都要运用辅料先"去锈去毒"后"煅灰"的两道程序进行炼制,能蚀八物加在水银中可以腐蚀水银锈垢、消蚀汞毒。而水银洗煮必须经过"洗锈除垢""煮洗除毒""配以对立物现出水银本色"三道工序。此外,还有其他相应步骤。

■ 二、蒙医药

蒙古族是中华民族大家庭的重要组成部分,其医药历史悠久。蒙医是在蒙古族原有诊疗技术的基础上,创造性地吸收了藏医、中医及古印度医学理论的精华而形成的具有游牧文化背景,以"三元学说""七素学说""脏腑学说""整体观念""辨证论治"等较为完整理论体系和独特诊治技术的传统医学。蒙药是蒙医防治疾病的具有"两力""六味""八性""十七效能"的专有武器。蒙药有植物、动物、矿物三大类。其中矿物药应用具有2000多年历史,矿物药在蒙医临床的应用价值高于动物药,相似于植物药。

(一)文献记载

翻阅历代经典著作,对蒙古族用矿物药记载,始见于公元前889年传统医学巨著《甘露要义八支秘诀窍续》,其中有我国北方游牧民族用"白石脂"治疗疾病的"霍尔灸法"。唐代著名医学家孙思邈(581—682年)所撰《备急千金要方》和《备急千金翼方》中共记载了4种不同的北方游牧人创制的方剂,分别称之为匈奴露宿丸、露宿丸、大露宿丸和大理中露宿丸。《备急千金要方·卷十六·痼冷积热第八》载:"匈奴露宿丸治寒冷积聚方:礜石二两、桂心二两、附子二两、干姜二两,上四味……"方中使用矿物药礜石作为主药。之后由于蒙古族文字的变迁,以及战争、贫困、灾荒、疾病等种种历史原因,传承的古代药用矿物文献非常欠缺。

蒙医药学家阿尔泰著作《医学本续诠释》中,汇述药用矿物寒水石等25种,也称之为最早记载蒙医药用矿物的文献。1751年蒙医药学家伊希巴拉珠尔著作《甘露之泉》的第二章第三节论述药物,其中记载金、银、铜、绿松石、赭石、炉甘石、万年灰等药用矿物91种矿物药。1752年伊氏编著的《甘露洁晶》第四十七章专章介绍制药技术,对水银、硫黄及14

种贵宝类药物的炮制进行了介绍,含焖煅、明煅、敞锅、水飞等13种类型、36种炮制方法。《甘露洁晶》是蒙医矿物药炮制学现存最早的著作。1785年伊氏又编著了《认药白晶鉴》,该书将矿物划分为4大类,分别为金、紫铜、青金石等贵宝类;代赭石、炉甘石、磁铁矿等矿石类;余粮土、火硝、硫黄等土类;碱花等盐类,共记载药用矿物199种。《认药白晶鉴》是我国传统医药学文献中记载药用矿物除《本草纲目》之外数量最多的专著。

之后清代蒙医药学家公台吉·关布扎布所著《药物名录》记载药用矿物63种,1734年关布扎布为精益求精又对《药物名录》进一步增补、修改,更名为《药名番汉批注》,该书收录药用矿物名录78条,分为宝、石、土三部分。至18世纪初,蒙医药学家罗布桑苏勒和木所著《识药学》中的第一部和第四部分别记述铜、铁、磁铁、硫黄、钟乳石等药用矿物102种,并详细描述了每种药用矿物的形态、性味、功能及炮制方法。1877年著名蒙医药学家占布拉道尔吉编著的《蒙药正典》共收录药用矿物125种,对每一种药物尽可能注明了蒙古文、汉文、藏文、满文药名,详述了产地、产质、形态、采集加工、炮制方法、性味功能,并考证矿物品种真伪,纠正历史文献中的错讹误差。1868年伊希丹金旺吉拉所著《蒙医药简编》中的第六章专题论述制药技术,介绍了药用矿物炮制方法。特别是伊氏在临床实践中发明的制药技术——"浓盐水浸泡雄黄法"载入该书中加以推广使用。1888年吉格木德丹金扎木苏编著《通瓦嘎吉德》,其第二章为药物功能专讲,收载药用矿物75种;第四章第二节为制药技术,讲述药用矿物炮制法17种,其中寒水石、石灰岩、水银的炮制独占巅峰。

中华人民共和国成立后,国家重视民族医药的发展,蒙医药在高等教育、科研、医疗和产业方面得到了快速发展。1962年内蒙古医学院蒙医研究室用蒙汉藏文编著《蒙医药名》,该书收载药用矿物188种;1964年内蒙古医学院中医系蒙医教学研究室编译出版《蒙药简明手册》,收载药用矿物151种,其中大部分属传统药用矿物;同年锡林郭勒盟蒙医研究所编著的《蒙药药理纲要》收载矿物药157种;之后1972年内蒙古中医研究所蒙医研究室蒙医教研组出版的《蒙药学》收载药用矿物药 111 种；1986 年内蒙古卫生厅编著出版的《内蒙古蒙药材标准》收载现代蒙医临床常用有机和无机类药用矿物 49 种；1989 年的《中国医学百科全书·蒙医学》中收载药用矿物 52 种；2004 年《中华本草·蒙药卷》收载药用矿物 47 种；2021 版《内蒙古蒙药材标准》整合了矿物药的种类，收载矿物药 46 种。

通过对上述蒙医药经典著作的整理，可知蒙医用于临床的药用矿物有 199 种之多。在蒙医药学界除以上引据的文献外，还有 1829 年的占巴拉却吉丹森佛仁来编著的《医法之海》、1820—1850 年间的罗布桑却因丕勒编著的《蒙医药选编》、1813 年阿旺罗布桑丹贝坚赞著《普济方集》、1964 年那木吉拉编著的《蒙医秘方荟萃》等很多著作提及的方药中，含矿物药数量也许远远超出我们的统计。

（二）分类方法

蒙医药古今文献记载的矿物药分类方法各不相同。如《认药白晶鉴》中药用矿物划分为 4 大类，贵宝类、矿石类、土类、盐类；再如《识药学》中药用矿物划分为珠宝、土、石、盐、灰等 5 类；而现代主要分为矿物晶体化学分类法和阳离子分类法。下面我们对传统分类法和现代分类法进行简述。

1. 传统分类法 蒙医对矿物药传统分类法是三级分类法，即"大类""类""种"。其中"大类"包括贵宝类、矿石类、土类、盐类等。贵宝类是指以药用矿物的贵重性为标志，把价格较昂贵的矿物划归为"贵宝类"，如红宝石、蓝宝石、金刚石、绿松石等；价格相对低廉，如雄黄、白石脂、磁铁矿、褐铁矿等归为"矿石类"；土类是土质矿物划归，如禹粮土、白垩等；盐类是味碱盐性矿物，如食盐、白矾等。

"类"是"大类"下设的"类"，"大类"的贵宝类、矿石类下设"类"以矿物的易熔性与非易熔性作为标志；在"土类""盐类"两大类下，以天然型与非天然型作为标志如金刚石、石榴石、绿松石为贵宝类非易熔性矿物，金、银属于贵宝类易熔性矿物。黄铁矿、自然硫属于矿石类易熔性矿物，菱镁石、阳起石、阴起石属于矿石类非易熔性矿物。禹粮土等属于土类天然型矿物；升华硫、砖等属土类非天然型（制品）矿

物。大青盐、硒砂、胆矾等属盐类天然型矿物，火硝、角盐、灰盐等属盐类非天然型（制品）矿物。

"种"是蒙药学药用矿物分类法最基本单位。在蒙医学药用矿物领域中，一味药即为一种矿物的占多数，也有一味药是多种矿物的集合体的。矿物在自然界并不是孤立的，而且受化学元素的组合及成因条件的差异等自然因素的影响，属于同一个种的矿物在形态、颜色、光泽、硬度以及质量、共存矿物等方面均存在着较为明显的差异。蒙药学根据同一种矿物药的这种差异，在种内常可划分若干个品种。

从 18 世纪中叶至 20 世纪 60 年代之间蒙药一直以三级分类法对药用矿物进行分类。在此期间问世的《认药白晶鉴》《识药学》《蒙药正典》《蒙药简明手册》等均采用此法分类。然而自 20 世纪 70 年代至今此分类体系已不使用，也无任何学者或专著提出任何新的分类方法。传统的三级分类法在蒙医药学发展过程中逐渐淡化了。

2. 现代分类法 蒙药现代矿物药的分类法基本与中药分类法相同，主要有矿物晶体化学分类法和阳离子分类法两种。从矿物学的角度多采用矿物晶体化学分类为主的分类体系。这一方法有利于系统研究矿物药组成、晶体结构、化学成分，以及主次化学成分相关的一些性状，对矿物药资源研究品质评价等有重要意义。从蒙医药的角度，多采用化学成分的阳离子为分类依据。阳离子通常对药效起着较重要的作用，分为汞化合物类、铅化合物类、铁化合物类等。这类方法既吸收了现代矿物学的科学知识，又反映传统蒙（中）药学的特色，对临床医疗比较实用。

（三）功能分析

根据《中华本草·蒙药卷》《内蒙古蒙药材标准》《中国医学百科全书·蒙医学》《蒙古学百科全书·医学卷》等文献整理常用的蒙药矿物药 44 种，其中具有破痞功能的矿物药占 25%，如大青盐、万年灰、方解石、芒硝等；具有燥协日乌素（黄水）功能的矿物药占 25.00%，如赤石脂、青金石、炉甘石等；具有止腐功能的矿物药占 22.73%，如龙骨、白矾、雄黄、黑矾等。见表 4-6。

表4-6　蒙医矿物药的功能分析

序号	功　能	比例（%）	对应的矿物药	序号	功　能	比例（%）	对应的矿物药
1	破痞	25.00	大青盐、万年灰、方解石、芒硝、红石膏、雄黄、黑矾、滑石、硼砂、卤盐、面碱	26	止咳	4.55	石灰华、石膏
2	燥协日乌素	25.00	赤石脂、青金石、炉甘石、雄黄、滑石、硼砂、赭石、水银、银箔、白硇砂、铜绿	27	止吐	4.55	方解石、红石膏
3	止腐	22.73	龙骨、白矾、雄黄、黑矾、面碱、银朱、银箔、章丹、白硇砂、铜绿	28	敛疮口	4.55	红粉、轻粉
4	接骨	18.18	方解石、自然铜、红石膏、赤石脂、炉甘石、轻粉、磁石、赭石	29	拔毒除脓	2.27	红粉
5	消食	13.64	大青盐、方解石、芒硝、光明盐、红石膏、面碱	30	催吐	2.27	胆矾
6	祛巴达干	11.36	万年灰、光明盐、紫硇砂、卤盐、面碱	31	攻毒	2.27	轻粉
7	杀虫	11.36	白矾、轻粉、胆矾、硫黄、水银	32	活血	2.27	硼砂
8	明目	9.09	光明盐、自然铜、炉甘石、铁落	33	解毒	2.27	金箔
9	通便	9.09	大青盐、紫硇砂、卤盐、面碱	34	开欲	2.27	卤盐
10	止血	9.09	白矾、赤石脂、禹粮土、赭石	35	强身	2.27	金箔
11	固髓	6.82	朱砂、炉甘石、赭石	36	清热解毒	2.27	朱砂
12	强筋健脉	6.82	阳起石、钟乳石、阴起石	37	清肉疮后遗症	2.27	胆矾
13	生肌	6.82	龙骨、铅、章丹	38	祛翳	2.27	胆矾
14	退黄	6.82	石灰华、石膏、铁落	39	润肠通便	2.27	紫硇砂
15	温胃	6.82	芒硝、光明盐、紫硇砂	40	收缩子宫	2.27	白硇砂
16	燥脓血	6.82	硫黄、水银、银箔	41	通脉	2.27	磁石
17	止泻	6.82	方解石、白矾、红石膏	42	温中	2.27	卤盐
18	利尿	4.55	滑石、白硇砂	43	愈泻脉疾	2.27	白硇砂
19	清巴达干热	4.55	方解石、红石膏	44	愈疮疡	2.27	雄黄
20	清肝热	4.55	炉甘石、绿松石	45	愈脑疾	2.27	龙骨
21	杀黏	4.55	龙骨、雄黄	46	镇静安神	2.27	朱砂
22	调解三根	4.55	方解石、红石膏	47	止痒	2.27	硫黄
23	消奇哈	4.55	水银、银朱	48	治昌哈	2.27	紫硇砂
24	消水肿	4.55	铜、白硇砂	49	助消化	2.27	万年灰
25	止刺痛	4.55	龙骨、紫硇砂	50	滋补	2.27	方解石

（四）炮制方法

蒙医学药用矿物炮制是根据蒙医药理论，按照医疗、调剂、制剂、购藏等不同要求以及药材自身的性质所采取的一系列传统的制药技术，它是历代医药学家长期实践经验的积累和总结。对保证临床用药安全、提高医疗效果起着重大作用，是蒙药在应用过程中不可缺少的重要环节。

蒙药的炮制方法归纳为 4 大类、38 个型、259 种炮制法。4 大类分为火制、液体制、火液体合制、干制。

1. 火制 是指用火直接或间接加热炮制的方法，包含 9 种形式：熔炼法（方铅矿、锡等矿物药）、焖煅法（自然金、自然银、自然硫等）、明煅法（绿松石、青金石、云母等）、火燎法（青金石等）、火飞法（闪锌矿等）、炒法（光明盐、白硇砂、银朱等）、火伏法（寒水石、石灰岩等）、火煨法（雌黄）、散锅法（白矾、硼砂等）。

如铅炮制，取硼砂 50 g，硫黄 150 g，诃子 15 g，研细，混匀制成糊状，再涂于去积垢的铅的表面，晒干，煅烧约 6 h，煅烧至泥沙箱变成红色，取出用清水洗净即可。

2. 液体制 是指只用液体物质处理药物，不用火的炮制方法，有 10 种形式：浸泡法（雄黄、绿矾、禹粮土等）、浸泡淘洗法（禹粮土等）、洗净法（自然铜等）、液体飞法（雄黄、雌黄、朱砂等）、淘洗法（禹粮土、铅丹等）、漂洗法（绿矾等）、水馏法（灰盐等）、搅拌法（滑石、白硇砂等）、水揉法（水银等）、液体取锈法（水银等）。

如雄黄炮制，取净雄黄加 1% 的盐水适量共研细，再加多量盐水，搅拌，倾取混悬液，下沉部分再按上法反复操作数次，除去杂质，合并混悬液，分取沉淀，干燥，研细备用。

3. 火液体合制 是指用火和液体共制的炮制方法，有 17 种形式：焖煅焖淬法（寒水石、石灰岩等）、焖煅明淬法（寒水石等）、明煅焖淬法（寒水石等）、明煅明淬法（磁石等）、焖煅焖淬飞法（炉甘石）、焖煅明淬飞法（炉甘石）、焖煅飞法（炉甘石）、明煅明淬飞法（炉甘石等）、明煅焖淬飞法（炉甘石等）、明煅飞法（炉甘石等）、煮法（硫黄）、熔泡法（硫黄）、熔煮

法（硫黄）、提净法（芒硝、面碱等）、减轻法（水银等）、冷却焖煅法（银朱）、熔固法（水银）。

如锡炮制时用焖煅法，取净锡 1 份，锤成薄片，加等量的三子汤，煮沸，保持微沸 20～30 min，取出，再加等量的沙棘汤，煮沸，保持 20～30 min，取出，晾干，与银朱 1 份、硫黄 3 份共研，照焖煅法煅透，放凉，取出。

4. 干制 是指不用火也不用任何液体辅料，只是干制的炮制方法，有 2 种形式：干取锈法（水银）、干揉法（水银）。

如寒制水银，取等量水银和硫黄粉，置于乳钵中，研磨至灰黑色，不见水银颗粒即可。

（五）应用情况

内蒙古成药（制剂）标准，如《内蒙古蒙成药标准》《中华人民共和国卫生部药品标准·蒙药》《内蒙古蒙药制剂规范》等中共收载成药（制剂）552 个，其中 231 个成药（制剂）含矿物药，约占 42%；共含 29 种矿物药。其中石膏出现频率最高，涉及方剂 91 首，其次为白矾（66 首）、寒水石（52 首）、光明盐（35 首）、硇砂（25 首）、银朱（21 首）、紫硇砂（15 首）、硼砂（12 首）、龙骨（11 首）、铁落（9 首）、芒硝（8 首）、炉甘石（8 首）、雄黄（7 首）、硫黄（7 首）、碱花（6 首）、禹粮土（6 首）、方解石（5 首）、水银（4 首）、自然铜（3 首）、磁石（3 首）、琥珀（3 首）、滑石（2 首）、万年灰（2 首）、朱砂（2 首，不包含朱砂包衣）、绿松石（1 首）。

从剂型看，收载的 552 个成药（制剂）中散剂有 219 首，其中含矿物药的占 51.60%；丸剂 204 个，含矿物药的占 46.57%；汤剂 92 个，含矿物药的占 8.70%；另外膏剂、洗剂、颗粒剂、口服液、胶囊剂、片剂、搽剂、酒剂、灰剂中含矿物药的占比较少（占 9.32%）。

（六）特色矿物药

1. 万年灰 是蒙医药特色矿物药，为古建筑物的石灰性硬块制成的蒙药，又称城墙土，现多为自然形成的含有碳酸钙的沉积岩。万年灰是拆除古建筑物时，收集白色石灰性块状物，除去杂物而得，蒙古名"胡其日森·朝海"，别名为"道塔拉""霍钦·朝海"，始载于《认药白晶鉴》。炮制方法：取原药材，除去杂质，砸碎成细颗粒，武火煅透（约 800 ℃，3 h），

趁热浸入 60％乙醇中,加盖密闭,放凉,捞出,晾干,研成粉末。每 100 kg 万年灰,用 60％乙醇 200 kg。该药味辛性温,具有温中散寒、破痞、助消化功能;主治消化不良、寒性痞证;入"查干·乌日勒""塔斯音十味丸"等蒙成药。

2. 赤铜灰　是蒙医药特色矿物药。本品为单质金属铜(红铜)的炮制品,蒙古名"桑塔拉",始载于《蒙药正典》。炮制方法:取纯净铜,砸成极薄片,加等量的沙棘汤(沙棘 30 g,加水 100 mL)煮沸,取出,晾干。取煮过的铜 100 g、硼砂 50 g、制硫黄 70 g、芝麻 50 g,拌匀,置煅锅内,用黄泥或盐密封,待干后,焖煅至透,放凉,取出。该药味甘、辛,性凉,效燥,具有清肺热、清肝热、燥协日乌素功能;主治肺脓疡、咯脓血痰、肺苏日亚、中耳炎、陶赖、赫如虎、协日乌素病、瘰疬;入"九味铜灰散""二十五味水牛角散"等蒙成药。

3. 青金石　是蒙医药特色矿物药,来源于硅铝酸盐的青金石矿石,蒙古名"木门",始载于《认药白晶鉴》。炮制方法:取净青金石,明煅至红透,取出,放凉,碾成细粉。该药味苦,性凉,具有燥协日乌素、解毒功能;主治疥癣、吾雅曼病、协日乌素病、陶赖、赫如虎、刀伤、食物中毒、浊热;入"八味冲巴嘎丸"等蒙成药。

■ 三、维吾尔医药

维吾尔医药学是我国传统医学的重要组成部分,是维吾尔族人长期同疾病不断做斗争的实践和经验总结,并吸收了中医及古希腊、阿拉伯医学精华,逐步形成了比较完整、独具特色的医药学理论体系。几千年来,维吾尔医药不仅护佑着生活在这片疆土上的芸芸众生,也为东西方医药学的发展作出了重要贡献。

维吾尔医学起源于西域上古新石器时期。那时,原始的游牧部落常以寻找水草和捕猎动物往返迁徙,常因食草木果实和生肉而伤害肠胃,也因穴居野外,抵不住风雨寒暑的自然侵害而感染疾病。《淮南子·卷十九》记载:"古者,民茹草饮水,采树木之实,食赢蛇之肉,时多疾病毒伤之害。"

古代维吾尔人在公元前 5 世纪前就从事牧业、农业。北疆广袤大地,经常遭受自然灾害的威胁,因此早已懂得利用一些自然因素来处理简单的疾病。如用黏土、蒜汁和草香涂于肢体来预防害虫;用温泉浴、披兽皮和灼热的细沙埋肢体来解除关节疼痛;用放血减轻沙漠干热性头痛,割破耳后静脉医治骑马性关节疼痛。原始社会至奴隶社会时期,除了朴素的草药、物理疗法外,巫医治疗也曾经占有重要位置。当时,古代维吾尔医信奉萨满教,男巫师叫萨满,女巫师叫乌答,他们既占卜、除鬼,也祷告、治病。公元前 5 世纪左右,西域维吾尔人古代祖先就有了较为先进的医药活动。如用水浸柳叶裹身、热敷炒麸皮、沐浴草药水、按摩、烤灼、接骨及尸体防腐的方法等。从墓葬出土的骨骸中可知,早期生活在天山南北的维吾尔人已有较高水平的外科技术和接骨方法,从一些头颅骨的钻孔表明其技术是相当先进的。之后随着社会的发展尤其是通过丝绸之路维吾尔医得到更好的发展。

(一) 文献记载

据有关史书记载,公元前 400 多年前西域塔里木河流域绿洲于阗国(今新疆和田)的著名药学家哈孜巴义(约公元前 450—公元前 330 年)通过实地调查总结西域一带的药物学知识,加以整理编著了包括茴香、堇菜、肉、伤石、盐、羊肉等 312 种植物药、动物药及矿物药性味、功能、主治的《药书》。《山海经·西山经》中记有朱砂、流赭(赤土)、砒霜等 4 种矿物。

我国现存最早的中医学经典《黄帝内经》,其在《素问·异法方宜论》记载:"西方者,金玉之域,沙石之处,天地之所收引也。其民(地)陵居而多风,水土刚强,其民不衣而褐荐,其民华食而脂肥,故邪不伤其形体,其病生于内,其治宜毒药。故毒药者,亦从西方来。"概述西方之域的自然条件、民风习俗,治病所宜,并说明维吾尔祖先早就了解药物的治疗作用。况且,应用毒药(强药)治病是用药水平的较高阶段。我国最早的药物学专著《神农本草经》就收载了葡萄、胡麻、硫黄、羚羊角等西域药材。以后的史书中陆续记载悦般国的"止血药"硫黄、龟兹国(今新疆库车)的"雌黄、胡粉和沙盐绿"等不少有关西域药材内容。

从《神农本草经》到唐代《新修本草》，增添的100余种药物中有多种是西域道地药材，如胡绿盐出焉耆（今新疆焉耆）、硇砂出西戎（西域别称）等。与此同时，汉唐之间中原的著名药材如大黄、当归、肉桂、人参等，通过丝绸之路不断输入西域诸国，对西域医药学的发展起到了极大的促进作用。9世纪左右的《回鹘医学文献》是反映当时高昌（今吐鲁番）、回鹘（古维吾尔）医学的珍贵资料，其内容也包括矿物药，有硇砂、白铅粉等。10世纪新疆处于喀拉汗王朝时期，维吾尔族开始信奉伊斯兰教，麻赫穆德·喀什格里（1020—1080年）的《突厥语大词典》中记载的临床各科疾病、疗法及处方用药的内容与《回鹘医学文献》一脉相承，如"给狂犬咬伤的人，服疯狗的脑就会好""对夜尿症，用骆驼肉和大麦做饭食用就愈""若牙疼，用硼砂、麝香混合放在牙上"等上百种疗法及药名。《回回药方》是明代初期编修的一本反映伊斯兰医药以及回族医药学的典籍，书中夹杂许多阿拉伯语、波斯语医药术语及汉语音译名称。全书共36卷，现仅存4卷。其中3卷药方共收录各类方剂600多首，药物500多种，其中包括了玛瑙、金丝矾、红宝石等60多种矿物药。明清时期，维吾尔矿物药知识在中药著作中有了更多的反映，如明代《本草纲目》中记载金、玉、玛瑙等。

（二）炮制方法

维吾尔药炮制是根据维吾尔医药理论，按照医疗、调剂、制剂、贮藏等的需要，对药物进行加工处理的一项制药技术。炮制方法是历代维吾尔医药学家在长期的医疗实践中不断充实和发展起来的。维吾尔医矿物药炮制方法与中药炮制方式不同，但主要为了减毒增效、减少副作用。维吾尔医的矿物药炮制方法主要有以下几种。

1. 洗法 是指用水或其他液体将药物清洗干净的方法。此法多用于矿物类和胶类药物，如洗青金石、洗拉克、洗石灰。通过洗法可去除残留在药物表面上的有毒成分。

2. 炙法 系指将药物加入一定的液体（水、药液、黏糖液、盐水、醋、醋糖浆等）中，使液体渗入药物内的一种方法。此法多用于炙孜然、黄金、白银、生铁等。

3. 炒法 是指将药物置在加热容器内用不同的火力进行直接炒或一定量辅料（大颗粒沙子、油等）进行间接炒的方法。炒法可分为4类，分别是炒净法、炒黄法、炒泡法、炒暴法。用油料炒的有锑等。通过炒法处理药材，可使有效成分易于煎出，提高疗效，同时可降低药物的毒性，缓和药性。

4. "库西提"法 "库西提"维吾尔语直译为煅烧或致死成灰，系指用一定的器具和辅料或配料，将药物加热以炼药的方法。炼法种类较多，主要有"各立衣克买提"泥封闭炼法、"各立衣克买提"泥包药炼法、用锅炼法、烟化炼法、加热滴溜炼法等。"库西提"法具有减毒作用，如生磁石偏于平肝潜阳、镇静安神，而煅磁石可补肾纳气、聪耳明目；磁石经煅后，质地酥碎，易于粉碎及煎出有效成分，并缓和了重镇安神的功效，利于除去有毒成分。炉甘石经煅淬水飞后，质地纯洁细腻，适宜于眼科等外敷用，消除了由于颗粒较粗而造成的对敏感部位的刺激性，同时降低了有毒成分铅的含量。皂矾生品多外用，具有燥湿杀虫止痒的功效，煅后可内服，降低了致吐的副作用，并增强了燥湿止痒的作用，若加醋煅不但可降低致吐作用，还增强了入肝补血、解毒杀虫的功效。

（1）"各立衣克买提"泥封闭炼法：该法也称装瓶炼法，系将药物装入瓶内，瓶口盖好，瓶口、瓶外均用红赤土、小麦或大麦粉、动物毛、布条、纸条、蛋清等做的"各立衣克买提"泥封闭，温火加热炼药的方法。此法多用于炼黄金、朱砂、水银、蛋壳、贝壳、宝石、信石、硇砂、吉多果化石、生铁等。

（2）"各立衣克买提"泥包药炼法：系指将药物直接用"各立衣克买提"泥包好后，温火加热炼药的方法。此法多用于轻粉等。

（3）用锅炼法：系指将药物直接放入锅内，温火加热炼药的方法。此法多用于炼明矾、硼砂、珊瑚、珍珠、铜、石膏、信石、硫黄、消石等。

（4）烟化炼法：系指将药物加热，产生烟气，并将固体化的烟气刮下来备用的方法。具体方法：将药物研磨细粉，置于锅内，加热发黄后盖上一个碗，锅与碗接触处放3层浸盐纸条，并用黏土泥封闭；再用沙子填至锅口为止，碗底放两粒大米，并用两块土块压上；先用温火加热1h，并逐步增加火力，碗底大米发黄时,减低火力,继续用温火加热至大米发黑时停止加热,将沙子、黏土泥取下后把碗内药粉用刀刮下来备用。此法多用于炼水银、朱砂、雄黄等。

(5)加热滴馏法:系指将药物置于锅内,加热,使药物有效成分滴馏的方法。具体方法:将药物放在有小洞的瓶内,下面对准馏药罐,药瓶周围加热,使药溶化馏到馏罐瓶内。此法多用于炼轻盐、食盐、硇砂等。

(三)应用特色

1. **毒性分级** 维吾尔医把有毒药物的药性归为三级或四级,并且认为有毒药物能够直接损伤三大力(精神力、生命力、自然力),或损伤大力为起点的支配器官(脑,心脏,肝脏)的功能,能够对生命力产生直接威胁并引起支配器官发病。

《中华本草·维吾尔药卷》中明确标明有毒性的维药共有38味,其中矿物药材14味,分别是水银、朱砂、自然铜、砒石、轻粉、胆矾、铁落、铅、氧化锡、硇砂、密陀僧、绿矾、雄黄、喀什粉。其中二性级药包括朱砂、喀什粉;三性级药包括水银、自然铜、轻粉、铁落、铅、氧化锡、绿矾、雄黄;四性级药包括胆矾、密陀僧、砒石;性级不明药包括硇砂。基于《中国药典》(2020版)中对于单味中药毒性的相关记载,将中医与维吾尔医均使用的药材的毒性描述进行对比,并进行汇总整理(表4-7)。

表4-7 中医与维吾尔医均使用的药材的毒性描述对比

毒性药物名称	维吾尔医毒性描述	中医毒性描述
白矾	峻烈	未记载
朱砂	有毒	有毒
自然铜	有毒	未记载
轻粉	有毒	有毒
硫黄	峻烈	有毒
雄黄	有毒	有毒
磁石	峻烈	未记载

由表4-7可知,在中医与维吾尔医共同使用的药物中,中医认为具有毒性的药物,维吾尔医也认为该药性质峻猛或有毒;而维吾尔医认为药性峻猛或具有毒性的药物,中医却未记载毒性强弱。研究者

认为中医与维吾尔医对于药材毒性的描述存在差异,可能有以下几点原因:一是中医与维吾尔医对于药材的加工炮制等减毒方法不同,导致药物在临床使用过程中毒性反应强弱大小不同。二是维吾尔族人体质与汉族人体质可能不同,维吾尔族可能对某些药物更为敏感。三是维吾尔医可能对于毒性药材的界定非常谨慎,即使患者服药后出现轻微的不适反应,维吾尔医亦记载该药具有毒性。四是维吾尔医可能对于不良反应的发生原因认知有误,用药过程中出现的不适反应也许与该药无关,而与其他因素有关。

2. **毒性累及器官系统分析** 维吾尔医药专著中将单味毒性药物毒性反应的临床表现分为15类,分别是皮肤组织、消化系统、泌尿系统、运动系统、呼吸系统、神经系统、循环系统、免疫系统、生殖系统、内脏器官、全身反应、出血、休克、昏迷,以及死亡(表4-8)。

表4-8 维吾尔药名称及其不良反应累及的系统、器官

类别	维吾尔药名称
皮肤组织	雄黄、黑盐
消化系统	雄黄、黑盐、水银、石灰、密陀僧、消石、硫黄、轻粉、喀什粉、自然铜、硼砂
泌尿系统	水银、石灰、密陀僧、消石
运动系统	水银
呼吸系统	白矾、铁落、铅、密陀僧、绿矾
神经系统	砒石、密陀僧、硫黄、轻粉、硼砂、自然铜
循环系统	轻粉、硼砂、自然铜
免疫系统	石灰
生殖系统	雄黄
内脏器官	砒石
全身反应	砒石
出血	石灰、砒石
昏迷	石灰
死亡	石灰、白矾、化石、胆矾、氧化锡、硇砂、铜绿、密陀僧、喀什粉

由表4-8可知,毒性反应发生于消化系统的矿物药最多,共11味。其他依次为:能够导致死亡的维吾尔药共9味;神经系统共6味;呼吸系统共5味;泌尿系统共4味;其余系统及器官的维吾尔药种

数均较少。而中医矿物药使用频率少于维吾尔族药,不良反应记载较少。

3. 维吾尔医矿物药矫正药的减毒特点 矫正药是维吾尔药学中独具特色的用药方法之一,是指某种药物对某一器官的疾病具有显著疗效,但对另一器官产生不良影响时,为消除或矫正药物的不良反应的用药。矫正药经过实践验证,用药具有一定的规律性。

维吾尔医药中的矫正药减毒包含两方面的内容:一是通过配伍矫正药减轻或消除药物的毒性,避免不良反应的发生,即配伍减毒。如维吾尔医认为西黄芪胶可矫正百味之害,能够矫正大多数药物的副作用,因此西黄芪胶能够减轻氧化锡的毒性;葡萄醋能够减轻红雄黄的毒性等。二是患者服用药物出现不良反应后,使用矫正药对不良反应进行纠正。例如峻烈泻药药性强烈,具有毒性,可对人体的生理功能造成直接损伤,此时应联合类似牛黄石的药物进行解毒。

4. 维吾尔族矿物药用药安全特点 根据表4-9可知,维吾尔医药专著中毒性药材的用量与《中国药典》(2020版)中的用量进行对比,发现维吾尔医药专著中记载的2味毒性矿物药的最大用量超过《中国药典》(2020版)中记载的最大用量,其余4味药材最大用量均等于或小于《中国药典》中记载的最大用量。说明维吾尔医对于毒性维吾尔药剂量的规定是较为安全合理的。

表4-9 维吾尔医对于毒性维吾尔药剂量

药名	《中国药典》(2020版)记载用量	维吾尔医药专著中记载用量
白矾	0.6~1.5 g	0.6~1.5 g
朱砂	0.1~0.5 g	0.3~1 g
自然铜	3~9 g	0.3~1 g
轻粉	0.1~0.2 g	0.1~0.2 g
硫黄	1.5~3 g	0.5~1 g
雄黄	0.05~0.1 g	0.1~0.3 g

参 考 文 献

[1] 周晓艳,马烈. 新媒体环境下藏医药文化传播的"名人效应"研究[J]. 四川民族学院学报,2021,30(4):17-23.

[2] 仁真旺甲,文成当智,何青秀,等.《藏药晶镜本草》植物类藏药资源及其特点[J]. 中国实验方剂学杂志,2022,28(4):163-171.

[3] 岗尖俄日,米玛. 多种学说背景下的藏医脉诊及其独特思想解析[J]. 中国民族民间医药,2021,30(22):5-7.

[4] 格知加,桑杰本,赛悟杰,等. 基于数据挖掘的藏医放血疗法治疗高血压选穴规律[J]. 世界科学技术-中医药现代化,2021,23(9):3175-3179.

[5] 扎西措姆,顿珠. 浅析藏医心理学与疾病的关系[J]. 中国民族医药杂志,2021,27(10):72-73.

[6] 拉毛草. 藏医"隆木"病的诊疗研究[D]. 西宁:青海大学,2021.

[7] 斗口什加布. 藏医对"白脉"疾病的分类与诊断研究[D]. 西宁:青海大学,2021.

[8] 罗彬. 藏医用药决策支持方法研究与系统实现[D]. 成都:四川大学,2021.

[9] 贡保东知,阿达,嘉央坚措. 名老藏医学术经验传承与创新模式探索研究——以甘南藏医为例[J]. 中国中医药现代远程教育,2021,19(15):167-170.

[10] 格知加,尼玛次仁. 藏医药浴法治疗真布病(风湿性关节炎)的文献研究[J]. 云南中医中药杂志,2021,42(7):86-88.

[11] 卫婷婷. 矢志扎根藏医药传承发展惠人民——记青海大学藏医药研究中心主任李啟恩[J]. 科学中国人,2021(20):50-51.

[12] 仲格嘉. 蓬勃发展的藏医药[J]. 中国西藏,2021(3):46-49.

[13] 德央,尼玛玉珍. 浅谈藏药经典配方中矿物药的用量及现状[J]. 西藏科技,2021(1):60-61,67.

[14] 扎西. 四部医典要注[M]. 拉萨:西藏人民出版社,1998.

[15] 罗达尚. 新修晶珠本草[M]. 成都:四川科学技术出版社,2004.

[16] 月王药诊[M]. 马世林,毛继祖,译注. 上海:上海科学技术出版社,2012.

[17] 任小巧,毛萌,郭慧娟. 藏药矿物药的认识及研究思路[J]. 中华中医药杂志,2016,31(1):21-24.

[18] 仁青当知,陈玉德. 藏药矿物药的分类和炮制特点[J]. 卫生职业教育,2014,32(16):153-154.

[19] 贾敏如,卢晓琳,马逾英. 初论我国少数民族使用矿物药的品种概况[J]. 中国中药杂志,2015,40(23):4693-4702.

[20] 王海波,张涵硕,邹童阳,等. 矿物药研究综述[J]. 辽宁中医药大学学报,2017,19(5):154-156.

[21] 陈龙,袁明洋,陈科力. 常见矿物药近红外漫反射光谱特征归纳与分析[J]. 中国中药杂志,2016,41(19):3528-3536.

[22] 杨玉,关紫烽. 传统矿物藏药及其炮制工艺研究[J]. 中央民族大学学报(自然科学版),2008(3):83-88.

[23] 拉毛加,杨乐. 藏药的炮制与制备简介[J]. 中国民族医药杂志,2002(3):26.

[24] 泽珍达日杰,忠尕吉. 藏药的炮制与功效[J]. 中国民族医药杂志,1999(S1):88.

[25] 撒吉,南太加. 矿物药"君西"在藏药中的临床应用[J]. 现代中西医结合杂志,2000(12):1159 - 1160.

[26] 黄杰. 谈藏药炮制方法的发展趋势[J]. 西藏医药杂志,2004(3):51.

[27] 索郎. 佐塔的炮制[J]. 中国民族医药杂志,2007(5):40.

[28] 吴洪福,耿排力. 藏药研究现状及发展前景[J]. 中药材,2002(1):65 - 66.

[29] 贾凤森,曾晓明. 青海省中藏药产业初析[J]. 青海草业,2001(3):31 - 33.

[30] 甘青梅. 浅述藏药的研究[J]. 中草药,2001(4):85 - 87.

[31] 张西玲,刘丽莎. 论藏医矿物药古今概况[J]. 甘肃中医学院学报,1998(1):47 - 49.

[32] 楞本嘉,拉茂措. 试论中国藏药的开发与研究[J]. 中国民族医药杂志,1998(1):43 - 44.

[33] 斗嘎. "佐太"及以其配伍的藏成药毒性评析[J]. 青海师专学报(教育科学版),2005(4):72 - 75.

[34] 何振中,宋歌,王凤兰,等. 藏药"佐塔"制作技艺渊源考[J]. 中医药文化,2015,10(1):47 - 50.

[35] 奥·乌力吉. 蒙医药学概述[M]. 赤峰:内蒙古科学技术出版社,2019.

[36] 奥·乌力吉. 蒙医药学概要[M]. 赤峰:内蒙古科学技术出版社,2017.

[37] 宝音图. 蒙医基础理论[M]. 呼和浩特:内蒙古人民出版社,2007.

[38] 罗布桑. 蒙药学[M]. 呼和浩特:内蒙古人民出版社,2006.

[39] 策·苏荣扎布. 蒙医临床学[M]. 呼和浩特:内蒙古人民出版社,1999.

[40] 乌苏日乐特,斯琴高娃. 蒙古族药用矿物沿革与传统分类法的研究[J]. 蒙医药,1993(C00):46 - 47.

[41] 乌苏日乐特. 蒙医学药用矿物炮制学研究[M]. 赤峰:内蒙古科学技术出版社,2007.

[42] 医学本续全释:全2册:蒙古文[M]. 范·淖尔布,乌苏日乐特,藏译蒙. 乌优,宝龙,校注. 赤峰:内蒙古科学技术出版社,2015.

[43] 依希巴拉珠尔. 四部甘露[M]. 赤峰:内蒙古科学技术出版社,2015.

[44] 花日. 伊希巴拉珠尔《甘露四部》简述[J]. 中国蒙医药(蒙),2014,9(9):19 - 21.

[45] 依希巴拉珠尔. 认药白晶鉴[M]. 呼和浩特:内蒙古人民出版社,2012.

[46] 赵百岁,宝音图,玉杰. 蒙药学专著《白晶鉴》简探[J]. 中国民族医药杂志,2001,7(2):41 - 42.

[47] 苏和,布仁大来. 蒙医文献学[M]. 呼和浩特:内蒙古人民出版社,2006.

[48] 辽宁省阜新蒙医药研究所,内蒙古民族大学. 蒙古文手抄普济杂方[M]. 沈阳:辽宁民族出版社,2018.

[49] 罗布桑苏勒和木. 识药学[M]. 北京:民族出版社,1998.

[50] 占巴拉道尔吉. 蒙药正典[M]. 赤峰:内蒙古科学技术出版社,2015.

[51] 伊希丹增旺吉拉. 蒙医药简编[M]. 呼和浩特:内蒙古人民出版社,1979.

[52] 吉格木德丹金扎木苏. 通瓦嘎吉德[M]. 赤峰:内蒙古科学技术出版社,2015.

[53] 宝音仓,和尔伦巴特尔. 吉格木德丹金扎木苏学术思想及其《通瓦嘎吉德》[J]. 中国蒙医药(蒙),2007,2(1):4 - 7.

[54] 内蒙古医学院蒙医研究室. 蒙医药名[M]. 呼和浩特:内蒙古人民出版社,1962.

[55] 内蒙古医学院中医系蒙医教学研究室. 蒙药简明手册[M]. 呼和浩特:内蒙古人民出版社,1964.

[56] 锡林郭勒盟蒙医研究所. 蒙医药理纲要[M]. 呼和浩特:内蒙古人民出版社,1964.

[57] 内蒙古自治区中医研究所蒙医研究室. 蒙药学(蒙文)[M]. 呼和浩特:内蒙古人民出版社,1972.

[58] 内蒙古自治区卫生厅. 内蒙古蒙药材标准[M]. 赤峰:内蒙古科学技术出版社,1987.

[59] 白清云. 中国医学百科全书·蒙医学:上册[M]. 赤峰:内蒙古科学技术出版社,1987.

[60] 国家中医药管理局《中华本草》编委会. 中华本草:蒙药卷[M]. 上海:上海科学技术出版社,2004.

[61] 占布拉. 医法之海[M]. 赤峰:内蒙古科学技术出版社,2014.

[62] 罗布桑泉布勒. 蒙医药选编[M]. 呼和浩特:内蒙古人民出版社,1974.

[63] 阿旺罗布桑丹贝坚赞. 普济方集[M]. 呼和浩特:内蒙古人民出版社,2014.

[64] 那木吉拉. 蒙医秘方荟萃[M]. 赤峰:内蒙古科学技术出版社,2014.

[65] 罗布桑. 蒙药学家罗布桑学术著作大成·蒙药志:第二册[M]. 赤峰:内蒙古科学技术出版社,2006.

[66] 巴·吉格木德. 蒙医学史与文献研究[M]. 沈阳:辽宁民族出版社,2004.

[67] 吴祥杰. 蒙药炮制学. [M]. 呼和浩特:内蒙古人民出版社,2011.

[68] 罗卜藏. 蒙药炮制学. [M]. 呼和浩特:内蒙古人民出版社,1989.

[69] 许良,包明兰. 蒙药炮制学研究思路与方法[M]. 沈阳:辽宁民族出版社,2019.

[70] 松林. 蒙药学概论. [M]. 呼和浩特:内蒙古教育出版社,2011.

[71] 段·关布扎布.蒙古秘传特色疗术大全[M].呼和浩特：内蒙古人民出版社,2001.

[72] 蒙古学百科全书编辑委员会.蒙古学百科全书·医学卷[M].呼和浩特：内蒙古人民出版社,2002.

[73] 内蒙古自治区卫生厅.内蒙古蒙成药标准[M].赤峰：内蒙古科学技术出版社,1984.

[74] 中华人民共和国卫生部药典委员会.中华人民共和国卫生部药品标准：蒙药分册[M].北京：中华人民共和国卫生部药典委员会,1998.

[75] 内蒙古自治区食品药品监督管理局.内蒙古蒙药制剂规范：第一册[M].呼和浩特：内蒙古人民出版社,2007.

[76] 内蒙古自治区食品药品监督管理局.内蒙古蒙药制剂规范：第二册[M].呼和浩特：内蒙古人民出版社,2014.

[77] 罗布桑.蒙药学家罗布桑学术著作大成·蒙药志：第四册[M].赤峰：内蒙古科学技术出版社,2006.

[78] 布和巴特尔.蒙药手册[M].沈阳：辽宁民族出版社,1995.

[79] 科右中旗卫生局.蒙医赤脚医生手册[M].通辽：吉林人民出版社,1978.

[80] 布和巴特尔.传统蒙药与方剂[M].赤峰：内蒙古科学技术出版社,2013.

[81] 武绍新.蒙医成方选[M].呼和浩特：内蒙古人民出版社,1984.

[82] 苏亚拉图.蒙药方剂大全[M].呼和浩特：内蒙古人民出版社,2011.

[83] 国家中医药管理局《中华本草》编委会.中华本草：维吾尔药卷[M].上海：上海科学技术出版社,2005.

[84] 王宇真,吕凤民,韩勇明.维吾尔医药资源及药物学说简介[J].中国中药杂志,2005(4)：77-78.

[85] 阿孜古丽·艾买提,喀木巴古丽·艾尼瓦尔,艾尔肯·吾甫尔.浅谈维吾尔医有毒药材及其炮制方法[J].中国民族医药杂志,2018,24(8)：37-39.

[86] 王培杰.维药"毒"相关文献及维成药不良反应文献研究[D].北京：北京中医药大学,2017.

第五章　中国矿物药资源分布概况

第四次全国中药资源矿物药资源普查工作以我国地理区域进行划分,对我国华北区、东北区、华东区、华中区、华南区、西南区、西北区等7大区域共31个省(自治区、直辖市)矿物药资源进行了普查。

第一节·华北地区

华北地区包括北京市、天津市、河北省、山西省、内蒙古自治区,总面积约156万平方千米。该区内有姜石、方解石、自然铜、伏龙肝、万年灰、紫萤石(紫石英)、禹粮土、雄黄、滑石、寒水石、铁、硫黄、炉甘石、石膏、碱花、大青盐、龙骨、光明盐、磁石等多种矿物药资源。

■ 一、华北地区矿物药品种分布历史概况

(一) 中华人民共和国成立以来出版的矿物药专著中的记载

对中华人民共和国成立以来出版的矿物药专著进行统计,梳理得到华北地区有分布的矿物药共95种。包括:红粉(升药)(仙丹、三仙丹)、黄升、青铜、铁精、铁华粉、花蕊石、硝石(火硝)(消石)、绿青、白矾、姜石、膨润土、方解石、金礞石、自然铜、伏龙肝、万年灰、金箔、紫萤石(紫石英)、不灰木、枯矾、蛇含石、硇砂(白硇砂)、禹粮土、小灵丹、雄黄、卤碱、鹅管石、秋石、白石脂、朴硝(朴消)、赤铜屑、长石(硬石膏)、粉霜(升汞)、禹余粮(褐铁矿)、蒙脱石、青礞石、白垩、冰、硼砂、滑石、升药底、石脑油、轻粉、扁青(蓝铜矿)、寒水石(北寒水石)、赤石脂、铁、石蟹、井底泥、理石、朱砂、浮石、铅、云母(银精石)、阳起石、硫黄、胆矾、无名异、铁落、曾青、石灰、白石英、黄矾、金刚石、食盐(海盐)、龙齿、铜绿、水云母、麦饭石、石燕、玛瑙、金精石(精金石)、土黄、赤铜灰、炉甘石、芒硝、铁锈、阴起石、铁浆、石膏、碱花、白降丹、玄精石、东壁土、钟乳石、赭石(代赭石)、甘土、地浆、玄明粉、大青盐(戎盐)、铁粉、玉、龙骨、光明盐、磁石。详见表5-1。

表5-1　矿物药专著中记载的华北地区矿物药品种

序号	专著名称	华北地区产矿物药名称
1	《本草纲目的矿物史料》	玉、磁石、代赭石、消石、卤碱、金箔、金刚石
2	《矿物药与丹药》	龙骨、戎盐、云母、花蕊石、石燕、朴消、阳起石、硫黄、炉甘石、卤碱
3	《矿物药浅说》	轻粉、白降丹、磁石、代赭石、自然铜、蛇含石、胆矾、石膏、钟乳石、石灰、花蕊石、石燕、玄精石、白石英、阳起石、赤石脂、白石脂、白矾、硫黄、寒水石、无名异、炉甘石
4	《中国矿物药》	白矾、白石英、不灰木、曾青、赤石脂、磁石、大青盐、鹅管石、浮石、寒水石、滑石、姜石、金箔、金精石、金礞石、理石、硫黄、龙齿、龙骨、绿青、玛瑙、青礞石、蛇含石、石膏、石燕、消石、阳起石、阴起石、禹余粮、云母、钟乳石
5	《矿物药》	万年灰、大青盐、井底泥、云母、禹余粮、龙齿、龙骨、玄精石、光明盐、伏龙肝、冰、麦饭石、金精石、禹粮土、扁青、铁、铁粉、铁落、铁锈、铁华粉、地浆、黄矾、赤铜灰、寒水石、卤碱、无名异、方解石、石燕、代赭石、白石脂、白矾、花蕊石、金礞石、钟乳石、胆矾、硫黄、鹅管石、升药底、长石、甘土、白石英、白垩、芒硝、玄明粉、自然铜、轻粉、粉霜、铜绿
6	《中国矿物药研究》	蛇含石、硫黄、赤石脂、青礞石、龙骨、石燕、浮石、朱砂、雄黄、代赭石、白石英、紫石英

（续表）

序号	专著名称	华北地区产矿物药名称
7	《中药矿物药图鉴》	玛瑙、云母、精金石、石灰、姜石、龙骨、龙齿、大青盐、麦饭石、轻粉、白石英、海浮、滑石、石膏、长石、钟乳石、花蕊石、石燕、朴消、玄精石、白矾、白石脂、代赭石、禹粮土、蛇含石、自然铜、硫黄、炉甘石、紫石英、金礞石、青礞石、阳起石、无名异
8	《矿物本草》	玄精石、白石脂、麦饭石、云母、阴起石、石灰、姜石、龙骨、龙齿、石蟹、铁、铁落、铁锈、铁浆、铁华粉、铁精、铁粉、禹余粮、自然铜、铜绿、卤碱、地浆、钟乳石、光明盐、芒硝、白石英、金礞石、青礞石、滑石、不灰木、紫石英、磁石、代赭石、粉霜、轻粉、石脑油
9	《矿物药的沿革与演变》	白石英、紫石英、寒水石、秋石、白硇砂、石膏、胆矾、阳起石
10	《矿产本草》	麦饭石、云母、姜石、龙骨、龙齿、玄精石、石灰、芒硝、戎盐、光明盐、白降丹、黄矾、铅、硫黄、金箔、红粉、卤碱、滑石、阳起石、阴起石、长石、石燕、食盐、赤石脂、代赭石、炉甘石、无名异、白石英、白垩、花蕊石、方解石、白石脂、轻粉、磁石、自然铜
11	《矿物药及其应用》	铜绿、赤铜屑、曾青、绿青、铁落、紫石英、玄精石、北寒水石、姜石、石灰、云母、精金石、麦饭石、禹粮土、东壁土、地浆、白垩、赤石脂、白石脂、碱花、硫黄、龙骨、龙齿、轻粉、黄升、粉霜、秋石、自然铜、代赭石、禹余粮、蛇含石、石膏、钟乳石、花蕊石、长石、滑石、白石英、阳起石、青礞石、浮石、玛瑙、不灰木、枯矾、白矾、玄明粉、朴消、卤碱、石燕、炉甘石、仙丹
12	《矿物药检测技术与质量控制》	硫黄、寒水石、钟乳石、青礞石、大青盐、磁石、芒硝、玄明粉、自然铜、赤石脂、滑石、花蕊石、金礞石、紫石英、石膏、膨润土
13	《矿物药真伪图鉴及应用》	黄矾、禹粮土、蓝铜矿、石灰、玄精石、寒水石、麦饭石、朴消、芒硝、大青盐、碱花、赤铜灰、褐铁矿、铁、万年灰、阳起石、云母、蒙脱石、白垩、白石脂、土黄、姜石、地浆、滑石、小灵丹、铜绿、青铜、浮石、轻粉、红粉、黄升、银精石、蛇含石、胆矾、代赭石、石膏、紫石英、花蕊石、理石、长石、钟乳石、阴起石、金礞石、水云母、不灰木、白矾、赤石脂、食盐、硫黄、炉甘石、铁落、自然铜、白石英、青礞石、甘土、海盐、三仙丹

（二）《中华本草》《中药大辞典》及《中国中药资源志要》中的记载

《中华本草》和《中药大辞典》是中药学重要著作，总结了前人的本草学成就，详细记载了每一味中药的基原、性状、分布、化学成分、功能主治、用法用量等信息。《中国中药资源志要》是"中国中药资源丛书"之一，以第三次全国中药资源普查的第一手资料为主，并参考吸收了历次普查成果和有关方面的最新资料。该书详细记载了每个品种的生境、分布、药用部位、中药名、性味、功能、用途等内容。以上中药学著作的记载情况较为全面地反映了矿物药的应用品种和应用历史情况。

《中华本草》《中药大辞典》及《中国中药资源志要》中记载的华北地区分布矿物药品种有 77 种，分别为：白垩、白矾、白石英、白石脂、扁青、冰、不灰木、曾青、赤石脂、赤铜屑、磁石、大青盐、赭石（代赭石）、胆矾、地浆、鹅管石、方解石、伏龙肝、浮石（海浮石、小海浮石）、甘土、光明盐、寒水石、红粉（升药）、花蕊石、滑石、黄矾、姜石、金箔、金精石、金礞石、井底泥、空青、孔公孽、理石、硫黄、龙齿、龙骨、龙角、卤碱（盐卤）、麦饭石、芒硝、朴硝（朴消）、铅、铅霜、轻粉、泉水（矿泉水）、石膏、石灰、石脑油、石炭、石燕、食盐、铁、铁粉、铁华粉、铁浆、铁精、铁落、铁锈、铜绿、无名异、锡、咸秋石、硝石（火硝）（消石）、小灵丹、玄精石、玄明粉、盐胆水、阳起石、阴起石、云母（银精石）、长石（硬石膏）、针砂、钟乳石、紫硇砂、紫萤石（紫石英）、自然铜。其中，北京 20 种，天津 27 种，河北 49 种，内蒙古 37 种，山西 54 种。华北地区矿物药分布记载情况详见表 5-2。

（三）学术论文或地方志中的记载

对中国知识资源总库（CNKI）、万方数据学术论文总库、维普中文科技期刊全文数据库等数据库以"矿物药""药用矿产""医药矿产""矿产资源""矿产分布""中药资源普查""石膏""滑石""磁石"等常用矿物药名称为主题词进行检索，对筛选出矿物药分布相关文献进行总结归纳，获得记载分布于华北地区的矿物药 53 种。

白垩：产于河北省易县、唐县、涉县、蔚县、滦县等地。

白矾：产于山西省临汾市。

白石英：产于河北省邯郸市、邢台市、石家庄市、保定市、张家口市、唐山市、秦皇岛市。

扁青：产于河北省迁西县、阜平县、涞源县等地。

表5-2 《中华本草》《中药大辞典》《中国中药资源志要》华北地区矿物药分布记载

地区	《中华本草》记载品种	《中药大辞典》记载品种	《中国中药资源志要》记载品种	共记载品种
北京	11 种：伏龙肝、金箔、铅、铅霜、石灰、铁、铁落、无名异、锡、小灵丹、针砂	8 种：冰、地浆、铅霜、石灰、铁、铁精、铁落、小灵丹	8 种：姜石、龙骨、龙齿、龙角、白石脂、金箔、井底泥、伏龙肝	共 20 种：白石脂、冰、地浆、伏龙肝、姜石、金箔、井底泥、龙齿、龙骨、龙角、铅、铅霜、石灰、铁、铁精、铁落、无名异、锡、小灵丹、针砂
天津	14 种：伏龙肝、卤碱、麦饭石、芒硝、朴消、铅、铅霜、轻粉、石灰、铁、铁落、锡、玄明粉、针砂	12 种：冰、红粉、地浆、麦饭石、芒硝、朴消、铅霜、石灰、铁、铁精、铁落、玄明粉	13 种：海浮石、小海浮石、姜石、食盐、盐卤、龙骨、龙齿、龙角、麦饭石、金箔、井底泥、伏龙肝、白石脂	共 27 种：白石脂、冰、地浆、伏龙肝、浮石（海浮石、小海浮石）、红粉（升药）、姜石、金箔、井底泥、龙齿、龙骨、龙角、卤碱（盐卤）、麦饭石、芒硝、朴硝（朴消）、铅、铅霜、轻粉、石灰、食盐、铁、铁精、铁落、锡、玄明粉、针砂
河北	29 种：白垩、白矾、白石英、白石脂、磁石、代赭石、方解石、伏龙肝、寒水石、花蕊石、姜石、金精石、金礞石、孔公孽、龙骨、芒硝、朴消、铅霜、轻粉、石灰、食盐、铁、铁落、锡、消石、玄明粉、针砂、紫石英、自然铜	20 种：白垩、白石脂、冰、代赭石、方解石、甘土、寒水石、红粉、地浆、姜石、龙骨、芒硝、朴消、铅霜、石灰、铁、铁精、铁落、玄明粉、自然铜	37 种：磁石、赭石、铁粉、铁浆、铁落、铁锈、铁精、铁华粉、针砂、阳起石、滑石、不灰木、方解石、寒水石、白垩、紫石英、姜石、花蕊石、盐胆水、咸秋石、光明盐、食盐、芒硝、玄明粉、朴消、白石英、金礞石、甘土、龙骨、龙齿、龙角、石脑油、白石脂、井底泥、伏龙肝、金箔	共 49 种：白矾、白石英、白石脂、冰、不灰木、磁石、地浆、方解石、伏龙肝、甘土、光明盐、寒水石、红粉（升药）、花蕊石、滑石、姜石、金箔、金精石、金礞石、井底泥、孔公孽、龙齿、龙骨、龙角、芒硝、朴硝（朴消）、铅霜、轻粉、石灰、石脑油、食盐、铁、铁粉、铁华粉、铁浆、铁精、铁落、铁锈、锡、咸秋石、硝石（火硝）（消石）、玄明粉、盐胆水、阳起石、赭石（代赭石）、针砂、紫萤石（紫石英）、自然铜
内蒙古	24 种：云母、扁青、曾青、大青盐、伏龙肝、光明盐、寒水石、黄矾、金精石、空青、孔公孽、硫黄、龙齿、龙骨、麦饭石、朴消、铅霜、石膏、石灰、铁、铁落、锡、玄精石、针砂	18 种：扁青、冰、曾青、光明盐、寒水石、黄矾、地浆、硫黄、龙骨、麦饭石、朴消、铅霜、石灰、铁、铁精、铁落、玄精石、云母	22 种：黄矾、扁青、曾青、空青、赤铜屑、铜绿、玄精石、姜石、大青盐、紫硇砂、食盐、银精石、金精石、龙骨、龙齿、龙角、麦饭石、矿泉水、白石脂、井底泥、伏龙肝、金箔	共 37 种：白石脂、扁青、冰、曾青、赤铜屑、大青盐、地浆、伏龙肝、光明盐、寒水石、黄矾、姜石、金箔、金精石、井底泥、空青、孔公孽、硫黄、龙齿、龙骨、龙角、麦饭石、朴硝（朴消）、铅霜、泉水（矿泉水）、石膏、石灰、食盐、铁、铁精、铁落、铜绿、锡、玄精石、云母（银精石）、针砂、紫硇砂
山西	35 种：白垩、白矾、白石脂、赤石脂、代赭石、伏龙肝、寒水石、花蕊石、姜石、金精石、金礞石、孔公孽、理石、硫黄、龙齿、龙骨、朴消、铅霜、石膏、石灰、石炭、食盐、铁、铁落、铜绿、无名异、锡、消石、阳起石、阴起石、长石、针砂、钟乳石、紫石英、自然铜	22 种：白石脂、冰、代赭石、胆矾、寒水石、地浆、姜石、理石、龙齿、龙骨、芒硝、朴消、铅霜、石灰、铁、铁精、铁落、玄明粉、阳起石、云母、长石、紫石英	34 种：赭石、铁粉、铁浆、铁落、铁锈、铁精、铁华粉、针砂、胆矾、滑石、不灰木、长石、钟乳石、鹅管石、姜石、花蕊石、白矾、芒硝、玄明粉、朴消、银精石、金精石、赤石脂、无名异、龙骨、龙齿、龙角、石燕、硫黄、小灵丹、白石脂、井底泥、伏龙肝、金箔	共 54 种：白垩、白矾、白石脂、冰、不灰木、赤石脂、胆矾、地浆、鹅管石、伏龙肝、寒水石、花蕊石、滑石、姜石、金箔、金精石、金礞石、井底泥、孔公孽、理石、硫黄、龙齿、龙骨、龙角、芒硝、朴硝（朴消）、铅霜、石膏、石灰、石炭、石燕、食盐、铁、铁粉、铁华粉、铁浆、铁精、铁落、铁锈、铜绿、无名异、锡、硝石（火硝）（消石）、小灵丹、玄明粉、阳起石、阴起石、云母（银精石）、长石（硬石膏）、赭石（代赭石）、针砂、钟乳石、紫萤石（紫石英）、自然铜
华北地区	54 种：白垩、白矾、白石英、白石脂、磁石、代赭石、方解石、伏龙肝、寒水石、花蕊石、姜石、金精石、金礞石、孔公孽、龙骨、芒硝、朴消、铅霜、轻粉、石灰、食盐、铁、铁落、锡、消石、玄明粉、针砂、紫石英、自然铜、赤石脂、理石、硫黄、龙齿、石膏、石炭、铜绿、无名异、阳起石、阴起石、长石、钟乳石、卤碱、麦饭石、铅、金箔、小灵丹、云母、扁青、曾青、大青盐、光明盐、黄矾、空青、玄精石	35 种：扁青、冰、曾青、光明盐、寒水石、黄矾、地浆、硫黄、龙骨、麦饭石、朴消、铅霜、石灰、铁、铁精、铁落、玄精石、云母、小灵丹、红粉、芒硝、玄明粉、白石脂、代赭石、胆矾、姜石、理石、龙齿、阳起石、长石、紫石英、白垩、方解石、甘土、自然铜	63 种：白垩、白矾、白石英、白石脂、扁青、不灰木、曾青、赤石脂、赤铜屑、磁石、大青盐、胆矾、鹅管石、方解石、伏龙肝、甘土、光明盐、海浮石、寒水石、花蕊石、滑石、黄矾、姜石、金箔、金精石、金礞石、井底泥、空青、矿泉水、硫黄、龙齿、龙骨、龙角、麦饭石、芒硝、朴消、石灰、石脑油、石燕、食盐、铁粉、铁华粉、铁浆、铁精、铁落、铁锈、铜绿、无名异、咸秋石、小海浮石、小灵丹、玄精石、玄明粉、盐胆水、盐卤、阳起石、银精石、长石、赭石、针砂、钟乳石、紫硇砂、紫石英	共 77 种：白垩、白矾、白石英、白石脂、扁青、冰、不灰木、曾青、赤石脂、赤铜屑、磁石、大青盐、赭石（代赭石）、胆矾、地浆、鹅管石、方解石、伏龙肝、浮石（海浮石、小海浮石）、甘土、光明盐、寒水石、红粉（升药）、花蕊石、滑石、黄矾、姜石、金箔、金精石、金礞石、井底泥、空青、孔公孽、理石、硫黄、龙齿、龙骨、龙角、卤碱（盐卤）、麦饭石、芒硝、朴硝（朴消）、铅、铅霜、轻粉、泉水（矿泉水）、石膏、石灰、石脑油、石炭、石燕、食盐、铁、铁粉、铁华粉、铁浆、铁精、铁落、铁锈、铜绿、无名异、锡、咸秋石、硝石（火硝）（消石）、小灵丹、玄精石、玄明粉、盐胆水、阳起石、阴起石、云母（银精石）、长石（硬石膏）、针砂、钟乳石、紫硇砂、紫萤石（紫石英）、自然铜

不灰木：产于河北省涞源县、易县、赤城县、涿鹿县、井陉县、青龙满族自治县等地。

曾青：产于河北省平泉市、青龙满族自治县、涞源县、宣化区。

磁石：产于河北省武安市、沙河市、涉县、迁安市、承德市、宣化区、赤城县等地。

雌黄：产于河北省滦平县、隆化县、涞源县、康保县、沽源县等地。

大青盐：产于河北省唐海县、乐亭县、黄骅市、黑龙港，内蒙古自治区锡林郭勒盟的乌珠穆沁、阿巴嘎、额吉淖尔盐湖。

鹅管石：产于河北省临城县、满城区等地。

方解石：产于河北省太行山、燕山一带，如曲阳县、行唐县、井陉县、邯郸市、抚宁区、丰润区等地。

伏龙肝：产于河北省。

浮石：产于河北省张北县，山西省大同市，内蒙古自治区呼和浩特市、和林格尔县黑老窑乡。

甘土：产于河北省张家口市、承德市、唐山市、保定市、邯郸市等地。

海蓝宝石：产于内蒙古自治区。

花岗岩：产于河北省太行山、燕山，内蒙古自治区阿拉善盟左旗陶力地区。

花蕊石：产于河北省井陉县、平山县、灵寿县、元氏县、曲阳县、行唐县、赞皇县、承德市、赤城县、易县等地。

姜石：产于河北省、内蒙古自治区。

金精石：产于河北省承德市、滦平县、青龙满族自治县、井陉县、涿鹿县、赞皇县、内丘县、丰宁满族自治县等地。

金云母：产于内蒙古自治区白云鄂博矿区。

硫黄：产于河北省晋州市、赵县。

龙齿：产于河北省阳原县、保定市、磁县、蔚县等地。

龙骨：产于山西省，内蒙古自治区，河北省阳原县、保定市、赤城县、万全区、磁县、蔚县等地。

炉甘石：产于河北省涞源县、赤城县、宽城县、怀来县、沙河市、康保县等地。

绿青：产于河北省迁西县、阜平县、承德市、阳原县。

玛瑙：产于河北省宣化区、赤城县、阳原县、平泉市、丰宁满族自治县、围场县、易县、平山县、邯郸市等地。

麦饭石：产于内蒙古自治区通辽市奈曼旗平顶山。

芒硝：产于山西省运城市，内蒙古自治区阿拉善盟。

硼砂：产于河北省张北县、康保县、沽源县等地。

朴硝：产于河北省黄骅市、海兴县、孟村回族自治县、盐山县、乐亭县、康保县、沽源县、围场县等地。

铅丹（黄丹）：产于河北省。

青礞石：产于河北省赞皇县、内丘县、赤城县、鹿泉区、井陉县、丰宁满族自治区、元氏县、崇礼区等地。

蛇含石：产于河北省兴隆县。

石膏：产于内蒙古自治区，山西省潞城区关家凹矿区，河北省灵寿县。

石灰：产于内蒙古自治区呼和浩特市，河北省太行山、燕山等地。

石炭：产于北京市、山西省。

食盐：产于内蒙古自治区锡林郭勒盟，山西省运城市盐池。

水银：产于河北省宽城县、青龙满族自治县。

铁：产于内蒙古自治区白云鄂博矿区、鄂尔多斯市杭锦旗。

铜绿：产于北京市延庆区，河北省迁西县、阜平县、涞源县。

温泉：产于河北省保定市阜平县、涞源县、易县、满城区，内蒙古自治区兴安盟阿尔山市、克什克腾旗等地。

无名异：产于山西省，河北省涿鹿县、灵寿县、宣化区、抚宁区、遵化市、迁西县、兴隆县、蔚县、丰宁满族自治县、内丘县、怀来县、赤城县等地。

阳起石：产于河北省涞源县、易县、赤城县、青龙满族自治县、井陉县、崇礼区、涞水县等地。

阴起石：产于河北省赤城县、崇礼区、灵寿县、元氏县、井陉县、平山县、滦平县。

禹余粮：产于河北省万全区、隆化县、易县、曲阳县、沙河市、抚宁区、涿鹿县、宣化区等地,山西省五台山,内蒙古自治区阿贵庙自然保护区。

玉:产于内蒙古自治区阿拉善盟,河北省曲阳县、涞源县、平山县、灵寿县、蔚县。

云母:产于内蒙古自治区土贵乌拉地区,河北省灵寿县、阜平县、曲阳县、新乐市、邢台县、内丘县、平山县、青龙满族自治县、赤城县、丰宁满族自治县、承德市、迁西县等地。

长石(硬石膏):产于内蒙古自治区大青山。

赭石:产于河北省宣化区、平山县,山西省代县等地。

钟乳石:产于河北省临城县、满城县等地。

朱砂:产于河北省遵化市、内丘县、青龙满族自治县。

紫萤石(紫石英):产于河北省围场县、丰宁满族自治县、隆化县、承德市、平泉市、赤城县、康保县、沽源县、秦皇岛市等地。

自然铜:产于山西省,河北省兴隆县、井陉县、承德市、内丘县、张北县、赤城县、沙河市、涞源县、涉县、抚宁区、宽城县、涿鹿县等地。

(四) 华北地区矿物药品种分布历史概况

通过对中华人民共和国成立以来出版的相关矿物药专著、《中华本草》《中药大辞典》《中国中药资源志要》和已发表学术论文等文献资料记载的矿物药品种情况进行归纳总结,得到华北地区矿物药种类历史分布品种共有113种,分别为:白垩、白矾、白降丹、白石英、白石脂、扁青(蓝铜矿)、冰、不灰木、曾青、赤石脂、赤铜灰、赤铜屑、磁石、雌黄、大青盐(戎盐)、胆矾、地浆、东壁土、鹅管石、方解石、粉霜(升汞)、伏龙肝、浮石(海浮石、小海浮石)、甘土、光明盐、海蓝宝石、寒水石(北寒水石)、红粉(升药)(仙丹、三仙丹)、花岗岩、花蕊石、滑石、黄矾、黄升、碱花、姜石、金箔、金刚石、金精石(精金石、蛭石)、金礞石、金云母、井底泥、空青、孔公孽、枯矾、理石、硫黄、龙齿、龙骨、龙角、炉甘石、卤碱(盐卤)、硇砂(白硇砂)、绿青、玛瑙、麦饭石、芒硝、蒙脱石、硼砂、膨润土、朴硝(朴消)、铅、铅丹(黄丹)、铅霜、青礞石、青铜、轻粉、秋石、泉水(矿泉水)、蛇含石、升药底、石膏、石灰、石脑油、石炭、石蟹、石燕、食盐(海盐)、水银、水云母、铁、铁粉、铁华粉、铁浆、铁精、铁落、铁锈、铜绿、土黄、万年灰、温泉、无名异、锡、咸秋石、硝石(火硝)(消石)、小灵丹、雄黄、玄精石、玄明粉、盐胆水、阳起石、阴起石、禹粮土、禹余粮(褐铁矿)、玉、云母(银精石)、长石(硬石膏)、赭石(代赭石)、针砂、钟乳石、朱砂、紫硇砂、紫萤石(紫石英)、自然铜。其历史分布情况见表5-3。

表5-3　华北地区矿物药种类历史分布

序号	矿物药种类	历史分布	序号	矿物药种类	历史分布
1	白垩	内蒙古、北京、天津、山西、河北	15	大青盐(戎盐)	内蒙古、北京、天津、山西、河北
2	白矾	内蒙古、北京、天津、山西、河北	16	胆矾	山西
3	白降丹	内蒙古、北京、天津、山西、河北	17	地浆	内蒙古、北京、天津、山西、河北
4	白石英	内蒙古、北京、山西、河北	18	东壁土	内蒙古、北京、天津、山西、河北
5	白石脂	内蒙古、北京、天津、山西、河北	19	鹅管石	内蒙古、北京、天津、山西、河北
6	扁青(蓝铜矿)	内蒙古、北京、天津、山西、河北	20	方解石	山西、河北
7	冰	内蒙古、北京、天津、山西、河北	21	粉霜(升汞)	天津、山西、河北
8	不灰木	河北、山西	22	伏龙肝	内蒙古、北京、天津、山西、河北
9	长石(硬石膏)	内蒙古、山西、河北	23	浮石(海浮石、小海浮石)	内蒙古、山西、河北、天津
10	赤石脂	内蒙古、北京、天津、山西、河北	24	甘土	河北、山西
11	赤铜灰	内蒙古、北京、天津、山西、河北	25	光明盐	内蒙古、河北
12	赤铜屑	内蒙古、北京、天津、山西、河北	26	海蓝宝石	内蒙古
13	磁石	内蒙古、北京、天津、山西、河北	27	寒水石(北寒水石)	内蒙古、北京、天津、山西、河北
14	雌黄	河北、山西			

（续表）

序号	矿物药种类	历史分布	序号	矿物药种类	历史分布
28	红粉（升药）（仙丹、三仙丹）	河北、天津、山西	71	石膏	内蒙古、北京、天津、山西、河北
			72	石灰	内蒙古、北京、天津、山西、河北
29	花岗岩	山西、河北、内蒙古	73	石脑油	河北、山西
30	花蕊石	山西、河北	74	石炭	北京、山西
31	滑石	内蒙古、北京、天津、山西、河北	75	石蟹	内蒙古
32	黄矾	内蒙古	76	石燕	河北、山西、内蒙古
33	黄升	河北、天津	77	食盐（海盐）	河北、山西、内蒙古、天津
34	碱花	内蒙古	78	水银	河北、山西
35	姜石	内蒙古、北京、天津、山西、河北	79	水云母	山西
36	金箔	内蒙古、北京、天津、山西、河北	80	铁	内蒙古、北京、天津、山西、河北
37	金刚石	河北、山西	81	铁粉	内蒙古、北京、天津、山西、河北
38	金精石（精金石、蛭石）	河北、山西、内蒙古	82	铁华粉	内蒙古、北京、天津、山西、河北
39	金礞石	内蒙古、北京、天津、山西、河北	83	铁浆	内蒙古、北京、天津、山西、河北
40	金云母	内蒙古	84	铁精	内蒙古、北京、天津、山西、河北
41	井底泥	内蒙古、北京、天津、山西、河北	85	铁落	内蒙古、北京、天津、山西、河北
42	空青	内蒙古	86	铁锈	内蒙古、北京、天津、山西、河北
43	孔公蘖	河北、山西、内蒙古	87	铜绿	内蒙古、北京、天津、山西、河北
44	枯矾	河北、山西	88	土黄	内蒙古、北京、天津、山西、河北
45	理石	山西	89	万年灰	内蒙古、北京、天津、山西、河北
46	硫黄	内蒙古、河北、山西	90	温泉	河北、山西、内蒙古
47	龙齿	内蒙古、河北、山西、北京、天津	91	无名异	内蒙古、北京、山西、河北
48	龙骨	内蒙古、河北、山西、北京、天津	92	锡	内蒙古、北京、天津、山西、河北
49	龙角	内蒙古、北京、天津、山西、河北	93	咸秋石	河北
50	炉甘石	河北、山西	94	硝石（火硝）（消石）	内蒙古、北京、天津、山西、河北
51	卤碱（盐卤）	内蒙古、北京、天津、山西、河北	95	小灵丹	内蒙古、北京、山西
52	绿青	内蒙古、北京、天津、山西、河北	96	雄黄	内蒙古
53	玛瑙	内蒙古、河北、山西	97	玄精石	内蒙古
54	麦饭石	内蒙古、天津、山西、河北	98	玄明粉	内蒙古、天津、山西、河北
55	芒硝	内蒙古、天津、山西、河北	99	盐胆水	河北
56	蒙脱石	内蒙古、北京、天津、山西、河北	100	阳起石	内蒙古、北京、天津、山西、河北
57	硇砂（白硇砂）	内蒙古	101	阴起石	内蒙古、北京、天津、山西、河北
58	硼砂	内蒙古、山西、河北	102	禹粮土	内蒙古
59	膨润土	河北、山西	103	禹余粮（褐铁矿）	内蒙古、北京、天津、山西、河北
60	朴硝（朴消）	内蒙古、天津、山西、河北	104	玉	内蒙古、天津、山西、河北
61	铅	内蒙古、北京、天津、山西、河北	105	云母（银精石）	内蒙古、北京、天津、山西、河北
62	铅丹（黄丹）	河北、山西	106	曾青	内蒙古、北京、天津、山西、河北
63	铅霜	内蒙古、北京、天津、山西、河北	107	赭石（代赭石）	河北、山西
64	青礞石	内蒙古、山西、河北	108	针砂	内蒙古、北京、天津、山西、河北
65	青铜	北京	109	钟乳石	内蒙古、北京、天津、山西、河北
66	轻粉	内蒙古、北京、天津、山西、河北	110	朱砂	河北、山西
67	秋石	天津、北京	111	紫硇砂	内蒙古
68	泉水（矿泉水）	内蒙古	112	紫萤石（紫石英）	河北、山西
69	蛇含石	内蒙古、北京、天津、山西、河北	113	自然铜	内蒙古、北京、天津、山西、河北
70	升药底	河北、山西			

华北地区矿物药品种在各省（自治区、直辖市）的分布情况见图5-1，该图展示了文献资料中记载的华北地区不同省（自治区、直辖市）特有和共有的矿物药品种。

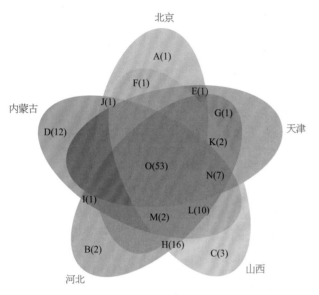

图5-1　文献记载华北地区矿物药品种各省
（自治区、直辖市）分布维恩图

图中括号内数字表示该区域矿物药品种个数。A（北京，1）：青铜；B（河北，2）：咸秋石、盐胆水；C（山西，3）：胆矾、理石、水云母；D（内蒙古，12）：海蓝宝石、黄矾、碱花、金云母、空青、硇砂（白硇砂）、泉水（矿泉水）、石蟹、雄黄、玄精石、禹粮土、紫硇砂；E（北京、天津，1）：秋石；F（北京、山西，1）：石炭；G（天津、河北，1）：黄升；H（河北、山西，16）：不灰木、雌黄、方解石、甘土、花蕊石、金刚石、枯矾、炉甘石、膨润土、铅丹（黄丹）、升药底、石脑油、水银、赭石（代赭石）、朱砂、紫石英（紫石英）；I（河北、内蒙古，1）：光明盐；J（北京、山西、内蒙古，1）：小灵丹；K（天津、河北、山西，2）：粉霜（升汞）、红粉（升药）（仙丹、三仙丹）；L（河北、山西、内蒙古，10）：花岗岩、金精石（精金石、蛭石）、孔公孽、硫黄、玛瑙、硼砂、青礞石、石燕、温泉、长石（硬石膏）；M（北京、河北、山西、内蒙古，2）：白石英、无名异；N（天津、河北、山西、内蒙古，7）：浮石（海浮石、小海浮石）、麦饭石、芒硝、朴硝（朴消）、食盐（海盐）、玄明粉、玉；O（北京、天津、河北、山西、内蒙古，53）：白垩、白矾、白降丹、白石脂、扁青（蓝铜矿）、冰、曾青、赤石脂、赤铜灰、赤铜屑、磁石、大青盐（戎盐）、地浆、东壁土、鹅管石、伏龙肝、寒水石（北寒水石）、滑石、姜石、金箔、金礞石、井底泥、龙齿、龙骨、龙角、卤碱（盐卤）、绿青、蒙脱石、铅、铅霜、轻粉、蛇含石、石膏、石灰、铁、铁粉、铁华粉、铁浆、铁精、铁落、铁锈、铜绿、土黄、万年灰、锡、硝石（火硝）（消石）、阳起石、阴起石、禹余粮（褐铁矿）、云母（银精石）、针砂、钟乳石、自然铜。

■　二、华北地区药用矿产资源种类分布现状

根据华北地区各省（自治区、直辖市）县、区政府官网矿产资源记载及实地调研结果，对目前华北地区现有的药用矿产资源分布情况进行分析。

目前华北地区现有分布的药用矿产资源种类33种，分别为：方解石、浮石、高岭石、高岭土、汞矿、花岗岩、滑石、矿泉水、磷矿、硫矿、玛瑙、芒硝、煤矿、锰矿、石油、膨润土、铅矿、石膏、石灰岩、石灰、石棉、石英、天然碱、铁矿、铜矿、透闪石、锌矿、自然金、自然银、萤石、玉石、云母、蛭石。各药用矿产资源矿种分布情况详见表5-4；各药用矿产资源矿产品种在华北地区各省（自治区、直辖市）的分布情况见图5-2。

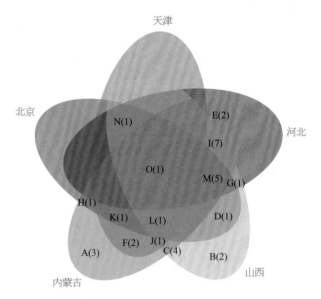

图5-2　华北地区药用矿产资源矿产品种各省
（自治区、直辖市）分布维恩图

图中括号内数字表示该区域矿产资源矿产品种个数。A（内蒙古，3）：汞矿、石油、天然碱；B（山西，2）：透闪石、玉石；C（内蒙古、山西，4）：浮石、滑石、芒硝、石灰；D（山西、北京，1）：高岭石；E（内蒙古、河北，2）：矿泉水、萤石；F（内蒙古、天津，2）：锰矿、蛭石；G（山西、河北，1）：铅矿；H（内蒙古、北京，1）：石棉；I（山西、内蒙古、河北，7）：方解石、硫矿、玛瑙、膨润土、石膏、石英、云母；J（内蒙古、天津、山西，1）：磷矿；K（天津、北京、内蒙古，1）：锌矿；L（内蒙古、山西、天津、北京，1）：高岭土；M（内蒙古、北京、河北、山西，5）：花岗岩、煤矿、石灰岩、铁矿、铜矿；N（山西、天津、北京、河北，1）：自然金；O（北京、天津、河北、山西、内蒙古，1）：自然银。

华北地区现有生产的矿物药品种有33种，分别为：白垩、白石英、不灰木、雌黄、方解石、浮石、花岗岩、滑石、碱花、金箔、理石、硫黄、绿青、玛瑙、芒硝、蒙脱石、铅、泉水、石膏、石灰、石脑油、石炭、水银、铁、红铜、无名异、阳起石、银箔、禹余粮、玉、云母、紫萤石（紫石英）、自然铜。

表5-4 华北地区现有药用矿产资源矿种分布情况

序号	药用矿产[1]	行 政 区[2]
1	方解石	安泽县、包头市、平山县
2	浮石	和林格尔县、天镇县
3	高岭石	安泽县、霍州市、门头沟区
4	高岭土	包头市、保德县、北辰区、鄂尔多斯市、海勃湾区、怀仁市、浑源县、交城县、库伦旗、吕梁市、门头沟区、宁城县、平鲁区、沁县、清水河县、朔州市、天镇县、突泉县、隰县、镶黄旗、新绛县、兴和县、扎鲁特旗、准格尔旗
5	汞矿	额济纳旗
6	花岗岩	阿巴嘎旗、阿拉善左旗、巴林左旗、代县、额济纳旗、鄂温克族自治旗、固阳县、和林格尔县、浑源县、晋城市、门头沟区、宁武县、卢龙县、青龙满族自治县、灵寿县、乐亭县、滦州市、迁安市、天镇县、五寨县、武川县、隰县、镶黄旗、忻府区、应县、永济市、右玉县、垣曲县、扎兰屯市、崇礼区、怀安县
7	滑石	突泉县、垣曲县
8	自然金	宽城满族自治县、兴隆县、代县、繁峙县、浑源县、霍州市、蓟州区、潞城区、门头沟区、海港区、青龙满族自治县、芮城县、灵寿县、平山县、太原市、迁安市、天镇县、忻府区、阳高县、翼城县、垣曲县、运城市、崇礼区、沽源县、宣化区、张北县
9	矿泉水	磴口县、多伦县、额尔古纳市、额济纳旗、鄂温克族自治旗、和林格尔县、科尔沁区、三河市、古冶区
10	磷矿	包头市、北辰区、天镇县
11	硫矿	交城县、天镇县、巴彦淖尔市、保德县、陈巴尔虎旗、额济纳旗、繁峙县、高平市、邯山区、河津市、呼伦贝尔市、霍州市、交口县、晋城市、灵石县、潞城区、宁武县、偏关县、太原市、迁安市、武乡县、昔阳县、襄垣县、泽州县、准格尔旗
12	玛瑙	阿荣旗、多伦县、额济纳旗、呼伦贝尔市、天镇县、乌拉特中旗、垣曲县、宣化区、阳原县
13	芒硝	阿拉善右旗、陈巴尔虎旗、达拉特旗、额济纳旗、鄂尔多斯市、呼伦贝尔市、运城市
14	煤矿	阿巴嘎旗、阿拉善左旗、安泽县、敖汉旗、保德县、额济纳旗、繁峙县、方山县、浮山县、高平市、古交市、海勃湾区、河津市、怀仁市、浑源县、霍林郭勒市、霍州市、交口县、晋城市、静乐县、科左中旗、临县、灵石县、柳林县、娄烦县、潞城区、吕梁市、门头沟区、宁城县、偏关县、平定县、平鲁区、平陆县、平遥县、海港区、山阴县、朔州市、太原市、迁安市、文水县、武乡县、西乌珠穆沁旗、锡林浩特市、隰县、襄垣县、兴县、阳高县、阳曲县、翼城县、迎泽区、右玉县、盂县、榆社县、垣曲县、运城市、扎鲁特旗、崇礼区、张北县、中阳县
15	锰矿	阿拉善右旗、巴林左旗、白云鄂博矿区、包头市、多伦县、额济纳旗、固阳县、蓟州区、清水河县、武川县
16	石油	阿巴嘎旗、和林格尔县、开鲁县、科尔沁区、锡林浩特市
17	膨润土	鄂托克前旗、阿拉善左旗、磁县、浑源县、宁城县、石楼县、迁安市、乌拉特前旗、乌兰察布市、隰县、兴和县、崇礼区、宣化区、阳原县
18	铅矿	兴隆县、繁峙县、交城县、灵丘县、海港区、平山县、太原市、滦州市、天镇县、文水县、昔阳县、运城市、崇礼区、沽源县、张北县
19	石膏	阿拉善左旗、阿荣旗、包头市、兴隆县、磴口县、根河市、海勃湾区、武安市、呼伦贝尔市、晋城市、静乐县、库伦旗、三河市、灵丘县、娄烦县、偏关县、海港区、芮城县、灵寿县、平山县、迁安市、天镇县、武川县、西乌珠穆沁旗、翼城县、盂县、崇礼区、阳原县、张北县、阿巴嘎旗、阿拉善右旗、安泽县、额济纳旗、鄂尔多斯市、鄂托克前旗、霍州市、交城县、黎城县、灵石县、潞城区、平陆县、平顺县、平遥县、太原市、文水县、武乡县、隰县、襄垣县、新绛县、尧都区、迎泽区、榆社县、泽州县
20	石灰	阿巴嘎旗、阿拉善右旗、阿拉善左旗、阿荣旗、安泽县、包头市、保德县、多伦县、鄂尔多斯市、鄂伦春自治旗、鄂温克族自治旗、繁峙县、方山县、浮山县、高平市、根河市、古交市、固阳县、海勃湾区、海南区、和林格尔县、和顺县、河津市、河曲县、呼伦贝尔市、霍林郭勒市、霍州市、交口县、晋城市、科尔沁右翼前旗、库伦旗、柳林县、潞城区、宁武县、偏关县、平定县、平鲁区、平遥县、清水河县、芮城县、山阴县、石楼县、太原市、文水县、乌达区、乌拉特前旗、乌兰察布市、五寨县、武川县、武乡县、昔阳县、隰县、襄垣县、镶黄旗、新绛县、牙克石市、阳高县、阳曲县、迎泽区、应县、永济市、云冈区、泽州县、扎鲁特旗、准格尔旗
21	石灰岩	阿巴嘎旗、阿拉善右旗、阿拉善左旗、多伦县、鄂温克族自治旗、繁峙县、方山县、高平市、古交市、海南区、涉县、武安市、河曲县、霍州市、交口县、柳林县、潞城区、门头沟区、宁武县、偏关县、平定县、平遥县、清水河县、平山县、石楼县、丰润区、滦州市、文水县、乌达区、武川县、武乡县、隰县、阳曲县、迎泽区、永济市、云冈区
22	石棉	包头市、门头沟区、武川县

（续表）

序号	药用矿产[1]	行 政 区[2]
23	石英	阿荣旗、白云鄂博矿区、包头市、兴隆县、达尔罕茂明安联合旗、额济纳旗、方山县、固阳县、海勃湾区、海南区、涉县、河津市、霍州市、晋城市、静乐县、灵丘县、宁武县、平定县、卢龙县、清水河县、芮城县、平山县、太原市、古冶区、滦州市、迁安市、天镇县、文水县、乌拉特前旗、隰县、襄垣县、镶黄旗、忻府区、阳高县、应县、永济市、垣曲县、运城市、扎鲁特旗、崇礼区、中阳县、准格尔旗
24	天然碱	阿拉善右旗、鄂尔多斯市
25	铁矿	阿巴嘎旗、阿拉善右旗、阿拉善左旗、阿荣旗、安泽县、敖汉旗、巴林左旗、巴彦淖尔市、白云鄂博矿区、包头市、保德县、陈巴尔虎旗、宽城满族自治县、兴隆县、达尔罕茂明安联合旗、磴口县、定襄县、东乌珠穆沁旗、多伦县、额尔古纳市、额济纳旗、二连浩特市、繁峙县、方山县、浮山县、高平市、根河市、古交市、固阳县、海南区、邯山区、武安市、杭锦后旗、和林格尔县、河津市、河曲县、呼伦贝尔市、浑源县、霍州市、蓟州区、交口县、晋城市、静乐县、科尔沁右翼前旗、克什克腾旗、库伦旗、黎城县、临县、灵丘县、灵石县、娄烦县、潞城区、吕梁市、门头沟区、宁城县、宁武县、偏关县、平顺县、平遥县、昌黎县、抚宁区、海港区、卢龙县、青龙满族自治县、清水河县、山阴县、神池县、平山县、石楼县、朔州市、太原市、曹妃甸区、滦南县、滦州市、迁安市、天镇县、乌拉特前旗、乌拉特中旗、武川县、武乡县、西乌珠穆沁旗、昔阳县、襄垣县、忻府区、新绛县、兴县、牙克石市、阳高县、翼城县、永济市、盂县、榆社县、垣曲县、运城市、泽州县、崇礼区、沽源县、怀安县、宣化区、阳原县、中阳县、准格尔旗
26	铜矿	垣曲县、阿巴嘎旗、阿拉善右旗、阿拉善左旗、阿荣旗、敖汉旗、巴林左旗、巴彦淖尔市、包头市、陈巴尔虎旗、兴隆县、鹰手营子矿区、达尔罕茂明安联合旗、代县、磴口县、定襄县、额济纳旗、鄂温克族自治旗、繁峙县、方山县、根河市、固阳县、杭锦后旗、和林格尔县、呼伦贝尔市、浑源县、霍州市、交城县、喀喇沁旗、科尔沁右翼前旗、灵丘县、灵石县、潞城区、门头沟区、宁城县、平顺县、海港区、芮城县、平山县、太原市、迁安市、天镇县、突泉县、翁牛特旗、乌兰察布市、武川县、西乌珠穆沁旗、昔阳县、锡林浩特市、襄垣县、忻府区、牙克石市、翼城县、永济市、盂县、运城市、泽州县、扎兰屯市、扎鲁特旗、崇礼区、阳原县
27	透闪石	方山县
28	锌矿	蓟州区、门头沟区、正镶白旗
29	自然银	敖汉旗、巴林左旗、兴隆县、达尔罕茂明安联合旗、代县、磴口县、多伦县、额济纳旗、鄂伦春自治旗、繁峙县、根河市、海南区、杭锦后旗、呼伦贝尔市、蓟州区、科尔沁右翼前旗、克什克腾旗、灵丘县、门头沟区、宁城县、平顺县、平山县、天镇县、突泉县、文水县、翁牛特旗、武川县、西乌珠穆沁旗、运城市、泽州县、扎鲁特旗、崇礼区、张北县
30	萤石	阿巴嘎旗、阿拉善右旗、敖汉旗、白云鄂博矿区、包头市、陈巴尔虎旗、达尔罕茂明安联合旗、多伦县、额尔古纳市、额济纳旗、鄂伦春自治旗、二连浩特市、科尔沁右翼前旗、乌兰察布市、锡林浩特市、镶黄旗、扎鲁特旗、崇礼区、张北县、正镶白旗
31	玉石	天镇县、垣曲县
32	云母	多伦县、繁峙县、宁武县、灵寿县、平山县、武川县、襄垣县、忻府区、盂县、镶黄旗
33	蛭石	固阳县、蓟州区

注：1.药用矿产资源品种；2.分布的县级及县级以上行政区。

■ 三、华北地区矿物药品种分布概况

本次普查较为系统地对华北地区矿物药品种进行了调查，得到分布于华北地区的115个矿物药品种及其资源分布情况。115个矿物药品种为：白垩、白矾、白降丹、白石英、白石脂、扁青、冰、不灰木、曾青、赤石脂、赤铜灰、赤铜屑、磁石、雌黄、大青盐、胆矾、地浆、东壁土、鹅管石、方解石、粉霜（升汞）、伏龙肝、浮石、甘土、光明盐、海蓝宝石、寒水石、红粉（升药）、花岗岩、花蕊石、滑石、黄矾、黄升、碱花、姜石、金箔、金刚石、金精石、金礞石、金云母、井底泥、空青、孔公蘖、枯矾、理石、硫黄、龙齿、龙骨、龙角、炉甘石、卤碱、绿青、玛瑙、麦饭石、芒硝、蒙脱石、硇砂、硼砂、膨润土、朴硝、铅、铅丹（黄丹）、铅霜、青礞石、青铜、轻粉、秋石、泉水、蛇含石、升药低、石膏、石灰、石脑油、石炭、石蟹、石燕、食盐、水银、水云母、铁、铁粉、铁华粉、铁浆、铁精、铁落、铁锈、红铜、铜绿、土黄、万年灰、温泉、无名异、锡、咸秋石、硝石（火硝）、小灵丹、雄黄、玄精石、玄明粉、盐胆水、阳起石、阴起石、银箔、禹粮土、禹余粮、玉、云母、长石（硬石膏）、赭石、针砂、钟乳石、朱砂、紫硇砂、紫萤石（紫石英）、自然铜。

按阳离子分类分属种数如下：（1）钠化合物类

11 种,(2)钾化合物类 1 种,(3)铵化合物 1 种,(4)镁化合物类 8 种,(5)钙化合物类 21 种,(6)铝化合物类 9 种,(7)硅化合物类 11 种,(8)锰化合物类 1 种,(9)铁及其化合物类 15 种,(10)铜及其化合物类 9 种,(11)锌及其化合物类 1 种,(12)砷及其化合物类 3 种,(13)汞化合物类 9 种,(14)铅及其化合物类 3

种,(15)自然元素类 5 种,(16)其他化合物类 8 种。华北地区矿物药品种及其分布情况详见表 5-5。

华北地区矿物药品种在各省(自治区、直辖市)的分布情况如图 5-3 所示,该图展示了华北地区不同省(自治区、直辖市)特有和共有的矿物药品种。

表 5-5 华北地区矿物药品种目录与分布

序号	药材名	药材拉丁名	来源	原矿物(或组成)	分布	备注
			一、钠化合物类(11 种)			
1	大青盐	Halitum	氯化物类石盐族矿物石盐(湖盐)的结晶体	石盐(Halite)	内蒙古、北京、天津、山西、河北	
2	光明盐	Sallucidum	氯化物类石盐族矿物石盐的无色透明结晶体	石盐(Halite)	内蒙古、河北	
3	碱花	Tronum	含碳酸钠的碱土熬制而成,或在咸水湖边自然生成的天然碱	碱土(Trona soil);天然碱(Trona)	内蒙古	藏医、蒙医习用
4	芒硝	Natrii Sulfas	硫酸盐类芒硝族矿物芒硝经加工精制而成的结晶体	芒硝(Mirabilite)	内蒙古、天津、山西、河北	
5	硼砂	Borax	硼酸盐类硼砂族矿物硼砂经精制而成的结晶	硼砂(Borax)	内蒙古、山西、河北	
6	朴硝	Mirabilitum	硫酸盐类芒硝族矿物芒硝,或人工制品芒硝的粗制品	芒硝(Mirabilite)	内蒙古、北京、天津、山西、河北	
7	食盐	Natrii Chloridum	海水或盐井、盐池、盐泉中的盐水经煎、晒而成的结晶体	盐水(Salinus)	内蒙古、山西、河北、天津	藏医习用
8	玄明粉	Natrii Sulfas Exsiccatus	硫酸盐类芒硝族矿物芒硝经风化的干燥品	芒硝(Mirabilite)	内蒙古、河北、天津、山西	
9	紫硇砂	Halitum Violaceoum	卤化物类矿物紫色石盐晶体	紫色石盐(Halite Violaceous)	内蒙古	
10	盐胆水	/	食盐制备过程中沥下的液汁	/	河北	
11	咸秋石	Sal Praeparatum	食盐的人工煅制品	/	河北	
			二、钾化合物类(1 种)			
12	硝石(火硝)	Sal Nitri	硝酸盐类硝石族矿物钾硝石经加工精制成的结晶体,或人工制品	钾硝石(Niter)	内蒙古、北京、天津、山西、河北	
			三、铵化合物类(1 种)			
13	硇砂	Sal Ammoniaci	氯化物类卤砂族矿物铵石盐	铵石盐(Sal Ammoniac)	内蒙古	
			四、镁化合物类(8 种)			
14	不灰木	Asbestos Serpentinum	硅酸盐类蛇纹石-高岭石族矿物蛇纹石石棉	蛇纹石石棉(Chrysotile)	山西、河北	

（续表）

序号	药材名	药材拉丁名	来源	原矿物（或组成）	分布	备注
15	滑石	Talcum	硅酸盐类滑石-叶蜡石族矿物滑石	滑石（Talc）	内蒙古、北京、天津、山西、河北	
16	金精石	Vermiculitum	硅酸盐类蛭石族矿物水金云母-水黑云母，或蛭石（猫金）	水金云母-水黑云母（Hydrophlogopite-Hydrobiotite）；蛭石（Vermiculite）	内蒙古、山西、河北	
17	金礞石	Micae Lapis Aureus	蛭石片岩或水黑云母片岩	蛭石片岩（Vermiculite Schist）；水黑云母片岩（Hydrobiotite Schist）	内蒙古、北京、天津、山西、河北	
18	卤碱	Bischofitum	卤块（固体卤水）经加工煎熬制成的白色结晶体	/	内蒙古、北京、天津、山西、河北	
19	青礞石	Chloriti Lapis	黑云母片岩或绿泥石化云母碳酸盐片岩	黑云母片岩（Biotite Schist）；绿泥石化云母碳酸盐片岩（Chloritized Mica-carbonate Schist）	内蒙古、山西、河北	
20	阳起石	Tremolitum	硅酸盐类角闪石族矿物透闪石	透闪石（Tremolite）	内蒙古、北京、天津、山西、河北	
21	阴起石	Actinolitum	硅酸盐类角闪石族矿物阳起石岩	阳起石（Actinolite）	内蒙古、北京、天津、山西、河北	
五、钙化合物类（21种）						
22	鹅管石	Jubuliforme Colcitum	碳酸盐类方解石-文石族矿物方解石的细管状集合体	方解石（细管状集合体）（Calcite）	内蒙古、北京、天津、山西、河北	
23	方解石	Calcite	碳酸盐类方解石-文石族矿物方解石（菱面体集合体）	方解石（菱面体集合体）（Calcite）	内蒙古、山西、河北	
24	寒水石	Gypsum Rubrum vel Calcitum	硫酸盐类石膏族矿物石膏（色红者，北寒水石）或碳酸盐类方解石-文石族矿物方解石（粗粒状集合体，南寒水石）	石膏（红色）（Gypsum Rubrum）；方解石（粗粒状集合体）（Calcite）	内蒙古、北京、天津、山西、河北	
25	姜石	Calcaribus Loess Nodus	黄土层或风化红土层中钙质结核	钙质结核（Calcarious Loess Nodule）	内蒙古、北京、天津、山西、河北	
26	孔公孽	Stalacto-stalagmitum	碳酸盐类方解石-文石族矿物方解石的钟乳状集合体中间稍细部分或有中空者	方解石（石柱）（Stalacto-stalagmite）	山西、河北、内蒙古	
27	理石	Gypsum et Anhydritum	硫酸盐类石膏族矿物石膏与硬石膏的结合体	石膏（Gypsum）；硬石膏（Anhydrite）	内蒙古、山西、河北	
28	龙齿	Dens Draconis	古代脊索动物门哺乳动物纲长鼻目及奇蹄目等动物的牙齿化石	古脊椎动物化石（Fossil paleovertebrales）	内蒙古、山西、河北、北京、天津	
29	龙骨	Os Draconis	古代脊索动物门哺乳动物纲长鼻目、奇蹄目及偶蹄目等动物的骨骼化石	古脊椎动物化石（Fossil paleovertebrales）	内蒙古、山西、河北、北京、天津	
30	龙角	Fossilia Cornum	古代脊索动物门哺乳纲动物的角骨化石	古脊椎动物化石（Fossil paleovertebrales）	内蒙古、山西、河北、北京、天津	
31	秋石	Depositum Urinae Praeparatum	人尿或人中白的加工品	/	北京、天津	

（续表）

序号	药材名	药材拉丁名	来源	原矿物（或组成）	分布	备注
32	石膏	Gypsum Fibrosum	硫酸盐类石膏族矿物纤维石膏	纤维石膏（Satin spar）	内蒙古、北京、天津、山西、河北	
33	石灰	Calx	沉积岩石灰岩经加热煅烧而成的生石灰及其熟化产物熟石灰羟钙石	石灰岩（Limestone）	内蒙古、北京、天津、山西、河北	
34	石蟹	Fossilia Brachyurae	古代节肢动物门甲壳纲十足目中大眼蟹属及 Telphusa 等动物的化石	古节肢动物化石（Fossil paleoarthropod）	内蒙古	
35	石燕	Fossilia Spiriferis	古代腕足动物门石燕贝目石燕贝属及弓石燕贝属等多种动物的化石	古腕足类动物化石（Fossil paleobrachiopod）	内蒙古、山西、河北	
36	万年灰	Calcii Carbonicum ex Vetusto Domus	古建筑物的石灰性块状物	/	内蒙古、北京、天津、山西、河北	蒙医习用
37	玄精石	Selenitum	硫酸盐类石膏族矿物透石膏	透石膏（Selenite）	内蒙古	
38	长石（硬石膏）	Anhydritum	硫酸盐类硬石膏族矿物硬石膏	硬石膏（Anhydrite）	内蒙古、山西、河北	
39	钟乳石	Stalactitum	碳酸盐类方解石-文石族矿物方解石的钟乳状集合体下端较细的圆柱状管状部分	方解石（钟乳状集合体下端较细的圆柱状、管状部分）（Stalactite）	内蒙古、北京、天津、山西、河北	
40	紫萤石（紫石英）	Fluoritum	卤素化合物氟化物类萤石族矿物萤石	萤石（Fluorite）	内蒙古、山西、河北	
41	花蕊石	Ophicalcitum	蛇纹石大理岩	蛇纹石大理岩（Ophicalcite）	山西、河北	
42	花岗岩	Granitum	花岗岩	花岗岩（Cranite）	内蒙古、北京、山西、河北	
六、铝化合物类（9种）						
43	白垩	Kaolinitum vel Bentonitum	高岭土或膨润土黏土岩	高岭土（Kaolin）；膨润土黏土岩（Bentonite）	内蒙古、北京、天津、山西、河北	
44	白矾	Alumen	硫酸盐类明矾石族矿物明矾石经加工提炼而成的结晶	明矾石（Alunite）	内蒙古、北京、天津、山西、河北	
45	白石脂	Kaolinitum	硅酸盐类高岭石族矿物高岭石	高岭石（Kaolinite）	内蒙古、北京、天津、山西、河北	
46	赤石脂	Halloysitum Rubrum	硅酸盐类埃洛石族矿石多水高岭石与氧化物类刚玉族矿物赤铁矿或含氢氧化物类针铁矿族矿物褐铁矿共同组成的细分散多矿物集合体	多水高岭石（Halloysite Combined）；赤铁矿（Hematite）；褐铁矿（Limonite）	内蒙古、北京、天津、山西、河北	
47	伏龙肝	Terra Flava Usta	经多年用柴草熏烧而结成的灶心土	/	内蒙古、北京、天津、山西、河北	
48	甘土	Bentonitum	膨润土黏土岩	膨润土黏土岩（Bentonite）	山西、河北	
49	枯矾	Alumen Ustum	白矾经煅制失去结晶水的炮制品	/	山西、河北	
50	土黄	/	硅酸盐类矿物（变）多水高岭石	多水高岭石（Halloysite Combined）	内蒙古、北京、天津、山西、河北	藏医习用

（续表）

序号	药材名	药材拉丁名	来源	原矿物（或组成）	分布	备注
51	云母	Muscovitum	硅酸盐类云母族白云母	白云母（Muscovite）	内蒙古、北京、天津、山西、河北	
七、硅化合物类（11种）						
52	白石英	Quartz Album	氧化物类石英族石英	石英（Quartz）	内蒙古、北京、山西、河北	
53	浮石	Pumex	火山喷出的岩浆凝固形成的多孔状石块	浮石（Pumice Stone）	内蒙古、山西、河北、天津	
54	玛瑙	Achatum	氧化物类石英族矿物石英的亚种玛瑙	玛瑙（Agate）	内蒙古、山西、河北	
55	麦饭石	Maifanitum	风化的石英二长斑岩	石英二长斑岩（Quartz Monzonite Porphyry）	内蒙古、天津、山西、河北	
56	蒙脱石	Montmorillonitum	硅酸盐蒙皂石族矿物蒙脱石	蒙脱石（Montmorillonite）	内蒙古、北京、天津、山西、河北	
57	膨润土	/	硅酸盐类矿物膨润土	膨润土（Bentonite）	内蒙古、山西、河北	
58	金云母	Phlogopitum	硅酸盐类云母族矿物金云母	金云母（Phlogopite）	内蒙古	
59	东壁土	/	古老房屋泥墙的土块，已毁的古老房屋东壁上之泥土块	/	内蒙古、北京、天津、山西、河北	
60	水云母	Hydromica	水云母族矿物水云母黏土岩	水云母（Hydromica）	内蒙古、山西、河北	藏医习用
61	玉	Nephritum vel Lapis Sapo	硅酸盐类角闪石族矿物透闪石的隐晶质亚种软玉，或蛇纹石-高岭石族矿物蛇纹石的隐晶质亚种岫玉	软玉（Nephrite）；岫玉（Serpentine）	内蒙古、山西、河北	
62	海蓝宝石	Aquamarinum	硅酸盐绿柱石族矿物海蓝宝石	海蓝宝石（Aquamarine）	内蒙古	
八、锰化合物类（1种）						
63	无名异	Pyrolusitum	氧化物类金红石族矿物软锰矿	软锰矿（Pyrolusite）	内蒙古、北京、山西、河北	
九、铁及其化合物类（15种）						
64	磁石	Magnetitum	氧化物类尖晶石族矿物磁铁矿	磁铁矿（Magnetite）	内蒙古、北京、天津、山西、河北	
65	赭石	Haematitum	氧化物类刚玉族矿物赤铁矿	赤铁矿（Haematite）	山西、河北	
66	黄矾	Fibroferritum	硫酸盐类明矾石族矿物纤铁矾	纤铁矾（Fibroferrite）	内蒙古	
67	蛇含石	Limonitum Globuloforme et Pyritum Globuloforme	硫化物类矿物黄铁矿（或白铁矿）结核或褐铁矿化黄铁矿结核	黄铁矿（Pyrite）；褐铁矿（Limonite）	内蒙古、北京、天津、山西、河北	
68	铁	Ferrum	赤铁矿、褐铁矿、磁铁矿等冶炼而成的灰黑色金属	赤铁矿（Haematite）；褐铁矿（Limonite）；磁铁矿（Magnetite）	内蒙古、北京、天津、山西、河北	
69	铁粉	Ferroferric Oxidum	铁或钢铁入火飞炼或水飞而得的细粉	/	内蒙古、北京、天津、山西、河北	

（续表）

序号	药材名	药材拉丁名	来源	原矿物（或组成）	分布	备注
70	铁华粉	Ferrous Acetas	铁与醋酸作用形成的锈粉	/	内蒙古、北京、天津、山西、河北	
71	铁浆	Suspension ex Aerugo Ferri cum Aqua	铁浸渍于水中生锈后形成的一种混悬液	/	内蒙古、北京、天津、山西、河北	
72	铁精	Cinis ex Furnace	炼铁炉中的灰烬，多是崩落的赤铁矿质细末	赤铁矿（Haematite）	内蒙古、北京、天津、山西、河北	
73	铁落	Pulvis Ferri	铁锻制红赤、外层氧化时被锤落的铁屑	/	内蒙古、北京、天津、山西、河北	
74	铁锈	Aerugo Ferri	铁置空气中氧化后生成的红褐色锈衣	/	内蒙古、北京、天津、山西、河北	
75	禹余粮	Limonitum	氢氧化物类针铁矿族矿物褐铁矿（以针铁矿族矿物针铁矿-水针铁矿为主组分）	褐铁矿（Limonite）	内蒙古、北京、天津、山西、河北	
76	针砂	Pulvis Aci	制钢针时磨下的细屑	/	内蒙古、北京、天津、山西、河北	
77	自然铜	Pyritum	硫化物类黄铁矿族矿物黄铁矿	黄铁矿（Pyrite）	内蒙古、北京、天津、山西、河北	
78	禹粮土	/	氧化物类刚玉族矿物赤铁矿的矿石	赤铁土（Red ocher）	内蒙古、北京	
十、铜及其化合物类（9种）						
79	扁青	Azuritum Platyclada vel Granular	碳酸盐类孔雀石族矿物蓝铜矿（扁平块状、粒状集合体）	蓝铜矿（扁平块状、粒状集合体）（Azurite）	内蒙古、山西、河北、北京	藏医习用
80	曾青	Azuritum Lamina vel Globuloforme	碳酸盐类孔雀石族蓝铜矿的具层壳结构的结核状集合体	蓝铜矿（具层壳结构的结核状集合体）（Azurite）	内蒙古、北京、天津、山西、河北	
81	赤铜灰	Cuprum Nativus Ustum	自然金属类自然铜族红铜的煅制品	红铜（Native Copper）	内蒙古、北京、天津、山西、河北	蒙医习用
82	赤铜屑	Pulvis Cuprinus	煅铜时脱落的碎屑	/	内蒙古、北京、天津、山西、河北	
83	胆矾	Chalcanthitum	硫酸盐类胆矾族矿物胆矾	胆矾（Chalcanthite）	山西	
84	绿青	Malachitum	碳酸盐类孔雀石族矿物孔雀石	孔雀石（Malachite）	内蒙古、北京、天津、山西、河北	
85	青铜	Alloy ex Cuprum Ustum	铜、铅、锡按一定的比例混合炼成的合金	/	北京	藏医习用
86	铜绿	Malachitum	铜器表面经二氧化碳或醋酸作用后生成的绿色碱式碳酸铜	/	内蒙古、北京、天津、山西、河北	
87	空青	Azuritum Globosi vel Cavum	碳酸盐类孔雀石族矿物蓝铜矿成球形或中空者	蓝铜矿（球形或中空集合体）（Azurite）	内蒙古	
十一、锌化合物类（1种）						
88	炉甘石	Galamina	碳酸盐类方解石-文石族矿物菱锌矿或水锌矿	菱锌矿（Smithsonite）；水锌矿（Hydrozincite）	山西、河北	

（续表）

序号	药材名	药材拉丁名	来源	原矿物（或组成）	分布	备注
十二、砷化合物类（3种）						
89	雌黄	Orpimentum	硫化物类雌黄族矿物雌黄	雌黄（Orpiment）	山西、河北	
90	小灵丹	Xiaolingdan	硫黄与雄黄经升华制成的砷硫化合物	硫黄（Sulfur）；雄黄（Realgar）	内蒙古、北京	
91	雄黄	Realgar	硫化物类雄黄族矿石雄黄	雄黄（Realgar）	内蒙古	
十三、汞及其化合物类（7种）						
92	白降丹	Hydrargyrum Chloratum Compositum	人工提炼的氯化汞和氯化亚汞的混合结晶物	/	内蒙古、北京、天津、山西、河北	
93	粉霜（升汞）	Mercuric Chloridum	升华法炼制而成的氯化汞结晶	/	天津、山西、河北	
94	红粉（升药）	Hydrargyri Oxydum Rubrum	水银、硝石、白矾或由水银和硝酸炼而制成的红色氧化汞	/	天津、山西、河北	
95	轻粉	Calomelas	升华法炼制而成的氯化亚汞结晶	/	内蒙古、北京、天津、山西、河北	
96	升药底	Hydrargyrum Oxydatum Crudum Bottom	炼制升药后留在锅底的残渣	/	河北、山西	
97	水银	Hydrargyrum	自然金属类液态矿物自然汞，主要从辰砂矿经加工提炼制成	辰砂（Cinnabar）；自然汞（Mercury or Quicksilver Hydrargyrum）	山西、河北	
98	朱砂	Cinnabaris	硫化物类矿物辰砂族辰砂，主含硫化汞	辰砂（Cinnabar）	山西、河北	
99	黄升	Flavus ex Hydrargyri Oxydum Rubrum Praeparatum	炼制升药时碗盏中央的黄色升华物	/	河北、天津	
十四、铅及其化合物类（3种）						
100	铅	Plumbum Ustum	硫化物大类单硫化物类方铅矿族矿物方铅矿冶炼成的灰白色金属铅	方铅矿（Galena）	内蒙古、北京、天津、山西、河北	
101	铅丹（黄丹）	Plumbum Rubrum	铅加工制成的四氧化三铅	/	山西、河北	
102	铅霜	Plumbi Acetas	铅加工制成的醋酸铅	/	内蒙古、北京、天津、山西、河北	
十五、自然元素类（5种）						
103	金箔	Aurum Foil	自然金属类自然铜族矿物自然金经加工而成的薄片	自然金（Gold）	内蒙古、北京、天津、山西、河北	藏医习用
104	硫黄	Sulfur	自然元素大类自然非金属类自然硫族矿物自然硫，主要用含硫物质或含硫矿物经炼制升华的结晶体	自然硫（Sulphur）	内蒙古、山西、河北	
105	金刚石	Diamond	自然元素大类自然非金属类金刚石-石墨族矿物金刚石	金刚石（Diamond）	山西、河北	藏医习用

（续表）

序号	药材名	药材拉丁名	来源	原矿物（或组成）	分布	备注
106	银箔	Argentum Foil	自然元素大类自然金属类自然铜族矿物自然银经加工而成的薄片	自然银（Silver）	内蒙古、北京、天津、山西、河北	藏医习用
107	红铜	Cuprum Nativus	自然元素大类自然金属类自然铜族矿物自然单质铜	自然单质铜（Native Copper）	内蒙古、北京、山西、河北	
			十六、其他化合物类（9种）			
108	冰	Glacies	氧化物和氢氧化物大类氧化物类冰族矿物冰	冰（Ice）	内蒙古、北京、天津、山西、河北	
109	地浆	Aqua Extractum ex Loess	新掘黄土加水搅浑或煎煮后澄取的上清液	黄土（Loess）	内蒙古、北京、天津、山西、河北	
110	井底泥	Nigri Terra ex Well-bottom	淤积在井底的灰黑色泥土	/	内蒙古、北京、天津、山西、河北	
111	泉水	Aqua Mineralis	未受污染的天然井泉中新汲水或矿泉水	水（Water）	内蒙古、河北	
112	石脑油	Crude Petroli	低等动物、植物埋藏地下，经地质作用（复杂的化学和生化学变化）形成的液态可燃性有机岩	石油（Petroleum）	山西、河北	
113	石炭	Coal	可燃性有机岩、煤岩中的烟煤或无烟煤	煤（Coal）	内蒙古、北京、山西、河北	
114	温泉	Geothermic Spring	下渗的雨水和地表水循环至地壳深处加热而形成的温度超过20℃的地下水	水（Water）	内蒙古、山西、河北	
115	锡	Tin	氧化物和氢氧化物大类简单氧化物类金红石族锡石中炼出的锡	锡石（Cassiterite）	内蒙古、北京、天津、山西、河北	

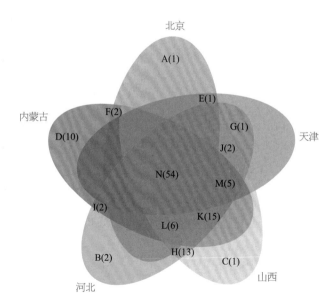

北京

内蒙古

河北

山西

天津

图5-3 华北地区矿物药品种各省（自治区、直辖市）分布维恩图

图中括号内数字表示该区域矿物药品种个数。A（北京，1）：青铜；B（河北，2）：盐胆水、咸秋石；C（山西，1）：胆矾；D（内蒙古，10）：碱花、紫硇砂、硇砂、石蟹、玄精石、金云母、海蓝宝石、黄矾、空青、雄黄；E（北京、天津，1）：秋石；F（北京、内蒙古，2）：禹粮土、小灵丹；G（天津、河北，1）：黄升；H（河北、山西，13）：不灰木、花蕊石、甘土、枯矾、赭石、炉甘石、雌黄、升药底、水银、朱砂、铅丹（黄丹）、金刚石、石脑油；I（河北、内蒙古，2）：光明盐、泉水；J（天津、河北、山西，2）：粉霜（升汞）、红粉（升药）；K（河北、山西、内蒙古，15）：硼砂、金精石、青礞石、方解石、孔公孽、理石、石燕、长石（硬石膏）、紫萤石（紫石英）、玛瑙、硫黄、温泉、膨润土、水云母、玉；L（北京、河北、山西、内蒙古，6）：花岗岩、白石英、无名异、扁青、红铜、石炭；M（内蒙古、天津、山西、河北，5）：芒硝、食盐、玄明粉、浮石、麦饭石；N（北京、天津、河北、山西、内蒙古，54）：大青盐、朴硝、硝石（火硝）、滑石、金礞石、卤碱、阳起石、阴起石、鹅管石、寒水石、姜石、龙齿、龙骨、龙角、石膏、石灰、万年灰、钟乳石、白垩、白矾、白石脂、赤石脂、伏龙肝、土黄、云母、蒙脱石、东壁土、磁石、蛇含石、铁、铁粉、铁华粉、铁浆、铁精、铁落、铁锈、禹余粮、针砂、自然铜、曾青、赤铜灰、赤铜屑、绿青、铜绿、白降丹、轻粉、铅、铅霜、金箔、银箔、冰、地浆、井底泥、锡。

参 考 文 献

[1] 国家中医药管理局《中华本草》编委会. 中华本草[M]. 上海：上海科学技术出版社，1999.

[2] 南京中医药大学. 中药大辞典[M]. 2版. 上海：上海科学技术出版社，2006.

[3] 中国药材公司. 中国中药资源志要[M]. 北京：科学出版社，1994.

[4] 王嘉荫. 本草纲目的矿物史料[M]. 北京：科学出版社，1957.

[5] 刘友樑. 矿物药与丹药[M]. 上海：上海科学技术出版社，1962.

[6] 戚厚善，唐于卿，王清海，等. 中兽医矿物药与方例[M]. 济南：山东科学技术出版社，1979.

[7] 李涣. 矿物药浅说[M]. 济南：山东科学技术出版社，1981.

[8] 李大经，李鸿超，严寿鹤，等. 中国矿物药[M]. 北京：地质出版社，1988.

[9] 刘玉琴. 矿物药[M]. 呼和浩特：内蒙古人民出版社，1989.

[10] 孙静均，李舜贤. 中国矿物药研究[M]. 济南：山东科学技术出版社，1989.

[11] 杨松年. 中国矿物药图鉴[M]. 上海：上海科学技术文献出版社，1990.

[12] 秦淑英，刘群，李秉孝，等. 中国矿物志（第四卷）：卤化物矿物[M]. 北京：地质出版社，1992.

[13] 郭兰忠. 矿物本草[M]. 南昌：江西科学技术出版社，1994.

[14] 王水潮，吴焕才. 矿物药的沿革与演变[M]. 西宁：青海人民出版社，1996.

[15] 王敏. 矿产本草[M]. 北京：中国医药科技出版社，2000.

[16] 张保国. 矿物药[M]. 北京：中国医药科技出版社，2005.

[17] 滕佳林. 本草古籍矿物药应用考[M]. 北京：人民卫生出版社，2007.

[18] 尚志钧. 中国矿物药集纂[M]. 尚元藕，尚元胜，整理. 上海：上海中医药大学出版社，2010.

[19] 高天爱. 矿物药及其应用[M]. 北京：中国中医药出版社，2012.

[20] 曹成，王合印，曹辉东，等. 河北省药用矿物资源概况及其初步研究[J]. 河北中医，1999(3)：187 - 191.

[21] 纪玉杰. 北京西山石炭-二叠纪煤系变形变质特征与地质灾害[J]. 北京地质，2004(2)：1 - 17.

[22] 雷雨，李伟东，李俊松，等. 自然铜炮制前后远红外光谱、X射线衍射和热分析研究[C]//中华中医药学会. 2010中药炮制技术、学术交流暨产业发展高峰论坛论文集. 成都：中华中医药学会，2010.

[23] 李恒. 低温下天然浮石混凝土孔结构动态变化试验研究[D]. 呼和浩特：内蒙古工业大学，2019.

[24] 李慧琴. 山西省潞城市上黄一带关家凹矿区石膏矿地质特征[J]. 华北国土资源，2009(4)：10 - 12.

[25] 李荣昇. 代赭石、磁石[J]. 中药通报，1957(3)：130.

[26] 李营平，赵玥. 内蒙古自治区达拉特旗德胜太矿区樊家营子区段芒硝矿地质特征和矿床成因研究[J]. 西部资源，2014(3)：101 - 103.

[27] 刘立维. 保定市矿产资源概况及其开发利用特征[J]. 世界有色金属，2019(6)：112 - 113.

[28] 刘援朝. 试论流动人口的行为特征——内蒙古阿拉善盟农民工调查[J]. 农村经济与社会，1989(6)：1 - 9.

[29] 刘再聪，赵玉平. 唐宋敦煌染料与紫服制度的被突破——以P. 3644为中心[J]. 南京师大学报（社会科学版），2010(5)：58 - 65.

[30] 麻建锁，孙婧，蔡焕琴，等. 多相复合轻骨料混凝土制备及其性能试验研究[J]. 混凝土与水泥制品，2013(8)：21 - 24.

[31] 曹成，王合印，曹辉东，等. 河北省药用矿物资源概况及其初步研究[J]. 河北地质大学学报，2017，40(1)：41 - 45.

[32] 马洪远. 锡林郭勒盟食盐产地分布和变迁[J]. 盐业史研究，2012(1)：42 - 46.

[33] 满宇光. 大型高压发电机的绝缘材料发展概述[J]. 绝缘材料，2014，47(1)：12 - 16.

[34] 齐新国，付茂英，王政. 河北饰面用花岗岩成矿规律及开发利用[J]. 中国非金属矿工业导刊，2021(5)：25 - 28.

[35] 申屠银洪，李欢欢，赵晓莉，等. 经典名方旋覆代赭汤的指纹图谱及功效关联物质预测分析[J]. 中草药，2021，52(16)：4825 - 4836.

[36] 王慧，柳楠. 辽宁全域旅游发展现状与路径创新探析[J]. 北方经贸，2021(1)：138 - 140.

[37] 王家鑫. 从小儿伤寒误治谈大小便在小儿诊治中的重要性[J]. 实用中医药杂志，2018，34(6)：748.

[38] 王晓明. 阿拉善盟左旗陶力矿区饰面花岗岩矿地质特征及加工性能浅析[J]. 中国非金属矿工业导刊，2020(3)：19 - 22.

[39] 魏礼明. 某选铁尾矿回收云母选矿试验研究[J]. 金属材料与冶金工程，2014，42(1)：39 - 42.

[40] 吴天林. 一项战略性的任务——谈山西水资源的合理开发和利用[J]. 经济问题，1982(6)：12 - 15，29.

[41] 佚名. 我国芒硝产销局面将有所改观[J]. 上海化工，1998(6)：7.

[42] 徐金沙，李国武，沈敢富. 首次在白云鄂博铁矿发现的矿物种述评[J]. 地质学报，2012，86(5)：842 - 848.

[43] 宣之强. 中国盐矿资源与盐化工研究[J]. 盐湖研究，1996(Z1)：69 - 72.

[44] 尹淑苹，谢玉玲，梁亚运. 碳酸岩岩浆演化过程中REE富集与分异的研究进展及碳酸岩中的矿物学分带

[J].矿床地质,2021,40(5):949-962.

[45] 翟文晰.废弃钻井泥浆资源化利用技术研究[D].咸阳:西北农林科技大学,2021.

[46] 张建国,赵惠君.中条山麦饭石发现与考证[J].水科学与工程技术,2010(4):58-60.

[47] 张顺幸.河南省确山县盐庄片麻岩(碎云母)矿地质特征及开发前景[J].科技视界,2015(8):240-241.

[48] 张杨.我国药用矿产资源开发利用中的问题及对策研究[J].资源与产业,2008,10(6):72-75.

[49] 张毓海.内蒙古化学史研究 V.盐湖的开采与利用[J].内蒙古工业大学学报(自然科学版),1995(2):66-73.

[50] 郑虎占,郑相敏.中药合理应用 第14讲 安神药的合理应用[J].中国临床医生,2009,37(7):20-21.

[51] 郑增庆.云南长石资源现状及发展对策[J].云南建材,1991(3):23-26,30.

[52] 陈榆.寒水石的本草考释[J].中国中药杂志,1989(12):7-10.

[53] 冯子芮.浅析我国珠宝玉石市场[J].才智,2010(25):194.

[54] 贺靖峰,何亚群,段晨龙,等.脉动气流回收蛭石的实验研究与数值模拟[J].中国矿业大学学报,2010,39(4):557-562.

[55] 胡魁.禹余粮的医药地质学研究[J].中国矿业,2004(12):5-9.

[56] 黄晋荣,李晓玲.山西滑石矿产及典型矿床地质特征[J].华北自然资源,2020(6):11-13,17.

[57] 吉成名.论清代池盐产地[J].盐业史研究,2011(2):23-34.

第二节·东北地区

东北地区包括辽宁省、吉林省、黑龙江省,总面积约78.73万平方千米。该区域内有自然铜、紫萤石(紫石英)、朱砂、钟乳石、云母、禹余粮、银箔、阴起石、阳起石等多种矿物药资源。

一、东北地区矿物药品种分布历史概况

(一)中华人民共和国成立以来出版的矿物药专著中的记载

对中华人民共和国成立以来出版的有关矿物药专著进行了统计,梳理得到东北地区有分布的矿物药共74种。包括:白垩、白矾(明矾)、白降丹、白石英、白石脂、扁青(蓝铜矿)、冰、不灰木、曾青、赤石脂、赤铜灰、赤铜屑、磁石、大青盐、胆矾、地浆、东壁土、鹅管石、伏龙肝、浮石、甘土、寒水石(北寒水石)、琥珀、花蕊石、滑石、黄石脂、碱花、金箔、金精石、金礞石、井底泥、龙骨、炉甘石、卤碱、绿青、玛瑙、麦饭石、蒙脱石、密陀僧、硼砂、膨润土、铅、铅霜、青礞石、轻粉、蛇含石、石膏、石灰、石脑油、石燕、食盐(海盐)、铁、铁粉、铁华粉、铁浆、铁精、铁落、铁锈、铜绿、土黄、万年灰、无名异、硝石(火硝)(消石)、阳起石、阴起石、银箔、禹余粮(褐铁矿)、玉、云母、赭石(代赭

石)、钟乳石、朱砂、紫萤石(紫石英)、自然铜。详见表5-6。

表5-6 矿物药专著中记载的东北地区矿物药品种

序号	专著名称	东北地区产矿物药名称
1	《本草纲目的矿物史料》	不灰木、金箔
2	《矿物药与丹药》	浮石
3	《矿物药浅说》	轻粉、白降丹、磁石、自然铜、胆矾、石灰、花蕊石、滑石、赤石脂、白石脂、明矾、琥珀、寒水石、无名异
4	《中国矿物药》	大青盐、云母、无名异、龙骨、石膏、石燕、代赭石、朱砂、自然铜、阳起石、阴起石、玛瑙、赤石脂、花蕊石、青礞石、金精石、金礞石、钟乳石、禹余粮、浮石、黄石脂、绿青、蛇含石、琥珀、鹅管石、滑石、曾青、寒水石、紫石英、磁石、白矾、金箔、铅、消石、银箔、密陀僧
5	《矿物药》	井底泥、云母、玉、伏龙肝、自然铜、冰、玛瑙、扁青、铁、铁粉、铁落、铁锈、铁华粉、铅、琥珀、寒水石、鹅管石
6	《中国矿物药研究》	云母、浮石、滑石、石灰、花蕊石、白矾、白石脂、自然铜、铅、玉、琥珀、无名异、麦饭石
7	《中药矿物药图鉴》	白石英
8	《矿物本草》	食盐、白石脂、阴起石、石灰、钟乳石、紫石英、铁、铁落、铁锈、铁浆、麦饭石、铁华粉、云母、铁精、浮石、铁粉、滑石、禹余粮、自然铜、铜绿、玛瑙、铅、铅霜、花蕊石、卤碱、石脑油、胆矾、琥珀、银箔、无名异

（续表）

序号	专著名称	东北地区产矿物药名称
9	《矿物药的沿革与演变》	白石英、胆矾、浮石、琥珀、寒水石
10	《矿产本草》	浮石、滑石、麦饭石、玉、花蕊石、石灰、食盐、白降丹、磁石、自然铜、铅、琥珀、炉甘石
11	《矿物药及其应用》	铅、铜绿、赤铜屑、曾青、绿青、自然铜、紫石英、花蕊石、北寒水石、石灰、滑石、云母、麦饭石、玛瑙、东壁土、地浆、白垩、赤石脂、白石脂、石燕、琥珀、炉甘石
12	《矿物药检测技术与质量控制》	自然铜、炉甘石、钟乳石、滑石、青礞石、紫石英、磁石、石膏、硼砂、膨润土
13	《矿物药真伪图鉴及应用》	碱花、铅、磁石、花蕊石、玛瑙、蓝铜矿、自然铜、寒水石、鹅管石、滑石、浮石、麦饭石、食盐、海盐、甘土、炉甘石、赤铜灰、褐铁矿、铁、石灰、万年灰、阳起石、云母、蒙脱石、白垩、白石脂、土黄

（二）《中华本草》《中药大辞典》及《中国中药资源志要》中的记载

《中华本草》《中药大辞典》及《中国中药资源志要》中记载的东北地区分布矿物药品种有 49 种，分别为：白石脂、扁青、冰、曾青、赤铜屑、磁石、地浆、伏龙肝、浮石（海浮石、小海浮石）、甘土、红升丹、琥珀、滑石、黄石脂、姜石、金箔、井底泥、空青、灵砂、卤碱（盐卤）、玛瑙、麦饭石、密陀僧、铅、铅丹（黄丹）、铅粉、铅灰、铅霜、泉水（矿泉水）、石灰、石脑油、食盐、铁、铁粉、铁华粉、铁浆、铁精、铁落、铁锈、铜绿、无名异、锡、玄精石、银箔、玉（玉屑）、云母（银精石）、针砂、紫萤石（紫石英）、自然铜。其中，黑龙江 25 种，吉林 29 种，辽宁 44 种。东北地区矿物药分布记载情况详见表 5-7。

表 5-7 《中华本草》《中药大辞典》《中国中药资源志要》东北地区矿物药品种记载

地区	《中华本草》记载品种	《中药大辞典》记载品种	《中国中药资源志要》记载品种	共记载品种
辽宁	21 种：食盐、滑石、石灰、紫石英、伏龙肝、浮石、麦饭石、玛瑙、玉、无名异、铁、针砂、铁落、磁石、扁青、空青、曾青、铅霜、锡、琥珀、石脑油	17 种：玛瑙、云母、玉、石灰、石脑油、麦饭石、琥珀、自然铜、冰、滑石、曾青、扁青、铁、铁落、铁精、铅霜、磁石	38 种：磁石、铁粉、铁浆、铁落、铁锈、铁精、铁华粉、针砂、扁青、空青、曾青、赤铜屑、铜绿、滑石、玉屑、玄精石、海浮石、小海浮石、紫石英、姜石、盐卤、银精石、玛瑙、银箔、铅、铅丹、铅粉、铅霜、铅灰、密陀僧、琥珀、石脑油、麦饭石、矿泉水、白石脂、井底泥、伏龙肝、金箔	共 44 种：白石脂、扁青、冰、曾青、赤铜屑、磁石、伏龙肝、浮石（海浮石、小海浮石）、琥珀、滑石、姜石、金箔、井底泥、空青、卤碱（盐卤）、玛瑙、麦饭石、密陀僧、铅、铅丹（黄丹）、铅粉、铅灰、铅霜、泉水（矿泉水）、石灰、石脑油、食盐、铁、铁粉、铁华粉、铁浆、铁精、铁落、铁锈、铜绿、无名异、锡、玄精石、银箔、玉（玉屑）、云母（银精石）、针砂、紫萤石（紫石英）、自然铜
吉林	13 种：石灰、伏龙肝、麦饭石、玉、铁、针砂、铁落、扁青、空青、曾青、红升丹、铅霜、锡	11 种：红升丹、云母、石灰、地浆、冰、曾青、扁青、铁、铁落、铁精、铅霜	19 种：扁青、空青、曾青、赤铜屑、铜绿、玉屑、姜石、银精石、甘土、铅、铅丹、铅粉、铅霜、铅灰、密陀僧、白石脂、井底泥、伏龙肝、金箔	共 29 种：白石脂、扁青、冰、曾青、赤铜屑、地浆、伏龙肝、甘土、红升丹、姜石、金箔、井底泥、空青、麦饭石、密陀僧、铅、铅丹（黄丹）、铅粉、铅灰、铅霜、石灰、铁、铁精、铁落、铜绿、锡、玉（玉屑）、云母（银精石）、针砂
黑龙江	10 种：石灰、黄石脂、伏龙肝、铁、针砂、铁落、灵砂、铅霜、锡、石脑油	8 种：石灰、石脑油、地浆、冰、铁、铁落、铁精、铅霜	15 种：紫石英、姜石、铅、铅丹、铅粉、铅霜、铅灰、密陀僧、石脑油、麦饭石、矿泉水、白石脂、井底泥、伏龙肝、金箔	共 25 种：白石脂、冰、地浆、伏龙肝、黄石脂、姜石、金箔、井底泥、灵砂、麦饭石、密陀僧、铅、铅丹（黄丹）、铅粉、铅灰、铅霜、泉水（矿泉水）、石灰、石脑油、铁、铁精、铁落、锡、针砂、紫萤石（紫石英）
东北地区	24 种：石灰、黄石脂、伏龙肝、铁、针砂、铁落、灵砂、铅霜、锡、石脑油、麦饭石、玉、扁青、空青、曾青、红升丹、食盐、滑石、紫石英、浮石、玛瑙、无名异、磁石、琥珀	18 种：石灰、石脑油、地浆、冰、铁、铁落、铁精、铅霜、红升丹、云母、曾青、扁青、玛瑙、麦饭石、琥珀、自然铜、滑石、磁石	39 种：白石脂、扁青、曾青、赤铜屑、磁石、伏龙肝、海浮石、小海浮石、甘土、琥珀、滑石、姜石、金箔、井底泥、空青、盐卤、玛瑙、麦饭石、密陀僧、铅、铅丹、铅粉、铅灰、铅霜、矿泉水、石脑油、铁粉、铁华粉、铁浆、铁精、铁落、铁锈、铜绿、玄精石、银箔、玉屑、银精石、针砂、紫石英	共 49 种：白石脂、扁青、冰、曾青、赤铜屑、磁石、地浆、伏龙肝、浮石（海浮石、小海浮石）、甘土、红升丹、琥珀、滑石、黄石脂、姜石、金箔、井底泥、空青、灵砂、卤碱（盐卤）、玛瑙、麦饭石、密陀僧、铅、铅丹（黄丹）、铅粉、铅灰、铅霜、泉水（矿泉水）、石灰、石脑油、食盐、铁、铁粉、铁华粉、铁浆、铁精、铁落、铁锈、铜绿、无名异、锡、玄精石、银箔、玉（玉屑）、云母（银精石）、针砂、紫萤石（紫石英）、自然铜

（三）学术论文或地方志中的记载

对中国知识资源总库（CNKI）、万方数据学术论文总库、维普中文科技期刊全文数据库等数据库以"矿物药""药用矿产""医药矿产""矿产资源""矿产分布""中药资源普查""石膏""滑石""磁石"等常用矿物药名称为主题词进行检索，对筛选出矿物药分布相关文献进行总结归纳，获得记载分布于东北地区的矿物药品种13种。

磁石：产于辽宁省本溪湖。

浮石：产于黑龙江省黑河市嫩江县二椅子山、克东县二克山，吉林省长白山园池。

琥珀：产于辽宁省抚顺县、舒兰市、延边地区，黑龙江省贝加尔湖地区、伊春市、嘉荫县。

花岗岩：产于吉林省蛟河市天岗镇。

滑石：产于辽宁省鞍山市、海城市，吉林省白山市江源区石人镇。

金刚石：产于辽宁省瓦房店市普兰店头道沟。

玛瑙：产于辽宁省阜新市，黑龙江省逊克县。

石膏：产于吉林省长白县。

石炭：产于辽宁省朝阳市、北票市、黑城子镇。

温泉：产于辽宁省辽阳市汤河温泉、营口市熊岳温泉、丹东市五龙背温泉与东汤温泉。

玉：产于辽宁省岫岩县。

长石（硬石膏）：产于辽宁省绥中县、兴城市、海城市、本溪市等地。

自然铜：产于辽宁省。

（四）东北地区矿物药品种分布历史概况

通过对中华人民共和国成立以来出版的相关矿物药专著，《中华本草》《中药大辞典》《中国中药资源志要》和已发表学术论文等文献资料记载的矿物药品种情况进行归纳总结，得到东北地区矿物药种类历史分布品种共90种，分别为：白垩、白矾（明矾）、白降丹、白石英、白石脂、扁青（蓝铜矿）冰、不灰木、曾青、赤石脂、赤铜灰、赤铜屑、磁石、大青盐、胆矾、地浆、东壁土、鹅管石、伏龙肝、浮石（海浮石、小海浮石）、甘土、寒水石（北寒水石）、红升丹、琥珀、花岗岩、花蕊石、滑石、黄石脂、碱花、姜石、金箔、金刚石、金精石、金礞石、井底泥、空青、灵砂、龙骨、炉甘石、卤碱（盐卤）、绿青、玛瑙、麦饭石、蒙脱石、密陀僧、明矾、硼砂、膨润土、铅、铅丹（黄丹）、铅粉、铅灰、铅霜、青礞石、轻粉、泉水（矿泉水）、蛇含石、石膏、石灰、石脑油、石炭、石燕、食盐（海盐）、铁、铁粉、铁华粉、铁浆、铁精、铁落、铁锈、铜绿、土黄、万年灰、温泉、无名异、锡、硝石（火硝）（消石）、玄精石、阳起石、阴起石、银箔、禹余粮（褐铁矿）、玉（玉屑）、云母（银精石）、长石（硬石膏）、赭石（代赭石）、针砂、钟乳石、朱砂、紫萤石（紫石英）、自然铜。其历史分布情况见表5-8。

表5-8　东北地区矿物药种类历史分布

序号	矿物药种类	历史分布	序号	矿物药种类	历史分布
1	白垩	黑龙江、吉林、辽宁	13	磁石	黑龙江、吉林、辽宁
2	白矾（明矾）	黑龙江、吉林、辽宁	14	大青盐	黑龙江、吉林、辽宁
3	白降丹	黑龙江、吉林、辽宁	15	胆矾	辽宁
4	白石英	黑龙江、吉林、辽宁	16	地浆	黑龙江、吉林、辽宁
5	白石脂	黑龙江、吉林、辽宁	17	东壁土	黑龙江、吉林、辽宁
6	扁青（蓝铜矿）	黑龙江、吉林、辽宁	18	鹅管石	黑龙江、吉林、辽宁
7	冰	黑龙江、吉林、辽宁	19	伏龙肝	黑龙江、吉林、辽宁
8	不灰木	黑龙江、吉林、辽宁	20	浮石（海浮石、小海浮石）	黑龙江、吉林、辽宁
9	长石（硬石膏）	辽宁	21	甘土	黑龙江、吉林、辽宁
10	赤石脂	黑龙江、吉林、辽宁	22	寒水石（北寒水石）	黑龙江、吉林、辽宁
11	赤铜灰	黑龙江、吉林、辽宁	23	红升丹	吉林
12	赤铜屑	黑龙江、吉林、辽宁	24	琥珀	黑龙江、辽宁

（续表）

序号	矿物药种类	历史分布	序号	矿物药种类	历史分布
25	花岗岩	吉林	58	石灰	黑龙江、吉林、辽宁
26	花蕊石	辽宁	59	石脑油	黑龙江、辽宁
27	滑石	黑龙江、吉林、辽宁	60	石炭	辽宁
28	黄石脂	黑龙江	61	石燕	辽宁
29	碱花	吉林	62	食盐(海盐)	辽宁
30	姜石	黑龙江、吉林、辽宁	63	铁	黑龙江、吉林、辽宁
31	金箔	黑龙江、吉林、辽宁	64	铁粉	黑龙江、吉林、辽宁
32	金刚石	辽宁	65	铁华粉	黑龙江、吉林、辽宁
33	金精石	黑龙江、吉林	66	铁浆	黑龙江、吉林、辽宁
34	金礞石	黑龙江、吉林、辽宁	67	铁精	黑龙江、吉林、辽宁
35	井底泥	黑龙江、吉林、辽宁	68	铁落	黑龙江、吉林、辽宁
36	空青	吉林、辽宁	69	铁锈	黑龙江、吉林、辽宁
37	灵砂	黑龙江	70	铜绿	黑龙江、吉林、辽宁
38	龙骨	吉林	71	土黄	黑龙江、吉林、辽宁
39	炉甘石	辽宁	72	万年灰	黑龙江、吉林、辽宁
40	卤碱(盐卤)	黑龙江、吉林、辽宁	73	温泉	辽宁
41	绿青	黑龙江、吉林、辽宁	74	无名异	吉林、辽宁
42	玛瑙	黑龙江、吉林、辽宁	75	锡	黑龙江、吉林、辽宁
43	麦饭石	黑龙江、吉林、辽宁	76	硝石(火硝)(消石)	黑龙江、吉林、辽宁
44	蒙脱石	黑龙江、吉林、辽宁	77	玄精石	辽宁
45	密陀僧	黑龙江、吉林、辽宁	78	阳起石	黑龙江、吉林、辽宁
46	硼砂	辽宁	79	阴起石	黑龙江、吉林、辽宁
47	膨润土	黑龙江、吉林、辽宁	80	银箔	辽宁
48	铅	黑龙江、吉林、辽宁	81	禹余粮(褐铁矿)	黑龙江、吉林、辽宁
49	铅丹(黄丹)	黑龙江、吉林、辽宁	82	玉(玉屑)	吉林、辽宁
50	铅粉	黑龙江、吉林、辽宁	83	云母(银精石)	黑龙江、吉林、辽宁
51	铅灰	黑龙江、吉林、辽宁	84	曾青	黑龙江、吉林、辽宁
52	铅霜	黑龙江、吉林、辽宁	85	赭石(代赭石)	黑龙江、吉林、辽宁
53	青礞石	吉林、辽宁	86	针砂	黑龙江、吉林、辽宁
54	轻粉	黑龙江、吉林、辽宁	87	钟乳石	黑龙江、吉林、辽宁
55	泉水(矿泉水)	黑龙江、辽宁	88	朱砂	黑龙江、吉林
56	蛇含石	黑龙江、吉林、辽宁	89	紫萤石(紫石英)	黑龙江、吉林、辽宁
57	石膏	黑龙江、吉林、辽宁	90	自然铜	黑龙江、吉林、辽宁

东北地区矿物药品种在各省的分布情况见图5-4,该图展示了文献资料中记载的东北地区不同省特有和共有的矿物药品种。

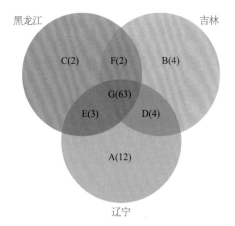

图 5-4 文献记载中东北地区矿物药品种各省分布维恩图

图中括号内数字表示该区域矿物药品种个数。A(辽宁,12)：胆矾、花蕊石、金刚石、炉甘石、硼砂、石炭、石燕、食盐(海盐)、温泉、玄精石、银箔、长石(硬石膏)；B(吉林,4)：红升丹、花岗岩、碱花、龙骨；C(黑龙江,2)：黄石脂、灵砂；D(辽宁、吉林,4)：空青、青礞石、无名异、玉；E(辽宁、黑龙江,3)：琥珀、泉水(矿泉水)、石脑油；F(吉林、黑龙江,2)：金精石、朱砂；G(辽宁、吉林、黑龙江,63)：白垩、白矾(明矾)、白降丹、白石英、白石脂、扁青(蓝铜矿)冰、不灰木、曾青、赤石脂、赤铜灰、赤铜屑、磁石、大青盐、地浆、东壁土、鹅管石、伏龙肝、浮石(海浮石、小海浮石)、甘土、寒水石(北寒水石)、滑石、姜石、金箔、金礞石、井底泥、卤碱(盐卤)、绿青、玛瑙、麦饭石、蒙脱石、密陀僧、明矾、膨润土、铅、铅丹(黄丹)、铅粉、铅灰、铅霜、轻粉、蛇含石、石膏、石灰、铁、铁粉、铁华粉、铁浆、铁精、铁落、铁锈、铜绿、土黄、万年灰、锡、硝石(火硝)(消石)、阳起石、阴起石、禹余粮(褐铁矿)、云母(银精石)、赭石(代赭石)、针砂、钟乳石、紫萤石(紫石英)、自然铜。

■ 二、东北地区药用矿产资源种类分布现状

根据东北地区各省县区政府官网矿产资源记载及实地调研结果,对目前东北地区现有的药用矿产资源分布情况进行分析总结。

目前东北地区现有分布的药用矿产资源矿产品种有 36 种,分别为：冰、方解石、浮石、高岭石、高岭土、汞矿、卤水、花岗岩、滑石、矿泉水、磷矿、硫矿、玛瑙、芒硝、煤矿、锰矿、明矾石、石油、膨润土、铅矿、蛇纹石、石膏、石灰、石灰岩、石棉、石英、天然碱、铁矿、铜矿、锌矿、自然金、自然银、萤石、玉石、云母、蛭石。各药用矿产资源矿种分布情况详见表 5-9；各药用矿产资源矿产品种在东北地区各省的分布情况如图 5-5 所示。

东北地区现有生产的矿物药品种有 31 种,分别为：方解石、浮石、白垩、花岗岩、滑石、金箔、理石、玛瑙、石炭、铅、不灰木、白石英、石脑油、泉水、红铜、玉、云母、硫黄、铁、银箔、冰、卤碱、芒硝、白矾、花蕊石、石膏、石灰、无名异、碱花、紫萤石(紫石英)、水银。

表 5-9 东北地区药用矿产资源矿种分布情况

序号	药用矿产[1]	行 政 区[2]
1	冰	长白山区(安图县、抚松县、长白朝鲜族自治县)
2	方解石	林口县、磐石市、永吉县
3	浮石	讷河市、克东县、梨树区、和龙市、安图县、白山市、抚松县、长白朝鲜族自治县
4	高岭石	东辽县、白山市、长白朝鲜族自治县
5	高岭土	讷河市、同江市、呼玛县、伊通满族自治县、白城市、洮南市、长白山区(安图县、抚松县、长白朝鲜族自治县)、东港市、凌海市、北票市
6	汞矿	长白山区(安图县、抚松县、长白朝鲜族自治县)
7	卤水	公主岭市、梨树县、伊通满族自治县、通化县、梅河口市、松原市、延边朝鲜族自治州、图们市、敦化市、和龙市、安图县、永吉县、桦甸市、舒兰市、磐石市、东辽县、白山市、抚松县、长白朝鲜族自治县、临江市、白城市、洮南市
8	花岗岩	尚志市、碾子山区、讷河市、梨树区、麻山区、萝北县、尖山区、岭东区、四方台区、宝山区、集贤县、铁力市、桦南县、茄子河区、宁安市、林口县、公主岭市、敦化市、和龙市、永吉县、舒兰市、抚松县、安图县、长白朝鲜族自治县、鞍山市、凌海市、北镇市、义县、营口市、盖州市、阜新市、阜新蒙古族自治县、开原市、铁岭县、朝阳市、北票市、朝阳县
9	滑石	依兰县、虎林市、和龙市、白山市、长白山区(安图县、抚松县、长白朝鲜族自治县)、鞍山市、本溪市、东港市、宽甸满族自治县、营口市、大石桥市、铁岭县
10	自然金	五常市、依兰县、方正县、虎林市、萝北县、宝山区、宝清县、铁力市、嘉荫县、同江市、茄子河区、勃利县、阳明区、海林市、宁安市、孙吴县、海伦市、新区、呼中区、呼玛县、塔河县、漠河县、梨树区、伊通满族自治县、通化县、梅河口市、延边朝鲜族自治州、和龙市、安图县、永吉县、磐石市、东辽县、白山市、长白朝鲜族自治县、临江市、白城市、洮南市、抚松县、鞍山市、抚顺市、本溪市、丹东市、东港市、凤城市、凌海市、北镇市、义县、营口市、大石桥市、盖州市、铁岭市、开原市、铁岭县、西丰县、朝阳市、北票市、朝阳县、葫芦岛市、建昌县

（续表）

序号	药用矿产[1]	行 政 区[2]
11	矿泉水	宾县、讷河市、龙江县、克东县、拜泉县、虎林市、东山区、公主岭市、伊通满族自治县、通化县、梅河口市、松原市、敦化市、和龙市、安图县、白山市、抚松县、长白朝鲜族自治县、鞍山市、抚顺市、义县、营口市、铁岭市、开原市、朝阳市
12	磷矿	依兰县
13	硫矿	尚志市、同江市、伊通满族自治县、永吉县、长白山区（安图县、抚松县、长白朝鲜族自治县）、鞍山市、营口市、建昌县
14	玛瑙	逊克县、孙吴县、白山市
15	芒硝	松原市
16	煤矿	五常市、依兰县、方正县、麻山区、虎林市、尖山区、四方台区、嘉荫县、同江市、漠河县、公主岭市、伊通满族自治县、梅河口市、延边朝鲜族自治州、图们市、敦化市、和龙市、白山市、临江市、洮南市、抚顺市、本溪市、凌海市、铁岭市、铁岭县、西丰县、朝阳市、建昌县
17	锰矿	鞍山市、凌海市、朝阳市、朝阳县、葫芦岛市、建昌县
18	明矾石	长白山区（安图县、抚松县、长白朝鲜族自治县）
19	石油	杜尔伯特蒙古族自治县、汤原县、孙吴县、公主岭市、伊通满族自治县、松原市、营口市
20	膨润土	讷河市、拜泉县、嘉荫县、勃利县、呼玛县、公主岭市、伊通满族自治县、通化县、松原市、磐石市、东辽县、白山市、白城市、洮南市、长白山区（安图县、抚松县、长白朝鲜族自治县）、鞍山市、凌海市、黑山县、义县、阜新市、阜新蒙古族自治县、朝阳市、北票市
21	铅矿	阿城区、五常市、金林区、铁力市、新林区、呼中区、伊通满族自治县、图们市、磐石市、东辽县、白山市、抚松县、长白朝鲜族自治县、白城市、洮南市、安图县、鞍山市、本溪市、丹东市、凤城市、宽甸满族自治县、营口市、开原市、朝阳市、葫芦岛市、建昌县
22	蛇纹石	永吉县
23	石膏	阿城区、依兰县、岭东区、宝清县、宁安市、呼玛县、和龙市、桦甸市、东辽县、白山市、通化县、长白山区（安图县、抚松县、长白朝鲜族自治县）、鞍山市、本溪市、东港市、盖州市、铁岭县、西丰县、朝阳市、朝阳县、本溪市
24	石灰	伊通满族自治县、通化县、延边朝鲜族自治州、安图县、永吉县、桦甸市、磐石市、东辽县、长白朝鲜族自治县、白城市、洮南市、本溪市、东港市、宽甸满族自治县、凌海市、北镇市、大石桥市、阜新蒙古族自治县、铁岭市、开原市、铁岭县、西丰县、朝阳市、北票市、朝阳县
25	石灰岩	安图县、磐石市、长白朝鲜族自治县、凌海市、北镇市、阜新市、阜新蒙古族自治县、开原市
26	石棉	依兰县、长白山区（安图县、抚松县、长白朝鲜族自治县）、鞍山市、朝阳市、朝阳县
27	石英	呼兰区、五常市、依兰县、方正县、宾县、讷河市、宝清县、桦南县、青冈县、呼玛县、白山市、长白山区（安图县、抚松县、长白朝鲜族自治县）、开原市
28	天然碱	松原市
29	铁矿	阿城区、尚志市、五常市、依兰县、方正县、虎林市、尖山区、岭东区、宝山区、宝清县、铁力市、同江市、茄子河区、海林市、林口县、孙吴县、新林区、呼中区、塔河县、梨树县、伊通满族自治县、通化县、梅河口市、延边朝鲜族自治州、敦化市、和龙市、永吉县、桦甸市、磐石市、东辽县、白山市、长白朝鲜族自治县、临江市、白城市、洮南市、安图县、抚松县、鞍山市、抚顺市、本溪市、凌海市、北镇市、义县、营口市、大石桥市、阜新市、阜新蒙古族自治县、铁岭市、开原市、铁岭县、西丰县、朝阳市、北票市、朝阳县、葫芦岛市、建昌县
30	铜矿	阿城区、尚志市、五常市、依兰县、宾县、龙江县、虎林市、宝清县、同江市、茄子河区、孙吴县、新林区、呼中区、梨树县、伊通满族自治县、通化县、和龙市、永吉县、舒兰市、磐石市、东辽县、白山市、长白朝鲜族自治县、白城市、洮南市、安图县、抚松县、鞍山市、抚顺市、本溪市、丹东市、东港市、义县、营口市、大石桥市、开原市、铁岭县、西丰县、朝阳市、葫芦岛市、建昌县
31	锌矿	鞍山市、抚顺市、本溪市、丹东市、东港市、凤城市、宽甸满族自治县、义县、营口市、铁岭市、开原市、铁岭县、朝阳市、葫芦岛市、建昌县
32	自然银	五常市、宁安市、新林区、呼中区、梨树县、伊通满族自治县、通化县、和龙市、磐石市、白山市、白城市、洮南市、长白山区（安图县、抚松县、长白朝鲜族自治县）、鞍山市、凤城市、义县、营口市、大石桥市、铁岭市、开原市、朝阳市、北票市、葫芦岛市

（续表）

序号	药用矿产[1]	行 政 区[2]
33	萤石	伊通满族自治县、永吉县、长白山区（安图县、抚松县、长白朝鲜族自治县）、鞍山市、义县、营口市、阜新市、阜新蒙古族自治县、朝阳市
34	玉石	呼玛县、通化县、营口市
35	云母	依兰县、鞍山市、营口市、本溪市
36	蛭石	鞍山市

注：1.药用矿产资源品种；2.分布的县级及县级以上行政区。

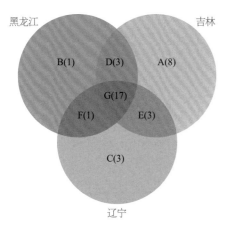

图 5-5 东北地区药用矿产资源矿产品种各省分布维恩图

图中括号内数字表示该区域矿产资源矿产品种个数。A（吉林，8）：冰、高岭石、汞矿、卤水、芒硝、明矾石、蛇纹石、天然碱；B（黑龙江，1）：磷矿；C（辽宁，3）：锰矿、锌矿、蛭石；D（黑龙江、吉林，3）：方解石、浮石、玛瑙；E（吉林、辽宁，3）：石灰、石灰岩、萤石；F（黑龙江、辽宁，1）：云母；G（辽宁、吉林、黑龙江，17）：高岭土、花岗岩、滑石、自然金、矿泉水、硫矿、煤矿、石油、膨润土、铅矿、石膏、石棉、石英、铁矿、铜矿、自然银、玉石。

■ 三、东北地区矿物药品种分布概况

东北地区地域辽阔，地质条件多样，药用矿产资源丰富。此次较为系统地对东北地区矿物药品种进行调查，最终得到分布于东北地区的 96 种矿物药品种及其资源分布情况。96 个矿物药品种为：白垩、白矾、白降丹、白石英、白石脂、扁青、冰、不灰木、曾青、赤石脂、赤铜灰、赤铜屑、磁石、大青盐、胆矾、地浆、东壁土、鹅管石、方解石、伏龙肝、浮石、甘土、寒水石、红升丹、琥珀、花岗岩、花蕊石、滑石、黄石脂、碱花、姜石、金箔、金刚石、金精石、金礞石、井底泥、空青、理石、灵砂、硫黄、龙骨、炉甘石、卤碱、绿青、玛瑙、麦饭石、芒硝、蒙脱石、密陀僧、硼砂、膨润土、铅、铅丹（黄丹）、铅粉、铅灰、铅霜、青礞石、轻粉、泉水、蛇含石、石膏、石灰、石脑油、石炭、石燕、食盐、水银、铁、铁粉、铁华粉、铁浆、铁精、铁落、铁锈、红铜、铜绿、土黄、万年灰、温泉、无名异、锡、硝石（火硝）、玄精石、阳起石、阴起石、银箔、禹余粮、玉、云母、长石（硬石膏）、赭石、针砂、钟乳石、朱砂、紫萤石（紫石英）、自然铜。

按阳离子分类分属种数如下：（1）钠化合物类 5 种，（2）钾化化合物类 1 种，（3）镁化合物类 8 种，（4）钙化合物类 16 种，（5）铝化合物类 9 种，（6）硅化合物类 8 种，（7）锰化合物类 1 种，（8）铁及其化合物类 13 种，（9）铜及其化合物类 8 种，（10）锌及其化合物类 1 种，（11）汞及其化合物类 6 种，（12）铅及其化合物类 6 种，（13）自然元素类 5 种，（14）其他化合物类 9 种。东北地区矿物药品种及其分布情况详见表 5-10。

东北地区矿物药品种在各省的分布情况见图 5-6，该图展示了东北地区不同省特有和共有的矿物药品种。

表 5-10 东北地区矿物药品种目录与分布

序号	药材名	药材拉丁名	来源	原矿物（或组成）	分布	备注
一、钠化合物类（5 种）						
1	大青盐	Halitum	氯化物类石盐族矿物石盐（湖盐）的结晶体	石盐（Halite）	黑龙江、吉林、辽宁	

（续表）

序号	药材名	药材拉丁名	来源	原矿物（或组成）	分布	备注
2	碱花	Tronum	含碳酸钠的碱土熬制而成，或在咸水湖边自然生成的天然碱	碱土（Trona soil）；天然碱（Trona）	辽宁、吉林	藏医、蒙医习用
3	硼砂	Borax	硼酸盐类硼砂族矿物硼砂经精制而成的结晶	硼砂（Borax）	辽宁	
4	食盐	Natrii Chloridum	海水或盐井、盐池、盐泉中的盐水经煎、晒而成的结晶体	盐水（Salinus）	辽宁	藏医习用
5	芒硝	Natrii Sulfas	硫酸盐类芒硝族矿物芒硝经加工精制而成的结晶体	芒硝（Mirabilite）	吉林	
二、钾化合物类（1种）						
6	硝石（火硝）	Sal Nitri	硝酸盐类硝石族矿物钾硝石经加工精制成的结晶体，或人工制品	钾硝石（Niter）	黑龙江、吉林、辽宁	
三、镁化合物类（8种）						
7	不灰木	Asbestos Serpentinum	硅酸盐类蛇纹石-高岭石族矿物蛇纹石石棉	蛇纹石石棉（Chrysotile）	黑龙江、吉林、辽宁	
8	滑石	Talcum	硅酸盐类滑石-叶蜡石族矿物滑石	滑石（Talc）	黑龙江、吉林、辽宁	
9	金礞石	Micae Lapis Aureus	蛭石片岩或水黑云母片岩	蛭石片岩（Vermiculite Schist）；水黑云母片岩（Hydrobiotite Schist）	黑龙江、吉林、辽宁	
10	卤碱	Bischofitum	卤块（固体卤水）经加工煎熬制成的白色结晶体	/	黑龙江、吉林、辽宁	
11	青礞石	Chloriti Lapis	黑云母片岩或绿泥石化云母碳酸盐片岩	黑云母片岩（Biotite Schist）；绿泥石化云母碳酸盐片岩（Chloritized Mica-carbonate Schist）	吉林、辽宁	
12	阳起石	Tremolitum	硅酸盐类角闪石族矿物透闪石	透闪石（Tremolite）	黑龙江、吉林、辽宁	
13	阴起石	Actinolitum	硅酸盐类角闪石族矿物阳起石	阳起石（Actinolite）	黑龙江、吉林、辽宁	
14	金精石	Vermiculitum	硅酸盐类蛭石族矿物水金云母-水黑云母，或蛭石（猫金）	水金云母-水黑云母（Hydrophlogopite-Hydrobiotite）；蛭石（Vermiculite）	黑龙江、吉林	
四、钙化合物类（16种）						
15	鹅管石	Jubuliforme Colcitum	碳酸盐类方解石-文石族矿物方解石的细管状集合体	方解石（细管状集合体）（Calcite）	黑龙江、吉林、辽宁	
16	寒水石	Gypsum Rubrum vel Calcitum	硫酸盐类石膏族矿物石膏（色红者，北寒水石）或碳酸盐类方解石-文石族矿物方解石（粗粒状集合体，南寒水石）	石膏（红色）（Gypsum Rubrum）；方解石（粗粒状集合体）（Calcite）	黑龙江、吉林、辽宁	
17	姜石	Calcaribus Loess Nodus	黄土层或风化红土层中钙质结核	钙质结核（Calcarious Loess Nodule）	黑龙江、吉林、辽宁	

（续表）

序号	药材名	药材拉丁名	来源	原矿物（或组成）	分布	备注
18	龙骨	Os Draconis	古代脊索动物门哺乳动物纲长鼻目、奇蹄目及偶蹄目等动物的骨骼化石	古脊椎动物化石（Fossil paleovertebrales）	吉林	
19	石膏	Gypsum Fibrosum	硫酸盐类石膏族矿物纤维石膏	纤维石膏（Satin spar）	黑龙江、吉林、辽宁	
20	石灰	Calx	沉积岩石灰岩经加热煅烧而成的生石灰及其熟化产物熟石灰羟钙石	石灰岩（Limestone）	黑龙江、吉林、辽宁	
21	石燕	Fossilia Spiriferis	古代腕足动物门石燕贝目石燕贝属及弓石燕贝属等多种动物的化石	古腕足类动物化石（Fossil paleobrachiopod）	辽宁	
22	万年灰	Calcii Carbonicum ex Vetusto Domus	古建筑物的石灰性块状物	/	黑龙江、吉林、辽宁	蒙医习用
23	长石（硬石膏）	Anhydritum	硫酸盐类硬石膏族矿物硬石膏	硬石膏（Anhydrite）	辽宁	
24	钟乳石	Stalactitum	碳酸盐类方解石-文石族矿物方解石的钟乳状集合体下端较细的圆柱状管状部分	方解石（钟乳状集合体下端较细的圆柱状、管状部分）（Stalactite）	黑龙江、吉林、辽宁	
25	紫萤石（紫石英）	Fluoritum	卤素化合物氟化物类萤石族矿物萤石	萤石（Fluorite）	黑龙江、吉林、辽宁	
26	花蕊石	Ophicalcitum	蛇纹石大理岩	蛇纹石大理岩（Ophicalcite）	辽宁	
27	花岗岩	Granitum	花岗岩	花岗岩（Cranite）	吉林	
28	方解石	Calcite	碳酸盐类方解石-文石族矿物方解石（菱面体集合体）	方解石（菱面体集合体）（Calcite）	黑龙江、吉林	
29	理石	Gypsum et Anhydritum	硫酸盐类石膏族矿物石膏与硬石膏的结合体	石膏（Gypsum）；硬石膏（Anhydrite）	黑龙江、吉林、辽宁	
30	玄精石	Selenitum	硫酸盐类石膏族矿物透石膏	透石膏（Selenite）	辽宁	
五、铝化合物类（9 种）						
31	白垩	Kaolinitum vel Bentonitum	高岭土或膨润土黏土岩	高岭土（Kaolin）；膨润土黏土岩（Bentonite）	黑龙江、吉林、辽宁	
32	白矾	Alumen	硫酸盐类明矾石族矿物明矾石经加工提炼而成的结晶	明矾石（Alunite）	黑龙江、吉林、辽宁	
33	白石脂	Kaolinitum	硅酸盐类高岭石族矿物高岭石	高岭石（Kaolinite）	黑龙江、吉林、辽宁	
34	赤石脂	Halloysitum Rubrum	硅酸盐类埃洛石族矿石多水高岭石与氧化物类刚玉族矿物赤铁矿或含氢氧化物类针铁矿族矿物褐铁矿共同组成的细分散多矿物集合体	多水高岭石（Halloysite Combined）；赤铁矿（Hematite）；褐铁矿（Limonite）	黑龙江、吉林、辽宁	
35	伏龙肝	Terra Flava Usta	经多年用柴草熏烧而结成的灶心土	/	黑龙江、吉林、辽宁	

（续表）

序号	药材名	药材拉丁名	来源	原矿物（或组成）	分布	备注
36	甘土	Bentonitum	膨润土黏土岩	膨润土黏土岩（Bentonite）	黑龙江、吉林、辽宁	
37	黄石脂	Hydromicum et Halloysitum	硅酸盐类伊利石族矿物水云母-伊利石（含氢氧化铁）或（和）蛇纹石-高岭石族矿物高岭石-多水高岭石为主要组分的细分散多矿物集合体	水云母（Hydromica）；多水高岭石（Halloysite）	黑龙江	
38	土黄	/	硅酸盐类矿物（变）多水高岭石	多水高岭石（Halloysite Combined）	黑龙江、吉林、辽宁	藏医习用
39	云母	Muscovitum	硅酸盐类云母族矿物白云母	白云母（Muscovite）	黑龙江、吉林、辽宁	
			六、硅化合物类（8 种）			
40	白石英	Quartz Album	氧化物类石英族矿物石英	石英（Quartz）	黑龙江、吉林、辽宁	
41	浮石	Pumex	火山喷出的岩浆凝固形成的多孔状石块	浮石（Pumice Stone）	黑龙江、吉林、辽宁	
42	玛瑙	Achatum	氧化物类石英族矿物石英的亚种玛瑙	玛瑙（Agate）	黑龙江、吉林、辽宁	
43	麦饭石	Maifanitum	风化的石英二长斑岩	石英二长斑岩（Quartz monzonite porphyry）	黑龙江、吉林、辽宁	
44	蒙脱石	Montmorillonitum	硅酸盐蒙皂石族矿物蒙脱石	蒙脱石（Montmorillonite）	黑龙江、吉林、辽宁	
45	膨润土	/	硅酸盐类矿物膨润土	膨润土（bentonite）	黑龙江、吉林、辽宁	
46	东壁土	/	古老房屋泥墙的土块，已毁的古老房屋东壁上之泥土块	/	黑龙江、吉林、辽宁	
47	玉	Nephritum vel Lapis Sapo	硅酸盐类角闪石族矿物透闪石的隐晶质亚种软玉，或蛇纹石-高岭石族矿物蛇纹石的隐晶质亚种岫玉	软玉（Nephrite）；岫玉（Serpentine）	吉林、辽宁	
			七、锰化合物类（1 种）			
48	无名异	Pyrolusitum	氧化物类金红石族矿物软锰矿	软锰矿（Pyrolusite）	吉林、辽宁	
			八、铁及其化合物类（13 种）			
49	磁石	Magnetitum	氧化物类尖晶石族矿物磁铁矿	磁铁矿（Magnetite）	黑龙江、吉林、辽宁	
50	赭石	Haematitum	氧化物类刚玉族矿物赤铁矿	赤铁矿（Haematite）	黑龙江、吉林、辽宁	
51	蛇含石	Limonitum Globuloforme et Pyritum Globuloforme	硫化物类矿物黄铁矿（或白铁矿）结核或褐铁矿化黄铁矿结核	黄铁矿（Pyrite）；褐铁矿（Limonite）	黑龙江、吉林、辽宁	
52	铁	Ferrum	赤铁矿、褐铁矿、磁铁矿等冶炼而成的灰黑色金属	赤铁矿（Haematite）；褐铁矿（Limonite）；磁铁矿（Magnetite）	黑龙江、吉林、辽宁	

（续表）

序号	药材名	药材拉丁名	来源	原矿物（或组成）	分布	备注
53	铁粉	Ferroferric Oxidum	铁或钢铁入火飞炼或水飞而得的细粉	/	黑龙江、吉林、辽宁	
54	铁华粉	Ferrous Acetas	铁与醋酸作用形成的锈粉	/	黑龙江、吉林、辽宁	
55	铁浆	Suspension ex Aerugo Ferri cum Aqua	铁浸渍于水中生锈后形成的一种混悬液	/	黑龙江、吉林、辽宁	
56	铁精	Cinis ex Furnace	炼铁炉中的灰烬，多是崩落的赤铁矿质细末	赤铁矿（Haematite）	黑龙江、吉林、辽宁	
57	铁落	Pulvis Ferri	铁锻制红赤、外层氧化时被锤落的铁屑	/	黑龙江、吉林、辽宁	
58	铁锈	Aerugo Ferri	铁置空气中氧化后生成的红褐色锈衣	/	黑龙江、吉林、辽宁	
59	禹余粮	Limonitum	氢氧化物类针铁矿族矿物褐铁矿（以针铁矿族矿物针铁矿-水针铁矿为主组分）	褐铁矿（Limonite）	黑龙江、吉林、辽宁	藏医习用
60	针砂	PulvisAci	制钢针时磨下的细屑	/	黑龙江、吉林、辽宁	
61	自然铜	Pyritum	硫化物类黄铁矿族矿物黄铁矿	黄铁矿（Pyrite）	黑龙江、吉林、辽宁	
九、铜及其化合物类（8种）						
62	扁青	Azuritum Platyclada vel Granular	碳酸盐类孔雀石族矿物蓝铜矿（扁平块状、粒状集合体）	蓝铜矿（扁平块状、粒状集合体）（Azurite）	黑龙江、吉林、辽宁	藏医习用
63	曾青	Azuritum Lamina vel Globuloforme	碳酸盐类孔雀石族蓝铜矿的具层壳结构的结核状集合体	蓝铜矿（具层壳结构的结核状集合体）（Azurite）	黑龙江、吉林、辽宁	
64	赤铜灰	Cuprum Nativus Ustum	自然金属类自然铜族红铜的煅制品	红铜（Native Copper）	黑龙江、吉林、辽宁	蒙医习用
65	赤铜屑	Pulvis Cuprinus	煅铜时脱落的碎屑	/	黑龙江、吉林、辽宁	
66	胆矾	Chalcanthitum	硫酸盐类胆矾族矿物胆矾	胆矾（Chalcanthite）	辽宁	
67	空青	Azuritum Globosi vel Cavum	碳酸盐类孔雀石族矿物蓝铜矿成球形或中空者	蓝铜矿（球形或中空集合体）（Azurite）	吉林、辽宁	
68	绿青	Malachitum	碳酸盐类孔雀石族矿物孔雀石	孔雀石（Malachite）	黑龙江、吉林、辽宁	
69	铜绿	Malachitum	铜器表面经二氧化碳或醋酸作用后生成的绿色碱式碳酸铜	/	黑龙江、吉林、辽宁	
十、锌化合物类（1种）						
70	炉甘石	Galamina	碳酸盐类方解石-文石族矿物菱锌矿或水锌矿	菱锌矿（Smithsonite）；水锌矿（Hydrozincite）	辽宁	
十一、汞及其化合物类（6种）						
71	白降丹	Hydrargyrum Chloratum Compositum	人工提炼的氯化汞和氯化亚汞的混合结晶物	/	黑龙江、吉林、辽宁	

（续表）

序号	药材名	药材拉丁名	来源	原矿物（或组成）	分布	备注
72	红升丹	Hongshengdan	水银、火硝、白矾、朱砂、雄黄、皂矾制炼而成的红色氧化汞	/	吉林	
73	灵砂	Cinnabar Artificiale	水银、硫黄经升华制成的硫化汞	/	黑龙江	
74	轻粉	Calomelas	升华法炼制而成的氯化亚汞结晶	/	黑龙江、吉林、辽宁	
75	朱砂	Cinnabaris	硫化物类矿物辰砂族辰砂	辰砂(Cinnabar)	黑龙江、吉林	
76	水银	Hydrargyrum	自然金属类液态矿物自然汞，主要从辰砂矿经加工提炼制成	辰砂(Cinnabar)；自然汞(Mercury or Quicksilver Hydrargyrum)	吉林	
十二、铅及其化合物类(6种)						
77	密陀僧	Lithargyrum	硫化物大类单硫化物类方铅矿族矿物方铅矿提炼银、铅时沉积的炉底，或为铅熔融后的加工制成品	方铅矿(Galena)	黑龙江、吉林、辽宁	
78	铅	Plumbum	硫化物大类单硫化物类方铅矿族矿物方铅矿冶炼成的灰白色金属铅	方铅矿(Galena)	黑龙江、吉林、辽宁	
79	铅霜	Plumbi Acetas	铅加工制成的醋酸铅	/	黑龙江、吉林、辽宁	
80	铅丹（黄丹）	Plumbum Rubrum	铅加工制成的四氧化三铅	/	黑龙江、吉林、辽宁	
81	铅粉	Hydrocerussitum	铅加工制成的碱式碳酸铅	/	黑龙江、吉林、辽宁	
82	铅灰	Plumbum Ustum	铅制成的加工品	/	黑龙江、吉林、辽宁	
十三、自然元素类(5种)						
83	金箔	Aurum Foil	自然金属类自然铜族自然金经加工而成的薄片	自然金(Gold)	黑龙江、吉林、辽宁	藏医习用
84	银箔	Argentum Foil	自然元素大类自然金属类自然铜族矿物自然银经加工而成的薄片	自然银(Silver)	辽宁	
85	硫黄	Sulfur	自然元素大类自然非金属类自然硫族自然硫，主要用含硫物质或含硫矿物经炼制升华的结晶体	自然硫(Sulphur)	黑龙江、吉林、辽宁	
86	金刚石	Diamond	自然元素大类自然非金属类金刚石-石墨族金刚石	金刚石(Diamond)	辽宁	藏医习用
87	红铜	Cuprum Nativus	自然元素大类自然金属类自然铜族自然单质铜	自然单质铜(Native Copper)	吉林、辽宁	
十四、其他化合物类(9种)						
88	冰	Glacies	氧化物和氢氧化物大类氧化物类冰族矿物冰	冰(Ice)	黑龙江、吉林、辽宁	

（续表）

序号	药材名	药材拉丁名	来源	原矿物（或组成）	分布	备注
89	地浆	Aqua Extractum ex Loess	新掘黄土加水搅浑或煎煮后澄取的上清液	黄土（Loess）	黑龙江、吉林、辽宁	
90	琥珀	Succinum	古代植物的树脂经石化而成的化石	琥珀（Amber）	黑龙江、辽宁	
91	井底泥	Nigri Terra ex Well-bottom	淤积在井底的灰黑色泥土	/	黑龙江、吉林、辽宁	
92	石脑油	Crude Petroli	低等动物、植物埋藏地下,经地质作用（复杂的化学和生物化学变化）形成的液态可燃性有机岩	石油（Petroleum）	黑龙江、辽宁	
93	石炭	Coal	可燃性有机岩、煤岩中的烟煤或无烟煤	煤（Coal）	辽宁	
94	锡	Tin	氧化物和氢氧化物大类简单氧化物类金红石族锡石中炼出的锡	锡石（Cassiterite）	黑龙江、吉林、辽宁	
95	温泉	Geothermic Spring	下渗的雨水和地表水循环至地壳深处加热而形成的温度超过 20 ℃的地下水	水（Water）	辽宁	
96	泉水	Aqua Mineralis	未受污染的天然井泉中新汲水或矿泉水	水（Water）	黑龙江、吉林、辽宁	

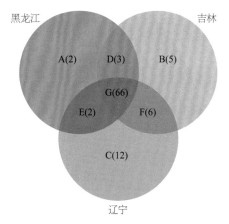

图 5-6　东北地区矿物药品种各省分布维恩图

图中括号内数字表示该区域矿物药品种个数。A(黑龙江,2)：黄石脂、灵砂；B(吉林,5)：芒硝、龙骨、花岗岩、红升丹、水银；C(辽宁,12)：硼砂、食盐、石燕、长石(硬石膏)、花蕊石、玄精石、胆矾、炉甘石、银箔、金刚石、石炭、温泉；D(黑龙江、吉林,3)：金精石、方解石、朱砂；E(黑龙江、辽宁,2)：琥珀、石脑油；F(吉林、辽宁,6)：碱花、青礞石、玉、无名异、空青、红铜；G(辽宁、吉林、黑龙江,66)：大青盐、硝石(火硝)、不灰木、滑石、金礞石、卤碱、阳起石、阴起石、鹅管石、寒水石、姜石、石膏、石灰、万年灰、钟乳石、紫萤石(紫石英)、理石、白垩、白矾、白石脂、赤石脂、伏龙肝、甘土、土黄、云母、白石英、浮石、玛瑙、麦饭石、蒙脱石、膨润土、东壁土、磁石、赭石、蛇含石、铁、铁粉、铁华粉、铁浆、铁精、铁落、铁锈、禹余粮、针砂、自然铜、扁青、曾青、赤铜灰、赤铜屑、绿青、铜绿、白降丹、轻粉、密陀僧、铅、铅霜、铅丹(黄丹)、铅粉、铅灰、金箔、硫黄、冰、地浆、井底泥、锡、泉水。

参 考 文 献

[1] 国家中医药管理局《中华本草》编委会. 中华本草[M]. 上海：上海科学技术出版社,1999.

[2] 南京中医药大学. 中药大辞典[M]. 2版. 上海：上海科学技术出版社,2006.

[3] 中国药材公司. 中国中药资源志要[M]. 北京：科学出版社,1994.

[4] 王嘉荫. 本草纲目的矿物史料[M]. 北京：科学出版社,1957.

[5] 刘友樑. 矿物药与丹药[M]. 上海：上海科学技术出版社,1962.

[6] 戚厚善,唐于卿,王清海,等. 中兽医矿物药与方例[M]. 济南：山东科学技术出版社,1979.

[7] 李涣. 矿物药浅说[M]. 济南：山东科学技术出版社,1981.

[8] 李大经,李鸿超,严寿鹤,等. 中国矿物药[M]. 北京：地质出版社,1988.

[9] 刘玉琴. 矿物药[M]. 呼和浩特：内蒙古人民出版社,1989.

[10] 孙静均,李舜贤. 中国矿物药研究[M]. 济南：山东科学技术出版社,1989.

[11] 杨松年. 中国矿物药图鉴[M]. 上海：上海科学技术文献出版社,1990.

[12] 秦淑英,刘群,李秉孝,等. 中国矿物志(第四卷)——卤

化物矿物[M].北京：地质出版社,1992.

[13] 郭兰忠.矿物本草[M].南昌：江西科学技术出版社,
1994.

[14] 王水潮,吴焕才.矿物药的沿革与演变[M].西宁：青海
人民出版社,1996.

[15] 王敏.矿产本草[M].北京：中国医药科技出版社,2000.

[16] 张保国.矿物药[M].北京：中国医药科技出版社,2005.

[17] 滕佳林.本草古籍矿物药应用考[M].北京：人民卫生
出版社,2007.

[18] 尚志钧.中国矿物药集纂[M].尚元藕,尚元胜,整理.上
海：上海中医药大学出版社,2010.

[19] 高天爱.矿物药及其应用[M].北京：中国中医药出版
社,2012.

[20] 陈爽.关东石材第一乡助力蛟河正腾飞[J].吉林农业,
2019(22)：14.

[21] 黄丽萍,吴静.自然铜远红外指纹图谱共有峰率和变异
峰率双指标序列分析法[J].中国中药杂志,2011,36
(11)：1441-1444.

[22] 李荣昇.代赭石、磁石[J].中药通报,1957(3)：130.

[23] 李志文.桓仁地区钾长石矿床地质特征及开发应用
[J].中国非金属矿工业导刊,2011(3)：49-50.

[24] 张存,余晓艳.辽宁桑皮峪透闪石玉的振动光谱学及产地
鉴别标志[J].宝石和宝石学杂志,2018(S1)：41-53.

[25] 刘子豪,张北.最软的石头会唱歌[J].当代工人（C版）,
2021(2)：25-30.

[26] 罗立群,温欣宇,孙伟.长石分选及其废水处理现状与发
展[J].中国矿业,2016,25(4)：120-125,149.

[27] 裴炳浩,郭震,李宝华.对辽宁西部山区找煤探讨[J].煤
炭技术,2008(10)：156-158.

[28] 蒲昭和.琥珀——能治病的宝石[N].上海中医药报,
2016-01-01(3).

[29] 汤天滋.新世纪大连发展海洋经济的战略思考[J].中国
软科学,2003(12)：156-160.

[30] 王凤霞,钟赣生.利用多学科知识探讨石膏的基原
[J].北京中医药,2019,38(2)：168-172.

[31] 王俏.俏色玛瑙巧雕生辉[J].侨园,2020(9)：36-38.

[32] 张青青,王博.琥珀探奇[J].大自然探索,2016(4)：66-
77.

[33] 钟华邦.中国的琥珀资源[J].宝石和宝石学杂志,2003
(2)：33.

[34] 朱元顺,邵玉森.浮石混凝土是良好的外墙体材料
[J].硅酸盐建筑制品,1980(5)：11-14.

第三节·华东地区

华东地区包括上海市、江苏省、浙江省、安徽省、福建省、江西省、山东省（本次普查未涵盖台湾省），总面积约80万平方千米，跨华北陆块区、秦祁昆造山系、武夷-云开造山系、扬子陆块区4个一级大地构造单元,跨华北陆块成矿省、秦岭-大别成矿省（东段）、扬子成矿省、华南成矿省4个二级成矿省,矿产资源丰富,开发历史悠久,开发的矿种多,数量大。该区内有石灰、方解石、明矾、滑石、石膏、紫萤石（紫石英）、铁、铅等多种矿物药资源。

■ 一、华东地区矿物药品种分布历史概况

（一）中华人民共和国成立以来出版的矿物药专著中的记载

对中华人民共和国成立以来出版的有关矿物药专著进行了整理,梳理了专著中记载分布于华东地区的矿物药品种共110种。包括：白垩、白矾（明矾）、白降丹、白石英（石英、水晶）、白石脂、扁青（蓝铜矿）、不灰木、曾青、赤石脂、赤铜屑、磁石（慈石）、雌黄、大青盐（戎盐）、胆矾（石胆）、地浆、东壁土、鹅管石、方解石、粉霜（升汞）、伏龙肝、浮石、甘土、寒水石（北寒水石、南寒水石）、红粉（升药）（三仙丹）、红升丹、琥珀、花蕊石、滑石、黄矾、黄石脂、黄升、金箔（金）、金精石、金礞石、井底泥、空青、孔公孽、枯矾、理石、硫黄、龙齿（煅龙齿）、龙骨、炉甘石、卤碱、绿青（孔雀石）、绿盐、玛瑙（马脑）、麦饭石、芒硝（马牙硝）、蒙脱石、密陀僧、硼砂、膨润土、砒石（信石）、砒霜、朴硝（朴消）、铅、铅丹（黄丹）（红丹）、铅粉（粉锡）、铅霜、青礞石、轻粉、秋石、乳花、软滑石、蛇含石、升药底、石鳖、石床、石膏、石灰、石脑油、石炭、石蟹、石燕、食盐（海盐）、水银、铁、铁粉、铁华粉、铁落（铁屑）、铁锈、铜绿、土黄、万年灰、无名异、锡石（锡矿）、硝石（火硝）（消石）、雄黄、玄精石、玄明粉、盐胆水、阳起石、阴起石、殷孽、银箔（银）、银朱、禹余粮（褐铁矿、石中黄）、礜石（特生礜石）、云母（云母石、

银精石）、皂矾（绿矾）、长石（硬石膏）、赭石（代赭石）、针砂、正长石、钟乳石、朱砂（丹砂）、紫萤石（紫石英）、紫铜矿、自然铜。详见表 5 - 11。

（续表）

表 5-11 矿物药专著中记载的华东地区矿物药品种

序号	专著名称	华东地区产矿物药名称
1	《本草纲目的矿物史料》	白垩、代赭石、云母、白石英、理石、滑石、不灰木、钟乳石、阳起石、禹余粮、食盐、粉锡、马脑、石膏、方解石、慈石、空青、扁青、特生礜石、礞石、海盐、礜石、绿矾、丹砂、黄矾、银、金、砒石、石胆、自然铜、铁、水晶
2	《矿物药与丹药》	石膏、礞石、龙骨、朴消、芒硝、马牙硝、礜石、阳起石、花蕊石、云母石、硫黄、方解石、石燕
3	《矿物药浅说》	轻粉、白降丹、石灰、食盐、朴消、皂矾、磁石、代赭石、石膏、滑石、云母、阳起石、赤石脂、白石脂、硫黄、南寒水石、北寒水石、铅粉、禹余粮、蛇含石、石英、自然铜、明矾、花蕊石、铅、铅丹、密陀僧、琥珀、砒石、无名异
4	《中国矿物药》	石膏、白石脂、自然铜、阳起石、玛瑙、阴起石、金礞石、钟乳石、禹余粮、扁青、绿青、鹅管石、曾青、滑石、紫石英、磁石、礜石、白矾、金箔、铅丹、消石、铜绿、银朱、绿矾、绿盐、密陀僧、云母、无名异、龙齿、白石英、代赭石、花蕊石、寒水石、方解石、石燕、石蟹、玄精石、朱砂、赤石脂、青礞石、金精石、蛇含石、琥珀、雄黄、银箔、锡矿、雌黄
5	《矿物药》	万年灰、井底泥、白降丹、玄明粉、芒硝、伏龙肝、秋石、食盐、铁落、铁锈、铁华粉、无名异、云母、石膏、龙骨、代赭石、赤石脂、金精石、绿矾、消石、寒水石、硫黄、滑石、磁石、石中黄、白石英、玛瑙、花蕊石、禹余粮、青礞石、铁粉、银朱、绿盐、大青盐、方解石、白矾、甘土、粉霜、蛇含石、石燕、砒石、胆矾、铅、铅丹、琥珀、密陀僧
6	《中国矿物药研究》	磁石、禹余粮、滑石、白石英、紫石英、代赭石、自然铜、蛇含石、赤石脂、白石脂
7	《中药矿物药图鉴》	石灰、食盐、云母石、阳起石、滑石、龙骨、龙齿、朴消、礜石、白石脂、磁石、赭石、硫黄、紫石英、白石英、花蕊石、禹余粮、蛇含石、铅粉、方解石、白矾、皂矾、信石、砒霜、无名异、锡矿、密陀僧、铅、铅丹、琥珀
8	《矿物本草》	秋石、白石脂、阴起石、石灰、钟乳石、铁落、禹余粮、自然铜、绿盐、绿青、铜绿、曾青、扁青、三仙丹、白降丹、卤碱、食盐、芒硝、戎盐、赤石脂、麦饭石、云母、金精石、滑石、石膏、龙骨、磁石、绿矾、代赭石、礜石、消石、石脑油、无名异、寒水石、青礞石、玛瑙、方解石、花蕊石、紫石英、蛇含石、白矾、枯矾、黄石脂、金礞石、粉霜、银箔、石燕、胆矾、雌黄、砒霜、砒石、白石英、铅、密陀僧、铅霜、铅丹、琥珀
9	《矿产本草》	石灰、芒硝、伏龙肝、白降丹、铁、铁霜、卤碱、白石英、浮石、滑石、云母、长石、紫石英、白石脂、礜石、红升丹、磁石、绿矾、硫黄、不灰木、玛瑙、白垩、方解石、食盐、赤石脂、红粉、禹余粮、自然铜、金箔、白矾、石膏、银朱、青礞石、花蕊石、石燕、紫铜矿、砒石、胆矾、铅丹、琥珀
10	《矿物药及其应用》	铜绿、赤铜屑、绿盐、曾青、绿青、铁屑、针砂、钟乳石、紫石英、石灰、阳起石、阴起石、云母石、东壁土、地浆、白垩、赤石脂、白石脂、芒硝、玄明粉、石鳖、礜石、磁石、皂矾、石膏、北寒水石、白石英、金精石、玛瑙、朴消、硫黄、龙骨、消石、水银、红粉、黄升、三仙丹、密陀僧、禹余粮、蛇含石、花蕊石、滑石、青礞石、龙齿、南寒水石、白矾、枯矾、秋石、粉霜、无名异、信石、白降丹、胆矾、软滑石、锡矿、石燕、红丹、琥珀
11	《矿物药检测技术与质量控制》	钟乳石、赤石脂、硫黄、北寒水石、南寒水石、滑石、青礞石、紫石英、石膏、白矾、硼砂、芒硝、玄明粉、蒙脱石、花蕊石、自然铜、朱砂、炉甘石
12	《矿物药真伪图鉴及应用》	铜绿、蓝铜矿、绿青、孔雀石、赤铜屑、褐铁矿、铁、铁落、针砂、石灰、钟乳石、孔公孽、石床、乳花、殷孽、万年灰、阳起石、云母石、东壁土、膨润土、蒙脱石、白垩、赤石脂、白石脂、土黄、秋石、石鳖、石炭、卤碱、盐胆水、礜石、赭石、磁石、皂矾、石膏、紫石英、北寒水石、滑石、白石英、阴起石、金礞石、金精石、银精石、芒硝、玄明粉、食盐、海盐、朴消、马牙硝、硫黄、消石、龙骨、龙齿、煅龙齿、石脑油、水银、红粉、黄升、升药底、三仙丹、密陀僧、自然铜、正长石

（二）《中华本草》《中药大辞典》及《中国中药资源志要》中的记载

《中华本草》《中药大辞典》及《中国中药资源志要》中记载的华东地区分布矿物药品种有 83 种，分别为：白垩、白矾、白降丹、白石英、白石脂、不灰木、赤石脂、赤铜屑、磁石、大青盐（戎盐）、胆矾、鹅管石、方解石、粉霜（升汞）、伏龙肝、浮石（海浮石、小海浮石）、甘土、光明盐、寒水石、红粉（升药）、琥珀、花蕊石、滑石、姜石、金箔、金精石、井底泥、理石、硫黄、龙齿、龙骨、龙角、卤碱（盐卤）、皂矾（绿矾）、绿盐、玛瑙、麦饭石、芒硝、密陀僧、砒石、砒霜、朴硝（朴消）、铅、铅丹（黄丹）、铅粉、铅灰、铅霜、青礞石、秋石、蛇含石、石膏、石灰、石脑油、石燕、食盐、铁、铁华粉、铁浆、铁精、铁落、铁锈、铜绿、无名异、锡、咸秋石、硝石（火硝）（消石）、小灵丹、玄精石、玄明粉、盐胆水、阳起石、阴起石、银箔、禹余粮、云母（银精石）、长石（硬石膏）、赭石（代赭石）、针砂、钟乳石、紫硇砂、紫萤石

（紫石英）、紫铜矿、自然铜。其中，山东 52 种，江苏 50 种，安徽 45 种，浙江 43 种，江西 24 种，福建 30 种，上海 13 种。华东地区矿物药分布记载情况详见表 5－12。

表5－12 《中华本草》《中药大辞典》《中国中药资源志要》华东地区矿物药分布记载

地区	《中华本草》记载品种	《中药大辞典》记载品种	《中国中药资源志要》记载品种	共记载品种
上海	9 种：卤碱、石灰、秋石、白石脂、伏龙肝、麦饭石、铁、针砂、铁落	1 种：白石英	6 种：绿盐、盐卤、白石脂、井底泥、伏龙肝、金箔	共 13 种：卤碱（盐卤）、石灰、秋石、白石脂、伏龙肝、麦饭石、铁、针砂、铁落、白石英、绿盐、井底泥、金箔
江苏	33 种：食盐、朴消、芒硝、玄明粉、消石、长石、方解石、石灰、花蕊石、姜石、紫石英、秋石、赤石脂、白石脂、云母、白垩、甘土、伏龙肝、白石英、麦饭石、玛瑙、铁、针砂、铁落、磁石、蛇含石、禹余粮、红粉、铅霜、金箔、银箔、锡、石脑油	15 种：消石、滑石、青礞石、寒水石、花蕊石、紫石英、赤石脂、云母、白石英、玛瑙、磁石、蛇含石、白降丹、金箔、银箔	35 种：磁石、禹余粮、蛇含石、铁粉、铁浆、铁落、铁锈、铁精、铁华粉、针砂、绿盐、滑石、紫石英、花蕊石、消石、盐胆水、咸秋石、光明盐、食盐、盐卤、芒硝、玄明粉、朴消、白石英、银精石、白石脂、赤石脂、玛瑙、青礞石、硫黄、小灵丹、白石脂、井底泥、伏龙肝、金箔	共 50 种：白垩、白降丹、白石英、白石脂、赤石脂、磁石、方解石、伏龙肝、甘土、光明盐、寒水石、红粉（升药）、花蕊石、姜石、金箔、井底泥、硫黄、卤碱（盐卤）、绿盐、玛瑙、麦饭石、芒硝、朴硝（朴消）、铅霜、青礞石、秋石、蛇含石、石灰、石脑油、食盐、铁、铁粉、铁华粉、铁浆、铁精、铁落、铁锈、锡、咸秋石、硝石（火硝）（消石）、小灵丹、玄明粉、盐胆水、银箔、禹余粮、云母（银精石）、长石（硬石膏）、针砂、紫萤石（紫石英）
浙江	23 种：食盐、滑石、卤碱、青礞石、方解石、石灰、花蕊石、石燕、紫石英、秋石、赤石脂、白石脂、白矾、云母、白垩、甘土、伏龙肝、白石英、浮石、麦饭石、玛瑙、铁、铁落	9 种：云母、玛瑙、花蕊石、禹余粮、粉霜、蛇含石、紫石英、滑石、青礞石	33 种：自然铜、蛇含石、禹余粮、铁粉、铁浆、铁落、铁锈、铁精、铁华粉、针砂、绿矾、绿盐、紫铜矿、赤铜屑、铜绿、滑石、钟乳石、鹅管石、海浮石、小海浮石、紫石英、花蕊石、白矾、盐卤、银精石、玛瑙、青礞石、甘土、银箔、白石脂、井底泥、伏龙肝、金箔	共 43 种：白垩、白矾、白石英、白石脂、赤石脂、赤铜屑、鹅管石、方解石、粉霜（升汞）、伏龙肝、浮石（海浮石、小海浮石）、甘土、花蕊石、滑石、金箔、井底泥、卤碱（盐卤）、绿盐、玛瑙、麦饭石、青礞石、秋石、蛇含石、石灰、石燕、食盐、铁、铁粉、铁华粉、铁浆、铁精、铁落、铁锈、铜绿、银箔、禹余粮、云母（银精石）、皂矾（绿矾）、针砂、钟乳石、紫萤石（紫石英）、紫铜矿、自然铜
安徽	22 种：咸秋石、朴消、芒硝、玄明粉、消石、石膏、长石、方解石、寒水石、石灰、紫石英、秋石、白矾、赤石脂、白石脂、白垩、伏龙肝、麦饭石、玛瑙、铁、铁落、磁石	7 种：云母、方解石、石膏、大青盐、玛瑙、赤石脂、磁石	41 种：自然铜、蛇含石、磁石、铁粉、铁浆、铁落、铁锈、铁精、铁华粉、针砂、绿矾、绿盐、石膏、寒水石、玄精石、长石、方解石、石灰、海浮石、小海浮石、紫石英、白矾、大青盐、紫硇砂、盐胆水、咸秋石、光明盐、食盐、芒硝、玄明粉、朴消、银精石、赤石脂、玛瑙、龙骨、龙齿、龙角、白石脂、井底泥、伏龙肝、金箔	共 45 种：白垩、白矾、白石脂、赤石脂、磁石、大青盐、方解石、伏龙肝、浮石（海浮石、小海浮石）、光明盐、寒水石、金箔、井底泥、龙齿、龙骨、龙角、绿盐、玛瑙、麦饭石、芒硝、朴硝（朴消）、秋石、蛇含石、石膏、石灰、食盐、铁、铁粉、铁华粉、铁浆、铁精、铁落、铁锈、咸秋石、硝石（火硝）（消石）、玄精石、玄明粉、盐胆水、云母（银精石）、皂矾（绿矾）、长石（硬石膏）、针砂、紫硇砂、紫萤石（紫石英）、自然铜
福建	18 种：食盐、消石、不灰木、卤碱、紫石英、石灰、秋石、白矾、赤石脂、白石脂、白垩、伏龙肝、白石英、麦饭石、铁、针砂、铁落、磁石	6 种：白石英、铅、铅丹、密陀僧、琥珀、滑石	19 种：绿盐、滑石、海浮石、小海浮石、白矾、盐卤、白石英、赤石脂、铅、铅丹、铅粉、铅霜、铅灰、密陀僧、琥珀、白石脂、井底泥、伏龙肝、金箔	共 30 种：白垩、白矾、白石英、白石脂、不灰木、赤石脂、磁石、伏龙肝、浮石（海浮石、小海浮石）、琥珀、滑石、金箔、井底泥、卤碱（盐卤）、绿盐、麦饭石、密陀僧、铅、铅丹（黄丹）、铅粉、铅灰、铅霜、秋石、石灰、食盐、铁、铁落、硝石（火硝）（消石）、针砂、紫萤石（紫石英）
江西	15 种：滑石、不灰木、方解石、石灰、石燕、紫石英、秋石、赤石脂、白石脂、云母、白垩、伏龙肝、麦饭石、铁、铁落	7 种：云母、方解石、石燕、白降丹、砒石、胆矾、滑石	14 种：绿盐、胆矾、方解石、寒水石、石灰、砒石、砒霜、银精石、锡、石燕、白石脂、井底泥、伏龙肝、金箔	共 24 种：白垩、白降丹、白石脂、不灰木、赤石脂、胆矾、方解石、伏龙肝、寒水石、滑石、金箔、井底泥、绿盐、麦饭石、砒石、砒霜、秋石、石灰、石燕、铁、铁落、锡、云母（银精石）、紫萤石（紫石英）

（续表）

地区	《中华本草》记载品种	《中药大辞典》记载品种	《中国中药资源志要》记载品种	共记载品种
山东	29 种：食盐、朴消、芒硝、玄明粉、消石、滑石、阳起石、阴起石、不灰木、金精石、卤碱、石膏、长石、寒水石、石灰、紫石英、秋石、赤石脂、白石脂、云母、伏龙肝、白石英、浮石、麦饭石、无名异、铁、铁落、代赭石、磁石	11 种：无名异、云母、石膏、龙骨、代赭石、大青盐、赤石脂、金精石、消石、滑石、磁石	45 种：磁石、赭石、铁粉、铁浆、铁落、铁锈、铁精、铁华粉、针砂、绿矾、绿盐、阳起石、滑石、石膏、寒水石、玄精石、长石、理石、海浮石、小海浮石、消石、大青盐、紫硇砂、盐胆水、咸秋石、光明盐、食盐、盐卤、芒硝、玄明粉、朴消、银精石、金精石、赤石脂、无名异、龙骨、龙齿、龙角、硫黄、小灵丹、石脑油、白石脂、井底泥、伏龙肝、金箔	共 52 种：白石英、白石脂、不灰木、赤石脂、磁石、大青盐、伏龙肝、浮石（海浮石、小海浮石）、光明盐、寒水石、滑石、金箔、金精石、井底泥、理石、硫黄、龙齿、龙骨、龙角、卤碱（盐卤）、绿盐、麦饭石、芒硝、朴硝（朴消）、秋石、石膏、石灰、石脑油、食盐、铁、铁粉、铁华粉、铁浆、铁精、铁落、铁锈、无名异、咸秋石、硝石（火硝）（消石）、小灵丹、玄精石、玄明粉、盐胆水、阳起石、阴起石、云母（银精石）、皂矾（绿矾）、长石（硬石膏）、赭石（代赭石）、针砂、紫硇砂、紫萤石（紫石英）
华东地区	48 种：卤碱、石灰、秋石、白石脂、伏龙肝、麦饭石、铁、针砂、铁落、食盐、朴消、芒硝、玄明粉、消石、滑石、阳起石、不灰木、金精石、石膏、长石、寒水石、紫石英、赤石脂、云母、白石英、浮石、无名异、代赭石、磁石、方解石、花蕊石、姜石、甘土、白垩、玛瑙、蛇含石、禹余粮、红粉、铅霜、金箔、银箔、锡、石脑油、咸秋石、白矾、青礞石、石燕	31 种：白降丹、白石英、赤石脂、磁石、大青盐、胆矾、方解石、粉霜、寒水石、琥珀、花蕊石、滑石、金箔、金精石、龙骨、玛瑙、密陀僧、砒石、铅、铅丹、青礞石、蛇含石、石膏、石燕、无名异、消石、银箔、禹余粮、云母、代赭石、紫石英	75 种：白矾、白石英、白石脂、赤石脂、赤铜屑、磁石、大青盐、胆矾、鹅管石、方解石、伏龙肝、甘土、光明盐、海浮石、寒水石、琥珀、花蕊石、滑石、金箔、金精石、井底泥、理石、硫黄、龙齿、龙骨、龙角、绿矾、绿盐、玛瑙、芒硝、密陀僧、砒石、砒霜、朴消、铅、铅丹、铅粉、铅灰、铅霜、青礞石、蛇含石、石膏、石灰、石脑油、石燕、食盐、铁粉、铁华粉、铁浆、铁精、铁落、铁锈、铜绿、无名异、锡、咸秋石、消石、小海浮石、小灵丹、玄精石、玄明粉、盐胆水、盐卤、阳起石、银箔、银精石、禹余粮、长石、赭石、针砂、钟乳石、紫硇砂、紫石英、紫铜矿、自然铜	共 83 种：白垩、白矾、白降丹、白石英、白石脂、不灰木、赤石脂、赤铜屑、磁石、大青盐、胆矾、鹅管石、方解石、粉霜（升汞）、伏龙肝、浮石（海浮石、小海浮石）、甘土、光明盐、寒水石、红粉（升药）、琥珀、花蕊石、滑石、姜石、金箔、金精石、井底泥、理石、硫黄、龙齿、龙骨、龙角、卤碱（盐卤）、皂矾（绿矾）、绿盐、玛瑙、麦饭石、芒硝、密陀僧、砒石、砒霜、朴硝（朴消）、铅、铅丹（黄丹）、铅粉、铅灰、铅霜、青礞石、秋石、蛇含石、石膏、石灰、石脑油、石燕、食盐、铁、铁华粉、铁浆、铁精、铁落、铁锈、铜绿、无名异、锡、咸秋石、硝石（火硝）（消石）、小灵丹、玄精石、玄明粉、盐胆水、阳起石、阴起石、银箔、禹余粮、云母（银精石）、长石（硬石膏）、赭石（代赭石）、针砂、钟乳石、紫硇砂、紫萤石（紫石英）、紫铜矿、自然铜

（三）学术论文或地方志中的记载

对中国知识资源总库（CNKI）、万方数据学术论文总库、维普中文科技期刊全文数据库等数据库以"矿物药""药用矿产""医药矿产""矿产资源""矿产分布""中药资源普查""石膏""滑石""磁石"等常用矿物药名称为主题词进行检索，对筛选出矿物药资源分布相关文献进行总结归纳，获得记载分布于华东地区的矿物药 90 种，其中详细记载分布区域的有 72 种。

石膏：产于山东省泰安市、枣庄市、平邑县、五莲县、昌乐县、青岛市等地，江苏省邳州市四户镇，安徽省凤阳市、六安市，江西省吉安市，福建省福清市、南安市。

白矾：产于山东省青州市，江苏省苏州市阳山、南京市溧水区卧龙山等地，安徽省江淮丘陵及沿江地区，福建省火山岩地区。

芒硝：产于山东省，江苏省南京市、淮安市等地，安徽省淮北平原。

朱砂：产于安徽省太湖地区，浙江省杭州市。

自然铜：产于山东省招远市、五莲县七宝山镇、济南市，江苏省南京市云台山、岔路口，浙江省丽水市，江西省。

红粉（升药）：产于江苏省镇江市。

赤石脂：产于山东省淄博市、枣庄市、威海市文登区、沂水县、沂南县、泰山等地，江苏省苏州市、无锡市、宜兴市茗岭等地，江西省赣州市，福建省永春县、德山。

花蕊石：产于江苏省北部、南部，安徽省沿江地区。

皂矾（绿矾）：产于山东省。

青礞石：产于浙江省淳安县，山东省，江苏省徐州市、东海县，福建省。

金礞石：产于江苏省东海县、新沂市等地。

炉甘石：产于安徽省池州市贵池区。

钟乳石：产于山东省泰山等地，江苏省南京市、镇江市、宜兴市，安徽省池州市贵池区、皖南山区，福建省。

禹余粮：产于山东省济南市、泰山、淄博市黑旺镇、沂源县、新泰市、临沂市，江苏省镇江市、苏州市、宿迁市、建湖县、泰州市等地，浙江省绍兴市、东阳市，江西省赣州市、吉安市。

硫黄：产于山东省泰山、泰安市大汶口等地。

雄黄：产于安徽省江淮丘陵和沿江地区。

紫萤石（紫石英）：产于山东省泰山、青岛市、烟台市蓬莱区、龙口市、临沂市等地，江苏省连云港市、溧阳市平桥镇等地，安徽省皖南山区，福建省闽东南平原、沿海地区。

滑石：产于山东省泰山、栖霞市、海阳市、平度市等地，江苏省徐州市、东海县等地，安徽省皖南山区、凤阳县、休宁县，浙江省丽水市。

磁石：产于山东省青岛市、济南市、兰陵县、沂源县、泰山等地，江苏省徐州市利国镇、南京市六合区冶山地区、南京市江宁区梅山地区、溧阳市等地，安徽省淮北平原，福建省。

赭石：产于山东省青岛市、济南市、淄博市黑旺镇，江苏省徐州市、南京市、镇江市、宜兴市、溧阳市，安徽省江淮丘陵，江西省。

食盐：产于江苏省淮安市淮阴区、淮安市洪泽区、丰县、沛县、常州市金坛。

咸秋石：产于安徽省桐城市。

硝石（火硝）：产于山东省，安徽省泗县。

阳起石：产于山东省济南市、泰山、阳起山、胶东地区、鲁中地区，江苏省南京市、镇江市等地，安徽省大别山。

不灰木：产于江苏省东海县、南京市六合区冶山地区。

金精石：产于江苏省东海县、新沂市，安徽省凤阳县等地。

卤碱：产于华东地区各省（直辖市）。

长石（硬石膏）：产于山东省泰山等地，江苏省南京市、镇江市、常州市。

理石：产于山东省淄博市，江苏省北部、南部（如南京市）。

玄精石：产于江苏省邳州市、南京市等地。

方解石：产于江苏省徐州市、南京市、镇江市、宜兴市、溧阳市（如小梅岭）。

寒水石：产于山东省、江西省、江苏省淮安市。

鹅管石：产于江苏省常州市、苏州市。

石灰：产于江苏省南京市、徐州市、镇江市、宜兴市。

姜石：产于江苏省徐州市、宿迁市、南京市、镇江市等地。

龙骨：产于江苏省宜兴市白石山、长山仙人洞等地，山东省青岛市，安徽省淮北平原。

龙齿：产于江苏省南京市溧水区神仙洞、宜兴市白石山、长山仙人洞等地，山东省泰山，安徽省淮北平原。

石燕：产于江苏省南京市、镇江市、宜兴市（如庙桥一带）、溧阳市、苏州市砚瓦山等地。

白石脂：产于山东省泰山等地，江苏省苏州市、无锡市、宜兴市等地，江西省景德镇高岭山。

黄石脂：产于江苏省苏州市、宜兴市。

云母：产于山东省琅琊山、齐庐山、青岛市等地，江苏省东海县，安徽省大别山区、江淮丘陵地区，浙江省杭州市，江西九江市。

白垩：产于江苏省。

甘土：产于江苏省连云港市云台山、镇江市高资地区。

伏龙肝：产于华东地区各省（直辖市），如江苏省镇江市。

白石英：产于山东省泰山、青岛市、鲁南地区等，江苏省沭阳县、东海县、连云港市赣榆区、南京市、镇江市、宜兴市、溧阳市、徐州市等地，安徽省新安和、阳八公山、休宁县、芜湖市，浙江省温州市。

浮石：产于山东省青岛市，江苏省南京市六合区、茅山，安徽省九华山、来安县练子山浮石岭。

麦饭石：产于江苏省宜兴市，江西省信丰县。

玛瑙：产于江苏镇江市、溧阳市平桥镇等地，安徽省沿江地区。

玉：产于江苏省溧阳市小梅岭地区。

无名异：产于江苏省南京市栖霞山、宜兴市缠岭等地,安徽省淮北平原。

针砂:产于江苏省镇江市。

铁落:产于华东地区各省(直辖市)。

蛇含石:产于江苏省宜兴市林场等地。

扁青:产于江苏省句容市老人峰铜矿、溧阳市仙人山。

空青:产于江苏省南京市,江西省上饶市。

曾青:产于江西省南昌市。

绿青:产于江苏省句容市老人峰铜矿、溧阳市仙人山铜矿等地。

铜绿:产于江苏省南通市。

胆矾:产于江苏省宁芜、宁镇、宜溧等地区(如溧阳市仙人山),江西省上饶市。

砒石:产于安徽省沿江地区,江西省上饶市等地。

雌黄:产于安徽省沿江地区。

白降丹:产于江苏省南京市。

铅:产于江苏省南京市栖霞山、苏州市小茅山等地。

密陀僧:产于江苏省南京市栖霞山、苏州市小茅山等地。

铅丹(黄丹):产于山东省。

铅粉:产于江苏省南京市。

金箔:产于江苏省南京市栖霞山、铜井铜金矿、溧水区金驹山等地,安徽省沿江地区。

银箔:产于江苏省南京市栖霞山,安徽省沿江地区。

锡:产于江苏省苏州市等地。

石炭:产于江苏省徐州市、宜兴市等地。

石脑油:产于江苏省金湖县、江都区、泰州市等地。

礜石:产于江苏省徐州市。

除上述72种外矿物药外,赤铜屑、东壁土、井底泥、孔公孽、绿盐、朴硝、铅霜、升药底、石鳖、石床、铁、铁粉、铁华粉、铁锈、土黄、玄明粉、阴起石、银朱在华东地区亦有分布。

(四)华东地区矿物药品种分布历史概况

通过对中华人民共和国成立以来出版的相关矿物药专著、《中华本草》《中药大辞典》《中国中药资源志要》和已发表学术论文等文献资料记载的矿物药资源情况进行归纳总结,得到华东地区矿物药种类历史分布品种总共有 121 种,分别为:白垩、白矾(明矾)、白降丹、白石英(石英、水晶)、白石脂、扁青(蓝铜矿)、不灰木、曾青、赤石脂、赤铜屑、磁石(慈石)、雌黄、大青盐、胆矾(石胆)、地浆、东壁土、鹅管石、方解石、粉霜(升汞)、伏龙肝、浮石(海浮石、小海浮石)、甘土、光明盐、寒水石(北寒水石、南寒水石)、红粉(升药)(三仙丹)、红升丹、琥珀、花蕊石、滑石、黄矾、黄石脂、黄升、姜石、金箔(金)、金精石、金礞石、井底泥、空青、孔公孽、枯矾、理石、硫黄、龙齿(煅龙齿)、龙骨、龙角、炉甘石、卤碱(盐卤)、绿青(孔雀石)、绿盐、玛瑙(马脑)、麦饭石、芒硝(马牙硝)、蒙脱石、密陀僧、硼砂、膨润土、砒石(信石)、砒霜、朴硝(朴消)、铅、铅丹(黄丹)(红丹)、铅粉(粉锡)、铅灰、铅霜、青礞石、轻粉、秋石、乳花、软滑石、蛇含石、升药底、石鳖、石床、石膏、石灰、石脑油、石炭、石蟹、石燕、食盐(海盐)、水银、铁、铁粉、铁华粉、铁浆、铁精、铁落(铁屑)、铁锈、铜绿、土黄、万年灰、无名异、锡、锡石(锡矿)、咸秋石、硝石(火硝)(消石)、小灵丹、雄黄、玄精石、玄明粉、盐胆水、阳起石、阴起石、殷孽、银箔(银)、银朱、禹余粮(褐铁矿、石中黄)、玉、礜石(特生礜石)、云母(银精石、云母石)、皂矾(绿矾)、长石(硬石膏)、赭石(代赭石)、针砂、正长石、钟乳石、朱砂(丹砂)、紫硇砂、紫萤石(紫石英)、紫铜矿、自然铜。其历史分布情况见表 5-13。

表 5-13 华东地区矿物药种类历史分布

序号	矿物药种类	历史分布	序号	矿物药种类	历史分布
1	白垩	上海、福建、江西、浙江、安徽、江苏、山东	3	白降丹	上海、福建、江西、浙江、安徽、江苏、山东
2	白矾(明矾)	上海、福建、江西、浙江、安徽、江苏、山东	4	白石英(石英、水晶)	上海、福建、江西、浙江、安徽、江苏、山东

（续表）

序号	矿物药种类	历史分布	序号	矿物药种类	历史分布
5	白石脂	上海、福建、江西、浙江、安徽、江苏、山东	35	金精石	江西、浙江、安徽、江苏、山东
6	扁青（蓝铜矿）	上海、福建、江西、浙江、安徽、江苏、山东	36	金礞石	上海、福建、江西、浙江、安徽、江苏、山东
7	不灰木	福建、江苏、山东、江西	37	井底泥	上海、福建、江西、浙江、安徽、江苏、山东
8	长石（硬石膏）	浙江、安徽、江苏、山东	38	空青	江西、江苏、山东
9	赤石脂	上海、福建、江西、浙江、安徽、江苏、山东	39	孔公蘖	上海、福建、江西、浙江、安徽、江苏、山东
10	赤铜屑	上海、福建、江西、浙江、安徽、江苏、山东	40	枯矾	安徽
11	磁石（慈石）	上海、福建、江西、浙江、安徽、江苏、山东	41	理石	安徽、山东、江苏
12	雌黄	江西、安徽	42	硫黄	安徽、山东、江苏
13	大青盐	安徽、山东	43	龙齿（煅龙齿）	安徽、山东、江苏
14	胆矾（石胆）	江苏、安徽、江西	44	龙骨	江苏、安徽、山东
15	地浆	上海、福建、江西、浙江、安徽、江苏、山东	45	龙角	山东、安徽
16	东壁土	上海、福建、江西、浙江、安徽、江苏、山东	46	炉甘石	江西、浙江、安徽
17	鹅管石	上海、福建、江西、浙江、安徽、山东	47	卤碱（盐卤）	上海、福建、江西、浙江、安徽、江苏、山东
18	方解石	江西、江苏、浙江、安徽	48	绿青（孔雀石）	上海、福建、江西、浙江、安徽、江苏、山东
19	粉霜（升汞）	浙江	49	绿盐	上海、福建、江西、浙江、安徽、江苏、山东
20	伏龙肝	上海、福建、江西、浙江、安徽、江苏、山东	50	玛瑙（马脑）	上海、福建、江西、浙江、安徽、江苏、山东
21	浮石（海浮石、小海浮石）	上海、福建、江西、浙江、安徽、江苏、山东	51	麦饭石	上海、福建、江西、浙江、安徽、江苏、山东
22	甘土	福建、江苏、浙江	52	芒硝（马牙硝）	上海、福建、江西、浙江、安徽、江苏、山东
23	光明盐	安徽、山东、江苏	53	蒙脱石	上海、福建、江西、浙江、安徽、江苏、山东
24	寒水石（北寒水石、南寒水石）	福建、江西、浙江、安徽、江苏、山东	54	密陀僧	上海、福建、江西、浙江、安徽、江苏、山东
25	红粉（升药）（三仙丹）	江苏、山东	55	硼砂	浙江、安徽
26	红升丹	山东	56	膨润土	上海、福建、江西、浙江、安徽、江苏、山东
27	琥珀	福建	57	砒石（信石）	江西、安徽
28	花蕊石	江西、江苏、浙江、安徽	58	砒霜	江西、安徽
29	滑石	上海、福建、江西、浙江、安徽、江苏、山东	59	朴硝（朴消）	上海、福建、江西、浙江、安徽、江苏、山东
30	黄矾	江苏、安徽、江西	60	铅	福建、江苏、江西
31	黄石脂	江苏、江西、安徽	61	铅丹（黄丹）（红丹）	上海、福建、江西、浙江、安徽、江苏、山东
32	黄升	江苏	62	铅粉（粉锡）	福建、江苏、江西、浙江
33	姜石	江苏	63	铅灰	福建
34	金箔（金）	上海、福建、江西、浙江、安徽、江苏、山东	64	铅霜	上海、福建、江西、浙江、安徽、江苏、山东

(续表)

序号	矿物药种类	历史分布	序号	矿物药种类	历史分布
65	青礞石	江西、江苏、山东、浙江、福建	93	锡	江苏、江西
66	轻粉	上海、福建、江西、浙江、安徽、江苏、山东	94	锡石(锡矿)	江西
67	秋石	上海、福建、江西、浙江、安徽、江苏、山东	95	咸秋石	江苏、安徽、山东
68	乳花	上海、福建、江西、浙江、安徽、江苏、山东	96	硝石(火硝)(消石)	上海、福建、江西、浙江、安徽、江苏、山东
69	软滑石	江西	97	小灵丹	江苏、山东
70	蛇含石	江西、浙江、安徽、江苏、山东	98	雄黄	浙江、江西、安徽
71	升药底	江苏	99	玄精石	江西、浙江、安徽、江苏、山东
72	石鳖	上海、福建、安徽、江苏、山东	100	玄明粉	上海、福建、江西、浙江、安徽、江苏、山东
73	石床	上海、福建、江西、浙江、安徽、江苏、山东	101	盐胆水	福建、江苏、浙江、山东、安徽
74	石膏	上海、福建、江西、浙江、安徽、江苏、山东	102	阳起石	福建、江西、浙江、安徽、江苏、山东
75	石灰	上海、福建、江西、浙江、安徽、江苏、山东	103	阴起石	上海、福建、江西、浙江、安徽、江苏、山东
76	石脑油	江西、浙江、江苏、山东	104	殷孽	上海、福建、江西、浙江、安徽、江苏、山东
77	石炭	上海、福建、江西、浙江、安徽、江苏、山东	105	银箔(银)	江西、江苏、浙江、安徽
78	石蟹	上海、福建、安徽、江苏、山东	106	银朱	上海、福建、江西、浙江、安徽、江苏、山东
79	石燕	江西、江苏、浙江	107	禹余粮(褐铁矿、石中黄)	上海、福建、江西、浙江、安徽、江苏、山东
80	食盐(海盐)	上海、福建、江西、浙江、安徽、江苏、山东	108	玉	江苏
81	水银	江苏、江西、福建	109	礜石(特生礜石)	上海、福建、江西、浙江、安徽、江苏、山东
82	铁	上海、福建、江西、浙江、安徽、江苏、山东	110	云母(银精石、云母石)	上海、福建、江西、浙江、安徽、江苏、山东
83	铁粉	江苏、安徽、山东、浙江	111	皂矾(绿矾)	上海、福建、江西、浙江、安徽、江苏、山东
84	铁华粉	上海、福建、江西、浙江、安徽、江苏、山东	112	曾青	上海、福建、江西、浙江、安徽、江苏、山东
85	铁浆	浙江、安徽、江苏、山东	113	赭石(代赭石)	上海、福建、江西、浙江、安徽、江苏、山东
86	铁精	浙江、安徽、江苏、山东	114	针砂	上海、福建、江西、浙江、安徽、江苏、山东
87	铁落(铁屑)	上海、福建、江西、浙江、安徽、江苏、山东	115	正长石	浙江
88	铁锈	上海、福建、江西、浙江、安徽、江苏、山东	116	钟乳石	上海、福建、江西、浙江、安徽、江苏、山东
89	铜绿	上海、福建、江西、浙江、安徽、江苏、山东	117	朱砂(丹砂)	安徽、浙江、江西
90	土黄	上海、福建、江西、浙江、安徽、江苏、山东	118	紫硇砂	安徽、山东
91	万年灰	上海、福建、江西、浙江、安徽、江苏、山东	119	紫萤石(紫石英)	上海、福建、江西、浙江、安徽、江苏、山东
92	无名异	福建、江西、浙江、安徽、江苏、山东	120	紫铜矿	福建、浙江、江西
			121	自然铜	上海、福建、江西、浙江、安徽、江苏、山东

华东地区矿物药品种在各省(直辖市)的分布情况见图5-7,该图展示了文献资料中记载的华东地区不同省(直辖市)特有和共有的矿物药品种。

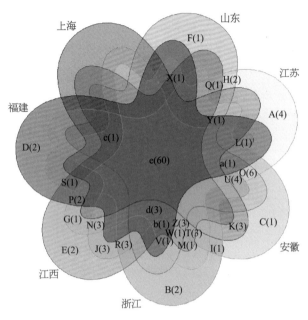

图5-7　文献记载中华东地区矿物药品种各省(直辖市)分布维恩图

图中括号内数字表示该区域矿物药品种个数。A(江苏,4):黄升、姜石、升药底、玉;B(浙江,2):粉霜(升汞)、正长石;C(安徽,1):枯矾;D(福建,2):琥珀、铅灰;E(江西,2):软滑石、锡石(锡矿);F(山东,1):红升丹;G(江苏、江西,1):锡;H(江苏、山东,2):红粉(升药)(三仙丹)、小灵丹;I(浙江、安徽,1):硼砂;J(安徽、江西,3):雌黄、砒石(信石)、砒霜;K(安徽、山东,3):大青盐、龙角、紫硇砂;L(江苏、浙江、福建,1):甘土;M(江苏、浙江、江西,1):石燕;N(江苏、安徽、江西,3):胆矾(石胆)、黄矾、黄石脂;O(江苏、安徽、山东,6):光明盐、理石、硫黄、龙齿(煅龙齿)、龙角、咸秋石;P(江苏、福建、江西,2):铅、水银;Q(江苏、江西、山东,1):空青;R(浙江、安徽、江西,3):炉甘石、雄黄、朱砂(丹砂);S(浙江、福建、江西,1):紫铜矿;T(江苏、浙江、安徽、江西,3):方解石、花蕊石、银箔(银);U(江苏、浙江、安徽、山东,4):铁粉、铁浆、铁精、长石(硬石膏);V(江苏、浙江、福建、江西,1):铅粉(粉锡);W(江苏、浙江、江西、山东,1):石脑油;X(江苏、福建、江西、山东,1):不灰木;Y(上海、江苏、安徽、福建、山东,1):石蟹;Z(江苏、浙江、安徽、江西、山东,3):金精石、蛇含石、玄精石;a(江苏、浙江、福建、安徽、山东,1):盐胆水;b(江苏、浙江、福建、江西、山东,1):青礞石;c(上海、浙江、安徽、福建、江西、山东,1):鹅管石;d(江苏、浙江、安徽、福建、江西、山东,3):寒水石(北寒水石、南寒水石)、无名异、阳起石;e(上海、江苏、浙江、安徽、福建、江西、山东,60):白垩、白矾(明矾)、白降丹、白石英(石英、水晶)、白石脂、扁青(蓝铜矿)、曾青、赤石脂、赤铜屑、磁石(慈石)、地浆、东壁土、伏龙肝、浮石(海浮石、小海浮石)、滑石、金箔(金)、金礞石、井底泥、孔公孽、卤碱(盐卤)、绿青(孔雀石)、绿盐、玛瑙(马脑)、麦饭石、芒硝(马牙硝)、蒙脱石、密陀僧、膨润土、朴硝(朴消)、铅丹(黄丹)(红丹)、铅霜、轻粉、秋石、乳花、石床、石膏、石灰、石炭、食盐(海盐)、铁、铁华粉、铁落(铁屑)、铁锈、铜绿、土黄、万年灰、硝石(火硝)(消石)、玄明粉、阴起石、殷孽、银朱、禹余粮(褐铁矿、石中黄)、礜石(特生礜石)、云母(银精石、云母石)、皂矾(绿矾)、赭石(代赭石)、针砂、钟乳石、紫萤石(紫石英)、自然铜。

二、华东地区药用矿产资源种类分布现状

根据华东地区各省(直辖市)县区政府官网矿产资源记载及实地调研结果,对目前华东地区现有的药用矿产资源分布情况进行分析总结。

目前华东地区现有分布的药用矿产资源矿产品种有37种,分别为:方解石、浮石、高岭石、高岭土、汞矿、磷矿、滑石、黄土、自然金、硫矿、卤水、玛瑙、芒硝、煤矿、锰矿、明矾石、硼砂、膨润土、铅矿、蛇纹石、石膏、石灰、石棉、石英、石英二长斑岩、石油、铁矿、铜矿、锡石、锌矿、盐矿、自然银、萤石、硬石膏、玉石、云母、蛭石。各药用矿产资源矿种分布情况详见表5-14;各药用矿产资源矿产品种在华东地区各省(直辖市)的分布情况如图5-8所示。

目前华东地区现有生产的矿物药品种有115种,分别为:白垩、白矾、白降丹、白石英、白石脂、扁青、不灰木、曾青、赤石脂、赤铜屑、磁石、雌黄、大青盐、胆矾、地浆、地蜡、鹅管石、方解石、伏龙肝、浮石、甘土、光明盐、寒水石、红宝石、红粉(升药)、红升丹、花蕊石、滑石、黄矾、黄石脂、姜石、金箔、金刚石、金精石、金礞石、空青、理石、灵砂、硫黄、龙齿、龙骨、龙角、炉甘石、卤碱、绿青、绿盐、玛瑙、麦饭石、芒硝、蒙脱石、密陀僧、硼砂、砒石、砒霜、朴硝、铅、铅丹(黄丹)、铅粉、铅灰、铅霜、青礞石、青铜、轻粉、秋石、蛇含石、升药底、石鳖、石膏、石灰、石脑油、石炭、石蟹、石燕、食盐、水银、铁、铁粉、铁华粉、铁浆、铁精、铁落、铁锈、红铜、铜绿、万年灰、文石、无名异、锡、锡石、咸秋石、响铜、硝石(火硝)、小灵丹、锌、雄黄、玄精石、玄明粉、阳起石、氧化锡、阴起石、银箔、禹余粮、玉、礜石、云母、皂矾(绿矾)、长石(硬石膏)、赭石、针砂、钟乳石、朱砂、紫硇砂、紫萤石(紫石英)、紫铜矿、自然铜。

表5-14 华东地区药用矿产资源矿种分布情况

序号	药用矿产[1]	行 政 区[2]
1	盐矿	定远县、丰县、沛县、金坛区、清江浦区、淮阴区、淮安区、樟树市、新干县、南康区、利津县、河口区、岱岳区、肥城市
2	芒硝	定远县、泗县、琅琊区、丰县、金坛区、清江浦区、淮阴区、淮安区、洪泽区、泗阳县、新干县
3	卤水	城阳区、东营区、垦利区、广饶县、莱州市、昌邑市
4	硼砂	长兴县
5	滑石	莆田市、清流县、建瓯市、政和县、宁化县、宿松县、莱阳市、栖霞市、海阳市、泰山区、文登区、柴桑区、信州区、铅山县、永丰县、芦溪县
6	蛇纹石	莆田市、顺昌县、建阳区、政和县、歙县、五河县、宿松县、望江县、东海县、新沂市、招远市、岚山区、弋阳县、德兴市、东乡区
7	石棉	五河县、潜山县、祁门县、舒城县、宁国市、莱阳市、海阳市、昌乐县、文登区、岚山区
8	蛭石	霞浦县、太湖县、岳西县、新沂市、东海县、南康区、周村区、泰山区、宁田县、文登区
9	石膏	庐江县、无为县、雨山区、当涂县、和县、杜集区、濉溪县、铜陵市、怀宁县、定远县、贵池、含山县、琅琊区、邳州市、栖霞区、洪泽区、武宁县、泰和县、万安县、安福县、会昌县、永新县、贵溪市、周村区、薛城区、台儿庄区、岱岳区、肥城市、宁阳县、兰陵县、平邑县
10	硬石膏	无为县、庐江县、含山县、新沂市
11	方解石	明溪县、将乐县、南陵县、铜陵市、怀宁县、贵池、东至县、青阳县、宣州区、广德县、泾县、无为县、大通区、谢家集区、大观区、萧县、定远县、石台县、溧阳市、丹徒区、句容市、桐庐县、淳安县、建德市、富阳区、临安区、长兴县、衢江区、常山县、宁阳县、婺源县、丰城市
12	石灰	将乐县、永安县、长汀县、永定区、顺昌县、长丰县、南陵县、来安县、全椒县、东至县、青阳县、无为县、五河县、怀远县、田家庵区、凤台县、宣州区、泾县、灵璧县、埇桥区、天长市、繁昌县、金坛区、江宁区、丹徒区、句容市、栖霞区、六合区、梁溪区、铜山区、丹徒区、京口区、盱眙县、贾汪区、金坛区、宜兴市、邳州市、溧阳市、丹阳市、桐庐县、淳安县、建德市、富阳区、临安区、常山县、开化县、江山市、周村区、薛城区、牟平区、蓬莱市、莱阳市、栖霞市、海阳市、临朐县、昌乐县、青州市、安丘市、兖州区、微山县、汶上县、泰山区、岱岳区、肥城市、宁阳县、罗庄区、郯城县、兰陵县、平邑县、新建区、进贤县、濂溪区、柴桑区、德安县、湖口县、彭泽县、武宁县、修水县、瑞昌市、庐山市、广丰区、玉山县、铅山县、鄱阳县、乐安县、南城县、资溪县、东乡区、宜黄县、袁州区、上高县、吉州区、井冈山市、吉安县、永丰县、吉水县、泰和县、安福县、永新县、章贡区、赣县区、南康区、大余县、信丰县、龙南县、寻乌县、于都县、兴国县、瑞金市、会昌县、宁都县、乐平市、安源区、湘东区、莲花县、上栗县、芦溪县、渝水区、分宜县、余江区、贵溪市
13	磷矿	延平区、政和县、肥东县、凤台县、宿松县、雨花台区、当涂县、江宁区、海州区、沭阳县、桐庐县、富阳区、临安区、诸暨市、常山县、江山市、开化县、龙游县、莱芜区、周村区、薛城区、莱阳市、招远市、栖霞市、文登区、荣成市、柴桑区、德安县、武宁县、瑞昌市、信州区、广丰区、弋阳县、广昌县、吉水县、万安县、信丰县、定南县、寻乌县、瑞金市、会昌县、石城县、宁都县、莲花县、上栗县
14	萤石	明溪县、清流县、宁化县、大田县、尤溪县、沙县、将乐县、永安市、安溪县、顺昌县、光泽县、松溪县、邵武市、建阳区、武夷山市、上杭县、延平区、南平市、武平县、庐江县、巢湖市、含山县、黄山区、歙县、休宁县、裕安区、舒城县、金寨县、霍山县、贵池区、青阳县、郎溪县、广德县、绩溪县、旌德县、宁国市、无为县、蚌山区、黟县、义乌市、东阳市、武义县、磐安县、上虞区、绍兴、嵊州市、新昌县、余姚市、奉化区、象山县、天台县、临海市、仙居县、台州、德清县、文成县、莲都区、云和县、缙云县、遂昌县、松阳县、衢江区、常山县、开化县、鄞州区、新昌县、诸暨市、德清县、临海市、崂山区、胶州市、周村区、滕州市、招远市、郯城县、德安县、湖口县、广丰区、玉山县、铅山县、乐安县、广昌县、南城县、资溪县、井冈山市、永丰县、万安县、遂川县、章贡区、赣县区、南康区、信丰县、龙南市、兴国县、瑞金市、会昌县、石城县、宁都县、浮梁县、贵溪市
15	明矾石	福州市、闽侯县、仙游县、莆田市、永春县、平和县、寿宁县、庐江县、无为县、雨花台区、枞阳县、霍山县、雨山区、松阳县、瓯海区、萧山区、虎丘区、鄞州区、萧山区、瑞安市、永嘉县、平阳县、苍南县、莒南县
16	高岭石	铜山区、溧水区、江宁区
17	云母	将乐县、泰宁县、建宁县、松溪县、潜山县、南谯县、全椒县、明光市、东海县、沭阳县、富阳区、庆元县、松阳县、崂山区、莱阳市、文登区、庐山市、广昌县、资溪县、东乡区、铜鼓县、石城县、宁都县
18	高岭土	晋安区、闽清县、永泰县、仙游县、宁化县、大田县、尤溪县、泰宁县、将乐县、建宁县、永安市、安溪县、永春县、德化县、晋江市、南安市、芗城区、云霄县、漳浦县、南靖县、华安县、龙海市、延平区、建瓯市、长汀县、漳平市、武平县、宁德市、屏南县、周宁县、柘荣县、庐江县、繁昌县、谢家集区、当涂县、杜集区、濉溪县、埇桥区、萧县、宣州区、八公山区、凤台县、雨花台区、烈山区、太湖县、郎溪县、泾县、灵璧县、金寨县、铜山区、江宁区、溧水区、常熟市、萧山区、富阳区、余杭区、淳安县、临海市、宁海县、鄞州区、鹿城区、龙湾区、瓯海区、瑞安市、永嘉县、平阳县、文成县、泰顺县、诸暨市、武义县、磐安县、天台县、松阳县、青田县、云和县、招远市、汶上县、文登区、新建区、濂溪区、都昌县、庐山市、广丰区、临川区、广昌县、黎川县、东乡区、宜黄县、袁州区、宜丰县、铜鼓县、丰城市、吉安县、新干县、遂川县、南康区、安远县、兴国县、瑞金市、会昌县、石城县、宁都县、浮梁县、湘东区

（续表）

序号	药用矿产[1]	行　政　区[2]
19	膨润土	连城县、武平县、繁昌县、义安区、屯溪区、徽州区、休宁县、来安县、明光市、裕安区、宁国市、歙县、来安县、定远县、金安区、宣州区、庐江县、琅琊区、金安区、六合区、金坛区、盱眙县、丹徒区、句容市、临安区、余杭区、长兴县、安吉县、常山县、江山市、缙云县、即墨区、胶州市、莱西市、莱阳市、坊子区、昌乐县、安丘市、昌邑市、五莲县、广丰区、玉山县、信丰县、定南县、乐平市、安源区
20	石英	三元区、尤溪县、永安市、邵武市、连城县、闽侯县、宁化县、大田县、沙县、将乐县、建宁县、洛江区、德化县、华安县、顺昌县、光泽县、松溪县、建瓯市、建阳区、新罗区、长汀县、武平县、连城县、宁德市、霞浦县、寿宁县、政和县、延平区、大观区、怀宁县、休宁县、凤阳县、泗县、太湖县、祁门县、青阳县、绩溪县、旌德县、潜山县、贵池区、无为县、南陵县、五河县、大通区、郊区、宜秀区、宿松县、岳西县、颍上县、明光市、来安县、定远县、霍山县、金寨县、舒城县、泾县、石台县、肥东县、新沂市、宿豫区、赣榆区、泗阳县、丹阳市、泰兴市、南丰镇、常熟市、扬州市、六合区、杨舍镇、溧阳市、宜兴市、浦口区、江宁区、邳州市、桐庐县、镇海区、平阳县、长兴县、安吉县、绍兴市、诸暨市、余杭区、云和县、富阳区、泰顺县、兴平市、长清区、崂山区、胶州市、薛城区、滕州市、牟平区、昌乐县、昌邑市、汶上县、岱岳区、宁阳县、文登区、荣成市、阳信县、齐河县、临沭县、新建区、柴桑区、湖口县、彭泽县、武宁县、修水县、庐山市、万年县、余干县、临川区、乐安县、东乡区、宜黄县、奉新县、丰城市、青原区、永丰县、永新县、龙南市、浮梁县、乐平市、芦溪县、渝水区、分宜县、余江区
21	浮石	明光市
22	石英二长斑岩	信丰县
23	玛瑙	信丰县
24	玉石	华安县、漳州市、漳平市
25	锰矿	闽清县、清流县、大田县、将乐县、永安市、安溪县、得化市、南安县、新罗区、永定县、武平县、连城县、漳平市、霞浦县、新罗区、上杭县、铜陵市、贵池区、东至县、石台县、青阳县、宣州区、栖霞区
26	铁矿	思明区、大田县、宁化县、尤溪县、梅列区、将乐县、清水乡、安溪县、德化县、政和县、延平区、邵武市、新罗区、永定县、上杭县、连城县、漳平市、建阳区、松溪县、周宁县、长汀县、马尾区、石狮市、龙文区、肥东县、庐江县、巢湖市、繁昌县、芜湖县、南陵县、无为县、蚌埠市、怀远县、五河县、花山区、博望区、雨山区、含山区、当涂县、和县、歙县、烈山区、杜集区、濉溪县、铜陵市、枞阳县、宜秀区、怀宁县、岳西县、桐城市、黄山市、琅琊区、天长市、明光市、颍上县、霍邱县、舒城、金寨县、霍山县、大别山区、蒙城县、贵池区、砀山县、桃江县、东至县、青阳县、宣州区、泾县、郎溪县、广德县、宁国市、雨花台区、六合区、江宁区、宜兴市、沛县、铜山区、溧阳市、虎丘区、海门市、丹徒区、句容市、富阳区、余杭区、建德市、淳安县、宁海县、吴兴区、长兴县、安吉县、绍兴市、新昌县、诸暨市、元庆区、龙泉市、景宁县、三门县、历城区、莱芜区、钢城区、平阴县、莱西市、周村区、桓台县、薛城区、福山区、牟平区、莱州市、招远市、海阳市、临朐县、青州市、昌邑市、鱼台县、金乡县、汶上县、岱岳区、宁阳县、文登区、乳山市、岚山区、罗庄区、郯城县、兰陵县、莒南县、新建区、进贤县、柴桑区、德安县、湖口县、武宁县、瑞昌市、广丰区、玉山县、铅山县、弋阳县、余干县、临川区、南城县、资溪县、东乡区、袁州区、铜鼓县、丰城市、新干县、峡江县、吉水县、万安县、安福县、永新县、上犹县、南康区、信丰县、安远县、寻乌县、于都县、兴国县、瑞金市、会昌县、石城县、宁都县、湘东区、莲花县、上栗县、芦溪县、渝水区、分宜县、余江区、贵溪市、永丰县、宜黄县、上高县、黟县
27	铜矿	大田县、尤溪县、将乐县、德化县、南靖县、平和县、延平区、松溪县、政和县、邵武市、建瓯市、商城县、连城县、宁德市、武平县、清流县、宁化县、安溪县、顺昌县、武夷山市、建阳区、新罗区、永定县、庐江县、巢湖市、繁昌县、南陵县、芜湖县、无为县、五河县、含山县、当涂县、花山区、雨山区、博望区、烈山区、濉溪县、铜陵市、枞阳县、怀宁县、歙县、休宁县、祁门县、琅琊区、全椒县、凤阳县、金寨县、蒙城县、贵池区、石台县、东至县、青阳县、泾县、宣州区、郎溪县、绩溪县、宁国市、江宁区、六合区、溧水区、铜山区、溧阳市、吴中区、句容市、栖霞区、丹徒区、南丰镇、萧山区、余杭区、建德市、淳安县、富阳区、欧海区、平阳县、文成县、绍兴市、嵊州市、新昌县、诸暨市、东阳市、常山县、龙游县、岱山县、龙泉市、遂昌县、松阳县、景宁县、莱芜区、钢城区、周村区、桓台县、福山区、牟平区、招远市、海阳市、临朐县、昌乐县、文登区、荣成市、岚山区、五莲县、邹平市、河东区、进贤县、柴桑区、永修县、德安县、湖口县、彭泽县、武宁县、瑞昌市、玉山县、铅山县、弋阳县、德兴市、万年县、乐安县、南城县、资溪县、黎川县、东乡区、袁州区、上高县、铜鼓县、井冈山市、新干县、永丰县、万安县、遂川县、安福县、永新县、章贡区、赣县区、上犹县、南康区、大余县、信丰县、龙南市、安远县、寻乌县、于都县、瑞金市、会昌县、石城县、于都县、浮梁县、湘东区、上栗县、渝水区、贵溪市
28	锌矿	闽清县、永泰县、涵江区、清流县、宁化县、大田县、永春县、尤溪县、梅列区、将乐县、建宁县、永安市、安溪县、得化县、漳浦县、诏安县、长泰县、南靖县、平和县、延平区、顺昌县、政和县、松溪县、邵武市、武夷山市、建瓯市、建阳区、新罗区、上杭县、连城县、漳平市、周宁市、南平市、宁德市、庐江县、繁昌县、南陵县、无为县、当涂县、雨山区、铜官区、枞阳县、郊区、义安区、怀宁县、徽州区、休宁县、祁门县、凤阳县、金寨县、蒙城县、贵池区、东至县、石台县、青阳县、宣州区、泾县、绩溪县、旌德县、宁国市、栖霞区、江宁区、虎丘区、吴中区、句容市、富阳区、建德市、淳安县、奉化区、象山县、宁海县、欧海区、永嘉县、瑞安市、嵊州市、长兴县、上虞区、绍兴市、诸暨市、东阳市、衢江区、常山县、开化县、龙游县、定海县、岱山县、天台县、青田县、龙泉市、庆元县、遂昌县、松阳县、景宁县、临海市、黄岩县、仙居县、天台县、三门县

（续表）

序号	药用矿产[1]	行 政 区[2]
29	汞矿	黟县、临安区、武宁县
30	铅矿	闽清县、永泰县、莆田市、清流县、大田县、尤溪县、将乐县、建宁县、永安市、安溪县、永春县、得化县、漳浦县、绍安县、长泰县、平和县、延平区、顺昌县、松溪县、政和县、邵武市、武夷山市、建瓯市、建阳区、新罗市、连城县、漳平市、周宁市、福鼎县、屏南县、永定县、庐江县、繁昌县、南陵县、无为县、五河县、雨山区、博望区、当涂县、铜官区、含山县、枞阳县、郊区、义安区、怀宁县、徽州区、休宁县、祁门县、凤阳县、金寨县、蒙城县、贵池区、东至县、石台县、青阳县、宣州区、泾县、绩溪县、旌德县、宁国市、栖霞区、江宁区、溧水区、虎丘区、吴中区、丹徒区、句容市、丹阳市、富阳区、建德市、淳安县、奉化区、象山县、宁海县、欧海区、永嘉县、瑞安市、嵊州市、长兴县、上虞区、诸暨市、东阳市、衢江区、常山县、开化县、龙游县、定海县、岱山县、天台县、青田县、龙泉市、庆元县、遂昌县、松阳县、景宁县、临海市、黄岩县、仙居县、天台县、三门县、福山区、牟平区、招远市、栖霞市、海阳市、汶上县、荣成市、五莲县、湖口县、武宁县、瑞昌市、铅山县、横峰县、弋阳县、德兴市、万年县、黎川县、东乡区、袁州区、丰城市、安福县、永新县、章贡区、上犹县、大余县、信丰县、安远县、寻乌县、会昌县、石城县、宁都县、上栗县、芦溪县、贵溪市
31	自然金	闽侯县、德化县、尤溪县、建宁县、政和县、建瓯市、建阳区、上杭县、永泰县、平和县、邵武市、武夷山市、连城县、周宁县、武平县、巢湖市、芜湖县、南陵县、五河县、当涂县、烈山区、濉溪县、义安区、枞阳县、郊区、铜官区、怀宁县、休宁县、琅琊区、南谯区、全椒县、定远县、凤阳县、明光市、霍山县、蒙城县、贵池区、石台县、东至县、青阳县、泾县、绩溪县、宁国市、庐江县、繁昌县、无为县、雨山区、徽州区、宣州区、江宁区、溧水区、句容市、长兴县、绍兴市、新昌县、诸暨市、东阳市、江山市、龙泉市、遂昌县、建德市、永嘉县、平阳县、上虞区、武义县、天台县、莱芜区、钢城区、平阴县、莱西市、周村区、牟平区、蓬莱区、莱州市、栖霞市、海阳市、临朐县、汶上县、泰山区、岱岳区、宁阳县、文登区、荣成市、乳山市、岚山区、五莲县、邹平区、河东区、郯城县、莒南县、平邑县、临沭县、进贤县、柴桑区、德安县、都昌县、湖口县、彭泽县、修水县、瑞昌市、铅山县、德兴市、万年县、乐安县、广昌县、南城县、黎川县、东乡区、宜黄县、原州区、铜鼓县、丰城市、井冈山市、新干县、永丰县、峡江县、吉水县、万安县、遂川县、安福县、永新县、章贡区、赣县区、上犹县、南康区、信丰县、龙南市、安远县、寻乌县、于都县、兴国县、瑞金市、会昌县、浮梁县、湘东区、上栗县、芦溪县、渝水区、分宜县、贵溪市
32	自然银	永泰县、福清市、涵江区、莆田市、清流县、永春县、尤溪县、将乐县、德化县、平和县、政和县、武夷山市、建阳区、连城县、霞浦县、周宁县、柘荣县、建瓯市、福鼎市、武平县、闽清县、大田县、泰宁县、漳浦县、建宁县、永安市、延平区、顺昌县、松溪县、连城县、上杭县、庐江县、繁昌县、南陵县、无为县、五河县、雨山区、烈山区、濉溪县、铜官区、枞阳县、郊区、义安区、怀宁县、徽州区、黄山区、祁门县、休宁县、琅琊区、全椒县、凤阳县、明光市、金寨县、霍山县、蒙城县、贵池区、东至县、石台县、青阳县、宣州区、泾县、绩溪县、宁国市、栖霞区、溧水区、吴中区、句容市、富阳区、建德市、淳安县、宁海县、萧山区、永嘉县、平阳县、长兴县、嵊州市、绍兴市、新昌县、诸暨市、武义县、东阳市、衢江区、常山县、开化县、龙游县、龙泉市、庆元县、遂昌县、松阳县、象山县、景宁县、临海市、黄岩县、仙居县、天台县、三门县、周村区、牟平区、招远市、临朐县、文登区、荣成市、乳山市、岚山区、兰陵县、柴桑区、德安县、湖口县、彭泽县、瑞昌市、铅山县、德兴市、万年县、乐安县、广昌县、宜黄县、丰城市、永丰县、峡江县、吉水县、万安县、章贡区、上犹县、南康区、龙南市、安远县、于都县、瑞金市、会昌县、浮梁县、湘东区、贵溪市
33	硫矿	闽清县、大田县、尤溪县、将乐县、安溪县、顺昌县、建瓯市、政和县、连城县、邵武市、福安市、福鼎市、漳平市、上杭县、武平县、庐江县、鸠江区、南陵县、无为县、五河县、濉溪县、雨山区、当涂县、铜官区、义安区、枞阳县、怀宁县、祁门县、金寨县、贵池区、青阳县、宣州区、泾县、绩溪县、宁国市、句容市、江宁区、萧山区、建德市、淳安县、上虞区、龙游县、莲都区、龙泉市、遂昌县、临海市、天台县、岱岳区、瑞昌市、铅山县、弋阳县、丰城市、宁都县、莲花县、上栗县
34	锡石	龙海市、云霄县、德化县、宁化县、延平区、邵武市、武夷山市、漳平市、长汀县、武平县
35	煤矿	三元区、明溪县、连城县、清流县、宁化县、大田县、尤溪县、将乐县、沙县、永安区、安溪县、永春县、德化县、永定区、邵武市、建瓯市、新罗区、漳平市、武夷山市、浦城县、武平县、梅列区、繁昌县、南陵县、无为县、谢家集区、凤台县、含山县、和县、烈山区、杜集区、濉溪县、铜官区、枞阳县、义安区、宜秀区、宿松县、颍东区、颍上县、埇桥区、砀山县、萧县、谯城区、涡阳县、蒙城县、贵池区、东至县、青阳县、宣州区、广德县、宁国市、戈江区、郊区、太湖县、望江县、黄山区、徽州区、歙县、泾县、石台县、利辛县、庐江县、巢湖市、怀宁县、灵璧县、江宁区、高淳区、江阴市、宜兴市、锡山区、丰县、沛县、贾汪区、铜山区、九里区、武进区、金坛区、溧阳市、吴中区、常熟市、张家港市、江都区、丹徒区、句容市、靖江市、如皋市、桐庐县、建德市、淳安县、吴兴区、长兴县、广德县、安吉县、新昌县、义乌市、常山县、衢江区、江山市、开化县、龙游县、天台县、进贤县、柴桑区、德安县、彭泽县、武宁县、瑞昌市、广丰区、铅山县、弋阳县、万年县、余干县、临川区、乐安县、南城县、东乡区、袁州区、上高县、宜丰县、丰城市、吉州区、青原区、井冈山市、吉安县、永丰县、峡江县、吉水县、安福县、永新县、赣县区、上犹县、崇义县、南康区、信丰县、龙南市、兴国县、瑞金市、会昌县、石城县、宁都县、昌江区、浮梁县、乐平市、安源区、湘东区、莲花县、上栗县、芦溪县、渝水区、分宜县、余江区、贵溪市、历城区、济阳区、莱芜区、钢城区、周村区、桓台县、薛城区、台儿庄区、山亭区、滕州市、河口区、广饶县、坊子区、临朐县、昌乐县、任城区、兖州区、微山县、鱼台县、金乡县、汶上县、宁阳县、齐河县、罗庄区、郯城县、定陶区、巨野县
36	石油	无为县、颍泉区、太和县、明光市、望江县、颍东区、天长市、琅琊区、金安区、涡阳县、兴化市、高邮市、仪征市、东台市、泗阳县、江都区、邗江区、金湖县、洪泽区、盱眙县、钟楼区、洞头区、济阳区、商河县、桓台县、高青县、东营区、河口区、垦利区、广饶县、利津县、昌邑市、鱼台县、阳信县、博兴县、邹平市、齐河县、东明县
37	黄土	栖霞区、宜兴市、姜堰区

注：1. 药用矿产资源品种；2. 分布的县级及县级以上行政区。

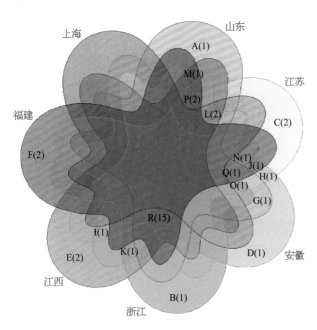

图 5-8 华东地区药用矿产资源矿产品种各省
（直辖市）分布维恩图

图中括号内数字表示该区域矿产资源矿产品种个数。A（山东，1）：卤水；B（浙江，1）：硼砂；C（江苏，2）：高岭石、黄土；D（安徽，1）：浮石；E（江西，2）：石英二长斑岩、玛瑙；F（福建，2）：玉石、锡石；G（安徽、山东，1）：石棉；H（安徽、江苏，1）：硬石膏；I（安徽、江苏、江西，1）：芒硝；J（福建、安徽、江苏，1）：锰矿；K（安徽、浙江、江西，1）：汞矿；L（安徽、江苏、江西、山东，2）：盐矿、石膏；M（福建、安徽、山东、江西，1）：滑石；N（福建、安徽、江苏、浙江，1）：锌矿；O（安徽、江苏、浙江、山东，1）：石油；P（福建、安徽、江苏、山东、江西，2）：蛇纹石、蛭石；Q（福建、安徽、江苏、浙江、山东，1）：明矾石；R（福建、安徽、江苏、浙江、山东、江西，15）：方解石、石灰、磷矿、萤石、云母、高岭土、膨润土、石英、铁矿、铜矿、铅矿、自然金、自然银、硫矿、煤矿。

■ 三、华东地区矿物药品种分布概况

华东地区地域辽阔，地质条件多样，药用矿产资源丰富。此次较为系统地对华东地区矿物药品种进行调查，最终得到分布于华东地区的 131 种矿物药品种及其资源分布情况。131 个矿物药品种为：白

垩、白矾、白降丹、白石英、白石脂、扁青、不灰木、曾青、赤石脂、赤铜屑、磁石、雌黄、大青盐、胆矾、地浆、地蜡、东壁土、鹅管石、方解石、粉霜（升汞）、伏龙肝、浮石、甘土、光明盐、寒水石、红宝石、红粉（升药）、红升丹、琥珀、花蕊石、滑石、黄矾、黄石脂、黄升、姜石、金箔、金刚石、金精石、金礞石、井底泥、空青、孔公蘖、枯矾、理石、灵砂、硫黄、龙齿、龙骨、龙角、炉甘石、卤碱、绿青、绿盐、玛瑙、麦饭石、芒硝、蒙脱石、密陀僧、硼砂、膨润土、砒石、砒霜、朴硝、铅、铅丹（黄丹）、铅粉、铅灰、铅霜、青礞石、青铜、轻粉、秋石、乳花、软滑石、蛇含石、升药底、石鳖、石床、石膏、石灰、石脑油、石炭、石蟹、石燕、食盐、水银、铁、铁粉、铁华粉、铁浆、铁精、铁落、铁锈、红铜、铜绿、土黄、万年灰、文石、无名异、锡、锡石、咸秋石、硝石（火硝）、小灵丹、锌、雄黄、玄精石、玄明粉、盐胆水、阳起石、氧化锡、阴起石、殷蘖、银箔、银朱、禹余粮、玉、磐石、云母、皂矾（绿矾）、长石（硬石膏）、赭石、针砂、正长石、钟乳石、朱砂、紫硇砂、紫萤石（紫石英）、紫铜矿、自然铜。

按阳离子分类分属种数如下：（1）钠化合物类 9 种，（2）钾化合物类 2 种，（3）镁化合物类 8 种，（4）钙化合物类 25 种，（5）铝化合物类 11 种，（6）硅化合物类 8 种，（7）锰化合物类 1 种，（8）铁及其化合物类 15 种，（9）铜及其化合物类 11 种，（10）锌及其化合物类 2 种，（11）砷化合物类 6 种，（12）汞及其化合物类 11 种，（13）铅及其化合物类 6 种，（14）自然元素类 5 种，（15）其他化合物类 11 种，华东地区矿物药品种及其分布情况详见表 5-15。

华东地区矿物药品种在各省（直辖市）的分布情况如图 5-9 所示，该图展示了华东地区不同省（直辖市）特有的和共有的矿物药品种。

表 5-15 华东地区矿物药品种目录与分布

序号	药材名	药材拉丁名	来源	原矿物（或组成）	分布	备注
一、钠化合物类（9 种）						
1	食盐	Natrii Chloridum	海水或盐井、盐池、盐泉中的盐水经煎、晒而成的结晶体	盐水（Salinus）	上海、山东、江苏、安徽、浙江、江西、福建	藏医习用
2	咸秋石	Sal Praeparatum	食盐的人工煅制品	食盐（Natrii Chloridum）	山东、江苏、安徽、江西	

（续表）

序号	药材名	药材拉丁名	来源	原矿物（或组成）	分布	备注
3	大青盐	Halitum	氯化物类石盐族矿物石盐(湖盐)的结晶体	石盐(Halite)	山东、江苏、安徽、江西	
4	光明盐	Sallucidum	氯化物类石盐族石盐的无色透明的结晶体	石盐(Halite)	山东、江苏、安徽、江西	
5	紫硇砂	Halitum Violaceoum	卤化物类矿物紫色石盐晶体	紫色石盐（Halite Violaceous)	山东、江苏、安徽	
6	朴硝	Mirabilitum	硫酸盐类芒硝族矿物芒硝,或人工制品芒硝的粗制品	芒硝(Mirabilite)	上海、山东、江苏、安徽、浙江、江西、福建	
7	芒硝	Natrii Sulfas	硫酸盐类芒硝族矿物芒硝经加工精制而成的结晶体	芒硝(Mirabilite)	上海、山东、江苏、安徽、浙江、江西、福建	
8	玄明粉	Natrii Sulfas Exsiccatus	硫酸盐类芒硝族矿物芒硝经风化的干燥品	芒硝(Mirabilite)	上海、山东、江苏、安徽、浙江、江西、福建	
9	硼砂	Borax	硼酸盐类硼砂族矿物硼砂经精制而成的结晶	硼砂(Borax)	山东、安徽、浙江	
二、钾化合物类(2种)						
10	硝石(火硝)	Sal Nitri	硝酸盐类硝石族矿物钾硝石经加工精制成的结晶体,或人工制品	钾硝石(Niter)	上海、山东、江苏、安徽、浙江、江西、福建	
11	正长石	Orthoclasum	硅酸盐类长石族矿物正长石	正长石(Orthoclase)	浙江	藏医习用
三、镁化合物类(8种)						
12	滑石	Talcum	硅酸盐类滑石-叶蜡石族矿物滑石	滑石(Talc)	上海、山东、江苏、安徽、浙江、江西、福建	
13	阳起石	Tremolitum	硅酸盐类角闪石族矿物透闪石	透闪石(Tremolite)	山东、江苏、安徽、浙江、江西、福建	
14	阴起石	Actinolitum	硅酸盐类角闪石族矿物阳起石	阳起石(Actinolite)	上海、山东、江苏、安徽、浙江、江西、福建	
15	不灰木	Asbestos Serpentinum	硅酸盐类蛇纹石-高岭石族矿物蛇纹石石棉	蛇纹石石棉(Chrysotile)	山东、江苏、安徽、浙江、江西、福建	
16	金精石	Vermiculitum	硅酸盐类蛭石族矿物水金云母-水黑云母,或蛭石(猫金)	水金云母-水黑云母（Hydrophlogopite-Hydrobiotite）;蛭石(Vermiculite)	山东、江苏、安徽、浙江、江西、福建	
17	卤碱	Bischofitum	卤块(固体卤水)经加工煎熬制成的白色结晶体	/	上海、山东、江苏、安徽、浙江、江西、福建	
18	青礞石	Chloriti Lapis	黑云母片岩或绿泥石化云母碳酸盐片岩	黑云母片岩（Biotite Schist);绿泥石化云母碳酸盐片岩（Chloritized Mica-carbonate Schist)	山东、江苏、安徽、浙江、江西、福建	
19	金礞石	Micae Lapis Aureus	蛭石片岩或水黑云母片岩	蛭石片岩（Vermiculite Schist);水黑云母片岩（Hydrobiotite Schist)	上海、山东、江苏、安徽、浙江、江西、福建	

（续表）

序号	药材名	药材拉丁名	来源	原矿物（或组成）	分布	备注
四、钙化合物类（25种）						
20	石膏	Gypsum Fibrosum	硫酸盐类石膏族矿物纤维石膏	纤维石膏（Satin spar）	上海、山东、江苏、安徽、浙江、江西、福建	
21	长石（硬石膏）	Anhydritum	硫酸盐类硬石膏族矿物硬石膏	硬石膏（Anhydrite）	山东、江苏、安徽、浙江	
22	理石	Gypsum et Anhydritum	硫酸盐类石膏族矿物石膏与硬石膏的结合体	石膏（Gypsum）；硬石膏（Anhydrite）	山东、江苏、安徽、江西	
23	玄精石	Selenitum	硫酸盐类石膏族矿物透石膏	透石膏（Selenite）	山东、江苏、安徽、浙江、江西	
24	方解石	Calcite	碳酸盐类方解石-文石族矿物方解石（菱面体集合体）	方解石（菱面体集合体）（Calcite）	山东、江苏、安徽、浙江、江西、福建	
25	寒水石	Gypsum Rubrum vel Calcitum	硫酸盐类石膏族矿物石膏（色红者，北寒水石）或碳酸盐类方解石-文石族矿物方解石（粗粒状集合体，南寒水石）	石膏（红色）（Gypsum Rubrum）；方解石（粗粒状集合体）（Calcite）	山东、江苏、安徽、浙江、江西、福建	
26	钟乳石	Stalactitum	碳酸盐类方解石-文石族矿物方解石的钟乳状集合体下端较细的圆柱状管状部分	方解石（钟乳状集合体下端较细的圆柱状、管状部分）（Stalactite）	上海、山东、江苏、安徽、浙江、江西、福建	
27	孔公孽	Stalacto-stalagmitum	碳酸盐类方解石-文石族矿物方解石的钟乳状集合体中间稍细部分或有中空者	方解石（石柱）（Stalacto-stalagmite）	上海、山东、江苏、安徽、浙江、江西、福建	
28	殷孽	Stalactitum Basum sum Robustum	碳酸盐类方解石-文石族矿物方解石的钟乳状集合体的附着于石上的粗大根盘	方解石（钟乳状集合体附着于石上的粗大根盘）（Stalactite）	上海、山东、江苏、安徽、浙江、江西、福建	
29	乳花	Stalactitum Floral	碳酸盐类方解石族矿物方解石的钟乳液滴石上散溅如花者	方解石（钟乳状集合体附着于石上散溅如花者）（Stalactite）	上海、山东、江苏、安徽、浙江、江西、福建	
30	石床	Stalagmitum	碳酸盐类方解石-文石族矿物方解石的钟乳液滴下后凝积成笋状者	方解石（石笋）（Stalagmite）	上海、山东、江苏、安徽、浙江、江西、福建	
31	鹅管石	Jubuliforme Colcitum	碳酸盐类方解石-文石族矿物方解石的细管状集合体	方解石（细管状集合体）（Calcite）	上海、山东、安徽、浙江、江西、福建	
32	石灰	Calx	沉积岩石灰岩经加热煅烧而成的生石灰及其熟化产物熟石灰羟钙石	石灰岩（Limestone）	上海、山东、江苏、安徽、浙江、江西、福建	
33	花蕊石	Ophicalcitum	蛇纹石大理岩	蛇纹石大理岩（Ophicalcite）	山东、江苏、安徽、浙江、江西、福建	
34	姜石	Calcaribus Loess Nodus	黄土层或风化红土层中钙质结核	钙质结核（Calcarious Loess Nodule）	山东、江苏、安徽、浙江、江西、福建	

（续表）

序号	药材名	药材拉丁名	来源	原矿物（或组成）	分布	备注
35	龙骨	Os Draconis	古代脊索动物门哺乳动物纲长鼻目、奇蹄目及偶蹄目等动物的骨骼化石	古脊椎动物化石（Fossil paleovertebrales）	山东、江苏、安徽、浙江、江西、福建	
36	龙齿	Dens Draconis	古代脊索动物门哺乳动物纲长鼻目及奇蹄目等动物的牙齿化石	古脊椎动物化石（Fossil paleovertebrales）	山东、江苏、安徽、浙江、江西、福建	
37	石燕	Fossilia Spiriferis	古代腕足动物门石燕贝目石燕贝属及弓石燕贝属等多种动物的化石	古腕足类动物化石（Fossil paleobrachiopod）	山东、江苏、安徽、浙江、江西、福建	
38	石蟹	Fossilia Brachyurae	古代节肢动物门甲壳纲十足目中大眼蟹属及 *Telphusa* 等动物的化石	古节肢动物化石（Fossil paleoarthropod）	山东、江苏、安徽、浙江、江西、福建	
39	紫萤石（紫石英）	Fluoritum	卤素化合物氟化物类萤石族矿物萤石	萤石（Fluorite）	上海、山东、江苏、安徽、浙江、江西、福建	
40	秋石	Depositum Urinae Praeparatum	人尿或人中白的加工品	/	上海、山东、江苏、安徽、浙江、江西、福建	
41	龙角	Fossilia Cornum	古代脊索动物门哺乳纲动物的角骨化石	古脊椎动物化石（Fossil paleovertebrales）	山东、江苏、安徽、浙江、江西、福建	
42	石鳖	Fossilia Chitonum	古代软体动物门多板纲石鳖科石鳖属动物石鳖 *Chiton* sp. 的化石	古石鳖科动物化石（Fossil paleotrionychidae）	山东、江苏、安徽、浙江、江西、福建	
43	万年灰	Calcii Carbonicum ex Vetusto Domus	古建筑物的石灰性块状物	/	上海、山东、江苏、安徽、浙江、江西、福建	蒙医习用
44	文石	Aragonitum	碳酸盐类方解石-文石族矿物文石	文石（Aragonite）	山东	藏医习用
五、铝化合物类（11种）						
45	白矾	Alumen	硫酸盐类明矾石族矿物明矾石经加工提炼而成的结晶	明矾石（Alunite）	上海、山东、江苏、安徽、浙江、江西、福建	
46	枯矾	Alumen Ustum	白矾经煅制失去结晶水的炮制品	白矾（Alumen）	上海、山东、江苏、安徽、浙江、江西、福建	
47	赤石脂	Halloysitum Rubrum	硅酸盐类埃洛石族矿石多水高岭石与氧化物类刚玉族矿物赤铁矿或含氢氧化物类针铁矿族矿物褐铁矿共同组成的细分散多矿物集合体	多水高岭石（Halloysite Combined）；赤铁矿（Hematite）；褐铁矿（Limonite）	上海、山东、江苏、安徽、浙江、江西、福建	
48	白石脂	Kaolinitum	硅酸盐类高岭石族矿物高岭石	高岭石（Kaolinite）	上海、山东、江苏、安徽、浙江、江西、福建	
49	黄石脂	Hydromicum et Halloysitum	硅酸盐类伊利石族矿物水云母-伊利石（含氢氧化铁）或（和）蛇纹石-高岭石族矿物高岭石-多水高岭石为主要组分的细分散多矿物集合体	水云母（Hydromica）；多水高岭石（Halloysite）	山东、江苏、安徽、浙江、江西、福建	

（续表）

序号	药材名	药材拉丁名	来源	原矿物（或组成）	分布	备注
50	云母	Muscovitum	硅酸盐类云母族矿物白云母	白云母（Muscovite）	上海、山东、江苏、安徽、浙江、江西、福建	蒙医习用
51	白垩	Kaolinitum vel Bentonitum	高岭土或膨润土黏土岩	高岭土（Kaolin）；膨润土黏土岩（Bentonite）	上海、山东、江苏、安徽、浙江、江西、福建	
52	甘土	Bentonitum	膨润土黏土岩	膨润土黏土岩（Bentonite）	山东、江苏、安徽、浙江、江西、福建	
53	伏龙肝	Terra Flava Usta	经多年用柴草熏烧而结成的灶心土	/	上海、山东、江苏、安徽、浙江、江西、福建	
54	土黄	/	硅酸盐类矿物（变）多水高岭石	高岭石（Kaolinite）	上海、山东、江苏、安徽、浙江、江西、福建	藏医习用
55	软滑石	/	硅酸盐类矿物高岭土的块状物	高岭石（Kaolinite）	江西	
六、硅化合物类（8 种）						
56	东壁土	/	古老房屋泥墙的土块，已毁的古老房屋东壁上之泥土块	/	上海、山东、江苏、安徽、浙江、江西、福建	
57	白石英	Quartz Album	氧化物类石英族矿物石英	石英（Quartz）	上海、山东、江苏、安徽、浙江、江西、福建	
58	浮石	Pumex	火山喷出的岩浆凝固形成的多孔状石块	浮石（Pumice Stone）	上海、山东、江苏、安徽、浙江、江西、福建	
59	麦饭石	Maifanitum	风化的石英二长斑岩	石英二长斑岩（Quartz Monzonite Porphyry）	上海、山东、江苏、安徽、浙江、江西、福建	
60	玛瑙	Achatum	氧化物类石英族矿物石英的亚种玛瑙	玛瑙（Agate）	上海、山东、江苏、安徽、浙江、江西、福建	
61	蒙脱石	Montmorillonitum	硅酸盐蒙皂石族矿物蒙脱石	蒙脱石（Montmorillonite）	上海、山东、江苏、安徽、浙江、江西、福建	
62	膨润土	/	硅酸盐类矿物膨润土	膨润土（bentonite）	上海、山东、江苏、安徽、浙江、江西、福建	
63	玉	Nephritum vel Lapis Sapo	硅酸盐类角闪石族矿物透闪石的隐晶质亚种软玉，或蛇纹石-高岭石族矿物蛇纹石的隐晶质亚种岫玉	软玉（Nephrite）；岫玉（Serpentine）	山东、江苏	
七、锰化合物类（1 种）						
64	无名异	Pyrolusitum	氧化物类金红石族矿物软锰矿	软锰矿（Pyrolusite）	山东、江苏、安徽、浙江、江西、福建	

（续表）

序号	药材名	药材拉丁名	来源	原矿物（或组成）	分布	备注
			八、铁及其化合物类（15种）			
65	铁	Ferrum	赤铁矿、褐铁矿、磁铁矿等冶炼而成的灰黑色金属	赤铁矿（Haematite）；褐铁矿（Limonite）；磁铁矿（Magnetite）	上海、山东、江苏、安徽、浙江、江西、福建	
66	针砂	PulvisAci	制钢针时磨下的细屑	/	上海、山东、江苏、安徽、浙江、江西、福建	
67	铁落	Pulvis Ferri	铁锻制红赤、外层氧化时被锤落的铁屑	/	上海、山东、江苏、安徽、浙江、江西、福建	
68	铁精	Cinis ex Furnace	炼铁炉中的灰烬，多是崩落的赤铁矿质细末	赤铁矿（Haematite）	山东、江苏、安徽、浙江、江西、福建	
69	铁锈	Aerugo Ferri	铁置空气中氧化后生成的红褐色锈衣	/	上海、山东、江苏、安徽、浙江、江西、福建	
70	铁浆	Suspension ex Aerugo Ferri cum Aqua	铁浸渍于水中生锈后形成的一种混悬液	/	山东、江苏、安徽、浙江、江西、福建	
71	铁粉	Ferroferric Oxidum	铁或钢铁入火飞炼或水飞而得的细粉	/	山东、江苏、安徽、浙江、江西、福建	
72	铁华粉	Ferrous Acetas	铁与醋酸作用形成的锈粉	/	上海、山东、江苏、安徽、浙江、江西、福建	
73	赭石	Haematitum	氧化物类刚玉族矿物赤铁矿	赤铁矿（Haematite）	上海、山东、江苏、安徽、浙江、江西、福建	
74	磁石	Magnetitum	氧化物类尖晶石族矿物磁铁矿	磁铁矿（Magnetite）	上海、山东、江苏、安徽、浙江、江西、福建	
75	自然铜	Pyritum	硫化物类黄铁矿族矿物黄铁矿	黄铁矿（Pyrite）	上海、山东、江苏、安徽、浙江、江西、福建	藏医、蒙医习用
76	蛇含石	Limonitum Globuloforme et Pyritum Globuloforme	硫化物类矿物黄铁矿（或白铁矿）结核或褐铁矿化黄铁矿结核	黄铁矿（Pyrite）；褐铁矿（Limonite）	山东、江苏、安徽、浙江、江西、福建	
77	禹余粮	Limonitum	氢氧化物类针铁矿族矿物褐铁矿（以针铁矿族矿物针铁矿-水针铁矿为主组分）	褐铁矿（Limonite）	上海、山东、江苏、安徽、浙江、江西、福建	藏医习用
78	黄矾	Fibroferritum	硫酸盐类明矾石族矿物纤铁矾	纤铁矾（Fibroferrite）	山东、江苏、安徽	
79	皂矾（绿矾）	Melanteritum	硫酸盐类水绿矾族矿物水绿矾或其人工制品	水绿矾（Melanterite）	上海、山东、江苏、安徽、浙江、江西、福建	
			九、铜及其化合物类（11种）			
80	赤铜屑	Pulvis Cuprinus	煅铜时脱落的碎屑	/	上海、山东、江苏、安徽、浙江、江西、福建	

（续表）

序号	药材名	药材拉丁名	来源	原矿物（或组成）	分布	备注
81	扁青	Azuritum Platyclada vel Granular	碳酸盐类孔雀石族矿物蓝铜矿（扁平块状、粒状集合体）	蓝铜矿（扁平块状、粒状集合体）（Azurite）	上海、山东、江苏、安徽、浙江、江西、福建	藏医习用
82	空青	Azuritum Globosi vel Cavum	碳酸盐类孔雀石族矿物蓝铜矿成球形或中空者	蓝铜矿（球形或中空集合体）（Azurite）	山东、江苏、安徽、浙江、江西、福建	
83	曾青	Azuritum Lamina vel Globuloforme	碳酸盐类孔雀石族蓝铜矿的具层壳结构的结核状集合体	蓝铜矿（具层壳结构的结核状集合体）（Azurite）	上海、山东、江苏、安徽、浙江、江西、福建	
84	绿青	Malachitum	碳酸盐类孔雀石族矿物孔雀石	孔雀石（Malachite）	上海、山东、江苏、安徽、浙江、江西、福建	
85	铜绿	Malachitum	铜器表面经二氧化碳或醋酸作用后生成的绿色碱式碳酸铜	/	上海、山东、江苏、安徽、浙江、江西、福建	
86	胆矾	Chalcanthitum	硫酸盐类胆矾族矿物胆矾	胆矾（Chalcanthite）	山东、江苏、安徽、浙江、江西、福建	
87	紫铜矿	Bornitum	硫化物类斑铜矿族矿物斑铜矿	斑铜矿（Bornite）	山东、江苏、安徽、浙江、江西、福建	
88	绿盐	Atacamitum	卤化物类氯铜矿族矿物氯铜矿或人工制品	氯铜矿（Atacamite）	上海、山东、江苏、安徽、浙江、江西、福建	
89	青铜	Alloy ex Cuprum Ustum	铜、铅、锡按一定的比例混合炼成的合金	/	山东	藏医习用
90	响铜	Alloy ex Cuprum et Tin Ustum	铜、锡按一定比例混合炼成的合金	/	山东	藏医习用
			十、锌化合物类（2种）			
91	炉甘石	Galamina	碳酸盐类方解石-文石族矿物菱锌矿或水锌矿	菱锌矿（Smithsonite）；水锌矿（Hydrozincite）	山东、江苏、安徽、浙江、福建、江西	
92	锌	Zincum	硫化物大类单硫化物闪锌矿族闪锌矿或其他含锌矿物冶炼而成	闪锌矿（Sphalerite）；红锌矿（Zincite）；菱锌矿（Smithsonite）	山东、江苏、安徽、浙江	藏医习用
			十一、砷化合物类（6种）			
93	砒石	Arsenicum	氧化物类砷华族矿物砷华	砷华（Arsenolite）	安徽、江西	
94	砒霜	Arsenicum	砒石经升华而成的三氧化二砷精制品	砒石（arsenicum）	安徽、江西	
95	雄黄	Realgar	硫化物类雄黄族矿物雄黄	/	安徽、浙江、江西	
96	雌黄	Orpimentum	硫化物类雌黄族矿物雌黄	雌黄（Orpiment）	安徽、江西、浙江	
97	小灵丹	Xiaolingdan	硫黄与雄黄经升华制成的砷硫化合物	硫黄（Sulfur）；雄黄（Realgar）	江苏、山东	
98	礜石	Arsenopyritum	硫化物类毒砂族矿物毒砂	毒砂（Arsenopyrite）	上海、山东、江苏、安徽、浙江、江西、福建	

(续表)

序号	药材名	药材拉丁名	来源	原矿物（或组成）	分布	备注
			十二、汞及其化合物类（10 种）			
99	水银	Hydrargyrum	自然金属类液态矿物自然汞，主要从辰砂矿经加工提炼制成	辰砂（Cinnabar）；自然汞（Mercury or Quicksilver Hydrargyrum）	山东、江苏、浙江、江西、福建	
100	白降丹	Hydrargyrum Chloratum Compositum	人工提炼的氯化汞和氯化亚汞的混合结晶物	/	上海、山东、江苏、安徽、浙江、江西、福建	
101	轻粉	Calomelas	升华法炼制而成的氯化亚汞结晶	/	上海、山东、江苏、安徽、浙江、江西、福建	
102	粉霜（升汞）	Mercuric Chloridum	升华法炼制而成的氯化汞结晶	/	浙江	
103	红粉（升药）	Hydrargyri Oxydum Rubrum	水银、硝石、白矾或由水银和硝酸炼而制成的红色氧化汞	/	山东、江苏	
104	红升丹	Hongshengdan	水银、火硝、白矾、朱砂、雄黄、皂矾制炼而成的红色氧化汞	/	山东	
105	升药底	Hydrargyrum Oxydatum Crudum Bottom	炼制升药后留在锅底的残渣	/	山东、江苏	
106	朱砂	Cinnabaris	硫化物类矿物辰砂族辰砂	辰砂（Cinnabar）	山东、安徽、浙江、江西	
107	银朱	Vermilion	水银、硫黄和氢氧化钾经升华制成的硫化汞	/	上海、山东、江苏、安徽、浙江、江西、福建	
108	灵砂	Cinnabar Artificiale	水银、硫黄经升华制成的硫化汞	/	山东	
109	黄升	Flavus ex Hydrargyri Oxydum Rubrum Praeparatum	炼制升药时碗盏中央的黄色升华物	/	江苏	
			十三、铅及其化合物类（6 种）			
110	铅	Plumbum	硫化物大类单硫化物类方铅矿族矿物方铅矿冶炼成的灰白色金属铅	方铅矿（Galena）	山东、江苏、安徽、浙江、江西、福建	
111	密陀僧	Lithargyrum	硫化物大类单硫化物类方铅矿族矿物方铅矿提炼银、铅时沉积的炉底，或为铅熔融后的加工制成品	方铅矿（Galena）	上海、山东、江苏、安徽、浙江、江西、福建	
112	铅丹（黄丹）	Plumbum Rubrum	铅加工制成的四氧化三铅	/	上海、山东、江苏、安徽、浙江、江西、福建	
113	铅霜	Plumbi Acetas	铅加工制成的醋酸铅	/	上海、山东、江苏、安徽、浙江、江西、福建	
114	铅粉	Hydrocerussitum	用铅加工制成的碱式碳酸铅	/	山东、江苏、安徽、浙江、江西、福建	
115	铅灰	Plumbum Ustum	铅制成的加工品	/	山东、江苏、安徽、浙江、江西、福建	

（续表）

序号	药材名	药材拉丁名	来源	原矿物（或组成）	分布	备注
十四、自然元素类（5种）						
116	金箔	Aurum Foil	自然金属类自然铜族自然金经加工而成的薄片	自然金（Gold）	上海、山东、江苏、安徽、浙江、江西、福建	藏医习用
117	银箔	Argentum Foil	自然元素大类自然金属类自然铜族矿物自然银经加工而成的薄片	自然银（Silver）	山东、江苏、安徽、浙江、江西、福建	藏医习用
118	硫黄	Sulfur	自然元素大类自然非金属类自然硫族自然硫，主要用含硫物质或含硫矿物经炼制升华的结晶体	自然硫（Sulphur）	山东、江苏、安徽、浙江、江西、福建	
119	金刚石	Diamond	自然元素大类自然非金属类金刚石-石墨族金刚石	金刚石（Diamond）	山东	藏医习用
120	红铜	Cuprum Nativus	自然元素大类自然金属类自然铜族自然单质铜	自然单质铜（Native Copper）	山东、江苏、安徽、浙江、江西、福建	
十五、其他化合物类（11种）						
121	井底泥	Nigri Terra ex Well-bottom	淤积在井底的灰黑色泥土	/	上海、山东、江苏、安徽、浙江、江西、福建	
122	石炭	Coal	可燃性有机岩、煤岩中的烟煤或无烟煤	煤（Coal）	上海、山东、江苏、安徽、浙江、江西、福建	
123	石脑油	Crude Petroli	低等动物、植物埋藏地下，经地质作用（复杂的化学和生物化学变化）形成的液态可燃性有机岩	石油（Petroleum）	山东、江苏、安徽、浙江、江西	
124	地浆	Aqua Extractum ex Loess	新掘黄土加水搅浑或煎煮后澄取的上清液	黄土（Loess）	上海、山东、江苏、安徽、浙江、江西、福建	
125	盐胆水	/	食盐制备过程中沥下的液汁	/	山东、江苏、安徽、浙江、江西、福建	
126	地蜡	Paraffin ex Petroleum	天然石油或油页岩中得到的固体烃类混合物天然石蜡	天然石蜡（Nattive paraffin）	山东	维吾尔医习用
127	红宝石	Lapis Rubrum	氧化物类刚玉族矿物刚玉（红色）	刚玉（Ruby）	山东	维吾尔医习用
128	琥珀	Succinum	古代植物的树脂经石化而成的化石	琥珀（Amber）	福建	
129	锡	Tin	氧化物和氢氧化物大类简单氧化物类金红石族锡石中炼出的锡	锡石（Cassiterite）	山东、江苏、江西、福建	
130	锡石	Cassiteritum	氧化物类金红石族矿物锡石	锡石（Cassiterite）	山东、江西、福建	
131	氧化锡	Tin Ustum	锡经煅烧后产生的二氧化锡的灰白色粉末	/	山东	维吾尔医习用

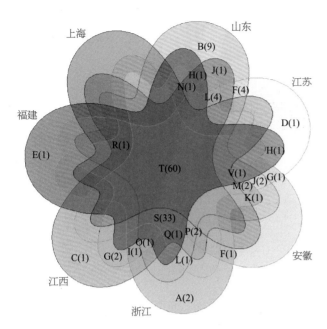

图 5-9 华东地区矿物药品种各省（直辖市）
分布维恩图

图中括号内数字表示该区域矿物药品种个数。A（浙江，2）：正长石、粉霜（升汞）；B（山东，9）：文石、青铜、响铜、红升丹、灵砂、金刚石、地蜡、红宝石、氧化锡；C（江西，1）：软滑石；D（江苏，1）：黄升；E（福建，1）：琥珀；F（山东、江苏，4）：玉、小灵丹、红粉（升药）、升药底；G（安徽、江西，2）：砒石、砒霜；H（山东、江西、福建，1）：锡石；I（浙江、江西、安徽，2）：雄黄、雌黄；J（山东、江苏、安徽，2）：紫硇砂、黄矾；K（山东、安徽、浙江，1）：硼砂；L（山东、江苏、安徽、江西，4）：咸秋石、大青盐、光明盐、理石；M（山东、安徽、江苏、浙江，2）：长石（硬石膏）、锌；N（山东、江苏、江西、福建，1）：锡；O（山东、安徽、浙江、江西，1）：朱砂；P（山东、江苏、安徽、浙江，2）：玄精石、石脑油；Q（山东、江苏、浙江、江西、福建，1）：水银；R（上海、山东、安徽、浙江、江西、福建，1）：鹅管石；S（江苏、浙江、安徽、福建、江西、山东，33）：阳起石、不灰木、金精石、青礞石、方解石、寒水石、花蕊石、姜石、龙骨、龙齿、石燕、石蟹、龙角、石鳖、黄石脂、甘土、无名异、铁精、铁浆、铁粉、蛇含石、空青、胆矾、紫铜矿、炉甘石、银朱、铅、铅粉、铅灰、银箔、硫黄、红铜、盐胆水；T（上海、江苏、浙江、安徽、福建、江西、山东，60）：食盐、朴硝、芒硝、玄明粉、硝石（火硝）、滑石、阴起石、卤碱、金礞石、石膏、钟乳石、孔公孽、殷孽、乳花、石床、石灰、紫萤石（紫石英）、秋石、万年灰、白矾、枯矾、赤石脂、白石脂、云母、白垩、伏龙肝、土黄、东壁土、白石英、浮石、麦饭石、玛瑙、蒙脱石、膨润土、铁、针砂、铁落、铁锈、铁华粉、赭石、磁石、自然铜、禹余粮、皂矾（绿矾）、赤铜屑、扁青、曾青、绿青、铜绿、绿盐、礜石、白降丹、轻粉、密陀僧、铅丹（黄丹）、铅霜、金箔、井底泥、石炭、地浆。

参 考 文 献

［1］康廷国.中药鉴定学[M].北京：中国中医药出版社，2007.

［2］高曙光，吴礼彬，陈静静，等.华东地区铁矿预测类型划分及其远景区分布[J].矿物学报，2013，33（S2）：765－767.

［3］邢怀学，李君浒，董永观，等.华东地区矿山地质环境定量评价研究[J].中国国土资源经济，2012，25（8）：33－35，55.

［4］董永观，李君浒，邱永泉，等.华东地区矿产资源开发现状[J].资源调查与环境，2007，28（3）：179－186.

［5］张杨.我国药用矿产资源开发利用中的问题及对策研究[J].资源与产业，2008，10（6）：72－75.

［6］国家中医药管理局《中华本草》编委会.中华本草[M].上海：上海科学技术出版社，1999.

［7］南京中医药大学.中药大辞典[M].2版.上海：上海科学技术出版社，2006.

［8］中国药材公司.中国中药资源志要[M].北京：科学出版社，1994.

［9］王嘉荫.本草纲目的矿物史料[M].北京：科学出版社，1957.

［10］刘友樑.矿物药与丹药[M].上海：上海科学技术出版社，1962.

［11］戚厚善，唐于卿，王清海，等.中兽医矿物药与方例[M].济南：山东科学技术出版社，1979.

［12］李涣.矿物药浅说[M].济南：山东科学技术出版社，1981.

［13］李大经，李鸿超，严寿鹤，等.中国矿物药[M].北京：地质出版社，1988.

［14］刘玉琴.矿物药[M].呼和浩特：内蒙古人民出版社，1989.

［15］孙静均，李舜贤.中国矿物药研究[M].济南：山东科学技术出版社，1989.

［16］杨松年.中国矿物药图鉴[M].上海：上海科学技术文献出版社，1990.

［17］秦淑英，刘群，李秉孝，等.中国矿物志（第四卷）：卤化物矿物[M].北京：地质出版社，1992.

［18］郭兰忠.矿物本草[M].南昌：江西科学技术出版社，1994.

［19］王水潮，吴焕才.矿物药的沿革与演变[M].西宁：青海人民出版社，1996.

［20］王敏.矿产本草[M].北京：中国医药科技出版社，2000.

［21］张保国.矿物药[M].北京：中国医药科技出版社，2005.

［22］滕佳林.本草古籍矿物应用考[M].北京：人民卫生出版社，2007.

［23］尚志钧.中国矿物药集纂[M].尚元藕，尚元胜，整理.上海：上海中医药大学出版社，2010.

［24］高天爱.矿物药及其应用[M].北京：中国中医药出版社，2012.

［25］林瑞超.矿物药检测技术与质量控制[M].北京：科学出版社，2013.

［26］高天爱，马金安，刘如良，等.矿物药真伪图鉴及应用[M].太原：山西科学技术出版社，2014.

[27] 刘圣金,严辉,段金廒,等.江苏药用矿物资源种类分布及其利用现状与展望[J].中草药,2020,51(6):1628-1640.

[28] 王华英.山东省主要矿物类中药的鉴别[J].山东中医杂志,1988(3):33-34.

[29] 张明.明清时期山东药材分布与流通的历史地理研究[D].广州:暨南大学,2012.

[30] 徐桂英,庄桂玉,田岩,等.胶南市中药资源调查[J].中国兽医杂志,2008(2):68-69.

[31] 刘圣金,吴超颖,马瑜璐,等.沉积型禹余粮对华法林出血模型大鼠血液中6-keto-PGF_(1α),TXB2等相关指标及金属离子的影响[J].中国实验方剂学杂志,2021,27(6):105-112.

[32] 刘圣金,杨欢,林瑞超,等.矿物药禹余粮微波消解/ICP-AES无机元素分析及综合评价[J].中国现代中药,2015,17(9):899-904.

[33] 刘圣金,杨欢,吴德康,等.矿物药禹余粮中铁元素价态及含量分析[J].时珍国医国药,2015,26(5):1088-1090.

[34] 刘圣金,杨欢,徐春祥,等.矿物药禹余粮重金属及有害元素含量的矿产资源产地评价研究[J].时珍国医国药,2016,27(4):948-950.

[35] 潘发波,杨胜琴,张龙静,等.矿物药阳起石炮制前后X射线衍射分析[J].亚太传统医药,2019,15(7):80-84.

[36] 王建华.矿物药石膏中有害元素的研究[D].长沙:湖南中医药大学,2013.

[37] 李祥,李凡,刘元芬,等.中药石膏X射线衍射分析及指纹图谱的确定[J].世界中西医结合杂志,2006(2):91-93.

[38] 张贞励,阎玉冰.山东大汶口石膏用药的研究[J].齐鲁药事,1988(2):33-35.

[39] 刘圣金.矿物药青礞石质量控制技术研究[D].南京:南京中医药大学,2012.

[40] 周灵君.中药炉甘石、赤石脂炮制机理及效应评价研究[D].南京:南京中医药大学,2012.

[41] 冯光化.中国麦饭石资源与开发研究[J].矿物岩石地球化学通报,2001(2):131-135.

[42] 钟华邦.江苏省药用矿产资源[J].江苏地质科技情报,1990(5):3-7.

[43] 钟启宝.江苏药用矿物资源初探[J].江苏地质,1996(3):177-180.

[44] 刘圣金,吴啟南,段金廒,等.江苏省矿物药资源的生产与应用历史及其现状调查分析与发展建议[J].中国现代中药,2015,17(9):878-884.

[45] 高锦飚.花蕊石炮制工艺及质量标准规范化研究[D].南京:南京中医药大学,2007.

[46] 安徽省地方志编纂委员会.安徽省志·医药志[M].北京:方志出版社,1997.

[47] 高洁.1644—1949年安徽中药材地理初探[D].合肥:安徽大学,2014.

[48] 谢晋,查良平,彭华胜,等.历代本草中安徽地产药材的品种与分布[J].中国中药杂志,2017,42(9):1623-1627.

[49] 彭华胜,储姗姗,程铭恩.大别山区道地药材的形成历史[J].中国中药杂志,2021,46(2):253-259.

[50] 杨和健,胡长玉,方建新,等.安徽休宁县中药材资源现状与开发利用[J].资源开发与市场,2008,(2):153-156.

[51] 赵文成.来安县中药资源调查和开发利用[J].基层中药杂志,2002,(4):43-44.

[52] 郑艳,巩吉力,郭新弧,等.安徽九华山药用资源及评价体系初探[J].西北植物学报,2004(1):75-82.

[53] 于东东,尤良震,陶春芳,等.皖南区域中医药健康旅游现状调查研究[J].亚太传统医药,2015,11(13):1-4.

[54] 张莉莉.可持续发展战略下贫困地区产业结构调整研究[D].合肥:安徽农业大学,2008.

[55] 朱德明.南宋浙江药学发展概论[J].中华医史杂志,2005(2):93-98.

[56] 李水福,李建良.浙江丽水可商品化开发的中草药资源[J].中国药业,2003(3):30-31.

[57] 刘圣金,吴露婷,马瑜璐,等.矿物药青礞石对PTZ点燃癫痫大鼠影响的脑组织代谢组学分析[J].中国实验方剂学杂志,2021,27(10):76-84.

[58] 欧羽婵.明清江西中药材地理初探[D].广州:暨南大学,2019.

[59] 尚志钧.《本草经》矿物药空青等释义[J].皖南医学院学报,1992(2):129-130.

[60] 黄喻情.砒霜药用简史[D].哈尔滨:黑龙江中医药大学,2018.

[61] 杨再巧,传秀云,苏双青.高岭石作为矿物药的功效及机理[J].时珍国医国药,2016,27(11):2725-2727.

[62] 福建省地方志编纂委员会.福建省志[M].北京:社会科学文献出版社,1997.

[63] 缪建泉,张晋榕.福建中草药资源分布[J].海峡药学,1996(1):92-93.

[64] 马海艳.明清福建中药材历史地理初探(1368~1911)[D].广州:暨南大学,2018.

[65] 张鑫,程亚茹,刘洋,等.《雷公炮炙论》中矿物药炮制方法研究[J].新中医,2020,52(14):28-31.

第四节 · 华中地区

华中地区包括河南省、湖北省、湖南省，总面积约 56 万平方千米。该地区内有方解石、铅、浮石、白垩、禹余粮、青礞石、滑石、硝石（火硝）、扁青、龙角、炉甘石、玛瑙、芒硝、石炭、白矾、硼砂等多种矿物药资源。

■ 一、华中地区矿物药品种分布历史概况

（一）中华人民共和国成立以来出版的矿物药专著中的记载

对中华人民共和国成立以来出版的有关矿物药专著进行统计，梳理了分布于华中地区的矿物药共 82 种。包括：白垩、白矾、白降丹、白石英、扁青（蓝铜矿）、不灰木、曾青、赤石脂、磁石、雌黄、大理岩、鹅管石、方解石、粉霜（升汞）（白粉霜）、浮石、光明盐、海蓝宝石、寒水石（北寒水石、南寒水石）、黑云母、红粉（升药）（三仙丹）、琥珀、花蕊石、滑石、黄铁脂、黄升、金刚石、金精石（蛭石）、金礞石、理石、硫黄、龙骨、炉甘石、绿青、绿松石、绿盐、玛瑙、芒硝、密陀僧、硼砂、膨润土、砒石（信石）、砒霜、朴硝（朴消）、铅（方铅矿）、铅丹（黄丹）（红丹）、铅粉、青礞石（绿泥石化云母碳酸盐片岩）、轻粉、软滑石、蛇含石、石膏、石灰（石灰岩）、石棉、石脑油、石燕、水银、水云母、铁精、红铜（铜）、文石、无名异、锡、锡石（锡矿）、硝石（火硝）（消石）、锌华、雄黄、玄明粉、阳起石、阴起石、银朱、禹余粮、玉（玉石）、礜石、云母（云母石）、皂矾（绿矾）、长石（硬石膏）、赭石、钟乳石、朱砂、紫萤石（紫石英）（萤石）、紫铜矿、自然铜（黄铁矿）。详见表 5 - 16。

表 5 - 16　矿物药专著中记载的华中地区矿物药品种

序号	专著名称	华中地区产矿物药名称
1	《本草纲目的矿物史料》	朱砂、雌黄、方解石、滑石、白石英、石脑油、雄黄、紫石英
2	《矿物药与丹药》	磁石、礜石、禹余粮、炉甘石、芒硝、硼砂、石膏、云母

（续表）

序号	专著名称	华中地区产矿物药名称
3	《矿物药浅说》	朱砂、磁石、礜石、方解石、方铅矿、白垩、禹余粮、炉甘石、白矾、无名异、石膏、石灰、白石英、雄黄、紫石英、铅
4	《中国矿物药》	朱砂、雌黄、大理岩、礜石、炉甘石、绿盐、玛瑙、不灰木、砒石、白石英、锌华、水云母、锡石、雄黄、萤石、长石、紫石英
5	《矿物药》	金精石、文石、绿松石、紫铜矿、朱砂、赭石、雌黄、大理岩、礜石、方解石、方铅矿、白垩、禹余粮、黄铁矿、炉甘石、绿盐、玛瑙、白矾、无名异、不灰木、砒石、石膏、白石英、锡矿、雄黄、水银、云母、金精石、铅、琥珀、钟乳石
6	《中国矿物药研究》	浮石、朱砂、方解石、无名异、不灰木、雄黄、紫石英、金刚石
7	《中药矿物药图鉴》	浮石、蛭石、绿青、文石、朱砂、赭石、磁石、雌黄、礜石、方解石、方铅矿、白垩、禹余粮、青礞石、滑石、黄铁矿、扁青、炉甘石、玛瑙、芒硝、白矾、硼砂、无名异、不灰木、砒石、石膏、石灰、石棉、光明盐、白石英、锡矿、雄黄、萤石、长石、铜、云母、紫石英、玉石、铅
8	《矿物本草》	紫铜矿、朱砂、赭石、磁石、雌黄、礜石、方解石、方铅矿、浮石、白垩、禹余粮、青礞石、滑石、黄铁矿、扁青、炉甘石、绿泥石化云母碳酸盐片岩、绿盐、玛瑙、芒硝、白矾、硼砂、无名异、砒石、石膏、石灰、光明盐、白石英、石脑油、锡矿、雄黄、紫石英、长石、蛭石、硫黄、绿青、文石、云母、玉石、铅
9	《矿产本草》	浮石、绿青、文石、紫铜矿、朱砂、赭石、磁石、雌黄、礜石、方解石、方铅矿、禹余粮、滑石、黄铁矿、玛瑙、芒硝、硼砂、石膏、石灰、光明盐、雄黄、长石、水银、硫黄、云母、紫石英、铅
10	《矿物药分析》	浮石、蛭石、绿青、文石、绿松石、紫铜矿、朱砂、赭石、铁精、磁石、雌黄、礜石、方解石、方铅矿、白垩、禹余粮、滑石、黄铁矿、扁青、炉甘石、绿盐、玛瑙、芒硝、白矾、硼砂、膨润土、无名异、砒石、石膏、石灰、石灰岩、光明盐、白石英、锡矿、雄黄、长石、水银、云母、紫石英、铅
11	《矿物药及其应用》	浮石、消石、碱花、蛭石、绿青、文石、朱砂、赭石、磁石、雌黄、礜石、方解石、方铅矿、禹余粮、青礞石、滑石、黄铁矿、扁青、炉甘石、绿泥石化云母碳酸盐片岩、绿盐、玛瑙、芒硝、白矾、硼砂、膨润土、无名异、砒石、石膏、石灰、石灰岩、光明盐、锌华、水云母、阳起石、雄黄、紫石英、长石、硫黄、云母、紫石英、玉石、铅

（续表）

序号	专著名称	华中地区产矿物药名称
12	《矿物药检测技术与质量控制》	磁石、滑石、芒硝、硼砂、石膏、石棉、光明盐、锌华、雄黄、硫黄、紫石英
13	《矿物药真伪图鉴及应用》	雄黄、雌黄、礜石、信石、砒霜、水银、朱砂、轻粉、升药、红粉、黄升、白降丹、银朱、白粉霜、三仙丹、红丹、密陀僧、铅、铅粉、绿盐、扁青、曾青、蓝铜矿、绿青、紫铜矿、自然铜、黄铁矿、赭石、磁石、禹余粮、皂矾、蛇含石、禹余粮、石膏、紫石英、花蕊石、南寒水石、方解石、北寒水石、理石、鹅管石、石灰、长石、钟乳石、白石英、阳起石、阴起石、青礞石、金礞石、云母石、水云母、黑云母、金精石、海蓝宝石、玛瑙、白矾、赤石脂、软滑石、朴硝、硫黄、炉甘石、锡、锡矿、硝石、龙骨、石燕、琥珀、硼砂、黄石脂、玉石、绿松石

（二）《中华本草》《中药大辞典》及《中国中药资源志要》中的记载

《中华本草》《中药大辞典》及《中国中药资源志要》中记载的华中地区分布矿物药品种有 100 种，分别为：白垩、白矾、白降丹、白石英、白石脂、扁青、不灰木、曾青、赤石脂、赤铜屑、磁石、雌黄、胆矾、鹅管石、方解石、粉霜（升汞）、伏龙肝、浮石（海浮石、小海浮石）、甘土、光明盐、寒水石、黑砂、琥珀、花蕊石、滑石、黄石脂、金箔、金精石（蛭石）、金礞石、井底泥、空青、理石、硫黄、龙齿、龙骨、龙角、炉甘石、卤碱（盐卤）、绿青、绿盐、玛瑙、麦饭石、芒硝、密陀僧、硼砂、膨润土、砒石、砒霜、朴硝（朴消）、铅、铅丹（黄丹）、铅粉、铅灰、铅霜、青礞石、轻粉、泉水（矿泉水）、蛇含石、红粉（升药）、升药底、石膏、石灰、石脑油、石炭、石燕、水银、铁粉、铁华粉、铁浆、铁精、铁落、铁锈、铜绿、文石、无名异、锡、锡石（锡矿）、咸秋石、硝石（火硝）（消石）、小灵丹、雄黄、玄精石、玄明粉、盐胆水、阳起石、阴起石、银朱、禹余粮、玉（玉屑）、礜石、云母（银精石）、皂矾（绿矾）、长石（硬石膏）、赭石、针砂、钟乳石、朱砂、紫萤石（紫石英）、紫铜矿、自然铜。其中，河南 58 种，湖北 83 种，湖南 71 种。华中地区矿物药分布记载情况详见表 5－17。

表 5－17　《中华本草》《中药大辞典》《中国中药资源志要》华中地区矿物药分布记载

地区	《中华本草》记载品种	《中药大辞典》记载品种	《中国中药资源志要》记载品种	共记载品种
河南	22 种：磁石、白垩、青礞石、自然铜、龙角、炉甘石、石炭、石灰、白石英、石脑油、金礞石、锡、紫石英、禹余粮、云母、铅	15 种：磁石、礜石、方解石、滑石、自然铜、绿盐、膨润土、无名异、石膏、石灰、白石英、石脑油、紫石英、蛭石、铅	43 种：禹余粮、蛇含石、赭石、铁粉、铁浆、铁落、铁锈、铁精、铁华粉、针砂、绿矾、绿盐、阳起石、阴起石、不灰木、石膏、寒水石、玄精石、长石、理石、方解石、石灰、花蕊石、芒硝、玄明粉、朴消、金精石、黄石脂、赤石脂、玛瑙、金礞石、龙骨、龙齿、龙角、硫黄、小灵丹、琥珀、石脑油、麦饭石、白石脂、井底泥、伏龙肝、金箔	共 58 种：白垩、白石英、白石脂、不灰木、赤石脂、磁石、方解石、伏龙肝、寒水石、琥珀、花蕊石、滑石、黄石脂、金箔、金精石（蛭石）、金礞石、井底泥、理石、硫黄、龙齿、龙骨、龙角、炉甘石、绿盐、玛瑙、麦饭石、芒硝、膨润土、朴硝（朴消）、铅、青礞石、蛇含石、石膏、石灰、石脑油、石炭、铁粉、铁华粉、铁浆、铁精、铁落、铁锈、无名异、锡、小灵丹、玄精石、玄明粉、阳起石、阴起石、禹余粮、礜石、云母、皂矾（绿矾）、长石（硬石膏）、赭石、针砂、紫萤石（紫石英）、自然铜
湖北	35 种：紫铜矿、朱砂、赭石、磁石、礜石、方解石、浮石、白垩、滑石、消石、扁青、龙角、炉甘石、绿盐、芒硝、白矾、无名异、不灰木、石膏、光明盐、白石英、石脑油、玄明粉、紫石英、长石、禹余粮、蛭石、水银、硫黄、绿青、云母、铅	26 种：紫铜矿、朱砂、磁石、礜石、方解石、浮石、禹余粮、滑石、扁青、炉甘石、绿盐、芒硝、白矾、膨润土、无名异、石膏、光明盐、白石英、石脑油、紫石英、长石、蛭石、水银、文石、铅、自然铜	78 种：自然铜、蛇含石、禹余粮、扁青、曾青、空青、绿盐、紫铜矿、赤铜屑、铜绿、绿青、胆矾、阳起石、滑石、阴起石、不灰木、玉屑、石膏、寒水石、玄精石、长石、理石、白垩、石灰、钟乳石、鹅管石、海浮石、小海浮石、紫石英、花蕊石、消石、白矾、盐胆水、咸秋石、光明盐、盐卤、芒硝、玄明粉、朴消、水银、银朱、轻粉、白降丹、升药、粉霜、升药底、黑砂、朱砂、雄黄、雌黄、礜石、白石英、银精石、赤石脂、玛瑙、青礞石、甘土、无名异、铅、铅丹、铅粉、铅霜、铅灰、密陀僧、龙骨、龙齿、龙角、石燕	共 83 种：白垩、白矾、白降丹、白石英、白石脂、扁青、不灰木、曾青、赤石脂、赤铜屑、磁石、雌黄、胆矾、鹅管石、方解石、粉霜（升汞）、伏龙肝、浮石（海浮石、小海浮石）、甘土、光明盐、寒水石、黑砂、红粉（升药）、琥珀、花蕊石、滑石、金箔、金精石（蛭石）、井底泥、空青、理石、硫黄、龙齿、龙骨、龙角、炉甘石、卤碱（盐卤）、绿青、绿盐、玛瑙、麦饭石、芒硝、密陀僧、膨润土、朴硝（朴消）、铅、铅丹（黄丹）、铅粉、铅灰、铅霜、青礞石、轻粉、泉水（矿泉水）、蛇含石、升药底、石膏、石灰、石脑油、石燕、水银、铜绿、文石、无名异、咸秋石、硝石（火硝）（消石）、小灵丹、雄黄、玄精石、玄明粉、盐胆水、阳起石、阴起石、银朱、禹余粮、玉（玉屑）、礜石、云母（银精石）、长石

（续表）

地区	《中华本草》记载品种	《中药大辞典》记载品种	《中国中药资源志要》记载品种	共记载品种
湖南	42 种：紫铜矿、朱砂、赭石、磁石、雌黄、礜石、方解石、白垩、青礞石、滑石、自然铜、扁青、龙角、炉甘石、绿盐、玛瑙、芒硝、硼砂、砒石、石膏、石灰、光明盐、白石英、麦饭石、石脑油、金礞石、金精石、无名异、玄明粉、锡、雄黄、紫石英、长石、禹余粮、水银、硫黄、云母、铅	28 种：紫铜矿、朱砂、磁石、雌黄、礜石、方解石、禹余粮、滑石、扁青、炉甘石、绿盐、玛瑙、芒硝、硼砂、无名异、砒石、石膏、石灰、光明盐、白石英、石脑油、锡矿、雄黄、紫石英、长石、水银、铅、自然铜	硫黄、小灵丹、琥珀、石脑油、麦饭石、矿泉水、白石脂、井底泥、伏龙肝、金箔 52 种：赭石、铁粉、铁浆、铁落、铁锈、铁精、铁华粉、针砂、绿矾、绿盐、紫铜矿、石膏、寒水石、玄精石、长石、理石、方解石、石灰、紫石英、花蕊石、消石、水银、银朱、轻粉、白降丹、升药、粉霜、升药底、黑砂、朱砂、雄黄、雌黄、砒石、砒霜、礜石、银精石、青礞石、炉甘石、锡、铅、铅丹、铅粉、铅霜、铅灰、密陀僧、石燕、硫黄、小灵丹、白石脂、井底泥、伏龙肝、金箔	（硬石膏）、赭石、钟乳石、朱砂、紫萤石（紫石英）、紫铜矿、自然铜 共 71 种：白垩、白降丹、白石英、白石脂、扁青、磁石、雌黄、方解石、粉霜（升汞）、伏龙肝、光明盐、寒水石、黑砂、红粉（升药）、花蕊石、滑石、金箔、金精石、金礞石、井底泥、理石、硫黄、龙角、炉甘石、绿盐、玛瑙、麦饭石、芒硝、密陀僧、硼砂、砒石、砒霜、铅、铅丹（黄丹）、铅粉、铅灰、铅霜、青礞石、轻粉、升药底、石膏、石灰、石脑油、石燕、水银、铁粉、铁华粉、铁浆、铁精、铁落、铁锈、无名异、锡、锡石（锡矿）、硝石（火硝）（消石）、小灵丹、雄黄、玄精石、玄明粉、银朱、禹余粮、礜石、云母（银精石）、皂矾（绿矾）、长石（硬石膏）、赭石、针砂、朱砂、紫萤石（紫石英）、紫铜矿、自然铜
华中地区	45 种：白垩、白矾、白石英、扁青、不灰木、磁石、雌黄、方解石、浮石、光明盐、滑石、金精石、金礞石、硫黄、龙角、炉甘石、绿青、绿盐、玛瑙、麦饭石、芒硝、硼砂、砒石、铅、青礞石、石膏、石灰、石脑油、石炭、水银、无名异、锡、消石、雄黄、玄明粉、禹余粮、礜石、云母、长石、赭石、蛭石、朱砂、紫石英、紫铜矿、自然铜	33 种：白矾、白石英、扁青、磁石、雌黄、方解石、浮石、光明盐、滑石、炉甘石、绿盐、玛瑙、芒硝、硼砂、膨润土、砒石、铅、石膏、石灰、石脑油、水银、文石、无名异、锡矿、雄黄、禹余粮、礜石、长石、蛭石、朱砂、紫石英、紫铜矿、自然铜	95 种：白垩、白矾、白降丹、白石英、白石脂、扁青、不灰木、曾青、赤石脂、赤铜屑、雌黄、胆矾、鹅管石、方解石、粉霜、伏龙肝、甘土、光明盐、海浮石、寒水石、黑砂、琥珀、花蕊石、滑石、黄石脂、金箔、金精石、金礞石、井底泥、空青、矿泉水、理石、硫黄、龙齿、龙骨、龙角、炉甘石、绿矾、绿青、绿盐、玛瑙、麦饭石、芒硝、密陀僧、砒石、砒霜、朴消、铅、铅丹、铅粉铅灰铅霜、青礞石、轻粉、蛇含石、升药、升药底、石膏、石灰、石脑油、石燕、水银、铁粉、铁华粉、铁浆、铁精、铁落、铁锈、铜绿、无名异、锡、咸秋石、消石、小海浮石、小灵丹、雄黄、玄精石、玄明粉、盐胆水、盐卤、阳起石、阴起石、银精石、银朱、禹余粮、玉屑、礜石、长石、赭石、针砂、钟乳石、朱砂、紫石英、紫铜矿、自然铜	共 100 种：白垩、白矾、白降丹、白石英、白石脂、扁青、不灰木、曾青、赤石脂、赤铜屑、磁石、雌黄、胆矾、鹅管石、方解石、粉霜（升汞）、伏龙肝、浮石（海浮石、小海浮石）、甘土、光明盐、寒水石、黑砂、琥珀、花蕊石、滑石、黄石脂、金箔、金精石（蛭石）、金礞石、井底泥、空青、理石、硫黄、龙齿、龙骨、龙角、炉甘石、卤碱（盐卤）、绿青、绿盐、玛瑙、麦饭石、芒硝、密陀僧、硼砂、膨润土、砒石、砒霜、朴硝（朴消）、铅、铅丹（黄丹）、铅粉、铅灰、铅霜、青礞石、轻粉、泉水（矿泉水）、蛇含石、红粉（升药）、升药底、石膏、石灰、石脑油、石炭、石燕、水银、铁粉、铁华粉、铁浆、铁精、铁落、铁锈、铜绿、文石、无名异、锡、锡矿、咸秋石、硝石（火硝）（消石）、小灵丹、雄黄、玄精石、玄明粉、盐胆水、阳起石、阴起石、银朱、禹余粮、玉（玉屑）、礜石、云母（银精石）、皂矾（绿矾）、长石（硬石膏）、赭石、针砂、钟乳石、朱砂、紫萤石（紫石英）、紫铜矿、自然铜

（三）学术论文或地方志中的记载

对中国知识资源总库（CNKI）、万方数据学术论文总库、维普中文科技期刊全文数据库等数据库以"矿物药""药用矿产""医药矿产""矿产资源""矿产分布""中药资源普查""石膏""滑石""磁石"等常用矿物药名称为主题词进行检索，对筛选出矿物药分布相关文献进行总结归纳，获得记载分布于华中地区的矿物药 30 种。

朱砂：产于湖南省新晃侗族自治县。

磁石：产于河南省、湖北省。

赭石：产于湖北省大冶市、湖南省宁乡市。

雌黄：产于湖南省慈利县。

大理岩：产于湖北省大冶市、河南省镇平县等地。

礜石：产于湖南省。

方解石：产于湖南省。

白垩：产于湖南省衡阳县界牌镇。

禹余粮：产于河南省。

石炭：产于河南省平顶山市。

青礞石：产于河南省新乡市，湖南省，湖北省。

扁青：产于湖北省大冶市。

龙骨：产于湖北省襄阳市。

芒硝：产于华中地区各省。

砒石：产于湖南省。

花蕊石：产于河南省信阳市等地。

石膏：产于湖北省应城市。

白石英：产于湖北省黄冈市等地。

食盐：产于河南省叶县。

玛瑙：产于湖北省宜都市。

雄黄：产于湖南省慈利县、石门县。

绿青：产于湖北省黄石市等地。

紫萤石（紫石英）：产于河南省嵩县、栾川县、汝阳县等地，湖北省，湖南省。

长石（硬石膏）：产于湖北省，湖南省。

青铜：产于湖南省，湖北省黄梅县等地。

膨润土：产于华中地区各省。

石脑油：产于河南省濮阳市、南阳市，湖北省潜江市。

绿松石：产于湖北省十堰市郧阳区、郧西县、竹山县。

玉：产于河南省。

金刚石：产于湖南省常德市鼎城区、桃源县、洪江市等地。

（四）华中地区矿物药品种分布历史概况

通过对中华人民共和国成立以来出版的相关矿物药专著、《中华本草》《中药大辞典》《中国中药资源志要》和已发表学术论文等文献资料记载的矿物药品种情况进行归纳总结，得到华中地区矿物药种类历史分布品种共有113种，分别为：白垩、白矾、白降丹、白石英、白石脂、扁青（蓝铜矿）、不灰木、曾青、赤石脂、赤铜屑、磁石、雌黄、大理岩、胆矾、鹅管石、方解石、粉霜（升汞）（白粉霜）、伏龙肝、浮石（海浮石、小海浮石）、甘土、光明盐、海蓝宝石、寒水石（北寒水石、南寒水石）、黑砂、黑云母、红粉（升药）（三仙丹）、琥珀、花蕊石、滑石、黄石脂、黄升、金箔、金刚石、金精石（蛭石）、金礞石、井底泥、空青、理石、硫黄、龙齿、龙骨、龙角、炉甘石、卤碱（盐卤）、绿青、绿松石、绿盐、玛瑙、麦饭石、芒硝、密陀僧、硼砂、膨润土、砒石（信石）、砒霜、朴硝（朴消）、铅（方铅矿）、铅丹（黄丹）（红丹）、铅粉、铅灰、铅霜、青礞石（绿泥石化云母碳酸盐片岩）、青铜、轻粉、泉水（矿泉水）、软滑石、蛇含石、升药底、石膏、石灰（石灰岩）、石棉、石脑油、石炭、石燕、食盐、水银、水云母、铁粉、铁华粉、铁浆、铁精、铁落、铁锈、红铜（铜）、铜绿、文石、无名异、锡、锡石（锡矿）、咸秋石、硝石（火硝）（消石）、小灵丹、锌华、雄黄、玄精石、玄明粉、盐胆水、阳起石、阴起石、银朱、禹余粮、玉（玉石、玉屑）、礜石、云母（银精石、云母石）、皂矾（绿矾）、长石（硬石膏）、赭石、针砂、钟乳石、朱砂、紫萤石（紫石英）（萤石）、紫铜矿、自然铜（黄铁矿）。其历史分布情况见表5-18。

表5-18　华中地区矿物药种类历史分布

序号	矿物药种类	历史分布	序号	矿物药种类	历史分布
1	白垩	湖北、湖南、河南	11	磁石	湖北、湖南、河南
2	白矾	湖北	12	雌黄	湖南、湖北
3	白降丹	湖北、湖南	13	大理岩	湖北、河南
4	白石英	湖北、湖南、河南	14	胆矾	湖北
5	白石脂	湖北、湖南、河南	15	鹅管石	湖北
6	扁青（蓝铜矿）	湖北、湖南	16	方解石	湖北、湖南、河南
7	不灰木	湖北、河南	17	粉霜（升汞）（白粉霜）	湖北、湖南
8	长石（硬石膏）	湖北、湖南、河南	18	伏龙肝	湖北、湖南、河南
9	赤石脂	湖北、河南	19	浮石（海浮石、小海浮石）	湖北
10	赤铜屑	湖北	20	甘土	湖北

（续表）

序号	矿物药种类	历史分布	序号	矿物药种类	历史分布
21	光明盐	湖北、湖南、河南	61	铅霜	湖北、湖南
22	海蓝宝石	湖北	62	青礞石（绿泥石化云母碳酸盐片岩）	湖北、湖南、河南
23	寒水石（北寒水石、南寒水石）	湖北、湖南、河南	63	青铜	湖北、湖南
24	黑砂	湖北、湖南	64	轻粉	湖北、湖南
25	黑云母	湖北、湖南、河南	65	泉水（矿泉水）	湖北
26	红粉（升药）（三仙丹）	湖北、湖南	66	软滑石	湖北
27	琥珀	湖北、河南	67	蛇含石	湖北、河南
28	花蕊石	湖北、湖南、河南	68	升药底	湖北、湖南
29	滑石	湖北、湖南、河南	69	石膏	湖北、湖南、河南
30	黄石脂	河南	70	石灰（石灰岩）	湖北、湖南、河南
31	黄升	湖北、湖南	71	石棉	湖南、湖北、河南
32	金箔	湖北、湖南、河南	72	石脑油	湖北、湖南、河南
33	金刚石	湖南	73	石炭	河南
34	金精石（蛭石）	湖南、河南	74	石燕	湖北、湖南
35	金礞石	湖南、河南	75	食盐	河南
36	井底泥	湖北、湖南、河南	76	水银	湖北、湖南
37	空青	湖北	77	水云母	湖南、河南
38	理石	湖北、湖南、河南	78	铁粉	湖南、河南
39	硫黄	湖北、湖南、河南	79	铁华粉	湖南、河南
40	龙齿	湖北、河南	80	铁浆	湖南、河南
41	龙骨	湖北、河南	81	铁精	湖南、河南
42	龙角	湖北、湖南、河南	82	铁落	湖南、河南
43	炉甘石	湖北、湖南、河南	83	铁锈	湖南、河南
44	卤碱（盐卤）	湖北	84	红铜（铜）	湖北、湖南、河南
45	绿青	湖北	85	铜绿	湖北
46	绿松石	湖北	86	文石	湖北
47	绿盐	湖北、湖南、河南	87	无名异	湖北、湖南、河南
48	玛瑙	湖北、湖南、河南	88	锡	湖南、河南
49	麦饭石	湖北、湖南、河南	89	锡石（锡矿）	湖南
50	芒硝	湖北、湖南、河南	90	咸秋石	湖北
51	密陀僧	湖北、湖南	91	硝石（火硝）（消石）	湖北、湖南
52	硼砂	湖南	92	小灵丹	湖北、湖南、河南
53	膨润土	湖北、湖南、河南	93	锌华	湖北、湖南、河南
54	砒石（信石）	湖南	94	雄黄	湖南、湖北
55	砒霜	湖南	95	玄精石	湖北、湖南、河南
56	朴硝（朴消）	湖北、湖南、河南	96	玄明粉	湖北、湖南、河南
57	铅（方铅矿）	湖北、湖南、河南	97	盐胆水	湖北
58	铅丹（黄丹）（红丹）	湖北、湖南	98	阳起石	河南、湖北
59	铅粉	湖北、湖南	99	阴起石	湖北、河南
60	铅灰	湖北、湖南			

（续表）

序号	矿物药种类	历史分布	序号	矿物药种类	历史分布
100	银朱	湖北、湖南	107	赭石	湖北、湖南、河南
101	禹余粮	湖北、湖南、河南	108	针砂	湖南、河南
102	玉(玉石、玉屑)	湖北、湖南、河南	109	钟乳石	湖北
103	礜石	湖北、湖南、河南	110	朱砂	湖北、湖南
104	云母(银精石、云母石)	湖北、湖南、河南	111	紫萤石(紫石英)(萤石)	湖北、湖南、河南
105	皂矾(绿矾)	湖南、河南	112	紫铜矿	湖北、湖南
106	曾青	湖北	113	自然铜(黄铁矿)	湖北、湖南、河南

华中地区矿物药品种在各省的分布情况见图 5-10，该图展示了文献资料中记载的华中地区不同省特有和共有的矿物药品种。

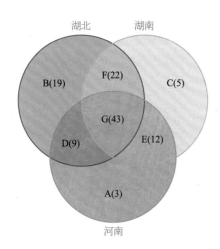

图 5-10 文献记载中华中地区矿物药品种各省分布维恩图

图中括号内数字表示该区域矿物药品种个数。A(河南,3)：黄石脂、石炭、食盐；B(湖北,19)：白矾、曾青、赤铜屑、胆矾、鹅管石、浮石(海浮石、小海浮石)、甘土、海蓝宝石、空青、卤碱(盐卤)、绿青、绿松石、泉水(矿泉水)、软滑石、铜绿、文石、咸秋石、盐胆水、钟乳石；C(湖南,5)：金刚石、硼砂、砒石(信石)、砒霜、锡石(锡矿)；D(河南、湖北,9)：不灰木、赤石脂、大理岩、琥珀、龙齿、龙骨、蛇含石、阳起石、阴起石；E(河南、湖南,12)：金精石(蛭石)、金礞石、水云母、铁粉、铁华粉、铁浆、铁精、铁落、铁锈、锡、皂矾(绿矾)、针砂；F(湖北、湖南,22)：白降丹、扁青(蓝铜矿)、雌黄、粉霜(升汞)(白粉霜)、黑砂、红粉(升药)(三仙丹)、黄升、密陀僧、铅丹(黄丹)(红丹)、铅粉、铅灰、铅霜、青铜、轻粉、升药底、石燕、水银、硝石(火硝)(消石)、雄黄、银朱、朱砂、紫铜矿；G(河南、湖北、湖南,43)：白垩、白石英、白石脂、磁石、方解石、伏龙肝、光明盐、寒水石(北寒水石、南寒水石)、黑云母、花蕊石、滑石、金箔、井底泥、理石、硫黄、龙角、炉甘石、绿盐、玛瑙、麦饭石、芒硝、膨润土、朴硝(朴消)、铅(方铅矿)、青礞石(绿泥石化云母碳酸盐片岩)、石膏、石灰(石灰岩)、石棉、石脑油、红铜(铜)、无名异、小灵丹、锌华、玄精石、玄明粉、禹余粮、玉(玉石、玉屑)、礜石、云母(银精石、云母石)、长石(硬石膏)、赭石、紫萤石(紫石英)(萤石)、自然铜(黄铁矿)。

■ 二、华中地区药用矿产资源种类分布现状

根据华中地区各省的县区政府官网矿产资源记载及实地调研结果，对目前华中地区现有的药用矿产资源分布情况进行分析。

目前华中地区现有分布的药用矿产资源种类41种，分别为：毒砂、石盐、玛瑙、透闪石、滑石、蛇纹石、砷华、石棉、云母、蛭石、硼砂、磷矿、绿松石、石膏、硬石膏、芒硝、明矾石、方解石、天然碱、石灰岩、钾硝石、膨润土、高岭土、花岗岩、浮石、金刚石、萤石、锌矿、汞矿、玉石、石灰、石英、石英二长斑岩、硫矿、能源矿石、铁矿、铜矿、铅矿、锡石、锰矿、锌矿。各药用矿产资源矿种分布情况详见表 5-19；各药用矿产资源矿产品种在华中地区各省的分布情况如图 5-11 所示。

表 5-19 华中地区药用矿产资源矿种分布情况

序号	矿产资源[1]	行 政 区[2]
1	毒砂	黄石市、十堰市、鄂州市、长沙市、邵阳市、益阳市、郴州市、平桥区
2	石盐	孝感市、荆州市、衡阳市
3	玛瑙	衡阳市、常德市
4	透闪石	南召县

（续表）

序号	矿产资源[1]	行 政 区[2]
5	滑石	黄冈市、随州市、湘潭市、邵阳市、方城县、平桥区、嵩县
6	蛇纹石	黄冈市、平桥区
7	砷华	长沙市、邵阳市、益阳市、郴州市
8	石棉	十堰市、黄冈市、随州市、天门市、神农架林区、长沙市、邵阳市、岳阳市、平桥区、罗山县、嵩县
9	云母	孝感市、咸宁市、神农架林区、岳阳市、卢氏县、浉河区、平桥区、商城县、衡阳市、邵阳市
10	蛭石	黄冈市、灵宝市、固始县、宜阳县、嵩县
11	硼砂	衡阳市
12	磷矿	武汉市、十堰市、宜昌市、襄阳市、荆门市、孝感市、黄冈市、咸宁市、随州市、神农架林区、长沙市、湘潭市、岳阳市、湘西土家族苗族自治州、固始县
13	绿松石	十堰市、竹山县
14	石膏	荆门市、孝感市、黄冈市、天门市、神农架林区、株洲市、湘潭市、衡阳市、邵阳市、岳阳市、常德市、娄底市、怀化市、淅川县
15	硬石膏	鄂州市、长沙市、株洲市、湘潭市、衡阳市、邵阳市、岳阳市、常德市、娄底市
16	芒硝	荆州市、潜江市、衡阳市、常德市
17	明矾石	黄冈市
18	方解石	咸宁市、神农架林区、永州市、邵阳市、湘西土家族苗族自治州、平桥区、林州市
19	天然碱	桐柏县
20	石灰岩	长沙市、湘潭市、衡阳市、邵阳市、常德市、张家界市、益阳市、娄底市、郴州市、永州市、怀化市、湘西土家族苗族自治州、魏都区、禹州市、鄢陵县、卢氏县、驿城区、遂平县、确山县、卧龙区、邓州市、镇平县、唐河县、固始县、息县、济源市、巩义市、荥阳市、新密市、新郑市、登封市、宜阳县、郏县、修武县
21	钾硝石	十堰市
22	膨润土	武汉市、鄂州市、荆州市、平桥区、罗山县、鹤山区、浚县
23	高岭土	随州市、长沙市、株洲市、衡阳市、邵阳市、岳阳市、常德市、张家界市、益阳市、永州市、怀化市、邓州市、平桥区、固始县、巩义市、嵩县、汝州市、修武县
24	花岗岩	孝感市、荆门市、黄冈市、咸宁市、随州市、神农架林区、长沙市、株洲市、邵阳市、岳阳市、常德市、张家界市、益阳市、娄底市、郴州市、永州市、灵宝市、遂平县、泌阳县、确山县、卧龙区、邓村县、南召县、西峡县、镇平县、内乡县、唐河县、平桥区、固始县、荥阳市、偃师市、宜阳县、嵩县、林州市、淇县
25	浮石	十堰市
26	金刚石	长沙市、常德市、怀化市、湘西土家族苗族自治州
27	萤石	黄冈市、咸宁市、随州市、株洲市、衡阳市、岳阳市、张家界市、益阳市、郴州市、湘西土家族苗族自治州、确山县、汝南县、唐河县、浉河区、平桥区、罗山县、光山县、商城县、栾川县、嵩县、沁阳市
28	锌矿	武汉市、十堰市、宜昌市、黄冈市、长沙市、株洲市、衡阳市、邵阳市、岳阳市、张家界市、娄底市、郴州市、永州市
29	硫矿	常德市、十堰市、鄂州市、黄冈市、天门市、长沙市、湘西土家族苗族自治州、黄石市、长沙市、株洲市、衡阳市、邵阳市、岳阳市、张家界市、益阳市、娄底市、郴州市、永州市、怀化市、宁陵县、邓州市、荥阳市
30	汞矿	十堰市、鄂州市、怀化市、邵阳市
31	玉石	黄冈市、西峡县、新密市、登封市
32	石灰	长沙市、淅川县
33	石英	武汉市、十堰市、黄冈市、咸宁市、神农架林区、长沙市、株洲市、衡阳市、岳阳市、张家界市、永州市、嵩县
34	石英二长斑岩	长沙市、株洲市、衡阳市、岳阳市、张家界市、永州市

（续表）

序号	矿产资源[1]	行 政 区[2]
35	能源矿石	武汉市、荆州市、仙桃市、潜江市、潜江市、天门市、神农架林区、永州市、鄢陵县、封丘县、濮阳县、黄石市、十堰市、宜昌市、鄂州市、荆门市、咸宁市、长沙市、株洲市、衡阳市、邵阳市、常德市、张家界市、益阳市、娄底市、郴州市、怀化市、湘西土家族苗族自治州、巩义市、荥阳市、新密市、通许县、偃师市、宜阳县、孟津县、新安县、汝州市、郏县、龙安区、林州市、鹤山区、山城区、淇滨区、卫辉市、辉县市、获嘉县、山阳区、中站区、马村区、沁阳市
36	铁矿	黄石市、十堰市、鄂州市、黄冈市、神农架林区、衡阳市、邵阳市、岳阳市、张家界市、娄底市、郴州市、建安区、长葛市、新蔡县、西峡县、罗山县、内黄县、株洲市、永州市、禹州市、卢氏县、益阳市、湘西土家族苗族自治州、长沙市
37	铜矿	武汉市、黄石市、十堰市、宜昌市、鄂州市、孝感市、黄冈市、咸宁市、随州市、神农架林区、衡阳市、岳阳市、张家界市、永州市、南召县、西峡县、镇平县、浉河区、固始县、罗山县、光山县、济源市、登封市、洛宁县、汝州市、沁阳市、长沙市、株洲市、禹州市
38	铅矿	十堰市、宜昌市、鄂州市、神农架林区、黄冈市、随州市、长沙市、株洲市、衡阳市、邵阳市、岳阳市、张家界市、娄底市、益阳市、郴州市、永州市、怀化市、湘西土家族苗族自治州、南召县、西峡县、方城县、桐柏县、浉河区、固始县、光山县、上街区、登封市、洛宁县、栾川县、汝州市、罗山县、商城县
39	锡石	株洲市、衡阳市、岳阳市
40	锰矿	武汉市、十堰市、黄冈市、咸宁市、宜昌市、长沙市、衡阳市、邵阳市、岳阳市、常德市、益阳市、娄底市、永州市、湘西土家族苗族自治州、灵宝市
41	锌矿	十堰市、宜昌市、长沙市、株洲市、衡阳市、邵阳市、岳阳市、张家界市、娄底市、郴州市

注：1.药用矿产资源品种；2.分布的县级及县级以上行政区。

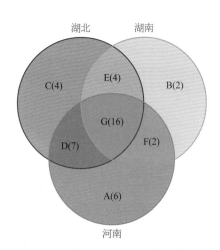

图5-11 华中地区药用矿产资源矿产
品种各省分布维恩图

图中括号内数字表示该区域矿产资源矿产品种个数。A（湖南，6）：玛瑙、砷华、硼砂、金刚石、石英二长斑岩、锡石；B（河南，2）：透闪石、天然碱；C（湖北，4）：绿松石、明矾石、钾硝石、浮石；D（湖北、湖南，7）：石盐、硬石膏、芒硝、锌矿、汞矿、石英、锌矿；E（湖北、河南，4）：蛇纹石、蛭石、膨润土、玉石；F（湖南、河南，2）：石灰岩、石灰；G（河南、湖北、湖南，16）：毒砂、滑石、石棉、云母、磷矿、石膏、方解石、高岭土、花岗岩、萤石、硫矿、能源矿石、铁矿、铜矿、铅矿、锰矿。

华中地区现有生产的矿物药品种有57种，分别为：礜石、光明盐、玛瑙、阳起石、滑石、不灰木、砒石、石棉、云母、金礞石、青礞石、金精石、硼砂、龙角、龙齿、绿松石、石膏、长石（硬石膏）、芒硝、玄明粉、白矾、方解石、碱花、硝石（火硝）、花岗岩、浮石、金刚石、紫萤石（紫石英）、文石、炉甘石、雌黄、雄黄、朱砂、水银、玉、石灰、白石英、麦饭石、硫黄、自然铜、石脑油、石炭、磁石、赭石、禹余粮、铁精、铁、扁青、青铜、黄铜、红铜、绿盐、紫铜矿、绿青、铅、锡矿、无名异。

■ 三、华中地区矿物药品种分布概况

本次普查较为系统地对华中地区矿物药品种进行了调查，得到分布于华中地区的117个矿物药品种及其资源分布情况。117个矿物药品种为：白垩、白矾、白降丹、白石英、白石脂、扁青、不灰木、曾青、赤石脂、赤铜屑、磁石、雌黄、大理岩、胆矾、鹅管石、方解石、粉霜（升汞）、伏龙肝、浮石、甘土、光明盐、海蓝宝石、寒水石、黑砂、黑云母、红粉（升药）、琥珀、花岗岩、花蕊石、滑石、黄石脂、黄升、黄铜、碱花、金箔、金刚石、金精石、金礞石、井底泥、空青、理石、硫黄、龙齿、龙骨、龙角、炉甘石、卤碱、绿青、绿松石、绿盐、玛瑙、麦饭石、芒硝、密陀僧、硼砂、膨润土、砒石、砒霜、朴硝、铅、铅丹（黄丹）、铅粉、铅灰、铅霜、青礞石、青铜、轻粉、泉水、软滑石、蛇含石、升药底、石膏、石灰、石棉、石脑油、石炭、石燕、食盐、水银、水云母、铁、铁粉、铁华粉、铁浆、铁精、铁落、铁锈、红铜、铜

绿、文石、无名异、锡、锡石、咸秋石、硝石（火硝）、小灵丹、锌华、雄黄、玄精石、玄明粉、盐胆水、阳起石、阴起石、银朱、禹余粮、玉、礜石、云母、皂矾（绿矾）、长石（硬石膏）、赭石、针砂、钟乳石、朱砂、紫萤石（紫石英）、紫铜矿、自然铜。

按阳离子分类分属种数如下：（1）钠化合物类9种，（2）钾化合物类1种，（3）镁化合物类9种，（4）钙化合物类18种，（5）铝化合物类9种，（6）硅化合物类9种，（7）锰化合物类1种，（8）铁及其化合物类14种，（9）铜及其化合物类11种，（10）锌及其化合物类2种，（11）砷化合物类6种，（12）汞及其化合物类10种，（13）铅及其化合物类6种，（14）自然元素类4种，（15）其他化合物类8种。华中地区矿物药品种及其分布情况详见表5－20。

华中地区矿物药品种在各省的分布情况如图5－12所示，该图展示了华中地区不同省特有的和共有的矿物药品种。

表5－20　华中地区矿物药品种目录与分布

序号	药材名	药材拉丁名	来源	原矿物（或组成）	分布	备注
			一、钠化合物类(9种)			
1	朴硝	Mirabilitum	硫酸盐类芒硝族矿物芒硝或人工制品芒硝的粗制品	芒硝（Mirabilite）	河南、湖北、湖南	
2	光明盐	Sallucidum	氯化物类石盐族石盐的无色透明的结晶体	石盐（Halite）	湖南、湖北、河南	
3	食盐	Natrii Chloridum	海水或盐井、盐池、盐泉中的盐水经煎、晒而成的结晶体	盐水（Salinus）	河南	
4	芒硝	Natrii Sulfas	硫酸盐类芒硝族矿物芒硝经加工精制而成的结晶体	芒硝（Mirabilite）	湖南、湖北、河南	
5	玄明粉	Natrii Sulfas Exsiccatus	硫酸盐类芒硝族矿物芒硝经风化的干燥品	芒硝（Mirabilite）	湖南、湖北、河南	
6	硼砂	Borax	硼酸盐类硼砂族矿物硼砂经精制而成的结晶	硼砂（Borax）	湖南	
7	碱花	Tronum	含碳酸钠的碱土熬制而成，或在咸水湖边自然生成的天然碱	碱土（Trona soil）；天然碱（Trona）	河南	藏医、蒙医习用
8	咸秋石	Sal Praeparatum	食盐的人工煅制品	/	湖北	
9	盐胆水	/	食盐制备过程中沥下的液汁	/	湖北	
			二、钾化合物类(1种)			
10	硝石（火硝）	Sal Nitri	硝酸盐类硝石族矿物钾硝石经加工精制成的结晶体，或人工制品	钾硝石（Niter）	湖北、湖南	
			三、镁化合物类(9种)			
11	滑石	Talcum	硅酸盐类滑石-叶蜡石族矿物滑石	滑石（Talc）	湖南、湖北、河南	
12	卤碱	Trona	卤块（固体卤水）经加工煎熬制成的白色结晶体	/	湖北	
13	石棉	Asbestos	硅酸盐类角闪石族矿物石棉	石棉（Asbestos）	湖南、湖北、河南	

序号	药材名	药材拉丁名	来源	原矿物（或组成）	分布	备注
14	阳起石	Tremolitum	硅酸盐类角闪石族矿物透闪石	透闪石（Tremolite）	河南、湖北	
15	阴起石	Actinolitum	硅酸盐类角闪石族矿物阳起石	阳起石（Actinolite）	河南、湖北	
16	不灰木	Asbestos Serpentinum	硅酸盐类蛇纹石-高岭石族矿物蛇纹石石棉	蛇纹石石棉（Chrysotile）	湖南、湖北、河南	
17	金精石	Vermiculitum	硅酸盐类蛭石族矿物水金云母-水黑云母，或蛭石(猫金)	水金云母-水黑云母（Hydrophlogopite-Hydrobiotite）；蛭石（Vermiculite）	湖南、湖北、河南	
18	青礞石	Chloriti Lapis	黑云母片岩或绿泥石化云母碳酸盐片岩	黑云母片岩（Biotite Schist）；绿泥石化云母碳酸盐片岩（Chloritized Mica-carbonate Schist）	湖南、湖北、河南	
19	金礞石	Micae Lapis Aureus	蛭石片岩或水黑云母片岩	蛭石片岩（Vermiculite Schist）；水黑云母片岩（Hydrobiotite Schist）	湖南、河南	
四、钙化合物类(18种)						
20	石膏	Gypsum Fibrosum	硫酸盐类石膏族矿物纤维石膏	纤维石膏（Satin spar）	湖南、湖北、河南	
21	长石（硬石膏）	Anhydritum	硫酸盐类硬石膏族矿物硬石膏	硬石膏（Anhydrite）	湖南、湖北	
22	方解石	Calcite	碳酸盐类方解石-文石族矿物方解石（菱面体集合体）	方解石（菱面体集合体）（Calcite）	湖南、湖北、河南	
23	石灰	Calx	沉积岩石灰岩经加热煅烧而成的生石灰及其熟化产物熟石灰羟钙石	石灰岩（Limestone）	湖南、河南、湖北	
24	大理岩	/	/	/	河南、湖北、湖南	
25	鹅管石	Jubuliforme Colcitum	碳酸盐类方解石-文石族矿物方解石的细管状集合体	方解石（细管状集合体）（Calcite）	河南、湖北、湖南	
26	寒水石	Gypsum Rubrum vel Calcitum	硫酸盐类石膏族矿物石膏（色红者，北寒水石）或碳酸盐类方解石-文石族矿物方解石（粗粒状集合体，南寒水石）	石膏（红色）（Gypsum Rubrum）；方解石（粗粒状集合体）（Calcite）	河南、湖北、湖南	
27	理石	Gypsum et Anhydritum	硫酸盐类石膏族矿物石膏与硬石膏的结合体	石膏（Gypsum）；硬石膏（Anhydrite）	河南、湖北、湖南	
28	龙骨	Os Draconis	古代脊索动物门哺乳动物纲长鼻目、奇蹄目及偶蹄目等动物的骨骼化石	古脊椎动物化石（Fossil paleovertebrales）	河南、湖北	
29	石燕	Fossilia Spiriferis	古代腕足动物门石燕贝目石燕贝属及弓石燕贝属等多种动物的化石	古腕足类动物化石（Fossil paleobrachiopod）	湖南、湖北	
30	玄精石	Selenitum	硫酸盐类石膏族矿物透石膏	透石膏（Selenite）	河南、湖北、湖南	

（续表）

序号	药材名	药材拉丁名	来源	原矿物（或组成）	分布	备注
31	钟乳石	Stalactitum	碳酸盐类方解石-文石族矿物方解石的钟乳状集合体下端较细的圆柱状管状部分	方解石（钟乳状集合体下端较细的圆柱状、管状部分）（Stalactite）	湖北	
32	花岗岩	Granitum	花岗岩	花岗岩（Cranite）	河南、湖北、湖南	
33	花蕊石	Ophicalcitum	蛇纹石大理岩	蛇纹石大理岩（Ophicalcite）	湖南、湖北、河南	
34	龙齿	Dens Draconis	古代脊索动物门哺乳动物纲长鼻目及奇蹄目等动物的牙齿化石	古脊椎动物化石（Fossil paleovertebrales）	湖南、湖北、河南	
35	紫萤石（紫石英）	Fluoritum	卤素化合物氟化物类萤石族矿物萤石	萤石（Fluorite）	湖南、湖北、河南	
36	龙角	Fossilia Cornum	古代脊索动物门哺乳纲动物的角骨化石	古脊椎动物化石（Fossil paleovertebrales）	湖南、湖北、河南	
37	文石	Aragonitum	碳酸盐类方解石-文石族矿物文石	文石（Aragonite）	湖北	藏医习用

五、铝化合物类（9 种）

序号	药材名	药材拉丁名	来源	原矿物（或组成）	分布	备注
38	白矾	Alumen	硫酸盐类明矾石族矿物明矾石经加工提炼而成的结晶	明矾石（Alunite）	湖北	
39	云母	Muscovitum	硅酸盐类云母族矿物白云母	白云母（Muscovite）	湖南、湖北、河南	
40	白垩	Kaolinitum vel Bentonitum	高岭土或膨润土黏土岩	高岭土（Kaolin）；膨润土黏土岩（Bentonite）	湖南、湖北、河南	
41	甘土	Bentonitum	膨润土黏土岩	膨润土黏土岩（Bentonite）	湖北、河南	
42	白石脂	Kaolinitum	硅酸盐类高岭石族矿物高岭石	高岭石（Kaolinite）	湖南、湖北、河南	
43	伏龙肝	Terra Flava Usta	经多年用柴草熏烧而结成的灶心土	灶心土（Terra flava usta）	湖南、湖北、河南	
44	黄石脂	Hydromicum et Halloysitum	硅酸盐类伊利石族矿物水云母-伊利石（含氢氧化铁）或（和）蛇纹石-高岭石族矿物高岭石-多水高岭石为主要组分的细分散多矿物集合体	水云母（Hydromica）；多水高岭石（Halloysite）	河南、湖南	
45	软滑石	/	硅酸盐类矿物高岭土的块状物	高岭石（Kaolinite）	湖北	
46	赤石脂	Halloysitum Rubrum	硅酸盐类埃洛石族矿石多水高岭石与氧化物类刚玉族矿物赤铁矿或含氢氧化物类针铁矿族矿物褐铁矿共同组成的细分散多矿物集合体	多水高岭石（Halloysite Combined）；赤铁矿（Hematite）；褐铁矿（Limonite）	湖南、湖北、河南	

六、硅化合物类（9 种）

序号	药材名	药材拉丁名	来源	原矿物（或组成）	分布	备注
47	白石英	Quartz Album	氧化物类石英族矿物石英	石英（Quartz）	湖南、湖北、河南	

（续表）

序号	药材名	药材拉丁名	来源	原矿物（或组成）	分布	备注
48	浮石	Pumex	火山喷出的岩浆凝固形成的多孔状石块	浮石（Pumice Stone）	湖北	
49	麦饭石	Maifanitum	风化的石英二长斑岩	石英二长斑岩（Quartz Monzonite Porphyry）	湖南、湖北、河南	
50	玛瑙	Agate	氧化物类石英族矿物石英的亚种玛瑙	玛瑙（Agate）	湖南、湖北、河南	
51	海蓝宝石	Aquamarinum	硅酸盐绿柱石族矿物海蓝宝石	海蓝宝石（Aquamarine）	湖北	
52	水云母	Hydromica	水云母族矿物水云母黏土岩	水云母（Hydromica）	湖南、河南	藏医习用
53	膨润土	/	硅酸盐类矿物膨润土	膨润土（bentonite）	湖北、河南、湖南	
54	玉	Nephritum vel Lapis Sapo	硅酸盐类角闪石族矿物透闪石的隐晶质亚种软玉，或蛇纹石-高岭石族矿物蛇纹石的隐晶质亚种岫玉	软玉（Nephrite）；岫玉（Serpentine）	湖北、河南、湖南	
55	黑云母	/	硅酸盐类矿物黑云母	黑云母（Biotite）	湖南、湖北、河南	
七、锰化合物类（1种）						
56	无名异	Pyrolusitum	氧化物类金红石族矿物软锰矿	软锰矿（Pyrolusite）	湖南、湖北、河南	
八、铁及其化合物类（14种）						
57	铁	Ferrum	赤铁矿、褐铁矿、磁铁矿等冶炼而成的灰黑色金属	赤铁矿（Haematite）；褐铁矿（Limonite）；磁铁矿（Magnetite）	湖南、湖北	
58	赭石	Haematitum	氧化物类刚玉族矿物赤铁矿	赤铁矿（Haematite）	湖南、湖北、河南	
59	磁石	Magnetitum	氧化物类尖晶石族矿物磁铁矿	磁铁矿（Magnetite）	湖南、湖北、河南	
60	自然铜	Pyritum	硫化物类黄铁矿族矿物黄铁矿	黄铁矿（Pyrite）	湖南、湖北、河南	藏医、蒙医习用
61	禹余粮	Limonitum	氢氧化物类针铁矿族矿物褐铁矿（以针铁矿族矿物针铁矿-水针铁矿为主组分）	褐铁矿（Limonite）	湖北、湖南、河南	
62	蛇含石	Limonitum Globuloforme et Pyritum Globuloforme	硫化物类矿物黄铁矿（或白铁矿）结核或褐铁矿化黄铁矿结核	黄铁矿（Pyrite）；褐铁矿（Limonite）	湖北、湖南、河南	
63	铁粉	Ferroferric Oxidum	铁或钢铁入火飞炼或水飞而得的细粉	/	湖南、河南	
64	铁华粉	Ferrous Acetas	铁与醋酸作用形成的锈粉	/	湖南、河南	
65	铁浆	Suspension ex Aerugo Ferri cum Aqua	铁浸渍于水中生锈后形成的一种混悬液	/	湖南、河南	
66	铁精	Cinis ex Furnace	炼铁炉中的灰烬，多是崩落的赤铁矿质细末	赤铁矿（Haematite）	湖南、河南	

（续表）

序号	药材名	药材拉丁名	来源	原矿物（或组成）	分布	备注
67	铁落	Pulvis Ferri	铁锻制红赤、外层氧化时被锤落的铁屑	/	湖南、河南	
68	铁锈	Aerugo Ferri	铁置空气中氧化后生成的红褐色锈衣	/	湖南、河南	
69	皂矾（绿矾）	Melanteritum	硫酸盐类水绿矾族矿物水绿矾或其人工制品	水绿矾（Melanterite）	湖南、河南	
70	针砂	PulvisAci	制钢针时磨下的细屑	/	湖南、河南	
九、铜及其化合物类（11种）						
71	扁青	Azuritum Platyclada vel Granular	碳酸盐类孔雀石族矿物蓝铜矿（扁平块状、粒状集合体）	蓝铜矿（扁平块状、粒状集合体）（Azurite）	湖南、湖北	
72	绿青	Malachitum	碳酸盐类孔雀石族矿物孔雀石	孔雀石（Malachite）	湖北	
73	紫铜矿	Bornitum	硫化物类斑铜矿族矿物斑铜矿	斑铜矿（Bornite）	湖南、湖北	
74	绿盐	Atacamitum	卤化物类氯铜矿族矿物氯铜矿，或人工制品	氯铜矿（Atacamite）	湖南、湖北、河南	
75	曾青	Azuritum Lamina vel Globuloforme	碳酸盐类孔雀石族蓝铜矿的具层壳结构的结核状集合体	蓝铜矿（具层壳结构的结核状集合体）（Azurite）	湖北	
76	赤铜屑	Pulvis Cuprinus	煅铜时脱落的碎屑	/	湖北	
77	胆矾	Chalcanthitum	硫酸盐类胆矾族矿物胆矾	胆矾（Chalcanthite）	湖北	
78	空青	Azuritum Globosi vel Cavum	碳酸盐类孔雀石族矿物蓝铜矿成球形或中空者	蓝铜矿（球形或中空集合体）（Azurite）	湖北	
79	铜绿	Malachitum	铜器表面经二氧化碳或醋酸作用后生成的绿色碱式碳酸铜	/	湖北	
80	青铜	Alloy ex Cuprum Ustum	铜、铅、锡按一定的比例混合炼成的合金	/	湖南、湖北	藏医习用
81	黄铜	Alloy ex Cuprum et Zincum Ustum	铜、锌按一定比例混合炼成的合金	/	湖南、湖北	藏医习用
十、锌化合物类（2种）						
82	炉甘石	Galamina	碳酸盐类方解石-文石族矿物菱锌矿或水锌矿	菱锌矿（Smithsonite）；水锌矿（Hydrozincite）	湖北、湖南、河南	
83	锌华	/	碳酸盐类方解石-文石族矿物水锌矿	水锌矿（Hydrozincite）	湖北、湖南、河南	藏医习用
十一、砷化合物类（6种）						
84	砒石	Arsenicum	氧化物类砷华族矿物砷华	砷华（Arsenolite）	湖南	
85	雄黄	Realgar	硫化物类雄黄族矿物雄黄	雄黄（Realgar）	湖南	
86	雌黄	Orpimentum	硫化物类雌黄族矿物雌黄	雌黄（Orpiment）	湖南、湖北	

（续表）

序号	药材名	药材拉丁名	来源	原矿物（或组成）	分布	备注
87	礜石	Arsenopyritum	硫化物类毒砂族矿物毒砂	毒砂（Arsenopyrite）	湖南、湖北、河南	
88	砒霜	Arsenicum	砒石经升华而成的三氧化二砷精制品	砒石（arsenicum）	湖南	
89	小灵丹	Xiaolingdan	硫黄与雄黄经升华制成的砷硫化合物	硫黄（Sulfur）；雄黄（Realgar）	湖南、湖北、河南	
十二、汞及其化合物类（9 种）							
90	水银	Hydrargyrum	自然金属类液态矿物自然汞，主要从辰砂矿经加工提炼制成	辰砂（Cinnabar）；自然汞（Mercury or Quicksilver Hydrargyrum）	湖南、湖北	
91	朱砂	Cinnabaris	硫化物类矿物辰砂族辰砂	辰砂（Cinnabar）	湖南、湖北	
92	粉霜（升汞）	Mercuric Chloridum	升华法炼制而成的氯化汞结晶	/	湖南、湖北	
93	黑砂	/	炼制轻粉积累而成的锅巴状或水锈样氯化亚汞	/	湖南、湖北	
94	红粉（升药）	Hydrargyri Oxydum Rubrum	水银、硝石、白矾或由水银和硝酸炼而制成的红色氧化汞	/	湖南、湖北	
95	升药底	Hydrargyrum Oxydatum Crudum Bottom	炼制升药后留在锅底的残渣	/	湖南、湖北	
96	银朱	Vermilion	水银、硫黄和氢氧化钾经升华制成的硫化汞	/	湖南、湖北	
97	轻粉	Calomelas	升华法炼制而成的氯化亚汞结晶	/	湖北、湖南	
98	白降丹	Hydrargyrum Chloratum Compositum	人工提炼的氯化汞和氯化亚汞的混合结晶物	/	湖北、湖南	
99	黄升	Flavus ex Hydrargyri Oxydum Rubrum Praeparatum	炼制升药时碗盏中央的黄色升华物	/	湖北、湖南	
十三、铅及其化合物类（6 种）							
100	铅	Plumbum	硫化物大类单硫化物类方铅矿族矿物方铅矿冶炼成的灰白色金属铅	方铅矿（Galena）	湖南、湖北、河南	
101	密陀僧	Lithargyrum	硫化物大类单硫化物类方铅矿族矿物方铅矿提炼银、铅时沉积的炉底，或为铅熔融后的加工制成品	方铅矿（Galena）	湖南、湖北、河南	
102	铅丹（黄丹）	Plumbum Rubrum	铅加工制成的四氧化三铅	/	湖南、湖北	
103	铅粉	Hydrocerussitum	铅加工制成的碱式碳酸铅	/	湖南、湖北	
104	铅灰	Plumbum Ustum	铅制成的加工品	/	湖南、湖北	
105	铅霜	Plumbi Acetas	铅加工制成的醋酸铅	/	湖南、湖北	

（续表）

序号	药材名	药材拉丁名	来源	原矿物（或组成）	分布	备注
			十四、自然元素类（4种）			
106	硫黄	Sulfur	自然元素大类自然非金属类自然硫族自然硫，主要用含硫物质或含硫矿物经炼制升华的结晶体	自然硫（Sulphur）	湖南、湖北、河南	
107	金箔	Aurum Foil	自然金属类自然铜族自然金经加工而成的薄片	自然金（Gold）	湖南、湖北、河南	
108	金刚石	Diamond	自然元素大类自然非金属类金刚石-石墨族金刚石	金刚石（Diamond）	湖南	藏医习用
109	红铜	Cuprum Nativus	自然元素大类自然金属类自然铜族自然单质铜	自然单质铜（Native Copper）	湖南、湖北、河南	
			十五、其他化合物类（8种）			
110	石炭	Coal	可燃性有机岩、煤岩中的烟煤或无烟煤	煤（Coal）	湖南、湖北、河南	
111	石脑油	Crude Petroli	低等动物、植物埋藏地下，经地质作用（复杂的化学和生物化学变化）形成的液态可燃性有机岩	石油（Petroleum）	湖南、湖北、河南	
112	绿松石	Turquoisum	磷酸盐类绿松石族矿物绿松石	绿松石（Turquoise）	湖北	藏医、蒙医习用
113	琥珀	Succinum	古代植物的树脂经石化而成的化石	琥珀（Amber）	河南、湖北	
114	井底泥	Nigri Terra ex Well-bottom	淤积在井底的灰黑色泥土	/	湖南、湖北、河南	
115	锡	Tin	氧化物和氢氧化物大类简单氧化物类金红石族锡石中炼出的锡	锡石（Cassiterite）	河南、湖南	
116	泉水	Aqua Mineralis	未受污染的天然井泉中新汲水或矿泉水	水（Water）	湖北	
117	锡石	Cassiteritum	氧化物类金红石族矿物锡石	锡石（Cassiterite）	湖南	

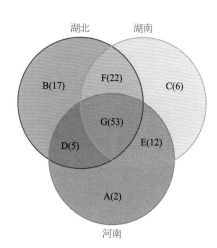

图5-12 华中地区矿物药品种各省分布维恩图

图中括号内数字表示该区域矿物药品种个数。A（河南，2）：食盐、碱花；B（湖北，17）：咸秋石、盐胆水、卤碱、钟乳石、文石、白矾、软滑石、浮石、海蓝宝石、绿青、曾青、赤铜屑、胆矾、空青、铜绿、绿松石、泉水；C（湖南，6）：硼砂、砒石、雄黄、砒霜、金刚石、锡石；D（河南、湖北，5）：阳起石、阴起石、龙骨、甘土、琥珀；E（河南、湖南，12）：金礞石、黄石脂、水云母、铁粉、铁华粉、铁浆、铁精、铁落、铁锈、皂矾（绿矾）、针砂、锡；F（湖北、湖南，22）：硝石（火硝）、石燕、铁、扁青、紫铜矿、青铜、黄铜、雌黄、水银、朱砂、粉霜（升汞）、黑砂、红粉（升药）、升药底、银朱、轻粉、白降丹、黄升、铅丹（黄丹）、铅粉、铅灰、铅霜；G（河南、湖北、湖南，53）：朴硝、光明盐、芒硝、玄明粉、滑石、石棉、不灰木、金精石（蛭石）、青礞石、石膏、长石（硬石膏）、方解石、石灰、大理岩、鹅管石、寒水石、理石、玄精石、花岗岩、花蕊石、龙齿、紫萤石（紫石英）、龙角、云母、白垩、白石脂、伏龙肝、赤石脂、白石英、麦饭石、玛瑙、膨润土、玉、黑云母、无名异、赭石、磁石、自然铜、禹余粮、蛇含石、绿盐、炉甘石、锌华、礜石、小灵丹、铅、密陀僧、硫黄、金箔、红铜、石炭、石脑油、井底泥。

参 考 文 献

［1］胡文宣,张文兰,胡受奚,等.含金毒砂中晶格金的确定及其形成机理研究[J].地质学报,2001,75(3):410 - 418.

［2］卢焕章,朱笑青,单强,等.金矿床中金与黄铁矿和毒砂的关系[J].矿床地质,2013,32(4):823 - 842.

［3］黄思静,黄可可,冯文立,等.成岩过程中长石,高岭石、伊利石之间的物质交换与次生孔隙的形成:来自鄂尔多斯盆地上古生界和川西凹陷三叠系须家河组的研究[J].地球化学,2009,38(5):498 - 506.

［4］周健民.土壤学大辞典[M].北京:科学出版社,2013.

［5］中华人民共和国卫生部药政管理局.现代实用本草[M].北京:人民卫生出版社,2000.

［6］赵匡华,赵宇彤.中国古代试辨硝石与芒硝的历史[J].自然科学史研究,1994,13(4):336 - 349.

［7］李峰,李新,刘翎.矿物药禹余粮的比较鉴定[J].中国中

药杂志,1998(5):5 - 6,62.

［8］夏晶,曹帅,吴赵云,等.药用雄黄的基源考证及实地调研[J].中华中医药杂志,2012,27(6):1543 - 1546.

［9］佩兰特.岩石与矿物——全世界500多种岩石与矿物的彩色图鉴[M].北京:中国友谊出版公司,2007.

［10］李时珍.本草纲目[M].北京:中国中医药出版社,2013.

［11］李朵.湖南及邻近地区晚商至西周时期青铜器分群研究[J].江汉考古,2021(4):71 - 80.

［12］赵建刚,王娟鹃,孙舒东.结晶学与矿物学基础[M].武汉:中国地质大学出版社,2009.

［13］刘圣金,吴露婷,马瑜璐,等.矿物药青礞石对PTZ点燃癫痫大鼠影响的脑组织代谢组学分析[J].中国实验方剂学杂志,2021,27(10):76 - 84.

［14］李祥,李凡,刘元芬,等.中药石膏X射线衍射分析及指纹图谱的确定[J].世界中西医结合杂志,2006(2):91 - 93.

第五节·华南地区

华南地区包括广东省、广西壮族自治区、海南省(本次调查未涵盖香港、澳门特别行政区),总面积45.18多万平方千米。该区域内有方解石、明矾、滑石、石膏、紫萤石(紫石英)等多种矿物药资源。

■ 一、华南地区矿物药品种分布历史概况

(一) 中华人民共和国成立以来出版的矿物药专著中的记载

对中华人民共和国成立以来出版的有关矿物药专著进行了整理,梳理了专著中记载分布于华南地区的矿物药品种共73种,包括:白垩、白矾(明矾)、白降丹、白石英、白石脂、扁青(蓝铜矿)、冰、不灰木、曾青、赤石脂、赤铜灰、赤铜屑、磁石、大青盐、胆矾、地浆、东壁土、鹅管石、伏龙肝、浮石、甘土、寒水石(北寒水石)、琥珀、花蕊石、滑石、黄丹脂、金箔、金精石、金礞石、井底泥、龙骨、炉甘石、卤碱、绿青、玛瑙、麦饭石、蒙脱石、密陀僧、硼砂、膨润土、铅、铅霜、青礞石、轻粉、蛇含石、石膏、石灰、石脑油、石燕、食盐(海盐)、铁、铁粉、铁华粉、铁浆、铁精、铁落、铁锈、铜绿、土黄、

万年灰、无名异、阳起石、阴起石、银箔、禹余粮(褐铁矿)、玉、云母、赭石(代赭石)、正长石、钟乳石、朱砂、紫萤石(紫石英)、自然铜。详见表5-21。

表5-21 矿物药专著中记载的华南地区矿物药品种

序号	专著名称	华南地区产矿物药名称
1	《本草纲目的矿物史料》	不灰木、金箔
2	《矿物药与丹药》	浮石
3	《矿物药浅说》	轻粉、白降丹、磁石、自然铜、胆矾、石灰、花蕊石、滑石、赤石脂、白石脂、明矾、琥珀、寒水石、无名异
4	《中国矿物药》	大青盐、云母、无名异、龙骨、石膏、石燕、代赭石、朱砂、自然铜、阳起石、阴起石、玛瑙、赤石脂、花蕊石、青礞石、金精石、金礞石、钟乳石、禹余粮、浮石、黄丹脂、绿青、蛇含石、琥珀、鹅管石、滑石、曾青、寒水石、紫石英、磁石、白矾、金箔、铅、银箔、密陀僧
5	《矿物药》	井底泥、云母、玉、伏龙肝、自然铜、冰、玛瑙、扁青、铁、铁粉、铁落、铁锈、铁华粉、铅、琥珀、寒水石、鹅管石
6	《中国矿物药研究》	云母、浮石、滑石、石灰、花蕊石、白矾、白石脂、自然铜、铅、玉、琥珀、无名异、麦饭石

（续表）

序号	专著名称	华南地区产矿物药名称
7	《中药矿物药图鉴》	白石英
8	《矿物本草》	食盐、白石脂、阴起石、石灰、钟乳石、紫石英、铁、铁落、铁锈、铁浆、麦饭石、铁华粉、云母、铁精、浮石、铁粉、滑石、禹余粮、自然铜、铜绿、玛瑙、铅、铅霜、花蕊石、卤碱、石脑油、胆矾、琥珀、银箔、无名异
9	《矿物药的沿革与演变》	白石英、胆矾、浮石、琥珀、寒水石
10	《矿产本草》	浮石、滑石、麦饭石、玉、花蕊石、石灰、食盐、白降丹、磁石、自然铜、铅、琥珀、炉甘石
11	《矿物药及其应用》	铅、铜绿、赤铜屑、曾青、绿青、自然铜、紫石英、花蕊石、北寒水石、石灰、滑石、云母、麦饭石、玛瑙、东壁土、地浆、白垩、赤石脂、白石脂、石燕、琥珀、炉甘石
12	《矿物药检测技术与质量控制》	自然铜、炉甘石、钟乳石、滑石、青礞石、紫石英、磁石、石膏、硼砂、膨润土
13	《矿物药真伪图鉴及应用》	铅、磁石、花蕊石、玛瑙、蓝铜矿、自然铜、寒水石、鹅管石、滑石、浮石、麦饭石、食盐、海盐、甘土、炉甘石、赤铜灰、褐铁矿、铁、石灰、万年灰、阳起石、云母、蒙脱石、白垩、白石脂、土黄、正长石、卤碱

（二）《中华本草》《中药大辞典》及《中国中药资源志要》中的记载

　　《中华本草》《中药大辞典》及《中国中药资源志要》记载华南地区矿物药分布品种 86 种，分别为：白矾、白降丹、白石英、白石脂、扁青、曾青、赤铜屑、磁石、雌黄、胆矾、鹅管石、方解石、粉霜（升汞）、伏龙肝、浮石（海浮石、小海浮石）、甘土、寒水石、黑砂、红粉（升药）、琥珀、花蕊石、滑石、黄石脂、金箔、金精石、金礞石、井底泥、空青、理石、硫黄、龙齿、龙骨、龙角、炉甘石、绿青、绿盐、玛瑙、麦饭石、密陀僧、硼砂、砒石、砒霜、朴硝（朴消）、铅、铅丹（黄丹）、铅粉、铅灰、铅霜、青礞石、轻粉、泉水（矿泉水）、蛇含石、升药底、石膏、石灰、石脑油、石蟹、石燕、水银、铁粉、铁华粉、铁浆、铁精、铁落、铁锈、铜绿、无名异、锡、锡石（锡矿）、小灵丹、雄黄、玄精石、银箔、银朱、禹余粮、玉、礜石、云母、长石（硬石膏）、赭石、针砂、钟乳石、朱砂、紫萤石（紫石英）、紫铜矿、自然铜。其中，海南 28 种，广东 61 种，广西 58 种。华南具体分布情况详见表 5－22。

表 5－22　《中华本草》《中药大辞典》《中国中药资源志要》华南地区矿物药品种记载

地区	《中华本草》记载品种	《中药大辞典》记载品种	《中国中药资源志要》记载品种	共记载品种
广东	35 种：紫铜矿、赭石、磁石、雌黄、礜石、白石脂、琥珀、滑石、自然铜、扁青、龙齿、炉甘石、青礞石、绿盐、玛瑙、朴硝、甘土、硼砂、无名异、砒石、石膏、石灰、白石英、麦饭石、石脑油、玉、锡、长石、禹余粮、钟乳石、水银、硫黄、云母、紫石英、铅	28 种：紫铜矿、磁石、雌黄、花蕊石、礜石、禹余粮、琥珀、滑石、自然铜、扁青、炉甘石、绿盐、玛瑙、朴消、硼砂、无名异、砒石、石膏、石灰、白石英、石脑油、锡矿、紫石英、长石、钟乳石、水银、铅	42 种：自然铜、蛇含石、磁石、赭石、铁粉、铁浆、铁落、铁锈、铁精、铁华粉、针砂、扁青、空青、曾青、绿盐、赤铜屑、铜绿、胆矾、滑石、石膏、寒水石、玄精石、长石、理石、钟乳石、鹅管石、海浮石、小海浮石、砒石、砒霜、礜石、白石英、银箔、锡、无名异、硫黄、小灵丹、矿泉水、白石脂、井底泥、伏龙肝、金箔	共 61 种：白石英、白石脂、扁青、赤铜屑、磁石、雌黄、胆矾、鹅管石、伏龙肝、浮石（海浮石、小海浮石）、甘土、寒水石、琥珀、花蕊石、滑石、金箔、井底泥、空青、理石、硫黄、龙齿、炉甘石、绿盐、玛瑙、麦饭石、硼砂、砒石、砒霜、朴硝（朴消）、铅、青礞石、泉水（矿泉水）、蛇含石、石膏、石灰、石脑油、水银、铁粉、铁华粉、铁浆、铁精、铁落、铁锈、铜绿、无名异、锡、锡石（锡矿）、小灵丹、玄精石、银箔、禹余粮、玉、礜石、云母、长石（硬石膏）、赭石、针砂、钟乳石、紫萤石（紫石英）、紫铜矿、自然铜
广西	21 种：朱砂、赭石、磁石、礜石、方解石、铅、禹余粮、滑石、自然铜、朴消、白矾、石膏、石灰、白石英、麦饭石、锡、雄黄、紫石英、水银、硫黄、云母	18 种：朱砂、磁石、花蕊石、礜石、方解石、禹余粮、滑石、自然铜、朴消、白矾、石膏、石灰、白石英、锡矿、雄黄、紫石英、水银、铅	42 种：绿盐、绿青、滑石、石膏、寒水石、玄精石、长石、理石、钟乳石、鹅管石、水银、银朱、轻粉、白降丹、升药、粉霜、升药底、黑砂、朱砂、砒石、砒霜、礜石、黄石脂、炉甘石、锡、无名异、铅、铅丹、铅粉、铅霜、铅灰、密陀僧、龙骨、龙齿、龙角、石燕、琥珀、矿泉水、白石脂、井底泥、伏龙肝、金箔	共 58 种：白矾、白降丹、白石英、白石脂、磁石、鹅管石、方解石、粉霜（升汞）、伏龙肝、寒水石、黑砂、红粉（升药）、琥珀、花蕊石、滑石、黄石脂、金箔、井底泥、理石、硫黄、龙齿、龙骨、龙角、炉甘石、绿青、绿盐、麦饭石、密陀僧、砒石、砒霜、朴硝（朴消）、铅、铅丹（黄丹）、铅粉、铅灰、铅霜、轻粉、泉水（矿泉水）、升药底、石膏、石灰、石燕、水银、无名异、锡、锡石（锡矿）、雄黄、玄精石、银朱、禹余粮、礜石、云母、长石（硬石膏）、赭石、钟乳石、朱砂、紫萤石（紫石英）、自然铜

（续表）

地区	《中华本草》记载品种	《中药大辞典》记载品种	《中国中药资源志要》记载品种	共记载品种
海南	15 种：赭石、磁石、铅、白石脂、禹余粮、青礞石、自然铜、龙齿、炉甘石、石脑油、金礞石、金精石、锡、紫石英、云母	11 种：磁石、禹余粮、自然铜、炉甘石、石灰、白石英、石脑油、锡矿、紫石英、铅	11 种：绿盐、石膏、寒水石、玄精石、长石、理石、石蟹、白石脂、井底泥、伏龙肝、金箔	共 28 种：白石英、白石脂、磁石、伏龙肝、寒水石、金箔、金精石、金礞石、井底泥、理石、龙齿、炉甘石、绿盐、铅、青礞石、石膏、石灰、石脑油、石蟹、锡、锡石（锡矿）、玄精石、禹余粮、云母、长石（硬石膏）、赭石、紫萤石（紫石英）、自然铜
华南地区	41 种：白矾、白石英、白石脂、扁青、磁石、雌黄、方解石、甘土、琥珀、滑石、金精石、金礞石、硫黄、龙齿、炉甘石绿盐、玛瑙、麦饭石、硼砂、砒石、朴消、铅、青礞石、石膏、石灰、石脑油、水银、无名异、锡、雄黄、禹余粮、玉、礜石、云母、长石、赭石、钟乳石、朱砂、紫石英、紫铜矿、自然铜	31 种：白矾、白石英、扁青、磁石、雌黄、方解石、琥珀、花蕊石、滑石、炉甘石、绿盐、玛瑙、硼砂、砒石、朴消、铅、石膏、石灰、石脑油、水银、无名异、锡矿、雄黄、禹余粮、礜石、长石、钟乳石、朱砂、紫石英、紫铜矿、自然铜	66 种：白降丹、白石英、白石脂、扁青、曾青、赤铜屑、磁石、胆矾、鹅管石、粉霜、伏龙肝、海浮石、寒水石、黑砂、琥珀、滑石、黄石脂、金箔、井底泥、空青、矿泉水、理石、硫黄、龙齿、龙骨、龙角、炉甘石、绿青、绿盐、密陀僧、砒石、砒霜、铅、铅丹、铅粉、铅灰、铅霜、轻粉、蛇含石、升药、升药底、石膏、石蟹、石燕、水银、铁粉、铁华粉、铁浆、铁精、铁落、铁锈、铜绿、无异、锡、小海浮石、小灵丹、玄精石、银箔、银朱、礜石、长石、赭石、针砂、钟乳石、朱砂、自然铜	共 86 种：白矾、白降丹、白石英、白石脂、扁青、曾青、赤铜屑、磁石、雌黄、胆矾、鹅管石、方解石、粉霜（升汞）、伏龙肝、浮石（海浮石、小海浮石）、甘土、寒水石、黑砂、红粉（升药）、琥珀、花蕊石、滑石、黄石脂、金（金箔）、金精石、金礞石、井底泥、空青、理石、硫黄、龙齿、龙骨、龙角、炉甘石、绿青、绿盐、玛瑙、麦饭石、密陀僧、硼砂、砒石、砒霜、朴硝（朴消）、铅、铅丹（黄丹）、铅粉、铅灰铅霜、青礞石、轻粉、泉水（矿泉水）、蛇含石、升药底、石膏、石灰、石脑油、石蟹、石燕、水银、铁粉、铁华粉、铁浆、铁精、铁落、铁锈、铜绿、无名异、锡、锡石（锡矿）、小灵丹、雄黄、玄精石、银箔、银朱、禹余粮、玉、礜石、云母、长石（硬石膏）、赭石、针砂、钟乳石、朱砂、紫萤石（紫石英）、紫铜矿、自然铜

（三）学术论文或地方志中的记载

对中国知识资源总库（CNKI）、万方数据学术论文总库、维普中文科技期刊全文数据库等数据库以"矿物药""药用矿产""医药矿产""矿产资源""矿产分布""中药资源普查""石膏""滑石""磁石"等常用矿物药名称为主题词进行检索，对筛选出矿物药分布相关文献进行总结归纳，获得记载分布于华南地区的矿物药品种 27 种。

紫铜矿：产于广东省梅州市。

磁石：产于广东省。

自然铜：产于广东省英德市。

膨润土：产于广西壮族自治区田东县、崇左市、桂平市、横州市等地。

白石英：产于广西壮族自治区平南县社垌村，广东省始兴县等地。

紫萤石（紫石英）：产于广东省平阳县，广西壮族自治区南丹县大厂镇。

锡石：产于广西壮族自治区南丹县大厂镇。

云母：产于广西壮族自治区，广东省。

花岗岩：产于广东省五华县。

铅：产于广东省韶关市、梅州市梅县区、连平县，广西壮族自治区大新县、岑溪市、柳州市、南丹县等，海南省昌江黎族自治县。

琥珀：产于广西壮族自治区。

扁青：产于广东省阳春市。

玛瑙：产于华南各省（自治区）。

钟乳石：产于广西壮族自治区。

锂云母：产于广西壮族自治区桂林市恭城瑶族自治县栗木镇等。

方解石：产于广东省，广西壮族自治区。

花蕊石：产于广东省信宜市。

雄黄：产于广西壮族自治区河池市金城江区。

大理岩：产于广东省云浮市等地。

金刚石：产于广西壮族自治区。

滑石：产于广西壮族自治区。

芒硝：产于华南各省（自治区）。

石膏：产于广西壮族自治区钦州。

白垩：产于广东省。

龙骨：产于广西壮族自治区。

炉甘石：产于广西壮族自治区融安县。

玉：产于海南省。

（四）华南地区矿物药品种分布历史概况

通过对中华人民共和国成立以来出版的相关矿物药专著、《中华本草》《中药大辞典》《中国中药资源志要》和已发表学术论文等文献资料记载的矿物药品种情况进行归纳总结，得到华南地区矿物药种类历史分布品种共 108 种，分别为：白垩、白矾（明矾）、白降丹、白石英、白石脂、扁青（蓝铜矿）、冰、不灰木、曾青、赤石脂、赤铜灰、赤铜屑、磁石、雌黄、大理岩、大青盐、胆矾、地浆、东壁土、鹅管石、方解石、粉霜（升汞）、伏龙肝、浮石（海浮石、小海浮石）、甘土、寒水石（北寒水石）、黑砂、红粉（升药）、琥珀、花岗岩、花蕊石、滑石、黄石脂、金箔、金刚石、金精石、金礞石、井底泥、空青、理石、锂云母、硫黄、龙齿、龙骨、龙角、炉甘石、卤碱、绿青、绿盐、玛瑙、麦饭石、芒硝、蒙脱石、密陀僧、硼砂、膨润土、砒石、砒霜、朴硝（朴消）、铅、铅丹（黄丹）、铅粉、铅灰、铅霜、青礞石、轻粉、泉水（矿泉水）、蛇含石、升药底、石膏、石灰、石脑油、石蟹、石燕、食盐（海盐）、水银、铁、铁粉、铁华粉、铁浆、铁精、铁落、铁锈、铜绿、土黄、万年灰、无名异、锡、锡石（锡矿）、小灵丹、雄黄、玄精石、阳起石、银箔、银朱、禹余粮（褐铁矿）、玉、礜石、云母、长石（硬石膏）、赭石（代赭石）、针砂、正长石、钟乳石、朱砂、紫萤石（紫石英）、紫铜矿、自然铜。其历史分布情况见表 5-23。

表 5-23　华南地区矿物药种类历史分布

序号	矿物药种类	历史分布	序号	矿物药种类	历史分布
1	白垩	广东	25	甘土	广东
2	白矾（明矾）	广西	26	寒水石（北寒水石）	广西、广东、海南
3	白降丹	广西	27	黑砂	广西
4	白石英	广东、广西、海南	28	红粉（升药）	广西
5	白石脂	广东、广西、海南	29	琥珀	广东、广西
6	扁青（蓝铜矿）	广东	30	花岗岩	广东、广西
7	冰	广东、海南	31	花蕊石	广东、广西
8	不灰木	广东、广西	32	滑石	广东、广西
9	长石（硬石膏）	广东、广西、海南	33	黄石脂	广西
10	赤石脂	海南、广西、广东	34	金箔	广西、广东、海南
11	赤铜灰	广东、广西、海南	35	金刚石	广西
12	赤铜屑	广东	36	金精石	海南
13	磁石	广东、广西、海南	37	金礞石	海南
14	雌黄	广东	38	井底泥	广西、广东、海南
15	大理岩	广东	39	空青	广东
16	大青盐	广东	40	理石	广东、广西、海南
17	胆矾	广东	41	锂云母	广东、广西
18	地浆	广东	42	硫黄	广东、广西
19	东壁土	广东、广西、海南	43	龙齿	广东、广西、海南
20	鹅管石	广东、广西	44	龙骨	广西
21	方解石	广西、广东	45	龙角	广西
22	粉霜（升汞）	广西	46	炉甘石	广东、广西、海南
23	伏龙肝	广东、广西、海南	47	卤碱	广东、广西、海南
24	浮石（海浮石、小海浮石）	广东	48	绿青	广西

序号	矿物药种类	历史分布	序号	矿物药种类	历史分布
49	绿盐	广东、广西、海南	79	铁华粉	广东
50	玛瑙	广东、广西、海南	80	铁浆	广东
51	麦饭石	广东、广西	81	铁精	广东、海南
52	芒硝	广东、广西、海南	82	铁落	广东
53	蒙脱石	广东	83	铁锈	广东
54	密陀僧	广西	84	铜绿	广东
55	硼砂	广东	85	土黄	广东、广西、海南
56	膨润土	广东、广西、海南	86	万年灰	广东、广西、海南
57	砒石	广东、广西	87	无名异	广东、广西
58	砒霜	广西、广东	88	锡	广东、广西、海南
59	朴硝（朴消）	广东、广西	89	锡石（锡矿）	广东、广西、海南
60	铅	广东、广西、海南	90	小灵丹	广东
61	铅丹（黄丹）	广西	91	雄黄	广西
62	铅粉	广西	92	玄精石	广东、广西、海南
63	铅灰	广西	93	阳起石	广东
64	铅霜	广西	94	银箔	广东
65	青礞石	广东、海南	95	银朱	广西
66	轻粉	广西	96	禹余粮（褐铁矿）	广东、海南、广西
67	泉水（矿泉水）	广西、广东	97	玉	广东、海南
68	蛇含石	广东	98	礜石	广西、广东
69	升药底	广西	99	云母	广西、广东、海南
70	石膏	广西、广东、海南	100	曾青	广东
71	石灰	广东、广西、海南	101	赭石（代赭石）	广东、广西、海南
72	石脑油	广东、海南	102	针砂	广东
73	石蟹	海南	103	正长石	广西
74	石燕	广西	104	钟乳石	广东、广西
75	食盐（海盐）	广东、广西	105	朱砂	广西
76	水银	广东、广西	106	紫萤石（紫石英）	广东、广西、海南
77	铁	广东、广西、海南	107	紫铜矿	广东
78	铁粉	广东	108	自然铜	广东、广西、海南

　　华南地区矿物药品种在各省（自治区）的分布情况见图5-13，该图展示了文献资料中记载的

　　华南地区不同省（自治区）特有和共有的矿物药品种。

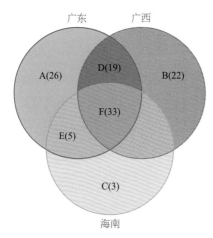

图 5-13　文献记载中华南地区矿物药品种
各省（自治区）分布维恩图

图中括号内数字表示该区域矿物药品种个数。A(广东,26)：白垩、扁青（蓝铜矿）、曾青、赤铜屑、雌黄、大理岩、大青盐、胆矾、地浆、浮石（海浮石、小海浮石）、甘土、空青、蒙脱石、硼砂、蛇含石、铁粉、铁华粉、铁浆、铁落、铁锈、铜绿、小灵丹、阳起石、银箔、针砂、紫铜矿；B(广西,22)：白矾（明矾）、白降丹、粉霜（升汞）、黑砂、红粉（升药）、黄石脂、金刚石、龙骨、龙角、绿青、密陀僧、铅丹（黄丹）、铅粉、铅灰、铅霜、轻粉、升药底、石燕、雄黄、银朱、正长石、朱砂；C(海南,3)：金精石、金礞石、石蟹；D(广东、广西,19)：不灰木、鹅管石、方解石、琥珀、花岗岩、花蕊石、滑石、锂云母、硫黄、麦饭石、砒石、砒霜、朴硝（朴消）、泉水（矿泉水）、食盐（海盐）、水银、无名异、礜石、钟乳石；E(广东、海南,5)：冰、青礞石、石脑油、铁精、玉；F(广东、广西、海南,33)：白石英、白石脂、赤石脂、赤铜灰、磁石、东壁土、伏龙肝、寒水石（北寒水石）、金箔、井底泥、理石、龙齿、卤碱、炉甘石、绿盐、玛瑙、芒硝、膨润土、铅、石膏、石灰、铁、土黄、万年灰、锡、锡石（锡矿）、玄精石、云母、禹余粮（褐铁矿）、长石（硬石膏）、赭石（代赭石）、紫萤石（紫石英）、自然铜。

二、华南地区药用矿产资源种类分布现状

根据华南地区各省（自治区）县区政府官网矿产资源记载及实地调研结果，对目前华南地区现有的药用矿产资源分布情况进行分析总结。

目前华南地区现有分布的药用矿产资源矿产品种有 38 种，分别为：毒砂、方解石、高岭石、高岭土、汞矿、琥珀、花岗岩、滑石、黄土、金刚石、磷矿、硫矿、玛瑙、芒硝、锰矿、明矾石、能源矿石、硼砂、膨润土、铅矿、蛇纹石、砷华、石膏、石灰岩、石棉、石盐、石英、石英二长斑岩、铁矿、铜矿、透闪石、锡石、锌矿、萤石、硬石膏、玉石、云母、钟乳石。各药用矿产资源矿种分布情况详见表 5-24；各药用矿产资源矿产品种在华南地区各省（自治区）的分布情况如图 5-14 所示。

华南地区现有生产的矿物药品种有 51 种，分别为：白矾、白石英、扁青、磁石、雌黄、大青盐、方解石、花蕊石、滑石、黄铜、碱花、金刚石、金精石、金礞石、孔雀石、硫黄、龙齿、炉甘石、绿松石、绿盐、玛瑙、麦饭石、硼砂、砒石、朴硝、铅、青礞石、青铜、石膏、石

表 5-24　华南地区药用矿产资源矿种分布情况

序号	药用矿产[1]	行　政　区[2]
1	铁矿	南宁市、柳州市、桂林市、百色市、定安县、澄迈县、三亚市、三沙市、儋州市、文昌市、琼海市、东方市、昌江黎族自治县、乐东黎族自治县、保亭黎族苗族自治县、北海市、河池市、防城港市、梧州市、崇左市、来宾市、贺州市、玉林市、钦州市、琼中黎族苗族自治县、白沙黎族自治县
2	铅矿	东莞市、化州市、韶关市、清远市、梅州市、河源市、乐昌市、南宁市、柳州市、桂林市、梧州市、北海市、贺州市、玉林市、百色市、河池市、钦州市、贵港市、琼中黎族苗族自治县、琼海市、屯昌县、白沙黎族自治县、珠海市、揭阳市、汕尾市、云浮市、鹤山市、高州市、英德市、韶关市、廉江市、崇左市、来宾市、儋州市
3	硫矿	东莞市、惠州市、潮州市、揭阳市、韶关市、南宁市、柳州市、桂林市、梧州市、北海市、崇左市、来宾市、玉林市、百色市、河池市、钦州市、文昌市、三亚市、三沙市、白沙黎族自治县、英德市、清远市
4	能源矿石	云浮市、四会市、开平市、高州市、兴宁市、阳春市、英德市、连州市、韶关市、梅州市、河源市、乐昌市、南宁市、柳州市、桂林市、梧州市、北海市、崇左市、来宾市、玉林市、百色市、河池市、钦州市、防城港市、贵港市、文昌市、定安县、东莞市、海口市、儋州市、澄迈县、乐东黎族自治县、东方市
5	膨润土	汕头市、高州市、河源市、南宁市、梧州市、崇左市、百色市、海口市
6	石灰岩	广州市、四会市、兴宁市、韶关市、清远市、梅州市、河源市、廉江市、乐昌市、南宁市、柳州市、桂林市、梧州市、来宾市、百色市、河池市、钦州市、东方市、昌江黎族自治县
7	石英	韶关市、清远市、廉江市、吴川市、百色市、定安县、陵水黎族自治县
8	锡石	恩平市、四会市、开平市、信宜市、普宁市、河源市、廉江市、柳州市、桂林市、北海市、贺州市、玉林市、百色市、河池市、钦州市、儋州市、定安县、白沙黎族自治县、乐东黎族自治县、陵水黎族自治县

（续表）

序号	药用矿产[1]	行 政 区[2]
9	萤石	广州市、信宜市、兴宁市、英德市、韶关市、清远市、梅州市、河源市、南雄市、乐昌市、南宁市、桂林市、梧州市、来宾市、贺州市、玉林市、百色市、河池市、防城港市、乐东黎族自治县
10	铜矿	东莞市、珠海市、揭阳市、汕尾市、云浮市、恩平市、四会市、开平市、信宜市、阳春市、英德市、连州市、普宁市、梅州市、河源市、廉江市、梧州市、南宁市、柳州市、桂林市、北海市、崇左市、来宾市、贺州市、玉林市、百色市、河池市、贵港市、屯昌县、三沙市、琼海市、东方市、白沙黎族自治县、乐东黎族自治县、昌江黎族自治县
11	云母	化州市、钦州市、定安县、乐东黎族自治县、东方市、开平市、梧州市、北海市、河池市、河源市、南雄市、琼中黎族苗族自治县、中山市
12	花岗岩	东莞市、中山市、珠海市、肇庆市、惠州市、汕头市、潮州市、揭阳市、汕尾市、云浮市、广州市、四会市、鹤山市、高州市、化州市、信宜市、陆丰市、阳春市、英德市、连州市、罗定市、韶关市、清远市、梅州市、河源市、南雄市、廉江市、吴川市、南宁市、桂林市、梧州市、北海市、来宾市、贺州市、玉林市、钦州市、防城港市、贵港市、五指山市、万宁市、东方市、澄迈县、陵水黎族自治县、琼中黎族苗族自治县
13	高岭石	东莞市、中山市、惠州市、汕头市、湛江市、茂名市、鹤山市
14	琥珀	高州市
15	黄土	东莞市
16	玛瑙	高州市
17	硼砂	清远市
18	锰矿	开平市、英德市、连州市、罗定市、梅州市、廉江市
19	砷华	清远市
20	石盐	东莞市
21	透闪石	廉江市
22	硬石膏	清远市
23	钟乳石	肇庆市、惠州市
24	汞矿	北海市、崇左市、百色市、惠州市
25	方解石	南宁市、柳州市、桂林市、崇左市、来宾市、河池市、钦州市
26	明矾石	钦州市
27	蛇纹石	柳州市
28	金刚石	柳州市
29	毒砂	潮州市、揭阳市、清远市、河源市、南宁市、柳州市、钦州市
30	滑石	高州市、化州市、信宜市、连州市、清远市、廉江市、南宁市、桂林市、来宾市、玉林市、百色市、河池市
31	芒硝	广州市、南宁市
32	石膏	四会市、化州市、兴宁市、连州市、清远市、梅州市、南宁市、桂林市、北海市、崇左市、来宾市、玉林市、百色市、河池市、钦州市、防城港市、贵港市
33	石棉	清远市、南宁市、柳州市、梧州市
34	石英二长斑岩	韶关市、清远市、廉江市、吴川市、百色市
35	高岭土	东莞市、中山市、惠州市、汕头市、潮州市、汕尾市、湛江市、茂名市、云浮市、四会市、高州市、化州市、韶关市、清远市、廉江市、吴川市、海口市、五指山市、文昌市、琼海市、定安县、澄迈县、陵水黎族自治县
36	磷矿	清远市、三亚市、东方市、罗定市
37	锌矿	韶关市、三沙市、琼海市、屯昌县、白沙黎族自治县、东方市
38	玉石	高州市、信宜市、陵水黎族自治县

注：1.药用矿产资源品种；2.分布的县级及县级以上行政区。

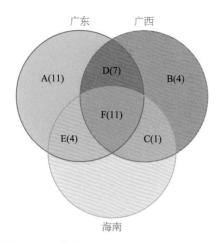

图 5-14 华南地区药用矿产资源矿产品种
各省（自治区）分布维恩图

图中括号内数字表示该区域矿产资源矿产品种个数。A(广东,11)：高岭石、琥珀、黄土、玛瑙、硼砂、锰矿、砷华、石盐、透闪石、硬石膏、钟乳石；B(广西,4)：方解石、明矾石、蛇纹石、金刚石；C(广西、海南,1)：铁矿；D(广西、广东,7)：汞矿、毒砂、滑石、芒硝、石膏、石棉、石英二长斑岩；E(广东、海南,4)：高岭土、磷矿、锌矿、玉石；F(广东、广西、海南,11)：铅矿、硫矿、能源矿石、膨润土、石灰岩、石英、锡石、萤石、铜矿、云母、花岗岩。

灰、石棉、石脑油、石炭、水银、铁、铁精、红铜、无名异、锡石、雄黄、玄明粉、禹余粮、玉、礜石、云母、长石（硬石膏）、赭石、朱砂、紫萤石（紫石英）、紫铜矿、自然铜。

■ 三、华南地区矿物药品种分布概况

华南地区地域辽阔，地质条件多样，药用矿产资源丰富。此次较为系统地对华南地区矿物药品种进行调查，最终得到分布于华南地区的 116 种矿物药品种及其资源分布情况。116 个矿物药品种为：白

垩、白矾、白降丹、白石英、白石脂、扁青、冰、不灰木、曾青、赤石脂、赤铜灰、赤铜屑、磁石、雌黄、大理岩、大青盐、胆矾、地浆、东壁土、鹅管石、方解石、粉霜（升汞）、伏龙肝、浮石、甘土、寒水石、黑砂、红粉（升药）、琥珀、花岗岩、花蕊石、滑石、黄石脂、黄铜、金箔、金刚石、金精石、金礞石、井底泥、空青、理石、锂云母、硫黄、龙齿、龙骨、龙角、炉甘石、卤碱、绿青、绿松石、绿盐、玛瑙、麦饭石、芒硝、蒙脱石、密陀僧、硼砂、膨润土、砒石、砒霜、朴硝、铅、铅丹（黄丹）、铅粉、铅灰、铅霜、青礞石、青铜、轻粉、泉水、蛇含石、升药底、石膏、石灰、石棉、石脑油、石炭、石蟹、石燕、食盐、水银、铁、铁粉、铁华粉、铁浆、铁精、铁落、铁锈、红铜、铜绿、土黄、万年灰、无名异、锡、锡石、小灵丹、雄黄、玄精石、玄明粉、阳起石、银箔、银朱、禹余粮、玉、礜石、云母、长石（硬石膏）、赭石、针砂、正长石、钟乳石、朱砂、紫萤石（紫石英）、紫铜矿、自然铜。

按阳离子分类分属种数如下：(1)钠化合物类 7 种，(2)钾化合物 1 种，(3)镁化合物类 8 种，(4)钙化合物类 19 种，(5)铝化合物类 9 种，(6)硅化合物类 8 种，(7)锰化合物类 1 种，(8)铁及其化合物类 13 种，(9)铜及其化合物类 12 种，(10)锌及其化合物类 1 种，(11)砷化合物类 6 种，(12)汞及其化合物类 9 种，(13)铅及其化合物类 6 种，(14)自然元素类 5 种，(15)其他化合物类 11 种。华南地区矿物药品种及其分布情况详见表 5-25。

华南地区矿物药品种在各省（自治区）的分布情况见图 5-15，该图展示了文献资料中记载的华南地区不同省（自治区）特有和共有的矿物药品种。

表 5-25 华南地区矿物药品种目录与分布

序号	药材名	药材拉丁名	来源	原矿物（或组成）	分布	备注
			一、钠化合物类(7 种)			
1	大青盐	Halitum	氯化物类石盐族矿物石盐（湖盐）的结晶体	石盐(Halite)	广东	
2	朴硝	Mirabilitum	硫酸盐类芒硝族矿物芒硝或人工制品芒硝的粗制品	芒硝(Mirabilite)	广东、广西	
3	芒硝	Natrii Sulfas	硫酸盐类芒硝族矿物芒硝经加工精制而成的结晶体	芒硝(Mirabilite)	广东、广西、海南	

（续表）

序号	药材名	药材拉丁名	来源	原矿物（或组成）	分布	备注
4	食盐	Natrii Chloridum	海水或盐井、盐池、盐泉中的盐水经煎、晒而成的结晶体	盐水（Salinus）	广东、广西	
5	玄明粉	Natrii Sulfas Exsiccatus	芒硝经风化干燥制得	/	广西	
6	硼砂	Borax	硼酸盐类硼砂族矿物硼砂经精制而成的结晶	硼砂（Borax）	广东	
7	碱花	Tronum	含碳酸钠的碱土熬制而成，或在咸水湖边自然生成的天然碱	碱土（Trona soil）；天然碱（Trona）	海南	
二、钾化合物（1 种）						
8	正长石	Orthoclasum	硅酸盐类长石族矿物正长石	正长石（Orthoclase）	广西	
三、镁化合物类（8 种）						
9	滑石	Talcum	硅酸盐类滑石-叶蜡石族矿物滑石	滑石（Talc）	广东、广西	
10	阳起石	Tremolitum	硅酸盐类角闪石族矿物透闪石	透闪石（Tremolite）	广东	
11	不灰木	Asbestos Serpentinum	硅酸盐类蛇纹石-高岭石族矿物蛇纹石石棉	蛇纹石石棉（Chrysotile）	广东、广西	
12	卤碱	Bischofitum	卤块（固体卤水）经加工煎熬制成的白色结晶体	/	广东、广西、海南	
13	石棉	Asbestos	硅酸盐类角闪石族矿物石棉	石棉（Asbestos）	广东、广西	
14	金精石	Vermiculitum	硅酸盐类蛭石族矿物水金云母-水黑云母，或蛭石（猫金）	水金云母-水黑云母（Hydrophlogopite-Hydrobiotite）；蛭石（Vermiculite）	海南、广东	
15	青礞石	Chloriti Lapis	黑云母片岩或绿泥石化云母碳酸盐片岩	黑云母片岩（Biotite Schist）；绿泥石化云母碳酸盐片岩（Chloritized Mica-carbonate Schist）	广东、海南	
16	金礞石	Micae Lapis Aureus	蛭石片岩或水黑云母片岩	蛭石片岩（Vermiculite Schist）；水黑云母片岩（Hydrobiotite Schist）	海南	
四、钙化合物类（19 种）						
17	石膏	Gypsum Fibrosum	硫酸盐类石膏族矿物纤维石膏	纤维石膏（Satin spar）	广东、广西、海南	
18	长石（硬石膏）	Anhydritum	硫酸盐类硬石膏族矿物硬石膏	硬石膏（Anhydrite）	广东、广西、海南	
19	玄精石	Selenitum	硫酸盐类石膏族矿物透石膏	透石膏（Selenite）	广东、广西、海南	
20	方解石	Calcite	碳酸盐类方解石-文石族矿物方解石（菱面体集合体）	方解石（菱面体集合体）（Calcite）	广西、广东	
21	钟乳石	Stalactitum	碳酸盐类方解石-文石族矿物方解石的钟乳状集合体下端较细的圆柱状管状部分	方解石（钟乳状集合体下端较细的圆柱状、管状部分）（Stalactite）	广东、广西	

（续表）

序号	药材名	药材拉丁名	来源	原矿物（或组成）	分布	备注
22	石灰	Calx	沉积岩石灰岩经加热煅烧而成的生石灰及其熟化产物熟石灰羟钙石	石灰岩（Limestone）	广东、广西、海南	
23	花蕊石	Ophicalcitum	蛇纹石大理岩	蛇纹石大理岩（Ophicalcite）	广东、广西	
24	龙骨	Os Draconis	古代脊索动物门哺乳动物纲长鼻目、奇蹄目及偶蹄目等动物的骨骼化石	古脊椎动物化石（Fossil paleovertebrales）	广东、海南、广西	
25	龙齿	Dens Draconis	古代脊索动物门哺乳动物纲长鼻目及奇蹄目等动物的牙齿化石	古脊椎动物化石（Fossil paleovertebrales）	广东、海南、广西	
26	紫萤石（紫石英）	Fluoritum	卤素化合物氟化物类萤石族矿物萤石	萤石（Fluorite）	广东、广西、海南	
27	龙角	Fossilia Cornum	古代脊索动物门哺乳纲动物的角骨化石	古脊椎动物化石（Fossil paleovertebrales）	广东、海南、广西	
28	大理岩				广东、广西	
29	鹅管石	Jubuliforme Colcitum	碳酸盐类方解石-文石族矿物方解石的细管状集合体	方解石（细管状集合体）（Calcite）	广西、广东	
30	寒水石	Gypsum Rubrum vel Calcitum	硫酸盐类石膏族矿物石膏（色红者，北寒水石）或碳酸盐类方解石-文石族矿物方解石（粗粒状集合体，南寒水石）	石膏（红色）（Gypsum Rubrum）；方解石（粗粒状集合体）（Calcite）	广西、广东、海南	
31	花岗岩	Granitum	花岗岩	花岗岩（Cranite）	广西、广东	
32	理石	Gypsum et Anhydritum	硫酸盐类石膏族矿物石膏与硬石膏的结合体	石膏（Gypsum）；硬石膏（Anhydrite）	海南、广东、广西	
33	石蟹	Fossilia Brachyurae	古代节肢动物门甲壳纲十足目中大眼蟹属及Telphusa等动物的化石	古节肢动物化石（Fossil paleoarthropod）	海南	
34	石燕	Fossilia Spiriferis	古代腕足动物门石燕贝目石燕贝属及弓石燕贝属等多种动物的化石	古腕足类动物化石（Fossil paleobrachiopod）	广西	
35	万年灰	Calcii Carbonicum ex Vetusto Domus	古建筑物的石灰性块状物	/	广东、广西、海南	蒙医习用
五、铝化合物类（9种）						
36	白矾	Alumen	硫酸盐类明矾石族矿物明矾石经加工提炼而成的结晶	明矾石（Alunite）	广西	
37	白石脂	Kaolinitum	硅酸盐类高岭石族矿物高岭石	高岭石（Kaolinite）	广东	
38	云母	Muscovitum	硅酸盐类云母族矿物白云母	白云母（Muscovite）	广东、广西、海南	
39	白垩	Kaolinitum vel Bentonitum	高岭土或膨润土黏土岩	高岭土（Kaolin）；膨润土黏土岩（Bentonite）	广东、海南、广西	
40	土黄	/	硅酸盐类矿物（变）多水高岭石	多水高岭石（Halloysite Combined）	广东、广西、海南	藏医习用

（续表）

序号	药材名	药材拉丁名	来源	原矿物（或组成）	分布	备注
41	赤石脂	Halloysitum Rubrum	硅酸盐类埃洛石族矿石多水高岭石与氧化物类刚玉族矿物赤铁矿或含氢氧化物类针铁矿族矿物褐铁矿共同组成的细分散多矿物集合体	多水高岭石（Halloysite Combined）；赤铁矿（Hematite）；褐铁矿（Limonite）	海南、广西、广东	
42	甘土	Bentonitum	膨润土黏土岩	膨润土黏土岩（Bentonite）	海南、广东、广西	
43	伏龙肝	Terra Flava Usta	经多年用柴草熏烧而结成的灶心土	灶心土（Terra flava usta）	海南、广东、广西	
44	黄石脂	Hydromicum et Halloysitum	硅酸盐类伊利石族矿物水云母-伊利石（含氢氧化铁）或（和）蛇纹石-高岭石族矿物高岭石-多水高岭石为主要组分的细分散多矿物集合体	水云母（Hydromica）；多水高岭石（Halloysite）	广西、海南	
六、硅化合物类（8种）						
45	白石英	Quartz Album	氧化物类石英族矿物石英	石英（Quartz）	广东、广西、海南	
46	麦饭石	Maifanitum	风化的石英二长斑岩	石英二长斑岩（Quartz Monzonite Porphyry）	广东、广西、海南	
47	玛瑙	Achatum	氧化物类石英族矿物石英的亚种玛瑙	玛瑙（Agate）	广东、广西、海南	
48	蒙脱石	Montmorillonitum	硅酸盐蒙皂石族矿物蒙脱石	蒙脱石（Montmorillonite）	广东	
49	东壁土	/	古老房屋泥墙的土块，已毁的古老房屋东壁上之泥土块	/	广东、广西、海南	
50	浮石	Pumex	火山喷出的岩浆凝固形成的多孔状石块	浮石（Pumice Stone）	广东	
51	膨润土	/	硅酸盐类矿物膨润土	膨润土（bentonite）	广东、广西、海南	
52	玉	Nephritum vel Lapis Sapo	硅酸盐类角闪石族矿物透闪石的隐晶质亚种软玉，或蛇纹石-高岭石族矿物蛇纹石的隐晶质亚种岫玉	软玉（Nephrite）；岫玉（Serpentine）	广东、海南	
七、锰化合物类（1种）						
53	无名异	Pyrolusitum	氧化物类金红石族矿物软锰矿	软锰矿（Pyrolusite）	广东、广西	
八、铁及其化合物类（13种）						
54	铁	Ferrum	赤铁矿、褐铁矿、磁铁矿等冶炼而成的灰黑色金属	赤铁矿（Haematite）；褐铁矿（Limonite）；磁铁矿（Magnetite）	广东、广西、海南	
55	铁粉	Ferroferric Oxidum	铁或钢铁入火飞炼或水飞而得的细粉	/	广东	
56	铁华粉	Ferrous Acetas	铁与醋酸作用形成的锈粉	/	广东	

（续表）

序号	药材名	药材拉丁名	来源	原矿物（或组成）	分布	备注
57	铁浆	Suspension ex Aerugo Ferri cum Aqua	铁浸渍于水中生锈后形成的一种混悬液	/	广东	
58	铁落	Pulvis Ferri	铁锻制红赤、外层氧化时被锤落的铁屑	/	广东	
59	铁锈	Aerugo Ferri	铁置空气中氧化后生成的红褐色锈衣	/	广东	
60	针砂	PulvisAci	制钢针时磨下的细屑	/	广东	
61	蛇含石	Limonitum Globuloforme et Pyritum Globuloforme	硫化物类矿物黄铁矿（或白铁矿）结核或褐铁矿化黄铁矿结核	黄铁矿（Pyrite）；褐铁矿（Limonite）	海南、广西、广东	
62	铁精	Cinis ex Furnace	炼铁炉中的灰烬，多是崩落的赤铁矿质细末	赤铁矿（Haematite）	广东、广西、海南	
63	赭石	Haematitum	氧化物类刚玉族矿物赤铁矿	赤铁矿（Haematite）	广东、广西、海南	
64	磁石	Magnetitum	氧化物类尖晶石族矿物磁铁矿	磁铁矿（Magnetite）	广东、广西、海南	
65	自然铜	Pyritum	硫化物类黄铁矿族矿物黄铁矿	黄铁矿（Pyrite）	广东、广西、海南	藏医、蒙医习用
66	禹余粮	Limonitum	氢氧化物类针铁矿族矿物褐铁矿（以针铁矿族矿物针铁矿-水针铁矿为主组分）	褐铁矿（Limonite）	广东、广西、海南	
九、铜及其化合物类（12种）						
67	扁青	Azuritum Platyclada vel Granular	碳酸盐类孔雀石族矿物蓝铜矿（扁平块状、粒状集合体）	蓝铜矿（扁平块状、粒状集合体）（Azurite）	广东	藏医习用
68	紫铜矿	Bornitum	硫化物类斑铜矿族矿物斑铜矿	斑铜矿（Bornite）	广东	
69	绿盐	Atacamitum	卤化物类氯铜矿族矿物氯铜矿或人工制品	氯铜矿（Atacamite）	广东、广西、海南	
70	青铜	Alloy ex Cuprum Ustum	铜、铅、锡按一定的比例混合炼成的合金	/	广东	藏医习用
71	黄铜	Alloy ex Cuprum et Zincum Ustum	铜、锌按一定比例混合炼成的合金	/	广东、广西	
72	曾青	Azuritum Lamina vel Globuloforme	碳酸盐类孔雀石族蓝铜矿的具层壳结构的结核状集合体	蓝铜矿（具层壳结构的结核状集合体）（Azurite）	广东	
73	赤铜灰	Cuprum Nativus Ustum	自然金属类自然铜族红铜的煅制品	红铜（Native Copper）	广东、广西、海南	蒙医习用
74	赤铜屑	Pulvis Cuprinus	煅铜时脱落的碎屑	铜（Cuprum）	广东	
75	胆矾	Chalcanthitum	硫酸盐类胆矾族矿物胆矾	胆矾（Chalcanthite）	广东	
76	空青	Azuritum Globosi vel Cavum	碳酸盐类孔雀石族矿物蓝铜矿成球形或中空者	蓝铜矿（球形或中空集合体）（Azurite）	广东	
77	绿青	Malachitum	碳酸盐类孔雀石族矿物孔雀石	孔雀石（Malachite）	广西	

（续表）

序号	药材名	药材拉丁名	来源	原矿物（或组成）	分布	备注
78	铜绿	Malachitum	铜器表面经二氧化碳或醋酸作用后生成的绿色碱式碳酸铜	铜（Cuprum）	广东	
			十、锌化合物类（1 种）			
79	炉甘石	Galamina	碳酸盐类方解石-文石族矿物菱锌矿或水锌矿	菱锌矿（Smithsonite）；水锌矿（Hydrozincite）	广东、海南、广西	
			十一、砷化合物类（6 种）			
80	砒石	Arsenicum	氧化物类砷华族矿物砷华	砷华（Arsenolite）	广东、广西	
81	砒霜	Arsenicum	砒石经升华而成的三氧化二砷精制品	砒石（arsenicum）	广东、广西	
82	小灵丹	Xiaolingdan	硫黄与雄黄经升华制成的砷硫化合物	硫黄（Sulfur）；雄黄（Realgar）	广东	
83	雄黄	Realgar	硫化物类雄黄族矿物雄黄	雄黄（Realgar）	广西	
84	雌黄	Orpiment	硫化物类雌黄族矿物雌黄	雌黄（Orpiment）	广东	
85	礜石	Arsenopyritum	硫化物类毒砂族矿物毒砂	毒砂（Arsenopyrite）	广东、广西	
			十二、汞及其化合物类（9 种）			
86	水银	Hydrargyrum	自然金属类液态矿物自然汞，主要从辰砂矿经加工提炼制成	辰砂（Cinnabar）；自然汞（Mercury or Quicksilver Hydrargyrum）	广东、广西	
87	朱砂	Cinnabaris	硫化物类矿物辰砂族辰砂	辰砂（Cinnabar）	广西	
88	白降丹	Hydrargyrum Chloratum Compositum	人工提炼的氯化汞和氯化亚汞的混合结晶物	汞（Hydrargyrum）	广西	
89	粉霜（升汞）	Mercuric Chloridum	升华法炼制而成的氯化汞结晶	/	广西	
90	红粉（升药）	Hydrargyri Oxydum Rubrum	水银、硝石、白矾或由水银和硝酸炼而制成的红色氧化汞	/	广西	
91	黑砂	/	炼制轻粉积累而成的锅巴状或水锈样氯化亚汞	/	广西	
92	轻粉	Calomelas	升华法炼制而成的氯化亚汞结晶	/	广西	
93	升药底	Hydrargyrum Oxydatum Crudum Bottom	炼制升药后留在锅底的残渣	/	广西	
94	银朱	Vermilion	水银、硫黄和氢氧化钾经升华制成的硫化汞	/	广西	
			十三、铅及其化合物类（6 种）			
95	铅	Plumbum Ustum	硫化物大类单硫化物类方铅矿族矿物方铅矿冶炼成的灰白色金属铅	方铅矿（Galena）	广东、广西、海南	

（续表）

序号	药材名	药材拉丁名	来源	原矿物（或组成）	分布	备注
96	铅丹（黄丹）	Plumbum Rubrum	铅加工制成的四氧化三铅	/	广西	
97	铅粉	Hydrocerussitum	铅加工制成的碱式碳酸铅	/	广西	
98	铅灰	Plumbum Ustum	铅制成的加工品	/	广西	
99	铅霜	Plumbi Acetas	铅加工制成的醋酸铅	/	广西	
100	密陀僧	Lithargyrum	硫化物大类单硫化物类方铅矿族矿物方铅矿提炼银、铅时沉积的炉底，或为铅熔融后的加工制成品	方铅矿（Galena）	广西	
十四、自然元素类(5种)						
101	硫黄	Sulfur	自然元素大类自然非金属类自然硫族自然硫，主要用含硫物质或含硫矿物经炼制升华的结晶体	自然硫（Sulphur）	广东、广西	
102	金箔	Aurum Foil	自然金属类自然铜族自然金经加工而成的薄片	自然金（Gold）	广东、广西、海南	藏医习用
103	银箔	Argentum Foil	自然元素大类自然金属类自然铜族矿物自然银经加工而成的薄片	自然银（Silver）	广东	藏医习用
104	金刚石	Diamond	自然元素大类自然非金属类金刚石-石墨族金刚石	金刚石（Diamond）	广西	
105	红铜	Cuprum Nativus	自然元素大类自然金属类自然铜族自然单质铜	自然单质铜（Native Copper）	广东、广西、海南	
十五、其他化合物类(11种)						
106	锂云母	Lepidolite	钾和锂的基性铝硅酸盐	/	广东、广西	
107	琥珀	Succinum	古代植物的树脂经石化而成的化石	琥珀（Amber）	广东、广西	
108	石炭	Coal	可燃性有机岩、煤岩中的烟煤或无烟煤	煤（Coal）	广东、广西、海南	
109	石脑油	Crude Petroli	低等动物、植物埋藏地下，经地质作用（复杂的化学和生物化学变化）形成的液态可燃性有机岩	石油（Petroleum）	广东、海南	
110	地浆	Aqua Extractum ex Loess	新掘黄土加水搅浑或煎煮后澄取的上清液	黄土（Loess）	广东	
111	井底泥	Nigri Terra ex Well-bottom	淤积在井底的灰黑色泥土	/	广东、广西、海南	
112	冰	Glacies	氧化物和氢氧化物大类氧化物类冰族矿物冰	冰（Ice）	广东、海南	
113	绿松石	Turquoisum	磷酸盐类绿松石族矿物绿松石	绿松石（Turquoise）	广西	藏医习用

（续表）

序号	药材名	药材拉丁名	来源	原矿物（或组成）	分布	备注
114	泉水	Aqua Mineralis	未受污染的天然井泉中新汲水或矿泉水	水（Water）	广东、海南、广西	
115	锡	Tin	氧化物和氢氧化物大类简单氧化物类金红石族锡石中炼出的锡	锡石（Cassiterite）	广东、广西、海南	
116	锡石	Cassiteritum	氧化物类金红石族矿物锡石	锡石（Cassiterite）	广东、广西、海南	

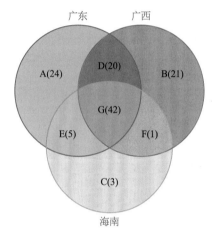

图 5-15 华南地区矿物药品种各省
（自治区）分布维恩图

图中括号内数字表示该区域矿物药品种个数。A(广东,24)：大青盐、硼砂、阳起石、白石脂、蒙脱石、浮石、铁粉、铁华粉、铁浆、铁落、铁锈、针砂、扁青、紫铜矿、青铜、曾青、赤铜屑、胆矾、空青、铜绿、小灵丹、雌黄、银箔、地浆；B(广西,21)：玄明粉、正长石、石燕、白矾、绿青、雄黄、朱砂、白降丹、粉霜（升汞）、红粉（升药）、黑砂、轻粉、升药底、银朱、铅丹（黄丹）、铅粉、铅灰、铅霜、密陀僧、金刚石、绿松石；C(海南,3)：碱花、金礞石、石蟹；D(广东、广西,20)：朴硝、食盐、滑石、不灰木、石棉、方解石、钟乳石、花蕊石、大理岩、鹅管石、花岗岩、无名异、黄铜、砒石、砒霜、礜石、水银、硫黄、锂云母、琥珀；E(广东、海南,5)：金精石、青礞石、玉、石脑油、冰；F(广西、海南,1)：黄石脂；G(广东、广西、海南,42)：芒硝、卤碱、石膏、长石（硬石膏）、玄精石、石灰、龙骨、龙齿、紫萤石（紫石英）、龙角、寒水石、理石、万年灰、云母、白垩、土黄、赤石脂、甘土、伏龙肝、白石英、麦饭石、玛瑙、东壁土、膨润土、铁、蛇含石、铁精、赭石、磁石、自然铜、禹余粮、绿盐、赤铜灰、炉甘石、铅、金箔、红铜、石炭、井底泥、泉水、锡、锡石。

参 考 文 献

［1］王晓,童雄,周永诚.锡石工艺矿物学与选矿工艺[J].矿冶,2011,20(4)：15-19
［2］佚名.我国五大铅锌生产基地[J].现代材料动态,2007
（3）：17-18.
［3］陶明,徐海军.玛瑙的结构、水含量和成因机制[J].岩石矿物学杂志,2016,35(2)：333-343.
［4］沈能平,蔡佳丽,苏文超,等.广西茶山锑钨矿床萤石微量元素地球化学特征及其源区意义[J].地质学报,2015,89(2)：384-391.
［5］李洁,钟军伟,于洋,等.赣南西华山花岗岩的云母成分特征及其对岩浆演化与成矿过程的指示[J].地球化学,2013,42(5)：393-404.
［6］陶峥辉.赤石脂禹余粮汤加味治疗脾肾阳虚型肝硬化腹水临床观察[J].光明中医,2021,36(11)：1820-1822.
［7］赵建刚,王娟鹃,孙舒东.结晶学与矿物学基础[M].北京：中国地质大学出版社,2009.
［8］任志峰,何静,张春起,等.焙烧水滑石去除氯离子性能研究[J].精细化工,2002(6)：339-342.
［9］陈运发.新物种珍贵自然遗产广西自然博物馆收藏2015[M].南宁：广西人民出版社,2016.
［10］王国强.全国中草药汇编[M].2版.北京：人民卫生出版社,2014.
［11］严更生.氯铜矿浮选生产实践[J].新疆有色金属,2015,38(6)：65-67.
［12］吕金波,赵树森,李铁英,等.北京石花洞第四纪钟乳石剖面的年代学研究[J].中国地质,2007(6)：993-1002.
［13］张丽,郭素娟,孙慧娟,等.硼砂和蔗糖对板栗果实非结构性碳水化合物含量的影响[J].果树学报,2018,35(3)：319-325.
［14］林梅,张东生.纳米雄黄对K562细胞端粒酶活性的影响[J].实用临床医药杂志,2007,11(11)：5-7.
［15］齐珺,张梅,贺鹏程,等.构建雄黄诱导维甲酸耐药急性早幼粒细胞白血病NB4-R1细胞凋亡的蛋白质双向电泳图谱[J].中国中西医结合杂志,2011,31(3)：391-396.

第六节·西南地区

西南地区包括重庆市、四川省、贵州省、云南省、西藏自治区,总面积 250 多万平方千米,主要包括巴蜀盆地、云贵高原、青藏高原南部、两广丘陵西部等地形单元。西南三江成矿带范围为鲜水河断裂-康定-丽江-哀牢山一线以西的川西和滇西地区,主要跨越四川甘孜、阿坝、凉山及云南迪庆、丽江、保山、临沧、普洱、怒江、德宏、大理、红河、西双版纳等 13 个州(市)。该区内有石灰、方解石、明矾、滑石、石膏、紫萤石(紫石英)、铁、铅等多种矿物药资源。

一、西南地区矿物药品种分布历史概况

(一)中华人民共和国成立以来出版矿物药专著中的记载

对中华人民共和国成立以来出版的有关矿物药专著进行了整理,梳理了专著中记载分布于西南地区的矿物药品种共 76 种,包括:白石英(石英)扁青、冰、不灰木、曾青、赤石脂、赤铜屑、磁石(慈石)、雌黄、大青盐、胆矾、鹅管石、方解石、伏龙肝、寒水石(南寒水石)、琥珀、花蕊石、滑石、碱花(面碱)、金精石(蛭石)、井底泥、空青、硫黄、龙齿、龙骨、炉甘石、皂矾(绿矾)、绿青、绿松石、绿盐、玛瑙、麦饭石、芒硝、密陀僧、硼砂、砒石、铅、铅丹(黄丹)、铅粉(粉锡)、铅霜、青礞石、轻粉(汞粉)、蛇含石、石膏、石灰、石蟹、石燕、食盐、水银、铁、铁粉、铁华粉、铁浆、铁精、铁落、铁锈、万年灰、无名异、锡、锡石(锡矿)、硝石(火硝)(消石)、雄黄、玄精石、阳起石、阴起石、禹余粮(石中黄)、玉、礜石、云母(云母石)、长石(硬石膏)、赭石(代赭石)、钟乳石、朱砂(丹砂、汞砂、辰砂)、紫萤石(紫石英)、紫铜矿、自然铜。详见表 5 - 26。

(二)《中华本草》《中药大辞典》及《中国中药资源志要》中的记载

《中华本草》《中药大辞典》及《中国中药资源志要》中记载的西南地区分布矿物药品种有 97 种,分

表 5 - 26 矿物药专著中记载的西南地区矿物药品种

序号	专著名称	西南地区产矿物药名称
1	《本草纲目的矿物史料》	代赭石、云母、滑石、不灰木、钟乳石、阳起石、禹余粮、食盐、粉锡、石膏、方解石、慈石、空青、扁青、礞石、礜石、砒石、自然铜、铁
2	《矿物药与丹药》	石膏、礞石、龙骨、芒硝、礜石、阳起石、花蕊石、云母石、硫黄、方解石、石燕
3	《矿物药浅说》	轻粉、石灰、食盐、磁石、代赭石、石膏、滑石、云母、阳起石、硫黄、南寒水石、铅粉、禹余粮、蛇含石、石英、自然铜、花蕊石、铅、铅丹、密陀僧、琥珀、砒石、无名异
4	《中国矿物药》	大青盐、不灰木、无名异、方解石、玉、石膏、石燕、石蟹、玄精石、朱砂、伏龙肝、自然铜、阳起石、阴起石、玛瑙、赤石脂、花蕊石、青礞石、金精石、炉甘石、钟乳石、禹余粮、扁青、绿青、硫黄、雄黄、滑石、曾青、寒水石、紫石英、锡矿、磁石
5	《矿物药》	万年灰、大青盐、井底泥、无名异、云母、方解石、水银、石灰、石膏、石燕、石蟹、石中黄、龙骨、代赭石、玄精石、芒硝、食盐、朱砂、丹砂、汞砂、辰砂、自然铜、冰、麦饭石、玛瑙、花蕊石、赤铜屑、面碱、蛭石、炉甘石、禹余粮、绿松石、青礞石、砒石、汞粉、钟乳石、胆矾、铁、铁粉、铁浆、铁落、铁锈、铁精、铁华粉、铅、铅丹、铅粉、铅霜、绿盐、消石、琥珀、雄黄、硫黄、鹅管石、锡、硼砂
6	《中药矿物药图鉴》	云母石、阳起石、石灰、石膏、方解石、钟乳石、花蕊石、龙骨、龙齿、食盐、玄精石、硼砂、雌黄、雄黄、水银、朱砂、轻粉、伏龙肝、禹余粮、蛇含石、自然铜、铅、铅丹、硫黄、琥珀、无名异、炉甘石、锡矿
7	《矿产本草》	石灰、芒硝、伏龙肝、铁、滑石、云母、长石、紫石英、礜石、磁石、绿矾、硫黄、不灰木、玛瑙、方解石、食盐、禹余粮、自然铜、石膏、青礞石、花蕊石、石燕、紫铜矿、砒石、胆矾、铅丹、琥珀
8	《矿物药检测技术与质量控制》	钟乳石、硫黄、南寒水石、滑石、青礞石、紫石英、石膏、硼砂、芒硝、花蕊石、自然铜、朱砂、炉甘石

别为:白降丹、白石英、白石脂、扁青、冰、不灰木、曾青、赤石脂、雌黄、大青盐、胆矾、鹅管石、方解石、粉霜(升汞)、伏龙肝、光明盐、寒水石、黑砂、红粉(升药)、红升丹、琥珀、花蕊石、黄矾、黄石脂、金箔、金精石、井底泥、空青、理石、灵砂、硫黄、龙齿、龙骨、龙角、炉甘石、卤碱(盐卤)、绿青、绿盐、玛瑙、麦饭石、

密陀僧、硼砂、砒石、砒霜、朴硝（朴消）、铅、铅丹（黄丹）、铅粉、铅灰、铅霜、青礞石、轻粉、泉水（矿泉水）、蛇含石、升药底、石鳖、石膏、石灰、石脑油、石炭、石蟹、石燕、食盐、水银、铁、铁粉、铁华粉、铁浆、铁精、铁落、铁锈、铜绿、无名异、锡、咸秋石、硝石（火硝）（消石）、小灵丹、雄黄、玄精石、盐胆水、阴起石、银箔、银朱、禹余粮、玉、礜石、云母（银精石）、皂矾（绿矾）、长石（硬石膏）、赭石（代赭石）、针砂、钟乳石、朱砂、紫硇砂、紫萤石（紫石英）、紫铜矿、自然铜。其中，四川88种，贵州54种，云南62种，西藏38种，重庆18种。西南地区矿物药分布记载情况详见表5-27。

表5-27 《中华本草》《中药大辞典》和《中国中药资源志要》西南地区矿物药分布记载

地区	《中华本草》记载品种	《中药大辞典》记载品种	《中国中药资源志要》记载品种	共记载品种
重庆	14种：光明盐、石灰、伏龙肝、麦饭石、铁、铁落、铁精、铁锈、铁浆、铁粉、针砂、石炭、泉水、冰	1种：井底泥	5种：朱砂、白石脂、井底泥、伏龙肝、金箔	共18种：白石脂、冰、伏龙肝、光明盐、金箔、井底泥、麦饭石、泉水、石灰、石炭、铁、铁粉、铁浆、铁精、铁落、铁锈、针砂、朱砂
四川	63种：食盐、光明盐、朴消、硼砂、阴起石、不灰木、金精石、石膏、玄精石、方解石、钟乳石、鹅管石、石灰、花蕊石、龙骨、龙齿、石燕、石蟹、紫石英、赤石脂、黄石脂、云母、伏龙肝、麦饭石、玛瑙、玉、无名异、铁、针砂、铁落、铁精、铁锈、铁浆、铁粉、代赭石、自然铜、蛇含石、禹余粮、绿矾、扁青、空青、曾青、绿青、铜绿、紫铜矿、绿盐、炉甘石、雄黄、雌黄、礜石、水银、红升丹、朱砂、灵砂、密陀僧、铅霜、铅粉、硫黄、锡、石炭、石脑油、泉水、冰	27种：无名异、云母、方解石、石灰、石膏、石燕、石蟹、龙齿、龙骨、代赭石、玄精石、朴消、光明盐、朱砂、伏龙肝、玛瑙、金精石、紫石英、紫铜矿、硼砂、礜石、禹余粮、炉甘石、钟乳石、食盐、蛇含石、绿矾	63种：自然铜、蛇含石、禹余粮、赭石、铁粉、铁浆、铁落、铁锈、铁精、铁华粉、针砂、不灰木、石膏、寒水石、玄精石、长石、理石、方解石、石灰、钟乳石、鹅管石、花蕊石、消石、硼砂、盐胆水、咸秋石、光明盐、盐卤、水银、银朱、轻粉、白降丹、升药、粉霜、升药底、黑砂、朱砂、雄黄、雌黄、金精石、玛瑙、青礞石、银箔、炉甘石、无名异、铅、铅丹、铅粉、铅霜、铅灰、密陀僧、龙骨、龙齿、龙角、石燕、石蟹、硫黄、小灵丹、矿泉水、白石脂、井底泥、伏龙肝、金箔	共88种：白降丹、白石脂、扁青、冰、不灰木、曾青、赤石脂、雌黄、鹅管石、方解石、粉霜（升汞）、伏龙肝、光明盐、寒水石、黑砂、红粉（升药）、红升丹、花蕊石、黄石脂、金箔、金精石、井底泥、空青、理石、灵砂、硫黄、龙齿、龙骨、龙角、炉甘石、卤碱（盐卤）、绿青、绿盐、玛瑙、麦饭石、密陀僧、硼砂、朴硝（朴消）、铅、铅丹（黄丹）、铅粉、铅灰、铅霜、青礞石、轻粉、泉水（矿泉水）、蛇含石、升药底、石膏、石灰、石脑油、石炭、石蟹、石燕、食盐、水银、铁、铁粉、铁华粉、铁浆、铁精、铁落、铁锈、铜绿、无名异、锡、咸秋石、硝石（火硝）（消石）、小灵丹、雄黄、玄精石、盐胆水、阴起石、银箔、银朱、禹余粮、玉、礜石、云母、皂矾（绿矾）、长石（硬石膏）、赭石（代赭石）、针砂、钟乳石、朱砂、紫硇砂、紫萤石（紫石英）、紫铜矿、自然铜
贵州	38种：食盐、朴消、消石、石膏、方解石、钟乳石、鹅管石、石灰、紫石英、黄石脂、伏龙肝、白石英、麦饭石、玛瑙、铁、针砂、铁落、铁精、铁锈、铁浆、铁粉、铜绿、砒石、砒霜、雄黄、雌黄、水银、朱砂、灵砂、密陀僧、铅霜、铅粉、锡、琥珀、石炭、石脑油、泉水、冰	13种：方解石、石灰、白石英、朴消、朱砂、伏龙肝、砒石、砒霜、钟乳石、消石、琥珀、雄黄、雌黄	30种：黄矾、消石、水银、银朱、轻粉、白降丹、升药、粉霜、升药底、黑砂、朱砂、雄黄、雌黄、砒石、砒霜、黄石脂、锡、铅、铅丹、铅粉、铅霜、铅灰、密陀僧、石蟹、石鳖、琥珀、白石脂、井底泥、伏龙肝、金箔	共54种：白降丹、白石英、白石脂、冰、雌黄、鹅管石、方解石、粉霜（升汞）、伏龙肝、黑砂、红粉（升药）、琥珀、黄矾、黄石脂、金箔、井底泥、灵砂、玛瑙、麦饭石、密陀僧、砒石、砒霜、朴硝（朴消）、铅、铅丹（黄丹）、铅粉、铅灰、铅霜、轻粉、泉水、升药底、石鳖、石膏、石灰、石脑油、石炭、石蟹、食盐、水银、铁、铁粉、铁浆、铁精、铁落、铁锈、铜绿、锡、硝石（火硝）（消石）、雄黄、银朱、针砂、钟乳石、朱砂、紫萤石（紫石英）
云南	43种：食盐、光明盐、朴消、阴起石、不灰木、石膏、长石、玄精石、钟乳石、鹅管石、石灰、紫石英、云母、伏龙肝、麦饭石、玛瑙、玉、铁、针砂、铁落、铁精、铁锈、铁粉、铁浆、自然铜、铜绿、胆矾、紫铜矿、绿盐、炉甘石、雄黄、雌黄、水银、朱砂、密陀僧、铅丹、铅霜、铅粉、锡、琥珀、石炭、泉水、冰	14种：云母、长石、石灰、朴消、光明盐、朱砂、伏龙肝、钟乳石、食盐、胆矾、绿盐、琥珀、紫石英、雌黄	41种：胆矾、石膏、寒水石、玄精石、长石、理石、钟乳石、鹅管石、大青盐、紫硇砂、食盐、水银、银朱、轻粉、白降丹、升药、粉霜、升药底、黑砂、朱砂、雄黄、雌黄、玛瑙、银箔、炉甘石、锡、铅、铅丹、铅粉、铅霜、铅灰、密陀僧、龙骨、龙齿、龙角、琥珀、矿泉水、白石脂、井底泥、伏龙肝、金箔	共62种：白降丹、白石脂、冰、不灰木、雌黄、大青盐、胆矾、鹅管石、粉霜（升汞）、伏龙肝、光明盐、寒水石、黑砂、红粉（升药）、琥珀、金箔、井底泥、理石、龙齿、龙骨、炉甘石、绿盐、玛瑙、麦饭石、密陀僧、朴硝（朴消）、铅、铅丹、铅粉、铅灰、铅霜、轻粉、泉水（矿泉水）、升药底、石膏、石灰、石炭、食盐、水银、铁、铁粉、铁浆、铁精、铁落、铁锈、铜绿、锡、雄黄、玄精石、阴起石、银箔、银朱、玉、云母、长石（硬石膏）、针砂、钟乳石、朱砂、紫硇砂、紫萤石（紫石英）、紫铜矿、自然铜

地区	《中华本草》记载品种	《中药大辞典》记载品种	《中国中药资源志要》记载品种	共记载品种
西藏	33 种：食盐、紫硇砂、消石、石膏、长石、石灰、赤石脂、云母、伏龙肝、麦饭石、玉、铁、针砂、铁落、铁精、铁锈、铁浆、铁粉、扁青、空青、曾青、绿青、铜绿、绿盐、礜石、水银、密陀僧、铅霜、铅粉、锡、石炭、泉水、冰	8 种：礜石、紫硇砂、扁青、铅霜、消石、绿青、绿盐、长石	11 种：硼砂、大青盐、紫硇砂、食盐、朱砂、银精石、矿泉水、白石脂、井底泥、伏龙肝、金箔	共 38 种：白石脂、扁青、冰、曾青、赤石脂、大青盐、伏龙肝、金箔、井底泥、空青、绿青、绿盐、麦饭石、密陀僧、硼砂、铅粉、铅霜、泉水（矿泉水）、石膏、石灰、石炭、食盐、水银、铁、铁粉、铁浆、铁精、铁落、铁锈、铜绿、锡、硝石（火硝）（消石）、玉、礜石、云母（银精石）、长石（硬石膏）、针砂、紫硇砂
西南地区	72 种：食盐、光明盐、紫硇砂、朴消、硼砂、消石、阴起石、不灰木、金精石、石膏、长石、玄精石、方解石、钟乳石、鹅管石、石灰、花蕊石、龙骨、龙齿、石燕、石蟹、紫石英、赤石脂、黄石脂、云母、伏龙肝、白石英、麦饭石、玛瑙、玉、无名异、铁、针砂、铁落、铁精、铁锈、铁浆、铁粉、代赭石、自然铜、蛇含石、禹余粮、绿矾、扁青、空青、曾青、绿青、铜绿、胆矾、紫铜矿、绿盐、炉甘石、砒石、砒霜、雄黄、雌黄、礜石、水银、红升丹、朱砂、灵砂、密陀僧、铅丹、铅霜、铅粉、硫黄、锡、琥珀、石炭、石脑油、泉水、冰	42 种：井底泥、无名异、云母、方解石、石灰、石膏、石燕、石蟹、龙齿、龙骨、代赭石、玄精石、朴消、光明盐、朱砂、伏龙肝、玛瑙、金精石、紫铜矿、硼砂、礜石、禹余粮、炉甘石、钟乳石、食盐、蛇含石、绿矾、长石、胆矾、绿盐、琥珀、雌黄、雄黄、白石英、砒石、砒霜、消石、紫硇砂、扁青、铅霜、绿青	75 种：白降丹、白石脂、不灰木、雌黄、大青盐、胆矾、鹅管石、方解石、粉霜、伏龙肝、光明盐、寒水石、黑砂、琥珀、花蕊石、黄矾、黄石脂、金箔、金精石、井底泥、矿泉水、理石、硫黄、龙齿、龙骨、龙角、炉甘石、玛瑙、密陀僧、硼砂、砒石、砒霜、铅、铅丹、铅粉、铅灰、铅霜、青礞石、轻粉、蛇含石、升药、升药底、石鳖、石膏、石灰、石蟹、石燕、食盐、水银、铁粉、铁华粉、铁浆、铁精、铁落、铁锈、无名异、锡、咸秋石、消石、小灵丹、雄黄、玄精石、盐胆水、盐卤、银箔、银精石、银朱、禹余粮、长石、赭石、针砂、钟乳石、朱砂、紫硇砂、自然铜	共 97 种：白降丹、白石英、白石脂、扁青、冰、不灰木、曾青、赤石脂、雌黄、大青盐、胆矾、鹅管石、方解石、粉霜（升汞）、伏龙肝、光明盐、寒水石、黑砂、红粉（升药）、红升丹、琥珀、花蕊石、黄矾、黄石脂、金箔、金精石、井底泥、空青、理石、灵砂、硫黄、龙齿、龙骨、龙角、炉甘石、卤碱（盐卤）、绿青、绿盐、玛瑙、麦饭石、密陀僧、硼砂、砒石、砒霜、朴硝（朴消）、铅、铅丹（黄丹）、铅粉、铅灰、铅霜、青礞石、轻粉、泉水（矿泉水）、蛇含石、升药底、石鳖、石膏、石灰、石脑油、石炭、石蟹、石燕、食盐、水银、铁、铁粉、铁华粉、铁浆、铁精、铁落、铁锈、铜绿、无名异、锡、咸秋石、硝石（火硝）（消石）、小灵丹、雄黄、玄精石、盐胆水、阴起石、银箔、银朱、禹余粮、玉、礜石、云母（银精石）、皂矾（绿矾）、长石（硬石膏）、赭石（代赭石）、针砂、钟乳石、朱砂、紫硇砂、紫萤石（紫石英）、紫铜矿、自然铜

（三）学术论文或地方志中的记载

对中国知识资源总库（CNKI）、万方数据学术论文总库、维普中文科技期刊全文数据库等数据库以"矿物药""药用矿产""医药矿产""矿产资源""矿产分布""中药资源普查""石膏""滑石""磁石"等常用矿物药名称为主题词进行检索，对筛选出矿物药资源分布相关文献进行总结归纳，获得记载分布于西南地区的矿物药品种 74 种，其中详细记载分布区域的有 60 种。

石膏：产于云南省，贵州省黔东南苗族侗族自治州、松桃苗族自治县，四川省。

芒硝：产于西南各省（自治区、直辖市），如重庆市涪陵区，四川省乐山市。

朱砂：产于贵州省铜仁市、务川仡佬族苗族自治县，重庆市西阳土家族苗族自治县、秀山土家族苗族自治县，云南省巍山彝族回族自治县、保山市、漾濞彝族自治县、丘北县。

自然铜：产于贵州省威宁彝族回族苗族自治县，云南省会泽县，重庆市涪陵区，四川省广元市等地。

食盐：产于四川省自贡市。

大青盐：产于西藏自治区，四川省。

赤石脂：产于四川省，西藏自治区羊八井镇。

花蕊石：产于重庆市万州区。

青礞石：产于四川省。

金精石：产于四川省绵阳市，重庆市万州区。

炉甘石：产于四川省，云南省。

禹余粮：产于重庆市万州区。

硫黄：产于贵州省黔东南苗族侗族自治州，四川省泸州，重庆市万州区。

雄黄：产于贵州省黔东南苗族侗族自治州、松桃苗族自治县，重庆市涪陵区，四川省绵阳市，云南省南华县等地。

紫萤石（紫石英）：产于重庆市万州区。

滑石：产于四川省泸州市，重庆市涪陵区。

磁石：产于四川省，云南省，贵州省。

赭石：产于四川省广元市。

阳起石：产于西南各省（自治区、直辖市）。

钟乳石：产于四川省泸州市、宜宾市，重庆市万州区。

鹅管石：产于四川省宜宾市，贵州省，云南省。

龙骨：产于重庆市涪陵区、万州区，四川省广元市。

龙齿：产于重庆市涪陵区。

石燕：产于四川省乐山市、广元市，重庆市涪陵区。

白矾：产于四川省泸州市。

云母：产于四川省阿坝藏族羌族自治州、雅安市、甘孜藏族自治州、绵阳市。

白石英：产于重庆市万州区。

无名异：产于四川省泸州市，重庆市涪陵区。

针砂：产于重庆市涪陵区。

皂矾（绿矾）：产于四川省宜宾市。

水银：产于重庆市涪陵区。

白石脂：产于四川省泸州市、宜宾市、绵阳市等地。

寒水石：产于四川省泸州市、宜宾市，重庆市。

铁落：产于西南各省（自治区、直辖市）。

伏龙肝：产于西南各省（自治区、直辖市）。

不灰木：产于四川省。

雌黄：产于四川省，云南省，贵州省。

长石（硬石膏）：产于云南省，西藏自治区。

玄精石：产于四川省，云南省。

方解石：产于四川省，云南省，西藏自治区。

石灰：产于西南各省（自治区、直辖市）。

黄石脂：产于四川省，贵州省。

麦饭石：产于西南各省（自治区、直辖市）。

玛瑙：产于四川省，云南省。

玉：产于四川省，云南省，西藏自治区。

扁青：产于四川省，西藏自治区。

空青：产于四川省，西藏自治区。

曾青：产于四川省，西藏自治区。

绿青：产于西藏自治区。

铜绿：产于西南各省（自治区、直辖市）。

胆矾：产于云南省昆明市。

砒石：产于贵州省。

铅：产于云南省。

密陀僧：产于西南各省（自治区、直辖市）。

铅丹（黄丹）：产于云南省。

铅粉：产于云南省。

锡：产于西南各省（自治区、直辖市）。

石炭：产于西南各省（自治区、直辖市）。

石脑油：产于四川省，贵州省。

磐石：产于四川省，西藏自治区。

除上述 60 种外矿物药外，万年灰、光明盐、紫硇砂、朴硝、硼砂、石蟹、铁精、铁锈、铁浆、红升丹、铅霜、泉水、冰、碱花在西南地区亦有分布。

（四）西南地区矿物药品种分布历史概况

通过对中华人民共和国成立以来出版的相关矿物药专著、《中华本草》《中国中药资源志要》和已发表学术论文等文献资料记载的矿物药品种情况进行归纳总结，最终得到西南地区矿物药种类历史分布品种总共有 107 种，分别为：白矾、白降丹、白石英（石英）、白石脂、扁青、冰、不灰木、曾青、赤石脂、赤铜屑、磁石（慈石）、雌黄、大青盐、胆矾、鹅管石、方解石、粉霜（升汞）、伏龙肝、光明盐、寒水石（南寒水石）、黑砂、红粉（升药）、红升丹、琥珀、花蕊石、滑石、黄矾、黄石脂、碱花（面碱）、金箔、金精石（蛭石）、井底泥、空青、理石、灵砂、硫黄、龙齿、龙骨、龙角、炉甘石、卤碱（盐卤）、绿青、绿松石、绿盐、玛瑙、麦饭石、芒硝、密陀僧、硼砂、砒石、砒霜、朴硝（朴消）、铅、铅丹（黄丹）、铅粉（粉锡）、铅灰、铅霜、青礞石、轻粉（汞粉）、泉水、蛇含石、升药底、石鳖、石膏、石灰、石脑油、石炭、石蟹、石燕、食盐、水银、铁、铁粉、铁华粉、铁浆、铁精、铁落、铁锈、铜绿、万年灰、无名异、锡、锡石（锡矿）、咸秋石、硝石（火硝）（消石）、小灵丹、雄黄、玄精石、盐胆水、阳起石、阴起石、银箔、银朱、禹余粮（石中黄）、玉、磐石、云母（银精石、云母石）、皂矾（绿矾）、长石（硬石膏）、赭石（代赭石）、针砂、钟乳石、朱砂（丹砂、汞砂、辰砂）、紫硇砂、紫萤石（紫石英）、紫铜矿、自然铜。其历史分布情况见表 5 - 28。

表5-28 西南地区矿物药种类历史分布

序号	矿物药种类	历史分布	序号	矿物药种类	历史分布
1	白矾	四川	41	卤碱(盐卤)	四川
2	白降丹	四川、云南、贵州	42	绿青	四川、西藏
3	白石英(石英)	贵州、重庆	43	绿松石	西藏
4	白石脂	贵州、四川、云南、西藏、重庆	44	绿盐	四川、云南、西藏
5	扁青	四川、西藏	45	玛瑙	贵州、云南、四川
6	冰	云南、贵州、四川、重庆、西藏	46	麦饭石	云南、贵州、四川、重庆、西藏
7	不灰木	贵州、云南、四川	47	芒硝	贵州、四川、云南、西藏、重庆
8	长石(硬石膏)	云南、西藏、四川	48	密陀僧	云南、贵州、四川、西藏、重庆
9	赤石脂	四川、西藏	49	硼砂	四川、西藏
10	赤铜屑	云南、贵州、四川、重庆、西藏	50	砒石	贵州
11	磁石(慈石)	四川、云南、贵州	51	砒霜	贵州
12	雌黄	贵州、四川、云南	52	朴硝(朴消)	贵州、云南、四川
13	大青盐	四川、西藏、云南	53	铅	云南、四川、贵州
14	胆矾	云南	54	铅丹(黄丹)	云南、四川、贵州
15	鹅管石	贵州、四川、云南	55	铅粉(粉锡)	云南、贵州、四川、西藏
16	方解石	贵州、四川、云南、西藏	56	铅灰	四川、云南、贵州
17	粉霜(升汞)	四川、云南、贵州	57	铅霜	云南、贵州、四川、西藏
18	伏龙肝	云南、贵州、四川、重庆、西藏	58	青礞石	四川
19	光明盐	四川、云南、重庆	59	轻粉(汞粉)	四川、云南、贵州
20	寒水石(南寒水石)	四川、云南、重庆	60	泉水(矿泉水)	云南、贵州、四川、重庆、西藏
21	黑砂	四川、云南、贵州	61	蛇含石	四川
22	红粉(升药)	四川、云南、贵州	62	升药底	四川、云南、贵州
23	红升丹	四川	63	石鳖	贵州
24	琥珀	贵州、云南	64	石膏	云南、贵州、四川、西藏
25	花蕊石	四川、重庆	65	石灰	贵州、四川、重庆、西藏、云南
26	滑石	四川、重庆	66	石脑油	四川、贵州
27	黄矾	贵州	67	石炭	云南、贵州、四川、重庆、西藏
28	黄石脂	贵州、四川	68	石蟹	四川、贵州
29	碱花(面碱)	西藏、云南、四川	69	石燕	四川、重庆
30	金箔	云南、贵州、四川、重庆、西藏	70	食盐	贵州、四川、云南、西藏
31	金精石(蛭石)	四川、重庆	71	水银	贵州、四川、云南、西藏、重庆
32	井底泥	云南、贵州、四川、重庆、西藏	72	铁	云南、贵州、四川、重庆、西藏
33	空青	四川、西藏	73	铁粉	云南、贵州、四川、重庆、西藏
34	理石	四川、云南	74	铁华粉	四川
35	灵砂	四川、贵州	75	铁浆	云南、贵州、四川、重庆、西藏
36	硫黄	四川、贵州、重庆	76	铁精	云南、贵州、四川、重庆、西藏
37	龙齿	四川、云南、重庆	77	铁落	云南、贵州、四川、重庆、西藏
38	龙骨	四川、云南、重庆	78	铁锈	云南、贵州、四川、重庆、西藏
39	龙角	四川、云南	79	铜绿	云南、贵州、四川、西藏、重庆
40	炉甘石	云南、贵州、四川	80	万年灰	四川、云南、贵州、西藏、重庆

（续表）

序号	矿物药种类	历史分布	序号	矿物药种类	历史分布
81	无名异	四川、重庆	95	玉	云南、四川、西藏
82	锡	云南、贵州、四川、西藏、重庆	96	礜石	四川、西藏、贵州
83	锡石（锡矿）	贵州	97	云母（银精石、云母石）	云南、四川、西藏
84	咸秋石	四川	98	皂矾（绿矾）	四川
85	硝石（火硝）（消石）	贵州、四川、西藏	99	曾青	四川、西藏
86	小灵丹	四川	100	赭石（代赭石）	四川
87	雄黄	云南、四川、贵州、重庆	101	针砂	云南、贵州、四川、重庆、西藏
88	玄精石	云南、贵州、四川	102	钟乳石	贵州、云南、四川、重庆
89	盐胆水	四川	103	朱砂（丹砂、汞砂、辰砂）	贵州、四川、云南、重庆
90	阳起石	云南、贵州、四川、重庆、西藏			
91	阴起石	四川、云南	104	紫硇砂	西藏、云南
92	银箔	四川、云南	105	紫萤石（紫石英）	四川、贵州、云南、重庆
93	银朱	四川、云南、贵州	106	紫铜矿	四川、云南
94	禹余粮（石中黄）	四川、重庆	107	自然铜	云南、贵州、四川、重庆

西南地区矿物药品种在各省（自治区、直辖市）的分布情况见图5-16，该图展示了文献资料中记载的西南地区不同省（自治区、直辖市）特有和共有的矿物药品种。

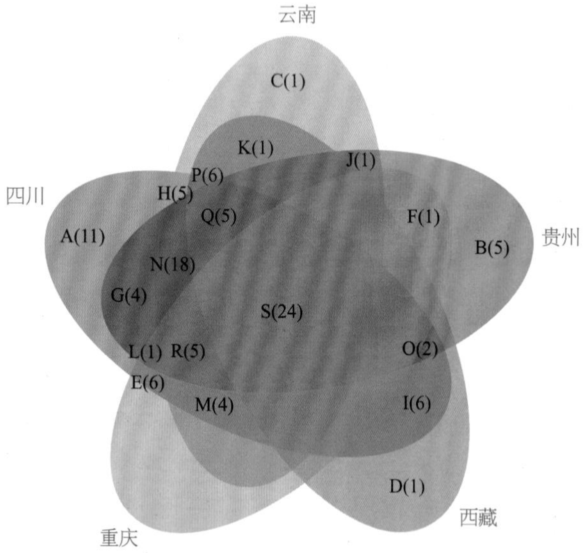

图 5-16 文献记载中西南地区矿物药品种各省（自治区、直辖市）分布维恩图

图中括号内数字表示该区域矿物药品种个数。A（四川，11）：白矾、红升丹、卤碱（盐卤）、青礞石、蛇含石、铁华粉、咸秋石、小灵丹、盐胆水、皂矾（绿矾）、赭石（代赭石）；B（贵州，5）黄矾、砒石、砒霜、石鳖、锡石（锡矿）；C（云南，1）：胆矾；D（西藏，1）：绿松石；E（重庆、四川，6）：花蕊石、滑石、金精石（蛭石）、石燕、无名异、禹余粮（石中黄）；F（重庆、贵州，1）：白石英（石英）；G（四川、贵州，4）：黄石脂、灵砂、石脑油、石蟹；H（四川、云南，5）：理石、龙角、阴起石、银箔、紫铜矿；I（四川、西藏，6）：扁青、曾青、赤石脂、空青、绿青、硼砂；J（贵州、云南，1）：琥珀；K（云南、西藏，1）：紫硇砂；L（重庆、四川、贵州，1）：硫黄；M（重庆、四川、云南，4）：光明盐、寒水石（南寒水石）、龙齿、龙骨；N（四川、贵州、云南，18）：白降丹、不灰木、磁石（慈石）、雌黄、鹅管石、粉霜（升汞）、黑砂、红粉（升药）、炉甘石、玛瑙、朴硝（朴消）、铅、铅丹（黄丹）、铅灰、轻粉（汞粉）、升药底、玄精石、银朱；O（四川、贵州、西藏，2）：硝石（火硝）（消石）、礜石；P（四川、云南、西藏，6）：大青盐、碱花（面碱）、绿盐、玉、云母（银精石、云母石）、长石（硬石膏）；Q（四川、贵州、云南、西藏，5）：方解石、铅粉（粉锡）、铅霜、石膏、食盐；R（重庆、四川、贵州、云南，5）：雄黄、钟乳石、朱砂（丹砂、汞砂、辰砂）、紫萤石（紫石英）、自然铜；S（重庆、四川、贵州、云南、西藏，24）：白石脂、冰、赤铜屑、伏龙肝、金箔、井底泥、麦饭石、芒硝、密陀僧、泉水（矿泉水）、石灰、石炭、水银、铁、铁粉、铁浆、铁精、铁落、铁锈、铜绿、万年灰、锡、阳起石、针砂。

■ 二、西南地区药用矿产资源种类分布现状

根据西南地区各省（自治区、直辖市）县区政府官网矿产资源记载及实地调研结果，对西南地区现有的药用矿产资源分布情况进行分析总结。目前西南地区现有分布的药用矿产资源矿产品种有34种，分别为：方解石、方铅矿、刚玉、高岭土、汞矿、花岗岩、滑石、辉锑矿、磷矿、硫矿、铝硅酸盐矿物、玛瑙、

芒硝、煤矿、锰矿、硼矿、膨润土、铅锌矿、砷华、石膏、石灰石、石棉、石英、天然碱、铁矿、铜矿、锡石、雄黄、盐矿、萤石、云母、蛭石、自然金、自然银。

各药用矿产资源矿种分布情况详见表5-29;各药用矿产资源矿产品种在西南地区各省(自治区、直辖市)的分布情况如图5-17所示。

表5-29 西南地区药用矿产资源矿种分布情况

序号	药用矿产[1]	行 政 区[2]
1	铜矿	都江堰市、崇州市、攀枝花市、盐边县、纳溪区、乐山市、金口河区、峨眉山市、沐川县、马边彝族自治县、峨边彝族自治县、平武县、叙州区、长宁县、高县、江安县、筠连县、南江县、雅安市、芦山县、石棉县、荥经县、汉源县、成都市、彭州市、金堂县、游仙区、古蔺县、绵竹市、珙县、小金县、阿坝县、若尔盖县、汶川县、理县、茂县、松潘县、九龙县、新龙县、德格县、石渠县、色达县、理塘县、巴塘县、乡城县、稻城县、得荣县、西昌市、德昌县、会理县、会东县、宁南县、普格县、布拖县、昭觉县、金阳县、美姑县、甘洛县、越西县、盐源县、木里藏族自治县、从江县、江口县、印江土家族苗族自治县、威宁彝族回族苗族自治县、赫章县、三都水族自治县、雷山县、丹寨县、晋宁区、东川区、安宁市、宜良县、石林彝族自治县、禄劝彝族苗族自治县、麒麟区、沾益区、富源县、罗平县、师宗县、会泽县、澄江县、通海县、华宁县、易门县、峨山彝族自治县、新平彝族傣族自治县、元江哈尼族彝族傣族自治县、昭阳区、巧家县、盐津县、大关县、永善县、绥江县、彝良县、隆阳区、龙陵县、昌宁县、古城区、永胜县、宁蒗彝族自治县、思茅区、宁洱哈尼族彝族自治县、墨江哈尼族自治县、景东彝族自治县、景谷傣族彝族自治县、镇沅彝族哈尼族拉祜族自治县、江城哈尼族彝族自治县、澜沧拉祜族自治县、临翔区、凤庆县、云县、永德县、镇康县、双江拉祜族佤族布朗族傣族自治县、耿马傣族佤族自治县、芒市、陇川县、泸水市、贡山独龙族怒族自治县、兰坪白族普米族自治县、香格里拉市、德钦县、维西傈僳族自治县、大理市、祥云县、宾川县、弥渡县、永平县、云龙县、剑川县、鹤庆县、漾濞彝族自治县、南涧彝族自治县、巍山彝族回族自治县、楚雄市、双柏县、牟定县、南华县、姚安县、大姚县、永仁县、元谋县、武定县、禄丰县、蒙自市、个旧市、开远市、绿春县、元阳县、红河县、金平苗族瑶族傣族自治县、河口瑶族自治县、文山市、马关县、丘北县、富宁县、勐腊县、拉萨市、林周县、达孜区、尼木县、曲水县、墨竹工卡县、堆龙德庆区、巴宜区、工布江达县、察隅县、波密县、阿里地区、普兰县、日土县、噶尔县、革吉县、改则县、措勤县、札达县、南木林县、萨迦县、谢通门县、康马县、昂仁县、仁布县、山南市、乃东区、措美县、加查县、贡嘎县、桑日县、扎囊县、卡若区、洛隆县、类乌齐县、江达县、贡觉县、丁青县、察雅县、色尼区、嘉黎县、申扎县、巴青县、聂荣县、尼玛县、比如县、双湖县、安多县
2	铁矿	阿里地区、安多县、安宁市、安州区、昂仁县、巴青县、巴塘县、巴宜区、白朗县、班戈县、北川羌族自治县、宾川县、波密县、播州区、布拖县、苍溪县、沧源佤族自治县、察雅县、昌宁县、朝天区、成都市、呈贡区、城关区、澄江县、崇州市、从江县、翠屏区、措勤县、错那县、达孜区、大关县、大理市、大姚县、大竹县、丹寨县、道孚县、道真仡佬族苗族自治县、得荣县、德昌县、德江县、德钦县、丁青县、东川区、都匀市、独山县、堆龙德庆区、峨边彝族自治县、峨眉山市、峨山彝族自治县、凤庆县、福贡县、福泉市、富宁县、富源县、噶尔县、甘洛县、甘孜县、高县、革吉县、耿马傣族佤族自治县、工布江达县、珙县、贡嘎县、古城区、古蔺县、官渡区、贵定县、汉源县、河口瑶族自治县、赫章县、鹤庆县、黑水县、红河县、红塔区、洪雅县、华宁县、黄平县、汇川区、会东县、会理县、惠水县、加查县、嘉黎县、建水县、剑川县、剑河县、江安县、江达县、江口县、江油市、金口河区、金平苗族瑶族傣族自治县、金沙县、金阳县、晋宁区、景东彝族自治县、景谷傣族彝族自治县、景洪市、九龙县、九寨沟县、卡若区、开远市、凯里市、康马县、拉萨市、拉孜县、兰坪白族普米族自治县、澜沧拉祜族自治县、朗县、乐山市、雷波县、理县、梁河县、邻水县、临翔区、六枝特区、龙里县、龙陵县、隆阳区、隆子县、陇川县、芦山县、泸水市、泸西县、泸州市、鲁甸县、陆良县、禄丰县、禄劝彝族苗族自治县、罗甸县、罗平县、洛隆县、洛扎县、绿春县、麻江县、麻栗坡县、马边彝族自治县、马龙县、芒市、茂县、美姑县、勐海县、勐腊县、孟连傣族拉祜族佤族自治县、弥渡县、米林县、绵竹市、冕宁县、墨江哈尼族自治县、牟定县、木里藏族自治县、沐川县、纳溪区、纳雍县、乃东区、南华县、南涧彝族自治县、南江县、尼玛县、聂荣县、宁洱哈尼族彝族自治县、宁蒗彝族自治县、宁南县、攀枝花市、盘龙区、盘州、彭山区、彭州市、平坝区、平武县、普安县、普定县、普格县、普兰县、麒麟区、清镇市、晴隆县、琼结县、丘北县、曲水县、曲松县、仁布县、仁怀市、日土县、若尔盖县、萨嘎县、桑日县、桑珠孜区、色尼区、山南市、申扎县、师宗县、施甸县、石林彝族自治县、石棉县、石屏县、石阡县、石渠县、双柏县、双湖县、双江拉祜族佤族布朗族傣族自治县、水城县、思南县、松潘县、绥江县、绥阳县、腾冲市、天全县、通海县、桐梓县、旺苍县、威宁彝族回族苗族自治县、威信县、巍山彝族回族自治县、维西傈僳族自治县、文山市、瓮安县、乌当区、武定县、务川仡佬族苗族自治县、西昌市、西畴县、西秀区、习水县、喜德县、香格里拉市、祥云县、谢通门县、新平彝族傣族自治县、荥经县、兴文县、兴义市、修文县、叙永县、叙州区、宣威市、雅安市、亚东县、沿河土家族自治县、盐边县、盐津县、盐源县、砚山县、漾濞彝族自治县、姚安县、宜良县、彝良县、易门县、印江土家族苗族自治县、盈江县、永德县、永善县、永胜县、游仙区、玉龙纳西族自治县、元谋县、元阳县、越西县、云龙县、云县、筠连县、扎囊县、札达县、沾益区、长宁县、昭觉县、昭阳区、贞丰县、镇康县、镇雄县、镇沅彝族哈尼族拉祜族自治县、织金县、左贡县
3	煤矿	都江堰市、邛崃市、崇州市、大邑县、自贡市、荣县、富顺县、西区、仁和区、盐边县、泸州市、泸县、资中县、隆昌市、威远县、乐山市、五通桥区、峨眉山市、夹江县、犍为县、沐川县、马边彝族自治县、峨边彝族自治县、安州区、梓潼县、广元市、利州区、昭化区、朝天区、剑阁县、宜宾市、翠屏区、叙州区、兴文县、南溪区、长宁县、高县、江安县、广安市、广安区、华蓥市、邻水县、达州市、渠县、宣汉县、开江县、巴中市、南江县、通江县雅安市、芦山县、石棉县、荥经县、汉源县、成都市、彭州市、安州区、江油市、北川羌族自治县、沿滩区、叙永县、古蔺县、什邡市、绵竹市、旺苍县、珙县、邻水县、万源市、大竹县、南江县、天全县、阿坝县、若尔盖县、汶川县、茂县、松潘县、泸定县、道孚县、

（续表）

序号	药用矿产[1]	行 政 区[2]
		甘孜县、理塘县、巴塘县、会理县、宁南县、普格县、布拖县、昭觉县、金阳县、雷波县、美姑县、甘洛县、越西县、盐源县、木里藏族自治县、彭山县、仁寿县、洪雅县、六枝特区、盘州、水城县、观山湖区、清镇市、乌当区、花溪区、南明区、云岩区、花溪区、开阳县、修文县、道真仡佬族苗族自治县、平坝区、清镇市、息烽县、播州区、汇川区、普定县、桐梓县、正安县、务川仡佬族苗族自治县、凤冈县、湄潭县、仁怀市、习水县、赫章县、纳雍县、大方县、织金县、黔西县、金沙县、威宁彝族回族苗族自治县、七星关区、兴仁县、兴义市、普安县、晴隆县、贞丰县、安龙县、石阡县、思南县、印江土家族苗族自治县、德江县、沿河土家族自治县、凯里市、黄平县、施秉县、天柱县、从江县、麻江县、丹寨县、都匀市、贵定县、福泉市、瓮安县、长顺县、龙里县、独山县、呈贡区、盘龙区、官渡区、晋宁区、宜良县、石林彝族自治县、寻甸回族彝族自治县、麒麟区、沾益区、宣威市、富源县、罗平县、师宗县、红塔区、江川区、澄江县、通海县、华宁县、峨山彝族自治县、新平彝族傣族自治县、昭阳区、水富县、鲁甸县、盐津县、大关县、永善县、绥江县、镇雄县、彝良县、威信县、隆阳区、腾冲市、施甸县、龙陵县、古城区、永胜县、华坪县、玉龙纳西族自治县、宁蒗彝族自治县、宁洱哈尼族彝族自治县、墨江哈尼族自治县、景东彝族自治县、景谷傣族彝族自治县、镇沅彝族哈尼族拉祜族自治县、江城哈尼族彝族自治县、孟连傣族拉祜族佤族自治县、澜沧拉祜族自治县、临翔区、凤庆县、云县、永德县、双江拉祜族佤族布朗族傣族自治县、沧源佤族自治县、芒市、梁河县、陇川县、泸水市、香格里拉市、大理市、祥云县、宾川县、永平县、洱源县、剑川县、鹤庆县、南涧彝族自治县、楚雄市、双柏县、牟定县、南华县、大姚县、永仁县、元谋县、蒙自市、开远市、弥勒市、建水县、石屏县、泸西县、绿春县、红河县、屏边苗族自治县、文山市、砚山县、麻栗坡县、丘北县、富宁县、景洪市、勐海县、呈贡区、盘龙区、官渡区、晋宁区、东川区、安宁市、宜良县、石林彝族自治县、禄劝彝族苗族自治县、寻甸回族彝族自治县、沾益区、马龙区、会泽县、江川区、澄江县、华宁县、巧家县、永善县、彝良县、威信县、德钦县、永平县、武定县、蒙自市、屏边苗族自治县、林周县、堆龙德庆区、阿里地区、普兰县、革吉县、措勤县、桑珠孜区、南木林县、谢通门县、聂拉木县、昂仁县、卡若区、洛隆县、类乌齐县、贡觉县、丁青县、八宿县、察雅县、芒康县、左贡县、色尼区、申扎县、巴青县、聂荣县、比如县、索县、安多县、班戈县
4	磷矿	都江堰市、攀枝花市、德阳市、乐山市、金口河区、峨眉山市、马边彝族自治县、峨边彝族自治县、长宁县、筠连县、达州市、巴中市、雅安市、汉源县、成都市、游仙区、安州区、古蔺县、什邡市、绵竹市、苍溪县、珙县、邻水县、茂县、西昌市、会东县、宁南县、布拖县、金阳县、雷波县、越西县、洪雅县、息烽县、修文县、瓮安县、松桃苗族自治县、三都水族自治县、黄平县、施秉县、镇远县、岑巩县、黎平县、麻江县、丹寨县、福泉市、湄潭县、余庆县、仁怀市、习水县、普安县、金沙县、织金县、开阳县、清镇市、汇川区、播州区、碧江区、万山区、萨迦县、萨嘎县、错那县
5	硫矿	都江堰市、攀枝花市、广安市、华蓥市、宣汉县、桐梓县、绥阳县、湄潭县、大方县、黔西县、金沙县、纳雍县、印江土家族苗族自治县、思南县、三都水族自治县、晴隆县、安龙县、清镇市、都匀市、瓮安县、龙里县、乌当区、南明区、汇川区、红花岗区、习水县、仁怀市、播州区、水城县、云县、芒市、梁河县、兰坪白族普米族自治县、姚安县、武定县、绿春县、麻栗坡县、拉萨市、达孜区、当雄县、朗县、江孜县、康马县、岗巴县、卡若区、洛隆县、江达县、芒康县、左贡县、色尼区、索县
6	石棉	都江堰市、大邑县、雅安市、石棉县、汉源县、成都市、安州区、旺苍县、泸定县、九龙县、理塘县、宁南县、木里藏族自治县、江口县、从江县、禄劝彝族苗族自治县、新平彝族傣族自治县、墨江哈尼族自治县、景东彝族自治县、镇沅彝族哈尼族拉祜族自治县、江城哈尼族彝族自治县、福贡县、香格里拉市、德钦县、维西傈僳族自治县、牟定县、南华县、姚安县、大姚县、武定县、红河县、麻栗坡县
7	石灰石	都江堰市、崇州市、荣县、富顺县、仁和区、米易县、泸县、德阳市、资中县、隆昌市、威远县、乐山市、峨眉山市、犍为县、沐川县、峨边彝族自治县、安州区、广元市、青川县、翠屏区、叙永区、兴文县、南溪县、长宁县、高县、江安县、广安区、华蓥市、渠县、宣汉县、开江县、芦山县、名山区、汉源县、成都市、彭州市、简阳市、安州区、江油市、盐亭县、大安区、沿滩区、叙永县、古蔺县、什邡市、旺苍县、青川县、珙县、万源市、天全县、茂县、松潘县、泸定县、炉霍区、甘孜县、德昌县、会东县、普格县、昭觉县、金阳县、美姑县、甘洛县、越西县、仁寿县、洪雅县、乌当区、呈贡区、晋宁区、东川区、安宁市、宜良县、禄劝彝族苗族自治县、马龙区、师宗县、澄江县、华宁县、易门县、水富县、巧家县、盐津县、永善县、绥江县、镇雄县、威信县、施甸县、永胜县、华坪县、宁蒗彝族自治县、墨江哈尼族自治县、镇沅彝族哈尼族拉祜族自治县、江城哈尼族彝族自治县、孟连傣族拉祜族佤族自治县、澜沧拉祜族自治县、西盟佤族自治县、芒市、陇川县、大理市、宾川县、弥渡县、永平县、楚雄市、南华县、勐海县、城关区、达孜区、当雄县、堆龙德庆区、米林县、噶尔县、贡嘎县、贡觉县、察雅县、色尼区
8	石英	都江堰市、荣县、泸县、资中县、隆昌市、威远县、金口河区、犍为县、涪城区、青川县、宜宾市、翠屏区、南溪区、高县、宣汉县、平昌县、石棉县、安州区、江油市、沿滩区、绵竹市、苍溪县、珙县、南江县、马尔康市、理县、茂县、会理县、普格县、布拖县、越西县、木里藏族自治县、彭山县、罗甸县、印江土家族苗族自治县、呈贡区、盘龙区、安宁市、石林彝族自治县、马龙区、宣威市、江川区、澄江县、通海县、水富县、鲁甸县、盐津县、大关县、彝良县、威信县、墨江哈尼族自治县、镇沅彝族哈尼族拉祜族自治县、澜沧拉祜族自治县、大理市、祥云县、元谋县、城关区、曲水县、堆龙德庆区、康马县、白朗县、加查县、贡嘎县、察雅县、聂荣县、当雄县、巴宜区、工布江达县、朗县、米林县、察隅县、波密县、阿里地区、普兰县、日土县、噶尔县、革吉县、措勤县、札达县、桑珠孜区、江孜县、定日县、亚东县、岗巴县、仁布县、山南市、乃东区、琼结县、洛扎县、曲松县、隆子县、贡觉县、那曲市、色尼区、嘉黎县、申扎县、尼玛县、班戈县、双湖县、安多县
9	铅锌矿	都江堰市、安州区、崇州市、攀枝花市、盐边县、金口河区、马边彝族自治县、峨边彝族自治县、达州市、南江县、雅安市、石棉县、荥经县、米易县、朝天区、汉源县、成都市、游仙区、珙县、天全县、马尔康市、阿坝县、理县、茂县、

（续表）

序号	药用矿产[1]	行 政 区[2]
		康定市、泸定县、九龙县、雅江县、德格县、石渠县、理塘县、巴塘县、乡城县、得荣县、西昌市、会理县、会东县、宁南县、布拖县、昭觉县、金阳县、雷波县、甘洛县、越西县、木里藏族自治县、洪雅县、水城县、赫章县、晴隆县、普安县、丹寨县、凯里市、三都水族自治县、雷山县、镇宁布依族苗族自治县、习水县、沿河土家族自治县、松桃苗族自治县、镇远县、从江县、都匀市、织金县、纳雍县、晋宁区、东川区、安宁市、宜良县、石林彝族自治县、禄劝彝族苗族自治县、沾益区、富源县、罗平县、会泽县、通海县、华宁县、易门县、峨山彝族自治县、新平彝族傣族自治县、昭阳区、鲁甸县、巧家县、盐津县、大关县、永善县、彝良县、腾冲市、施甸县、龙陵县、昌宁县、永胜县、玉龙纳西族自治县、宁蒗彝族自治县、思茅区、宁洱哈尼族彝族自治县、墨江哈尼族自治县、景东彝族自治县、江城哈尼族彝族自治县、孟连傣族拉祜族佤族自治县、澜沧拉祜族自治县、西盟佤族自治县、临翔区、凤庆县、云县、永德县、镇康县、双江拉祜族佤族布朗族傣族自治县、芒市、梁河县、陇川县、泸水市、福贡县、贡山独龙族怒族自治县、兰坪白族普米族自治县、香格里拉市、德钦县、维西傈僳族自治县、大理市、祥云县、宾川县、弥渡县、云龙县、剑川县、鹤庆县、南涧彝族自治县、巍山彝族回族自治县、楚雄市、双柏县、南华县、姚安县、武定县、蒙自市、个旧市、建水县、石屏县、泸西县、绿春县、元阳县、屏边、文山市、砚山县、西畴县、麻栗坡县、马关县、广南县、勐腊县、水富县、拉萨市、林周县、曲水县、墨竹工卡县、当雄县、堆龙德庆区、工布江达县、察隅县、波密县、阿里地区、普兰县、日土县、噶尔县、措勤县、定日县、谢通门县、康马县、白朗县、聂拉木县、昂仁县、仁布县、措美县、洛扎县、错那县、卡若区、洛隆县、类乌齐县、江达县、贡觉县、丁青县、八宿县、察雅县、芒康县、边坝县、色尼区、嘉黎县、申扎县、巴青县、聂荣县、比如县、索县
10	芒硝	邛崃市、大邑县、峨眉山市、雅安市、名山区、成都市、天全县、木里藏族自治县、东坡区、彭山区、丹棱县、洪雅县、安宁市、禄劝彝族苗族自治县、武定县、禄丰县、仲巴县、洛隆县、察雅县
11	盐矿	邛崃市、崇州市、自贡市、荣县、盐边县、中江县、遂宁市、大英县、资中县、五通桥区、犍为县、涪城区、梓潼县、翠屏区、兴文县、长宁县、筠连县、广安市、广安区、岳池县、武胜县、达州市、渠县、宣汉县、三台县、盐亭县、大安区、射洪县、井研县、苍溪县、黑水县、西昌市、盐源县、木里藏族自治县、盘龙区、宁洱哈尼族彝族自治县、景谷傣族彝族自治县、江城哈尼族彝族自治县、兰坪白族普米族自治县、洱源县、云龙县、日土县、噶尔县、革吉县、改则县、定结县、仲巴县、卡若区、洛隆县、江达县、贡觉县、芒康县、那曲市、嘉黎县、尼玛县、班戈县、双湖县、安多县
12	石膏	大邑县、乐山市、峨眉山市、夹江县、犍为县、沐川县、广安市、华蓥市、渠县、宣汉县、通江县、成都市、安州区、古蔺县、万源市、南江县、天全县、泸定县、甘孜县、理塘县、得荣县、会东县、布拖县、昭觉县、金阳县、美姑县、甘洛县、木里藏族自治县、东坡区、盘州市、六枝特区、威宁彝族回族苗族自治县、黄平县、普定县、瓮安县、绥阳县、宜良县、禄劝彝族苗族自治县、罗平县、师宗县、会泽县、华宁县、元江哈尼族彝族傣族自治县、巧家县、永善县、施甸县、龙陵县、宁蒗彝族自治县、墨江哈尼族自治县、景东彝族自治县、镇沅彝族哈尼族拉祜族自治县、江城哈尼族彝族自治县、澜沧拉祜族自治县、凤庆县、永德县、兰坪白族普米族自治县、德钦县、维西傈僳族自治县、弥渡县、云龙县、南涧彝族自治县、巍山彝族回族自治县、牟定县、南华县、大姚县、元谋县、武定县、建水县、元阳县、红河县、林周县、当雄县、巴宜区、工布江达县、米林县、波密县、改则县、卡若区、贡觉县、丁青县、八宿县、察雅县、芒康县、索县、安多县、康马县、洛隆县
13	花岗岩	大邑县、巴中市、雅安市、彭州市、绵竹市、旺苍县、青川县、南江县、天全县、马尔康市、小金县、理县、泸定县、九龙县、雅江县、甘洛县、越西县、喜德县、安宁市、龙陵县、凤庆县、云县、永平县、鹤庆县、南涧彝族自治县、牟定县、元谋县
14	锰矿	攀枝花市、米易县、盐边县、金口河区、马边彝族自治县、平武县、朝天区、达州市、雅安市、汉源县、安州区、青川县、茂县、松潘县、九寨沟县、黑水县、泸定县、甘孜县、石渠县、巴塘县、得荣县、会东县、木里藏族自治县、红花岗区、播州区、松桃苗族自治县、从江县、晋宁区、威宁市、师宗县、陆良县、通海县、古城区、宁蒗彝族自治县、澜沧拉祜族自治县、西盟佤族自治县、云县、盈江县、香格里拉市、维西傈僳族自治县、大理市、鹤庆县、开远市、建水县、石屏县、泸西县、绿春县、屏边苗族自治县、文山市、砚山县、西畴县、麻栗坡县、丘北县、富宁县、景洪市、勐海县、堆龙德庆区、普兰县、拉孜县、隆子县
15	方解石	威远县、高县、江安县、成都市、古蔺县、苍溪县、会东县、金阳县、独山县、鲁甸县、盐津县、牟定县、砚山县、改则县、卡若区、扎囊县
16	雄黄	汉源县、松潘县、洛隆县
17	膨润土	简阳市、三台县、盐亭县、射洪县、仁寿县、龙陵县、鹤庆县、砚山县
18	云母	绵竹市、旺苍县、理县、泸定县、丹巴县、雅江县、理塘县、巴塘县、兰坪白族普米族自治县、元谋县、元阳县、河口瑶族自治县、麻栗坡县
19	汞矿	松潘县、炉霍县、德格县、石渠县、色达县、会东县、印江土家族苗族自治县、松桃苗族自治县、务川仡佬族苗族自治县、三都水族自治县、关岭布依族苗族自治县、万山区、碧江区、石阡县、丹寨县、独山县、兴仁县、开阳县、黄平县、师宗县、江城哈尼族彝族自治县、永善县、隆阳区、昌宁县、永德县、兰坪白族普米族自治县、大理市、永平县、云龙县、漾濞彝族自治县、南涧彝族自治县、砚山县、麻栗坡县、丘北县、拉孜县、措美县、洛隆县、金阳县
20	砷华	阿坝县、松潘县、九寨沟县、会东县、师宗县、南华县、绿春县、麻栗坡县

(续表)

序号	药用矿产[1]	行 政 区[2]
21	滑石	甘孜县、得荣县、会东县、冕宁县、新平彝族傣族自治县、景东彝族自治县、香格里拉市、丘北县、加查县
22	玛瑙	布拖县、昭觉县、鲁甸县、盈江县、砚山县、色尼区
23	萤石	西秀区、沿河土家族自治县、晴隆县、关岭布依族苗族自治县、六枝特区
24	高岭土	安州区、古蔺县、德昌县、普格县、越西县、习水县、仁怀市、桐梓县、织金县、黔西县、汇川区、晋宁区、宣威市、峨山彝族自治县、鲁甸县、腾冲市、龙陵县、永胜县、临翔区、祥云县、弥渡县、永平县、鹤庆县、牟定县、大姚县、麻栗坡县、拉萨市、城关区、南木林县、江孜县、萨迦县、定结县、岗巴县、曲水县、当雄县
25	锡石	印江土家族苗族自治县、江口县
26	方铅矿	晋宁区、东川区、宜良县、石林彝族自治县、禄劝彝族苗族自治县、沾益区、富源县、罗平县、会泽县、澄江县、通海县、华宁县、易门县、峨山彝族自治县、昭阳区、水富县、鲁甸县、巧家县、盐津县、大关县、永善县、彝良县、隆阳区、腾冲市、施甸县、龙陵县、昌宁县、永胜县、玉龙纳西族自治县、宁蒗彝族自治县、宁洱哈尼族彝族自治县、墨江哈尼族自治县、景东彝族自治县、江城哈尼族彝族自治县、孟连傣族拉祜族佤族自治县、澜沧拉祜族自治县、西盟佤族自治县、临翔区、凤庆县、云县、永德县、镇康县、双江拉祜族佤族布朗族傣族自治县、耿马傣族佤族自治县、沧源佤族自治县、芒市、盈江县、陇川县、福贡县、贡山独龙族怒族自治县、兰坪白族普米族自治县、香格里拉市、德钦县、维西傈僳族自治县、大理市、宾川县、弥渡县、永平县、云龙县、剑川县、鹤庆县、南涧彝族自治县、巍山彝族回族自治县、楚雄市、双柏县、牟定县、南华县、姚安县、大姚县、元谋县、武定县、蒙自市、建水县、石屏县、泸西县、绿春县、元阳县、红河县、屏边苗族自治县、文山市、马关县、丘北县、勐腊县、当雄县、巴宜区、工布江达县、朗县、察隅县、错那县、卡若区、洛隆县、类乌齐县、贡觉县、八宿县、芒康县、左贡县、色尼区、巴青县、班戈县
27	天然碱	南涧彝族自治县、改则县、仲巴县、昂仁县、岗巴县、八宿县、尼玛县、班戈县
28	蛭石	牟定县
29	自然银	林周县、墨竹工卡县、堆龙德庆区、巴宜区、工布江达县、察隅县、札达县、桑珠孜区、康马县、措美县、洛扎县、卡若区、洛隆县、丁青县、八宿县、察雅县、芒康县、边坝县、左贡县、那曲市、嘉黎县、安多县
30	自然金	林周县、达孜区、曲水县、墨竹工卡县、堆龙德庆区、巴宜区、工布江达县、朗县、米林县、察隅县、波密县、阿里地区、普兰县、日土县、噶尔县、革吉县、改则县、札达县、桑珠孜区、江孜县、拉孜县、谢通门县、康马县、白朗县、聂拉木县、昂仁县、仁布县、山南市、乃东县、措美县、加查县、曲松县、桑日县、错那县、隆子县、卡若区、洛隆县、类乌齐县、江达县、贡觉县、丁青县、八宿县、察雅县、芒康县、边坝县、左贡县、那曲市、色尼区、嘉黎县、申扎县、巴青县、尼玛县、比如县、班戈县、双湖县、安多县
31	铝硅酸盐矿物	曲水县、墨脱县、白朗县、仁布县、当雄县、乃东区、巴宜区、工布江达县、隆子县、卡若区、洛隆县、波密县、察隅县、札达县、康马县、卡若区、贡觉县、嘉黎县、班戈县、安多县
32	硼矿	阿里地区、普兰县、日土县、噶尔县、革吉县、措勤县、桑珠孜区、岗巴县、嘉黎县、尼玛县、班戈县、安多县
33	辉锑矿	噶尔县、琼结县、措美县、错那县、隆子县、卡若区、洛隆县、色尼区、比如县、双湖县、安多县
34	刚玉	札达县、贡嘎县、扎囊县

注：1. 药用矿产资源品种；2. 分布的县级及县级以上行政区。

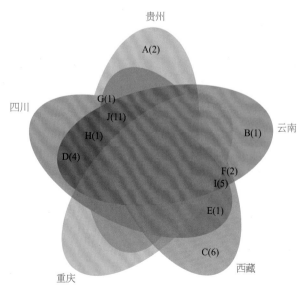

图 5-17　西南地区药用矿产资源矿产品种各省
（自治区、直辖市）分布维恩图

图中括号内数字表示该区域矿产资源矿产品种个数。A(贵州，2)：萤石、锡石；B(云南，1)：蛭石；C(西藏，6)：自然银、自然金、铝硅酸盐矿物、硼矿、辉锑矿、刚玉；D(四川、云南，4)：花岗岩、膨润土、云母、砷华；E(四川、西藏，1)：雄黄；F(云南、西藏，2)：方铅矿、天然碱；G(四川、贵州、西藏，1)：磷矿；H(四川、贵州、云南，1)：石棉；I(四川、云南、西藏，5)：石灰石、芒硝、盐矿、滑石、玛瑙；J(四川、贵州、云南、西藏，11)：铜矿、铁矿、煤矿、硫矿、石英、铅锌矿、石膏、锰矿、方解石、汞矿、高岭土。

目前西南地区现有生产的矿物药品种有 58 种，分别为：白矾、白石英、白石脂、赤石脂、磁石、雌黄、胆矾、方解石、伏龙肝、浮石、光明盐、寒水石、琥珀、花蕊石、滑石、碱花、金箔、金精石、金礞石、金云母、硫黄、龙齿、龙骨、炉甘石、绿青、玛瑙、麦饭石、芒硝、硼砂、砒石、铅粉、青礞石、轻粉、泉水、石膏、石灰、石棉、石燕、食盐、水银、铜绿、无名异、硝石（火硝）、雄黄、玄精石、玄明粉、阳起石、银朱、禹余粮、云母、皂矾（绿矾）、赭石、针砂、钟乳石、朱砂、紫硇砂、紫萤石（紫石英）、自然铜。

三、西南地区矿物药品种分布概况

本次普查较为系统地对西南地区矿物药品种进行调查，得到分布于西南地区的 112 种矿物药品种及其资源分布情况。112 个矿物药品种为：白矾、白降丹、白石英、白石脂、扁青、冰、不灰木、曾青、赤石脂、赤铜屑、磁石、雌黄、大青盐、胆矾、鹅管石、方解石、粉霜（升汞）、伏龙肝、浮石、光明盐、寒水石、黑砂、红粉（升药）、红升丹、琥珀、花蕊石、滑石、黄矾、黄石脂、碱花、金箔、金精石、金礞石、金云母、井底泥、空青、理石、灵砂、硫黄、龙齿、龙骨、龙角、炉甘

石、卤碱、绿青、绿松石、绿盐、玛瑙、麦饭石、芒硝、密陀僧、硼砂、砒石、砒霜、朴硝、铅、铅丹（黄丹）、铅粉、铅灰、铅霜、青礞石、轻粉、泉水、蛇含石、升药底、石鳖、石膏、石灰、石棉、石脑油、石炭、石蟹、石燕、食盐、水银、铁、铁粉、铁华粉、铁浆、铁精、铁落、铁锈、铜绿、万年灰、无名异、锡、锡石、咸秋石、硝石（火硝）、小灵丹、雄黄、玄精石、玄明粉、盐胆水、阳起石、阴起石、银箔、银朱、禹余粮、玉、礜石、云母、皂矾（绿矾）、长石（硬石膏）、赭石、针砂、钟乳石、朱砂、紫硇砂、紫萤石（紫石英）、紫铜矿、自然铜。

按阳离子分类分属种数如下：（1）钠化合物类 11 种，（2）钾化合物类 1 种，（3）镁化合物类 9 种，（4）钙化合物类 18 种，（5）铝化合物类 6 种，（6）硅化合物类 6 种，（7）锰化合物类 1 种，（8）铁及其化合物类 15 种，（9）铜及其化合物类 9 种，（10）锌及其化合物类 1 种，（11）砷化合物类 6 种，（12）汞及其化合物类 11 种，（13）铅及其化合物类 6 种，（14）自然元素类 3 种，（15）其他化合物类 9 种，西南地区矿物药品种及其分布情况详见表 5 - 30。

西南地区矿物药品种在各省（自治区、直辖市）的分布情况如图 5 - 18 所示；图 5 - 18 展示了西南地区不同省（自治区、直辖市）特有的和共有的矿物药品种。

表 5 - 30　西南地区矿物药品种目录与分布

序号	药材名	药材拉丁名	来源	原矿物（或组成）	分布	备注
			一、钠化合物类（11 种）			
1	食盐	Natrii Chloridum	海水或盐井、盐池、盐泉中的盐水经煎、晒而成的结晶体	盐水（Salinus）	四川、贵州、云南、西藏、重庆	
2	大青盐	Halitum	氯化物类石盐族矿物石盐（湖盐）的结晶体	石盐（Halite）	四川、西藏、云南	
3	光明盐	Sallucidum	氯化物类石盐族石盐的无色透明的结晶体	石盐（Halite）	云南、西藏、四川	
4	紫硇砂	Halitum Violaceoum	卤化物类矿物紫色石盐晶体	紫色石盐（Halite Violaceous）	云南、西藏	
5	朴硝	Mirabilitum	硫酸盐类芒硝族矿物芒硝或人工制品芒硝的粗制品	芒硝（Mirabilite）	四川、贵州、云南	
6	芒硝	Natrii Sulfas	硫酸盐类芒硝族矿物芒硝经加工精制而成的结晶体	芒硝（Mirabilite）	四川、贵州、云南、西藏、重庆	
7	玄明粉	Natrii Sulfas Exsiccatus	芒硝经风化的干燥品	/	四川、贵州、云南、西藏	

序号	药材名	药材拉丁名	来源	原矿物（或组成）	分布	备注
8	硼砂	Borax	硼酸盐类硼砂族矿物硼砂经精制而成的结晶	硼砂（Borax）	四川、贵州、云南、西藏	
9	碱花	Tronum	含碳酸钠的碱土熬制而成，或在咸水湖边自然生成的天然碱	碱土（Trona soil）；天然碱（Trona）	四川、云南、西藏	藏医、蒙医习用
10	咸秋石	Sal Praeparatum	食盐的人工煅制品	/	四川	
11	盐胆水	/	食盐制备过程中沥下的液汁	/	四川	
二、钾化合物类（1 种）						
12	硝石（火硝）	Sal Nitri	硝酸盐类硝石族矿物钾硝石经加工精制成的结晶体，或人工制品	钾硝石（Niter）	四川、贵州、西藏	
三、镁化合物类（9 种）						
13	滑石	Talcum	硅酸盐类滑石-叶蜡石族矿物滑石	滑石（Talc）	四川、重庆	
14	阳起石	Tremolitum	硅酸盐类角闪石族矿物透闪石	透闪石（Tremolite）	四川、云南、贵州、重庆、西藏	
15	阴起石	Actinolitum	硅酸盐类角闪石族矿物阳起石	阳起石（Actinolite）	四川、云南	
16	不灰木	Asbestos Serpentinum	硅酸盐类蛇纹石-高岭石族矿物蛇纹石石棉	蛇纹石石棉（Chrysotile）	四川、云南、贵州、西藏	
17	金精石	Vermiculitum	硅酸盐类蛭石族矿物水金云母-水黑云母，或蛭石（猫金）	水金云母-水黑云母（Hydrophlogopite-Hydro-biotite）；蛭石（Vermiculite）	四川、云南、贵州、重庆	
18	青礞石	Chloriti Lapis	黑云母片岩或绿泥石化云母碳酸盐片岩	黑云母片岩（Biotite Schist）；绿泥石化云母碳酸盐片岩（Chloritized Mica-carbonate Schist）	四川、云南、贵州	
19	金礞石	Micae Lapis Aureus	蛭石片岩或水黑云母片岩	蛭石片岩（Vermiculite Schist）；水黑云母片岩（Hydrobiotite Schist）	贵州	
20	卤碱	Bischofitum	卤块（固体卤水）经加工煎熬制成的白色结晶体	/	四川	
21	石棉	Asbestos	硅酸盐类角闪石族矿物石棉	石棉（Asbestos）	四川	
四、钙化合物类（18 种）						
22	石膏	Gypsum Fibrosum	硫酸盐类石膏族矿物纤维石膏	纤维石膏（Satin spar）	四川、云南、贵州、西藏	
23	长石（硬石膏）	Anhydritum	硫酸盐类硬石膏族矿物硬石膏	硬石膏（Anhydrite）	四川、云南、西藏	
24	玄精石	Selenitum	硫酸盐类石膏族矿物透石膏	透石膏（Selenite）	四川、云南、贵州	
25	方解石	Calcite	碳酸盐类方解石-文石族矿物方解石（菱面体集合体）	方解石（菱面体集合体）（Calcite）	云南、贵州、四川、西藏	

（续表）

序号	药材名	药材拉丁名	来源	原矿物（或组成）	分布	备注
26	寒水石	Gypsum Rubrum vel Calcitum	硫酸盐类石膏族矿物石膏（色红者，北寒水石）或碳酸盐类方解石-文石族矿物方解石（粗粒状集合体，南寒水石）	石膏（红色）（Gypsum Rubrum）；方解石（粗粒状集合体）（Calcite）	四川、云南、贵州、西藏、重庆	
27	钟乳石	Stalactitum	碳酸盐类方解石-文石族矿物方解石的钟乳状集合体下端较细的圆柱状管状部分	方解石（钟乳状集合体下端较细的圆柱状、管状部分）（Stalactite）	四川、云南、贵州、重庆	
28	鹅管石	Jubuliforme Colcitum	碳酸盐类方解石-文石族矿物方解石的细管状集合体	方解石（细管状集合体）（Calcite）	四川、云南、贵州	
29	石灰	Calx	沉积岩石灰岩经加热煅烧而成的生石灰及其熟化产物熟石灰羟钙石	石灰岩（Limestone）	四川、云南、贵州、西藏、重庆	
30	花蕊石	Ophicalcitum	蛇纹石大理岩	蛇纹石大理岩（Ophicalcite）	四川、云南、重庆	
31	龙骨	Os Draconis	古代脊索动物门哺乳动物纲长鼻目、奇蹄目及偶蹄目等动物的骨骼化石	古脊椎动物化石（Fossil paleovertebrales）	四川、云南、重庆	
32	龙齿	Dens Draconis	古代脊索动物门哺乳动物纲长鼻目及奇蹄目等动物的牙齿化石	古脊椎动物化石（Fossil paleovertebrales）	四川、云南、重庆	
33	石燕	Fossilia Spiriferis	古代腕足动物门石燕贝目石燕贝属及弓石燕贝属等多种动物的化石	古腕足类动物化石（Fossil paleobrachiopod）	四川、重庆	
34	石蟹	Fossilia Brachyurae	古代节肢动物门甲壳纲十足目中大眼蟹属及 Telphusa 等动物的化石	古节肢动物化石（Fossil paleoarthropod）	四川、贵州	
35	紫萤石（紫石英）	Fluoritum	卤素化合物氟化物类萤石族矿物萤石	萤石（Fluorite）	四川、云南、贵州、西藏	
36	万年灰	Calcii Carbonicum ex Vetusto Domus	古建筑物的石灰性块状物	/	四川、云南、贵州、西藏、重庆	蒙医习用
37	理石	Gypsum et Anhydritum	硫酸盐类石膏族矿物石膏与硬石膏的结合体	石膏（Gypsum）；硬石膏（Anhydrite）	四川、云南	
38	龙角	Fossilia Cornum	古代脊索动物门哺乳纲动物的角骨化石	古脊椎动物化石（Fossil paleovertebrales）	四川、云南	
39	石鳖	Fossilia Chitonum	古代软体动物门多板纲石鳖科石鳖属动物石鳖 Chiton sp. 的化石	古石鳖科动物化石（Fossil paleotrionychidae）	贵州	
五、铝化合物类（6种）						
40	白矾	Alumen	硫酸盐类明矾石族矿物明矾石经加工提炼而成的结晶	明矾石（Alunite）	四川	
41	赤石脂	Halloysitum Rubrum	硅酸盐类埃洛石族矿石多水高岭石与氧化物类刚玉族矿物赤铁矿或含氢氧化物类针铁矿族矿物褐铁矿共同组成的细分散多矿物集合体	多水高岭石（Halloysite Combined）；赤铁矿（Hematite）；褐铁矿（Limonite）	四川、西藏	

（续表）

序号	药材名	药材拉丁名	来源	原矿物（或组成）	分布	备注
42	白石脂	Kaolinitum	硅酸盐类高岭石族矿物高岭石	高岭石（Kaolinite）	云南、贵州、四川、西藏、重庆	
43	云母	Muscovitum	硅酸盐类云母族矿物白云母	白云母（Muscovite）	四川、云南、贵州、西藏	
44	伏龙肝	Terra Flava Usta	经多年用柴草熏烧而结成的灶心土	灶心土（Terra flava usta）	四川、云南、贵州、西藏、重庆	
45	黄石脂	Hydromicum et Halloysitum	硅酸盐类伊利石族矿物水云母-伊利石（含氢氧化铁）或（和）蛇纹石-高岭石族矿物高岭石-多水高岭石为主要组分的细分散多矿物集合体	水云母（Hydromica）；多水高岭石（Halloysite）	贵州、四川	
六、硅化合物类（6种）						
46	白石英	Quartz Album	氧化物类石英族矿物石英	石英（Quartz）	四川、云南、贵州、重庆	
47	麦饭石	Maifanitum	风化的石英二长斑岩	石英二长斑岩（Quartz Monzonite Porphyry）	四川、云南、贵州、重庆、西藏	
48	玛瑙	Achatum	氧化物类石英族矿物石英的亚种玛瑙	玛瑙（Agate）	四川、云南、贵州	
49	玉	Nephritum vel Lapis Sapo	硅酸盐类角闪石族矿物透闪石的隐晶质亚种软玉，或蛇纹石-高岭石族矿物蛇纹石的隐晶质亚种岫玉	软玉（Nephrite）；岫玉（Serpentine）	云南、贵州、西藏、四川	
50	浮石	Pumex	火山喷出的岩浆凝固形成的多孔状石块	浮石（Pumice Stone）	云南、贵州	
51	金云母	Phlogopitum	硅酸盐类云母族矿物金云母	金云母（Phlogopite）	云南	
七、锰化合物类（1种）						
52	无名异	Pyrolusitum	氧化物类金红石族矿物软锰矿	软锰矿（Pyrolusite）	四川、云南、贵州、西藏、重庆	
八、铁及其化合物类（15种）						
53	铁	Ferrum	赤铁矿、褐铁矿、磁铁矿等冶炼而成的灰黑色金属	赤铁矿（Haematite）；褐铁矿（Limonite）；磁铁矿（Magnetite）	四川、云南、贵州、西藏、重庆	
54	针砂	PulvisAci	制钢针时磨下的细屑	/	四川、云南、贵州、西藏、重庆	
55	铁落	Pulvis Ferri	铁锻制红赤、外层氧化时被锤落的铁屑	/	四川、云南、贵州、西藏、重庆	
56	铁精	Cinis ex Furnace	炼铁炉中的灰烬，多是崩落的赤铁矿质细末	赤铁矿（Haematite）	四川、云南、贵州、西藏、重庆	
57	铁锈	Aerugo Ferri	铁置空气中氧化后生成的红褐色锈衣	/	四川、云南、贵州、西藏、重庆	
58	铁浆	Suspension ex Aerugo Ferri cum Aqua	铁浸渍于水中生锈后形成的一种混悬液	/	四川、云南、贵州、西藏、重庆	
59	铁粉	Ferroferric Oxidum	铁或钢铁入火飞炼或水飞而得的细粉	/	四川、云南、贵州、西藏、重庆	

（续表）

序号	药材名	药材拉丁名	来源	原矿物（或组成）	分布	备注
60	赭石	Haematitum	氧化物类刚玉族矿物赤铁矿	赤铁矿（Haematite）	四川、云南、贵州、西藏、重庆	
61	磁石	Magnetitum	氧化物类尖晶石族矿物磁铁矿	磁铁矿（Magnetite）	四川、云南、贵州	
62	自然铜	Pyritum	硫化物类黄铁矿族矿物黄铁矿	黄铁矿（Pyrite）	贵州、云南、四川、重庆	
63	蛇含石	Limonitum Globuloforme et Pyritum Globuloforme	硫化物类矿物黄铁矿（或白铁矿）结核或褐铁矿化黄铁矿结核	黄铁矿（Pyrite）；褐铁矿（Limonite）	四川、云南、贵州	
64	禹余粮	Limonitum	氢氧化物类针铁矿族矿物褐铁矿（以针铁矿族矿物针铁矿-水针铁矿为主组分）	褐铁矿（Limonite）	四川、云南、贵州、重庆	
65	黄矾	Fibroferritum	硫酸盐类明矾石族矿物纤铁矾	纤铁矾（Fibroferrite）	贵州	
66	铁华粉	Ferrous Acetas	铁与醋酸作用形成的锈粉	/	四川	
67	皂矾（绿矾）	Melanteritum	硫酸盐类水绿矾族矿物水绿矾或其人工制品	水绿矾（Melanterite）	四川	

九、铜及其化合物类（9种）

序号	药材名	药材拉丁名	来源	原矿物（或组成）	分布	备注
68	扁青	Azuritum Platyclada vel Granular	碳酸盐类孔雀石族矿物蓝铜矿（扁平块状、粒状集合体）	蓝铜矿（扁平块状、粒状集合体）（Azurite）	四川、云南、贵州、西藏	
69	空青	Azuritum Globosi vel Cavum	碳酸盐类孔雀石族矿物蓝铜矿成球形或中空者	蓝铜矿（球形或中空集合体）（Azurite）	四川、云南、贵州、西藏	
70	曾青	Azuritum Lamina vel Globuloforme	碳酸盐类孔雀石族蓝铜矿的具层壳结构的结核状集合体	蓝铜矿（具层壳结构的结核状集合体）（Azurite）	贵州、四川、西藏	
71	绿青	Malachitum	碳酸盐类孔雀石族矿物孔雀石	孔雀石（Malachite）	四川、云南、贵州、西藏	
72	铜绿	Malachitum	铜器表面经二氧化碳或醋酸作用后生成的绿色碱式碳酸铜	/	四川、云南、贵州、西藏、重庆	
73	胆矾	Chalcanthitum	硫酸盐类胆矾族矿物胆矾	胆矾（Chalcanthite）	四川、云南	
74	绿盐	Atacamitum	卤化物类氯铜矿族矿物氯铜矿或人工制品	氯铜矿（Atacamite）	云南、西藏、四川	
75	赤铜屑	Pulvis Cuprinus	煅铜时脱落的碎屑	/	四川、云南、贵州、西藏、重庆	
76	紫铜矿	Bornitum	硫化物类斑铜矿族矿物斑铜矿	斑铜矿（Bornite）	四川、云南	

十、锌化合物类（1种）

序号	药材名	药材拉丁名	来源	原矿物（或组成）	分布	备注
77	炉甘石	Galamina	碳酸盐类方解石-文石族矿物菱锌矿或水锌矿	菱锌矿（Smithsonite）；水锌矿（Hydrozincite）	四川、云南、贵州	

十一、砷化合物类（6种）

序号	药材名	药材拉丁名	来源	原矿物（或组成）	分布	备注
78	砒石	Arsenicum	氧化物类砷华族矿物砷华	砷华（Arsenolite）	贵州	

（续表）

序号	药材名	药材拉丁名	来源	原矿物（或组成）	分布	备注
79	砒霜	Arsenicum	砒石经升华而成的三氧化二砷精制品	砒石（arsenicum）	贵州	
80	雄黄	Realgar	硫化物类雄黄族矿物雄黄	雄黄（Realgar）	四川、云南、贵州、重庆	
81	雌黄	Orpimentum	硫化物类雌黄族矿物雌黄	雌黄（Orpiment）	四川、云南、贵州	
82	礜石	Arsenopyritum	硫化物类毒砂族矿物毒砂	毒砂（Arsenopyrite）	四川、云南、贵州、西藏	
83	小灵丹	Xiaolingdan	硫黄与雄黄经升华制成的砷硫化合物	硫黄（Sulfur）；雄黄（Realgar）	四川、贵州、云南	
十二、汞及其化合物类（11 种）						
84	水银	Hydrargyrum	自然金属类液态矿物自然汞，主要从辰砂矿经加工提炼制成	辰砂（Cinnabar）；自然汞（Mercury or Quicksilver Hydrargyrum）	四川、云南、贵州、西藏、重庆	
85	红升丹	Hongshengdan	水银、火硝、白矾、朱砂、雄黄、皂矾制炼而成的红色氧化汞	/	四川、云南、贵州、	
86	朱砂	Cinnabaris	硫化物类矿物辰砂族辰砂	辰砂（Cinnabar）	云南、贵州、四川、重庆	
87	白降丹	Hydrargyrum Chloratum Compositum	人工提炼的氯化汞和氯化亚汞的混合结晶物	汞（Hydrargyrum）	四川、云南、贵州	
88	粉霜（升汞）	Mercuric Chloridum	升华法炼制而成的氯化汞结晶	/	四川、云南、贵州	
89	红粉（升药）	Hydrargyri Oxydum Rubrum	水银、硝石、白矾或由水银和硝酸炼而制成的红色氧化汞	/	四川、云南、贵州	
90	黑砂	/	炼制轻粉积累而成的锅巴状或水锈样氯化亚汞	/	四川、云南、贵州	
91	灵砂	Cinnabar Artificiale	水银、硫黄经升华制成的硫化汞	/	四川、贵州	
92	轻粉	Calomelas	升华法炼制而成的氯化亚汞结晶	汞（Hydrargyrum）	四川、云南、贵州	
93	升药底	Hydrargyrum Oxydatum Crudum Bottom	炼制升药后留在锅底的残渣	汞（Hydrargyrum）	四川、云南、贵州	
94	银朱	Vermilion	水银、硫黄和氢氧化钾为原料，经加热升华而制成的硫化汞	/	四川、云南、贵州	
十三、铅及其化合物类（6 种）						
95	铅	Plumbum	硫化物大类单硫化物类方铅矿族矿物方铅矿冶炼成的灰白色金属铅	方铅矿（Galena）	四川、云南、贵州	
96	密陀僧	Lithargyrum	硫化物大类单硫化物类方铅矿族矿物方铅矿提炼银、铅时沉积的炉底，或为铅熔融后的加工制成品	方铅矿（Galena）	四川、云南、贵州、西藏、重庆	

（续表）

序号	药材名	药材拉丁名	来源	原矿物（或组成）	分布	备注
97	铅丹（黄丹）	Plumbum Rubrum	铅加工制成的四氧化三铅	/	四川、云南、贵州	
98	铅霜	Plumbi Acetas	铅加工制成的醋酸铅	/	四川、云南、贵州、西藏	
99	铅粉	Hydrocerussitum	铅加工制成的碱式碳酸铅	/	四川、云南、贵州、西藏	
100	铅灰	Plumbum Ustum	铅制成的加工品	/	四川、云南、贵州	
十四、自然元素类（3种）						
101	金箔	Aurum Foil	自然金属类自然铜族自然金经加工而成的薄片	自然金（Gold）	云南、贵州、四川、重庆、西藏	藏医习用
102	银箔	Argentum Foil	自然元素大类自然金属类自然铜族矿物自然银经加工而成的薄片	自然银（Silver）	四川、云南	藏医习用
103	硫黄	Sulfur	自然元素大类自然非金属类自然硫族自然硫，主要用含硫物质或含硫矿物经炼制升华的结晶体	自然硫（Sulphur）	四川、云南、贵州、西藏	
十五、其他化合物类（9种）						
104	井底泥	Nigri Terra ex Wellbottom	淤积在井底的灰黑色泥土	/	四川、云南、贵州、西藏、重庆	
105	石炭	Coal	可燃性有机岩、煤岩中的烟煤或无烟煤	煤（Coal）	四川、云南、贵州、重庆、西藏	
106	石脑油	Crude Petroli	低等动物、植物埋藏地下，经地质作用（复杂的化学和生物化学变化）形成的液态可燃性有机岩	石油（Petroleum）	四川、云南、贵州、西藏	
107	绿松石	Turquoisum	磷酸盐类绿松石族矿物绿松石	绿松石（Turquoise）	西藏	藏医习用
108	冰	Glacies	氧化物和氢氧化物大类氧化物类冰族矿物冰	冰（Ice）	四川、云南、贵州、重庆、西藏	
109	泉水	Aqua Mineralis	未受污染的天然井泉中新汲水或矿泉水	水（Water）	四川、云南、贵州、重庆、西藏	
110	琥珀	Succinum	古代植物的树脂经石化而成的化石	琥珀（Amber）	云南、贵州	
111	锡	Tin	氧化物和氢氧化物大类简单氧化物类金红石族锡石中炼出的锡	锡石（Cassiterite）	云南、贵州、四川、重庆、西藏	
112	锡石	Cassiteritum	氧化物类金红石族矿物锡石	锡石（Cassiterite）	贵州	

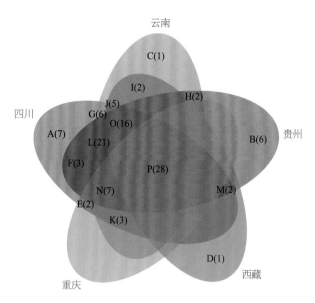

图 5-18 西南地区矿物药品种各省（自治区、直辖市）分布维恩图

图中括号内数字表示该区域矿物药品种个数。A(四川,7)：咸秋石、盐胆水、卤碱、石棉、白矾、铁华粉、皂矾(绿矾)；B(贵州,6)：金礞石、石鳖、黄矾、砒石、砒霜、锡石；C(云南,1)：金云母；D(西藏,1)：绿松石；E(四川,重庆,2)：滑石、石燕；F(四川,贵州,3)：石蟹、黄石脂、灵砂；G(四川,云南,6)：阴起石、理石、龙角、胆矾、紫铜矿、银箔；H(云南,贵州,2)：浮石、琥珀；I(云南,西藏,2)：紫硇砂、赤石脂；J(四川,云南,西藏,5)：大青盐、光明盐、碱花、长石(硬石膏)、绿盐；K(四川,云南,重庆,3)：花蕊石、龙骨、龙齿；L(四川,贵州,云南,21)：朴硝、青礞石、玄精石、鹅管石、玛瑙、磁石、蛇含石、炉甘石、雌黄、小灵丹、红升丹、白降丹、粉霜(粉汞)、红粉(升药)、黑砂、轻粉、升药底、银朱、铅、铅丹(黄丹)、铅灰；M(四川,贵州,西藏,2)：硝石(火硝)、曾青；N(四川,重庆,云南,贵州,7)：金精石、钟乳石、白石英、自然铜、禹余粮、雄黄、朱砂；O(四川,贵州,云南,西藏,16)：玄明粉、硼砂、不灰木、石膏、方解石、紫萤石(紫石英)、云母、玉、扁青、空青、绿青、礜石、铅霜、铅粉、硫黄、石脑油；P(重庆,四川,贵州,云南,西藏,28)：食盐、芒硝、阳起石、寒水石、石灰、万年灰、白石脂、伏龙肝、麦饭石、无名异、铁、针砂、铁落、铁精、铁锈、铁浆、铁粉、赭石、铜绿、赤铜屑、水银、密陀僧、金箔、井底泥、石炭、冰、泉水、锡。

参 考 文 献

［1］康廷国.中药鉴定学［M］.北京：中国中医药出版社，2007.

［2］徐姗,徐柳,相堂永,等.金属类矿物药研究进展［J］.南京中医药大学学报,2021,37(5)：778-785.

［3］刘圣金,马瑜璐,房方,等.矿物类中药(或含矿物类中药方剂)治疗呼吸系统疾病临床应用及作用机制研究进展［J］.中药材,2021(6)：1524-1532.

［4］袁仕君,马青,陈科力,等.常见矿物类中药粉末的微性状鉴别［J］.中草药,2021,52(5)：1454-1461.

［5］张杨.我国药用矿产资源开发利用中的问题及对策研究［J］.资源与产业,2008,10(6)：72-75.

［6］国家中医药管理局《中华本草》编委会.中华本草［M］.上海：上海科学技术出版社,1999.

［7］南京中医药大学.中药大辞典［M］.2版.上海：上海科学技术出版社,2006.

［8］中国药材公司.中国中药资源志要［M］.北京：科学出版社,1994.

［9］王嘉荫.本草纲目的矿物史料［M］.北京：科学出版社,1957.

［10］刘友樑.矿物药与丹药［M］.上海：上海科学技术出版社,1962.

［11］戚厚善,唐于卿,王清海,等.中兽医矿物药与方例［M］.济南：山东科学技术出版社,1979.

［12］李涣.矿物药浅说［M］.济南：山东科学技术出版社,1981.

［13］李大经,李鸿超,严寿鹤,等.中国矿物药［M］.北京：地质出版社,1988.

［14］刘玉琴.矿物药［M］.呼和浩特：内蒙古人民出版社,1989.

［15］孙静均,李舜贤.中国矿物药研究［M］.济南：山东科学技术出版社,1989.

［16］杨松年.中国矿物药图鉴［M］.上海：上海科学技术文献出版社,1990.

［17］秦淑英,刘群,李秉孝,等.中国矿物志(第四卷)——卤化物矿物［M］.北京：地质出版社,1992.

［18］郭兰忠.矿物本草［M］.南昌：江西科学技术出版社,1994.

［19］王水潮,吴焕才.矿物药的沿革与演变［M］.西宁：青海人民出版社,1996.

［20］王敏.矿产本草［M］.北京：中国医药科技出版社,2000.

［21］张保国.矿物药［M］.北京：中国医药科技出版社,2005.

［22］滕佳林.本草古籍矿物药应用考［M］.北京：人民卫生出版社,2007.

［23］尚志钧.中国矿物药集纂［M］.尚元藕,尚元胜,整理.上海：上海中医药大学出版社,2010.

［24］高天爱.矿物药及其应用［M］.北京：中国中医药出版社,2012.

［25］林瑞超.矿物药检测技术与质量控制［M］.北京：科学出版社,2013.

［26］高天爱,马金安,刘如良,等.矿物药真伪图鉴及应用［M］.太原：山西科学技术出版社,2014.

［27］刘圣金,严辉,段金廒,等.江苏药用矿物资源种类分布及其利用现状与展望［J］.中草药,2020,51(6)：1628-1640.

［28］王华英.山东省主要矿物类中药的鉴别［J］.山东中医杂志,1988(3)：33-34.

［29］张明.明清时期山东药材分布与流通的历史地理研究［D］.广州：暨南大学,2012.

[30] 徐桂英,庄桂玉,田岩,等.胶南市中药资源调查[J].中国兽医杂志,2008(2)：68 – 69.

[31] 刘圣金,吴超颖,马瑜璐,等.沉积型禹余粮对华法林出血模型大鼠血液中 6 – keto – PGF_(1α),TXB2 等相关指标及金属离子的影响[J].中国实验方剂学杂志,2021,27(6)：105 – 112.

[32] 刘圣金,杨欢,林瑞超,等.矿物药禹余粮微波消解/ICP – AES 无机元素分析及综合评价[J].中国现代中药,2015,17(9)：899 – 904.

[33] 刘圣金,杨欢,吴德康,等.矿物药禹余粮中铁元素价态及含量分析[J].时珍国医国药,2015,26(5)：1088 – 1090.

[34] 刘圣金,杨欢,徐春祥,等.矿物药禹余粮重金属及有害元素含量的矿产资源产地评价研究[J].时珍国医国药,2016,27(4)：948 – 950.

[35] 潘发波,杨胜琴,张龙静,等.矿物药阳起石炮制前后 X 射线衍射分析[J].亚太传统医药,2019,15(7)：80 – 84.

[36] 王建华.矿物药石膏中有害元素的研究[D].长沙：湖南中医药大学,2013.

[37] 李祥,李凡,刘元芬,等.中药石膏 X 射线衍射分析及指纹图谱的确定[J].世界中西医结合杂志,2006(2)：91 – 93.

[38] 张贞励,阎玉冰.山东大汶口石膏用药的研究[J].齐鲁药事,1988(2)：33 – 35.

[39] 刘圣金.矿物药青礞石质量控制技术研究[D].南京：南京中医药大学,2012.

[40] 周灵君.中药炉甘石、赤石脂炮制机理及效应评价研究[D].南京：南京中医药大学,2012.

[41] 冯光化.中国麦饭石资源与开发研究[J].矿物岩石地球化学通报,2001(2)：131 – 135.

[42] 钟华邦.江苏省药用矿产资源[J].江苏地质科技情报,1990(5)：3 – 7.

[43] 钟启宝.江苏药用矿物资源初探[J].江苏地质,1996(3)：177 – 180.

[44] 刘圣金,吴启南,段金廒,等.江苏省矿物药资源的生产与应用历史及其现状调查分析与发展建议[J].中国现代中药,2015,17(9)：878 – 884.

[45] 高锦飚.花蕊石炮制工艺及质量标准规范化研究[D].南京：南京中医药大学,2007.

[46] 安徽省地方志编纂委员会.安徽省志·医药志[M].北京：方志出版社,1997.

[47] 高洁.1644—1949 年安徽中药材地理初探[D].合肥：安徽大学,2014.

[48] 谢晋,查良平,彭华胜,等.历代本草中安徽地产药材的品种与分布[J].中国中药杂志,2017,42(9)：1623 – 1627.

[49] 彭华胜,储姗姗,程铭恩.大别山区道地药材的形成历史[J].中国中药杂志,2021,46(2)：253 – 259.

[50] 杨和健,胡长玉,方建新,等.安徽休宁县中药材资源现状与开发利用[J].资源开发与市场,2008(2)：153 – 156.

[51] 赵文成.来安县中药资源调查和开发利用[J].基层中药杂志,2002(4)：43 – 44.

[52] 郑艳,巩吉力,郭新弧,等.安徽九华山药用资源及评价体系初探[J].西北植物学报,2004(1)：75 – 82.

[53] 于东东,尤良震,陶春芳,等.皖南区域中医药健康旅游现状调查研究[J].亚太传统医药,2015,11(13)：1 – 4.

[54] 张莉莉.可持续发展战略下贫困地区产业结构调整研究[D].合肥：安徽农业大学,2008.

[55] 朱德明.南宋浙江药学发展概论[J].中华医史杂志,2005(2)：93 – 98.

[56] 李水福,李建良.浙江丽水可商品化开发的中草药资源[J].中国药业,2003(3)：30 – 31.

[57] 刘圣金,吴露婷,马瑜璐,等.矿物药青礞石对 PTZ 点燃癫痫大鼠影响的脑组织代谢组学分析[J].中国实验方剂学杂志,2021,27(10)：76 – 84.

[58] 欧羽婵.明清江西中药材地理初探[D].广州：暨南大学,2019.

[59] 尚志钧.《本草经》矿物药空青等释义[J].皖南医学院学报,1992(2)：129 – 130.

[60] 黄喻情.砒霜药用简史[D].哈尔滨：黑龙江中医药大学,2018.

[61] 杨再巧,传秀云,苏双青.高岭石作为矿物药的功效及机理[J].时珍国医国药,2016,27(11)：2725 – 2727.

[62] 福建省地方志编纂委员会.福建省志[M].北京：社会科学文献出版社,1997.

[63] 缪建泉,张晋榕.中草药资源分布[J].海峡药学,1996(1)：92 – 93.

[64] 马海艳.明清福建中药材历史地理初探(1368～1911)[D].广州：暨南大学,2018.

[65] 张鑫,程亚茹,刘洋,等.《雷公炮炙论》中矿物药炮制方法研究[J].新中医,2020,52(14)：28 – 31.

第七节 · 西北地区

西北地区包括陕西省、甘肃省、青海省、宁夏回族自治区、新疆维吾尔自治区,总面积约 308 万平方千米,具有面积广大、干旱缺水、荒漠广布、风沙较多、生态脆弱、人口稀少、资源丰富、开发难度较大特点。其中地形包括天山山脉、阿尔金山脉、祁连山脉、昆仑山脉、阿尔泰山脉、河西走廊、准噶尔盆地、塔里木盆地、塔克拉玛干沙漠、吐鲁番盆地等山地、盆地、沙漠、戈壁。区内矿产资源丰富，开发历史悠久，开发的矿种多，数量大。该区内有大青盐、硫黄、寒水石、芒硝、石膏、紫萤石（紫石英）、铁、铅、铜等多种矿物药资源。

一、西北地区矿物药品种分布历史概况

（一）中华人民共和国成立以来出版矿物药专著中的记载

对中华人民共和国成立以来出版的有关矿物药专著进行了整理，梳理了专著中记载分布于西北地区的矿物药品种共99种。包括：白垩、白矾（明矾）、白降丹、白石英（石英）、白石脂、白盐、扁青（蓝铜矿）、冰、不灰木、曾青、赤石脂、赤铜屑、磁石、雌黄、大青盐（戎盐、珍珠盐）、胆矾（石胆）、地浆（黄土）、东壁土、豆状灰石、方解石、伏龙肝、甘土、光明盐、寒水石（北寒水石、凝水石）、黑云母、红升丹、琥珀、花蕊石、滑石、黄矾、姜石、金（金箔、金矿石）、金精石、金礞石、井底泥、空青、枯矾、理石、硫黄（硫磺、石硫黄）、龙齿、龙骨（五花龙骨）、卤碱（卤盐）、硇砂（白硇砂）、绿青（孔雀石）、绿松石（松石）、绿盐、玛瑙（马脑）、芒硝（马牙硝）、蒙脱石、密陀僧、硼砂、朴硝（朴消）、铅、铅霜、青礞石、轻粉、泉水、蛇含石、石膏、石灰、石灰华、石脑油（石油）、石炭、石燕、食盐、水银、水云母、铁、铁粉、铁浆、铁落（铁屑）、铁锈、铜绿（铜青）、土黄、万年灰、温泉、无名异、锡石（锡矿）、硝石（火硝）（消石）、雄黄、玄精石、玄明粉、阳起石、阴起石、银箔（银）、禹余粮（褐铁矿）、玉（青玉、软玉、岫玉、玉屑）、礜石（毒砂）、云母（云母石）、皂矾（绿矾）、长石（硬石膏）、赭石（代赭石）、正长石、钟乳石、朱砂、紫硇砂、紫萤石（紫石英）、紫铜矿、自然铜（黄铁矿）。详见表5-31。

表5-31　矿物药专著中记载的西北地区矿物药品种

序号	专著名称	西北地区产矿物药名称
1	《本草纲目的矿物史料》	白垩、青玉、马脑、雄黄、雌黄、石油、石炭、石灰、代赭石、空青、扁青、石胆、黄铁矿、戎盐、光明盐、凝水石、自然铜、消石、硇砂、白矾、绿矾
2	《矿物药与丹药》	石胆、石膏、花蕊石、戎盐、硼砂、礜石、无名异、凝水石、硇砂
3	《矿物药浅说》	水银、轻粉、皂矾、自然铜、石胆、花蕊石、硼砂、玄精石、滑石、石英、云母、明矾、伏龙肝、雄黄、硫磺、寒水石、硇砂、无名异
4	《中国矿物药》	大青盐、不灰木、玉、龙齿、龙骨、石膏、石燕、玄精石、伏龙肝、自然铜、光明盐、阳起石、阴起石、玛瑙、赤石脂、花蕊石、金礞石、禹余粮、姜石、理石、硇砂、琥珀、硫磺、雄黄、滑石、曾青、寒水石、紫石英、磁石、雌黄、礜石、白矾、金箔、胆矾、银箔、绿矾、硼砂、
5	《矿物药》	万年灰、大青盐、井底泥、无名异、玉屑、甘土、石膏、石灰华、龙骨、白石英、白矾、白硇砂、玄精石、芒硝、玄明粉、伏龙肝、冰、玛瑙、花蕊石、赤石脂、钟乳石、胆矾、铁粉、铁浆、铁落、铁锈、黄土、黄矾、绿矾、绿盐、寒水石、硫磺、紫硇砂、滑石、硼砂、雌黄
6	《中国矿物药图鉴》	白石英、玛瑙、云母石、滑石、石灰、姜石、花蕊石、大青盐、玄精石、硼砂、礜石、雄黄、水银、白矾、胆矾、皂矾、自然铜、黄、硇砂、无名异、紫石英
7	《矿物本草》	食盐、芒硝、朴消、硼砂、戎盐、光明盐、玄明粉、玄精石、白矾、枯矾、白石脂、伏龙肝、白石英、滑石、不灰木、阴起石、玛瑙、石灰、花蕊石、姜石、钟乳石、紫石英、理石、龙骨、龙齿、铁落、禹余粮、自然铜、黄矾、绿矾、代赭石、铜绿、曾青、胆矾、毒砂、雄黄、雌黄、卤盐、石脑油、银箔、硇砂、石硫黄、无名异、寒水石、黄土
8	《矿物药的沿革与演变》	白硇砂、白石英、石膏、戎盐、玛瑙、毒砂、胆矾、寒水石
9	《矿产本草》	滑石、玛瑙、云母、玉、白垩、长石、寒水石、花蕊石、姜石、龙骨、龙齿、石膏、玄精石、钟乳石、方解石、紫石英、硼砂、食盐、戎盐、光明盐、赤石脂、白石脂、伏龙肝、雄黄、雌黄、礜石、水银、白降丹、红升丹、绿盐、绿青、曾青、扁青、胆矾、紫铜矿、铁、绿矾、黄矾、铅、铅霜、硇砂、紫硇砂、无名异、泉水、温泉
10	《矿物药及其应用》	雄黄、雌黄、礜石、水银、密陀僧、胆矾、赤铜屑、曾青、绿青、禹余粮、皂矾、蛇含石、铁屑、石膏、钟乳石、石灰华、紫石英、玄精石、花蕊石、北寒水石、姜石、石灰、滑石、阳起石、阴起石、云母石、金精石、伏龙肝、禹余粮、黄土、东壁土、地浆、不灰木、白垩、白矾、赤石脂、白石脂、芒硝、玄明粉、大青盐、光明盐、紫硇砂、朴消、硫黄、白硇砂、龙骨、五花龙骨、龙齿、琥珀、硼砂、无名异、玉屑

（续表）

序号	专著名称	西北地区产矿物药名称
11	《矿物药检测技术与质量控制》	朱砂、自然铜、硫黄、雄黄、寒水石、赤石脂、滑石、青礞石、花蕊石、金礞石、紫石英、磁石、大青盐、石膏、白矾、硼砂、芒硝、玄明粉、蒙脱石
12	《矿物药真伪图鉴及应用》	雄黄、雌黄、礜石、水银、密陀僧、铜绿、铜青、胆矾、绿盐、扁青、曾青、蓝铜矿、绿青、孔雀石、赤铜屑、皂矾、蛇含石、褐铁矿、黄矾、石膏、花蕊石、寒水石、理石、姜石、石灰、长石、钟乳石、万年灰、豆状灰石、滑石、金礞石、云母石、水云母、黑云母、禹粮土、黄土、东壁土、地浆、蒙脱石、玛瑙、金矿石、不灰木、白垩、白矾、枯矾、赤石脂、白石脂、土黄、玄明粉、芒硝、大青盐、珍珠盐、食盐、光明盐、白盐、紫硇砂、朴消、马牙硝、锡矿、正长石、龙骨、龙齿、硼砂、无名异、金、银、岫玉、软玉、松石、石炭、石脑油、硇砂、石灰华

（二）《中华本草》《中药大辞典》及《中国中药资源志要》中的记载

《中华本草》《中药大辞典》及《中国中药资源志要》中记载的西北地区分布矿物药品种有90种，分别为：白垩、白矾、白降丹、白石英、白石脂、扁青、不灰木、曾青、赤石脂、赤铜屑、磁石、雌黄、大青盐、胆矾、鹅管石、方解石、粉霜（升汞）、伏龙肝、甘土、光明盐、寒水石、黑砂、红粉（升药）、琥珀、花蕊石、滑石、黄矾、姜石、金箔、金精石、井底泥、空青、理石、硫黄、龙齿、龙骨、龙角、卤碱（盐卤）、绿青、绿盐、玛瑙、麦饭石、芒硝、密陀僧、硇砂（白硇砂）、硼砂、砒石、砒霜、朴硝（朴消）、铅、铅丹（黄丹）、铅粉、铅灰、铅霜、轻粉、泉水（矿泉水）、蛇含石、升药底、石膏、石灰、石脑油、石炭、石燕、食盐、水银、铁、铁落、铜绿、无名异、咸秋石、硝石（火硝）（消石）、小灵丹、雄黄、玄精石、玄明粉、盐胆水、阴起石、银箔、银朱、禹余粮、玉（玉屑）、礜石、云母、皂矾（绿矾）、长石（硬石膏）、赭石、钟乳石、紫硇砂、紫萤石（紫石英）、紫铜矿。其中，陕西44种，甘肃72种，宁夏14种，青海42种，新疆31种。西北地区矿物药分布记载情况详见表5-32。

表5-32 《中华本草》《中药大辞典》《中国中药资源志要》西北地区矿物药分布记载

地区	《中华本草》记载品种	《中药大辞典》记载品种	《中国中药资源志要》记载品种	共记载品种
陕西	31种：朴消、硼砂、不灰木、金精石、石膏、理石、玄精石、钟乳石、石灰、花蕊石、姜石、龙骨、龙齿、赤石脂、云母、伏龙肝、白石英、麦饭石、玛瑙、无名异、铁、铁落、黄矾、绿矾、胆矾、紫铜矿、水银、白降丹、硫黄、石炭、石脑油	5种：食盐、玛瑙、石灰、石膏、龙骨	31种：绿矾、黄矾、胆矾、滑石、不灰木、玄精石、钟乳石、鹅管石、姜石、花蕊石、硼砂、大青盐、紫硇砂、食盐、雌黄、白石英、赤石脂、玛瑙、无名异、龙骨、龙齿、龙角、硫黄、小灵丹、琥珀、石脑油、矿泉水、白石脂、井底泥、伏龙肝、金箔	共44种：朴硝（朴消）、白降丹、白石英、白石脂、不灰木、赤石脂、雌黄、大青盐、胆矾、鹅管石、伏龙肝、琥珀、花蕊石、滑石、黄矾、姜石、金箔、金精石、井底泥、理石、硫黄、龙齿、龙骨、龙角、玛瑙、麦饭石、硼砂、泉水（矿泉水）、石膏、石灰、石脑油、石炭、食盐、水银、铁、铁落、无名异、小灵丹、玄精石、云母、皂矾（绿矾）、钟乳石、紫硇砂、紫铜矿
甘肃	32种：光明盐、紫硇砂、硼砂、硇砂、石膏、长石、玄精石、方解石、寒水石、钟乳石、石灰、龙骨、龙齿、紫石英、白矾、赤石脂、伏龙肝、麦饭石、玛瑙、玉、铁、铁落、黄矾、绿矾、胆矾、雄黄、雌黄、白降丹、铅、密陀僧、石炭、石脑油	5种：食盐、玛瑙、方解石、石灰、石膏	62种：磁石、禹余粮、蛇含石、赭石、绿矾、扁青、空青、曾青、赤铜屑、铜绿、绿青、胆矾、滑石、阴起石、玉屑、石膏、寒水石、玄精石、长石、理石、方解石、钟乳石、鹅管石、紫石英、姜石、白矾、硼砂、大青盐、紫硇砂、食盐、芒硝、玄明粉、朴消、水银、银朱、轻粉、白降丹、升药、粉霜、升药底、黑砂、雄黄、砒石、砒霜、礜石、白石英、赤石脂、玛瑙、甘土、铅、铅丹、铅粉、铅霜、铅灰、密陀僧、石燕、白硇砂、石脑油、白石脂、井底泥、伏龙肝、金箔	共72种：白矾、白降丹、白石英、白石脂、扁青、曾青、赤石脂、赤铜屑、磁石、雌黄、大青盐、胆矾、鹅管石、方解石、粉霜（升汞）、伏龙肝、甘土、光明盐、寒水石、黑砂、红粉（升药）、滑石、黄矾、姜石、金箔、井底泥、空青、理石、龙齿、龙骨、绿青、玛瑙、麦饭石、芒硝、密陀僧、硇砂（白硇砂）、硼砂、砒石、砒霜、朴硝（朴消）、铅、铅丹（黄丹）、铅粉、铅灰、铅霜、轻粉、蛇含石、升药底、石膏、石灰、石脑油、石炭、石燕、食盐、水银、铁、铁落、铜绿、雄黄、玄精石、玄明粉、阴起石、银朱、禹余粮、玉（玉屑）、礜石、皂矾（绿矾）、长石（硬石膏）、赭石、钟乳石、紫硇砂、紫萤石（紫石英）

地区	《中华本草》记载品种	《中药大辞典》记载品种	《中国中药资源志要》记载品种	共记载品种
青海	29 种：大青盐、光明盐、紫硇砂、朴消、硼砂、消石、硇砂、不灰木、石膏、长石、玄精石、方解石、石灰、龙齿、白垩、伏龙肝、麦饭石、玉、铁、铁落、黄矾、扁青、绿青、绿盐、水银、白降丹、铅、密陀僧、石炭	5 种：大青盐、食盐、方解石、石灰、石膏	21 种：玄精石、姜石、硼砂、大青盐、紫硇砂、盐胆水、咸秋石、光明盐、食盐、盐卤、甘土、银箔、无名异、龙骨、龙齿、龙角、白硇砂、白石脂、井底泥、伏龙肝、金箔	共 42 种：白垩、白降丹、白石脂、扁青、不灰木、大青盐、方解石、伏龙肝、甘土、光明盐、黄矾、姜石、金箔、井底泥、龙齿、龙骨、龙角、卤碱（盐卤）、绿青、绿盐、麦饭石、密陀僧、硇砂（白硇砂）、硼砂、朴硝（朴消）、铅、石膏、石灰、石炭、食盐、水银、铁、铁落、无名异、咸秋石、硝石（火硝）（消石）、玄精石、盐胆水、银箔、玉、长石（硬石膏）、紫硇砂
宁夏	8 种：石膏、石灰、伏龙肝、麦饭石、铁、铁落、白降丹、石炭	4 种：食盐、石灰、石膏、伏龙肝	7 种：姜石、食盐、石脑油、白石脂、井底泥、伏龙肝、金箔	共 14 种：白降丹、白石脂、伏龙肝、姜石、金箔、井底泥、麦饭石、石膏、石灰、石脑油、石炭、食盐、铁、铁落
新疆	25 种：大青盐、光明盐、紫硇砂、朴消、硼砂、硇砂、不灰木、石膏、方解石、寒水石、石灰、云母、白垩、甘土、伏龙肝、麦饭石、玛瑙、玉、铁、铁落、黄矾、绿矾、白降丹、石炭、石脑油	6 种：大青盐、食盐、玛瑙、方解石、石灰、石膏	14 种：绿矾、玉屑、玄精石、姜石、硼砂、大青盐、紫硇砂、食盐、玛瑙、白硇砂、白石脂、井底泥、伏龙肝、金箔	共 31 种：白垩、白降丹、白石脂、不灰木、大青盐、方解石、伏龙肝、甘土、光明盐、寒水石、黄矾、姜石、金箔、井底泥、玛瑙、麦饭石、硇砂（白硇砂）、硼砂、朴硝（朴消）、石膏、石灰、石脑油、石炭、食盐、铁、铁落、玄精石、玉（玉屑）、云母、皂矾（绿矾）、紫硇砂
西北地区	51 种：朴消、硼砂、不灰木、金精石、石膏、理石、玄精石、钟乳石、石灰、花蕊石、姜石、龙骨、龙齿、赤石脂、云母、伏龙肝、白石英、麦饭石、玛瑙、无名异、铁、铁落、黄矾、绿矾、胆矾、紫铜矿、水银、白降丹、硫黄、石炭、石脑油、光明盐、紫硇砂、硇砂、长石、方解石、寒水石、紫石英、白矾、玉、雄黄、雌黄、铅、密陀僧、大青盐、消石、白垩、扁青、绿青、绿盐、甘土	8 种：食盐、玛瑙、石灰、石膏、龙骨、伏龙肝、大青盐、方解石	79 种：白矾、白降丹、白硇砂、白石英、白石脂、扁青、不灰木、曾青、赤石脂、赤铜屑、磁石、雌黄、大青盐、胆矾、鹅管石、方解石、粉霜、伏龙肝、甘土、光明盐、寒水石、黑砂、琥珀、花蕊石、滑石、黄矾、姜石、金箔、井底泥、空青、矿泉水、理石、硫黄、龙齿、龙骨、龙角、绿矾、绿青、玛瑙、芒硝、密陀僧、硼砂、砒石、砒霜、朴消、铅、铅丹、铅粉、铅灰、铅霜、轻粉、蛇含石、升药、升药底、石膏、石脑油、石燕、食盐、水银、铜绿、无名异、咸秋石、小灵丹、雄黄、玄精石、玄明粉、盐胆水、盐卤、阴起石、银箔、银朱、禹余粮、玉屑、礜石、长石、赭石、钟乳石、紫硇砂、紫石英	共 90 种：白垩、白矾、白降丹、白石英、白石脂、扁青、不灰木、曾青、赤石脂、赤铜屑、磁石、雌黄、大青盐、胆矾、鹅管石、方解石、粉霜（升汞）、伏龙肝、甘土、光明盐、寒水石、黑砂、红粉（升药）、琥珀、花蕊石、滑石、黄矾、姜石、金箔、金精石、井底泥、空青、理石、硫黄、龙齿、龙骨、龙角、卤碱（盐卤）、绿青、绿盐、玛瑙、麦饭石、芒硝、密陀僧、硇砂（白硇砂）、硼砂、砒石、砒霜、朴硝（朴消）、铅、铅丹（黄丹）、铅粉、铅灰、铅霜、轻粉、泉水（矿泉水）、蛇含石、升药底、石膏、石灰、石脑油、石炭、石燕、食盐、水银、铁、铁落、铜绿、无名异、咸秋石、硝石（火硝）（消石）、小灵丹、雄黄、玄精石、玄明粉、盐胆水、阴起石、银箔、银朱、禹余粮、玉（玉屑）、礜石、云母、皂矾（绿矾）、长石（硬石膏）、赭石、钟乳石、紫硇砂、紫萤石（紫石英）、紫铜矿

（三）学术论文或地方志中的记载

对中国知识资源总库（CNKI）、万方数据学术论文总库、维普中文科技期刊全文数据库等数据库以"矿物药""药用矿产""医药矿产""矿产资源""矿产分布""中药资源普查""石膏""滑石""磁石"等常用矿物药名称为主题词进行检索，对筛选出矿物药资源分布相关文献进行总结归纳，获得记载分布于西北地区的矿物药 58 种，其中详细记载分布区域的有50 种。

白矾：产于陕西省、甘肃省，如陇西市武都区。

寒水石：产于陕西省、甘肃省、宁夏回族自治区、青海省，如酒泉市肃州区、古浪县、张掖市。

石膏：产于西北各省（自治区），如古浪县、高台县、敦煌市。

硇砂：产于陕西省、甘肃省、青海省、新疆维吾尔自治区。

朱砂：产于陕西省、甘肃省，如临潭县、两当县、岷县、成县、徽县等地。

水银：产于陕西省、甘肃省，如临潭县、两当县、岷县、成县、徽县等地。

密陀僧：产于陕西省、甘肃省，如酒泉市、张掖市等地。

磁石：产于陕西省、甘肃省，如祁连山、北山（马鬃山）、甘南藏族自治州、天水市。

赭石：产于陕西省、甘肃省，如祁连山、河西走廊、甘南藏族自治州。

禹余粮：产于陕西省、甘肃省，如河西走廊、甘南藏族自治州等地。

蛇含石：产于陕西省、甘肃省，如景泰县、河西走廊、甘南藏族自治州等地。

胆矾：产于陕西省、甘肃省，如白银市等地。

扁青：产于陕西省、甘肃省。

绿青：产于陕西省、甘肃省。

方解石：产于陕西省、甘肃省，如肃北蒙古族自治县、敦煌市、玉门市等地。

钟乳石：产于陕西省、甘肃省，如酒泉市、张掖市、临夏回族自治州、天水市、陇南市武都区。

炉甘石：产于陕西省。

紫萤石（紫石英）：产于陕西省、甘肃省，如酒泉市、武威市、定西市、天水市。

石灰：产于西北各省（自治区）。

石燕：产于陕西省、甘肃省，如甘南藏族自治州。

龙骨：产于陕西省、甘肃省、宁夏回族自治区，如临夏市、固原市。

白石英：产于西北各省（自治区）。

云母：产于陕西省、甘肃省、新疆维吾尔自治区，如肃北蒙古族自治县、阿克塞哈萨克族自治县。

阳起石：产于陕西省、甘肃省，如酒泉市、兰州市、天水市等地。

金精石：产于陕西省、甘肃省，如临夏市、甘南藏族自治州等地。

青礞石：产于甘肃省定西市等地。

大青盐：产于西北各省（自治区），如柴达木盆地。

芒硝：产于陕西省、甘肃省、宁夏回族自治区、青海省。

赤石脂：产于陕西省、甘肃省，如肃北蒙古族自治县、金昌市等地。

硼砂：产于甘肃省高台县、酒泉市等地。

白石脂：产于在甘肃省肃北蒙古族自治县、金昌市等地。

砒石：产于甘肃省，如甘南藏族自治州。

雄黄：产于陕西省、甘肃省，如甘南藏族自治州。

雌黄：产于陕西省。

花蕊石：产于陕西省、甘肃省。

硫黄：产于陕西省、甘肃省、青海省、宁夏回族自治区，如肃北蒙古族自治县、庆阳市等地。

礜石：产于陕西省凤县。

玉：产于青海省、新疆维吾尔自治区，如格尔木市、和田地区。

锡：产于青海省、新疆维吾尔自治区。

石脑油：产于陕西省、甘肃省、宁夏回族自治区、新疆维吾尔自治区。

自然铜：产于陕西省、甘肃省、青海省、新疆维吾尔自治区。

玄精石：产于陕西省。

玛瑙：产于西北各省（自治区）。

金箔：产于西北各省（自治区）。

银箔：产于甘肃省、青海省。

铅：产于甘肃省、青海省。

滑石：产于陕西省。

铁：产于西北各省（自治区）。

无名异：产于陕西省。

不灰木：产于陕西省。

除上述50种外矿物药外，万年灰、泉水、井底泥、温泉、伏龙肝、白垩、东壁土、地浆等也在西北地区有分布。

（四）西北地区矿物药品种分布历史概况

通过对中华人民共和国成立以来出版的相关矿物药专著、《中华本草》《中药大辞典》《中国中药资源志要》和已发表学术论文等文献资料记载的矿物药情况进行归纳总结，最终得到西北地区矿物药种类历史分布品种总共有117种，分别为：白垩、白矾（明矾）、白降丹、白石英（石英）、白石脂、白盐、扁青（蓝铜矿）、冰、不灰木、曾青、赤石脂、赤铜屑、磁石、雌黄、大青盐（戎盐、珍珠盐）、胆矾（石胆）、地浆（黄土)、东壁土、豆状灰石、鹅管石、方解石、粉霜(升汞)、伏龙肝、甘土、光明盐、寒水石(北寒水石、凝水石)、黑砂、黑云母、红粉(升药)、红升丹、琥珀、花蕊石、滑石、黄矾、姜石、金箔(金、金矿石)、金精石、金礞石、井底泥、空青、枯矾、理石、硫黄(硫磺、石硫黄)、龙齿、龙骨(五花龙骨)、龙角、炉甘石、卤碱(卤盐)、绿青(孔雀石)、绿松石(松石)、绿盐、玛瑙(马脑)、麦饭石、芒硝(马牙硝)、蒙脱石、密陀僧、硇砂(白硇砂)、硼砂、砒石、砒霜、朴硝(朴消)、铅、铅丹(黄丹)、铅粉、铅灰、铅霜、青礞石、轻粉、泉水(矿泉水)、蛇含石、升药底、石膏、石灰、石灰华、石脑油(石油)、石炭、石燕、食盐、水银、水云母、铁、铁粉、铁浆、铁落(铁屑)、铁锈、铜绿(铜青)、土黄、万年灰、温泉、无名异、锡、锡矿石(锡矿)、咸秋石、硝石(火硝)(消石)、小灵丹、雄黄、玄精石、玄明粉、盐胆水、阳起石、阴起石、银箔(银)、银朱、禹余粮(褐铁矿)、玉(青玉、软玉、岫玉、玉屑)、礜石(毒砂)、云母(云母石)、皂矾(绿矾)、长石(硬石膏)、赭石(代赭石)、正长石、钟乳石、朱砂、紫硇砂、紫萤石(紫石英)、紫铜矿、自然铜(黄铁矿)。其历史分布情况见表5-33。

表5-33 西北地区矿物药种类历史分布

序号	矿物药种类	历史分布	序号	矿物药种类	历史分布
1	白垩	甘肃、陕西、青海、新疆、宁夏	27	黑砂	甘肃
2	白矾(明矾)	陕西、甘肃	28	黑云母	青海、新疆
3	白降丹	甘肃、陕西、青海、新疆、宁夏	29	红粉(升药)	甘肃
4	白石英(石英)	甘肃、青海、陕西、新疆、宁夏	30	红升丹	陕西
5	白石脂	甘肃、陕西、青海、新疆、宁夏	31	琥珀	陕西
6	白盐	新疆	32	花蕊石	陕西、甘肃
7	扁青(蓝铜矿)	甘肃、陕西、青海	33	滑石	陕西、甘肃
8	冰	甘肃、青海、陕西、新疆、宁夏	34	黄矾	甘肃、陕西、新疆、青海
9	不灰木	陕西、青海、新疆	35	姜石	甘肃、陕西、青海、新疆、宁夏
10	长石(硬石膏)	甘肃、陕西、新疆、青海	36	金箔(金、金矿石)	甘肃、青海、陕西、新疆、宁夏
11	赤石脂	陕西、甘肃	37	金精石	陕西、甘肃
12	赤铜屑	甘肃、青海、陕西、新疆、宁夏	38	金礞石	陕西、甘肃
13	磁石	甘肃、陕西	39	井底泥	甘肃、青海、陕西、新疆、宁夏
14	雌黄	陕西、甘肃	40	空青	陕西、甘肃
15	大青盐(戎盐、珍珠盐)	甘肃、青海、陕西、新疆、宁夏	41	枯矾	陕西、甘肃
16	胆矾(石胆)	甘肃、陕西	42	理石	陕西、甘肃
17	地浆(黄土)	甘肃、青海、陕西、新疆、宁夏	43	硫黄(硫磺、石硫黄)	甘肃、青海、陕西、宁夏
18	东壁土	甘肃、青海、陕西、新疆、宁夏	44	龙齿	甘肃、宁夏、陕西、青海
19	豆状灰石	青海、甘肃	45	龙骨(五花龙骨)	甘肃、陕西、宁夏、青海
20	鹅管石	陕西、甘肃	46	龙角	陕西、青海
21	方解石	陕西、甘肃、青海、新疆	47	炉甘石	陕西
22	粉霜(升汞)	甘肃	48	卤碱(卤盐、盐卤)	青海
23	伏龙肝	甘肃、青海、陕西、新疆、宁夏	49	绿青(孔雀石)	甘肃、陕西、青海
24	甘土	甘肃、青海、陕西、新疆、宁夏	50	绿松石(松石)	陕西、新疆
25	光明盐	甘肃、陕西、青海、新疆、宁夏	51	绿盐	青海
26	寒水石(北寒水石、凝水石)	甘肃、陕西、青海、新疆、宁夏	52	玛瑙(马脑)	甘肃、青海、陕西、新疆、宁夏
			53	麦饭石	甘肃、青海、陕西、新疆、宁夏

（续表）

序号	矿物药种类	历史分布	序号	矿物药种类	历史分布
54	芒硝（马牙硝）	甘肃、青海、陕西、宁夏	87	土黄	陕西、甘肃、宁夏、青海、新疆
55	蒙脱石	新疆	88	万年灰	甘肃、青海、陕西、新疆、宁夏
56	密陀僧	陕西、甘肃、青海	89	温泉	甘肃、青海、陕西、新疆、宁夏
57	硇砂（白硇砂）	甘肃、青海、陕西、新疆、宁夏	90	无名异	陕西、青海
58	硼砂	甘肃、青海、陕西、新疆、宁夏	91	锡	新疆、青海
59	砒石	陕西、甘肃	92	锡石（锡矿）	新疆、青海
60	砒霜	甘肃	93	咸秋石	青海
61	朴硝（朴消）	陕西、青海、甘肃、新疆	94	硝石（火硝）（消石）	青海、甘肃
62	铅	青海、甘肃、陕西	95	小灵丹	陕西
63	铅丹（黄丹）	甘肃	96	雄黄	陕西、甘肃
64	铅粉	甘肃	97	玄精石	青海、陕西、甘肃、新疆
65	铅灰	甘肃	98	玄明粉	陕西、甘肃
66	铅霜	陕西、甘肃	99	盐胆水	青海
67	青礞石	陕西、甘肃	100	阳起石	陕西、甘肃
68	轻粉	陕西、甘肃	101	阴起石	陕西、甘肃
69	泉水（矿泉水）	甘肃、青海、陕西、新疆、宁夏	102	银箔（银）	甘肃、青海、陕西、新疆、宁夏
70	蛇含石	陕西、甘肃	103	银朱	甘肃
71	升药底	甘肃	104	禹余粮（褐铁矿）	陕西、甘肃
72	石膏	甘肃、青海、陕西、新疆、宁夏	105	玉（青玉、软玉、岫玉、玉屑）	甘肃、青海、陕西、新疆
73	石灰	甘肃、青海、陕西、新疆、宁夏	106	礜石（毒砂）	甘肃、青海、陕西、新疆
74	石灰华	甘肃	107	云母（云母石）	甘肃、陕西、新疆
75	石脑油（石油）	甘肃、青海、陕西、新疆、宁夏	108	皂矾（绿矾）	甘肃、陕西、新疆
76	石炭	甘肃、青海、陕西、新疆、宁夏	109	曾青	甘肃、陕西
77	石燕	陕西、甘肃	110	赭石（代赭石）	甘肃、陕西
78	食盐	甘肃、陕西、青海、新疆、宁夏	111	正长石	青海
79	水银	陕西、甘肃、青海、新疆	112	钟乳石	甘肃、陕西
80	水云母	青海	113	朱砂	甘肃、陕西
81	铁	甘肃、青海、陕西、新疆、宁夏	114	紫硇砂	甘肃、青海、陕西、新疆
82	铁粉	甘肃、青海、陕西、新疆、宁夏	115	紫萤石（紫石英）	甘肃、陕西
83	铁浆	甘肃、青海、陕西、新疆、宁夏	116	紫铜矿	陕西
84	铁落（铁屑）	甘肃、青海、陕西、新疆、宁夏	117	自然铜（黄铁矿）	青海、陕西、新疆、甘肃
85	铁锈	甘肃、青海、陕西、新疆、宁夏			
86	铜绿（铜青）	甘肃、青海、陕西、新疆、宁夏			

西北地区矿物药品种在各省（自治区）的分布情况见图 5-19，该图展示了文献资料中记载的西北地区不同省（自治区）特有和共有的矿物药品种。

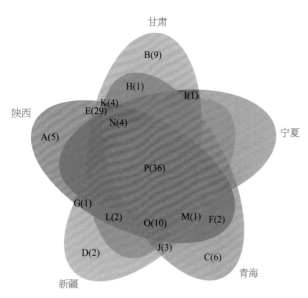

图 5-19 文献记载中西北地区矿物药品种各省
（自治区）分布维恩图

图中数字表示该区域矿物药品种个数。A(陕西,5)：红升丹、琥珀、炉甘石、小灵丹、紫铜矿；B(甘肃,9)：粉霜(升汞)、黑砂、砒霜、铅丹(黄丹)、铅粉、铅灰、升药底、石灰华、银朱；C(青海,6)：卤碱(卤盐、盐卤)、绿盐、水云母、咸秋石、盐胆水、正长石；D(新疆,2)：白盐、蒙脱石；E(陕西、甘肃,29)：白矾(明矾)、曾青、赤石脂、磁石、雌黄、胆矾(石胆)、鹅管石、花蕊石、滑石、金精石、金礞石、空青、枯矾、理石、砒石、铅霜、青礞石、轻粉、蛇含石、石燕、雄黄、玄明粉、阳起石、阴起石、禹余粮(褐铁矿)、赭石(代赭石)、钟乳石、朱砂、紫萤石(紫石英)；F(陕西、青海,2)：龙角、无名异；G(陕西、新疆,1)：绿松石(松石)；H(甘肃、青海,1)：豆状灰石；I(甘肃、宁夏,1)：硝石(火硝)(消石)；J(青海、新疆,3)：黑云母、锡、锡石(锡矿)；K(陕西、甘肃、青海,4)：扁青(蓝铜矿)、绿青(孔雀石)、密陀僧、铅；L(陕西、甘肃、新疆,2)：云母(云母石)、皂矾(绿矾)；M(陕西、青海、新疆,1)：不灰木；N(陕西、甘肃、青海、宁夏,4)：硫黄(硫磺、石硫黄)、龙齿、龙骨(五花龙骨)、芒硝(马牙硝)；O(陕西、甘肃、青海、新疆,10)：方解石、黄矾、朴硝(朴消)、水银、玄精石、玉(青玉、软玉、岫玉、玉屑)、礜石(毒砂)、长石(硬石膏)、紫硇砂、自然铜；P(陕西、甘肃、青海、宁夏、新疆,36)：白垩、白降丹、白石脂、白石英(石英)、冰、赤铜屑、大青盐(戎盐、珍珠盐)、地浆(黄土)、东壁土、伏龙肝、甘土、光明盐、寒水石(北寒水石、凝水石)、姜石、金箔(金、金矿石)、井底泥、玛瑙(马脑)、麦饭石、硇砂(白硇砂)、硼砂、泉水(矿泉水)、石膏、石灰、石脑油(石油)、石炭、食盐、铁、铁粉、铁浆、铁落(铁屑)、铁锈、铜绿(铜青)、土黄、万年灰、温泉、银箔(银)。

■ 二、西北地区药用矿产资源种类分布现状

根据西北地区各省（自治区）县区政府官网矿产资源记载及实地调研结果，对目前西北地区现有的药用矿产资源分布情况进行分析总结。目前西北地区现有分布的药用矿产资源矿产品种有 29 种，分别为：盐矿、方解石、方铅矿、刚玉、汞矿、花岗岩、滑石、辉锑矿、钾盐矿、金刚石、磷矿、绿松石、玛瑙、芒硝、煤矿、硇砂、石膏、石灰岩、石英、石英二长斑岩、铁矿、铜矿、锡石、锌矿、萤石、玉石、灶心土、自然金、自然银。

各药用矿产资源矿种分布情况详见表 5-34。各药用矿产资源矿产品种在西北地区各省（自治区）的分布情况如图 5-20 所示。

目前西北地区现有生产的矿物药品种有 80 种，分别为：白垩、白矾、白石英、白石脂、扁青、不灰木、曾青、赤石脂、赤铜屑、磁石、雌黄、大青盐、胆矾、地浆、方解石、伏龙肝、甘土、光明盐、红宝石、花蕊石、滑石、黄矾、姜石、金箔、金刚石、金精石、金礞石、井底泥、空青、理石、硫黄、龙齿、龙骨、炉甘石、绿青、绿松石、绿盐、玛瑙、麦饭石、芒硝、蒙脱石、密陀僧、硇砂、砒石、朴硝、铅、铅霜、青礞石、轻粉、蛇含石、石膏、石灰、石脑油、石炭、食盐、水银、铁、红铜、铜绿、万年灰、无名异、锡、雄黄、玄精石、玄明粉、阳起石、阴起石、银箔、禹余粮、玉、礜石、云母、皂矾(绿矾)、长石(硬石膏)、赭石、钟乳石、朱砂、紫萤石(紫石英)、紫铜矿、自然铜。

表 5-34 西北地区药用矿产资源矿种分布情况

序号	药用矿产[1]	行 政 区[2]
1	盐矿	固原市、盐池县、格尔木市、乌兰县
2	芒硝	蒲城县、定边县、永登县、嘉峪关市、武威市、民勤县、张掖市、高台县、玉门市、敦煌市、阿克塞哈萨克族自治县、灵武市、贺兰县、固原市、西吉县、平安区、互助土族自治县、循化撒拉族自治县、治多县、曲麻莱县、乌兰县、天峻县、乌鲁木齐市、克拉玛依市、吐鲁番市、托克逊县、哈密市、巴里坤哈萨克自治县、昌吉市、阜康市、奇台县、精河县、温泉县、博湖县、克孜勒苏柯尔克孜自治州、民丰县、额敏县、沙湾县、和布克赛尔蒙古自治县、布尔津县、富蕴县、吉木乃县、五家渠市
3	滑石	眉县、华县、汉中市、勉县、留坝县、安康市、镇安县、金昌市、武山县、武威市、张掖市、山丹县、苏南裕固族自治县、临洮县、临夏回族自治州、永靖县、乐都区、民和回族土族自治县、吐鲁番市、木垒哈萨克自治县、塔什库尔干塔吉克自治县、特克斯县、布尔津县

（续表）

序号	药用矿产[1]	行政区[2]
4	煤矿	铜川市、宜君县、宝鸡市、凤翔县、岐山县、陇县、麟游县、凤县、咸阳市、兴平市、永寿县、郴州市、旬邑县、渭南市、合阳县、蒲城县、富平县、韩城市、延安市、延长县、延川县、志丹县、富县、洛川县、宜川县、黄龙县、黄陵县、南郑区、勉县、镇巴县、留坝县、富平县、榆林市、神木市、府谷县、横山区、靖边县、定边县、米脂县、佳县、吴堡县、清涧县、子洲县、安康市、汉阴县、石泉县、平利县、镇坪县、旬阳县、洛南县、兰州市、永登县、金昌市、白银市、永昌县、靖远县、景泰县、民勤县、张掖市、山丹县、民乐县、临泽县、苏南裕固族自治县、玉门市、金塔县、肃北蒙古族自治县、阿克塞哈萨克族自治县、平凉市、泾川县、灵台县、崇信县、华亭县、静宁县、庆阳市、正宁县、合水县、宁县、庆城县、环县、镇原县、通渭县、两当县、康县、文县、宕昌县、临夏回族自治州、甘南藏族自治州、舟曲县、迭部县、碌曲县、贺兰山、银川市、灵武市、贺兰县、石嘴山市、平罗县、吴忠市、青铜峡市、同心县、固原市、彭阳县、中卫市、中宁县、大通回族土族自治县、湟源县、平安区、民和回族土族自治县、互助土族自治县、化隆回族自治县、祁连县、刚察县、门源回族自治县、尖扎县、贵南县、玛沁县、班玛县、甘德县、达日县、久治县、玛多县、杂多县、治多县、囊谦县、曲麻莱县、格尔木市、都兰县、天峻县、乌鲁木齐市、乌鲁木齐县、克拉玛依市、吐鲁番市、托克逊县、鄯善县、哈密市、伊吾县、巴里坤哈萨克自治县、昌吉回族自治州、昌吉市、阜康市、呼图壁县、玛纳斯县、奇台县、吉木萨尔县、木垒哈萨克自治县、精河县、库尔勒市、轮台县、尉犁县、焉耆回族自治县、博湖县、阿克苏地区、温宿县、库车县、拜城县、阿瓦提县、克孜勒苏柯尔克孜自治州、阿克陶县、乌恰县、喀什市、疏勒县、英吉沙县、泽普县、莎车县、叶城县、麦盖提县、岳普湖县、塔什库尔干塔吉克自治县、和田县、皮山县、策勒县、于田县、民丰县、伊宁市、奎屯市、霍尔果斯市、伊宁县、察布查尔锡伯自治县、霍城县、巩留县、新源县、昭苏县、特克斯县、尼勒克县、额敏县、沙湾县、托里县、裕民县、和布克赛尔蒙古自治县、布尔津县、清河县、吉木乃县、阿拉尔市、五家渠市可克达拉市
5	花岗岩	蓝田县、周至县、华县、白水县、南郑区、汉阴县、紫阳县、岚皋县、丹凤县、镇安县、柞水县、吐鲁番市、托克逊县、鄯善县、奇台县、博乐市、精河县、若羌县、和硕县、温宿县、喀什市、泽普县、巴楚县、奎屯市、伊宁县、察布查尔锡伯自治县、巩留县、新源县、特克斯县、塔城市、额敏县、托里县、裕民县、榆中县、皋兰县、金昌市、清水县、武山县、张家川回族自治县、张掖市、苏南裕固族自治县、瓜州县、阿克塞哈萨克族自治县、定西市、通渭县、岷县、临洮县、礼县、临夏县、积石山保安族东乡族撒拉族自治县、合作市、临潭县、固原市、湟源县、平安区、海晏县、泽库县、共和县、果洛藏族自治州
6	玛瑙	金昌市、永昌县、甘南藏族自治州、阿瓦提县、柯坪县、喀什市、泽普县、巴楚县、和田地区
7	石英	华县、黄陵县、南郑区、留坝县、旬阳县、商洛市、洛南县、丹凤县、商南县、金昌市、永昌县、武威市、民勤县、阿克塞哈萨克族自治县、西和县、康县、文县、永宁县、循化撒拉族自治县、久治县、杂多县、治多县、格尔木市、吐鲁番市、呼图壁县、温泉县、焉耆回族自治县、博湖县、阿瓦提县、柯坪县、阿克陶县、喀什市、泽普县、塔什库尔干塔吉克自治县、和田地区、伊宁市、巩留县、新源县、额敏县、富蕴县、青铜峡、固原市、盐池县、永宁、石嘴山、银川市
8	石膏	洋县、西乡县、旬阳县、克拉玛依市、托克逊县、精河县、温泉县、且末县、阿克苏地区、温宿县、新和县、乌什县、阿瓦提县、柯坪县、阿合奇县、乌恰县、喀什市、泽普县、莎车县、伽师县、巴楚县、和田县、洛浦县、策勒县、于田县、民丰县、伊宁市、奎屯市、巩留县、昭苏县、尼勒克县、额敏县、裕民县、吉木乃县、阿拉尔市、永登县、金昌市、永昌县、白银市、靖远县、景泰县、武威市、民勤县、张掖市、民乐县、高台县、临泽县、苏南裕固族自治县、玉门市、陇南市、宕昌县、永靖县、银川市、灵武市、青铜峡市、盐池县、固原市、西吉县、隆德县、中卫市、中宁县、海原县、西宁市、湟中县、平安区、乐都区、民和回族土族自治县、互助土族自治县、化隆回族自治县、循化撒拉族自治县、祁连县、囊谦县、曲麻莱县、天峻县
9	方解石	镇巴县、武山县、临洮县、临夏回族自治州、同心县、盐池县、海原县、大通回族土族自治县、海东市、尖扎县、木垒哈萨克自治县、博湖县、伽师县、裕民县
10	磷矿	临夏回族自治州、酒泉市、同心县、固原市
11	萤石	青铜峡市、中卫市
12	铁矿	周至县、宜君县、眉县、千阳县、麟游县、凤县、咸阳市、兴平市、泾阳县、郴州市、渭南市、华县、合阳县、蒲城县、韩城市、延安市、伊川县、黄龙县、汉中市、南郑区、洋县、西乡县、勉县、宁强县、略阳县、镇巴县、留坝县、佛坪县、神木市、清涧县、子洲县、安康市、汉阴县、石泉县、紫阳县、岚皋县、平利县、镇坪县、旬阳县、白河县、商洛市、洛南县、丹凤县、山阳县、镇安县、柞水县、富平县、兰州市、永登县、嘉峪关市、金昌市、永昌县、靖远县、景泰县、天水市、清水县、甘谷县、张家川回族自治县、武威市、民勤县、张掖市、山丹县、民乐县、临泽县、苏南裕固族自治县、玉门市、金塔县、瓜州县、肃北蒙古族自治县、阿克塞哈萨克族自治县、崇信县、庄浪县、静宁县、庆阳市、通渭县、漳县、临洮县、陇南市、成县、徽县、西和县、两当县、礼县、康县、文县、宕昌县、临夏县、广河县、和政县、合作市、舟曲县、卓尼县、迭部县、夏河县、碌曲县、玛曲县、银川市、永宁县、石嘴山市、平罗县、青铜峡市、固原市、泾源县、中卫市、中宁县、海原县、西宁市、湟源县、平安区、乐都区、互助土族自治县、化隆回族自治县、循化撒拉族自治县、祁连县、刚察县、门源回族自治县、尖扎县、同德县、贵德县、贵南县、班玛县、久治县、治多县、囊谦县、曲麻莱县、德令哈市、乌兰县、都兰县、天峻县、乌鲁木齐市、吐鲁番市、鄯善县、哈密市、伊吾县、巴里坤哈萨克自治县、昌吉回族自治州、呼图壁县、玛纳斯县、奇台县、木垒哈萨克自治县、精河县、库尔勒市、尉犁县、且末县、和静县、博湖县、阿克苏市、温宿县、库车市、阿瓦提县、柯坪县、阿图什市、阿克陶县、阿合奇县、乌恰县、喀什市、疏附县、疏勒县、

（续表）

序号	药用矿产[1]	行 政 区[2]
		英吉沙县、泽普县、莎车县、叶城县、麦盖提县、岳普湖县、伽师县、巴楚县、塔什库尔干塔吉克自治县、和田县、皮山县、策勒县、民丰县、伊宁市、奎屯市、伊宁县、察布查尔锡伯自治县、霍城县、新源县、昭苏县、尼勒克县、塔城市、额敏县、裕民县、和布克赛尔蒙古自治县、布尔津县、富蕴县、福海县、清河县、石河子市、阿拉尔市、铁门关市、可克达拉市
13	铜矿	铜川市、宝鸡市、眉县、凤县、太白县、渭南市、华县、伊川县、汉中市、南郑区、洋县、勉县、宁强县、略阳县、留坝县、佛坪县、石泉县、皋兰县、镇坪县、旬阳县、白河县、商洛市、洛南县、丹凤县、山阳县、镇安县、柞水县、兰州市、永登县、皋兰县、嘉峪关市、金昌市、永昌县、白银市、靖远县、景泰县、清水县、张家川回族自治县、武威市、民勤县、张掖市、民乐县、临泽县、高台县、苏南裕固族自治县、玉门市、金塔县、瓜州县、肃北蒙古族自治县、阿克塞哈萨克族自治县、泾川县、崇信县、庄浪县、临洮县、陇南市、两当县、徽县、西和县、礼县、康县、文县、宕昌县、广河县、永靖县、和政县、合作市、舟曲县、卓尼县、迭部县、夏河县、玛曲县、银川市、石嘴山市、青铜峡市、西吉县、隆德县、泾源县、中卫市、海原县、西宁市、湟中县、湟源县、乐都区、互助土族自治县、化隆回族自治县、循化撒拉族自治县、祁连县、刚察县、门源回族自治县、同仁县、泽库县、尖扎县、共和县、同德县、贵南县、贵德县、兴海县、玛沁县、甘德县、玉树市、杂多县、治多县、囊谦县、都兰县、天峻县、乌鲁木齐市、吐鲁番市、托克逊县、鄯善县、哈密市、巴里坤哈萨克自治县、奇台县、木垒哈萨克自治县、精河县、温泉县、尉犁县、若羌县、且末县、焉耆回族自治县、和静县、博湖县、温宿县、库车县、新和县、乌什县、阿瓦提县、柯坪县、阿图什市、阿克陶县、阿合奇县、乌恰县、泽普县、伽师县、塔什库尔干塔吉克自治县、和田县、民丰县、奎屯市、伊宁市、察布查尔锡伯自治县、霍城县、巩留县、新源县、昭苏县、特克斯县、尼勒克县、塔城市、额敏县、托里县、裕民县、和布克赛尔蒙古自治县、布尔津县、富蕴县、福海县、哈巴河县、吉木乃县、阿拉尔市、北屯市、可克达拉市
14	方铅矿	蓝田县、周至县、宝鸡市、眉县、陇县、凤县、太白县、渭南市、华县、汉中市、南郑区、西乡县、勉县、略阳县、镇巴县、留坝县、镇坪县、旬阳县、白河县、商洛市、洛南县、镇安县、柞水县、兰州市、永昌县、白银市、清水县、张家川回族自治县、武威市、张掖市、临泽县、苏南裕固族自治县、金塔县、瓜州县、肃北蒙古族自治县、阿克塞哈萨克族自治县、泾川县、庄浪县、静宁县、岷县、陇南市、成县、两当县、徽县、西和县、礼县、宕昌县、和政县、合作市、卓尼县、夏河县、西宁市、乐都区、祁连县、刚察县、门源回族自治县、同仁县、泽库县、尖扎县、共和县、同德县、贵德县、兴海县、玉树市、囊谦县、德令哈市、格尔木市、都兰县、天峻县、吐鲁番市、鄯善县、巴里坤哈萨克自治县、呼图壁县、木垒哈萨克自治县、精河县、温泉县、尉犁县、若羌县、且末县、和静县、博湖县、温宿县、乌什县、阿瓦提县、柯坪县、阿图什市、阿克陶县、阿合奇县、乌恰县、喀什市、泽普县、莎车县、伽师县、巴楚县、塔什库尔干塔吉克、和田县、皮山县、伊宁市、察布查尔锡伯自治县、霍城县、巩留县、昭苏县、尼勒克县、布尔津县、富蕴县、福海县、哈巴河县、可克达拉市
15	锌矿	宝鸡市、陇县、眉县、太白县、华县、汉中市、南郑区、西乡县、勉县、宁强县、略阳县、镇巴县、留坝县、安康市、镇坪县、旬阳县、白河县、商洛市、洛南县、镇安县、柞水县、永登县、皋兰县、白银市、永昌县、清水县、张家川回族自治县、武威市、张掖市、苏南裕固族自治县、金塔县、瓜州县、肃北蒙古族自治县、阿克塞哈萨克族自治县、静宁县、岷县、临洮县、陇南市、成县、两当县、徽县、西和县、礼县、宕昌县、临夏回族自治州、和政县、舟曲县、迭部县、夏河县、银川市、彭阳县、西宁市、海东市、乐都区、循化撒拉族自治县、海晏县、祁连县、刚察县、门源回族自治县、同仁县、同德县、共和县、贵德县、兴海县、玛沁县、贵德县、久治县、玉树市、治多县、囊谦县、曲麻莱县、德令哈市、格尔木市、都兰县、天峻县、吐鲁番市、鄯善县、巴里坤哈萨克自治县、木垒哈萨克自治县、精河县、温泉县、若羌县、且末县、和静县、阿克苏市、温宿县、乌什县、阿瓦提县、柯坪县、阿图什市、阿克陶县、阿合奇县、乌恰县、莎车县、伽师县、塔什库尔干塔吉克自治县、和田县、皮山县、察布查尔锡伯自治县、霍城县、特克斯县、尼勒克县、布尔津县、富蕴县、福海县、哈巴河县、吉木乃县、可克达拉市
16	玉石	永昌县
17	辉锑矿	留坝县、安康市、石泉县、旬阳县、丹凤县、镇安县、张掖市、岷县、陇南市、徽县、西和县、宕昌县、临夏回族自治州、合作市、舟曲县、临潭县、迭部县、夏河县、西宁市、祁连县、黄南藏族自治州、泽库县、河南蒙古族、共和县、同德县、甘德县、久治县、曲麻莱县、温泉县、和静县、阿克苏地区、乌什县、和田地区
18	钾盐矿	镇巴县、通渭县、格尔木市
19	锡石	甘南藏族自治州、夏河县、囊谦县、玛沁县、甘德县、兴海县、西宁市、若羌县、克孜勒苏柯尔克孜自治州、塔什库尔干塔吉克自治县
20	绿松石	安康市、镇坪县、旬阳县、甘南藏族自治州
21	石灰岩	蓝田县、周至县、宜君县、宝鸡市、凤翔县、岐山县、扶风县、陇县、千阳县、凤县、咸阳市、兴平市、泾阳县、礼泉县、合阳县、蒲城县、韩城市、富县、黄陵县、南郑区、城固县、洋县、西乡县、勉县、神木市、横山区、米脂县、汉阴县、石泉县、旬阳县、白河县、丹凤县、镇安县、眉县、太白县、略阳县、洛南县、镇安县、柞水县、兰州市、永登县、嘉峪关市、永昌县、白银市、靖远县、景泰县、清水县、甘谷县、武山县、民勤县、张掖市、民乐县、金塔县、崇信县、华亭县、庄浪县、静宁县、宁县、定西市、临洮县、两当县、徽县、西和县、文县、临夏县、广河县、临潭县、卓尼县、迭部县、夏河县、石嘴山市、银川市、灵武县、青铜峡市、中卫市、中宁县、平罗县、同心县、原州区、盐池县、彭阳县、泾源县、永宁县、海原县、大通回族土族自治县、湟源县、湟中县、海东市、平安区、民和回族自治县、互助土族自治县、门

（续表）

序号	药用矿产[1]	行 政 区[2]
		源回族自治县、泽库县、尖扎县、共和县、贵德县、贵南县、果洛藏族自治州、班玛县、囊谦县、德令哈市、天峻县、乐都区、乌鲁木齐县、吐鲁番市、阜康市、玛纳斯县、奇台县、木垒哈萨克自治县、精河县、且末县、和硕县、乌什县、阿图什市、乌恰县、疏勒县、英吉沙县、莎车县、岳普湖县、伽师县、和田县、墨玉县、洛浦县、策勒县、民丰县、察布查尔锡伯自治县、霍城县、巩留县、新源县、昭苏县、尼勒克县、塔城地区、沙湾县、托里县、和布克赛尔蒙古自治县、布尔津县、富蕴县、阿拉尔市、可克达拉市
22	灶心土	甘肃省
23	石英二长斑岩	洛南县、拜城县
24	刚玉	阿克陶县、塔什库尔干塔吉克自治县、喀什市、泽普县、和田地区
25	金刚石	喀什市、泽普县、巴楚县
26	硇砂	库车县
27	自然金	蓝田县、周至县、宝鸡市、凤县、渭南市、汉中市、南郑区、宁强县、略阳县、安康市、皋兰县、旬阳县、洛南县、镇安县、皋兰县、嘉峪关市、天水市、武山县、民乐县、临泽县、敦煌市、瓜州县、肃北蒙古族自治县、漳县、岷县、陇南市、成县、两当县、徽县、西和县、康县、文县、宕昌县、合作市、舟曲县、临潭县、夏河县、石嘴山市、固原市、海原县、湟中县、湟源县、民和回族土族自治县、化隆回族自治县、循化撒拉族自治县、门源回族自治县、同仁县、共和县、兴海县、玉树县、囊谦县、都兰县、奇台县、尉犁县、且末县、和静县、阿合奇县、喀什市、塔什库尔干塔吉克自治县、墨玉县、伊宁县、霍城县、巩留县、新源县、特克斯县、托里县、福海县、可克达拉市
28	自然银	周至县、宝鸡市、南郑区、略阳县、洛南县、镇安县、皋兰县、天水市、敦煌市、成县、两当县、西和县、卓尼县、夏河县、同仁县、共和县、兴海县、囊谦县、奇台县、喀什市、塔什库尔干塔吉克自治县、民丰县、伊宁县、霍城县、新源县、可克达拉市
29	汞矿	宝鸡市、凤县、安康市、旬阳县、两当县、徽县、卓尼县、祁连县、共和县、兴海县、民丰县

注：1. 药用矿产资源品种；2. 分布的县级及县级以上行政区。

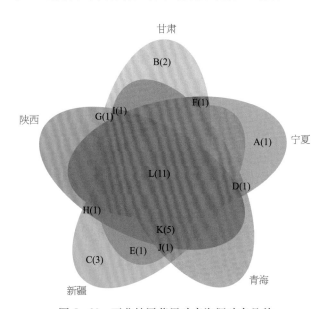

图 5-20 西北地区药用矿产资源矿产品种各省（自治区）分布维恩图

图中数字表示该区域矿产资源矿产品种个数。A（宁夏，1）：萤石；B（甘肃，2）：玉石、灶心土；C（新疆，3）：刚玉、金刚石、硇砂；D（宁夏、青海，1）：盐矿；E（甘肃、新疆，1）：玛瑙；F（甘肃、宁夏，1）：磷矿；G（陕西、甘肃，1）：绿松石；H（陕西、新疆，1）：石英二长斑岩；I（陕西、甘肃、青海，1）：钾盐矿；J（甘肃、青海、新疆，1）：锡石；K（陕西、甘肃、青海、新疆，5）：滑石、方铅矿、辉锑矿、自然银、汞矿；L（陕西、甘肃、青海、宁夏、新疆，11）：芒硝、煤矿、花岗岩、石英、石膏、方解石、铁矿、铜矿、锌矿、石灰岩、自然金。

三、西北地区分布矿物药品种概况

本次普查较为系统地对西北地区矿物药品种进行调查，最终得到分布于西北地区的 120 种矿物药品种及其资源分布情况。120 个矿物药品种为：白垩、白矾、白降丹、白石英、白石脂、白盐、扁青、冰、不灰木、曾青、赤石脂、赤铜屑、磁石、雌黄、大青盐、胆矾、地浆、东壁土、豆状灰石、鹅管石、方解石、粉霜（升汞）、伏龙肝、甘土、光明盐、寒水石、黑砂、黑云母、红宝石、红粉（升药）、红升丹、琥珀、花蕊石、滑石、黄矾、姜石、金箔、金刚石、金精石、金礞石、井底泥、空青、枯矾、理石、硫黄、龙齿、龙骨、龙角、炉甘石、卤碱、绿青、绿松石、绿盐、玛瑙、麦饭石、芒硝、蒙脱石、密陀僧、硇砂、硼砂、砒石、砒霜、朴硝、铅、铅丹（黄丹）、铅粉、铅灰、铅霜、青礞石、轻粉、泉水、蛇含石、升药底、石膏、石灰、石灰华、石脑油、石炭、石燕、食盐、水银、水云母、铁、铁粉、铁浆、铁落、铁锈、红铜、铜绿、土黄、万年灰、温泉、无名异、锡、锡石、咸秋石、硝石(火硝)、小灵丹、雄黄、玄精石、玄明粉、盐胆水、阳起石、阴起石、银箔、银朱、禹余粮、玉、礜石、云母、皂矾(绿矾)、长石(硬石膏)、赭石、正长石、钟乳石、朱砂、紫硇砂、紫萤石(紫石英)、紫铜矿、自然铜。

按阳离子分类分属种数如下:(1)钠化合物类11种,(2)钾化合物2种,(3)铵化合物1种,(4)镁化合物类8种,(5)钙化合物类19种,(6)铝化合物类10种,(7)硅化合物类7种,(8)锰化合物类1种,(9)铁及其化合物类12种,(10)铜及其化合物类9种,(11)锌及其化合物类1种,(12)砷化合物类6种,(13)汞及其化合物类10种,(14)铅及其化合物类6种,(15)自然元素类5种,(16)其他化合物类12种。西北地区矿物药品种及其分布情况详见表5-35。

西北地区矿物药品种在各省(自治区)的分布情况如图5-21所示,该图展示了西北地区不同省(自治区)特有的和共有的矿物药品种。

表5-35 西北地区矿物药品种目录与分布

序号	药材名	药材拉丁名	来源	原矿物(或组成)	分布	备注
一、钠化合物类(11种)						
1	食盐	Natrii Chloridum	海水或盐井、盐池、盐泉中的盐水经煎、晒而成的结晶体	盐水(Salinus)	宁夏、青海、新疆、甘肃、陕西	藏医习用
2	大青盐	Halitum	氯化物类石盐族矿物石盐(湖盐)的结晶体	石盐(Halite)	陕西、甘肃、宁夏、青海、新疆	
3	光明盐	Sallucidum	氯化物类石盐族石盐的无色透明的结晶体	石盐(Halite)	陕西、甘肃、宁夏、青海、新疆	
4	朴硝	Mirabilitum	硫酸盐类芒硝族矿物芒硝或人工制品芒硝的粗制品	芒硝(Mirabilite)	陕西、青海、甘肃、新疆	
5	芒硝	Natrii Sulfas	硫酸盐类芒硝族矿物芒硝经加工精制而成的结晶体	芒硝(Mirabilite)	陕西、甘肃、宁夏、青海、新疆	
6	玄明粉	Natrii Sulfas Exsiccatus	硫酸盐类芒硝族矿物芒硝经风化的干燥品	芒硝(Mirabilite)	陕西、甘肃	
7	硼砂	Borax	硼酸盐类硼砂族矿物硼砂经精制而成的结晶	硼砂(Borax)	陕西、甘肃、青海、新疆、宁夏	
8	白盐	Halitum Album	矿区或戈壁荒地白色食用盐	石盐(Halite)	新疆	
9	咸秋石	Sal Praeparatum	食盐的人工煅制品	食盐(Natrii Chloridum)	青海	
10	盐胆水	/	食盐制备过程中沥下的液汁	食盐(Sal communis)	青海	
11	紫硇砂	Halitum Violaceoum	卤化物类矿物紫色石盐晶体	紫色石盐(Halite Violaceous)	甘肃、青海、陕西、新疆	
二、钾化合物类(2种)						
12	硝石(火硝)	Sal Nitri	硝酸盐类硝石族矿物钾硝石经加工精制成的结晶体,或人工制品	钾硝石(Niter)	青海、甘肃	
13	正长石	Orthoclasum	硅酸盐类长石族矿物正长石	正长石(Orthoclase)	青海	藏医习用
三、铵化合物类(1种)						
14	硇砂	Sal Ammoniaci	氯化物类卤砂族矿物铵石盐	铵石盐(Sal Ammoniac)	陕西、甘肃、青海、新疆、宁夏	

（续表）

序号	药材名	药材拉丁名	来源	原矿物（或组成）	分布	备注
四、镁化合物类（8 种）						
15	滑石	Talcum	硅酸盐类滑石-叶蜡石族矿物滑石	滑石（Talc）	陕西、甘肃、青海、新疆	
16	阳起石	Tremolitum	硅酸盐类角闪石族矿物透闪石	透闪石（Tremolite）	陕西、甘肃	
17	阴起石	Actinolitum	硅酸盐类角闪石族矿物阳起石	阳起石（Actinolite）	陕西	
18	不灰木	Asbestos Serpentinum	硅酸盐类蛇纹石-高岭石族矿物蛇纹石石棉	蛇纹石石棉（Chrysotile）	陕西、青海、新疆	
19	金精石	Vermiculitum	硅酸盐类蛭石族矿物水金云母-水黑云母，或蛭石（猫金）	水金云母-水黑云母（Hydrophlogopite-Hydrobiotite）；蛭石（Vermiculite）	陕西、甘肃	
20	青礞石	Chloriti Lapis	黑云母片岩或绿泥石化云母碳酸盐片岩	黑云母片岩（Biotite Schist）；绿泥石化云母碳酸盐片岩（Chloritized Mica-carbonate Schist）	陕西、甘肃	
21	金礞石	Micae Lapis Aureus	蛭石片岩或水黑云母片岩	蛭石片岩（Vermiculite Schist）；水黑云母片岩（Hydrobiotite Schist）	陕西、甘肃	
22	卤碱	Bischofitum	卤块（固体卤水）经加工煎熬制成的白色结晶体	/	青海	
五、钙化合物类（19 种）						
23	石膏	Gypsum Fibrosum	硫酸盐类石膏族矿物纤维石膏	纤维石膏（Satin spar）	陕西、甘肃、宁夏、青海、新疆	
24	理石	Gypsum et Anhydritum	硫酸盐类石膏族矿物石膏与硬石膏的结合体	石膏（Gypsum）；硬石膏（Anhydrite）	陕西、甘肃	
25	玄精石	Selenitum	硫酸盐类石膏族矿物透石膏	透石膏（Selenite）	陕西、甘肃、青海、新疆	
26	长石（硬石膏）	Anhydritum	硫酸盐类硬石膏族矿物硬石膏	硬石膏（Anhydrite）	陕西、甘肃、新疆、青海	
27	方解石	Calcite	碳酸盐类方解石-文石族矿物方解石（菱面体集合体）	方解石（菱面体集合体）（Calcite）	陕西、甘肃、宁夏、青海、新疆	
28	寒水石	Gypsum Rubrum vel Calcitum	硫酸盐类石膏族矿物石膏（色红者，北寒水石）或碳酸盐类方解石-文石族矿物方解石（粗粒状集合体，南寒水石）	石膏（红色）（Gypsum Rubrum）；方解石（粗粒状集合体）（Calcite）	宁夏、新疆、青海	
29	钟乳石	Stalactitum	碳酸盐类方解石-文石族矿物方解石的钟乳状集合体下端较细的圆柱状管状部分	方解石（钟乳状集合体下端较细的圆柱状、管状部分）（Stalactite）	陕西、甘肃	
30	石灰	Calx	沉积岩石灰岩经加热煅烧而成的生石灰及其熟化产物熟石灰羟钙石	石灰岩（Limestone）；生石灰（Lime）；羟钙石（Portlandite）	陕西、甘肃、宁夏、青海、新疆	
31	花蕊石	Ophicalcitum	蛇纹石大理岩	蛇纹石大理岩（Ophicalcite）	陕西、甘肃	

（续表）

序号	药材名	药材拉丁名	来源	原矿物（或组成）	分布	备注
32	姜石	Calcaribus Loess Nodus	黄土层或风化红土层中钙质结核	钙质结核（Calcarious Loess Nodule）	陕西、甘肃、青海、新疆、宁夏	
33	龙骨	Os Draconis	古代脊索动物门哺乳动物纲长鼻目、奇蹄目及偶蹄目等动物的骨骼化石	古脊椎动物化石（Fossil paleovertebrales）	陕西、甘肃、宁夏	
34	龙齿	Dens Draconis	古代脊索动物门哺乳动物纲长鼻目及奇蹄目等动物的牙齿化石	古脊椎动物化石（Fossil paleovertebrales）	甘肃、宁夏、陕西、青海	
35	紫萤石（紫石英）	Fluoritum	卤素化合物氟化物类萤石族矿物萤石	萤石（Fluorite）	陕西、甘肃	
36	万年灰	Calcii Carbonicum ex Vetusto Domus	古建筑物的石灰性块状物	/	陕西、甘肃、宁夏、青海、新疆	蒙医习用
37	豆状灰石	/	石灰岩中的死亡藻体；或从胶体溶液中沉积的；或是饱和碳酸钙溶液，在有适宜的碎屑核心时沉积的球状颗粒	豆状灰石	青海、甘肃	
38	鹅管石	Jubuliforme Colcitum	碳酸盐类方解石-文石族矿物方解石的细管状集合体	方解石（细管状集合体）（Calcite）	甘肃、青海、新疆、陕西	
39	龙角	Fossilia Cornum	古代脊索动物门哺乳纲动物的角骨化石	古脊椎动物化石（Fossil paleovertebrales）	青海、陕西	
40	石灰华	Travertinum	碳酸盐类方解石-文石族矿物石灰华	石灰华（Travertine）	甘肃	
41	石燕	Fossilia Spiriferis	古代腕足动物门石燕贝目石燕贝属及弓石燕贝属等多种动物的化石	古腕足类动物化石（Fossil paleobrachiopod）	陕西、甘肃	
六、铝化合物类（10 种）						
42	白矾	Alumen	硫酸盐类明矾石族矿物明矾石经加工提炼而成的结晶	明矾石（Alunite）	甘肃、陕西	
43	赤石脂	Halloysitum Rubrum	硅酸盐类埃洛石族矿石多水高岭石与氧化物类刚玉族矿物赤铁矿或含氢氧化物类针铁矿族矿物褐铁矿共同组成的细分散多矿物集合体	多水高岭石（Halloysite Combined）；赤铁矿（Hematite）；褐铁矿（Limonite）	陕西、甘肃	
44	白石脂	Kaolinitum	硅酸盐类高岭石族矿物高岭石	高岭石（Kaolinite）	陕西、甘肃、青海、新疆、宁夏	
45	云母	Muscovitum	硅酸盐类云母族矿物白云母	白云母（Muscovite）	陕西、甘肃、新疆	
46	白垩	Kaolinitum vel Bentonitum	高岭土或膨润土黏土岩	高岭土（Kaolin）；膨润土黏土岩（Bentonite）	陕西、甘肃、宁夏、青海、新疆	
47	甘土	Bentonitum	膨润土黏土岩	膨润土黏土岩（Bentonite）	陕西、甘肃、宁夏、青海、新疆	
48	伏龙肝	Terra Flava Usta	经多年用柴草熏烧而结成的灶心土	灶心土（Terra flava usta）	陕西、甘肃、宁夏、青海、新疆	

（续表）

序号	药材名	药材拉丁名	来源	原矿物（或组成）	分布	备注
49	东壁土	/	古老房屋泥墙的土块，已毁的古老房屋东壁上之泥土块	/	陕西、甘肃、宁夏、青海、新疆	
50	枯矾	Alumen Ustum	白矾经煅制失去结晶水的炮制品	/	甘肃、陕西	
51	土黄	/	硅酸盐类矿物（变）多水高岭石	多水高岭石（Halloysite Combined）	陕西、甘肃、宁夏、青海、新疆	藏医习用
			七、硅化合物类（7种）			
52	白石英	Quartz Album	氧化物类石英族矿物石英	石英（Quartz）	陕西、甘肃、宁夏、青海、新疆	
53	麦饭石	Maifanitum	风化的石英二长斑岩	石英二长斑岩（Quartz Monzonite Porphyry）	陕西、新疆、甘肃、青海、宁夏	
54	玛瑙	Achatum	氧化物类石英族矿物石英的亚种玛瑙	玛瑙（Agate）	陕西、甘肃、宁夏、青海、新疆	
55	玉	Nephritum vel Lapis Sapo	硅酸盐类角闪石族矿物透闪石的隐晶质亚种软玉，或蛇纹石-高岭石族矿物蛇纹石的隐晶质亚种岫玉	软玉（Nephrite）；岫玉（Serpentine）	甘肃、青海、新疆、陕西	
56	蒙脱石	Montmorillonitum	硅酸盐蒙皂石族矿物蒙脱石	蒙脱石（Montmorillonite）	新疆	
57	黑云母	/	硅酸盐类矿物黑云母	黑云母（Biotite）	青海、新疆	
58	水云母	Hydromica	水云母族矿物水云母黏土岩	水云母（Hydromica）	青海	藏医习用
			八、锰化合物类（1种）			
59	无名异	Pyrolusitum	氧化物类金红石族矿物软锰矿	软锰矿（Pyrolusite）	陕西、青海	
			九、铁及其化合物类（12种）			
60	铁	Ferrum	赤铁矿、褐铁矿、磁铁矿等冶炼而成的灰黑色金属	赤铁矿（Haematite）；褐铁矿（Limonite）；磁铁矿（Magnetite）	陕西、甘肃、宁夏、青海、新疆	
61	铁落	Pulvis Ferri	铁锻制红赤、外层氧化时被锤落的铁屑	/	陕西、甘肃、宁夏、青海、新疆	
62	赭石	Haematitum	氧化物类刚玉族矿物赤铁矿	赤铁矿（Haematite）	陕西、甘肃	
63	磁石	Magnetitum	氧化物类尖晶石族矿物磁铁矿	磁铁矿（Magnetite）	陕西、甘肃	
64	自然铜	Pyritum	硫化物类黄铁矿族矿物黄铁矿	黄铁矿（Pyrite）	陕西、甘肃、青海、新疆	藏医、蒙医习用
65	蛇含石	Limonitum Globuloforme et Pyritum Globuloforme	硫化物类矿物黄铁矿（或白铁矿）结核或褐铁矿化黄铁矿结核	黄铁矿（Pyrite）；褐铁矿（Limonite）	陕西、甘肃	
66	禹余粮	Limonitum	氢氧化物类针铁矿族矿物褐铁矿（以针铁矿族矿物针铁矿-水针铁矿为主组分）	褐铁矿（Limonite）	陕西、甘肃、新疆	藏医习用

（续表）

序号	药材名	药材拉丁名	来源	原矿物（或组成）	分布	备注
67	黄矾	Fibroferritum	硫酸盐类明矾石族矿物纤铁矾	纤铁矾（Fibroferrite）	陕西、甘肃、新疆、青海	
68	皂矾（绿矾）	Melanteritum	硫酸盐类水绿矾族矿物水绿矾或其人工制品	水绿矾（Melanterite）	陕西、甘肃、新疆	
69	铁粉	Ferroferric Oxidum	铁或钢铁入火飞炼或水飞而得的细粉	/	陕西、甘肃、宁夏、青海、新疆	
70	铁浆	Suspension ex Aerugo Ferri cum Aqua	铁浸渍于水中生锈后形成的一种混悬液	/	陕西、甘肃、宁夏、青海、新疆	
71	铁锈	Aerugo Ferri	铁置空气中氧化后生成的红褐色锈衣	/	陕西、甘肃、宁夏、青海、新疆	
十、铜及其化合物类（9种）						
72	赤铜屑	Pulvis Cuprinus	煅铜时脱落的碎屑	/	陕西、甘肃、宁夏、青海、新疆	
73	扁青	Azuritum Platyclada vel Granular	碳酸盐类孔雀石族矿物蓝铜矿（扁平块状、粒状集合体）	蓝铜矿（扁平块状、粒状集合体）（Azurite）	陕西、甘肃、青海	
74	空青	Azuritum Globosi vel Cavum	碳酸盐类孔雀石族矿物蓝铜矿成球形或中空者	蓝铜矿（球形或中空集合体）（Azurite）	陕西、甘肃	
75	曾青	Azuritum Lamina vel Globuloforme	碳酸盐类孔雀石族蓝铜矿的具层壳结构的结核状集合体	蓝铜矿（具层壳结构的结核状集合体）（Azurite）	陕西、甘肃	
76	绿青	Malachitum	碳酸盐类孔雀石族矿物孔雀石	孔雀石（Malachite）	陕西、甘肃、青海	
77	铜绿	Malachitum	铜器表面经二氧化碳或醋酸作用后生成的绿色碱式碳酸铜	/	陕西、甘肃、宁夏、青海、新疆	
78	胆矾	Chalcanthitum	硫酸盐类胆矾族矿物胆矾	胆矾（Chalcanthite）	陕西、甘肃	
79	紫铜矿	Bornitum	硫化物类斑铜矿族矿物斑铜矿	斑铜矿（Bornite）	陕西	
80	绿盐	Atacamitum	卤化物类氯铜矿族矿物氯铜矿或人工制品	氯铜矿（Atacamite）	青海	
十一、锌及其化合物类（1种）						
81	炉甘石	Galamina	碳酸盐类方解石-文石族矿物菱锌矿或水锌矿	菱锌矿（Smithsonite）；水锌矿（Hydrozincite）	陕西	
十二、砷化合物类（6种）						
82	砒石	Arsenicum	氧化物类砷华族矿物砷华	砷华（Arsenolite）	陕西、甘肃	
83	雄黄	Realgar	硫化物类雄黄族矿物雄黄	雄黄（Realgar）	陕西、甘肃	
84	雌黄	Orpimen	硫化物类雌黄族矿物雌黄	雌黄（Orpiment）	陕西、甘肃	
85	礜石	Arsenopyritum	硫化物类毒砂族矿物毒砂	毒砂（Arsenopyrite）	陕西、甘肃、青海、新疆	
86	砒霜	Arsenicum	砒石经升华而成的三氧化二砷精制品	砒石（arsenicum）	甘肃	

（续表）

（续表）

序号	药材名	药材拉丁名	来源	原矿物（或组成）	分布	备注
87	小灵丹	Xiaolingdan	硫黄与雄黄经升华制成的砷硫化合物	硫黄（Sulfur）；雄黄（Realgar）	甘肃、青海、陕西	
十三、汞及其化合物类（10种）						
88	水银	Hydrargyrum	自然金属类液态矿物自然汞，主要从辰砂矿经加工提炼制成	辰砂（Cinnabar）；自然汞（Mercury or Quicksilver Hydrargyrum）	陕西、甘肃、青海、新疆	
89	白降丹	Hydrargyrum Chloratum Compositum	人工提炼的氯化汞和氯化亚汞的混合结晶物	/	陕西、甘肃、青海、新疆、宁夏	
90	朱砂	Cinnabaris	硫化物类矿物辰砂族辰砂	辰砂（Cinnabar）	陕西、甘肃	
91	红升丹	Hongshengdan	水银、火硝、白矾、朱砂、雄黄、皂矾制炼而成的红色氧化汞	/	陕西	
92	轻粉	Calomelas	升华法炼制而成的氯化亚汞结晶	/	陕西、甘肃	
93	粉霜（升汞）	Mercuric Chloridum	升华法炼制而成的氯化汞结晶	/	甘肃	
94	黑砂	/	炼制轻粉积累而成的锅巴状或水锈样氯化亚汞		甘肃	
95	红粉（升药）	Hydrargyri Oxydum Rubrum	水银、硝石、白矾或由水银和硝酸炼而制成的红色氧化汞	/	甘肃	
96	升药底	Hydrargyrum Oxydatum Crudum Bottom	炼制升药后留在锅底的残渣	/	甘肃	
97	银朱	Vermilion	水银、硫黄和氢氧化钾经升华制成的硫化汞	/	甘肃	
十四、铅及其化合物类（6种）						
98	铅	Plumbum	硫化物大类单硫化物类方铅矿族矿物方铅矿冶炼成的灰白色金属铅	方铅矿（Galena）	陕西、甘肃、青海、新疆	
99	密陀僧	Lithargyrum	硫化物大类单硫化物类方铅矿族矿物方铅矿提炼银、铅时沉积的炉底，或为铅熔融后的加工制成品	方铅矿（Galena）	陕西、甘肃、青海	
100	铅霜	Plumbi Acetas	铅加工制成的醋酸铅	/	陕西、甘肃	
101	铅丹（黄丹）	Plumbum Rubrum	铅加工制成的四氧化三铅	/	甘肃	
102	铅粉	Hydrocerussitum	铅加工制成的碱式碳酸铅	/	甘肃	
103	铅灰	Plumbum Ustum	铅制成的加工品	/	甘肃	
十五、自然元素类（5种）						
104	金箔	Aurum Foil	自然金属类自然铜族自然金经加工而成的薄片	自然金（Gold）	陕西、甘肃、宁夏、青海、新疆	藏医习用

（续表）

序号	药材名	药材拉丁名	来源	原矿物（或组成）	分布	备注
105	银箔	Argentum Foil	自然元素大类自然金属类自然铜族矿物自然银经加工而成的薄片	自然银（Silver）	陕西、甘肃、宁夏、青海、新疆	藏医习用
106	硫黄	Sulfur	自然元素大类自然非金属类自然硫族自然硫，主要用含硫物质或含硫矿物经炼制升华的结晶体	自然硫（Sulphur）	甘肃、青海、陕西、宁夏	
107	金刚石	Diamond	自然元素大类自然非金属类金刚石-石墨族金刚石	金刚石（Diamond）	新疆	藏医习用
108	红铜	Cuprum Nativus	自然元素大类自然金属类自然铜族自然单质铜	自然单质铜（Native Copper）	陕西、甘肃、青海、新疆	
十六、其他化合物类(12种)						
109	井底泥	Nigri Terra ex Well-bottom	淤积在井底的灰黑色泥土	/	陕西、甘肃、宁夏、青海、新疆	
110	石炭	Coal	可燃性有机岩、煤岩中的烟煤或无烟煤	煤（Coal）	陕西、甘肃、宁夏、青海、新疆	
111	石脑油	Crude Petroli	低等动物、植物埋藏地下，经地质作用（复杂的化学和生物化学变化）形成的液态可燃性有机岩	石油（Petroleum）	陕西、甘肃、宁夏、青海、新疆	
112	地浆	Aqua Extractum ex Loess	新掘黄土加水搅浑或煎煮后澄取的上清液	黄土（Loess）	陕西、甘肃、宁夏、青海、新疆	
113	泉水	Aqua Mineralis	未受污染的天然井泉中新汲水或矿泉水	水（Water）	陕西、甘肃、宁夏、青海、新疆	
114	温泉	Geothermic Spring	下渗的雨水和地表水循环至地壳深处加热而形成的温度超过20℃的地下水	水（Water）	陕西、甘肃、宁夏、青海、新疆	
115	冰	Glacies	氧化物和氢氧化物大类氧化物类冰族矿物冰	冰（Ice）	陕西、甘肃、宁夏、青海、新疆	
116	琥珀	Succinum	古代植物的树脂经石化而成的化石	琥珀（Amber）	陕西	
117	绿松石	Turquoisum	磷酸盐类绿松石族矿物绿松石	绿松石（Turquoise）	陕西，新疆	藏医、蒙医习用
118	红宝石	Lapis Rubrum	氧化物类刚玉族矿物刚玉（红色）	刚玉（Ruby）	新疆	维吾尔医习用
119	锡	Tin	氧化物和氢氧化物大类简单氧化物类金红石族锡石中炼出的锡	锡石（Cassiterite）	甘肃、青海、新疆	
120	锡石	Cassiteritum	氧化物类金红石族矿物锡石	锡石（Cassiterite）	甘肃、青海、新疆	

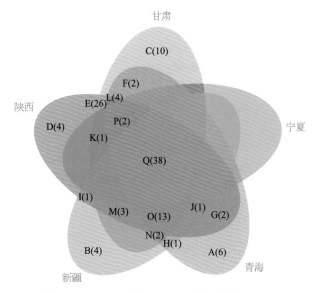

图 5-21　西北地区矿物药品种各省（自治区、直辖市）分布维恩图

图中数字表示该区域矿物药品种个数。A(青海,6)：咸秋石、盐胆水、正长石、卤碱、水云母、绿盐；B(新疆,4)：白盐、蒙脱石、金刚石、红宝石；C(甘肃,10)：石灰华、砒霜、粉霜(升汞)、黑砂、升药、升药底、银朱、铅丹(黄丹)、铅粉、铅灰；D(陕西,4)：紫铜矿、炉甘石、红升丹、琥珀；E(陕西、甘肃,26)：玄明粉、阳起石、阴起石、金精石、青礞石、金礞石、理石、钟乳石、花蕊石、紫萤石(紫英石)、石燕、白矾、赤石脂、枯矾、赭石、磁石、蛇含石、空青、曾青、胆矾、砒石、雄黄、雌黄、朱砂、轻粉、铅霜；F(青海、甘肃,2)：硝石(火硝)、豆状灰石；G(陕西、青海,2)：龙角、无名异；H(青海、新疆,1)：黑云母；I(陕西、新疆,1)：绿松石；J(陕西、青海、新疆,1)：不灰木；K(陕西、甘肃、宁夏,1)：龙骨；L(陕西、甘肃、青海,4)：扁青、绿青、小灵丹、密陀僧；M(陕西、甘肃、新疆,3)：云母、禹余粮、皂矾(绿矾)；N(甘肃、青海、新疆,2)：锡、锡石；O(陕西、青海、甘肃、新疆,13)：朴硝、紫硇砂、滑石、玄精石、长石(硬石膏)、鹅管石、玉、自然铜、黄矾、礜石、水银、铅、红铜；P(陕西、甘肃、宁夏、青海,2)：龙齿、硫黄；Q(陕西、甘肃、青海、宁夏、新疆,38)：食盐、大青盐、光明盐、芒硝、硼砂、硇砂、石膏、方解石、寒水石、石灰、姜石、万年灰、白石脂、白垩、甘土、伏龙肝、东壁土、土黄、白石英、麦饭石、玛瑙、铁、铁落、铁粉、铁浆、铁锈、赤铜屑、铜绿、白降丹、金箔、银箔、井底泥、石炭、石脑油、地浆、泉水、温泉、冰。

参 考 文 献

［1］康廷国.中药鉴定学［M］.北京：中国中医药出版社，2007.

［2］张杨.我国药用矿产资源开发利用中的问题及对策研究［J］.资源与产业，2008,10(6)：72-75.

［3］国家中医药管理局《中华本草》编委会.中华本草［M］.上海：上海科学技术出版社，1999.

［4］南京中医药大学.中药大辞典［M］.2版.上海：上海科学技术出版社，2006.

［5］中国药材公司.中国中药资源志要［M］.北京：科学出版社，1994.

［6］王嘉荫.本草纲目的矿物史料［M］.北京：科学出版社，1957.

［7］刘友樑.矿物药与丹药［M］.上海：上海科学技术出版社，1962.

［8］戚厚善，唐于卿，王清海，等.中兽医矿物药与方例［M］.济南：山东科学技术出版社，1979.

［9］李涣.矿物药浅说［M］.济南：山东科学技术出版社，1981.

［10］李大经，李鸿超，严寿鹤，等.中国矿物药［M］.北京：地质出版社，1988.

［11］刘玉琴.矿物药［M］.呼和浩特：内蒙古人民出版社，1989.

［12］孙静均，李舜贤.中国矿物药研究［M］.济南：山东科学技术出版社，1989.

［13］杨松年.中国矿物药图鉴［M］.上海：上海科学技术文献出版社，1990.

［14］秦淑英，刘群，李秉孝，等.中国矿物志(第四卷)——卤化物矿物［M］.北京：地质出版社，1992.

［15］郭兰忠.矿物本草［M］.南昌：江西科学技术出版社，1994.

［16］王水潮，吴焕才.矿物药的沿革与演变［M］.西宁：青海人民出版社，1996.

［17］王敏.矿产本草［M］.北京：中国医药科技出版社，2000.

［18］张保国.矿物药［M］.北京：中国医药科技出版社，2005.

［19］滕佳林.本草古籍矿物药应用考［M］.北京：人民卫生出版社，2007.

［20］尚志钧.中国矿物药集纂［M］.尚元藕，尚元胜，整理.上海：上海中医药大学出版社，2010.

［21］高天爱.矿物药及其应用［M］.北京：中国中医药出版社，2012.

［22］林瑞超.矿物药检测技术与质量控制［M］.北京：科学出版社，2013.

［23］高天爱，马金安，刘如良，等.矿物药真伪图鉴及应用［M］.太原：山西科学技术出版社，2014.

［24］贾敏如，卢晓琳，马逾英.初论我国少数民族使用矿物药的品种概况［J］.中国中药杂志，2015,40(23)：4693-4702.

［25］张雅聪，李成义，张馨元.甘肃省矿物药资源调查［J］.西部中医药，2003(5)：59-61.

［26］张磊.基于可持续发展的新疆矿产资源开发利用研究［D］.乌鲁木齐：新疆大学，2006.

［27］谢生元，杜仲谋，张守斌.浅谈青海矿产资源可持续开发［J］.柴达木开发研究，2009(5)：44-46.

［28］梁淑贞.唐至清代河西走廊中药材资源的开发利用研究［J］.河西学院学报，2020,36(2)：11-18.

第六章 矿物药资源调查研究方法

一、文献调查方法

中药是指在传统中医药理论指导下认识和使用的药物,主要包括三大类,即植物药、动物药和矿物药,在数千年的文明进程中起着至关重要的作用。其中,矿物药作为中药的重要组成部分,资源丰富,效果显著,在临床中起到不可或缺的作用。系统地、全面地研究矿物类中药及其资源,通常先采用文献调查研究法,该方法主要指搜集、整理、鉴别文献,并通过对文献的研究,形成对事实的科学认识。文献调查方法主要有以下几种。

1. 查阅矿物药相关的古籍、专著、法典 例如:《神农本草经》(汉代)、《名医别录》(汉末)、《新修本草》(唐代)、《本草拾遗》(唐代)、《月王药诊》(唐代)、《本草纲目》(明代)、《本草纲目拾遗》(清代)、《晶珠本草》(清代),以及《中华人民共和国药典》(以下简称《中国药典》)、《中国民族药辞典》《中华本草》《中药大辞典》《中国中药资源志要》等。

2. 查阅期刊论文、会议论文或报道 比较便捷的方式是使用电子资源丰富的数据库,例如中国知网(CNKI)。这类文献资源丰富,涉及矿物药研究的各方面,且更新较快,可检索到较新的研究进展。

3. 查阅与矿物药相关的矿产资源文献 自然资源部发布的《中国矿产资源报告》、中国地质调查局(http://www.cgs.gov.cn/)、全国地质资料馆(http://www.ngac.org.cn/)、矿物种信息网(http://www.mineralinfo.org.cn/)及各地的地矿部门门户网站等。例如在中国地质调查局官网地质资料目录检索中输入拟查找的关键词进行调查。如石膏,可以查找到全国馆和省馆资料,按工作程度分为5类,即预查、普查、详查、勘探、其他,并列出报告

形成时间。也可按档案号查找,由此可以获取较为全面的地矿背景的资料。

由于药用矿物学是跨学科专业,目前可检索的相关资料中,药用矿物资源的研究工作大多是矿物学专家完成的,研究成果大多是报告或论文。因此对药用矿物资源的研究势必依赖矿物学的知识,中国地质调查局、工业局地质研究所、矿产地质研究院等部门为我们研究药用矿物资源提供了丰富的资料。

二、市场调查方法

矿物药市场调查是采用科学的方法,有目的、系统地搜集、记录、整理和分析矿物药市场情况,掌握矿物药资源分布、资源储量、炮制加工、临床应用、供销、流通等基本情况,为相关政府部门、企业制定政策、进行市场预测、做出经营决策、制定矿物药资源发展规划等提供客观、正确的依据。

(一)调查矿物药资源品种分布及储量情况

联系各省(自治区、直辖市)自然资源等主管部门,在符合国家保密信息前提下,获取该地区近年矿产资源储量表、地质勘查年报、矿产资源年报等资料,对目前该地区药用矿产资源分布及资源储量情况进行总结分析。在此基础上,同时梳理各省(自治区、直辖市)、市、县政府官网中记载的药用矿产资源品种及其分布,作为对储量表内容的补充。

党的十八大以来,自然资源部快速推动地质资料的信息化管理和社会化服务,其网站可免费下载部分《中国矿产资源报告》作为研究参考资料。各省(自治区、直辖市)自然资源厅网站也有区域地质勘查年报、矿产资源年报及部分矿产资源储量统计表可供查阅。由中国地质调查局研发的"地质云1.0"于2017年11月正式发布并上线服务,实现了国家

层面 10 大类 75 个地质调查数据库、8 大类 2 382 个地学信息产品，以及部分软件系统和信息化基础资源的互联互通与共享，并向社会提供"一站式"查询、浏览、下载服务。2021 年 5 月，"地质云 3.0"在自然资源部中国地质调查局正式宣布上线服务，该平台的上线将为国家重大战略实施和全社会提供权威科学的地球科学数据信息服务，有部分重要矿产资源分布、储量、丰度、开发利用程度等的本底资料，也可按照国家相关法律法规的要求申请获取。全国地质资料馆（http://www.ngac.cn）的地质资料涉及湖南、内蒙古、青海、湖北、贵州、陕西、山西、四川、新疆等地区诸多矿种的调查报告、资源综合利用报告等。矿物种信息网（http://www.mineralinfo.org.cn/）可提供多种药用矿物在全国的分布信息及分布图，以及各品种产地、化学式、药物名称、成因类型、药材特征、性味功效等信息，以上也可作为重要的参考资料来源。

（二）调查矿物药生产流通应用情况

通过对各地区地质学会、有地质专业的高校科研院所、全国各大中药材专业市场中药用矿石专营店、各地区大中型中药饮片生产加工企业、零售药店、代表性中医院，以及长期从事矿物药生产、鉴定、使用的老药工、老药农、民间医生的走访，是获取矿物药使用、销售、生产的路径。

重点采集生产应用的矿物药品种、产地（售卖厂家或采集矿场地点）、产地加工方法、矿物药炮制方法、年购入原矿物量、年销售量、年使用量、应用的方剂等信息，对采集到的信息进行汇总、分析、总结，获得矿物药在医药相关领域的流通生产应用情况。信息收集方法可以采用实地走访、问卷调查和电话咨询等。此外，还可通过对网络购物平台进行调查，采集其中销售的矿物药品种、销量、产地、销往地区等信息，作为信息补充。

在调查过程中，对少数民族地区矿物药生产、流通、应用情况也列入调查重点内容，尤其是藏族、维吾尔族、蒙古族早有使用矿物药的传统和习惯，且矿物药品种极为丰富。贾敏如等在编撰《中国民族药辞典》过程中对民族矿物药进行过系统整理，但尚有部分矿物药基原不清等情况。在调查过程中，需做好各地区、各民族矿物药生产、流通、应用情况调查，

详细记录其颜色、形态、气味、质地等外观特征，并收集制法、用法等信息，同时采集实物样品，为后续考证等深入研究收集资料信息。调查过程中应注意将当前少数民族所使用矿物药与中药（汉族）目前相应品种相比较，分析各少数民族间应用矿物药同物异名、同名异物情况。如哈萨克族使用的矿物药塔斯马依（Tasmayi）是夏天天气变热时从山的岩缝里流出的一种淡褐至黑色脂状物，常被哈萨克族医药应用于骨折及多种炎症性疾病。根据所含金属的种类不同，哈萨克族将塔斯马依分为含金塔斯马依、含铜塔斯马依、含银塔斯马依和含铁塔斯马依 4 种；根据来源不同，又可以分为石油塔斯马依、植物塔斯马依、鼠粪塔斯马依 3 种。有研究报道，应用历史已有 1 300 多年的藏药渣驯（Zha-xun），是在一定自然条件下，含金、银等多种金属的矿石发生溶解和再凝结所形成的矿物药，主要用于治疗诸热证，是大量藏成药的原料药材之一。《中华人民共和国卫生部药品标准》藏药分册中所收录的 300 种藏成药中，就有 42 种含有渣驯。有研究考证发现，塔斯马依（Tasmayi）、渣驯（Zha-xun）和印度阿育吠陀医学中的喜来芝（Shilajit）等其实都是同一类物质。在调查过程中应广泛收集类似品种有关信息及标本，为后续深入研究奠定基础。

■ 三、野外调查方法

在前期文献调研、相关矿物资源主管部门、科研院所、药材市场、医疗单位等进行调研的基础上，获得重点药用矿物的产地信息、相关矿区联系方式等，可为后续开展区域重点药用矿物品种及矿区、生产企业实地调研提供帮助和便利条件。对矿物资源进行实地调研，查实相关药用矿物资源品种，全面了解矿物药资源的分布范围、地形地貌等基本情况，并记录相关药用矿物资源的开采、封存、储量、综合利用等情况，按要求采集相关实物标本。

1. 记录标准　矿物药不同于植物药和动物药相对清晰基原，其品种数量与分类方法密切相关，矿物药的品种和分类记述标准亟待规范。矿物药应首先确定品种的组成、范围，再研究如何分类，如主含

卤化物类的石盐族有大青盐、珍珠盐、光明盐、黑盐、白盐等,需通过深入比较,对照标本,明确统一规范的正品。详细记录采样时间、采样地点(经纬度坐标)、地形地貌、储藏量、开采量、矿物药品种、采样量、采样人、样品编号等信息,并拍摄矿床、采样及样品照片,供后期进一步对采集的矿物药样品进行品种鉴定和质量评定。

2. 取样标准 为保障调查结果的一致性,在开展药用矿物资源调查时,其标准和规范应注意一致。对于野外原矿样品采集,可由熟悉工区地质情况的地质专业人员完成,或可参照中国地质调查局地质调查技术标准进行,如《岩矿石物性调查技术规程》(DD2006-3)等,根据药用矿床实际情况,可选择刻槽法、刻线法、网格法、点线法、捡块法、打眼法、劈心法不同采样方法。每种药用矿物样品要有实物凭证上交主管单位或留样保存,并对样品量提出明确要求,以下取样方法可供参考。

(1) 刻槽法:在矿体露头上大致沿岩矿厚度方向按照一定规格用取样钎、锤或取样机开凿槽子,将槽中取下来的全部矿岩碎块、粉末作为样品。规格:宽×深有 5 cm×2 cm、7 cm×3 cm、10 cm×3 cm、10 cm×5 cm,刻槽规格、样品长度视矿种、矿化均匀程度、地质情况不同而异,矿化均匀时规格小些,矿化不均匀时规格大些。刻槽法为金属、非金属矿产最常用的取样方法。

(2) 刻线法:在矿体露头上大致沿岩矿厚度方向刻一条或几条连续的或规则断续的线型样沟,取宽度及深度都较小的"线状"碎块、粉末作为样品。规格:宽×深为(1~3)cm×(1~3)cm,线距 10~40 cm。单线刻槽用于矿化均匀的矿床,多线刻槽用于矿化不均匀矿床。刻线法常用于采场内取样。

(3) 网格法:在矿体露头上画出网格或铺以网绳,在网线的交点上或网格中心凿取大致相等的矿(岩)石碎块(粉)作为样品。网格形状有正方形、长方形、菱形等。规格:网格总范围一般为 1 m×1 m,单个网格边长 10~25 cm,一个样品有 15~100 点合成,总重 2~10 kg。

(4) 点线法:按刻槽法布置样线,在样长范围内的直线上等距离布置样点,各点凿取近似重量的矿岩碎块(岩粉)作为样品,矿化不均匀时可在 2~3 条样线上布置样点。规格:点距一般为 10 cm,线距一般为 50~100 cm。本法一定程度上代替网格法,常用于矿化均匀的采场内采样。

(5) 捡块法:在岩矿体露头或岩心上敲取一定规格的块体或从采下的矿石堆上,或装运矿石车上,按一定网距或点距捡取数量大致相等的碎块作为样品。规格:爆堆上网格间距一般为 0.2~0.5 m。本法常用于确定采下矿石质量。

(6) 打眼法(深孔取样):用采矿凿岩设备进行深孔凿岩过程中,采集矿、岩、泥(粉)作为样品。有全孔取样、分段连续取样、孔底取样 3 种方法。规格:露天深孔取样间距一般为(4 m×6 m)~(6 m×8 m)。露天深孔取样(穿爆孔取样)结果是详细确定开采块段矿体边界、矿石质量、矿石种类(品级)、编制爆破块段图,指挥生产等主要依据。

(7) 劈心法:从钻探获得的岩心、岩屑、岩粉作为样品。常用岩心劈开机劈或金刚石锯沿岩心长轴方向 1/2 或 1/4 劈(锯)开,一半作为样品,另一半保存于岩心箱内。规格:样长一般为 1 m。本法用于岩心钻机钻探时进行岩心取样。

3. 专用工具 根据药用矿物资源调查特点和样品采集需要,在外业调查时应补充必要的取样工具,如配备合适规格的地质锤、地质镐、矿石研钵、硬度笔等;一些使用次数不多且价格较贵的专用取样设备,如取样刻槽机、岩芯取样钻机等,可酌情借用或租用。

参 考 文 献

[1] 严辉,刘圣金,张小波,等.我国药用矿物资源调查方法的探索与建议[J].中国现代中药,2019,21(10):1293-1299.

[2] 贾敏如,卢晓琳,马逾英.初论我国少数民族使用矿物药的品种概况[J].中国中药杂志,2015,40(23):4693-4702.

[3] 木拉提·克扎衣别克.塔斯马依的研究进展[J].中国中药杂志,2013,38(3):443-449.

[4] 曹赟,古锐,赵明明,等.藏药"渣驯"来源与使用现状考证研究[J].中国中药杂志,2016,41(24):4663-4672.

[5] 赵明明,古锐,范久余.藏药"渣驯"研究进展[J].中国中药杂志,2018,43(24):1554-1562.

下篇

各 论

第一部分 矿物类

第七章 自然元素
Native elements

自然金属
metals

红 铜
《四部医典》
Cuprum Nativus

本药多作为民族药应用。

◇ 藏 药 ◇

· **名称** · 桑(《四部医典》),智玛、乌土木巴热、鲁是日(《药名解诂》),卡木玛、拉鲁同、加玛尔(《鲜明注释》),尼玛垒、玛尔台、玛尔土(《药物鉴别明镜》),桑玛、玛尔却、尼杰(《晶珠本草》)。

· **来源** · 为天然矿物自然单质铜。

· **本草考证** · 本品始载于《四部医典》。《鲜明注释》云:"本品由颜色可分为:色红黑、坚硬的铁铜和色红而软的金铜两类。又因产地不同而分为'康'铜、尼泊尔铜、'罗'铜三类。上品为自然铜,下品为铜矿石熔化而来。"《晶珠本草》云:"本品分为上品一种,次品两种。上品,为自然铜,是地下如金一样自然生成的,现在多产自西藏拉泽和藏觉附近。次品,两种皆产自石中。"《宝堆》云:"红铜产自丹矾。"《晶珠本草》又云:"经常可见丹矾和红铜或雄铜。色红者软,敲打时声音悦耳,称为金铜或

雌铜。"据查,藏医所用红铜为自然单质铜。

· **原矿物** · 自然单质铜 Native Copper 属等轴晶系矿物,具均质性。为铜红色的不规则粒状、结核状的集合体,有时呈树枝状,具金属光泽,有延展性,相对密度 8.5～8.9,硬度 2.5～3。在反射光下呈粉红色,具有较高的反射率,在 550 μm 的单射光下测得其反射率为 43。自然单质铜存在于硫化矿床的氧化带中,是次生矿物。内生的自然单质铜多与基性喷出岩相关。也产在砂岩、灰岩和板岩中。

· **主产地** · 主产于西藏、青海、甘肃、四川等地。

· **蕴藏量** · 自然单质铜 Native Copper 据 1949—2019 年间"全国地质资料馆"公布的数据,自然单质铜储量约为 4 240.07 万吨。按地区统计,矿物储量以河北省最多(2 810.13 万吨),依次为陕西省(327.47 万吨)、云南省(201.8 万吨)、内蒙古自治区(186.87 万吨)、贵州省(173.39 万吨)、浙江省(111.74 万吨)、安徽省(101.25 万吨)等,详细见表 7-1。

表7-1　自然单质铜历年蕴藏量报道

序号	省份	市（州、盟）	县（区、旗）	经度	纬度	蕴藏量（万吨）	时间
1	河北省	承德市	平泉县	/	/	2 254.6	1961/3/1
2	河北省	唐山市	迁安市	118°40′00″～118°40′00″	40°13′00″～40°13′00″	551.59	1959/12/1
3	河北省	保定市	涞源县	114°51′00″～114°51′00″	39°22′30″～39°22′30″	2.02	1959/12/1
4	河北省	保定市	涞源县	114°49′52″～114°49′52″	39°21′58″～39°21′58″	1.92	1978/6/1
5	山西省	运城市	垣曲县	111°40′02″～111°40′02″	35°21′41″～35°21′41″	53	1955/3/1
6	内蒙古自治区	呼伦贝尔市	新巴尔虎右旗	117°15′00″～117°20′00″	49°24′00″～49°26′30″	185.06	2006/9/30
7	内蒙古自治区	呼伦贝尔市	新巴尔虎右旗	116°16′06″～116°16′46″	48°46′57″～48°47′30″	1.81	1991/5/1
8	辽宁省	葫芦岛市	连山区	120°38′00″～120°38′00″	40°55′30″～40°55′30″	0.697	1960/12/1
9	吉林省	延边朝鲜族自治州	龙井市	128°57′50″～128°57′50″	42°56′40″～42°56′40″	0.67	1985/12/1
10	吉林省	通化市	通化县	125°28′00″～125°36′00″	41°35′00″～41°43′00″	0.276 6	1964/1/31
11	吉林省	通化市	二道江区	129°19′00″～129°19′00″	42°53′30″～42°53′30″	0.15	1961/1/15
12	黑龙江省	哈尔滨市	宾县	127°20′00″～127°20′00″	45°31′00″～45°31′00″	0.1	1963/5/15
13	黑龙江省	伊春市	美溪区	129°03′00″～129°06′00″	47°27′00″～47°30′00″	0.045	2001/3/1
14	江苏省	苏州市	吴中区	112°22′41″～112°23′19″	31°17′42″～31°19′06″	1.89	1991/6/1
15	江苏省	南京市	江宁区	/	/	1.51	1960/11/1
16	江苏省	南京市	江宁区	119°05′22″～119°06′12″	32°03′38″～32°04′28″	1.1	1991/8/1
17	江苏省	镇江市	句容市	119°11′30″～119°11′30″	32°08′00″～32°08′00″	0.424 9	1988/11/1
18	浙江省	绍兴市	绍兴县	120°32′30″～120°34′22″	29°51′15″～29°53′20″	109.21	1980/7/1
19	浙江省	绍兴市	绍兴县	/	/	2.53	1969/8/1
20	安徽省	铜陵市	狮子山区	117°52′57″～117°52′57″	30°54′43″～30°54′43″	82.79	1995/7/1
21	安徽省	池州市	贵池区	117°16′00″～117°16′00″	30°26′00″～30°26′00″	10	1956/6/1
22	安徽省	铜陵市	铜陵市	/	/	4.3	1970/1/1
23	安徽省	铜陵市	铜陵县	/	/	3.06	1984/2/26
24	安徽省	淮北市	濉溪县	/	/	1.1	1973/12/1
25	福建省	南平市	建瓯市	118°23′00″～118°24′00″	27°04′00″～27°06′00″	0.2	1975/12/1
26	江西省	上饶市	德兴市	117°44′00″～117°44′00″	29°01′00″～29°01′00″	47.9	1963/3/1
27	江西省	上饶市	弋阳县	/	/	5.61	1971/2/1
28	江西省	九江市	彭泽县	116°42′00″～116°42′00″	29°52′00″～29°52′00″	0.063 8	1976/4/1
29	江西省	九江市	武宁县	114°55′00″～114°55′00″	28°30′00″～28°30′00″	0.002 3	1960/2/1
30	山东省	莱芜市	钢城区	117°49′06″～117°49′06″	36°02′46″～36°03′58″	69	1960/7/1
31	山东省	威海市	荣成市	122°31′38″～122°31′38″	35°17′36″～35°17′36″	0.6	1965/3/1
32	山东省	临沂市	沂南县	118°31′00″～118°31′00″	35°40′00″～35°40′00″	0.257	1962/11/1
33	河南省	三门峡市	卢氏县	110°51′35″～110°51′35″	33°57′35″～33°57′35″	0.6	1972/12/1
34	湖北省	黄石市	阳新县	/	/	0.522	1960/2/1
35	湖北省	十堰市	房县	/	/	0.117	1972/2/1
36	湖北省	荆门市	京山县	113°00′00″～113°00′00″	31°00′00″～31°00′00″	0.1	1960/9/1

序号	省份	市（州、盟）	县（区、旗）	经度	纬度	蕴藏量（万吨）	时间
37	湖南省	郴州市	桂阳县	112°36′15″～112°36′15″	26°06′15″～26°06′15″	0.96	1971/9/1
38	湖南省	郴州市	桂阳县	/	/	1.9	1977/12/1
39	湖南省	衡阳市	衡南县	/	/	1.5	1960/10/1
40	湖南省	株洲市	茶陵县	113°46′00″～113°46′00″	27°02′00″～27°02′00″	1.45	1958/10/1
41	广东省	肇庆市	怀集县	112°13′00″～112°15′00″	24°06′30″～24°08′00″	4	1980/9/1
42	广东省	清远市	阳山县	/	/	0.111	1968/10/1
43	广东省	茂名市	电白县	111°20′00″～111°20′00″	21°45′00″～21°45′00″	0.024	1958/11/1
44	广西壮族自治区	贵港市	平南县	110°20′00″～110°20′00″	23°47′00″～23°47′00″	0.83	1961/1/1
45	重庆市	/	石柱县	108°14′20″～108°14′20″	29°48′20″～29°48′20″	0.0186	1983/3/1
46	四川省	凉山彝族自治州	会理县	102°20′09″～102°20′09″	26°19′49″～26°19′49″	40.36	2003/4/1
47	四川省	甘孜藏族自治州	康定县	102°06′15″～102°06′15″	30°27′30″～30°27′30″	7.9	2004/7/1
48	四川省	甘孜藏族自治州	白玉县	99°13′45″～99°14′15″	31°34′00″～31°34′30″	4.8	2003/11/10
49	四川省	凉山彝族自治州	会理县	102°01′27″～102°02′57″	29°17′30″～29°19′00″	3.39	2013/11/20
50	四川省	凉山彝族自治州	会理县	102°01′30″～102°03′00″	26°17′30″～26°19′00″	2.73	2009/4/5
51	四川省	凉山彝族自治州	会东县	102°56′00″～102°56′00″	26°22′00″～26°22′00″	2.4796	1960/12/1
52	四川省	雅安市	荥经县	102°54′30″～102°55′15″	29°46′45″～29°47′45″	1.8	2009/12/2
53	四川省	凉山彝族自治州	会理县	101°30′00″～101°30′00″	26°30′00″～26°30′00″	0.36	1956/1/1
54	四川省	凉山彝族自治州	昭觉县	102°58′06″～102°58′06″	28°48′18″～28°48′18″	0.2	1959/11/1
55	贵州省	黔东南苗族侗族自治州	榕江县	108°00′00″～109°05′00″	25°20′00″～26°10′00″	160	1959/11/25
56	贵州省	安顺市	普定县	105°57′00″～105°57′00″	26°24′00″～26°30′00″	13.3	1959/8/1
57	贵州省	黔东南苗族侗族自治州	三都水族自治县	107°58′00″～107°58′00″	26°03′00″～26°03′00″	0.094	1959/11/1
58	云南省	昆明市	东川区	/	/	193.3	1963/2/1
59	云南省	大理白族自治州	大理市	100°30′00″～100°30′00″	45°40′00″～45°40′00″	3.6	1961/9/1
60	云南省	玉溪市	易门县	102°00′00″～102°00′00″	24°40′00″～24°40′00″	2.9	1965/7/1
61	云南省	西双版纳傣族自治州	景洪市	100°47′05″～100°47′05″	22°17′05″～22°17′05″	1.46	1960/12/1
62	云南省	玉溪市	易门县	/	/	0.47	1974/4/1
63	云南省	红河哈尼族彝族自治州	金平县	103°00′00″～103°15′00″	22°40′00″～22°50′00″	0.0731	1960/2/1
64	西藏自治区	拉萨市	墨竹工卡县	91°43′06″～91°50′00″	29°37′49″～29°43′53″	21	2009/6/1

（续表）

序号	省份	市（州、盟）	县（区、旗）	经度	纬度	蕴藏量（万吨）	时间
65	甘肃省	甘南州	夏河县	102°17′50″～102°19′10″	35°23′20″～35°24′10″	0.726 8	1980/12/1
66	甘肃省	甘南州	夏河县	102°56′30″～102°56′30″	35°03′30″～35°03′30″	0.43	1971/12/1
67	陕西省	宝鸡市	凤县	107°22′43″～107°22′43″	33°55′42″～33°55′42″	321.5	1964/4/1
68	陕西省	汉中市	宁强县	/	/	4.3	1968/5/1
69	陕西省	商洛市	山阳县	/	/	1.1	1972/1/1
70	陕西省	渭南市	潼关县	/	/	0.081	1970/5/1
71	陕西省	商洛市	洛南县	110°22′30″～110°26′15″	34°22′30″～34°25′00″	0.078 5	1991/10/1
72	青海省	果洛州	玛沁县	100°06′30″～100°07′50″	34°22′39″～34°23′57″	12.6	2001/9/1
73	青海省	海北州	门源县	101°01′00″～101°01′00″	37°24′00″～37°24′00″	7.3	1984/10/1
74	青海省	黄南州	同仁县	101°54′00″～101°54′00″	35°33′00″～35°33′00″	0.016	1978/9/1
75	新疆维吾尔自治区	塔城地区	托里县	84°31′15″～84°33′00″	45°26′45″～45°28′45″	21.1	2010/3/20
76	新疆维吾尔自治区	阿勒泰地区	富蕴县	89°40′32″～89°42′04″	46°44′34″～46°45′31″	4.61	2003/10/31
77	新疆维吾尔自治区	阿勒泰地区	富蕴县	89°13′00″～89°16′00″	46°42′00″～46°48′00″	0.386 9	2009/6/1

· 采收加工 · 铜矿石含有杂质，有毒。磨成粉，与硇砂酒调匀，在碗中久放，溶化如胆矾，再用水洗，没有溶化的黑石质重，将其与沉淀的铜均去掉。入药时，多用铜灰。

· 药材鉴别 · 性状鉴别 断面呈红铜色，颗粒形状大小不一，质重坚硬，经常与其他矿物伴生。

· 化学成分 · 辉铜矿主要成分为硫化铜，还含有少量的银、铁、钴、镍、砷等。斑铜矿主要成分为 $CuSFeS_4$（Cu 52%～65%，Fe 8%～18%）。铜蓝主要成分为铜，还含有少量银、铈、铅等。黄铜矿主要成分为 Cu_5FeS_4（Cu 34.5%、Fe 30.5%、S 34.9%），还含有少量的银、金等。蓝铜矿主要成分为 $Cu_3[CO_3]_2[OH]_2$（Cu 55.3%）。

· 炮制 ·（1）红铜 500 g，置干瓷盆中，加入黄牛尿 2 500 mL，黄矾、黑矾粉末各 250 g，沙棘汁 250 mL，煮沸 2.5 h，洗净。将红铜粉末同硼砂粉 500 g、硫黄粉 1 000 g，混合均匀，用酒调成糊状，做成中空扁圆形块，晒干，明火煅 6～10 h，冷置，在盆中锉成粉末，洗去杂质而得。

（2）藏医常用红铜作灰药用。将红铜烧软，锤打成蝉翼般薄，浸于薄酒中约 2 h，除去锈后与硼砂、硫黄同时装入陶罐内，密封罐口，置烈火上猛烧，待烧至陶罐发红、罐底发白时，则已烧熟，如火力不猛，或硼砂、硫黄过少，则灰药不成，必须多加硼砂、硫黄重新烧。

· 性味 · 味甘，性凉。

· 功能主治 · 具有燥肺脓，消腹水，愈骨折，清肝胆之热功能。主治疮疡，肺脓肿，肺热症，骨折，水肿症。

· 用法用量 · 内服：研末，0.3～0.9 g。外用：适量，研末后以水或醋调敷。

· 用药警戒或禁忌 · 孕妇禁用。

参 考 文 献

[1] 国家中医药管理局《中华本草》编委会. 中华本草：藏药卷[M]. 上海：上海科学技术出版社，2004.

[2] 大丹增. 中国藏药材大全[M]. 北京：中国藏学出版社，2016.

自然非金属

nonmetals

金 刚 石

《晶珠本草》

Diamond

本药多作为民族药应用。

◇ 藏 药 ◇

· **名称** · 多尔吉,多杰帕那木,夺杰帕兰。

· **来源** · 是高温、高压下使碳形成结晶的自然元素类金刚石。

· **本草考证** · 《晶珠本草》记载:"金刚石为珍宝之冠,可断磨穿透其他珍宝。本品分四种:巴杂布合拉为特等金刚石,生于土,火烧不焦,敲打不碎,砍截不断,研磨不损,又称大金刚石,非常坚硬,色红而紫。巴杂西合拉为上等金刚石,石中提炼,性能比前者略次,除火烧破裂外同前,断裂面为三菱形,称之为小金刚石,颜色较前者更红。巴杂合扎为中等金刚石,色红而紫,同其他金刚石,能断裂其他珍宝。古然杂为下等金刚石,深紫色,略混浊,性能比前几种较差。"

· **原矿物** · **金刚石** Diamond 等轴晶系,晶体多为八面体、菱形十二面体、立方体及聚形。晶芽、晶面常弯曲,呈浑圆状,质纯的金刚石为无色透明,由于微量元素混入使金刚石呈不同颜色,金刚光泽强,是自然界硬度最大的一种矿物。硬度 10,比重 3.47~3.56。

· **主产地** · 主产于青海、西藏等地。

· **采收加工** · 夜间采收,以椭圆形石头为宜。

· **药材鉴别** · **性状鉴别** 晶体细小,常呈八面体或菱形十二面体。质纯者无色透明,一般带黄、蓝、褐、黑等色调。金刚光泽。硬度 10,相对密度 3.47~3.56。

理化鉴别 本品在紫外线或 X 射线照射下发出天蓝色或紫色荧光。

· **化学成分** · 本品是由碳元素组成的矿物。常含有 Cr、Mn、Ti、Mg、Al、Ca、Si、N、B 等杂质。

· **性味** · 味甘,性平。

· **功能主治** · 具有补身强体功能。主治三邪病(指龙、赤巴、培根三大致病因素的失调),星曜魔症,毒龙病。

参 考 文 献

[1] 贾敏如,张艺.中国民族药辞典[M].北京:中国医药科技出版社,2016.

[2] 大丹增.中国藏药材大全[M].北京:中国藏学出版社,2016.

[3] 地质部地质辞典办公室.地质辞典(二):矿物 岩石 地球化学分册[M].北京:地质出版社,1981.

第八章　硫化物

Sulfides

单硫化物

simple sulfide

朱　砂

《神农本草经》

Cinnabaris

· **别名** · 丹粟(《山海经》),朱丹(《穆天子传》),赤丹(《淮南子》),丹砂(《神农本草经》),真朱(《名医别录》),汞砂(《石药尔雅》),光明砂(《外台》),辰砂(《本草图经》)。

· **来源** · 本品为硫化物类矿物辰砂族辰砂。

· **本草考证** · 本品始载于《神农本草经》,列为上品第一药,曰:"气味甘,微寒,无毒功能。主治身体五脏百病,养精神,安魂魄,益气,明目,杀精魁邪恶鬼。久服,通神明、不老。"历代本草均有记载。《本草经集注》载:"按,此化为汞及名真朱者,即是今朱砂也。俗医皆别取武都、仇池朱砂夹雌黄者名为丹砂,方家亦往往俱用,此为谬矣。"《本草纲目》载:"丹砂以辰(辰水,在今湖南省西部)、锦(锦江,在今贵州省东部)者为最。麻阳(今湖南省西部、沅江支流辰水流域)即古锦州地。佳者为箭铁砂,结不实者为肺砂,细者为朱砂。色紫不染纸者为旧坑砂,为上品;色鲜染纸者为新坑砂,次之。"《新修本草》在论述水银时曰:"水银出于朱砂,皆因热气,未闻朱砂腹中自出之者。火烧飞取,人皆解法。南人又蒸取得水银,少于火烧,而是朱砂不损,但色少变黑耳。"本草记载与现今所用朱砂一致。

· **原矿物** · 辰砂 Cinnabar　参见"水银"。见图 8-1～图 8-5。

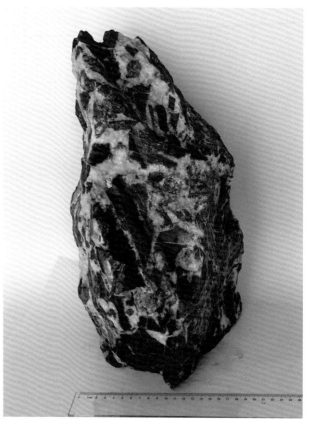

图 8-1　朱砂矿石一（贵州）

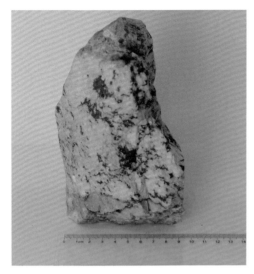

图 8-2 朱砂矿石二（贵州）

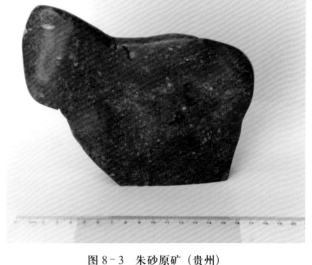

图 8-3 朱砂原矿（贵州）

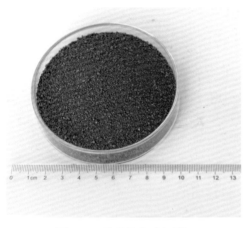

图 8-4 朱砂粉末（贵州）

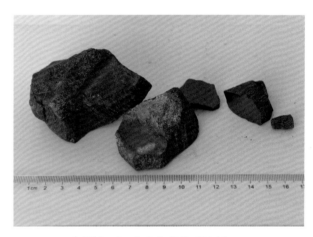

图 8-5 朱砂合成品（河南）

· **主产地** · 主产于贵州、湖南、湖北、四川、广西、云南、陕西、甘肃等地。

· **蕴藏量** · 辰砂 Cinnabar 参见"水银"。

· **流通量及使用情况** · **市场流通量** 朱砂原矿全国每年药用流通量为 1～2 吨，合成朱砂为 30～40 吨。市场流通的药材来源主要为河北省张家口市怀来县。

· **采收加工** · 劈开辰砂矿石，取出岩石中夹杂的少数朱砂。可利用浮选法，将凿碎的碎石放在直径约尺余的淘洗盘内，左右旋转之，因其比重不同，故砂沉于底，石浮于上，除去石质后，再将朱砂劈成片、块状。

· **药材鉴别** · **性状鉴别** 本品为粒状或块状集合体，呈颗粒状或块片状。鲜红色或暗红色，条痕红色至褐红色，具光泽。体重，质脆，片状者易破碎，粉末状者有闪烁的光泽。气微，味淡。

理化鉴别 （1）取本品粉末，用盐酸湿润后，在光洁的铜片上摩擦，铜片表面显银白色光泽，加热烘烤后，银白色即消失。

（2）取本品粉末 2 g，加盐酸-硝酸（3∶1）的混合溶液 2 mL 使溶解，蒸干，加水 2 mL 使溶解，滤过，滤液显汞盐与硫酸盐的鉴别反应。

· **化学成分** · 朱砂主要含有硫化汞（mercuric sulfide，HgS），含汞量为 85.41%，但常混有雄黄、磷灰石、沥青等杂质。

· **药理作用** · **1. 镇静、催眠、抗惊厥** 连续 3 周 2%朱砂混悬液 0.6 mg/10 g 给小鼠灌胃，能使催眠剂量的异戊巴比妥钠催眠时间延长。给朱砂组(口服 0.1 g/10 g,连续 7 d)产生惊厥时间平均可推迟 80 s,其脑电图频率减慢、波幅增大。

2. 抑制生育 雌鼠口服朱砂后受孕率低于空白对照组。从整个仔鼠的汞含量测定,妊娠期母鼠口服朱砂后,其胎儿的汞含量高于空白对照组,表明朱砂中的汞能通过胎盘屏障而进入胎儿体内。

3. 其他 人工朱砂家兔灌胃 0.1～0.2 g/kg,尿排出的总氮量增加,体重亦有增加。

- **体内过程** 小鼠单次口服朱砂的吸收半衰期为 0.20 h,消除半衰期为 13.35 h。口服朱砂后在动物的心、肾、肝、脾、大脑、小脑等组织中均有不同程度的分布,而且随着服药次数的增加,组织中含汞量逐渐增大,其中尤以肾、肝含量最高。

- **毒理** 小鼠静脉注射朱砂煎剂的 LD_{50} 为 12.10 g/kg。矿石粉碎水飞之朱砂、矿石经研磨之朱砂 9.5 g/kg 一次性给小鼠灌胃,在给药 48 h 内均未见任何中毒症状及死亡。

- **炮制** 取原药材,除去杂质,用磁铁吸去铁屑,加入适量水,共研至细粉,再加多量水搅拌,待粗粉粒下沉,细粉粒悬浮于水中时,倾取上层混悬液。下沉部分再如上法,反复操作多次,除去杂质,合并混悬液,静置后,分取沉淀,滤去水,晾干,再研散。

- **性味归经** 味甘,微寒,有毒。归心经。

- **功用主治** 具有清心镇惊,安神,明目,解毒功能。主治心悸易惊,失眠多梦,癫痫发狂,小儿惊风,视物昏花,口疮,喉痹,疮疡肿毒。

- **用法用量** 0.1～0.5 g,多入丸、散,不宜入煎剂。外用适量。

- **用药警戒或禁忌** 本品有毒,不宜大量服用,也不宜少量久服;孕妇及肝肾功能不全者禁用。

- **贮藏** 置干燥处。

民族医药应用

◇ 蒙 药 ◇

- **名称** 朝伦-雄胡(《认药白晶鉴》),昭格拉玛、擦勒高得(《无误蒙药鉴》),楚伦-雄手、查勒高得(内蒙古),绰伦-雄胡(《内蒙古蒙药材标准》)。

- **本草考证** 本品载于《认药白晶鉴》。《认药白晶鉴》称:"昭格拉玛状如针排列,颜色深紫。"《无误蒙药鉴》称:"天然品为紫红色,状如并列针束状排列,呈现贝壳状纹理,熔化可炼得水银。藏地虽认为紫色者质佳,但色红明亮者非常稀少,疗效很好。有人认为'达础'即'昭格拉玛'是错误的,认为'达础'应是'擦勒嘎日'(轻粉)。"历代蒙医药文献所载的昭格拉玛即朝伦-雄胡(朱砂)。

- **炮制** **朱砂粉** 取朱砂,用磁铁吸去铁屑,研成细粉,或加水适量先研细,再加多量水搅拌,倾取混悬液,下沉部分再按上法反复操作数次,合并混悬液,静置后,分取沉淀,干燥,研散即可。

- **性味** 味甘,性凉。

- **功能主治** 具有镇惊,清热解毒,接骨,愈脑伤,敛疮功能。主治偏瘫,白脉病,小儿肺热,惊风,抽搐,疮疡,喉喑,骨折,利刀伤,创口化脓。

- **用法用量** 内服:研末,入丸、散。

- **使用注意** 本品有毒,不宜过量及久服。孕妇禁服。

◇ 藏 药 ◇

- **名称** 角拉(《四部医典》)。

- **性味** 味微甘、涩。

- **功能主治** 具有消炎,舒筋功能。主治筋络病,骨松质缺血,骨折,骨结核。

- **用法用量** 内服:研末,1～1.5 g;外用:适量,研末撒或调敷。

◇ 维吾尔药 ◇

- **名称** 星日福(《注医典》),升哥而福(《回回药方三十六卷》),赞节福尔、新吉日非(《拜地依药书》)。

- **本草考证** 《拜地依药书》载:"朱砂分为天然的和人工的两种。天然的称之为'米努尼'(古希腊名称),'艾节如孜再白克'(阿拉伯名称),出自汞矿和硫黄矿中;人工的称之为'开那巴日'(古希腊名称),仍用水银和硫黄人工制造。"《药物之园》载:"朱砂是众所周知的矿物之一。它分为天然和人工的两种。天然的出自汞矿、金矿和铜矿中。形似根状,色红,常带混合物;人工的用水银和硫黄加工而成,形状为条状,色为深红,具有硫黄气味。"据经上述维吾尔医古代本草所述朱砂分类、产地、颜色和实物对照可知，与维吾尔医今用朱砂一致。

· **性味** · 性二级干热，有毒。

· **功能主治** · 具有燥湿祛寒，防腐生肌，祛风消炎，强筋健肌，固涩温肾，补脑镇惊功能。主治各种疮疡性皮肤病（如麻风、梅毒及痈疖），关节炎，瘫痪，面瘫，早泄，遗精，心悸。

· **用法用量** · 内服：0.3～1 g，入小丸、散剂等。外用：适量，入软膏、伤粉等。

· **使用注意** · 本品有毒，不宜超量久服。此药用于心悸、咽喉炎等病证时，必须煅烧去毒后使用，若出现中毒现象，应及时服用牛乳、牛油、无花果汁、莳萝汁等催吐解毒。

◇ 苗 药 ◇

· **本草考证** · 朱砂始载于《神农本草经》，称丹砂，列为上品。《本草图经》叙述了辰州、宜州、阶州三处所产的朱砂，并云："今出辰州（今湖南沅陵一带）、宜州（今广西宜山一带）、阶州（今甘肃武都一带），而辰州者最胜，谓之辰砂。"描述了朱砂的形色产地及其性状，说明药用朱砂即为天然辰砂。

· **性味归经** · 味微甜，性冷，有毒。

· **功能主治** · 具有安神，定惊，明目，解毒功能。主治心烦，失眠，惊悸，癫狂，目昏，疮疡肿毒。

· **用法用量** · 内服：研末，0.3～1 g；或入丸剂；或拌其他药（如茯苓、茯神、灯心草等）同煎。外用：适量。

· **使用注意** · 本品有毒，内服不宜过量和持续服用，孕妇禁用。入药忌用火煅。

参 考 文 献

［1］国家中医药管理局《中华本草》编委会. 中华本草：第1册［M］. 上海：上海科学技术出版社，1999.

［2］李军德，张志杰. 新编中国药材学：第8卷.［M］. 北京：中国医药科技出版社，2020.

［3］高天爱，马金安，刘如良. 矿物药真伪图鉴及应用［M］. 太原：山西科学技术出版社，2014.

［4］郭兰忠. 矿物本草［M］. 南昌：江西科学技术出版社，1995.

［5］中国地质调查局发展研究中心. 全国地质资料馆［OL］. http://www. ngac. cn/125cms/c/qggnew/zljs. htm.

［6］国家药典委员会. 中华人民共和国药典（2020版）［M］. 北京：中国医药科技出版社，2020.

［7］南京中医药大学. 中药大辞典［M］. 2版. 上海：上海科学技术出版社，2006.

［8］中国医学科学院药物研究所. 中药志：第四册［M］. 北京：人民卫生出版社，1961.

［9］Mellor J W. Comprehensive Treatise on Inorg Theor Chem. 1924，5：696，942.

［10］时钧华，魏文章. 应重新考虑朱砂内服的药用价值［J］. 中国药学杂志，1984，19（1）：26-28.

［11］徐莲英，蔡贞贞，陈顺超. 中药朱砂体内吸收、分布和药效学研究［J］. 中成药研究，1988（5）：2-4.

［12］黄康燕. 全国第二届矿物药学术会议论文集［C］. 1992：24.

［13］《全国中草药汇编》编写组. 全国中草药汇编：上册［M］. 北京：人民卫生出版社，1975.

［14］魏金锋，尚伟芬，杨世林. 朱砂药理学及毒理学研究概况［J］. 中草药，1999（12）：953-956.

［15］刘忠恕，张金英，戴锡珍，等. 朱砂引起汞吸收蓄积的实验研究［J］. 天津中医，1986（2）：38-40.

［16］岳旺，刘文虎，王兰芬，等. 中国矿物药的急性毒性（LD_{50}）测定［J］. 中国中药杂志，1989（2）：42-45，63.

［17］国家中医药管理局《中华本草》编委会. 中华本草：蒙药卷［M］. 上海：上海科学技术出版社，2004.

［18］内蒙古自治区卫生厅. 内蒙古蒙成药标准［M］. 赤峰：内蒙古科学技术出版社，1984.

［19］国家中医药管理局《中华本草》编委会. 中华本草：藏药卷［M］. 上海：上海科学技术出版社，2002.

［20］国家中医药管理局《中华本草》编委会. 中华本草：维吾尔药卷［M］. 上海：上海科学技术出版社，2005.

［21］国家中医药管理局《中华本草》编委会. 中华本草：苗药卷［M］. 贵阳：贵州科技出版社，2005.

雄 黄
《神农本草经》
Realgar

· **别名** · 黄食石（《神农本草经》），石黄（《本草经集注》），黄石（《药性论》），熏黄（《新修本草》），天阳石（《石药尔雅》），鸡冠石（《石雅》）。

· **来源** · 本品为硫化物类雄黄族矿物雄黄。

· **本草考证** · 雄黄始载于《神农本草经》，列为中品。《名医别录》曰："雄黄生武都(在今甘肃)山谷、敦煌山(在今甘肃)之阳。采无时。"《抱朴子》亦云："雄黄当得武都山所处者，纯而无杂，其赤如鸡冠，光明晔晔者，乃可用耳。"《本草经集注》称："好者作鸡冠色，不臭而坚实，若黯黑而虚软者不好也。武都、氐羌是为仇池。宕昌(在甘肃)亦有，与仇池正同而小劣。"《新修本草》曰："宕昌、武都者为佳，块方数寸，明澈如鸡冠，或以为枕，服之辟恶。"《本草图经》曰："今阶州山中有之(在甘肃)。形块如丹砂，明澈不夹石，其色如鸡冠者为真。"又曰："又阶州接西戎界，出一种水窟雄黄，生于山岩中有水泉流处，其石名青烟石、白鲜石。雄黄出其中，其块大者如胡桃，小者如粟

豆，上有孔窍，其色深红而微紫，体极轻虚，而功用胜于常雄黄，丹灶家尤所贵重。"以上这些记载均为目前所用雄黄具有的特征及其主要产地，故古今所用雄黄的矿物来源完全相同。

· **原矿物** · 雄黄 Realgar 参见"砒石"。见图8-6、图8-7。

· **主产地** · 主产于甘肃、湖北、湖南、四川、贵州、云南等地。

· **流通量及使用情况** · **市场流通量** 雄黄全国每年药用流通量在300吨左右(2019年)，去掉杂质，用火烧熔化提炼。市场流通的药材来源主要为湖南石梅、云南大理、广西金城江、甘肃成县等地。

《中国药典》记载方剂中应用情况 见表8-1。

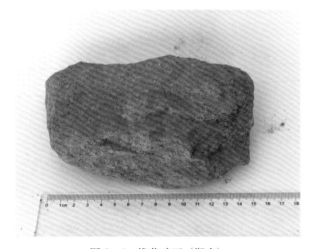

图8-6 雄黄矿石(湖南)

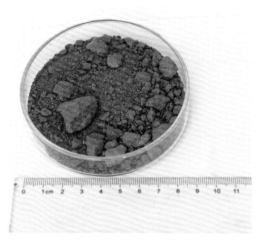

图8-7 雄黄药材(湖南)

表8-1 《中国药典》记载方剂中应用情况

序号	名称	处方来源	配方组成	功能主治
1	七珍丸	《中国药典》(2020年版)	炒僵蚕160g，全蝎160g，人工麝香16g，朱砂80g，雄黄80g，胆南星80g，天竺黄80g，巴豆霜32g，寒食曲160g	定惊豁痰，消积通便。用于小儿急惊风，身热，昏睡，气粗，烦躁，痰涎壅盛，停乳停食，大便秘结
2	小儿至宝丸	《中国药典》(2020年版)	紫苏叶50g，广藿香50g，薄荷50g，羌活50g，陈皮50g，制白附子50g，胆南星50g，炒芥子30g，川贝母50g，槟榔50g，炒山楂50g，茯苓200g，六神曲(炒)200g，炒麦芽50g，琥珀30g，冰片4g，天麻50g，钩藤50g，僵蚕(炒)50g，蝉蜕50g，全蝎50g，人工牛黄6g，雄黄50g，滑石50g，朱砂10g	疏风镇惊，化痰导滞。用于小儿风寒感冒，停食停乳，发热鼻塞，咳嗽痰多，呕吐泄泻
3	小儿惊风散	《中国药典》(2020年版)	全蝎130g，炒僵蚕224g，雄黄40g，朱砂60g，甘草60g	镇惊息风。用于小儿惊风，抽搐神昏
4	小儿清热片	《中国药典》(2020年版)	黄柏117.6g，灯心草23.5g，栀子117.6g，钩藤47g，雄黄47g，黄连70.6g，朱砂23.5g，龙胆47g，黄芩117.6g，大黄47g，薄荷素油0.47g	清热解毒，祛风镇惊。用于小儿风热，烦躁抽搐，发热口疮，小便短赤，大便不利

（续表）

序号	名称	处方来源	配方组成	功能主治
5	牙痛一粒丸	《中国药典》(2020年版)	蟾酥240g，朱砂50g，雄黄60g，甘草240g	解毒消肿，杀虫止痛。用于火毒内盛所致的牙龈肿痛、龋齿疼痛
6	牛黄至宝丸	《中国药典》(2020年版)	连翘120g，大黄60g，石膏60g，陈皮60g，栀子120g，芒硝60g，青蒿60g，木香45g，广藿香75g，人工牛黄5g，冰片10g，雄黄15g	清热解毒，泻火通便。用于胃肠积热所致的头痛眩晕、目赤耳鸣、口燥咽干、大便燥结
7	牛黄抱龙丸	《中国药典》(2020年版)	牛黄8g，胆南星200g，天竺黄70g，茯苓100g，琥珀50g，人工麝香4g，全蝎30g，炒僵蚕60g，雄黄50g，朱砂30g	清热镇惊，祛风化痰。用于小儿风痰壅盛所致的惊风，症见高热神昏、惊风抽搐
8	牛黄净脑片	《中国药典》(2020年版)	人工牛黄0.21g，连翘30g，黄连5g，蒲公英73g，朱砂2.1g，煅磁石21g，猪胆膏2.1g，雄黄56g，天花粉52g，地黄37g，玄参52g，大黄37g，甘草51g，金银花21g，黄芩52g，石膏51g，珍珠2.1g，煅石决明11g，赭石51g，冰片5.3g，麦冬52g，葛根30g，板蓝根50g，栀子30g，郁金41g	清热解毒，镇惊安神。用于热盛所致的神昏狂躁，头目眩晕，咽喉肿痛等症。亦用于小儿内热，惊风抽搐等
9	牛黄清心丸(《局方》)	《中国药典》(2020年版)	牛黄25.7g，川芎39g，山药210g，炒苦杏仁37.5g，大枣90g，茯苓48g，防风45g，阿胶51g，白芍75g，六神曲(炒)75g，麦冬44g，蒲黄(炒)7.5g，冰片16.1g，羚羊角28.4g，雄黄24g，当归45g，甘草150g，黄芩45g，大豆黄卷57g，炒白术75g，桔梗39g，柴胡39g，干姜25g，人参75g，肉桂54g，白蔹22.5g，麝香(或人工麝香)6.4g，水牛角浓缩粉28.5g，朱砂69.7g	清心化痰，镇惊祛风。用于风痰阻窍所致的头晕目眩、痰涎壅盛、神志混乱、言语不清及惊风抽搐、癫痫
10	牛黄清宫丸	《中国药典》(2020年版)	人工牛黄1.7g，黄芩170g，天花粉170g，大黄170g，地黄100g，郁金100g，雄黄185g，朱砂135g，金银花335g，麦冬170g，莲子心170g，甘草170g，栀子170g，连翘100g，玄参70g，水牛角浓缩粉340g，冰片35g，人工麝香1.7g	清热解毒，镇惊安神，止渴除烦。用于热入心包、热盛动风证，症见身热烦躁、昏迷、舌赤唇干、谵语狂躁、头痛眩晕、惊悸不安及小儿急热惊风
11	牛黄解毒丸	《中国药典》(2020年版)	人工牛黄5g，雄黄50g，石膏200g，大黄200g，黄芩150g，桔梗100g，冰片25g，甘草50g	清热解毒。用于火热内盛，咽喉肿痛，牙龈肿痛，口舌生疮，目赤肿痛
12	牛黄解毒胶囊	《中国药典》(2020年版)	人工牛黄5g，雄黄50g，石膏200g，大黄200g，黄芩150g，桔梗100g，冰片25g，甘草50g	清热解毒。用于火热内盛，咽喉肿痛，牙龈肿痛，口舌生疮，目赤肿痛
13	牛黄镇惊丸	《中国药典》(2020年版)	牛黄80g，炒僵蚕100g，人工麝香40g，雄黄100g，钩藤100g，全蝎300g，珍珠100g，朱砂100g，天麻200g，防风200g，琥珀60g，制白附子100g，天竺黄100g，薄荷100g，胆南星100g，半夏(制)100g，冰片40g，甘草400g	镇惊安神，祛风豁痰。用于小儿惊风，高热抽搐，牙关紧闭，烦躁不安
14	庆余辟瘟丹	《中国药典》(2020年版)	羚羊角30g，大黄30g，玄精石30g，朱砂30g，制川乌30g，苍术(米泔水润炒)30g，姜半夏30g，雄黄15g，滑石30g，姜厚朴30g，郁金30g，茜草30g，黄芩30g，黄柏30g，升麻20g，天麻20g，拳参20g，丹参20g，石菖蒲20g，蒲黄20g，麻黄20g，人工麝香15g，醋香附30g，藿香30g，玄明粉30g，木香30g，五倍子30g，苏合香30g，玳瑁30g，黄连30g，猪牙皂30g，肉桂30g，茯苓30g，金银花30g，柴胡20g，紫苏叶20g，白芷20g，川芎20g，干姜20g，桔梗20g，檀香20g，琥珀15g，陈皮15g，安息香15g，冰片15g，千金子霜10g，巴豆霜10g，桃仁霜10g，红大戟10g，槟榔10g，葶苈子10g，煅禹余粮10g，山豆根10g，鬼箭羽40g，赤豆40g，人工牛黄8g，醋芫花5g，斑蝥(去头、足、翅)0.8g，水牛角浓缩粉60g，细辛10g，丁香10g，当归10g，甘遂(制)10g，莪术10g，胡椒10g，炒白芍10g，桑白皮10g，山慈菇40g，降香40g，紫菀8g，铜石龙子1条，蜈蚣(去头、足)2g，大枣40g，雌黄15g	辟秽气，止吐泻。用于感受暑邪，时行痧气，头晕胸闷，腹痛吐泻
15	安宫牛黄丸	《中国药典》(2020年版)	牛黄100g，麝香(或人工麝香)25g，朱砂100g，黄连100g，栀子100g，冰片25g，水牛角浓缩粉200g，珍珠50g，雄黄100g，黄芩100g，郁金100g	清热解毒，镇惊开窍。用于热病，邪入心包，高热惊厥，神昏谵语；中风昏迷及脑炎、脑膜炎、中毒性脑病、脑出血、败血症见上述证候者

（续表）

序号	名称	处方来源	配方组成	功能主治
16	安脑丸	《中国药典》（2020年版）	人工牛黄15g，猪胆粉200g，朱砂55g，冰片35g，水牛角浓缩粉200g，珍珠50g，黄芩150g，黄连150g，栀子150g，雄黄95g，郁金150g，石膏120g，煅赭石65g，珍珠母80g，薄荷脑15g	清热解毒，醒脑安神，豁痰开窍，镇惊息风。用于高热神昏，烦躁谵语，抽搐惊厥，中风窍闭，头痛眩晕；高血压、脑中风见上述证候者
17	红灵散	《中国药典》（2020年版）	人工麝香71.4g，朱砂238.1g，煅金礞石95.2g，冰片71.4g，雄黄142.8g，硼砂142.8g，硝石(精制)238.1g	祛暑，开窍，辟瘟，解毒。用于中暑昏厥，头晕胸闷，恶心呕吐，腹痛泄泻
18	克痢痧胶囊	《中国药典》（2020年版）	白芷51.6g，苍术25.8g，石菖蒲25.8g，细辛20.6g，荜茇15.5g，鹅不食草15.5g，猪牙皂25.8g，雄黄粉8.6g，丁香15.5g，硝石20.6g，枯矾51.6g，冰片3g	解毒辟秽，理气止泻。用于泄泻，痢疾和痧气(中暑)
19	医痫丸	《中国药典》（2020年版）	生白附子40g，半夏(制)80g，僵蚕(炒)80g，蜈蚣2g，白矾120g，朱砂16g，天南星(制)80g，猪牙皂400g，乌梢蛇(制)80g，全蝎16g，雄黄12g	祛风化痰，定痫止搐。用于痰阻脑络所致的癫痫，症见抽搐昏迷、双目上吊、口吐涎沫
20	《局方》至宝散	《中国药典》（2020年版）	水牛角浓缩粉200g，牛黄50g，玳瑁100g，人工麝香10g，朱砂100g，雄黄100g，琥珀100g，安息香150g，冰片10g	清热解毒，开窍镇惊。用于热病属热入心包、热盛动风证，症见高热惊厥、烦躁不安、神昏谵语及小儿急热惊风
21	纯阳正气丸	《中国药典》（2020年版）	广藿香100g，姜半夏100g，木香100g，陈皮100g，丁香100g，肉桂100g，苍术100g，白术100g，茯苓100g，朱砂10g，硝石10g，硼砂6g，雄黄6g，煅金礞石4g，麝香3g，冰片3g	温中散寒。用于暑天感寒受湿，腹痛吐泻，胸膈胀满，头痛恶寒，肢体酸重
22	郁金银屑片	《中国药典》（2020年版）	秦艽30g，当归30g，石菖蒲30g，关黄柏30g，香附(酒炙)30g，郁金(醋炙)30g，醋莪术30g，雄黄30g，马钱子粉30g，皂角刺30g，桃仁30g，红花30g，乳香(醋炙)30g，硇砂12g，玄明粉18g，大黄18g，土鳖虫36g，青黛24g，木鳖子24g	疏通气血，软坚消积，清热解毒，燥湿杀虫。用于银屑病(牛皮癣)
23	周氏回生丸	《中国药典》（2020年版）	五倍子60g，木香9g，丁香9g，千金子霜30g，山慈菇45g，人工麝香9g，冰片1g，檀香9g，沉香9g，甘草15g，红大戟(醋制)45g，六神曲(麸炒)150g，雄黄9g，朱砂18g	祛暑散寒，解毒辟秽，化湿止痛。用于霍乱吐泻，痧胀腹痛
24	复方牛黄消炎胶囊	《中国药典》（2020年版）	人工牛黄35.7g，栀子62.3g，珍珠母28.6g，雄黄50g，石膏71.4g，盐酸小檗碱4.3g，黄芩190.6g，朱砂50g，郁金66g，冰片20g，水牛角浓缩粉95.4g	清热解毒，镇静安神。用于气分热盛，高热烦躁；上呼吸道感染、肺炎、气管炎见上述证候者
25	珠黄吹喉散	《中国药典》（2020年版）	珍珠50g，人工牛黄30g，硼砂(煅)250g，西瓜霜80g，雄黄40g，儿茶100g，黄连100g，黄柏150g，冰片50g	解毒化腐生肌。用于热毒内蕴所致的咽喉口舌肿痛、糜烂
26	速效牛黄丸	《中国药典》（2020年版）	人工牛黄25g，水牛角浓缩粉50g，黄连25g，冰片5g，栀子25g，黄芩25g，朱砂25g，珍珠母25g，郁金25g，雄黄25g，石菖蒲25g	清热解毒开窍镇惊。用于痰火内盛所致烦躁不安、神志昏迷及高血压引起的头目眩晕
27	梅花点舌丸	《中国药典》（2020年版）	牛黄60g，人工麝香60g，熊胆粉30g，朱砂60g，葶苈子30g，珍珠90g，蟾酥(制)60g，雄黄30g，硼砂30g，乳香(制)30g，没药(制)30g，沉香30g，血竭30g，冰片30g	清热解毒消肿止痛。用于火毒内盛所致的疔疮痈肿初起、咽喉牙龈肿痛、口舌生疮
28	紫金锭	《中国药典》（2020年版）	山慈菇200g，千金子霜100g，人工麝香30g，雄黄20g，红大戟150g，五倍子100g，朱砂40g	辟瘟解毒，消肿止痛。用于中暑，脘腹胀痛，恶心呕吐，痢疾泄泻，小儿痰厥；外治疔疮疖肿，痄腮，丹毒，喉风
29	暑症片	《中国药典》（2020年版）	猪牙皂80g，细辛80g，薄荷69g，木香46g，防风46g，清半夏46g，甘草46g，枯矾23g，朱砂57g，广藿香69g，白芷23g，陈皮46g，桔梗46g，贯众46g，雄黄57g	祛寒辟瘟，化浊开窍。用于夏令中恶昏厥，牙关紧闭，腹痛吐泻，四肢发麻
30	痧药	《中国药典》（2020年版）	丁香21g，天麻126g，大黄210g，冰片0.5g，制蟾酥63g，朱砂126g，苍术110g，麻黄126g，甘草84g，人工麝香10.5g，雄黄126g	祛暑解毒，辟秽开窍。用于夏令贪凉饮冷，感受暑湿，症见猝然闷乱烦躁，腹痛吐泻，牙关紧闭，四肢逆冷

· **采收加工** · 雄黄在矿中质软如泥,见空气即变坚硬,一般用竹刀剔取其熟透部分,除去杂质泥土。

· **药材鉴别** · **性状鉴别** 本品为块状或粒状集合体。多呈不规则块状。深红色或橙红色,表面常附有橙黄色细粉,手触之染指;条痕淡橙红色。微透明或半透明,晶面具金刚光泽。质较酥脆,易砸碎,断面红色至深红色,具树脂样光泽。微有特异臭气,味淡(有毒)。

理化鉴别 (1)取本品粉末 10 mg,加水湿润后,加氯酸钾饱和的硝酸溶液 2 mL,溶解后,加氯化钡试液,生成大量白色沉淀。放置后,倾去上层酸液,再加水 2 mL,振摇,沉淀不溶解。

(2)取本品粉末 0.2 g,置坩埚内,加热熔融,产生白色或黄白色火焰,伴有白色浓烟。取玻片覆盖后,有白色冷凝物,刮取少量,置试管内加水煮沸使溶解,必要时滤过,滤液加硫化氢试液数滴,即显黄色,加稀盐酸后生成黄色絮状沉淀,再加碳酸铵试液,沉淀复溶解。

· **化学成分** · 雄黄主要含有二硫化二砷(As_2S_2),并含有硅、铅、铁、钙、镁等杂质。

· **药理作用** · **1. 抗肿瘤** 雄黄对急性早幼粒细胞白血病(APL)细胞 NB_4 同时具有诱导凋亡和促进部分分化的双重效应。酶活性下降是雄黄诱导慢性粒细胞白血病细胞株 K_{562} 细胞凋亡机制之一。雄黄处理后的 NB_4、$HL-60$、K_{562} 细胞形态学上均出现凋亡特征性改变,细胞内融合蛋白降解等。细胞信号传递蛋白类基因 U_{51903} 和 Z_{22533}、DNA 结合转录和转录因子相关基因 AFO_{36613}、代谢类基因 X_{66435} 等可能是雄黄作用于 NB_4 细胞的靶基因。雄黄可诱导全反式维 A 酸耐药的 APL 细胞株 MR_2 细胞发生凋亡。下调 NB_4 和 MR_2 细胞组织因子的表达并降低其促凝活性可能是雄黄改善 APL 患者弥散性血管内凝血早期出血症状的主要机制之一。雄黄有诱导 B 淋巴瘤细胞系 Raji 细胞、T 淋巴细胞白血病系 CEM 细胞凋亡的作用。雄黄体外诱导人多发性骨髓瘤细胞凋亡。雄黄可部分逆转多柔比星耐药性乳腺癌细胞系 MCF-7/ADM 细胞对多柔比星的抗药性。雄黄对肝癌细胞 BEL-7402 生长有抑制作用。

2. 对免疫功能的影响 雄黄灌胃增强正常小鼠网状内皮系统的吞噬功能,不影响白细胞总数及分类。用草酸溶解以除去天然雄黄中所含的三氧化二砷的精制雄黄灌胃也能提高正常小鼠网状内皮系统的吞噬功能,还增强小鼠迟发型变态反应,提高小鼠细胞免疫功能,而天然雄黄则无明显影响。

3. 其他 雄黄体外对金黄色葡萄球菌、大肠杆菌有杀灭作用。给红斑狼疮小鼠灌胃雄黄淀粉混悬液能控制狼疮鼠肾脏病变,改善其肾功能,减轻其尿毒症。雄黄生品与酸奶飞炮制品给小鼠灌胃,在醋酸扭体和热板实验中有镇痛作用,还可抑制小鼠二甲苯性耳肿胀。

· **炮制** · **雄黄粉** 取雄黄照水飞法水飞,晾干。

· **性味归经** · 味辛,性温,有毒。归肝、大肠经。

· **功能主治** · 具有解毒杀虫,燥湿祛痰,截疟功能。主治痈肿疔疮,蛇虫咬伤,虫积腹痛,惊痫,疟疾。

· **用法用量** · 内服:0.05~0.1 g,入丸、散。外用:适量,熏涂患处。

· **用药警戒或禁忌** · 本品辛热有毒,内服宜慎,中病即止,不可多服久服。外用亦不可大面积涂搓或长期持续使用,以免皮肤吸收积蓄中毒。孕妇及阴亏血虚者禁服,其中毒症状主要为上吐下泻。

· **贮藏** · 贮干燥容器内,密闭,置通风干燥处,防尘。

民族医药应用
◇ 蒙 药 ◇

· **名称** · 东瑞(《认药白晶鉴》)。

· **本草考证** · 本品载于《认药白晶鉴》。《认药白晶鉴》载:"东瑞为橙红色臭味的石块,具生发之功能。"《无误蒙药鉴》称:"红橙色,色如黄丹,味比硫黄还臭。在火中燃烧冒黄色烟,水中溶解,显红色澄清液者质佳,显红色褐色液质次。"《金光注释集》谓:"东瑞为橙红色,状如烧过的黄土。"上述矿物形态特征,与蒙医沿用的雄黄形态特征基本相符,故历代蒙医药文献所载的东瑞即额热-阿拉坦-呼胡尔(雄黄)。

· **炮制** · 取净雄黄加 1% 的盐水适量共研细,再加多量盐水,搅拌,倾取混悬液,下沉部分再按上法反复操作数次,除去杂质,合并混悬液,分取沉淀,干燥,研细备用。

- **性味** · 味苦、辛,性温,有毒。

- **功能主治** · 具有止腐敛疮,燥协日乌素,消肿,杀肿,杀黏虫功能。主治疮疡,白喉,炭疽,梅毒,疥癣,脓疱疮,痘疹,咽喉肿痛,蛇虫咬伤。

- **用法用量** · 内服:研末,入丸、散。外用:炮制后与其他药制成散剂,取适量涂或撒患处。

- **用药警戒或禁忌** · 本品有毒,内服宜慎,不可多服久服。孕妇禁服,年迈体弱者慎服。

藏 药

- **名称** · 门西、玛乃石察、么布尺点(《晶珠本草》)。

- **炮制** · 除去杂质,研成粗粉,取羊奶三钱与羊肝一钱盛于陶器内。再取雄黄粗粉一钱,用布包好,放于陶器内,加热煮沸。将奶液蒸干一半后,用干净凉水冲洗,洗净奶液后晒干,备用。

- **性味** · 味微苦、辛,消化后味甘,性平。

- **功能主治** · 具有燥湿,杀虫,消炎,止糜烂功能。主治疮疡,化脓性伤口,丹毒,淋巴肿胀,疥癣,白喉等。

维吾尔药

- **名称** · 咱而尼黑(《回回药方三十六卷》),艾再尔尼胡里 艾斯排尔、再尔尼合再尔地、艾日塔里(《明净词典》)。

- **性味** · 味辛、苦,性三级干热,有毒。

- **功能主治** · 具有生干生热,祛腐生肌,燥湿愈疮,祛风止痒,固发生发,杀虫功能。主治湿寒性或黏液质性皮肤病,如湿疮溃烂,创伤不愈,皮肤瘙痒,内外痔疮,头癣,斑秃,各种害虫等。

苗 药

- **名称** · 雄黄(贵州松桃)。

- **性味** · 味辛、苦,性热。

- **功能主治** · 具有解毒,杀虫,燥湿,祛痰功能。主治痈疽疔疮,走马牙疳,喉风喉痹,疥癣,缠腰火丹,湿毒疮,痔疮,蛇虫咬伤,虫积,惊痫,疟疾,哮喘。

傣 药

- **名称** · 亨勒(《西双版纳傣药志》)。

- **性味** · 味苦、微涩,气腥,性凉,有小毒。

- **功能主治** · 具有清热解毒,杀虫止痒,敛疮收口功能。主治麻想兰(缠腰火丹),兵洞飞暖龙(疗疮痈疖脓肿),拢梦曼(荨麻疹),兵洞烂(疮疡久不收口)。

参 考 文 献

[1] 国家中医药管理局《中华本草》编委会. 中华本草:第1册[M].上海:上海科学技术出版社,1999.

[2] 南京中医药大学. 中药大辞典[M]. 2版.上海:上海科学技术出版社,2006.

[3] 李军德,张志杰. 新编中国药材学:第8卷. [M].北京:中国医药科技出版社,2020.

[4] 中国地质调查局发展研究中心. 全国地质资料馆[OL]. http://www.ngac.cn/125cms/c/qggnew/zljs.htm.

[5] 国家药典委员会. 中华人民共和国药典(2020版)[M].北京:中国医药科技出版社,2020.

[6] 张兆旺. 中药炮制现代研究武汉[M].武汉:湖北科学技术出版社,1992.

[7] 李静,刘陕西,张梅,等. 雄黄对K562细胞端粒酶活性和凋亡的作用[J].第四军医大学学报,2003(17):1581-1583.

[8] 钟璐,陈芳源,韩洁英,等. ATRA和雄黄对白血病细胞PML基因及蛋白表达的影响[J].上海第二医科大学学报,2001(2):106-109,133.

[9] 陈思宇,刘陕西,张梅,等. 雄黄对急性早幼粒细胞白血病NB_4细胞基因表达谱的影响[J].第四军医大学学报,2002(6):476.

[10] 陈思宇,刘陕西,李信民. 雄黄诱导维甲酸耐药的急性早幼粒细胞白血病细胞(MR_2细胞)凋亡的体外研究[J].中国中药杂志,2002(3):54-58.

[11] 赵晓艾,刘陕西. 雄黄对NB_4和MR_2细胞组织因子表达的影响[J].中国中药杂志,2003(6):76-79.

[12] 张晨,黄世林,向阳. 雄黄对Raji细胞凋亡的影响[J].安徽中医学院学报,2003(2):50-51.

[13] 张晨,黄世林,向阳,等. 雄黄对T淋巴细胞白血病细胞系CEM的促凋亡作用[J].中西医结合学报,2003(1):42-43.

[14] 王梦昌,杨丽红,刘陕西,等. 雄黄诱导多发性骨髓瘤细胞凋亡的实验研究及临床应用[J].陕西医学杂志,2002(1):38-39.

[15] 王玉华,葛常辉,赵瑾瑶,等. ABC家族基因在乳腺癌耐药细胞MCF-7/ADM中的表达及雄黄对其作用初探

　　　　[J].解剖学报,2002(6):623-626.

[16] 张晨.雄黄对肝癌细胞系 BEL-7402 增生的影响
　　　[J].肝脏,2004(2):112-113.

[17] 康永,李先荣,程霞,等.雄黄药理作用的实验研究及其
　　　毒性观察[J].时珍国医国药,1998(4):38-39.

[18] 张伟,余伯阳,寇俊萍,等.雄黄活性物质的毒效相关性
　　　初步研究[J].中国天然药物,2004(2):62-64.

[19] 林有坤,郑文军,吴易,等.雄黄对狼疮鼠肾功能的近期
　　　影响[J].广西医科大学学报,2003(2):209.

[20] 纪淑芳,张亚敏,谢福全,等.雄黄生品与酸奶飞炮制品
　　　的药效学比较[J].长春中医学院学报,2000(1):44-
　　　45.

[21] 国家中医药管理局《中华本草》编委会.中华本草:蒙药
　　　卷[M].上海:上海科学技术出版社,2004.

[22] 中华人民共和国卫生部药典委员会.中华人民共和国卫

生部药品标准·蒙药分册[M].北京:中华人民共和国
卫生部药典委员会,1998.

[23] 王伟.内蒙古蒙药制剂规范[M].呼和浩特:内蒙古人
　　　民出版社,2007.

[24] 王伟.内蒙古蒙药制剂规范[M].呼和浩特:内蒙古人
　　　民出版社,2014.

[25] 国家中医药管理局《中华本草》编委会.中华本草:藏药
　　　卷[M].上海:上海科学技术出版社,2002.

[26] 国家中医药管理局《中华本草》编委会.中华本草:维吾
　　　尔药卷[M].上海:上海科学技术出版社,2005.

[27] 国家中医药管理局《中华本草》编委会.中华本草:苗药
　　　卷[M].贵阳:贵州科技出版社,2005.

[28] 国家中医药管理局《中华本草》编委会.中华本草:傣药
　　　卷[M].上海:上海科学技术出版社,2005.

紫 铜 矿

《药性考》

Bornitum

· **来源** · 本品为硫化物类斑铜矿族矿物斑铜矿。

· **本草考证** · 紫铜矿出《药性考》,列于金部,谓"产在滇南"。紫铜矿当为紫色铜矿石或紫铜色矿石。紫色铜矿石有紫铜红色斑铜矿或赤铜矿,紫铜色矿石则有铜矿石、钴矿石、镍矿石;云南不产紫铜色的钴、镍矿石而盛产铜矿,故仅可能为斑铜矿或赤铜矿。从煅后敷用治筋骨折伤看,类似黄铁矿质自然铜或黄铜矿质自然铜,即属硫化物类,故应为斑铜矿(Cu_5FeS_4);若为赤铜矿即氧化亚铜,则无须煅用,煅后只变为氧化铜而已。斑铜矿质紫铜矿今虽无药材市售,但云南及其他许多地区有此资源。

· **原矿物** · 斑铜矿 Bornite　晶体结构高温属等轴晶系,常温属正(四)方晶系。晶形极罕见,通常为致密块状集合体,或呈不规则粒状、细脉状,分布在共存硫化物矿物或围岩中。新鲜面暗铜红色,风化表面覆盖有紫、蓝、绿、红、黑等色彩斑斓的氧化膜(锖色)。条痕灰黑色,金属光泽,解理不完全。断口细贝壳状。硬度3,性脆,相对密度4.9~5.3。经常与其他含铜硫化矿物辉铜矿、黄铜矿等共生。产于多种成因的铜矿、铜镍矿床。

· **主产地** · 主产于湖南、云南、四川、福建、广西、湖

北、浙江、江西、陕西、河北等地。

· **采收加工** · 采挖后,除去泥沙、杂石即得。

· **药材鉴别** · **性状鉴别**　本品为粒状集合体,呈不规则块状。新鲜面呈古铜色,氧化面呈蓝紫色斑状锖色;不透明,金属光泽。其中常夹有白色杂石,表面不平坦。体较重,质硬脆,气、味均无。以块大、古铜色斑纹多、无杂石者为佳。

理化鉴别　(1)取本品粉末约 1 g,加入 10 mL稀盐酸,即泡沸,产生大量气体,将此气体通入氢氧化钙试液中,即生成白色沉淀。

(2)取上述反应后的溶液,滤过。①取滤液滴加氨试液,即生成淡蓝色沉淀;再加过量的氨试液,沉淀即溶解,呈深蓝色溶液。②取滤液,加亚铁氰化钾试液,即显红棕色。

(3)取本品约 0.5 g,加稀盐酸约 2 mL,振摇,静置。取上清液照下述方法试验:①取上清液,滴加亚铁氰化钾试液 2 滴,即生成深蓝色沉淀;分离,沉淀在稀盐酸中不溶,但加氢氧化钠试液,即分解成棕色沉淀。②取上清液,滴加硫氰酸铵试液,即显血红色。

· **化学成分** · 主要为 Cu_5FeS_4,其中铜 63.24%,铁 11.20%,硫 25.54%。其组成的变动范围很大,常

能与辉铜矿、黄铜矿成固容体结合，其他混入物最常见的是银。

· **功能主治** · 具有接骨续筋功能。主治骨折筋伤。

· **用法用量** · 外用：适量，煅研末，调敷。

· **贮藏** · 密闭，置干燥处。

参 考 文 献

［1］国家中医药管理局《中华本草》编委会.中华本草：第1册［M］.上海：上海科学技术出版社，1999.

［2］南京中医药大学.中药大辞典［M］.2版.上海：上海科学技术出版社，2006.

［3］高天爱，马金安，刘如良.矿物药真伪图鉴及应用［M］.太原：山西科学技术出版社，2014.

雌 黄

《神农本草经》

Orpimentum

· **别名** · 黄金石（《神农本草经》），武都仇池黄、昆仑黄（《本草经集注》），石黄（《新修本草》），天阳石、黄安、鸡冠石（《石药尔雅》），黄石（《御制本草品汇精要》），砒黄（《矿物药与丹药》）。

· **来源** · 本品为硫化物类矿物雌黄族雌黄的矿石。

· **本草考证** · 雌黄始载于《神农本草经》，列为中品。《名医别录》云："生武都山谷，与雄黄同山，生其阴。"《雷公炮炙论》曰："雌黄一块重四两，按《乾宁记》云：指开拆得干重，软如烂金者上。"《本草经集注》云："今雌黄出武都仇池者（在甘肃）谓为武都仇池黄，色

小赤，出扶南林邑者（在广西及越南南部）谓昆仑黄，色如金，而似云母甲错，画家所重。"李时珍引《丹房镜源》云："于甲上磨之，上色者好，又烧熨斗底，以雌划之，如赤黄线一道者好。"根据以上文献记载，可知雌黄具有与雄黄共生，色黄赤，层层解析如云母，质硬，易熔等特点，与现今硫化物类雌黄族矿物雌黄的矿石基本一致。

· **原矿物** · 雌黄 Orpiment 参见"砒石"。见图8-8、图8-9。

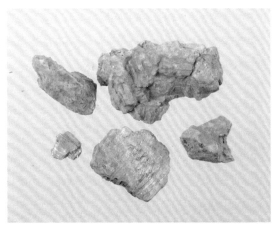

图 8-8 雌黄原矿石（湖南）

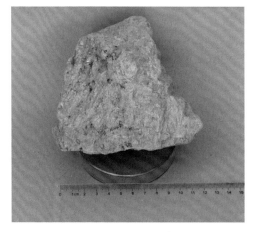

图 8-9 雌黄原矿石（湖北）

· **主产地** · 主产于湖北、湖南、四川、贵州、云南、甘肃等地。

· **流通量及使用情况** · **市场流通量** 雌黄全国每年药用流通量在5吨左右（2019年），去掉杂质、用火

烧熔化提炼，市场流通的药材来源主要为湖南石梅、云南大理、广西金城江、甘肃成县等地方。

《中国药典》记载方剂中应用情况 见表8-2。

表 8-2　中国药典记载方剂中应用情况

名称	处方来源	配方组成	功能主治
庆余辟瘟丹	《中国药典》（2020年版）	羚羊角30g,大黄30g,玄精石30g,朱砂30g,制川乌30g,苍术(米泔水润炒)30g,姜半夏30g,雄黄15g,滑石30g,姜厚朴30g,郁金30g,茜草30g,黄芩30g,黄柏30g,升麻20g,天麻20g,拳参20g,丹参20g,石菖蒲20g,蒲黄20g,麻黄20g,人工麝香15g,醋香附30g,藿香30g,玄明粉30g,木香30g,五倍子30g,苏合香30g,玳瑁30g,黄连30g,猪牙皂30g,肉桂30g,茯苓30g,金银花30g,柴胡20g,紫苏叶20g,白芷20g,川芎20g,干姜20g,桔梗20g,檀香20g,琥珀15g,陈皮15g,安息香15g,冰片15g,千金子霜10g,巴豆霜10g,桃仁霜10g,红大戟10g,槟榔10g,葶苈子10g,煅禹余粮10g,山豆根10g,鬼箭羽40g,赤豆40g,人工牛黄8g,醋芫花5g,斑蝥(去头、足、翅)0.8g,水牛角浓缩粉60g,细辛10g,丁香10g,当归10g,甘遂(制)10g,莪术10g,胡椒10g,炒白芍10g,桑白皮10g,山慈菇40g,降香40g,紫菀8g,铜石龙子1条,蜈蚣(去头、足)2g,大枣40g,雌黄15g	辟秽气,止吐泻。用于感受暑邪,时行疹气,头晕胸闷,腹痛吐泻

· **采收加工** · 采挖后,除去泥沙杂石。

· **药材鉴别** · **性状鉴别**　本品为粒状、鳞片状或土状集合体。呈不规则块状。黄色,有时因混有雄黄呈橙黄色;表面常覆有一层黄色粉末;条痕柠檬黄色;微有光泽;半透明;用指甲可刻画成痕。体较重,质脆易碎,断面呈树脂样光泽。手摸之较光滑,染指。含杂质物则呈灰绿色,不透明,无光泽。具蒜样臭气。

　　理化鉴别　（1）反射偏光镜下：反射色灰白色、浅灰色;双反射显著。a-浅色,白色,b-暗灰带玫瑰色调,c-灰白色;非均质性强。反射率31%~26%（伏黄）。透射偏光镜下：柠檬黄色。折射率 Np=2.38,Nm=2.689,Ng=2.704,2V=40°。柱粒状结晶。平行消光或斜消光;Ng 绿黄色,Nm 黄色;呈顺直及方块立体结构状纹理,偶有橘红色透明及绿黄色、黄色、黑色不透明块状物。但多数含黏土质,呈片污浊状。

　　（2）本品粉末不溶于水及盐酸;可溶于硝酸,溶液呈黄色;溶于氢氧化钠溶液,溶液呈棕色。燃之易熔融,成红黑色液体,生黄白色烟,有强烈的蒜臭气;冷却后熔融物凝结成红黑色固体。

　　（3）取本品粉末约1g,加氢氧化钠试液5mL,浸渍20min。取上清液加硝普钠试液2滴,溶液立即显紫红色。取上清液加硝酸银试液,立即显棕黑色沉淀。

　　（4）取粉末0.5g,加稀盐酸5mL,放置数分钟,溶液显砷盐的各种反应。置测砷瓶中,加无砷锌粒数个,用醋酸铅棉花过滤产生的气体,管口用溴化汞试纸覆盖严密,室温中放置20~30min,即产生黄棕色斑点(有大量锑存在时,受干扰)。

· **化学成分** · 主含三硫化二砷（As_2S_3）,其中含砷61.91%、硫39.09%,尚夹杂少量三硫化二锑（Sb_2S_3）、二硫化铁（FeS_2）、二氧化硅（SiO_2）。此外,又含铅、锌、铜、镍、钴、钒、铋、钼、锡、钛、锰、钡、银、锶、钙、镁、铝、汞等微量元素。

· **药理作用** · **抗真菌**　雌黄水浸剂在试管内对堇色毛癣菌、奥杜益小芽孢癣菌、铁锈色小芽孢癣菌、红色表皮癣菌等皮肤真菌均有抑制作用。

· **毒理** · 小鼠静脉注射雌黄煎剂的 LD_{50} 为3.83g/kg,中毒表现为拒食、竖毛、肝充血。

· **性味** · 味辛,性平,有毒。

· **功能主治** · 具有燥湿,解毒,杀虫功能。主治疥癣,恶疮,蛇虫咬伤,寒痰咳喘,癫痫,虫积腹痛。

· **用法用量** · 内服：入丸、散,每次0.15~0.3g。外用：研末调敷;或制膏涂。

· **用药警戒或禁忌** · 阴亏血虚者及孕妇禁服。

· **贮藏** · 贮干燥容器内,密闭,置通风干燥处。

民族医药应用

◇藏　药◇

· **名称** · 帕拉（《四部医典》）,哈日达拉、达拉（《鲜明注释》）,啊肯滴那、哈若达拉（《晶珠本草》）,赛尔保智丹、拉尹纳萨（《甘露本草明镜》）,哇拉。

· **炮制** · **净雌黄**　取原药材,除去杂质,碾成细粉。

　　取雌黄500g,除去杂质,捣碎(如青稞粒大小),装入小布袋中,缝口。放入锅中,加适量山羊奶及山羊肝或山羊肉100g,用文火煎熬,至山羊奶剩一半时,取出,打开布袋,用水分多次洗净至无臭味,晒干。

· **性味** · 味苦、辛,性温,有毒。

· **功能主治** · 具有燥湿,敛疮功能。主治恶疮,喉蛾,热疖,瘟疫,糜烂性淋巴腺炎。

参考文献

[1] 高天爱,马金安,刘如良. 矿物药真伪图鉴及应用[M].太原:山西科学技术出版社,2014.

[2] 国家中医药管理局《中华本草》编委会. 中华本草:第1册[M].上海:上海科学技术出版社,1999.

[3] 南京中医药大学. 中药大辞典[M].2版. 上海:上海科学技术出版社,2006.

[4] 国家药典委员会. 中华人民共和国药典(2020版)[M].北京:中国医药科技出版社,2020.

[5] 张贵君. 常用中药鉴定大全[M].哈尔滨:黑龙江科学技术出版社,1993.

[6] 岳旺,刘文虎,王兰芬,等. 中国矿物药的急性毒性(LD_{50})测定[J].中国中药杂志,1989(2):42-45,63.

[7] 国家中医药管理局《中华本草》编委会. 中华本草:藏药卷[M].上海:上海科学技术出版社,2002.

[8] 青海省食品药品监督管理局. 青海省藏药炮制规范(2010年版)[M].西宁:青海人民出版社,2010.

对硫化物

compounds of S₂ pairs

自 然 铜

《丹房镜源》

Pyritum

· **别名** · 石髓铅(《雷公炮炙论》),方块铜(《药材学》)。

· **来源** · 本品为硫化物类黄铁矿族矿物黄铁矿。

· **本草考证** · 本品在《丹房镜源》中已有记载。《雷公炮炙论》云:"石髓铅即自然铜也。"其后诸家本草对其来源说法不一。《开宝本草》云:"生邕州山岩中出铜处,于坑中及石间采得,方圆不定,其色青黄如铜,不从矿炼,故号自然铜。"《本草图经》云:"今信州出一种,如乱铜丝状,云在铜矿中,山气重蒸,自然流出,亦若生银,如老翁须之类,入药最好。"又云:"今南方医者说,自然铜有两三体;一体大如麻黍,或多方解,累累相缀,至如斗大者,色煌煌明烂如黄金、石,最上;一体成块,大小不定,亦光明而赤;一体如姜、铁矢之类。又有如不治而成者,形大小不定,皆出铜坑中,击之易碎,有黄赤、有青黑者,炼之乃成铜也。"有学者根据以上记载的产地、形态,再以《广西通志》《天工开物》等书的记载为佐证,认为《开宝本草》所述"生邕洲山岩中出铜处"者,系矿物自然铜或黄铜矿物;《本草图经》所述"一体如姜、铁矢之类"者,亦为黄铜矿;因黄铜矿是炼铜的主要铜矿石,《本草图经》所述"炼之乃成铜也",也指黄铜矿而言;再据《本草纲目》引《宝藏论》云:"自然铜生曾青、石绿穴中。"这一线索考证,曾青为孔雀石,石绿为蓝铜矿,两者均系铜矿氧化带矿物,常生黄铜矿之上。从矿床产状角度说明药物自然铜也为矿物自然铜或黄铜矿。因此主张古代所用药物自然铜正品应是矿物自然铜或黄铜矿,不是黄铁矿或褐铁矿。但《本草图经》还记载:"火山军者,颗块如铜,而坚重如石,医家谓之鋎石,用之力薄。"据考证,鋎石即为黄铁矿。又陈承《重广补注神农本草并图经》所载"辰州川泽中出一种形如蛇含,大者如胡桃,小者如栗,外青皮黑色光润,破之与鋎石无别,但此鋎石不作臭气尔,入药有殊验"的描述也与黄铁矿特征极相似,说明古代亦以黄铁矿作自然铜药用。有学者认为,自宋代以后,治骨折有效的大量方剂中,所用的自然铜多数是黄铁矿。现《中华人民共和国药典》(2020年版)以黄铁矿作为自然铜的矿物来源。

· **原矿物** · 黄铁矿 Pyrite 晶体结构属等轴晶系。

晶体呈立方体、五角十二面体以及八面体的晶形,在立方体或五角十二面体晶面上有条纹,相邻两个晶面的条纹互相垂直。集合体呈致密块状、浸染状和球状结核体。药用者多为立方体者。浅黄铜色,表面常带黄褐色锈色。条痕绿黑色。强金属光泽。硬度6~6.5,性脆。相对密度4.9~5.2。无解理,断口参差状。见图8-10~图8-14。

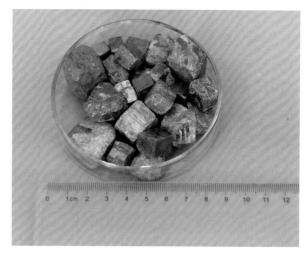

图8-13 自然铜原矿石(河北)

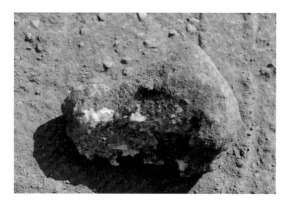

图8-10 黄铁矿原矿石(四川)

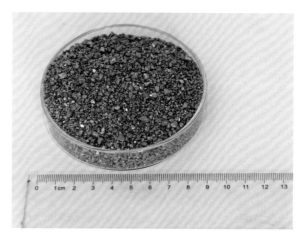

图8-14 自然铜药材(山西)

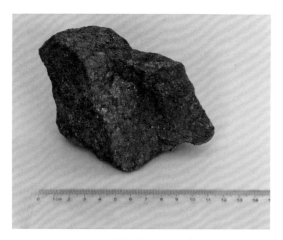

图8-11 黄铁矿原矿石(安徽)

· **主产地** · 主产于四川、云南、广东、湖南、安徽、河北、辽宁等地。

· **蕴藏量** · 黄铁矿 Pyrite 据1949—2019年间"全国地质资料馆"公布的数据(表2-1),黄铁矿储量约为7251.8万吨。按地区统计,矿物储量以山西省最多(2469.81万吨),依次为辽宁省(1422.6万吨)、青海省(1145万吨)、河北省(824.97万吨)、江苏省(807.11万吨)、湖南省(351万吨)、湖北省(214.84万吨)、北京市(15万吨)、新疆维吾尔自治区(1.30万吨)、四川省(0.17万吨),详细见表8-3。

· **流通量及使用情况** · **市场流通量** 自然铜全国每年药用流通量在30~40吨之间(2019年)。粉碎入药,市场流通的药材来源主要为陕西安康旬阳县。

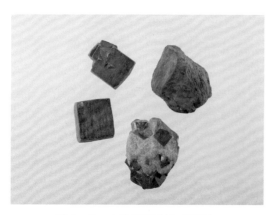

图8-12 自然铜原矿石(四川)

表 8-3 黄铁矿历年蕴藏量报道

序号	省份	市（州、盟）	县（区、旗）	经度	纬度	蕴藏量（万吨）	时间
1	北京市	/	昌平区	115°54′30″～115°57′30″	40°12′00″～40°14′35″	15	1959/9/21
2	河北省	邢台市	沙河市	114°20′00″～114°20′00″	36°53′00″～36°53′00″	702.67	1973/11/1
3	河北省	张家口市	张北县	115°00′46″～115°02′03″	41°16′13″～41°17′18″	122.3	1978/5/1
4	山西省	晋城市	阳城县	112°31′30″～112°35′37″	35°27′30″～35°30′00″	1 249.75	1960/10/31
5	山西省	阳泉市	平定县	113°38′00″～113°38′00″	37°46′00″～37°46′00″	1 220.06	1961/12/1
6	辽宁省	本溪市	本溪市	123°52′38″～123°54′03″	40°53′13″～40°54′28″	436	1980/10/1
7	辽宁省	本溪市	本溪市	124°04′00″～124°04′00″	40°51′30″～40°51′30″	25.6	1955/1/1
8	辽宁省	葫芦岛市	建昌县	120°02′56″～120°02′56″	40°35′30″～40°35′30″	432.1	1971/12/31
9	辽宁省	抚顺市	清原满族自治县	124°44′36″～124°45′48″	42°12′59″～42°13′26″	528.9	1988/7/1
10	江苏省	苏州市	吴中区	120°20′00″～120°20′00″	31°17′00″～31°17′00″	68.42	1964/10/31
11	江苏省	南京市		118°50′00″～118°50′00″	32°06′00″～32°06′00″	8.5	1958/12/31
12	江苏省	南京市	江宁区	118°30′00″～118°30′00″	31°55′00″～31°55′00″	560.31	1959/12/31
13	江苏省	苏州市	吴中区	120°20′55″～120°21′48″	31°16′37″～31°17′08″	169.88	1977/7/31
14	湖北省	恩施土家族苗族自治州	鹤峰县	110°06′36″～110°10′57″	30°00′16″～30°01′40″	214.8	1979/6/11
15	湖北省	黄冈市	英山县	115°46′49″	30°46′37″	0.035 2	/
16	湖南省	怀化市	溆浦县	110°59′45″～110°32′52″	27°59′45″～27°59′45″	73	1974/1/1
17	湖南省	郴州市	苏仙区	113°11′06″～113°11′06″	25°42′58″～25°42′58″	278	1957/5/1
18	四川省	甘孜藏族自治州	丹巴县	101°45′28″～101°49′28″	30°54′52″～30°58′36″	0.110 5	/
19	四川省	甘孜藏族自治州	丹巴县	/	/	0.034	/
20	四川省	阿坝州	茂县	103°20′00″	31°20′00″	0.025 2	/
21	青海省	海北州	祁连县	99°25′00″～99°25′00″	38°18′00″～38°18′00″	1 145	1959/6/1
22	新疆维吾尔自治区	阿勒泰地区	富蕴县	89°32′57″	47°21′50″	0.190 9	/
23	新疆维吾尔自治区	阿勒泰地区	布尔津县	86°15′00″	48°00′00″	0.150 8	/
24	新疆维吾尔自治区	阿勒泰地区	富蕴县	89°50′12″	47°13′48″	0.141 4	/
25	新疆维吾尔自治区	阿勒泰地区	富蕴县	/	/	0.102 9	/
26	新疆维吾尔自治区	阿勒泰地区	富蕴县	89°34′00″～89°37′00″	47°19′00″～47°21′00″	0.090 1	/
27	新疆维吾尔自治区	阿勒泰地区	富蕴县	89°29′51″	47°24′47″	0.084 8	/
28	新疆维吾尔自治区	阿勒泰地区	阿勒泰市	89°29′15″	48°04′05″	0.076 6	/
29	新疆维吾尔自治区	阿勒泰地区	福海县	88°35′00″	47°52′00″	0.074	/
30	新疆维吾尔自治区	阿勒泰地区	富蕴县	89°10′05″～89°14′00″	47°31′00″～47°33′00″	0.068 7	/

（续表）

序号	省份	市（州、盟）	县（区、旗）	经度	纬度	蕴藏量（万吨）	时间
31	新疆维吾尔自治区	阿勒泰地区	布尔津县	87°23′10″	48°01′00″	0.067 6	/
32	新疆维吾尔自治区	阿勒泰地区	福海县	88°41′05″	47°49′05″	0.064 1	/
33	新疆维吾尔自治区	阿勒泰地区	阿勒泰市	/	/	0.060 4	/
34	新疆维吾尔自治区	阿勒泰地区	阿勒泰市	87°34′20″	48°01′25″	0.049 9	/
35	新疆维吾尔自治区	阿勒泰地区	阿勒泰市	88°25′36″～88°31′00″	47°45′30″～47°45′42″	0.035 6	/
36	新疆维吾尔自治区	阿勒泰地区	富蕴县	89°20′32″	47°17′42″	0.021 3	/
37	新疆维吾尔自治区	和田地区	皮山县	/	/	0.012 1	/
38	新疆维吾尔自治区	阿勒泰地区	富蕴县	88°30′00″～89°40′00″	47°30′00″～48°00′00″	0.010 6	/

医院和药厂使用情况　通辽市蒙医整骨医院煅自然铜方法：取净自然铜药材，明煅至透，立即投入规定的液体辅料中，醋淬至表面呈黑褐色，光泽消失并酥松。

通辽市蒙医整骨医院：年用量在 5 kg 左右，入蒙成药"旭如图乌日乐"。

《中国药典》记载方剂中应用情况　见表 8-4。

表 8-4　《中国药典》记载自然铜的方剂

序号	名称	处方来源	配方组成	功能主治
1	大七厘散	《中国药典》（2020 年版）	煅自然铜 96.6 g，土鳖虫（炒）96.6 g，酒大黄 96.6 g，骨碎补 96.6 g，当归尾（酒制）96.6 g，乳香（制）96.6 g，没药（制）96.6 g，硼砂（制）96.6 g，血竭 96.6 g，三七 87 g，冰片 43.5 g	化瘀消肿，止痛止血。用于跌打损伤，瘀血疼痛，外伤止血
2	止痛紫金丸	《中国药典》（2020 年版）	丁香 50 g，血竭 50 g，当归 50 g，熟大黄 50 g，木香 50 g，儿茶 50 g，红花 50 g，骨碎补（烫）50 g，土鳖虫 25 g，乳香（制）25 g，没药（制）25 g，赤芍 25 g，自然铜（煅）25 g，甘草 25 g	舒筋活血，消肿止痛。用于跌打损伤，闪腰岔气，瘀血作痛，筋骨疼痛
3	伤科接骨片	《中国药典》（2020 年版）	红花 12 g，土鳖虫 40 g，朱砂 10 g，马钱子粉 20 g，炙没药 4 g，三七 80 g，炙海星 40 g，炙鸡骨 40 g，冰片 2 g，煅自然铜 20 g，炙乳香 4 g，甜瓜子 4 g	活血化瘀，消肿止痛，舒筋壮骨。用于跌打损伤，闪腰岔气，筋伤骨折，瘀血肿痛
4	骨折挫伤胶囊	《中国药典》（2020 年版）	猪骨 250 g，锻自然铜 25 g，大黄 15 g，醋乳香 10 g，血竭 10 g，炒黄瓜子 200 g，红花 25 g，当归 15 g，醋没药 10 g，土鳖虫 3 g	舒筋活络，消肿散瘀，接骨止痛。用于跌打损伤，扭腰岔气，筋伤骨折属于瘀血阻络者
5	活血止痛胶囊	《中国药典》（2020 年版）	当归 222 g，三七 44 g，醋乳香 44 g，冰片 11 g，土鳖虫 111 g，煅自然铜 67 g	活血散瘀，消肿止痛。用于跌打损伤，瘀血肿痛
6	跌打丸	《中国药典》（2020 年版）	三七 64 g，白芍 48 g，桃仁 32 g，血竭 48 g，烫骨碎补 32 g，苏木 48 g，乳香（制）48 g，姜黄 24 g，防风 32 g，枳实（炒）32 g，甘草 48 g，煅自然铜 32 g，当归 32 g，赤芍 64 g，红花 48 g，北刘寄奴 32 g，续断 320 g，牡丹皮 32 g，没药（制）48 g，醋三棱 48 g，甜瓜子 32 g，桔梗 32 g，木通 32 g，土鳖虫 32 g	活血散瘀，消肿止痛。用于跌打损伤，筋断骨折，瘀血肿痛，闪腰岔气

（续表）

序号	名称	处方来源	配方组成	功能主治
7	筋痛消酊	《中国药典》（2020年版）	乳香(制)9.6g,没药(制)9.6g,大黄3.8g,红花5.6g,煅自然铜9.6g,三七5.6g,血竭9.6g,川芎9.6g,郁金3.8g,当归15.4g,栀子3.8g,刘寄奴9.6g,紫荆皮15.4g,儿茶5.6g,白芷3.8g,肉桂5.6g,防风3.8g,木香3.8g,香附9.6g,厚朴5.6g,小茴香5.6g,制川乌2.0g,制草乌2.0g,浙贝母5.6g,天南星(制)5.6g,木瓜9.6g,樟脑20.0g,冰片20.0g,木鳖子5.6g,羌活9.6g,陈皮3.8g	活血化瘀,消肿止痛。用于急性闭合性软组织损伤
8	舒筋活血定痛散	《中国药典》（2020年版）	乳香(醋炙)30g,当归30g,醋延胡索30g,醋香附30g,骨碎补30g,没药(醋炙)30g,红花30g,血竭30g,煅自然铜30g	舒筋活血,散瘀止痛。用于跌打损伤,闪腰岔气,伤筋动骨,血瘀肿痛
9	疏风定痛丸	《中国药典》（2020年版）	马钱子粉200g,乳香(醋制)100g,千年健30g,地枫皮30g,牛膝30g,甘草30g,防风30g,独活30g,麻黄300g,没药(醋制)100g,自然铜(煅)30g,桂枝30g,木瓜30g,杜仲(盐炙)30g,羌活30g	祛风散寒,活血止痛。用于风寒湿闭阻、瘀血阻络所致的痹病,症见关节疼痛、冷痛、刺痛或疼痛致甚,屈伸不利,局部恶寒、腰腿疼痛、四肢麻木及跌打损伤所致的局部肿痛

· **采收加工** · 采挖后,拣净杂石及有黑锈者,选黄色明亮的入药。

· **药材鉴别** · **性状鉴别** 本品晶形多为立方体,集合体呈致密块状。表面亮淡黄色,有金属光泽;有的黄棕色或棕褐色,无金属光泽。具条纹,条痕绿黑色或棕红色。体重,质坚硬或稍脆,易砸碎,断面黄白色,有金属光泽;或断面棕褐色,可见银白色亮星。无嗅,无味,但烧之具硫黄气。

理化鉴别 （1）取本品粉末1g,加稀盐酸4mL,振摇,使其溶解,在试管口盖一片醋酸铅试纸,静置,试纸逐渐变为棕色。

（2）取上述溶液,滤过。取滤液加亚铁氰化钾试液,即生成深蓝色沉淀;分离,沉淀在稀盐酸中不溶,但加氢氧化钠试液,即分解成棕色沉淀。取滤液加硫氰酸铵试液,即显血红色。

· **化学成分** · 主要含有二硫化铁（FeS_2）,亦含有铜、镍、砷、锑、硅、钡、铅等杂质。

· **药理作用** · 1. **促进骨折愈合** 家兔两桡骨中下1/3部位造成实验性骨折后,每日灌服100%自然铜药液2mL,连续5~20日。骨折后20日内,骨痂的钙、磷量增加;不溶性胶原量在骨折后15日内显著提高;拉伸应力和弯曲应力也比对照组增强。此外,自然铜尚可促进骨髓自身及其周围血液中网状细胞和血色素增生。

2. **抗真菌** 在试管内,自然铜对供试的多种病原性真菌均有不同程度的抗真菌作用,尤其对石膏样毛癣菌、土曲真菌等丝状真菌作用较强。自然铜对豚鼠实验性体癣也有一定治疗效果。

3. **抑制肺癌骨转移** 自然铜能缩小裸鼠肺癌骨转移肿瘤体积,增加肿瘤细胞凋亡率,表明自然铜能够抑制裸鼠肺癌骨转移肿瘤的生长,而且副作用较帕米磷酸二钠（抑制肿瘤转移导致的骨破坏、缓解骨痛的代表药物）少。

· **炮制** · **自然铜** 取原药材,除去杂质,大者捣碎,洗净,干燥。生品其质坚硬,不便粉碎和煎出。

煅自然铜 取净自然铜,砸成小块,置无烟炉火上或置适宜的容器内,用武火加热煅至暗红色,取出后及时放入醋内浸淬,如此反复煅淬数次至黑褐色,表面光泽消失并酥松,取出,摊凉。每自然铜100kg,用醋30kg。

· **性味归经** · 味辛,性平。归肝经。

· **功能主治** · 具有散瘀止痛,续筋接骨功能。主治跌打损伤,筋断骨折,瘀滞肿痛。

· **用法用量** · 内服:煎汤,10~15g;或入散剂,每次0.3g。外用:适量,研末调敷。

· **用药警戒或禁忌** · 阴虚火旺、血虚无瘀者禁服。

· **贮藏** · 贮干燥容器内,置干燥处,防尘。

民族医药应用

蒙 药

· **名称** · 都新-朝鲁（《认药白晶鉴》）,阿日希音-额莫、帕旺隆布、帕旺朝龙（《无误蒙药鉴》）,都日伯勒吉-朝鲁(《呼和必德力亚》)。

· **本草考证** · 本品载于《认药白晶鉴》。《无误蒙药鉴》称："状为四方体,表面色微黄,内部酷似黄铜。"蒙医所用的自然铜形态特征符合上述描述,故认定历代蒙医药文献所载的帕旺隆布即都新-朝鲁。

· **炮制** · 取本品刷净,砸成小块,置耐火容器内煅至红透,倾入醋中淬酥,取出,如此反复数次,至光泽消失粹酥为度,晒干。(每自然铜 100 kg,数次用醋共 25～30 L)

· **性味** · 味辛,性平。

· **功能主治** · 具有接骨愈脉,明目功能。主治骨折,筋脉损伤,云翳,视力减退。

· **用法用量** · 内服:研末,1～2 g;或入丸、散。外用:适量,研末外敷或点眼。

◇维吾尔药◇

· **名称** · 密斯(《注医典》),迷思(《回回药方三十六卷》),奴阿斯、坦巴(《明净词典》)。

· **性味** · 性三级干热,有毒。

· **功能主治** · 具有生干生寒,散发物质,止咳平喘,生于退肿,祛腐愈疮,愈创明目,抗孕避孕,解毒接骨功能。主治感冒乃孜来感冒,咳嗽气喘,各种水肿,创伤腐烂,眼创视弱,鸦片中毒,骨折等。

· **用法用量** · 内服:去毒自然铜,0.3～1g。外用:适量。可入小丸、散剂、灌阴液、伤粉、敷剂、软膏等制剂。

参 考 文 献

[1] 国家中医药管理局《中华本草》编委会. 中华本草:第 1 册[M]. 上海:上海科学技术出版社,1999.

[2] 南京中医药大学. 中药大辞典[M]. 2 版. 上海:上海科学技术出版社,2006.

[3] 中国医学科学院药用植物资源开发研究所,中国医学科学院药物研究所. 中药志:第四册[M]. 北京:人民卫生出版社,1961.

[4] 江西药科学校. 中草药学[M]. 南昌:江西药科学校,1971.

[5] 王智兴,蔡亚,张凤华. 自然铜对家兔骨折后骨痂中胶原、钙、磷等的影响[J]. 上海第二医学院学报,1985(4):262-264,313.

[6] 佚名. 中药(接骨散)对实验骨折愈合的研究[J]. 北京医学院学报,1959(1):149-152.

[7] 李军德,张志杰. 新编中国药材学:第 8 卷[M]. 北京:中国医药科技出版社,2020.

[8] 中国地质调查局发展研究中心. 全国地质资料馆[OL]. http://ngac.org.cn.

[9] 国家药典委员会. 中华人民共和国药典(2020 版)[M]. 北京:中国医药科技出版社,2020.

[10] 陆炳全,黄素碧,贺景国,等. 自然铜促进骨折愈合实验研究[J]. 中外健康文摘·医药月刊,2006,3(9):46-47.

[11] 冯伟,傅文,朱雅萍,等. 接骨中药对培养成骨细胞增殖、分化和矿化功能的影响[J]. 浙江中医学院学报,2004,28(2):65.

[12] 冯伟,傅文,张明,等. 上海第二医科大学学报[J]. 浙江中医学院学报,2004,24(7):542.

[13] 徐爱贤,高学媛. 磁与自然铜促进骨折愈合的实验研究[J]. 山东中医杂志,2008,27(8):558.

[14] 关洪全,常淑云,李建春,等. 自然铜抗真菌活性的实验研究[J]. 中药药理与临床,1994(6):20-22.

[15] 袁拯忠,曹照文,林思思,等. 自然铜、鹿衔草对裸鼠肺癌骨转移的抑制作用[J]. 中华中医药学刊,2012,30(12):2723.

[16] 国家中医药管理局《中华本草》编委会. 中华本草:蒙药卷[M]. 上海:上海科学技术出版社,2004.

[17] 布和巴特尔,奥·乌力吉. 传统蒙药与方剂[M]. 赤峰:内蒙古科学技术出版社,2013.

[18] 王伟. 内蒙古蒙药制剂规范(2007 版)[M]. 呼和浩特:内蒙古人民出版社,2007.

[19] 王伟. 内蒙古蒙药制剂规范(2014 版)[M]. 呼和浩特:内蒙古人民出版社,2014.

[20] 国家中医药管理局中华本草编委会. 中华本草:维吾尔药卷[M]. 上海:上海科学技术出版社,2005.

蛇 含 石

《新修本草》

Limonitum Globuloforme et Pyritum Globuloforme

· **别名** · 蛇黄(《新修本草》),蛇黄石(《本草汇言》)。

· **来源** · 本品为对硫化物类矿物黄铁矿(或白铁矿)结核或褐铁矿化黄铁矿结核。

· **本草考证** · 本品始载于《新修本草》,原名蛇黄,云:"出岭南,蛇腹中得之。圆重如锡,黄黑青杂色。"至明《本草纲目》始见蛇含石之名,李时珍曰:"广西平南县有蛇黄岗,土人九月掘下七八尺,始得蛇黄,大者如鸡子,小者如弹丸,其色紫。"据《新修本草》所述"圆重如锡,黄黑青杂色",很像软锰矿结核,即像无名异的特征,可见无名异在唐代就有与蛇含石相混的可能。《本草纲目》所述"大者如鸡子,小者如弹丸,其色紫",与现今褐铁矿结核的形态相似。各地所用蛇含石有结核状黄铁矿集合体和褐铁矿化的黄铁矿结核两种。商品以后者为多。

·**原矿物**· 表面风化褐铁矿,断面边缘褐色或黄褐色,核部与黄铁矿(或白铁矿)相同,见图 8-15、图 8-16。

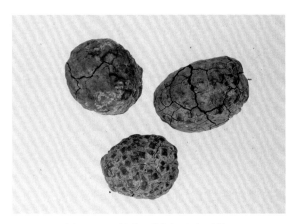

图 8-15 蛇含石原矿石(四川)

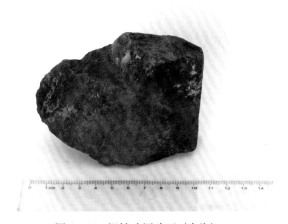

图 8-16 褐铁矿原矿石(青海)

黄铁矿 Pyrite 参见"自然铜"。

褐铁矿 Limonite 参见"赤石脂"。

·**主产地**· 主产于山西、江苏、浙江、河南、广东、四川等地。

·**蕴藏量**· 褐铁矿 Limonite 参见"赤石脂"。

·**采收加工**· 全年均可采挖,选取结核块除去杂质,筛选干净或洗净。

·**药材鉴别**· **性状鉴别** 本品为粒状或结核状集合体。呈类圆球形、椭圆形或不规则形。直径 1.5~4.5 cm。褐黄色或褐色。表面粗糙,具密集的立方体形突起,常被一层深黄色粉状物,手触之染指。体重,质坚硬。砸碎断面呈放射状或具同心环层纹;外层色较深,呈褐色或褐黄色(为褐铁矿部分);土状光泽。中央核层色较淡,呈铜黄色、浅黄色或灰黄色(为黄铁矿部分),具金属光泽。微有硫黄气,味淡。

理化鉴别 取本品粉末 0.2 g,加稀盐酸 10 mL,振摇,滤过;滤液照下述方法试验:

(1)取滤液 2 mL,滴加亚铁氰化钾试液,即生成深蓝色沉淀;分离,沉淀在稀盐酸中不溶,但加氢氧化钠试液,即分解成棕色沉淀。

(2)取滤液 2 mL,滴加硫氰酸铵试液,即显血红色。

·**化学成分**· 褐铁矿部分,主要为含水的三氧化二铁($2Fe_2O_3 \cdot 3H_2O$),质多不纯,含水量不定,又常夹有砂石、黏土、锰、磷、钙、钒等杂质。黄铁矿主含硫化铁(FeS_2)。

·**炮制**· **蛇含石** 取原药材,除去杂质,洗净,干燥,砸成小块或碾成粉末。

煅蛇含石 取净蛇含石,置适宜的容器内,用无烟武火加热煅至红透。取出放凉,碾碎。

醋淬蛇含石 取净蛇含石,置铁罐内,用无烟武火煅烧至红透,趁热醋淬,取出,干燥。每蛇含石100 kg,用醋 20 kg。

·**性味归经**· 味甘,性寒。归心、肝经。

·**功能主治**· 具有镇惊安神,止血定痛功能。主治心悸,惊痫,肠风血痢,胃痛,骨节酸痛,痈疮肿毒。

·**用法用量**· 内服:煎汤,6~9 g;或入丸、散。外用:适量,研末调敷。

·**贮藏**· 贮干燥容器内,密闭,置通风干燥处,防尘。

参 考 文 献

[1] 国家中医药管理局《中华本草》编委会. 中华本草:第 1

册[M].上海：上海科学技术出版社,1999.
[2] 南京中医药大学.中药大辞典[M].2版.上海：上海科学技术出版社,2006.

[3] 中国地质调查局发展研究中心.全国地质资料馆[OL]. http://www.ngac.cn/125cms/c/qggnew/zljs.htm.

礜　石
《神农本草经》
Arsenopyritum

·**别名**· 礜(《五十二病方》),青分石、立制石、固羊石(《神农本草经》),白礜石、鼠乡、泽乳(《吴普本草》),太白石、食盐、苍礜石、苍石、鼠毒(《名医别录》),白虎、白龙、制石、秋石、固羊、太石、盐仓石膏、细石(《石药尔雅》)。

·**来源**· 本品为复硫化物类毒砂族矿物毒砂。

·**本草考证**· 本品为极少用中药,始载于《神农本草经》,列为下品。李时珍曰："礜石有数种,白礜石、苍礜石、紫礜石、红皮礜石……惟苍、白二色入药用。"《范子计然》云："礜石出汉中,色白者善。"对苍碧石的择用则是："其外形紫赤色,内如白霜,中央有白,形状如齿者佳。"

·**原矿物**· 毒砂 Arsenopyrite 参见"砒石"。

·**主产地**· 主产于内蒙古、吉林、江西、山东、湖南、广东、广西、西藏、青海、新疆等地。

·**蕴藏量**· 毒砂 Arsenopyrite 参见"砒石"。

·**采收加工**· 挖出打碎,使礜石和连生物分开,去杂石。

·**药材鉴别**· **性状鉴别** 本品为不规则的致密块状。锡白色,常带浅黄锖色斑;条痕灰黑色。不透明;金属光泽。体重,质硬而脆,可砸碎,断面不平坦,具强金属光泽。以锤击之,发砷之蒜臭气,有毒,不可口尝。

理化鉴别 (1)反射偏光镜下,反射色为白色,微带黄色。反射率57%,无内反射,双反射清楚,浅黄褐-浅蓝灰。

(2)取本品粉末少许,置试管中灼烧,可还原出金属灰黑色、光亮如镜的砷粒薄膜。

(3)取本品一小块,置于两端开口的玻璃管中,灼热至红透后,发生蒜臭味,升华出黄色硫化砷,管口处可见白色氧化砷薄膜。

·**化学成分**· 主要为砷硫化铁($FeAsS$),其中含砷46.0%,硫19.7%,铁34.3%。杂质较少,含少量的钴、锑及铜等。

·**性味归经**· 味辛,性热,大毒。归肺、脾经。

·**功能主治**· 具有祛寒湿,消冷积,蚀恶肉,杀虫功能。主治风寒湿痹,寒湿脚气,癎冷腹痛,积聚坚癖,赘瘤息肉,瘰疬,顽癣恶疮。

·**用法用量**· 内服：研末,0.3～0.9 g;或入丸、散;或制备成溶液。外用：研末调敷。

·**用药警戒或禁忌**· 本品有剧毒,无论内服、外用,均应严格掌握剂量,防止中毒。

·**贮藏**· 密闭,置通风干燥处。

参考文献

[1] 南京中医药大学.中药大辞典[M].2版.上海：上海科学技术出版社,2006.
[2] 高天爱,马金安,刘如良,等.矿物药真伪图鉴及应用[M].太原：山西科学技术出版社,2014.
[3] 中国地质调查局发展研究中心.全国地质资料馆[OL]. http://www.ngac.cn/125cms/c/qggnew/zljs.htm.
[4] 杨松年.中国矿物药图鉴[M].上海：上海科学技术文献出版社,1990.

第九章　卤化物

Halides

氟化物

fluorides

紫萤石（紫石英）

《神农本草经》

Fluoritum

· **别名** · 氟石、荧石、莹石、赤石英、银花。

· **来源** · 本品为卤素化合物氟化物类萤石族矿物萤石。

· **本草考证** · 紫石英始载于《神农本草经》，列为上品。最早记述紫石英形色产地的是《吴普本草》，曰："紫石英生太山（在今山东省）或会稽（在今浙江省）。采无时。欲令如削，紫色达头，如樗蒲者。"其后，陶弘景在《本草经集注》中云："今第一用太山石，色重澈，下有根。次出雹零山，亦好。又有南城石，无根……会稽诸暨石，形色如石榴子。先时并杂用。"《岭表录异》云："陇州（今广东罗定市）山中多紫石英，其色淡紫，其质莹澈，随其大小皆五棱，两头如箭镞。"《本草纲目》曰："按《太平御览》云：自大岘（在山东临朐县东南）至太山，皆有紫石英……永嘉（在浙江省）固陶村小山所出，芒角甚好，但小薄尔。"说明紫石英在古代本草中记载的就不止一种。其中形"如削""两头如箭镞""紫色""下有根""质莹澈""芒角甚好"者，与硅酸盐类石英族矿物石英中的紫色石英的特征相符。又据《清一统志》载："安顺府（今贵州安顺）土产有紫石英，大小不一，皆六方两角。"亦为矿物紫色石英。尤其是《本草图经》《本草纲目》所绘的六角形晶状的紫石英图，更与石英晶体的六方柱聚形，六方双锥相吻合。这种紫石英直到20世纪50年代药材市场上尚有销售。此外，《吴普本草》说

会稽产紫石英，陶弘景又说"会稽诸暨石，形色如石榴子"，则是另一种紫石英，今浙江省所产紫石英以含氟化钙的萤石最著名，因此，吴普及陶弘景所称的会稽石，也就是浙江产的萤石。所谓形色如石榴子，当是萤石的粒状或块状集合体。另外，李时珍云："紫石英须用火煅赤，醋淬七次，水飞用。"而《本经逢原》却说："紫石英经火则毒，要生研极细，水飞三次用。"也说明了两种紫石英的不同性状。李时珍所说是指紫色石英，硬度大（硬度7），需火煅醋淬才能水飞。而张氏所指乃是萤石，其硬度较小（硬度4），可以"生研"，不必火煅醋淬；且萤石主含氟化钙，火煅时可有气态氟产生，对鼻、咽喉有剧烈刺激性，故云"经火则毒"。可见紫石英药材，早在南北朝时期就有紫色石英和萤石两种，但历代均以紫色石英为正品，如陶弘景云："今第一用太山石。"《本草图经》也说："太山石……最佳，会稽石……最下。"直至20世纪50年代仍以用紫色石英为主流。但至目前除了山东、四川、云南等个别地区使用矿物紫色石英作紫石英外，全国绝大多数地区均以萤石作紫石英使用。《中华人民共和国药典》（1995年版）已将萤石作为紫石英的标准药材。

· **原矿物** · 萤石 Fluorite　晶体结构属等轴晶系。晶体呈立方体、八面体、少有菱形十二面体的单形及其聚形。在立方体晶面上有时出现镶嵌式花纹，尚可

见由两个立方体相互穿插而成的双晶。集合体呈致密粒状或块状。色杂,以绿色、紫色为多,也有黄、浅蓝、红灰、黑白色等。当加热时其色可褪,受 X 射线照射后又恢复原色。半透明至透明,玻璃光泽,硬度 4,性脆,相对密度 3.18,在阴极射线下发萤光。溶于硫酸放出氟化氢,与硝酸及盐酸作用极弱。加热易崩解,并发出美丽的天蓝色、浅紫色光。形成于热液矿床中,或伟晶气液作用形成的矿脉中。有时也大量出现于铅锌硫化物矿床中。见图 9-1～图 9-5。

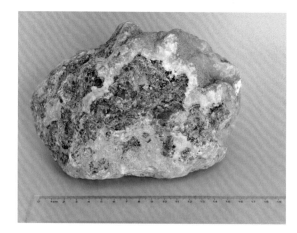

图 9-1 紫石英矿石(内蒙古)

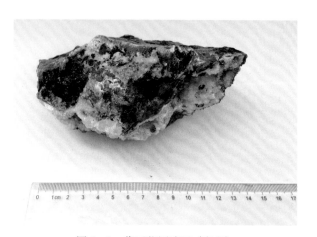

图 9-2 紫石英原矿石(广东)

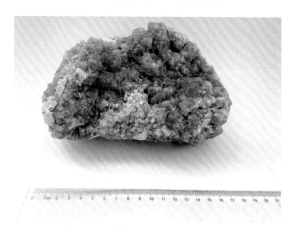

图 9-3 紫石英原矿石(湖南)

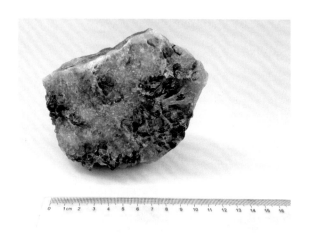

图 9-4 紫石英原矿石(河南)

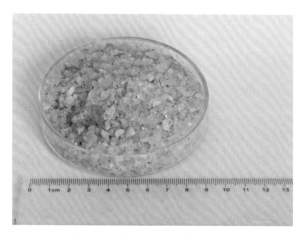

图 9-5 紫石英药材(内蒙古)

· **主产地** · 主产于浙江、甘肃、河南、湖南等地。

· **蕴藏量** · 萤石 Fluorite 据 1949—2019 年间"全国地质资料馆"公布的数据,萤石储量约为 4 156.20 万吨。按地区统计,矿物储量以河南省最多(1 321.55 万吨),依次为浙江省(628.77 万吨)、甘肃省(432.66 万吨)、湖南省(403.72 万吨)、福建省(353.35 万吨)、四川省(339.31 万吨)、江西省(226.60 万吨)、陕西省(104.33 万吨)、安徽省(88.30 万吨)、云南省(74.92 万吨)、广东省(47 万吨)、辽宁省(41.58 万吨)、湖北省(31.96 万吨)、重庆市(31.02 万吨)、内蒙古自治区(23.04 万吨)、吉林省(8.1 万吨),详细见表 9-1。

表9-1 萤石历年蕴藏量报道

序号	省份	市（州、盟）	县（区、旗）	经度	纬度	蕴藏量（万吨）	时间
1	内蒙古自治区	/	/	110°17′00″～110°21′31″	42°06′53″～42°06′53″	23.035 8	/
2	辽宁省	营口市	盖州市	122°17′46″	40°13′26″	19.2	1961/6/1
3	辽宁省	营口市	大石桥市	122°03′15″～122°37′12″	40°41′48″～40°41′58″	17.4	1963/1/1
4	辽宁省	营口市	盖州市	122°45′00″	40°15′00″	4.98	1961/1/1
5	吉林省	长春市	九台市	126°15′05″	44°00′55″	8.1	1960/3/1
6	浙江省	金华市	永康市	120°00′00″	28°55′00″	340	1958/1/1
7	浙江省	金华市	武义县	119°55′00″	28°57′00″	192.19	1962/1/1
8	浙江省	金华市	武义县	119°48′25″	28°50′35″	72.7	1963/5/1
9	浙江省	绍兴市	新昌县	120°40′00″	29°24′00″	23.88	1973/4/1
10	安徽省	宣城市	广德县	119°19′00″	31°00′00″	88.3	
11	福建省	三明市	将乐县	117°33′36″	26°45′40″	217.2	1985/6/1
12	福建省	南平市	建阳区	118°09′49″～118°10′15″	27°33′16″～27°33′42″	136.15	
13	江西省	赣州市	瑞金市	/	/	193.9	/
14	江西省	萍乡市	莲花县	117°02′48″～117°00′00″	117°02′48″～117°00′00″	32.7	1958/11/1
15	河南省	洛阳市	栾川县	111°28′01″～111°28′36″	33°55′00″～33°55′41″	756.88	/
16	河南省	信阳市	罗山县	114°25′00″～114°30′00″	31°41′00″～31°45′00″	335.17	/
17	河南省	洛阳市	嵩县	112°07′00″	33°47′00″	229.5	/
18	湖北省	株洲市	醴陵市	113°13′00″	27°20′00″	31.96	
19	湖南省	衡阳市	衡南县	112°55′05″～112°58′47″	26°56′40″～26°57′09″	403.72	1981/6/1
20	广东省	韶关市	乐昌市	113°27′57″	25°20′29″	47	1977/3/1
21	重庆市	/	市辖区	108°21′55″～108°28′46″	29°26′44″～29°32′10″	31.02	1974/5/10
22	四川省	凉山彝族自治州	甘洛县	102°49′15″～102°50′15″	27°21′15″～27°22′00″	316.2	2010/4/18
23	四川省	凉山彝族自治州	甘洛县	/	/	19.1	/
24	四川省	凉山彝族自治州	冕宁县	/	/	2.91	/
25	四川省	雅安市	汉源县	102°42′00″	29°13′00″	1.1	/
26	云南省	曲靖市	富源县	104°26′39″～104°31′50″	25°05′50″～25°13′02″	57.85	
27	云南省	大理白族自治州	巍山彝族回族自治县	100°01′00″～100°02′54″	24°59′48″～25°01′54″	14.259 2	/
28	云南省	曲靖市	富源县	/	/	2.808	/
29	甘肃省	金昌市	永昌县	101°31′00″～101°49′00″	38°01′00″～38°10′10″	173.18	1978/4/1
30	甘肃省	金昌市	永昌县	101°45′00″	101°45′00″	159	1960/10/11
31	甘肃省	金昌市	永昌县	101°46′00″	38°00′00″	41.4	1958/8/1
32	甘肃省	武威市	凉州区	102°12′30″	37°58′30″	28.54	/
33	甘肃省	武威市	藏族自治县	102°10′30″～102°13′00″	37°38′00″～37°39′30″	11.8	2007/10/15
34	甘肃省	武威市	藏族自治县	102°04′30″～102°07′00″	37°37′00″～37°41′00″	9.9	2009/6/6
35	甘肃省	武威市	藏族自治县	102°07′00″～102°09′00″	37°37′00″～37°41′00″	8.84	2009/5/1
36	陕西省	商洛市	商州区	109°45′04″	33°46′43″	94.89	1971/11/1
37	陕西省	商洛市	洛南县	111°30′42″	33°56′24″	9.18	1973/6/1
38	陕西省	商洛市	洛南县	/	/	0.261 4	1958/6/6

·**流通量及使用情况**·**市场流通量** 紫石英全国每年药用流通量在 45 吨左右,粉碎成颗粒入药。市场流通的药材来源主要为内蒙古北部及河南方城县。

·**采收加工**· 采挖后,拣选紫色的入药。洗净外附的沙砾及黏土。

·**药材鉴别**·**性状鉴别** 本品为块状或粒状集合体,呈不规则块状,具棱角。紫色或绿色,深浅不匀;条痕白色。半透明至透明,有玻璃样光泽。表面不平滑,常有裂纹。质坚脆,易击碎。无臭,味淡。以色紫、质坚、具玻璃光泽、无杂石者为佳。

理化鉴别 (1)荧光鉴别:取本品置紫外光灯(365 nm)下观察,显亮紫色、紫色至青紫色荧光。

(2)钙的鉴别:取本品细粉 0.1 g,置烧杯中,加盐酸 2 mL 与 4% 硼酸溶液 5 mL,加热微沸使溶解。取溶液 1 滴,置载玻片上,加硫酸溶液(1→4)1 滴,静置片刻,置显微镜下观察,可见针状结晶。

(3)氟的鉴别:取本品细粉 20 mg 与二氧化硅粉 15 mg,混匀,置具外包锡纸的橡皮塞的干燥试管中,加硫酸 10 滴。另取细玻璃管穿过橡皮塞,玻璃管下端蘸水一滴,塞置距试管底部约 3.5 cm 处,小心加热(在石棉板上)试管底部,见水滴上下移动时,停止加热约 1 min,再继续加热,至有浓厚的白烟放出为止。放置 2～3 min,取下塞与玻璃管,用 2～3 滴水冲洗玻璃管下端使流入坩埚内,加钼酸铵溶液[取钼酸铵 3 g,加水 60 mL 溶解后,再加入硝酸溶液(1→2)20 mL,摇匀]1 滴,稍加热,溶液显淡黄色,放置 1～2 min 后,加联苯胺溶液(取联苯胺 1 g,加入 10% 醋酸使溶解成 100 mL)1 滴和饱和醋酸钠溶液 1～2 滴,即显蓝色或生成蓝色沉淀。

(4)与硫酸反应:本品不溶于水,溶于浓硫酸并放出氟化氢(HF),与盐酸和硝酸的作用甚弱。

(5)X 射线衍射分析:取本品,粉碎,过 100 目筛,照粉末 X 射线衍射法测定,紫石英指纹图谱中应有 6 个共有峰,以晶面间距 3.15 Å 的峰为参照峰,计算相对峰强度值,共有峰序号(晶面间距/峰强度):1(1.25/1.68);2(1.65/3.81);3(1,93/17.24);4(3.15/100.00);5(3.24/0.74);6(3.34/2.52)。

·**化学成分**· 主含氟化钙(CaF_2),纯品中钙约占 51.2%,氟占 48.8%,但常夹杂有微量的氧化铁(Fe_2O_3),并夹有镉、铬、铜、锰、镍、铅、锌、钇、铈,偶杂有铀等元素。

·**药理作用**· 1. **促进卵巢分泌** 紫石英用于排卵功能低下的妇女,经阴道细胞涂片查卵巢功能,发现雌激素水平升高,用于无排卵性月经的妇女,可使原基础体温的单相型变为双相型。紫石英有兴奋卵巢的功能的作用。紫石英通过对排卵障碍大鼠卵巢局部尿促卵泡素受体、黄体生成素受体表达的影响而促进卵泡的发育。

2. **抑制神经应激** 紫石英中钙能抑制神经应激能力,具有镇静、解痉作用。

·**毒理**· 紫石英主含氟化钙。人体摄入氟过多,会对牙齿、骨骼、神经系统、肾脏、心血管及甲状腺有损害作用,不宜久服。

·**炮制**·**紫石英** 取原药材,除去杂质,洗净,选取紫色透明者,干燥。研碎或捣碎。

煅紫石英 取净紫石英块,置适宜的容器内,用无烟武火加热煅至红透,立即倒入米醋中淬酥,如此反复煅淬 2～3 次,取出,干燥,捣碎。

·**性味归经**· 味甘、辛,性温。归心、肝、肺、肾经。

·**功能主治**· 具有镇心定惊,温肺降逆,散寒暖宫功能。主治心悸,怔忡,惊痫,肺寒咳逆上气,女子宫寒不孕。

·**用法用量**· 内服:煎汤,10～15 g,打碎先煎;或入丸、散。宜火煅醋淬,研末水飞,晒干用。

·**用药警戒或禁忌**· (1)只可暂用,不可久服。

(2)阴虚火旺及血分有热者慎服。

·**贮藏**· 贮干燥容器内,置干燥处,防尘。

参 考 文 献

[1] 李军德,张志杰. 新编中国药材学:第 8 卷[M]. 北京:中国医药科技出版社,2020.

[2] 南京中医药大学. 中药大辞典[M]. 2 版. 上海:上海科学技术出版社,2006.

[3] 国家中医药管理局《中华本草》编委会. 中华本草:第 1 册[M]. 上海:上海科学技术出版社,1999.

[4] 高天爱,马金安,刘如良. 矿物药真伪图鉴及应用[M]. 太原:山西科学技术出版社,2014.

[5] 中国地质调查局发展研究中心. 全国地质资料馆[OL]. http://www.ngac.cn/125cms/c/qggnew/zljs.htm.

［6］蒋良俊.矿物学［M］.北京：冶金工业出版社，1960.

［7］房方，李祥，陈建伟.中药紫石英 X-衍射 Fourier 指纹图谱鉴别研究［J］.药物分析杂志，2011，31(8)：1589-1592.

［8］王丽君.紫石英对排卵障碍大鼠模型卵巢局部 FSH、LH 影响的机制研究［D］.长沙：湖南中医药大学，2010.

［9］吕文海.中药炮制学［M］.北京：科学出版社，1992.

氯化物

chlorides

大 青 盐

《五十二病方》

Halitum

· **别名** · 戎盐(《五十二病方》)，胡盐(《名医别录》)，秃登盐、阴土盐(《新修本草》)，寒盐、冰盐(《石药尔雅》)，羌盐(《日华子本草》)，青盐(《太平圣惠方》)，岩盐(《地质矿物学大辞典》)。

· **来源** · 本品为卤化物类石盐族湖盐结晶体。

· **本草考证** · 大青盐原名戎盐，《五十二病方》中已供药用。《神农本草经》列为下品，《神农本草经》载："主明目、目痛，益气、坚肌骨，去毒蛊。"《名医别录》载："戎盐，一名胡盐。生胡盐山，及西羌地，及酒泉福禄城东南角。北海青，南海赤。十月采。"《本草经集注》载："今戎盐虏中甚有，从凉州来，芮芮河南使及北部胡客从敦煌来亦得之，自是稀少尔。其形作块片，或如鸡鸭卵，或如菱米，色紫白，味不甚咸，口尝气臭正如𩛿鸡子臭者言真。"本草记载与现今所用大青盐基本一致。

· **原矿物** · 石盐 Halite　晶体结构属等轴晶系。晶体多为立方体，集合体成疏松或致密的晶粒状和块状，常因立方体的晶棱方向生长快而晶面下凹呈漏斗状。无色透明或呈灰色(染色质为泥质油点)、黄色(染有氢氧化铁)、红色(染有无水氧化铁)、褐色或黑色(染有有机质)等，或有蓝色斑点。条痕为白色。具玻璃光泽，因潮解光泽变暗或呈油质状。解理完全。断口贝壳状。硬度 2～2.5。相对密度 2.1～2.2(实测值为 2.152)。多形成于干涸含盐盆地和现代盐湖中，为盐湖中化学沉积而成，还包括不同地质时代沉积层中的崖(岩)盐，且多为原生盐。因常有混入物而不同于光明盐和人工炼制的食盐。见图 9-6、图 9-7。

图 9-6　大青盐矿石（青海）

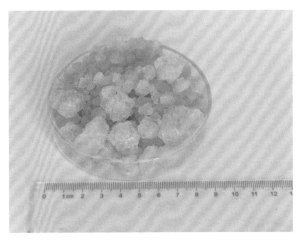

图 9-7　大青盐药材（内蒙古）

· **主产地** · 主产于青海、山西、山东、安徽、云南、甘肃、新疆、内蒙古等地。

· **蕴藏量** · 石盐 Halite 据 1949—2019 年间"全国地质资料馆"公布的数据,石盐储量约为 717 892.24 万吨。从地区统计,矿物储量以四川省最多（324 835.89 万吨）,依次为湖北省（187 170.4 万吨）青海省（113 197.34 万吨）、江苏省（51 725.66 万吨）、云南省（22 848.90 万吨）、新疆维吾尔自治区（9 865.36 万吨）、内蒙古自治区（8 248.69 万吨）,详见表 9-2。

表 9-2　石盐历年蕴藏量报道

序号	省份	市（州、盟）	县（区、旗）	经度	纬度	蕴藏量（万吨）	时间
1	内蒙古自治区	阿拉善盟	阿拉善左旗	105°30′00″	39°49′00″	8 248.687	/
2	江苏省	淮安市	淮阴区	118°49′00″～118°50′15″	33°22′30″～33°24′30″	26 067.23	2007/1/1
3	江苏省	淮阴市	洪泽县	118°51′39″～118°52′56″	33°22′40″～33°23′33″	13 661	1995/1/31
4	江苏省	淮阴市	洪泽县	118°25′56″～118°51′39″	33°22′40″～33°23′33″	8 376	1993/3/31
5	江苏省	淮安市	淮阴区	118°53′00″	33°23′45″～33°24′15″	1 854.26	/
6	江苏省	淮安市	淮阴区	118°49′35″～118°50′15″	33°22′17″～33°23′53″	894	2008/11/1
7	江苏省	淮安市	楚州区	118°52′30″～118°53′30″	33°23′30″～33°24′00″	867	2001/7/1
8	江苏省	淮安市	清浦区	119°01′56″～119°04′33″	33°29′39″～33°31′45″	6.17	1986/12/31
9	湖北省	潜江市	直辖县	112°46′56″～112°49′00″	30°28′52″～30°29′45″	187 170.4	2001/1/1
10	四川省	乐山市	夹江县	103°59′～104°07′	29°28′～29°36′36″	119 518.53	1899/12/30
11	四川省	广安市	广安区	106°39′42″～106°42′12″	30°35′00″～30°37′00″	100 780.5	2015/1/1
12	四川省	宜宾市	长宁县	104°51′38″～104°53′32″	28°21′00″～28°22′10″	43 776.6	1988/1/1
13	四川省	乐山市	井研县	/	/	29 262.86	1899/12/30
14	四川省	自贡市	荣县	104°14′00″～104°16′00″	29°24′00″～29°33′45″	26 499	/
15	四川省	乐山市	犍为县	104°02′47″～104°04′26″	29°24′20″～29°25′34″	4 986.9	1899/12/30
16	四川省	乐山市	井研县	103°53′09″～104°02′44″	29°32′51″～29°35′32″	11.5	/
17	云南省	昆明市	安宁市	102°35′00″～102°35′00″	24°57′00″～24°57′00″	22 848.9	/
18	青海省	海西州	乌兰县	97°58′00″～98°30′00″	36°50′00″～37°06′00″	59 373.14	1965/5/1
19	青海省	海西州	/	95°01′52″～95°20′37″	37°46′15″～37°55′00″	53 824.2	1958/3/1
20	新疆维吾尔自治区	吐鲁番市	托克逊县	88°52′00″～88°58′55″	41°52′32″～41°59′18″	4 529.61	/
21	新疆维吾尔自治区	哈密市	/	91°26′43″～91°33′45″	43°26′15″～43°28′45″	1 670	/
22	新疆维吾尔自治区	乌鲁木齐市	乌鲁木齐县	88°3′53″～88°12′15″	43°21′00″～43°25′25″	1 288	/
23	新疆维吾尔自治区	哈密市	/	93°46′28″～93°49′46″	41°25′12″～41°28′5″	1 179.33	/
24	新疆维吾尔自治区	吐鲁番市	/	88°30′00″～90°00′00″	42°20′00″～43°20′00″	644	/
25	新疆维吾尔自治区	吐鲁番市	/	89°21′55″～89°29′12″	42°37′54″～42°41′02″	539.38	/
26	新疆维吾尔自治区	吐鲁番市	托克逊县	89°15′40″～89°31′09″	41°44′58″～41°52′04″	15.04	/

·**流通量及使用情况**·**市场流通量** 全国每年药用流通量在 30 吨左右,市场流通的药材来源主要为青海盐湖。

《中国药典》记载方剂中应用情况 见表 9-3。

表 9-3 《中国药典》记载方剂中应用情况

序号	名称	处方来源	配方组成	功能主治
1	龟龄集	《中国药典》(2020 年版)	红参,鹿茸,海马,枸杞子,丁香,穿山甲,雀脑,牛膝,锁阳,熟地黄,补骨脂,菟丝子,杜仲,石燕,肉苁蓉,甘草,天冬,淫羊藿,大青盐,砂仁等	强身补脑,固肾补气,增进食欲。用于肾亏阳弱,记忆减退,夜梦精溢,腰酸腿软,气虚咳嗽,五更溏泻,食欲不振
2	锁阳固精丸	《中国药典》(2020 年版)	锁阳 20 g,制巴戟天 30 g,菟丝子 20 g,八角茴香 25 g,芡实(炒)20 g,莲须 25 g,龙骨(煅)20 g,熟地黄 56 g,牡丹皮 11 g,茯苓 11 g,知母 4 g,牛膝 20 g,肉苁蓉(蒸)25 g,补骨脂(盐炒)25 g,杜仲(炭)25 g,韭菜子 20 g,莲子 20 g,煅牡蛎 20 g,鹿角霜 20 g,山茱萸(制)17 g,山药 56 g,泽泻 11 g,黄柏 4 g,大青盐 25 g	温肾固精。用于肾阳不足所致的腰膝酸软,头晕耳鸣,遗精早泄

·**采收加工**·全年可采,一般多在 6~8 月间进行,自然湖中取出,晒干。

·**药材鉴别**·**理化鉴别** (1) 取本品粉末 0.1 g,加水 5 mL 使溶解,加硝酸银试液 1 滴,即生成白色沉淀。

(2) 取铂丝,用盐酸湿润后,蘸取少许本品粉末,在无色火焰中燃烧,火焰即显鲜黄色。

·**化学成分**·主含氯化钠($NaCl$),夹杂有氯化钾(KCl)、氯化镁($MgCl_2$)、氯化钙($CaCl_2$)、硫酸镁($MgSO_4$)、硫酸钙($CaSO_4$)和铁等。尚含有 Pb、Cr、Ni、V、Ti、Ag、Zn、U、Hg、Al、Sr、Si 等元素。

·**药理作用**·**1. 促胃酸分泌** 内服其稀溶液可促进胃液分泌,增加胃酸而助消化。

2. 促进肠蠕动 能刺激肠管黏膜,加强其蠕动与分泌,而有利于大便排出。

3. 利尿 游离的钠离子吸收入血后,由于渗透压作用,能吸收组织中水分,并刺激肾脏,而奏利尿之效。

4. 凝血 有凝固血液作用。

5. 抗微生物 外用适宜浓度,对皮肤黏膜有轻微刺激,促进分泌,并能阻止微生物的发育,起洁净局部作用。

·**毒理**·急性毒性(灌胃)LD_{50} 为 2.789 g/kg。

·**炮制**·去除杂质,捣碎。

·**性味归经**·味咸,性寒。归心、肾、膀胱经。

·**功能主治**·具有清热,凉血,明目功能。主治吐血,尿血,牙龈肿痛出血,目赤肿痛,风眼烂弦。

·**用法用量**·内服:1.2~2.5 g;或入丸、散。外用:适量,研末擦牙;或水化漱口、洗目。

·**用药警戒或禁忌**·水肿者慎用。

·**贮藏**·贮干燥容器内,置通风干燥处,防潮,防尘。

民族医药应用

◇蒙 药◇

·**名称**·呼和-达布斯、蓝萨(《无误蒙药鉴》)。

·**本草考证**·本品载于《认药白晶鉴》。《无误蒙药鉴》称:"海产盐,状如玻璃,色青白,有时亦有其他颜色的。北方蒙古族地区盐湖产的好盐(大青盐)称'北方盐',且也有汉族地区海产的大青盐。"蒙医沿用的大青盐形态特征基本符合本草文献描述,故认定历代蒙医药文献所载的蓝萨即呼和-达布斯(大青盐)。

·**炮制**·拣净杂质,簸净灰沙。

·**性味**·味咸、涩。

·**功能主治**·具有消食,破痞,通便功能。主治消化不良,赫依血引起胸满,牙痛。

·**用法用量**·内服:研末,入丸、散。

参 考 文 献

［1］国家中医药管理局《中华本草》编委会. 中华本草：第 1 册［M］. 上海：上海科学技术出版社，1999.

［2］南京中医药大学. 中药大辞典［M］. 2 版. 上海：上海科学技术出版社，2006.

［3］国家药典委员会. 中华人民共和国药典（2020 版）［M］. 北京：中国医药科技出版社，2020.

［4］李军德，张志杰. 新编中国药材学：第 8 卷［M］. 北京：中国医药科技出版社，2020.

［5］高天爱，马金安，刘如良. 矿物药真伪图鉴及应用［M］. 太原：山西科学技术出版社，2014.

［6］中国地质调查局发展研究中心. 全国地质资料馆［OL］. http://www.ngac.cn/125cms/c/qggnew/zljs.htm.

［7］赵忠杰. 矿物药分析［M］. 北京：人民卫生出版社，1991.

［8］国家中医药管理局《中华本草》编委会. 中华本草：蒙药卷［M］. 上海：上海科学技术出版社，2004.

［9］河南省卫生厅. 河南省中药材标准［M］. 郑州：中原农民出版社，1994.

［10］高天爱. 矿物药及其应用［M］. 北京：中国中医药出版社，2012.

［11］刘友樑. 矿物药与丹药［M］. 上海：上海科学技术出版社，1962.

［12］王伟. 内蒙古蒙药制剂规范［M］. 呼和浩特：内蒙古人民出版社，2007.

白 盐

《拜地依药书》

Halitum Album

本药多作为民族药应用。

◇ 维吾尔药 ◇

·名称· 阿克 土孜（《拜地依药书》），拿马其、哈米儿盐（《回回药方三十六卷》），艾里密胡里 艾比也孜、乃买克 赛非德、赛非德 伦（《明净词典》）。

·来源· 本品为一种结晶性矿物盐。

·本草考证· 《药物之园》载：“白盐，是一种矿物盐，是产于矿区和戈壁荒地的白色食用盐，色白，质硬，味咸，易溶于水中；可于除了甜食以外的任何食物中；以白色、质硬、味咸者为佳品。”根据上述维吾尔医本草所述药物特征和实物对照，与现代维吾尔医所用白盐一致。

·原矿物· 石盐 White Halite 参见“大青盐”。

·主产地· 主产于新疆。

·采收加工· 全年可采，采挖后，除去泥沙及杂石。

·药材鉴别· **性状鉴别** 本品呈大小不等的块状、不规则的多棱形，质硬，味咸，可溶于水。

·化学成分· 主要为氯化钠。

·性味· 性二级干热，味咸。

·功能主治· 具有生干生热，固牙爽口，清除脓性液体，增强智力，补胃消食，除癣愈疮功能。主治湿寒性或黏液质性牙齿和口腔疾病，如牙齿松动、慢性口腔炎，智力低下，胃虚纳差，头癣。

·用法用量· 内服：3～12 g。外用：适量。本品可入散剂、蜜膏剂、小丸剂、漱口剂、敷剂等制剂。

·用药警戒或禁忌· 本品用量过多对脑有害，并能引起皮肤瘙痒，矫正药为苏依台尔或寒性食物。

·贮藏· 贮于干燥处，防水、防潮。

参 考 文 献

［1］国家中医药管理局《中华本草》编委会. 中华本草：维吾尔药卷［M］. 上海：上海科学技术出版社，2005.

［2］新疆维吾尔自治区卫生厅. 中国医学百科全书：维吾尔医学［M］. 上海：上海科学技术出版社，2005.

光 明 盐

《新修本草》

Sallucidum

- **别名** · 圣石(《雷公炮炙论》),水晶盐(《本草纲目》)。

- **来源** · 本品为氯化物类石盐族石盐的无色透明的晶体。

- **本草考证** · 光明盐之名见于《新修本草》,即《雷公炮炙论》之圣石。《新修本草》云:"光明盐生盐州(西魏置,位于今陕西定边)五原,盐池下凿取之。大者如升,皆正方光澈。"《本草图经》曰:"阶州(今甘肃武都)出一种石盐,生山石中,不由煎炼,自然成盐,色甚明莹,彼人甚贵之,云即光明盐也。"《本草纲目》曰:"石盐有山产、水产二种。山产者,即厓盐也,一名生盐,生山厓之间,状如白矾,出于阶、成、陵、凤、永、康诸处。水产者,生池底,状如水晶、石英,出西域诸处……《梁四公子传》云:高昌国烧羊山出盐,大者如斗,状白如玉……金楼子云:胡中白盐,产于崖,映月光明洞澈如水晶。"从以上所载"生山厓之间""色甚明莹""状白如玉""映月光明洞澈如水晶"等特点,可以认为光明盐即天然产之石盐较纯净的结晶。

- **原矿物** · 石盐 White Halite　参见"大青盐"。见图 9-8、图 9-9。

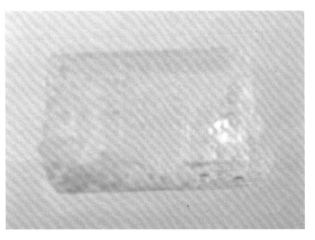

图 9-8　光明盐药材(青海)

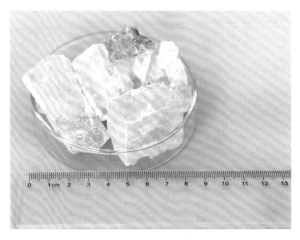

图 9-9　光明盐药材(内蒙古)

- **主产地** · 主产于内蒙古及甘肃、青海、新疆等地。

- **蕴藏量** · 石盐 White Halite　参见"大青盐"。

- **流通量及使用情况** · **市场流通量**　光明盐全国每年药用流通量在 200 吨左右,市场流通的药材来源主要为青海西宁刚察县、宁夏盐池县。

　　医院和药厂使用情况　光明盐:取原药材,除去杂质,粉碎。炒光明盐:取光明盐,文火炒约 5 min,至发出声响时取出。

　　科尔沁左翼中旗蒙医院:年用量在 15 kg 左右,入蒙成药四味光明盐汤、顺气十三味散、止痢十五味丸、健胃十味丸。

　　内蒙古库伦蒙药有限公司:年用量在 600 kg 左右,入蒙成药四味光明盐汤、消食十味丸。

　　兴安盟蒙医院:年用量在 50 kg 左右,入蒙成药消食十味丸、健胃十味丸、顺气十三味散。

　　扎鲁特旗蒙医医院:年用量在 20 kg 左右,入蒙成药顺气补心十一味丸。

　　阜新蒙古族自治县蒙医医院:年用量在 10 kg 左右,入蒙成药嘎日那竹哇。

　　扎赉特旗蒙医综合医院:年用量在 10 kg 左右,入蒙成药四味光明盐汤、健胃十味丸、消食十味丸。

　　通辽市蒙医整骨医院:年用量在 10 kg 左右,入蒙成药消食十味丸、十味鹫粪散。

库伦旗蒙医医院：年用量在 33 kg 左右，入蒙成药消食十味丸、四味光明盐汤、健胃十味丸、顺气十三味散、四味光明盐汤、十味鹫粪散。

内蒙古民族大学附属医院：年用量在 97 kg 左右，入蒙成药消食十味丸、十味鹫粪散、肉豆蔻五味丸、顺气十三味散、止痢十五味丸、健胃十味丸、阿那日十四位散、四味光明盐汤、五根油剂。

《中国药典》记载方剂中应用情况 见表 9-4。

表 9-4 《中国药典》记载方剂中应用情况

名称	处方来源	配方组成	功能主治
帕朱丸	《中国药典》(2020 年版)	寒水石(酒制)200 g，石榴子 130 g，干姜 70 g，诃子(去核)150 g，荜茇 40 g，木香 80 g，肉桂 80 g，胡椒 40 g，红花 100 g，豆蔻 40 g，光明盐 30 g	健胃散寒，除痰，破痞瘤，养荣强壮。用于剑突痰病，胃痞瘤木布病引起的消化不良、胃胀、胃烧泛酸、胃肝不适

· **采收加工** · 全年均可采，采得后刮净外面杂质。

· **药材鉴别** · **性状鉴别** 大多呈方块状，大小不等，显白色，透明。表面因溶蚀而致钝圆，有时附有微量泥土，微有光泽。质硬，较脆，易砸碎；断面有玻璃光泽。气微，味咸。易潮解。以洁白，透明，纯净无杂质者为佳。

理化鉴别 （1）取本品约 0.1 g，加水 2 mL，使溶解、滤过，滤液加硝酸使成酸性后，滴加硝酸银试液，即生成白色凝乳状沉淀。分离，沉淀加氨试液即溶解，再加硝酸，沉淀复生成。

（2）取铂丝，用盐酸湿润后，蘸取本品粉末在无色火焰中燃烧，火焰即显鲜黄色。

· **化学成分** · 主要为氯化钠。此外还夹杂有氯化钾、氯化镁、氯化钙、硫酸镁、硫酸钙和铁等，其所含杂质多半为机械混入物。

· **炮制** · 除去杂质，捣碎。

· **性味归经** · 味咸，性平。归肝、胃经。

· **功能主治** · 具有消食化积，祛风明目，解毒功能。主治食积脘胀，食物中毒，目赤肿痛，泪眵多。

· **用法用量** · 内服：煎汤，0.9~1.5 g；或入丸、散。外用：化水洗目。

· **贮藏** · 贮干燥容器内，密闭，置阴凉干燥处，防潮解。

民族医药应用

◇ 蒙药 ◇

· **名称** · 毛鲁日-达布斯（《认药白晶鉴》），札木萨（《无误蒙药鉴》）。

· **本草考证** · 本品载于《认药白晶鉴》。《认药白晶鉴》载："札木萨属岩生，玻璃样透明的，似额热壮西（方解石），味偏甘。"《无误蒙药鉴》称："岩生者，淡青色，似玻璃样透明，不管怎样敲碎，粒粒皆四方，味咸者，为上品。海生者白色且极透明，色如壮西或石英，为中品。青黑色，细小斑斑，为下品。"上述矿物形态特征，与光明盐形态特征基本相符，故认定历代蒙医药文献所载的札木萨即毛鲁日-达布斯（光明盐）。

· **炮制** · 光明盐 除去杂质，打碎生用或炒制。

清炒光明盐 取净光明盐，砸成小块，置锅内文火加热 4~6 min，不断搅拌，炒至几乎无水分，开始爆裂时，取出，放凉，即可。

· **性味** · 味甘、咸，性温。

· **功能主治** · 具有温中，消食，祛巴达干赫依，明目功能。主治胃寒，消化不良，痧证，胃脘胀满，干哕，腹泻，赫依性头昏，云翳。

◇ 藏药 ◇

· **名称** · 加察（《四部医典》），加措兰察（《八支》），加措察、毕玛拉（《鲜明注释》）。

· **性味** · 味咸，性热。

· **功能主治** · 具有除寒健胃，驱风功能。主治寒性培根、龙的并发症，胃寒引起的消化不良。

参 考 文 献

［1］南京中医药大学. 中药大辞典［M］. 2 版. 上海：上海科学技术出版社，2006.

[2] 国家中医药管理局《中华本草》编委会. 中华本草：第1册[M]. 上海：上海科学技术出版社, 1999.

[3] 国家药典委员会. 中华人民共和国药典[M]. 北京：中国医药科技出版社, 2020.

[4] 国家中医药管理局《中华本草》编委会. 中华本草：蒙药卷[M]. 上海：上海科学技术出版社, 2004.

[5] 布和巴特尔, 奥·乌力吉. 传统蒙药与方剂[M]. 赤峰：内蒙古科学技术出版社, 2013.

[6] 中华人民共和国卫生部药典委员会. 中华人民共和国卫生部药品标准：蒙药分册[M]. 北京：中华人民共和国卫生部药典委员会, 1998.

[7] 王伟. 内蒙古蒙药制剂规范[M]. 呼和浩特：内蒙古人民出版社, 2007.

[8] 王伟. 内蒙古蒙药制剂规范[M]. 呼和浩特：内蒙古人民出版社, 2014.

[9] 内蒙古自治区卫生厅. 内蒙古蒙成药标准[M]. 赤峰：内蒙古科学技术出版社, 1984.

[10] 国家中医药管理局《中华本草》编委会. 中华本草：藏药卷[M]. 上海：上海科学技术出版社, 2002.

硇 砂

《药性论》

Sal Ammoniaci

• **别名** · 北庭砂（《四声本草》），赤砂、黄砂（《石药尔雅》），狄盐（《日华子》），气砂（《本草图经》），透骨将军（《土宿本草》），戎硇（《本草求原》），白硇砂、淡硇砂（《中药志》），岩硇砂（《中药大全》）。

• **来源** · 本品为氯化物类卤砂族矿物铵石盐或人工制成品。

• **本草考证** · 硇砂，本草始载于《药性论》，但南北朝时期已有应用。《新修本草》云："药出西戎（今甘肃、新疆一带），形如牙消，光净者良。"《本草图经》曰："今西凉夏国（在甘肃、宁夏一带）及河东（在山西省）、陕西近边州郡亦有之。然西戎来者颗块光明，大者如拳，重三五两，小者如指面，入药最紧……"《本草纲目》曰："硇砂亦消石之类，乃卤液所结，出于青海，与月华相射而生，附盐而成质，虏人采取淋炼而成。状如盐块，以白净者为良……若近冷及得湿，即化为水或渗失也。"《本草纲目》引张匡邺《行程记》曰："高昌（在新疆吐鲁番）北庭山中，常有烟气涌起而无云雾，至夕光焰若炬火……采硇砂者，乘木屐取之，若皮底即焦矣。"从以上历代本草对硇砂形状、性质及产况的记述进行考证，与现在矿物学上的卤砂完全相符。

• **原矿物** · 铵石盐 Sal Ammoniac 晶体结构属等轴晶系。晶体呈粒状、不规则块状或纤维状集合体。多数呈皮壳状、被膜状产出。无色、白色、淡灰色、黄白色或灰褐色。透明玻璃光泽或半透明乳状光泽。解理不完全。断口贝壳状。硬度 1.5～2，相对密度 1.53。味咸而苦。露置于空气中易潮解。为火山喷气孔附近的升华物，亦为燃烧的煤层中的升华产物，鸟粪沉积中也有。见图 9-10～图 9-12。

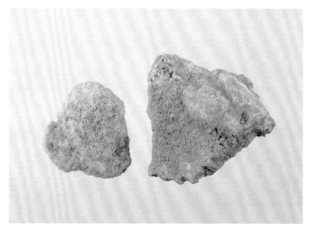

图 9-10 硇砂合成品（安徽）

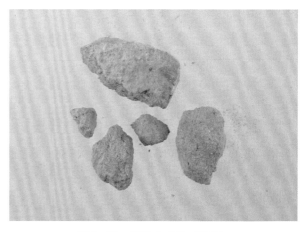

图 9-11 硇砂合成品（河北）

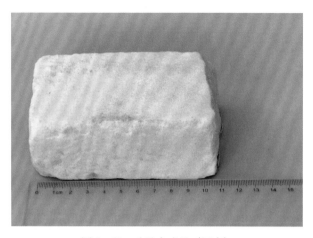

图 9-12 硇砂合成品（河南）

· **主产地** · 主产于青海、新疆、甘肃等地。

· **流通量及使用情况** · **市场流通量** 硇砂全国每年药用流通量很少，为1～2吨，市场流通的药材来源主要为青海省刚察县。

《中国药典》记载方剂中应用情况 见表9-5。

· **采收加工** · 采得后除去杂质、砂石。或可由人工合成，主要合成方法有：①以氢氯酸与氨或氨的化合物作用而得。②以氨水中和铁板浸渍（大部分为氯化亚铁）而得。③为索尔夫制碱法之副产品。④以氨水作用于氯化钙而得。

表 9-5 《中国药典》记载方剂中应用情况

序号	名称	处方来源	配方组成	功能主治
1	十一味能消丸	《中国药典》（2020年版）	藏木香30g，小叶莲50g，干姜40g，沙棘膏38g，诃子肉75g，蛇肉（制）25g，大黄90g，方海25g，北寒水石（制）100g，硇砂17g，碱花（制）125g	化瘀行血，通经催产。用于经闭，月经不调，难产，胎盘不下，产后瘀血腹痛
2	马应龙八宝眼膏	《中国药典》（2020年版）	煅炉甘石32.7g，琥珀0.15g，人工麝香0.38g，人工牛黄0.38g，珍珠0.38g，冰片14.8g，硼砂1.2g，硇砂0.05g	清热退赤，止痒去翳。用于风火上扰所致的眼睛红肿痛痒、流泪、眼睑红烂；沙眼见上述证候者
3	郁金银屑片	《中国药典》（2020年版）	秦艽30g，当归30g，石菖蒲30g，关黄柏30g，香附（酒炙）30g，郁金（醋炙）30g，醋莪术30g，雄黄30g，马钱子粉30g，皂角刺30g，桃仁30g，红花30g，乳香（醋炙）30g，硇砂12g，玄明粉18g，大黄18g，土鳖虫36g，青黛24g，木鳖子24g	疏通气血，软坚消积，清热解毒，燥湿杀虫。用于银屑病（牛皮癣）

· **药材鉴别** · **性状鉴别** 呈不规则扁块状晶体；上表面粗糙，呈粗晶粒状或乳状凸起，白色、淡灰白色。底面不平坦，多呈致密细粒状；淡黄色至黄色（硫黄）。条痕白色。体轻，质脆，易砸碎。断面纤维状。玻璃光泽。具硫黄气，味咸而苦，有强烈刺舌感。易溶于水，在乙醇中略溶。以块整、色白、断面有光泽、无杂石者为佳。

理化鉴别 （1）取本品少许，加10%的氢氧化钠试液，加热，即分解，发生氨臭；遇湿润的红色石蕊试纸变为蓝色，能使硝酸亚汞试液湿润的滤纸显黑色。

（2）取本品约0.1g，加入5mL水，使溶解，滤过。滤液加硝酸使成酸性后，加硝酸银试液，即生成白色凝乳状沉淀。分离，沉淀加氨试液即溶解，再加硝酸，沉淀复生成。

· **化学成分** · 硇砂主要含氯化铵（NH_4Cl），还含少量 Fe^{3+}、Ca^{2+}、Mg^{2+}、SO_2^{4-} 等。

· **药理作用** · **抗肿瘤** ①抗肝癌：硇砂提取液能有效杀伤大鼠肝癌细胞系 CBRH-7919，且治疗效果随剂量增加而增加。体内对小鼠肝癌 H_{22} 肿瘤进行瘤内注射硇砂提取液，发现硇砂提取液有良好的肿瘤抑制效果，且对肝功能的损害小。硇砂提取液可降低在肝癌发展过程中两个重要的代谢酶（乳酸脱氢酶和琥珀酸脱氢酶）的表达水平，直接抑制肝癌细胞的生长。但上述文献中并未指出所用硇砂为白硇砂还是紫硇砂。②抗肺癌：对 Lewis 肺癌细胞给予不同浓度的硇砂提取液，数据提示硇砂提取物可抑制 Lewis 肺癌细胞的增殖，且随着剂量增加细胞存活率降低，并使细胞周期停止于 S 期。体内对接种 Lewis 肺癌细胞的 C57BL/6 小鼠分别瘤内注射硇砂提取物水溶液Ⅰ和灌胃硇砂提取物水溶液Ⅱ。结果表明，硇砂提取物瘤内注射对小鼠 Lewis 肺癌有明显抑制作用，可减慢肿瘤生长速度，减小肿瘤大小，但其口服给药无效。硇砂提取物有良好的抑制肺癌作用,但需要特定的给药方式。

·**毒理**· 灌胃硇砂后,小鼠出现异常反应,表现为行动缓慢,静卧不动,呼吸浅慢,蜷缩,继而惊跳,四肢抽搐和四肢强直后死亡。随着给药剂量降低,死亡时间延长的现象。死亡后立即尸检,肉眼观察,可见胃部胀大,其余各主要脏器未见明显变化。存活小鼠中毒症状减轻,出现蜷缩,行动迟缓,静卧不动,6~12 h 恢复。硇砂 LD_{50} 为 2.94 g/kg。

·**炮制**· **硇砂** 取原药材,除去杂质,砸成小块。

制硇砂 取净硇砂,捣碎,研细,加开水溶化,过滤,再将滤液倒入容器内,加入适量醋,隔水加热蒸发,随时将液面析出白霜捞出,直至不析出为止,干燥。每硇砂 100 kg,用醋 50 kg。制后能使药物纯净,并降低毒性。

·**性味归经**· 味咸、苦、辛,性温,有毒。归肝、脾、胃经。

·**功能主治**· 具有消积软坚,化腐生肌,祛痰,利尿功能。主治癥瘕积聚,噎膈反胃,喉痹肿痛,痈肿,瘰疬,翳障,息肉,赘疣。

·**用法用量**· 外用:适量,研细撒;或调敷;或入膏贴;或化水点、涂。内服:0.3~1 g,入丸、散。本品不入煎剂。

·**用药警戒或禁忌**· (1) 内服宜慎,不宜过量。生品有腐蚀性,忌内服,只作外用。

(2) 孕妇禁服,肝、肾功能不全及溃疡病患者慎服。

·**贮藏**· 贮干燥容器内,密闭,置通风干燥处,防潮、防尘。宜在 30 ℃以下保存。

民族医药应用

◇ 蒙 药

·**名称**· 赫勒-朝日格其-达布斯(《认药白晶鉴》),扎萨(《无误蒙药鉴》)。

·**炮制**· 纯品直接入药。非纯品可提纯再用,方法:取硇砂加适量水溶解过滤,文火煎煮,蒸干水分,晾干,即得。有时微炒用。

·**性味**· 味咸、苦、辛,性温,有毒。

·**功能主治**· 具有利尿,泻脉疾,消水肿,止腐,燥协日乌素,解毒,去翳,收缩子宫功能。主治闭尿,水肿,肾热,膀胱结石,白喉,疮疡,云翳,目赤干涩,宫缩无力,胎衣不下。

·**用法与用量**· 内服:研末,1~2 g;或入丸、散。

·**使用注意**· 孕妇忌服。

藏 药

·**名称**· 甲察(《四部医典》),吉毕、多唐玛、曲己尼普(《鲜明注释》),毛夏多,察杰、曲达奇、仁毕、曲多(《晶珠本草》),寸恰苦布、加那门仁(《奇美眼饰》)。

·**炮制**· **硇砂** 除去杂质,打成碎块。

制硇砂 取硇砂碎粉放入铁锅内,盖上响铜制的供水杯,接口处涂湿沙子封闭,用火烧制成烟汁,将供水杯冷却,取响铜杯内的烟汁,备用。

·**性味**· 味咸、辛,性温。

·**功能主治**· 具有消积软坚,破瘀去翳,泻脉利尿,排脓去腐功能。主治虫病绞痛,肉积癥瘕,疔疮,痈肿,眼中胬肉,翳障。

维吾尔药

·**名称**· 奴守都尔(《注医典》),欧卡比、奴夏地尔、奴萨地尔(《药物之园》)。

·**性味**· 味苦、咸,性干热,有毒。

·**功能主治**· 具有生干生热,燥湿生肌,镇惊壮骨,消炎止痛,止咳化痰,补胃补肝功能。主治湿寒性或黏液质性疾病,如各种创伤、骨折和脱位,跌打损伤,慢性咽炎,气管炎,顿咳,百日咳,消化不良,肝炎,肝肿大,黄疸,白癜风和各种皮肤疮疡等。

参 考 文 献

[1] 国家中医药管理局《中华本草》编委会. 中华本草:第 1 册[M]. 上海:上海科学技术出版社,1999.

[2] 李军德,张志杰. 新编中国药材学:第 8 卷[M]. 北京:中国医药科技出版社,2020.

[3] 南京中医药大学. 中药大辞典[M]. 2 版. 上海:上海科学技术出版社,2006.

[4] 国家药典委员会. 中华人民共和国药典(2020 版)[M]. 北京:中国医药科技出版社,2020.

[5] 朱争艳,杜智,方淑昌,等. 矿物中药硇砂提取液抑制肝癌的实验研究[J]. 临床肝胆病杂志,2006,22(3):204 - 206.

[6] 朱争艳,杜智,方淑昌,等. 硇砂提取液局部注射治疗小

鼠肝癌的实验研究[J].中西医结合肝病杂志,2007,17(6)：354-355.

[7] 孙铭,朱争艳,方淑昌,等.中药硇砂提取液裸小鼠肿瘤内注射治疗肝癌的实验研究[J].肿瘤防治研究,2002,29(5)：365-366,372.

[8] 韩小芬,杜钢军,林海红,等.硇砂提取物治疗小鼠Lewis肺癌的效果初步评价[J].中药材,2008,31(2)：245-248.

[9] 国家中医药管理局《中华本草》编委会.中华本草：蒙药卷[M].上海：上海科学技术出版社,2004.

[10] 奥·乌力吉,布和巴特尔.传统蒙医药与方剂[M].赤峰：内蒙古科学技术出版社,2013.

[11] 内蒙古自治区卫生厅.内蒙古蒙成药标准[M].赤峰：内蒙古科学技术出版社,1984.

[12] 中华人民共和国卫生部药典委员会.中华人民共和国卫生部药品标准：蒙药分册[M].北京：中华人民共和国卫生部药典委员会,1998.

[13] 王伟.内蒙古蒙药制剂规范[M].呼和浩特：内蒙古人民出版社,2007.

[14] 王伟.内蒙古蒙药制剂规范[M].呼和浩特：内蒙古人民出版社,2014.

[15] 国家中医药管理局《中华本草》编委会.中华本草：藏药卷[M].上海：上海科学技术出版社,2002.

[16] 国家中医药管理局《中华本草》编委会.中华本草：维吾尔药卷[M].上海：上海科学技术出版社,2005.

绿　盐

《新修本草》

Atacamitum

- **别名** · 盐绿(《延年秘录》),石绿(《海药本草》)。
- **来源** · 本品为卤化物类氯铜矿族矿物氯铜矿或人工制品。
- **本草考证** · 绿盐始载于《新修本草》,列于玉石部中品,并注云："出焉耆国(今新疆焉耆一带),水中石下取之,状若扁青、空青。为眼药之要。"《海药本草》曰："《古今录》云：'出波斯国,在石上生'……方家少见用也。按舶上将来,为(通'谓')之石绿,装色久而不变。中国以铜醋造者,不堪入药,色亦不久。"《御制本草品汇精要》云："绿色成块者好。"《本草纲目》云："方家言波斯绿盐色青,阴雨中干而不湿者为真。又造绿盐法：用熟铜器盛取浆水一升,投青盐一两在内,浸七日取出,即绿色。以物刮末,入浆水再浸七日或二七取出。此非真绿盐也。"《中国矿物药》据《本草纲目》造绿盐法进行实验研究,以"铜丝放玻璃瓶内,加稀盐酸和精制食盐,密闭。待铜丝附着绿色颗粒物时,取下附着物,干燥"。制得的绿盐为氯铜矿与水氯铜矿($CuCl_2 \cdot H_2O$)混合物,以氯铜矿为主组分。
- **原矿物** · **氯铜矿** Atacamite　晶体结构属斜方晶系。晶体针柱状、板状,罕见。集合体呈粒状、致密块状或皮壳状、纤维状。亮绿至浅黑绿色。条痕苹果绿色。透明至半透明。玻璃至金刚光泽。一组解理完全、两组解理中等；细粒者肉眼见不到解理。断口贝壳状。硬度3～3.5,性脆,相对密度3.76。不同矿区或不同制法所产氯铜矿,共存矿物不同,成分、性状有变异。自然产出的氯铜矿,局限于干旱地区的铜矿床风化壳。

- **主产地** · 主产于湖南、四川、云南、西藏、青海等地。
- **采收加工** · 采得后,除净泥土、沙砾及杂质。
- **药材鉴别** · **性状鉴别**　本品为块状或柱状。绿色；条痕绿至淡绿色。金刚石光泽或玻璃光泽,透明至半透明。体较重,质硬脆,断面贝壳状。气无,味微咸。

　理化鉴别　(1) 取本品置闭管内,灼烧,管壁有水生成,并产生灰色之升华物。

　(2) 取本品置木炭上灼烧,火焰现蓝色,并在木炭上生淡褐及浅灰白色之被膜,灼热久时则生成金属铜珠。

- **化学成分** · 主要成分为碱式氯化铜[$2Cu_2(OH)_3Cl$],或写作[$CuCl_2 \cdot 3Cu(OH)_2$]。常混有铝、铁、钙、镁等杂质。人工制品亦可由原料不同而含有杂质或有害成分如铅等。
- **毒理** · 天然绿盐由于铜溶液与蛋白质化合会生成蛋白化合物,其浓溶液用于疡面会起腐蚀作用,而可消云翳。如误服能刺激胃黏膜引起呕吐、腹痛等。吸收进人体内能破坏红细胞并恶化肝功能,出现急性贫血、眩晕、脉细、体温下降,严重时可致痉挛、麻痹而死亡,故只作外用药。另外,用铜炊具时,应该避免与盐及酸性菜肴接触,以免产生铜盐,其中即有绿盐成分。

· **炮制** · 除去泥土、杂质,敲碎或研细粉。

· **性味归经** · 味咸、苦,性平,有毒。归肝经。

· **功能主治** · 具有明目去翳功能。主治目翳,目涩昏暗,泪多眵多。

· **用法用量** · 外用:研细配膏,点眼或敷贴;或制成稀溶液作冲洗剂,亦可外掺。

· **用药警戒或禁忌** · 本品有剧毒,不宜内服。外用须经净制。

· **贮藏** · 置阴凉干燥处,密闭,防潮。

参 考 文 献

[1] 南京中医药大学. 中药大辞典[M]. 2版. 上海:上海科学技术出版社,2006.

[2] 国家中医药管理局《中华本草》编委会. 中华本草:第1册[M]. 上海:上海科学技术出版社,1999.

[3] 蒋良俊. 矿物学[M]. 北京:冶金工业出版社,1959.

[4] 李大经. 中国矿物药[M]. 北京:地质出版社,1988.

[5] 李焕. 矿物药浅说[M]. 济南:山东科学技术出版社,1981.

[6] 高天爱,马金安,刘如良. 矿物药真伪图鉴及应用[M]. 太原:山西科学技术出版社,2014.

紫 硇 砂

《新修本草》

Halitum Violaceoum

· **别名** · 碱硇砂、藏脑、脑砂(《中药志》),红盐(《内蒙古蒙成药标准》),红硇砂(《上海炮制规范》),藏硇砂、咸硇砂(《中药大全》),藏红盐(内蒙古习称)。

· **来源** · 本品为卤化物类矿物紫色石盐晶体。

· **本草考证** · 本品为较少用中药,始载于《新修本草》。苏恭曰:"硇砂出西戎,形如牙硝,光净者良。"李时珍曰:"硇砂性毒。服之使人硇乱,故曰硇砂。狄人以当盐食。"清代赵学敏在《本草纲目拾遗》记载:"硇砂有两种,一种盐硇出戎……得湿即化为水或渗湿;一种番硇,出西藏,以大红色为上,质如石,并无卤气。"后者所指当为紫硇砂。

· **原矿物** · 紫色石盐 Halite Violaceous 晶体结构属等轴晶系。多为致密块状集合体。有棱角或凹凸不平。暗紫色或紫红色。解理面显油脂光泽。硬度2~2.5,性脆,断口贝壳状。相对密度2.73,具吸湿性,可溶于水。形成于浅海海湾和潟湖地带。由于海水受热蒸发、盐分浓缩而沉淀析出。在干旱地区闭流的内陆盐湖中也有大量沉积。见图9-13、图9-14。

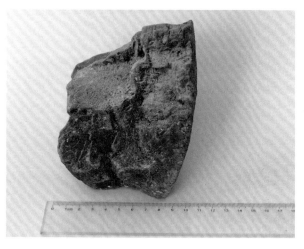

图 9-13 紫硇砂原矿石（安徽）

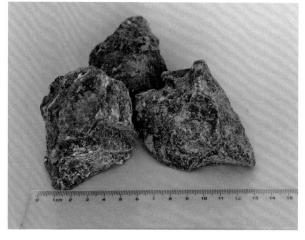

图 9-14 紫硇砂药材（河南）

- **主产地**·主产于甘肃、青海、新疆、西藏等地。
- **采收加工**·采挖后,除去杂质。
- **药材鉴别**·**性状鉴别** 呈不规则的块状结晶。表面暗紫色,无光泽或稍有光泽。体重,质坚而脆,易砸碎。新断碎面紫红色,呈砂粒样结晶,闪烁发光。手摸之有凉感。气臭,味咸。以块整齐、紫红、断面晶亮、无杂质者为佳。

  理化鉴别 (1)取本品约 0.1 g,加水 2 mL,使溶解、滤过,滤液加硝酸使成酸性后,滴加硝酸银试液,即生成白色凝乳状沉淀。分离,沉淀加氨试液即溶解,再加硝酸,沉淀复生成。

  (2)取铂丝,用盐酸湿润后,蘸取本品粉末在无色火焰中燃烧,火焰即显鲜黄色。
- **化学成分**·主要含氯化钠($NaCl$),尚含少量 Fe^{3+}、Fe^{2+}、Mg^{2+}、S^{2-}、SO_4^{2-}。
- **药理作用**·**抗肿瘤** 紫硇砂注射液腹腔注射可抑制荷肉瘤 S_{180} 小鼠和荷瓦克癌 W_{256} 大鼠肿瘤生长;给腹水癌小鼠灌胃,可延长平均存活日数。紫硇砂生品溶液、醋制品给荷肉瘤 S_{180} 小鼠腹腔注射也有抑瘤作用。
- **毒理**·小鼠腹腔注射生紫硇砂的 LD_{50} 为 3.20 g/kg,水制品的 LD_{50} 为 3.33 g/kg,醋制品的 LD_{50} 为 3.42 g/kg。另有报道小鼠腹腔注射紫硇砂煎剂的 LD_{50} 为 2.216 g/kg,小鼠多在注射后 60 min 内死亡。
- **炮制**·**紫硇砂** 取原药材,除去杂质,砸成小块。

  制紫硇砂 取净紫硇砂块,置沸水中溶化,过滤,倒入搪瓷盆中,加入适量醋,将盆放在水锅内,隔水加热蒸发,随时捞取液面析出的结晶,直至无结晶为止,干燥;或将上法滤过,获得的清液置锅内,加适量醋,加热蒸发至干,取出。每紫硇砂 100 kg,用醋 50 kg。
- **性味归经**·味咸、苦、辛,性温,有毒。归肺、胃经。
- **功能主治**·具有破瘀消积,软坚蚀腐功能。主治癥瘕积聚,噎膈反胃,鼻生息肉,喉痹目翳,痈肿瘰疬,恶疮赘疣。
- **用法用量**·内服:0.6~1 g,研末;或入丸、散。不入汤剂。外用:适量,研末点、撒调敷;或化水点涂。
- **用药警戒或禁忌**·内服不宜过量。孕妇及溃疡病、肝肾功能不全患者禁服。
- **贮藏**·贮干燥容器内,密闭,置通风干燥处,防潮。

民族医药应用

◇蒙 药◇

- **名称**·乌莫黑-达布斯(《无误蒙药鉴》),卡如萨(《认药白晶鉴》)。
- **本草考证**·本品载于《认药白晶鉴》。《认药白晶鉴》载:"卡如萨共分三种:天然品分红、黑两种,其中透明者为上品,色黑的加工品为下品……"《无误蒙药鉴》称:"天然品光泽如壮西,味辛,有焦角气味。其中色红者质佳,色黑者质次。也有灰红色或灰蓝色的,人造加工品质最次。"《认药学》称:"本品是一种天然形成的红色或稍带黑色的盐,极透明。"故认定历代蒙医药文献所载的卡如萨即乌莫黑-达布斯(紫硇砂)。
- **炮制**·生用或微炒。
- **性味**·味咸、辛,性温。
- **功能主治**·具有温中,祛巴达干赫依,润肠通便,解痉,止痛功能。主治巴达干赫依,刺痛。
- **用法用量**·内服:研末,入丸、散。

◇藏 药◇

- **名称**·卡如察(《四部医典》),如热嘎、苏肯塔其、那玛落那(《八支》)。
- **性味**·味辛、咸,性温。
- **功能主治**·具有温胃通便,消胀功能。主治培根和龙的并发症,腹胀,肠鸣,食积,便秘。

参 考 文 献

[1] 国家中医药管理局《中华本草》编委会. 中华本草:第1册[M]. 上海:上海科学技术出版社,1999.

[2] 李时珍. 本草纲目(校点本):上册[M]. 北京:人民卫生出版社,1985.

[3] 山东省药品监督管理局. 山东省中药材标准(2002年版)[M]. 济南:山东友谊出版社,2002.

[4] 高天爱,马金安,刘如良. 矿物药真伪图鉴及应用[M]. 太原:山西科学技术出版社,2014.

[5] 赵中杰. 矿物药分析[M]. 北京:人民卫生出版社,1991.

[6] 南京中医药大学. 中药大辞典[M]. 2版. 上海:上海科

学技术出版社,2006.

［7］青海省食品药品监督管理局.青海省藏药炮制规范（2010 年版）[M].西宁：青海人民出版社,2010.

［8］国家中医药管理局《中华本草》编委会.中华本草：蒙药卷[M].上海.上海科学技术出版社,2004.

［9］中华人民共和国卫生部药典委员会.中华人民共和国卫生部药品标准：蒙药分册[M].北京：中华人民共和国卫生部药典委员会,1998.

［10］王伟.内蒙古蒙药制剂规范[M].呼和浩特：内蒙古人民出版社,2014.

［11］王伟.内蒙古蒙药制剂规范[M].呼和浩特：内蒙古人民出版社,2007.

［12］内蒙古自治区卫生厅.内蒙古蒙成药标准[M].赤峰：内蒙古科学技术出版社,1984.

［13］国家中医药管理局《中华本草》编委会.中华本草：藏药卷[M].上海：上海科学技术出版社,2002.

黑 盐

《药物之园》

Halitum Nigrum

本药多作为民族药应用。

◇ 维吾尔药 ◇

· **名称** · 卡拉 土孜（《药物之园》），艾里密里胡力艾斯外德、乃买克 斯亚、卡拉 伦（《明净词典》）。

· **来源** · 一种结晶性矿物石盐（黑色）。

· **本草考证** · 《药物之园》载："黑盐，是一种矿物盐，是产于矿区的黑色食用盐，也是食盐的一种，色黑，质硬，味咸，易溶于水中。"与现代维吾尔医所用的黑盐一致。

· **原矿物** · 石盐 Black Halite 参见"大青盐"。

· **主产地** · 多为进口。

· **蕴藏量** · 石盐 Black Halite 参见"大青盐"。

· **采收加工** · 全年可采，采挖后，除去泥沙及杂石。

· **药材鉴别** · **性状鉴别** 本品呈大小不等的块状、不规则的多棱形。外表棕褐色，有玻璃样光泽。稍不平坦，质较坚硬。新鲜断碎面棕褐色，具解理，均质，呈条状闪光。条痕白色。微有硫黄臭，味咸。以棕褐色、质硬、味咸、无杂质者为佳。

理化鉴别 （1）本品粉末呈淡棕红色，扩大镜下观察：为淡红色的方形或柱状结晶。

（2）本品置紫外光灯（365 nm）下检视，显棕褐色荧光。

（3）取本品粉末 0.1 g，加水 5 mL 使溶解，加硝酸银试液 1 滴，即生成白色沉淀。

· **化学成分** · 主要为氯化钠（$NaCl$），含有少量硫化物，还含硼 0.2%，钙 0.01%，铁 0.01%。

· **性味** · 味咸，性三级干热。

· **功能主治** · 具有生干生热，软肠通便，开通肠阻，泻毒生辉，降逆止呃功能。主治湿寒性或黏液质性疾病，大便干结，大便不畅，肠道梗阻，毒物停留，面色憔悴，呃逆频繁等。

· **用法用量** · 内服：3～9 g。外用：适量。可入散剂、蜜膏剂、小丸剂、漱口剂、敷剂、栓剂等。

· **用药警戒或禁忌** · 用量过多对热性气质者有害，引起皮肤瘙痒。

· **贮藏** · 密闭，置通风干燥处，防潮，防水。

参 考 文 献

［1］国家中医药管理局《中华本草》编委会.中华本草：维药卷[M].上海：上海科学技术出版社,2005.

［2］高天爱,马金安,刘如良.矿物药真伪图鉴及应用[M].太原：山西科学技术出版社,2014.

第十章 氧化物和氢氧化物

Oxides and hydroxides

氧化物

oxides

无 名 异

《雷公炮炙论》

Pyrolusitum

· **别名** · 土子（《盛京通志》），干子（《本草求真》），秃子（《青海药材》），铁砂（《药材学》）。

· **来源** · 本品为氧化物类金红石族矿物软锰矿。

· **本草考证** · 无名异首载于《雷公炮炙论》，曰："无名异形似玉柳石，又如石炭（炭，原作'灰'），味别。"至宋代《开宝本草》亦有收载，曰："出大食国，生于石上，状如黑石炭。"《本草图经》曰："今广州山石中及宜州南八里龙济山中（在今广西）亦有之。黑褐色，大者如弹丸，小者如黑石子，采无时。"《本草纲目》曰："生川广深山中，而桂林极多，一包数百枚，小黑石子也，似蛇黄而色黑，近处山中亦时有之。"从以上产地、形状等特征，可知其与矿物软锰矿极相符。《本草纲目》还记载无名异另一特性："用以煮蟹，杀腥气，煎炼桐油，收水气，涂剪剪灯，则灯自断也。"亦与软锰矿具有的氧化力特性一致，因此，软锰矿应视为无名异的矿物基原。

· **原矿物** · 组成较复杂，主为软锰矿，并有水锰矿、硬锰矿及锰土和黏土矿物。

软锰矿 Pyrolusite 晶体结构属四方晶系。晶体呈细柱状或三方等长的晶形，但完整晶体极少见。常成肾状、结核状、块状或粉末状集合体。黑色，表面常带浅蓝的金属锖色，条痕蓝黑至黑色，半金属光泽至暗淡。不透明。硬度视结晶程度而异，显晶者5～6.5，隐晶或块状集合体可降至1～2。性脆，断口不平坦。相对密度4.7～5。

水锰矿 Manganite 晶体结构属单斜晶系，晶体为柱状。沉积型集合体为结核状或钟乳状。深灰至黑色，条痕褐红、褐至黑色。硬度4。

在沿岸相的沉积锰矿床和风化矿床中均可见。原生低价锰矿物在氧化带多形成较稳定的软锰矿，此为风化型。沉积成因的软锰矿分布于沿岩相的沉积锰矿床中。

· **主产地** · 主产于广西、广东、四川、山西，湖北、山西、辽宁、山东、北京亦产。

· **采收加工** · 采挖后选择小块状或球形者，除去杂质，洗净入药。

· **药材鉴别** · **性状鉴别** 本品为结核状、块状集合体。呈类圆球形，或不规则块状，一般直径7～30 mm，细小者直径仅1～4 mm。棕黑色或黑色，条痕黑色。表面不平坦，常覆有黄棕色细粉，有的表面由褐色薄层风化膜所包围，除去细粉后，呈半金属光泽或暗淡。不透明。体较轻，质脆，断面棕黑色或紫棕色，易污手。微有土腥气，味淡。以粒大、形圆、色黑、有光泽、无杂质者为佳。

理化鉴别 （1）取本品粉末0.1 g，加30%过氧化氢溶1 mL，即发生剧烈气泡，并冒出白烟。

（2）取本品粉末约0.3 g，加稀硫酸2 mL，再加铋酸钠0.1 g，使溶解，离心（或静置），上清液显紫红色。

（3）取本品 1 g，溶于 2 mL 浓盐酸中呈棕黑色溶液，并放出氯气，使湿润的碘化钾淀粉试纸变蓝。另取此溶液 0.5 mL，加水稀释成 10 mL，过滤，取此滤液 1 mL，加氢氧化钠试液数滴，即生成棕色沉淀。

（4）差热分析曲线：多处吸热 160 ℃（中），540 ℃（小），630 ℃（小）；多处放热 470 ℃（小），610 ℃（小），794 ℃（小）；125 ℃ 始失重，而后迭次失重直至 1 000 ℃，总失重量甚少。

· **化学成分** · 主含二氧化锰（MnO_2），尚含有大量的铝、硅及少量铁、镁、钠、钾、钡、钙、钛及微量的锶、锆、铜、钴、镍、铬、锌等 20 余种元素。

· **药理作用** · 1. 补血强壮　无名异所含成分锰、铁内服有补血强壮作用。以无名异为主的复方冲剂能促进骨折修复细胞的增殖，增加成骨细胞的活性，诱导骨形态发生蛋白（BMP）的合成，加速骨折愈合速度，提高骨折愈合质量。具有预防和延缓骨质疏松的发生和进展作用。

2. **杀菌、防腐、促进血液凝固**　外用氧化性强，能杀菌防腐并促进血液凝固。

· **炮制** · **无名异**　取原药材，除去杂质，干燥，捣碎或碾成末。

醋淬无名异　取净无名异，置适宜的耐火容器内，用无烟武火加热，煅至红透，趁热倒入醋内渍淬，取出，晾干，研粉。每无名异 100 kg，用醋 15 kg。

· **性味归经** · 味甘，性平。归肝、肾经。

· **功能主治** · 具有祛瘀止血，消肿止痛，生肌敛疮功能。主治跌打损伤，金疮出血，痈肿疮疡，水火烫伤。

· **用法用量** · 外用：适量，研末调敷。内服：研末，每次 2.5～4.5 g，或入丸、散。

· **用药警戒或禁忌** · 不可久服。无瘀滞者慎服。

· **贮藏** · 贮干燥容器内，置干燥处；醋淬无名异，密闭，置阴凉干燥处，防尘。

参 考 文 献

［1］国家中医药管理局《中华本草》编委会. 中华本草：第 1 册［M］. 上海：上海科学技术出版社，1999.

［2］南京中医药大学. 中药大辞典［M］. 2 版. 上海：上海科学技术出版社，2019.

［3］高天爱，马金安，刘如良. 矿物药真伪图鉴及应用［M］. 太原：山西科学技术出版社，2014.

［4］赵中杰. 矿物药分析［M］. 北京：人民卫生出版社，1991.

［5］封秀娥. 对矿物药无名异的鉴定［J］. 中国中药杂志，1989(6)：11-13,62.

白 石 英

《神农本草经》
Quartz Album

· **别名** · 水精（《太平圣惠方》），菩萨石、放光石、阴精石（《本草纲目》）。

· **来源** · 本品为氧化物类石英族矿物石英。

· **本草考证** · 白石英始载于《神农本草经》，列为上品。《名医别录》谓：“白石英生华阴（今陕西省东部、渭河下游）山谷及太山，大如指，长二三寸，六面如削，白澈有光。”苏恭曰：“白石英所在皆有，今泽州（今山西省晋城一带）、赣州（今河南省西部）、洛州（今河北省邯郸、永年一带）山中俱出。赣州者大，径三四寸，长五六寸。今通以泽州者为胜也。”《本草衍义》云：“白石英状如紫石英，但差大而六棱，白色如水精。”《本草纲目》白石英即为六棱形。根据历代文献描述

“六面如削，白澈有光”“六棱，白色如水精”，均符合氧化物类矿物石英的特点，故可以认为古今用药相符。

· **原矿物** · **石英** Quartz　单晶体呈六方柱状，一端或两端出现多个三角形晶面，晶面上常有水平条纹，但多数呈晶簇状，粒状等集合体产出。无色透明，或为白色、灰白色。晶面呈玻璃光泽，断口及块状体呈油脂光泽，光泽强度不一。透明至半透明，也有不透明者。无解理，断口呈贝壳状或不平坦。硬度 7，相对密度 2.65，性脆。具焦热电性及压电性。完整的晶体产于岩石晶洞中；块状的常产于热液矿脉中；也是花岗岩、片麻岩、砂岩等各种岩石的重要组成部分。见图 10-1～图 10-7。

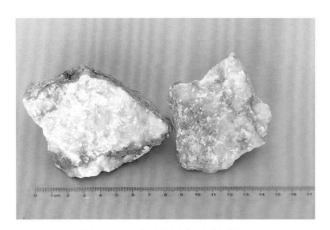

图 10-1 白石英原矿石（青海）

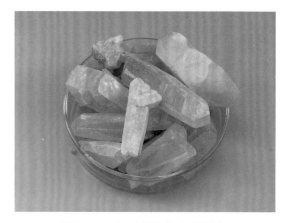

图 10-4 白石英原矿石（湖南）

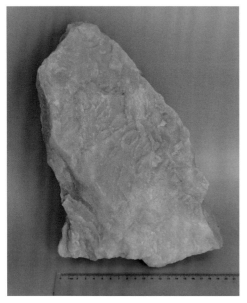

图 10-2 白石英原矿石（广西）

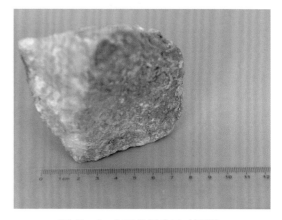

图 10-5 白石英原矿石（新疆）

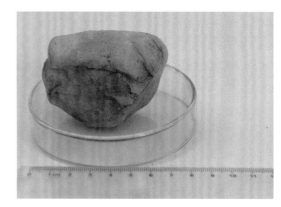

图 10-6 白石英原矿石（陕西）

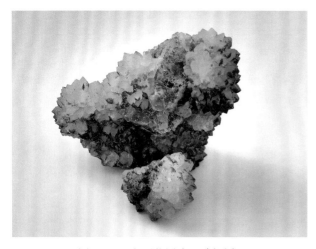

图 10-3 白石英原矿石（广东）

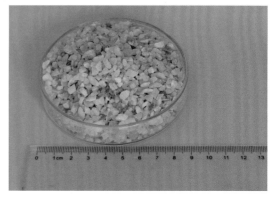

图 10-7 白石英药材（河南）

·**采收加工**·采得后,挑选纯白的石英。

·**主产地**·主产于江苏、山东、广东、广西、福建、湖南、贵州、浙江。

·**蕴藏量**·石英 Quartz 据 1949—2019 年间《全国地质资料馆》公布的数据,白石英储量约为 15.435 8 万吨。按地区统计,矿物储量以甘肃省最多(8.435 8 万吨),其次为河北省(7 万吨),详细见表 10-1。

表 10-1 石英历年蕴藏量报道

序号	省份	市(州、盟)	县(区、旗)	经度	纬度	蕴藏量(万吨)	时间
1	河北省	张家口市	康保县	/	/	7	1962/3/21
2	甘肃省	临夏州	东乡族自治县	103°16′24″~103°16′24″	35°41′18″~35°41′18″	8.435 8	1988/1/1

·**流通量及使用情况**·**市场流通量** 白石英全国每年药用流通量极少,市场流通的药材来源主要为河南省方城县。

·**药材鉴别**·**性状鉴别** 本品为六方柱状或粗粒状集合体,呈不规则块状,多具棱角而锋利。白色或淡灰白色;条痕白色。表面不平坦,半透明或不透明;具脂肪样光泽。体重,质坚硬,可刻划玻璃成划痕;砸碎后,断面不平坦。气微,味淡。以色白、明洁、无杂色、无杂质者为佳。

显微鉴别 (1)本品细碎屑白色。用水合氯醛装置,置显微镜下观察,无色透明,可见到断面以受力点为圆心的同心圆波纹,似贝壳状,或不具同心圆纹呈次贝壳状。

(2)透射偏光镜下,薄片中无色透明。低正突起,表面光滑,无糙面现象。见不到解理。最高干涉色为 I 级黄白色。波状消光。一轴晶。正光性。折光率:No=1.544,Ne=1.533。

理化鉴别 取本品细粉适量,加等量无水碳酸钠,充分混合均匀,用铂金耳取小量,置火焰上灼烧,形成玻璃状透明体,有时内部含有气泡。

·**化学成分**·主含二氧化硅(SiO_2),其中硅约占 53.3%,氧约占 46.7%,尚含微量铝、铁、钠、钾等。

·**药理研究**·有兴奋中枢神经的作用。另还有镇静、安神、促进卵巢分泌的作用。

·**炮制**·**白石英** 取原药材,除去杂质,洗净,干燥,研碎或捣碎。

煅白石英 取净白石英,捣成小块,置适宜的容器内,用无烟武火加热,煅至红透,取出后立即倒入醋内淬酥,捞出,干燥,碾碎成粗粉。

·**性味归经**·味甘、辛,性微温。归肺、肾、心经。

·**功能主治**·具有温肺肾,安心神,利小便功能。主治虚寒咳喘,阳痿,消渴,心神不安,惊悸善忘,小便不利,水肿。

·**用法用量**·内服:煎汤,10~15 g;或入丸、散。虚寒咳喘,肾虚阳痿宜煅用。

·**用药警戒或禁忌**·其性燥烈,不可多服、久服。

·**贮藏**·贮干燥容器内,置干燥处,防尘。

民族医药应用

◇ 藏 药 ◇

·**名称**·嘎保齐土、嘎汞(《中国民族药辞典》)。

·**功能主治**·主治疔疮,炭疽,麻风,肺寒咳喘,阳痿,消渴,心神不安,惊悸健忘,小便不利,风寒湿痹,中毒症,虫症,麻风病,热性病。

·**用药警戒或禁忌**·本品有毒,内服必须去毒。

参 考 文 献

[1] 高天爱,马金安,刘如良. 矿物药真伪图鉴及应用[M]. 太原:山西科学技术出版社,2014.

[2] 郭兰忠. 矿物本草[M]. 南昌:江西科学技术出版社,1995.

[3] 王嘉荫. 本草纲目的矿物史料[M]. 北京:科学出版社,1957.

[4] 国家中医药管理局《中华本草》编委会. 中华本草:第1册[M]. 上海:上海科学技术出版社,1999.

[5] 高天爱,马金安,刘如良. 矿物药真伪图鉴及应用[M]. 太原:山西科学技术出版社,2014.

[6] 南京中医药大学. 中药大辞典[M]. 2版. 上海:上海科学技术出版社,2019.

[7] 中国地质调查局发展研究中心. 全国地质资料馆[OL]. http://www. ngac. cn/125cms/c/qggnew/

zljs. htm.

[8] 中国医学科学院,中国协和医科大学药用植物研究所. 中药志:第六册[M]. 北京:人民卫生出版社,1998.

[9] 贾敏如,张艺. 中国民族药辞典[M]. 北京:中国医药科技出版社,2016.

玛 瑙
《本草拾遗》
Achatum

· **别名** · 马脑(陆机《灵龟赋》),文石(《本草纲目》)。

· **来源** · 本品为氧化物类石英族矿物石英的亚种玛瑙。

· **本草考证** · 《本草拾遗》云:"马脑,美石之类,重宝也。生西国玉石间,来中国者皆以为器。"又云:"出日本国,用砑木不热为上,砑木热非真也。"《本草衍义》曰:"马脑非石非玉,自是一类。有红、白、黑色三种,亦有其纹如缠丝者。出西裔者佳,彼上人以小者碾为好玩之物,大者碾为器。"《本草纲目》曰:"出西南诸国,云得自然灰即软,可刻也。曹昭《格古论》云:多出北地、南番、西番、非石非玉,坚而且脆,刀刮不动……南马脑产大食等国,色正红无瑕,可作杯斝。西北者色青黑,宁夏、瓜(今甘肃安西附近)、沙(今甘肃敦煌及其附近)、羌地砂碛中得者尤奇……又紫云马脑出和州(今安徽和县、含山等地),土马脑出山东沂州,亦有红色云头、缠丝、胡桃花者。"根据以上文献记载玛瑙的颜色、花纹和性质,可以认为本品即石英的隐晶质亚种(玉髓,又名石髓)与蛋白石的集合体,系火山作用的产物。

· **原矿物** · 玛瑙 Agate 晶体结构属三方晶系。常呈各种形状的致密块和乳房状、葡萄状、结核状等,常见有同心圆构造。颜色不一,视其所含杂质种类及多寡而定,以白色、灰色、棕色和红棕色为最常见,亦有黑色、蓝色及其他颜色。彩色者常表现为条带状、同心环状、云雾状或树枝状结构。条痕白色或近白色。蜡样光泽,半透明至透明。断口细密平坦至贝壳状。硬度 6.5~7,相对密度 2.6~2.7。系各种颜色的二氧化硅胶体溶液所形成,充填于岩石的裂隙或洞穴内。见图 10-8~图 10-14。

· **主产地** · 主产于辽宁、江苏、浙江、安徽、河南、湖北、四川、云南、陕西、甘肃、新疆、台湾等地。

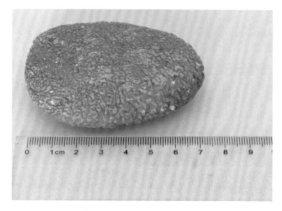

图 10-8 玛瑙原矿物(青海)

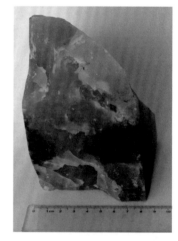

图 10-9 玛瑙原矿物(新疆)

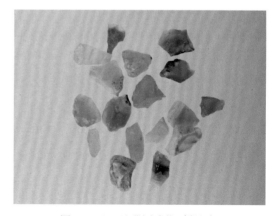

图 10-10 玛瑙原矿物(浙江)

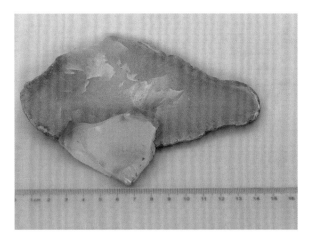

图 10-11　玛瑙原矿物（四川）

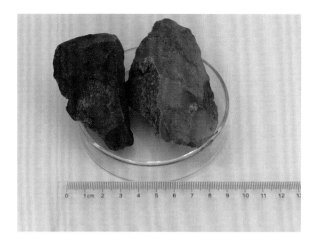

图 10-12　玛瑙原矿物（西藏）

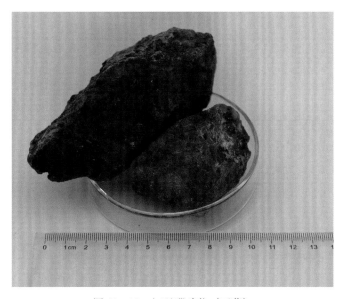

图 10-13　红玛瑙矿物（西藏）

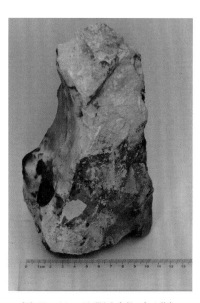

图 10-14　玛瑙原矿物（西藏）

·蕴藏量·玛瑙 Agate　据 1949—2019 年间"全国地质资料馆"公布的数据，玛瑙储量约为 56.57 万吨。按地区统计，矿物储量以辽宁省最多（51.8 万吨），依次为新疆维吾尔自治区（4.3 万吨）、内蒙古自治区（0.47 万吨）、黑龙江省（0.000 4 万吨），详细见表 10-2。

表 10-2　玛瑙历年蕴藏量报道

序号	省份	市（州、盟）	县（区、旗）	经度	纬度	蕴藏量（万吨）	时间
1	内蒙古自治区	呼伦贝尔市	莫力达瓦达斡尔族自治旗	123°52′00″～123°52′00″	48°40′00″～48°40′00″	0.3	1971/11/1
2	内蒙古自治区	阿拉善盟	额济纳旗	98°18′26″～98°23′26″	42°03′01″～42°06′01″	0.17	2011/12/1
3	辽宁省	朝阳市	凌源市	119°11′30″～119°14′30″	41°13′30″～41°14′00″	50	1963/1/30
4	辽宁省	阜新市	/	122°13′00″～122°21′30″	42°14′30″～42°17′00″	1.8	2013/10/1

（续表）

序号	省份	市（州、盟）	县（区、旗）	经度	纬度	蕴藏量（万吨）	时间
5	黑龙江省	齐齐哈尔市	甘南县	123°54′59″～123°57′25″	48°16′45″～48°19′10″	0.000 4	1983/4/1
6	新疆维吾尔自治区	哈密地区	伊吾县	94°20′00″～94°45′00″	43°53′50″～44°00′00″	4.3	1980/12/1

· **流通量及使用情况** · **市场流通量**　玛瑙全国每年药用流通量在 5 吨左右（2019 年）。

· **采收加工** · 挖出后除去泥沙杂石。

· **药材鉴别** · **性状鉴别**　呈不规则块状，近扁圆形、圆柱形（为加工工艺品的多余部分）。红色、橙红色至深红色及乳白色、灰白色。条痕白色。透明至半透明。表面平坦光滑，玻璃光泽；有的较凹凸不平，蜡状光泽。体轻，质硬而脆，易击碎，断面可见到以受力点为圆心的同心圆波纹，似贝壳状。具锋利棱角，可刻划玻璃并留下划痕。无臭，味淡。迅速摩擦不易热。以质坚、色红、透明者为佳。

理化鉴别　取本品粉末适量，加等量无水碳酸钠，充分研合均匀，用铂金耳蘸取少许，置火焰上灼烧，即形成玻璃样的透明小球体，其中常含气泡及小量红色斑点。

· **化学成分** · 主要由二氧化硅（SiO_2）组成，中间又夹杂多种金属（不同价态的铁、锰等）氧化物或氢氧化物。

· **炮制** · **玛瑙**　取原药材，除去杂质，洗净，研或水飞极细粉，干燥。

煅玛瑙　取净玛瑙，置适宜容器内，放入无烟炉火中煅红，取出，放凉。

豆腐制玛瑙　取豆腐铺锅底，上放玛瑙块，再覆盖豆腐，加适量的水，煮约 2 h 至豆腐起蜂窝状时取出，研末。

· **性味归经** · 味辛，性寒。归肝经。

· **功能主治** · 具有清热明目除翳功能。主治目睑赤烂，目生翳障。

· **用法用量** · 外用：砸碎，研为细粉；或水飞用。

· **用药警戒或禁忌** · 非目疾及肝阳上亢者少用。

· **贮藏** · 置干燥容器内，密闭，置阴凉干燥处，防尘。

民族医药应用
◇ 维吾尔药 ◇

· **名称** · 艾刻克（《药物之园》），阿吉吉（《回回药方三十六卷》），艾刻克 也麦尼（《明净词典》）。

· **炮制** · 砸碎，研为细粉或水飞用。

· **性味** · 性二级干寒。

· **功能主治** · 具有生干生寒，清热补心，安心除悸，凉血止血，开通肝脾之阻，溶石排石，燥湿明目，健龈固齿，除脓愈伤功能。主治湿热性或血液质性各种疾病，如热性心虚、心悸心慌、血热出血，肝脾生阻，各种结石，迎风流泪，视物模糊，牙齿松动，疮疡糜烂等。

· **用法用量** · 内服：0.5～1.5 g。外用：适量。可入散剂、眼粉、伤粉等制剂。

参 考 文 献

［1］南京中医药大学. 中药大辞典［M］. 2 版. 上海：上海科学技术出版社，2006.

［2］国家中医药管理局《中华本草》编委会. 中华本草：第 1 册［M］. 上海：上海科学技术出版社，1999.

［3］中国地质调查局发展研究中心. 全国地质资料馆［OL］. http://www. ngac. cn/125cms/c/qggnew/zljs. htm.

［4］中国医学科学院药物研究所. 中药志：第四册［M］. 北京：人民卫生出版社，1961.

［5］李大经. 中国矿物药［M］. 北京：地质出版社，1988.

［6］郭兰忠. 矿物本草［M］. 南昌：江西科学技术出版社，1995.

［7］高天爱，马金安，刘如良. 矿物药真伪图鉴及应用［M］. 太原：山西科学技术出版社，2014.

［8］国家中医药管理局《中华本草》编委会. 中华本草：维吾尔药卷［M］. 上海：上海科学技术出版社，2005.

绿 玉 髓

《四部医典》

Chrysoprasum

本药多作为民族药应用。

◇ 藏 药 ◇

· **来源** · 本品为氧化物类石英族矿物绿玉髓。

· **本草考证** · 本品始见于《四部医典》，书中记载："绿玉髓愈合骨伤，去除疣瘤生新肌。"《药名之海》记载："绿玉髓愈合疮伤。"《药物味性功效论·琉璃宝鉴》记载："绿玉髓味涩性凉，接骨生肌去疮疤。"

· **原矿物** · 本品为二氧化硅的玛瑙类的一种矿石，产于多种地质环境，在各类火山岩的蚀变产物中均可出现，常与沸石、碳酸盐及绿泥石等共生。形状和大小不定，硬重，颜色为黄绿色、黑绿色、淡黄色，也有一些为淡红色，断面坚硬有光泽。另一种为矽卡岩，坚硬。颜色为绿黄、绿黑、红黄等几种颜色混合。

· **主产地** · 西藏地区有零星分布，青海、甘肃两省出产较多。

· **化学成分** · 主要化学成分与石英相似，分子式为 SiO_2。

· **炮制** · 采集后与药物煮一日，倾去药汁，再用清水、酒煮，反复多次即可。

· **性味** · 味甘，性凉。

· **功能主治** · 具有愈合骨裂、骨折，去除疣瘤、疮疤，生新肌等功能。

参 考 文 献

［1］大丹增.中国藏药材大全[M].北京：中国藏学出版社，2016.

冰

《本草拾遗》

Glacies

· **别名** · 凌（《本草纲目》），夏冰（《本草拾遗》），石水（《中国医学大辞典》），

· **来源** · 本品为氧化物类冰族矿物冰。

· **本草考证** · 本品为极少用中药，始见于《本草拾遗》。李时珍曰："冰者，太阴之精，水极似土，变柔为刚，所谓物极反兼化也。"

· **原矿物** · 冰 Ice　晶体结构属六方晶系。常为细粒致密块体；或为具六方对称的雏晶、树枝状连晶等（见于雪花、霜华、冰花），或具同心状结构（如冰雹）、钟乳状结构（岩洞中钟乳冰、石笋冰）；很少见片、板状的规则集合体。无色透明，含气泡、裂隙处呈乳白色或混浊的白色；大块纯净的冰，散射光略带淡蓝色调。无解理，断口贝壳状、次贝壳状。硬度 1.5。性脆、易碎。相对密度 0.917。冰分布于冰川、雪山外，北方各省区冬冷见冰雪，秋凉见霜，夏日无然产的冰可见于低温岩洞中（沿裂隙下渗的地下水冻结成冰），不论南北均属罕见。人工制冰在全国四季均有产出。

· **主产地** · 分布于冰川雪地，北方冬季多见。

· **药材鉴别** · **性状鉴别**　常为细粒致密块体或为具六方对称的雏晶，树枝状连晶等（见于雪花，霜华、冰花）。无色透明，大块纯净的冰，散射光略带淡蓝色调，断口贝壳状、次贝壳状。性脆易碎。气微，味淡。硬度 1.5。相对密度 0.917。

· **性味** · 味甘，性寒，无毒。

· **功能主治** · 具有退热消暑，解渴除烦功能。主治伤寒阳毒，热甚昏迷，中暑烦渴。

· **用法用量** · 内服：含化。外用：罨敷。

· **用药警戒或禁忌** · 不可过量。

参 考 文 献

［1］国家中医药管理局《中华本草》编委会.中华本草：第1

册[M].上海：上海科学技术出版社,1999.

[2] 高天爱,马金安,刘如良.矿物药真伪图鉴及应用

[M].太原：山西科学技术出版社,2014.

红 宝 石
《拜地依药书》
Rubinus Lapis

本药多作为民族药应用。

◇维吾尔药◇

·**来源**·本品为氧化物类刚玉族矿物刚玉(红色)。

·**本草考证**·本品为维吾尔医、藏医习用药材,始载于《拜地依药书》。《药物之园》载:"红宝石,是一种名贵矿石;有红宝石、蓝宝石、黄宝石、绿宝石和白宝石等多种;以红色,与石榴粒相似,透明、发光、光泽、质硬、无石纹者为佳品,除了上述特征外,越个大、越好看者为上品。"根据上述维吾尔医本草所述药物特征和实物对照,与现代维吾尔医所用红宝石一致。

·**原矿物**·红宝石 Ruby。

·**主产地**·缅甸。

·**采收加工**·为了防止影响红宝石质量,应避免红宝石与烟气、蒸气、油剂等接触。

·**药材鉴别**·在紫外光灯(365 nm)下显鲜红色荧光。

·**化学成分**·主要含三氧化二铝(Al_2O_3),微量的三氧化二铬(Cr_2O_3)。

·**炮制**·除去杂质,洗净,干燥,研磨成极细粉。

·**性味**·性二级干热。

·**功能主治**·具有生干生热,祛寒补心,燥湿补脑,爽神悦志,解癫除郁,滋补神经,解毒明目功能。主治湿寒性或黏液质性疾病,寒性心悸,心慌,湿性脑虚,寒性精神衰弱,精神分裂,癫痫,眼疾,各种中毒性疾病。

·**用法用量**·内服:0.25～0.5 g。外用:适量。可入舒心膏、散剂、糖膏、眼粉等制剂。

·**用药警戒或禁忌**·对膀胱有害。

·**贮藏**·置干燥处,防尘。

参 考 文 献

[1] 高天爱,马金安,刘如良.矿物药真伪图鉴及应用[M].太原：山西科学技术出版社,2014.

[2] 中国地质调查局发展研究中心.全国地质资料馆[OL].http://www.ngac.cn/125cms/c/qggnew/zljs.htm.

[3] 国家中医药管理局《中华本草》编委会.中华本草：维药卷[M].上海：上海科学技术出版社,2005.

赭 石
《神农本草经》
Haematitum

·**别名**·须丸(《神农本草经》),代赭(《伤寒论》),赤土(《说文》),血师(《名医别录》),丁头代赭(《本草图经》),紫朱(《普济方》),土朱(《直指方》),铁朱(《本草纲目》),钉头赭石、钉赭石(《中药志》),赤赭石(《四川中药志》),红石头(《河北药材》),岱赭石(《中国药学大典》),老式赭石、丁赭石、铁珠(《矿物药》)。

·**来源**·本品为氧化物类刚玉族矿物赤铁矿。

·**本草考证**·本品始载于《神农本草经》,原作"代赭",列为下品。《名医别录》曰:"代赭生齐国山谷,赤红青色,如鸡冠有泽,染爪甲不渝者良。"《本草图经》曰:"今医家所用多择取大块,其上文头有如浮沤丁者为胜,谓之丁头代赭。"李时珍曰:"赭石,处处山中有之,以西北出者为良……研之作朱色,可点书,又可罨金益色赤。"综上所述,古代所用赭石的产地及色泽暗红,表面有类圆形突起,有习称"钉头"等的特征,均与现今所用赭石相符。

·**原矿物**·赤铁矿 Haematite 参见"赤石脂"。见图 10-15～图 10-20。

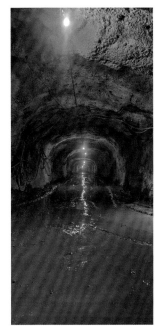

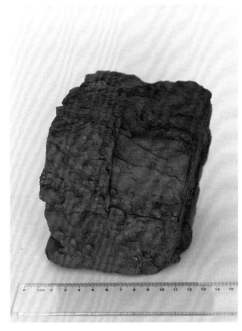

图 10-15 赤铁矿矿场（江苏）　　　　　　图 10-16 赤铁矿矿石（河北）

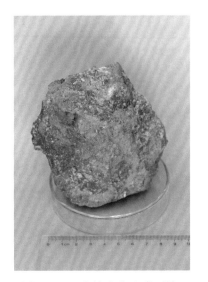

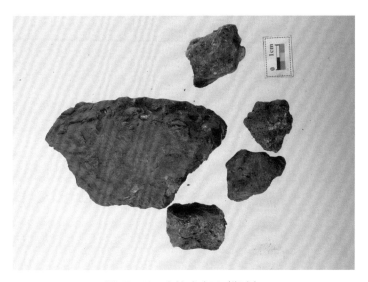

图 10-17 赤铁矿矿石（江苏）　　　　　　图 10-18 赤铁矿矿石（湖南）

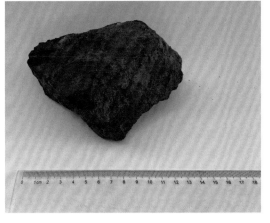

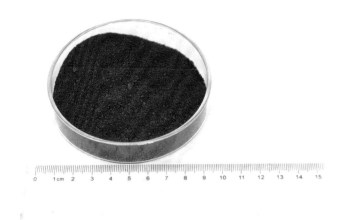

图 10-19 赤铁矿矿石（湖北）　　　　　　图 10-20 赭石药材（河北）

· **主产地** · 主产于山西、山东、河北、广东、河南、湖南、四川等地。

· **蕴藏量** · 赤铁矿 Haematite 参见"赤石脂"。

· **流通量情况** · **市场流通量** 赭石全国每年药用流通量在 4 000 吨左右(2019 年),粉碎后入药。市场流通的药材来源主要为河北省张家口怀来县。

· **采收加工** · 全年均可采。采后选取表面有"钉头"的部分,除去泥土、杂石。

· **药材鉴别** · **性状鉴别** 为鲕状、豆状、肾状集合体。多呈不规则厚板状或块状,有棱角。棕红色至暗棕红色或铁青色。条痕樱红色或棕红色。半金属光泽。一面分布较密的"钉头",呈乳头状,另一面与突起相对应处有同样大小的凹窝。体重,质坚硬,断面层叠状或颗粒状。无臭,无味。以色棕红、有"钉头"、断面层叠状者为佳。

理化鉴别 取本品粉末 0.1 g,置试管中,加盐酸 2 mL,振摇,静置。①取上清液 2 滴,加硫氰酸铵试液 2 滴,溶液即显血红色。②另取上清液 2 滴,加亚铁氰化钾试液 1～2 滴,即生成蓝色沉淀;再加 25%氢氧化钠溶液 5～6 滴,沉淀变成棕色。

· **化学成分** · 代赭石主要含有三氧化二铁(Fe_2O_3),其中铁 70%、氧 30%,并含有硅、铝、钛、镁、锰、钙、铅、砷等杂质。

· **药理作用** · 1. **促进肠蠕动** 对离体豚鼠小肠有明显的兴奋作用。

2. **升高白细胞** 15%～30%生赭石及炙赭石混悬液给小鼠灌胃(1 mL/20 g),每日 1 次,连续 5 日,均可升高白细胞数,同剂量组间,生品比炙品为高。

3. **其他** 保护胃肠黏膜;促进红细胞及血红蛋白的新生;镇静中枢神经;对离体蛙心,大量时抑制。

· **炮制** · **净赭石** 除去杂质,砸碎。

煅淬赭石 取净赭石,砸成碎块,照煅淬法煅至红透,醋淬,碾成粗粉。每 100 kg 赭石,用醋 30 kg。

煅赭石 取净赭石,砸成碎块,照明煅法煅至红透,取出,放冷,研细。

· **性味归经** · 味苦、甘,性微寒。归肝、胃、心经。

· **功能主治** · 具有平肝潜阳,重镇降逆,凉血止血功能。主治头痛,眩晕,心悸,癫狂,惊痫,呕吐,噫气,呃逆,噎膈,咳嗽,气喘,吐血,鼻衄,崩漏,便血,尿血。

· **用法用量** · 内服:煎汤,15～30 g,打碎,先煎;研末,每次 3 g;或入丸、散。外用:适量,研末撒或调敷。一般生用,止血煅用。

· **用药警戒或禁忌** · 虚寒证及孕妇慎服。

· **贮藏** · 贮干燥容器内,置干燥处,防尘,防潮。

民族医药应用

◇ 蒙 药 ◇

· **名称** · 乌兰-吉必-朝鲁(《认药白晶鉴》),吉毕音-础鲁(《内蒙古中草药》),乌兰-吉必-楚鲁、冬泽玛日布,乌兰-吉必-绰鲁(《内蒙古蒙药材标准》),东泽玛尔布、东泽(《无误蒙药鉴》)。

· **本草考证** · 本品载于《认药白晶鉴》。《认药白晶鉴》谓:"东泽分白、紫色两种。状如凝血,断面呈层叠状似针束状密集,断头锐尖。"《无误蒙药鉴》中的性状描述及附图与现今赭石不符,据考证,色泽暗红、表面有类圆形突起、如青蛙背的东泽玛尔布,才是蒙医所用的乌兰-吉必-朝鲁(赭石)。色白者为他物,不能作乌兰-吉必-进鲁(赭石)药用。

· **炮制** · **煅赭石** 取净赭石,砸碎,煅至红透,醋淬,碾成细粉。每赭石 50 kg,用醋 15 L。

· **性味** · 味苦,性寒。

· **功能主治** · 具有愈伤,接骨,干脓,燥协日乌素,祛云翳功能。主治颅脑损伤,外伤疮口化脓,筋或白脉损伤所致的肢体拘挛,视力模糊,昏朦症,目翳,眼睑干性糜烂。

· **用法用量** · 内服:研末,入丸、散。外用:研末,与牛黄制成散剂,取适量,用净水浸泡数日过滤后,滴眼。

◇ 藏 药 ◇

· **名称** · 多甲木保、多支旦(《医学千万舍利》),支雅木材、支玛木保(《晶珠本草》),多嘎布(《奇美眼饰》),木保贝加(《四部医典》),则合,目保贝加坡贝(《青海省藏药炮制规范》),目宝巴加。

· **本草考证** · 《奇美眼饰》云:"木保贝加色紫,坚硬,重而颗粒状,状如青蛙背。"《蓝琉璃》云:"色紫,重而硬,状如青蛙背。上品状如佛塔,颗粒大;下品颗粒稍小。"《晶珠本草》云:"分雌雄两种:雄者色紫,坚硬,状如紫草茸而扁平,表面有颗粒,大,有光泽,表面划纹成黄褐色,敲碎时,内有石纹,断面状如硇砂,捣碎时闻有香味;雌的表面无颗粒,裂纹呈红紫,松软。"《甘露本草明镜》云:"雄者色紫光滑,润重,有光泽,状如青蛙背,有颗粒,断面如硇砂,有石纹;雌者形状及颜色同上,但其表面无颗粒,可配制紫红色颜料。"藏医所用木保贝加不分雌雄,均以赭石入药。

炮制 取原药材,砸碎成米粒大小,用清水将杂质洗净,加火硝30%、"榜玛"10%,水适量,煮沸3 h,清水漂洗,晒干即得。

· 性味 · 味涩,消化后味苦。

· 功能主治 · 具有排黄水,干脓愈疮,接骨功能。主治跌打损伤引起的骨伤、骨折、脑外伤。

· 用法用量 · 内服:研末,2 g。外用:适量,研末敷于伤口。

维吾尔药

· 名称 · 沙德乃吉(《注医典》),沙的那(《回回药方三十六卷》),艾及如德 代密,沙地乃(《拜地依药书》)。

· 本草考证 · 《注医典》载:"代赭石,一种矿石。有时,用火烧煅磁石也可以人工制备代赭石。从铜矿中挖出原料,埋在火炭中过一小时左右,也可以变成代赭石;将埋在火炭中的代赭石,磨在磨刀石上,如果在磨刀石上出现代赭石的颜色者为代赭石,如果不出现代赭石颜色者,即要继续埋在火炭中,炼成代赭石为止。"《白色宫殿》载:"代赭石,是一种矿石,也有用火烧煅磁石人工制成的,其作用与天然代赭石相似。"《拜地依药书》载:"代赭石,分为豆状代赭石、粒状代赭石和印度代赭石三种。药用价值较高,医学上多用豆状代赭石。豆状代赭石,大小如绿豆,暗红色,易碎,碎面色红。粒状代赭石,色红,带点。印度代赭石,质硬,色深灰。豆状代赭石为上品,粒状代赭石为中品,印度代赭石为下品。"《药物之园》载:"代赭石,是一种矿石,色暗红,而有止血作用,故称'艾及如地代米'即止血石;

多产于土尔的山中,故称'艾及如地土尔';也产于印度,故称'艾及如地印地'。本品形状大小与绿豆和玉米相似,易碎,色为红、黄、白、黑、灰多种颜色,有的罂粟花色,有的带黄点。上品为形似滨豆,色红者,这一种多产于埃及,名为'夏地乃吉米斯日',易碎,断面为红色。次品为'夏地乃吉·印地'即印度代赭石。本品也有用火烧煅磁石而制成的人工产品。"根据以上维吾尔医古代本草所述代赭石产处、分类、颜色及炮制等与现代维吾尔医所用赭石相符。

· 炮制 · 取赭石适量,研成细粉,放在陶瓷碗中加水溶化,溶液倒在另碗中,沉淀物中再加水又溶化,反复多次,将赭石全部溶出,将沙子等杂物去掉,将溶化液静放一夜,使代赭石沉淀在碗底后将水小心地倒掉,留下赭石,晒干即可。

· 性味 · 性二级干寒。

· 功能主治 · 具有燥湿清热,收敛生肌,凉血止血,明目止泻功能。主治湿热性疾病及血液质偏盛疾病。

· 用法用量 · 内服:1～2 g。外用:适量。可入散剂、片剂、汤剂、糖浆、眼粉、伤粉、敷剂等制剂。

参 考 文 献

[1] 国家中医药管理局《中华本草》编委会. 中华本草:第1册[M]. 上海:上海科学技术出版社,1999.

[2] 高天爱,马金安,刘如良. 矿物药真伪图鉴及应用[M]. 太原:山西科学技术出版社,2014.

[3] 李军德,张志杰. 新编中国药材学:第8卷[M]. 北京:中国医药科技出版社,2020.

[4] 中国医学科学院药用植物研究所,中国协和医科大学药用植物研究所. 中药志:第六册[M]. 北京:人民卫生出版社,1998.

[5] 毕焕春. 矿物中药与临床[M]. 北京:中国医药科技出版社,1992.

[6] 南京中医药大学. 中药大辞典[M]. 2版. 上海:上海科学技术出版社,2006.

[7] 叶定江,张世臣. 中药炮制学[M]. 北京:人民卫生出版社,1999.

[8] 中国地质调查局发展研究中心. 全国地质资料馆[OL]. http://ngac.org.cn/data/list.

[9] 国家中医药管理局《中华本草》编委会. 中华本草:蒙药卷[M]. 上海:上海科学技术出版社,2004.

[10] 国家中医药管理局《中华本草》编委会. 中华本草:藏药

卷[M].上海：上海科学技术出版社,2004.

[11] 青海省生物研究所,同仁县隆务诊疗所.青藏高原药物图鉴：第一册[M].西宁：青海人民出版社,1972.

[12] 青海省食品药品监督管理局.青海省藏药炮制规范(2010年版)[M].西宁：青海人民出版社,2010.

[13] 青海省药品检验所,青海省藏医药研究所.中国藏药：第2卷[M].上海：上海科学技术出版社,1996.

[14] 国家中医药管理局《中华本草》编委会.中华本草：维药卷[M].上海：上海科学技术出版社,2005.

砒 石
《开宝本草》
Arsenicum

· **别名** · 砒黄(《日华子》),信砒(孙用和),人言(《本事方》),信石(《救急易方》)。

· **来源** · 本品为氧化物类矿物砷华,或硫化物类矿物毒砂、雄黄、雌黄经加工制成的三氧化二砷。

· **本草考证** · 砒石原称砒黄,《日华子》即有记载。《开宝本草》将其附"砒霜"条下。《本草图经》云："砒霜(实指砒石)旧不著所出郡县,今近铜山处亦有之,惟信州(今江西上饶一带)者佳。其块甚有大者,色如鹅子黄,明澈不杂。此类本处自是难得之物,每……两大块真者,人竞珍之……必得此类乃可入药。其市肆所蓄,片如细屑,亦夹土石,入药服之,为害不浅。"并附有"信州砒霜"图,呈石块状至片屑状。《本草别说》云："今信州有砒井,官中封禁甚严。生不夹石者,色赤甚如雄黄…近火即杀人……烧烟飞作白霜。"《本草纲目》单列"砒石"条,并云："生砒黄以赤色者为良。"据以上对砒石的描述,谓其呈块状、片屑状,色如"鹅子黄",或色赤如雄黄,"明澈不杂"者良,以及经火煅升华则生成白色砒霜,有毒,均与天然的含御矿物砷华的形色、特点和毒性相符。

· **原矿物** · **砷华 Arsenolite** 晶体结构属等轴晶系。晶形为八面体,偶尔也有菱形十二面体。歪晶为粒状、板柱状;微晶呈星状、毛发状;集合体呈钟乳状、皮壳状和土状。无色至灰白色,多数带灰蓝、黄或红色色调。条痕白色或带有黄色。有玻璃至金刚样光泽,无晶面可见时则为油脂、丝绢样光泽。解理多组完全,交呈棱角。极脆。硬度为1.5,相对密度为3.7~3.9。能缓慢溶解于水。有剧毒。见图10-21。

毒砂 Arsenopyrite 晶体结构属单斜或三斜晶系。晶形多呈柱状,有时为短柱、板柱、双锥状或致密粒块、致密块状等集合体。新鲜面呈锡白色至钢

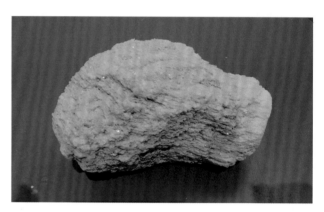

图 10-21 砒石（河北）

灰色。条痕黑色。金属光泽,不透明,晶体解理中等或不完全,块状集合体见不到解理,断口不平坦。硬度5.5~6,相对密度5.9~6.3。性脆,致密块体用铁锤猛击时有火星,可发出蒜臭气。

雄黄 Realgar 晶体结构属单斜晶系。晶体细小,呈柱状、短柱状。通常多呈粒状,致密块状,有时呈土状、粉末状、皮壳状集合体。橘红色,表面或有暗黑及灰色的锈色。条痕浅橘红色。晶体呈金刚光泽,断口树脂光泽。硬度1.5~2,相对密度3.56。锤击之有刺鼻蒜臭。雄黄主要为低温热液、火山热液矿床中的典型矿物,与雌黄紧密共生,还见于温泉沉积和硫质喷气孔的沉积物里。偶尔发现于煤层和褐铁矿层中,为有机质分解所产生的硫化氢与含砷溶液作用的产物。

雌黄 Orpiment 晶体结构属单斜晶系。单个晶体呈短柱状或板状,但少见。通常呈片状或梳状或放射状或见放射状结构的肾状、球状、皮壳状、粒块状或粉末状集合体。柠檬黄色或橘黄色。条痕鲜黄色或橘黄色。油脂光泽至金刚光泽,解理面为珍珠

光泽。薄片透明,1 组完全板片状解理外,还有斜交的不完全解理。解理片具挠性。硬度 1.5～2,相对密度 3.4～3.5。

- **主产地** · 主产于江西、湖南、广东、贵州等地。
- **蕴藏量** · 砒石　据 1949—2019 年间"全国地质资料馆"公布的数据,砒石储量约为 181.19 万吨。按地区统计,矿物储量以贵州省最多(126 万吨),依次为甘肃省(42.59 万吨)、湖南省(9.80 万吨)、安徽省(2.80 万吨),详细见表 10-3。

表 10-3　砒石历年蕴藏量报道

序号	省份	市(州、盟)	县(区、旗)	经度	纬度	蕴藏量(万吨)	时间
1	安徽省	黄山市	休宁县	118°13′24″～118°13′24″	29°33′45″～29°33′45″	2.8	1963/7/1
2	湖南省	郴州市	桂阳县	112°40′00″～112°40′00″	26°03′00″～26°03′00″	9.8	1964/4/1
3	贵州省	黔西南州	贞丰县	105°51′00″～105°53′00″	25°08′00″～25°10′00″	126	2004/8/1
4	甘肃省	甘南州	夏河县	103°10′00″～103°11′00″	34°56′00″～34°57′00″	0.23	1959/12/1
5	甘肃省	甘南州	夏河县	74°15′45″～74°19′45″	40°03′30″～40°06′45″	42.36	2015/8/1

- **采收加工** · 少数选取天然砷华矿石,除去杂质即可。多数是用毒砂、雄黄或雌黄加工制成,取毒砂、雄黄或雌黄,砸成小块,燃之,燃烧时产生气态的三氧化二砷及二氧化硫,冷却后,三氧化二砷即凝固而得。二氧化硫另从烟道排出。
- **药材鉴别** · **性状鉴别**　砒石有红、白之分,药用以红砒为主。

(1) 红砒:呈不规则块状。淡红色、淡黄色或红、黄相间。略透明或不透明。具玻璃样光泽或绢丝样光泽或无光泽。质脆,易砸碎,断面凹凸不平或呈层状。气无,烧之,有蒜样臭气。极毒,不能口尝。以块状、色红润、具晶莹直纹、无渣滓者为佳。

(2) 白砒:无色或白色,有的透明。质较纯,毒性比红砒剧。以块状、色白、具晶莹直纹、无底、无渣滓者为佳。

理化鉴别　(1) 透射偏光镜下:无色透明;有时呈现异常双折射,折射率 N=1.75,高正突起;具交错解理纹。正交偏光镜下显均质性。全消光。

(2) 取本品少量,置闭口管中加热,生成白色升华物。

(3) 取本品少量,置木炭火烧之,发生白色气体,并有蒜臭气,于木炭上显一层白色被膜。

(4) 取本品少量,加水煮沸,使溶解,溶液呈弱酸性,通硫化氢则生成黄色沉淀。

(5) 差热分析曲线:吸热 335 ℃(小),825 ℃(微);放热 740 ℃(小),230 ℃ 开始到 740 ℃ 前,失重。

- **化学成分** · 主要成分为三氧化二砷,即亚砷酐(arsenousoxide, arsenous acid anhydride,As_2O_3)。三氧化二砷加高热可以升华,故精制比较容易;升华物普通名砒霜,成分仍为 As_2O_3。呈红黄色的砒石,含硫、铁等其他杂质。
- **药理作用** · **抗哮喘**　建立小鼠卵蛋白哮喘模型,灌胃给予砒石,哮喘小鼠肺组织 5-脂氧合酶激活蛋白基因表达水平、支气管肺泡灌洗液中白三烯 C_4 水平均较正常对照组显著升高。1.25 mg/kg、2.50 mg/kg 及 5.00 mg/kg 剂量的砒石可下调哮喘小鼠 5-脂氧合酶激活蛋白 mRNA 表达的量,抑制哮喘小鼠支气管肺泡灌洗液中白三烯 C_4 水平,说明砒石具有抗哮喘活性。
- **体内过程** · 三氧化二砷是毒性较大的砷化物,口服吸收后可随血流分布到全身各脏器,以骨和毛发贮存量最多,时间亦长,即使脱离接触数月至数年仍可测得。主要由肾脏和消化道,部分由皮肤、毛发和指甲排出。哺乳妇女可由乳汁排出。
- **炮制** · 砒石　取原药材,除去杂质,碾细。

制砒石:(1) 豆腐制:取净砒石捣碎,加入豆腐和水,使水浸过料面,煮 8 h,至豆腐变黑变硬,除去豆腐。每砒石 100 kg，用豆腐 20 kg。

（2）煅制：取原药材，砸成小块，用白面包裹，置热锅内，不断翻动，用文火炒至微黄色，剥掉白面。每砒石 100 kg，用白面 50 kg。

（3）矾制：《急救仙方》："用白矾铺地火煅七分。"《医宗粹言》："每将砒石一两打碎，用明矾一两为末，盖砒上贮罐中，入明火一煅，以矾枯为度，砒之悍气随烟而去，驻形于矾中者庶几无大毒，用之不伤也，用砒霜即用矾霜是也。"《外科大成》："白砒与明矾共为末入小罐内，炭火煅红，青烟尽，白烟起片时，约上下通红，住火置地上，一宿取出。"《本草纲目拾遗》："白砒净末一两，白矾净末二两……研极细末，铁勺熔成饼，入炭火煅，烟净取出，去火毒为末。"

· **性味归经** · 味辛、酸，性热，大毒。归肺、脾、胃、大肠经。

· **功能主治** · 具有蚀疮去腐，杀虫，祛痰定喘，截疟功能。主治痔疮，瘰疬，溃疡腐肉不脱，走马牙疳，顽癣，寒痰哮喘，疟疾。

· **用法用量** · 外用：适量，研末撒；或调敷。内服：入丸、散，每次 1～3 mg。

· **用药警戒或禁忌** · 用时宜慎，体虚及孕妇、哺乳妇女禁服，肝肾功能损害者禁服。应严格控制剂量，单用要加赋形剂。外敷面积不宜过大，注意防止中毒。

· **贮藏** · 贮干燥容器内，置阴凉干燥处，防尘，专柜保存。

民族医药应用

◇ 蒙 药 ◇

· **名称** · 道都格（《观者之喜》）。朝伦-浩日（《观者之喜》），楚伦浩日-刀图格。

· **炮制** · 煨制砒石　用鲜瘦牛肉包裹本品，置热灰中煨至牛肉熟透时，取出，放凉，除尽包裹的牛肉即可。

· **性味** · 味辛，性热，有毒。

· **功能主治** · 具有杀虫，化痰，止腐功能。主治黏性淋巴结肿，梅毒，疖，炭疽，疟疾。

· **用法用量** · 研末，入丸、散。多外用。

◇ 维吾尔药 ◇

· **名称** · 赛木力帕尔、买日格木西、散克亚（《拜地依药书》）。

· **炮制** · 本品极毒，去毒后才能使用，并应由专人保管，贮于阴凉处。去毒炮制法有多种，主要的有以下几种：①砒石 1 份，硼砂 2 份，研成细粉，放在陶瓷中，加热致湿度干化，不再发出药喳声和不再冒烟为止。②取适量砒石，放在铁盘中，加砂、糖 2 份，加热，不断搅拌，不断加适量白矾，将砒石炒至硬化为止。③取适量丁香烧焦，研粉，取焦粉 1 000 g，浸泡在 5 000 mL 水中过一昼夜，过滤去渣取过滤液，取砒石 21 g 放在铁盘中，加热，并不断地将过滤液滴于砒石上，至砒石完全吸收为止。

· **性味** · 味酸、辛，性四级干热，剧毒。

· **功能主治** · 具有生干生热，祛寒退肿，燥湿愈伤，散风止痒，除腐生肌，强筋止痛，祛寒定喘功能。主治湿寒性或黏液质性疾病，如漏证湿疮、皮肤瘙痒、恶疮肌腐等皮肤病及创伤，肝肾虚寒性水肿，寒性筋肌虚弱，坐骨神经痛，偏头痛，哮喘等。

参 考 文 献

［1］国家中医药管理局《中华本草》编委会. 中华本草：第 1 册［M］. 上海：上海科学技术出版社，1999.

［2］南京中医药大学. 中药大辞典［M］. 2 版. 上海：上海科学技术出版社，2006.

［3］高天爱，马金安，刘如良. 矿物药真伪图鉴及应用［M］. 太原：山西科学技术出版社，2014.

［4］中国地质调查局发展研究中心. 全国地质资料馆［OL］. http://www. ngac. cn/125cms/c/qggnew/zljs. htm.

［5］徐国钧. 药材学［M］. 北京：人民卫生出版社，1963.

［6］李焕. 矿物药浅说［M］. 济南：山东科学技术出版社，1981.

［7］姚卫民，梁标，刘钰瑜. 砒石对哮喘小鼠 5 - 脂氧合酶激活蛋白基因表达及白三烯 C_4 的影响［J］. 中国呼吸与危重监护杂志，2004（1）：26 - 29.

［8］戴自英. 实用内科学［M］. 9 版. 北京：人民卫生出版社，1993.

［9］国家中医药管理局《中华本草》编委会. 中华本草：蒙药卷［M］. 上海：上海科学技术出版社，2004.

［10］国家中医药管理局《中华本草》编委会. 中华本草：维吾尔药卷［M］. 上海：上海科学技术出版社，2005.

猫 眼 石
Cymophanum

本药多作为民族药应用。

◇ 藏 药 ◇

· **别名** · 金绿宝石、东方猫眼、锡兰猫眼,金绿猫眼石。

· **来源** · 本品为宝石中因呈奇丽猫眼效应(或认为内部具平行 C-轴排列针状结晶物质)而得名,有两类宝石,一类为金绿宝石类,称金绿猫眼石;一类为锡兰猫眼。尖晶石族一种具有活光的金绿宝石。

· **原矿物** · 猫眼石 Cymophane。

· **药材鉴别** · 性状鉴别　本品淡绿黄色或淡绿黄褐色。具玻璃光泽,半透明至透明。具形如猫眼的"活光"。硬度 8.5,相对密度 3.75。以质坚、色美、具形如猫眼的"活光"者为佳。

· **化学成分** · 主含 $BeAl_2O_4$,含 BeO 19.8%。

· **贮藏** · 置通风干燥处,防尘。

参 考 文 献

[1] 高天爱,马金安,刘如良. 矿物药真伪图鉴及应用[M]. 太原:山西科学技术出版社,2014.

[2] 青海卫生厅. 青海省藏药标准[M]. 西宁:青海省卫生厅,1992.

锡 石
《药性考》
Cassiteritum

本药多作为民族药应用。

◇ 藏 药 ◇

· **名称** · 夏嘎尔(《四部医典》)。

· **来源** · 本品为氧化物类金红石族矿物锡石。

· **本草考证** · 始载于《药性考》,载:"锡矿,磨涂疗肿。"《晶珠本草》记载:"夏嘎尔多愈疮生肌。多像欧多(银矿石),可冶炼出锡。"

· **原矿物** · 锡石 Cassiterite　参见"喀什粉"。

· **主产地** · 主产于云南、湖南、广东、广西等地。

· **蕴藏量** · 锡石 Cassiterite　参见"喀什粉"。

· **采收加工** · 采挖后,除去杂石。

· **药材鉴别** · 性状鉴别　本品为四方双锥状、双锥柱状、膝状或不规则粒状。蜡黄色、浅褐色或深黑色。条痕白色或浅棕色。半透明至不透明,具金刚光泽。质较重、硬。断面不平坦至次贝壳状,断口呈油脂样光泽。气微,味淡。硬度 6～7。相对密度 6.8～7.0。熔点 231.9 ℃。以蜡黄色或浅褐色、双锥状、半透明、无杂石者为佳。

理化鉴别　取本品碎粒少许置锌片上,加 1 滴盐酸,2～3 min 后放出氢气,使锡石碎粒表面产生锡白光亮金属锡薄膜(锡镜)。

· **化学成分** · 主含二氧化锡(SnO_2),可达 95%,尚含有 Fe_2O_3、FeO、MnO、Se_2O_3、TiO_2 等及少量 WO_3;含锡 78.8%,常含有铁、锰、锌、铌、钽等。

· **性味** · 味涩、咸,性平,有毒。

· **功能主治** · 具有消肿,愈疮生肌功能。主治疗肿,恶毒风疮,冷僻。

· **用法用量** · 外用:少许,研末调敷。

参 考 文 献

[1] 高天爱,马金安,刘如良. 矿物药真伪图鉴及应用[M]. 太原:山西科学技术出版社,2014.

[2] 南京中医药大学. 中药大辞典[M]. 2 版. 上海:上海科学技术出版社,2006.

[3] 郭兰忠. 矿物本草[M]. 南昌:江西科学技术出版社,1995.

[4] 青海省药品检验所,青海省藏医药研究所. 中国藏药:第 3 卷[M]. 上海:上海科学技术出版社,1996.

[5] 中国地质调查局发展研究中心. 全国地质资料馆[OL]. http://www.ngac.cn/125cms/c/qggnew/zljs.htm.

磁 石

《神农本草经》

Magnetitum

- **别名** · 玄石(《神农本草经》),磁君(《吴普本草》),处石(《名医别录》),延年沙、续末石(《雷公炮炙论》),拾针、绿秋、伏石母、玄武石、帝流浆、席流浆、元武石(《石药尔雅》),瓷石(《圣惠方》),熁铁石(《本草衍义》),吸铁石(《乾坤秘韫》),慈石、吸针石(《本草纲目》),灵磁石、活磁石(《外科大成》),雄磁石(《幼幼集成》),摄石(《药物出产辨》),指南石、戏铁石、铁石、磁铁石、欢铁石。

- **来源** · 本品为氧化物类矿物尖晶石族磁铁矿。

- **本草考证** · 本品始载于《神农本草经》,列为中品。《名医别录》载:"生太山川谷及慈山山阴有铁处。"《本草经集注》载:"今南方亦有好者,能悬吸针、虚连三四为佳。"《图经本草》载:"今磁州、徐州及南海傍山中皆有之。慈州者岁贡最佳,能吸铁虚连数十针或一二斤刀器,回转不落者尤真……其石中有孔,孔中黄赤色,其上有细毛……功用更胜。"《本草衍义》载:"色轻紫,石上皴涩,可吸连针铁,俗谓之熁铁石","其玄石,即磁石之黑色者也,多滑净","其治体大同小异,不可分而为二也。"《本草蒙筌》载:"味苦、咸。无毒。一云平、甘,温、涩。小毒。乃铁之母,惟有铁处则生","虽多海南,仅磁州(属河南)者进贡。能吸铁针铁物,若母见子相连。"本草记载与现今所用磁石基本一致。

- **原矿物** · 磁铁矿 Magnetite 参见"铁",见图 10-22、图 10-23。

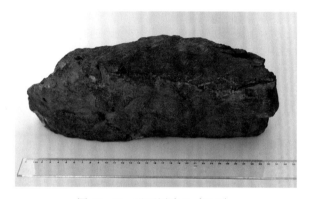

图 10-22 磁石原矿石(河北)

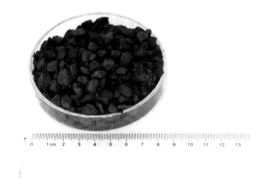

图 10-23 磁石药材(河北)

- **主产地** · 主产于辽宁、河北、山东、江苏、安徽、福建、河南、湖北、广东、广西、四川、云南等地。

- **蕴藏量** · 磁铁矿 Magnetite 参见"铁"。

- **流通量及使用情况** · **市场流通量** 磁石全国每年药用流通量在 4 000 吨左右,粉碎后入药。市场流通的药材来源主要为河北张家口怀来县。

医院和药厂使用情况 内蒙古通辽科尔沁左翼中旗蒙医院:年用量在 2 kg 左右,入蒙成药扎冲十三味丸。

内蒙古蒙药股份有限公司:年用量在 342 kg 左右,入蒙成药扎冲十三味丸。

内蒙古库伦蒙药有限公司:年用量在 300 kg 左右,入蒙成药扎冲十三味丸。

兴安盟蒙医院:年用量在 10 kg 左右,入蒙成药扎冲十三味丸。

扎鲁特旗蒙医医院:年用量在 3 kg 左右,入蒙成药扎冲十三味丸。

扎赉特旗蒙医综合医院:年用量在 5 kg 左右,入蒙成药扎冲十三味丸。

库伦旗蒙医医院:年用量在 1 kg 左右,入蒙成药扎冲十三味丸。

《中国药典》记载方剂中的应用情况 见表 10-4。

表10-4 中国药典记载方剂中的应用情况

序号	名称	处方来源	配方组成	功能主治
1	二十五味珊瑚丸	《中国药典》(2020年版)	珊瑚75g,珍珠15g,青金石20g,珍珠母50g,诃子100g,木香60g,红花80g,丁香35g,沉香70g,朱砂30g,龙骨40g,炉甘石25g,脑石25g,磁石25g,禹粮土25g,芝麻40g,葫芦30g,紫菀花45g,獐牙菜80g,藏菖蒲50g,榜那45g,打箭菊75g,甘草75g,西红花25g,人工麝香2g	开窍,通络,止痛。用于"白脉病",神志不清,身体麻木,头昏目眩,脑部疼痛,血压不调,头痛,癫痫及各种神经性疼痛
2	牛黄净脑片	《中国药典》(2020年版)	人工牛黄0.21g,连翘30g,黄连5g,蒲公英73g,朱砂2.1g,煅磁石21g,猪胆膏2.1g,雄黄56g,天花粉52g,地黄37g,玄参52g,大黄37g,甘草51g,金银花21g,黄芩52g,石膏51g,珍珠2.1g,煅石决明11g,赭石51g,冰片5.3g,麦冬52g,葛根30g,板蓝根50g,栀子30g,郁金41g	清热解毒,镇惊安神。用于热盛所致的神昏狂躁,头目眩晕,咽喉肿痛等症。亦用于小儿内热,惊风抽搐等
3	瓜霜退热灵胶囊	《中国药典》(2020年版)	西瓜霜86.4g,北寒水石56g,石膏53.2g,滑石56g,磁石56g,玄参16.8g,水牛角浓缩粉10.8g,羚羊角5.2g,甘草8.8g,升麻16.8g,丁香3.2g,沉香5.2g,人工麝香1g,冰片3.2g,朱砂5.2g	清热解毒,开窍镇惊。用于热病热入心包、肝风内动证,症见高热、惊厥、抽搐、咽喉肿痛
4	更年安丸	《中国药典》(2020年版)	地黄105g,麦冬105g,玄参105g,仙茅210g,牡丹皮69g,五味子105g,泽泻105g,熟地黄105g,茯苓210g,磁石210g,珍珠母210g,首乌藤210g,制何首乌105g,钩藤210g,浮小麦210g	滋阴清热,除烦安神。用于肾阴虚所致的绝经前后诸证,症见烦热出汗、眩晕耳鸣、手足心热、烦躁不安;更年期综合征见上述证候者
5	更年安胶囊	《中国药典》(2020年版)	地黄105g,麦冬105g,玄参105g,仙茅210g,牡丹皮69g,五味子105g,泽泻105g,熟地黄105g,茯苓210g,磁石210g,珍珠母210g,首乌藤210g,制何首乌105g,钩藤210g,浮小麦210g	滋阴清热,除烦安神。用于肾阴虚所致的绝经前后诸证,症见烦热出汗、眩晕耳鸣、手足心热、烦躁不安;更年期综合征见上述证候者
6	更年安片	《中国药典》(2020年版)	地黄105g,麦冬105g,玄参105g,仙茅210g,牡丹皮69g,五味子105g,泽泻105g,熟地黄105g,茯苓210g,磁石210g,珍珠母210g,首乌藤210g,制何首乌105g,钩藤210g,浮小麦210g	滋阴清热,除烦安神。用于肾阴虚所致的绝经前后诸证,症见烦热出汗、眩晕耳鸣、手足心热、烦躁不安;更年期综合征见上述证候者
7	脑立清丸	《中国药典》(2020年版)	磁石200g,赭石350g,珍珠100g,清半夏200g,酒曲200g,牛膝200g,冰片50g,酒曲(炒)200g,薄荷脑50g,猪胆汁350g(或猪胆粉50g)	平肝潜阳,醒脑安神。用于肝阳上亢头,头晕目眩,耳鸣口苦,心烦难寐;高血压见上述证候者
8	脑立清胶囊	《中国药典》(2020年版)	磁石42.4g,冰片10.8g,酒曲42.4g,牛膝42.4g,珍珠20.8g,熟酒曲42.4g,薄荷脑10.8g,赭石73.3g,清半夏42.4g,猪胆汁74g(或猪胆粉10.6g)	平肝潜阳,醒脑安神。用于肝阳上亢,头晕目眩,耳鸣口苦,心烦难寐;高血压见上述证候者
9	清脑降压片	《中国药典》(2020年版)	黄芩100g,槐米60g,牛膝60g,夏枯草60g,煅磁石60g,当归100g,地黄40g,水蛭20g,决明子100g,珍珠母40g,丹参40g,钩藤60g,地龙20g	平肝潜阳。用于肝阳上亢所致的眩晕,症见头晕,头痛,项强,血压偏高
10	清脑降压胶囊	《中国药典》(2020年版)	黄芩132g,槐米79g,牛膝79g,夏枯草79g,煅磁石79g,当归132g,地黄53g,水蛭26g,决明子132g,珍珠母53g,丹参53g,钩藤79g,地龙26g	平肝潜阳。用于肝阳上亢所致的眩晕,症见头晕,头痛,项强,血压偏高
11	清脑降压颗粒	《中国药典》(2020年版)	黄芩200g,槐米120g,牛膝120g,夏枯草120g,煅磁石120g,当归200g,地黄80g,水蛭40g,决明子200g,珍珠母80g,丹参80g,钩藤120g,地龙40g	平肝潜阳。用于肝阳上亢所致的眩晕,症见头晕,头痛,项强,血压偏高
12	紫雪散	《中国药典》(2020年版)	石膏144g,滑石144g,玄参48g,沉香15g,甘草24g,芒硝(制)480g,水牛角浓缩粉9g,人工麝香3.6g,北寒水石144g,磁石144g,木香15g,升麻48g,丁香3g,硝石(精制)96g,羚羊角4.5g,朱砂9g	清热开窍,止痉安神。用于热入心包、热动肝风证,症见高热烦躁,神昏谵语,惊风抽搐,斑疹吐衄,尿赤便秘
13	新雪颗粒	《中国药典》(2020年版)	磁石516g,滑石258g,硝石516g,栀子132g,广升麻258g,珍珠层粉54g,人工牛黄54g,石膏258g,南寒水石258g,芒硝516g,竹心1320g,穿心莲1320g,沉香78g,冰片13.8g	清热解毒。用于外感热病,热毒壅盛证,症见高热,烦躁,扁桃体炎,上呼吸道感染,气管炎,感冒
14	癫痫平片	《中国药典》(2020年版)	石菖蒲214g,僵蚕54g,全蝎54g,石膏714g,煅磁石300g,猪牙皂107g,硼砂70g,蜈蚣36g,白芍214g,煅牡蛎107g,柴胡214g	豁痰开窍,平肝清热,熄风定痫。用于风痰闭阻所致癫痫

· **采收加工** · 采挖后,除去杂石。

· **药材鉴别** · **性状鉴别** 本品为块状集合体,呈不规则块状,或略带方形,多具棱角。灰黑色或棕褐色,条痕黑色,具金属光泽。体重,质坚硬,断面不整齐。具磁性。有土腥气,味淡。

理化鉴别 取本品粉末约 0.1 g,加盐酸 2 mL,振摇,静置。上清液显铁盐的鉴别反应。

· **化学成分** · 主成分为四氧化三铁(Fe_3O_4),铁的含量为 72.4%。有时杂有镁、钛、铝等离子,市售品尚含有 Mg^{2+}、Ca^{2+} 及 SiO_2。此外有少数品种,含有 MgO(10%) 及 Al_2O_3(15%) 等,主含 Fe_3O_4,其中 FeO 31%,Fe_2O_3 69%,铁的含量为 51.04% ~ 65.41%,铁含量高者可达 80% 以上。尚有 Cd、Co、Cr、Cu、Mn、Ni、Pb、Zn、Al、K、Si、P、Ca、Mg、As、Sr 等 28 种微量元素,其中 Mn 含量 157 ~ 705 ppm,Zn 52 ~ 234 ppm,Co 34 ~ 115 ppm,Cr 19 ~ 202 ppm 等,含量因地区而异。

· **药理作用** · **1. 对血液系统的影响** 用超分散磁铁粒给大鼠静注,可使动物血液中血红蛋白水平、红细胞和白细胞数增多,血液凝固时间延长及血浆纤维蛋白分解活性增加,同时中性粒细胞吞噬反应增加。具有抗炎、止血、凝血作用。生磁石优于煅磁石。

2. 镇静、抗惊厥 磁石炮制后镇静及抗惊厥作用明显增强,炮制后 100% 磁石溶液给小鼠灌胃能显著延长异戊巴比妥钠睡眠时间。对士的宁引起的小鼠惊厥有对抗作用,使惊厥潜伏期延长。对中枢神经系统有较明显的抑制作用。镇静催眠、抗惊厥作用,煅磁石优于生磁石。

· **毒理** · (1) 200% 磁石煎液昆明种小鼠静脉注射 LD_{50} 为 14.70 g/kg。

(2) 磁石微粒(直径在 0.1 ~ 0.5 μm 之间)注入大鼠体内后,主要聚集于肝和肺两脏器。

· **炮制** · **磁石** 除去杂质,砸碎。

· **性味归经** · 味咸,寒。归肝、心、肾经。

· **功能主治** · 具有镇惊安神,平肝潜阳,聪耳明目,纳气平喘功能。主治惊悸失眠,头晕目眩,视物昏花,耳鸣耳聋,肾虚气喘。

· **用法用量** · 9 ~ 30 g,先煎。内服:研末,2.5 g;或入丸、散,0.5 ~ 1 g。外服:适量。可入散粉、伤粉、熏剂、敷剂等制剂。

· **用药警戒或禁忌** · (1) 脾胃虚者,不宜多服、久服。

(2) 气虚以及脱肛、子宫脱垂等元气下陷者忌用。

(3) 老人及小儿神经系统衰退或发育不成熟者应避免多量久服。

(4) 肝病或肾功能不全等代谢性疾病患者不宜大量服用。

(5) 孕妇慎用。

· **贮藏** · 贮干燥容器内,置干燥处,防尘,防潮。

民族医药应用

◇ 蒙 药 ◇

· **名称** · 扫仁金(《认药白晶鉴》),卡布冷(《无误蒙药鉴》),苏仁其格(《内蒙古中草药》),苏仁金-特木日、哈别林、卡伯林。

· **本草考证** · 本品载于《认药白晶鉴》。《认药白晶鉴》称:"卡布冷分三种:上品产自须弥山南坡狮状磁岩,能吸引罗盘的指针指北。中品能连续吸十根针。下品能吸细针及细小铁屑的黑褐色石块。"《无误蒙药鉴》谓:"状如铁矿石,浅蓝靛色者坚硬,黑色者较软。磁石分四种:能从二指远的地方吸针,针的另一头又可吸针,连续吸十根,吸铁屑如头发者,称吸铁磁石;虽不吸针,但质不劣,坚硬能刮铁,砍断铁,刮下的铁屑被吸附,称为砍铁磁石;粉末泡的汁液滴在铁器上,过几天,铁器被钻透,称为钻铁磁石;虽不吸针,但能吸针旋转,称旋转磁石。"上述矿物形态特征描述,与磁石形态特征基本相符,故历代蒙医药文献所载的卡布冷即扫仁金(磁石)。

· **炮制** · **磁石** 除去杂质,砸碎。

煅磁石 取净磁石,煅至红透,醋淬(每磁石 1 kg 用醋 0.3 L),碾成粗粉。

· **性味** · 味辛、咸,性平。

· **功能主治** · 具有镇静,愈伤,接骨,清脑功能。主治白脉病,中风,颅脑损伤,骨折,耳脓。

· **用法用量** · 内服:研末,入丸、散。外用:研末,取适量与其他药配用。

◇藏 药◇

· **名称** · 卡卜练(《四部医典》),阿卡地、阿亚干尔吧、脏吧(《甘露本草明镜》),卡林,卡布林,卡连(《中国藏药》)。

· **炮制** · 将药物砸碎,置于美丽乌头的药液中煎煮约 2 h,过滤,滤渣洗净,再置于火硝的药液中煎煮约 2 h,过滤,去滤液,取滤渣,多次洗净,干燥备用。

· **性味** · 味涩,性凉、锐、润。

· **功能主治** · 具有益骨,拔出箭头功能。主治脑骨伤,脉病,弹片入肉。

◇维吾尔药◇

· **名称** · 麻格尼提 特西、艾节如里买合那提斯、散格阿汗热巴、且麦克排台尔(《药物之园》)。

· **性味** · 味辛、咸,性一级干、三级热。

· **功能主治** · 具有生干生热,强筋健肌,镇惊止痛,补肝补脾,消炎退肿,止血,止泻,止带,排石,催产,解毒愈伤功能。主治湿寒性或黏液质性疾病,如瘫痪,关节疼痛,小关节疼痛,髋关节疼痛,肝脾两虚,各种炎肿,各种出血,腹泻,白带过多,内脏结石,难产,刀伤中毒,伤口不收等。

参 考 文 献

[1] 高天爱,马金安,刘如良. 矿物药真伪图鉴及应用[M]. 太原:山西科学技术出版社,2014.

[2] 国家药典委员会. 中华人民共和国药典(2020 版)[M]. 北京:中国医药科技出版社,2020.

[3] 李军德,张志杰. 新编中国药材学:第 8 卷[M]. 北京:中国医药科技出版社,2020.

[4] 中国地质调查局发展研究中心. 全国地质资料馆[OL]. http://www. ngac. cn/125cms/c/qggnew/zljs. htm.

[5] 中华人民共和国卫生部药典委员会. 中华人民共和国卫生部药品标准:蒙药分册[M]. 北京:中华人民共和国卫生部药典委员会,1998.

[6] 内蒙古自治区卫生厅. 内蒙古蒙成药标准[M]. 赤峰:内蒙古科学技术出版社,1984.

[7] Milto IV, Ivanova VV, Shevtsova NM, et al. Rat Blood Leukocytes after Intravenous Injection of Chitosan-Modified Magnetic Nanospheres[J]. Bulletin of experimental biology and medicine,2020,168(6):785 – 788.

[8] Ma X, Xue Y. XUE Boshou's Experience in Regulating Insomnia [J]. Journal of Traditional Chinese Medicine. 2020,61(2):107 – 109.

[9] 刘淑花,李世纪,于开明. 磁石赭石微量元素及药理作用研究[J]. 微量元素与健康研究,2008(4):18 – 20.

[10] 刘颖. 酸枣仁、夜交藤、龙骨、磁石对自由活动大鼠睡眠时相的影响[D]. 哈尔滨:黑龙江中医药大学,2005.

[11] 李光华,周旭,贺弋. 龙骨、磁石对小鼠镇静催眠作用的研究[J]. 宁夏医学院学报,2001(2):82 – 83,87.

[12] 王汝娟,黄寅墨,朱武成,等. 磁石的药理作用研究[J]. 中国中药杂志,1997,22(5):304 – 306.

[13] 王汝娟,黄寅墨,朱武成,等. 生、煅磁石药理作用比较[J]. 中草药,1997,28(4):223 – 225.

[14] 国家中医药管理局《中华本草》编委会. 中华本草:蒙药卷[M]. 上海:上海科学技术出版社,2004.

[15] 国家中医药管理局《中华本草》编委会. 中华本草:藏药卷[M]. 上海:上海科学技术出版社,2004.

[16] 国家中医药管理局《中华本草》编委会. 中华本草:维吾尔药卷[M]. 上海:上海科学技术出版社,2005.

氢氧化物

hydroxides

针 铁 矿

《四部医典》

Goethitum

· **来源** · 本品为氢氧化物类针铁矿族矿物针铁矿,为水合铁氧化物。

· **原矿物** · 针铁矿 Goethite 斜方晶系。呈针状、鳞片状、肾状、钟乳状、结核状或土状集合体。褐黄至褐红色，条痕褐黄色；半金属光泽；结核状、土状者光泽暗淡。硬度 5～5.5，解理完全，参差状断口，性脆。相对密度为 4.28，土状者可低至 3.3。见图 10-24、图 10-25。

· **主产地** · 主产于西藏的日喀则、阿里等地。

· **蕴藏量** · **针铁矿 Goethite** 据 1949—2019 年间"全国地质资料馆"公布的数据，针铁矿储量约为 9 088.14 万吨。按地区统计，矿物储量以山东省最多(8 578.74 万吨)，依次为江西省(463 万吨)、贵州省(46.40 万吨)，详细见表 10-5。

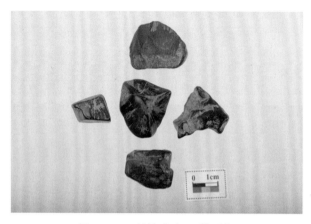

图 10-24 针铁矿矿石（湖南）

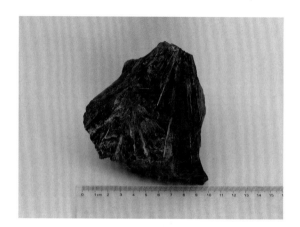

图 10-25 针铁矿矿石（西藏）

表 10-5 针铁矿历年蕴藏量报道

序号	省份	市（州、盟）	县（区、旗）	经度	纬度	蕴藏量（万吨）	时间
1	江西省	九江市	瑞昌市	115°35′00″	29°45′00″	463	/
2	山东省	淄博市	淄川区	118°11′15″～118°17′49″	36°36′27″～36°36′40″	4 586	/
3	山东省	淄博市	淄川区	118°11′30″～118°13′05″	36°36′30″～36°38′37″	3 955.74	/
4	山东省	淄博市	沂源县	118°01′00″	36°16′00″	37	/
5	贵州省	黔东南苗族侗族自治州	福泉市	/	/	46.4	/

· **采收加工** · 采挖后，除去杂石。

· **药材鉴别** · **性状鉴别** 本品呈针状、柱状，通常呈肾状、钟乳状集合体。淡黄色、淡红色或暗褐色，条痕褐色，半金属光泽。

· **化学成分** · 本品含有铁的氢氧根氧化物 $FeO(OH)$，还含有锌、镍、钴、钛、锰、锡、银、砷等微量元素。

· **用药警戒或禁忌** · 孕妇慎用。

· **贮藏** · 密闭，置干燥处。

民族医药应用
◇藏 药◇

· **名称** · 东泽木保(《四部医典》)，木保其土、志压木次、多卡普、多痴点(《鲜明注释》)，东泽末布。

· **本草考证** · 本品始见于《四部医典》，书中记载："针铁矿石与黛赭石同效。"《药名之海》记载："纤维状之硅镁石，针铁矿石治眼病。"

· **炮制** · 取原药材，砸碎成米粒大小，用清水将杂物洗净，加火硝 30%，"榜玛"10%，水适量，煮沸 3 h，清水漂洗，晒干即得。

· **性味** · 味微苦，性凉。

· **功能主治** · 具有补骨，补脑，明目功能。主治骨折，骨髓炎，脑伤，视力减退，白内障，黄水病。

· **用法用量** · 内服：研末，2～5 g，先煎；或入丸、散。外用：适量，研粉撒或调敷。

参 考 文 献

[1] 高天爱,马金安,刘如良. 矿物药真伪图鉴及应用

[M].太原：山西科学技术出版社,2014.

[2] 大丹增.中国藏药材大全[M].北京：中国藏学出版社,2016.

[3] 中国地质调查局发展研究中心.全国地质资料馆[OL].http://www.ngac.cn/125cms/c/qggnew/zljs.htm.

禹余粮
《神农本草经》
Limonitum

· **别名** · 太一余粮、石脑（《神农本草经》），太一禹余粮、禹哀（《吴普本草》），白余粮（《名医别录》），石中黄子（《新修本草》），天师食、山中盈脂、石饴饼（《石药尔雅》），石中黄（《本草衍义》），白禹粮（《中国医学大辞典》），禹粮石、余粮石（《中药志》），禹粮土（南药《中草药学》）。

· **来源** · 本品为氢氧化物类矿物褐铁矿（以针铁矿族矿物针铁矿-水针铁矿为主组分）。

· **本草考证** · "禹余粮"与"太一余粮"原作两条，并出《神农本草经》，均列为上品；《吴普本草》只见"太一禹余粮"条，曰："太一禹余粮……生太山。上有甲，甲中有白，白中有黄，如鸡子黄色。九月采，或元时。"《名医别录》"禹余粮"条曰："生东海（今山东、江苏）池泽及山岛中，或池泽中。""太一余粮"条曰："生太山山谷，九月采。"《本草经集注》在"太一余粮"条下注云："今人惟总呼为太一禹余粮，自专是禹余粮尔，无复识太一者。然疗体亦相似。"在"禹余粮"条下注云："今多出东阳。形如鹅鸭卵，外有壳重叠，中有黄细末如蒲黄无砂者为佳。"《新修本草》于太一（禹）余粮、禹余粮外，又增一"石中黄子"，云："太一余粮及禹余粮一物而以精粗为名尔。其壳若瓷，方圆不定。初在壳中未凝结者犹是黄水，名石中黄子；久凝乃有数色，或青、或白、或赤、或黄，年多变赤，因赤渐紫，自赤及紫俱名太一，其诸色通谓余粮。今太山不见采得者。会稽（今浙江绍兴）、王屋（今山西中条山系）、泽、潞州（今山西晋城、长治）诸山皆有之。"《本草图经》有禹余粮图，示一打破的瘤状体具甲壳层，中含粉末，其文云："今惟泽、潞州有之……今图上者全是山石之形，都不作卵状，与旧说小异。采无时。"《本草衍义》针对石中黄子的"子"字指出："子当作水……太一余粮者则是兼石言之者也。今医家用

石中黄，只石中干者及细末者即便是。若用禹余粮石，即用其壳。"从上述本草记载可以看出，禹余粮与太一禹余粮外形如鸡、鸭、鹅卵，有甲壳重叠，中有黄色或紫色粉末，两者区别主要是精粗不同，而石中黄子也与此相似，但其中间含有黄水。三者实是一物。这些特征与褐铁矿的块状集合体相符，与今用药情况一致。

· **原矿物** · 褐铁矿 Limonite 参见"赤石脂"。

· **主产地** · 主产于河北、江苏、浙江、河南等地。

· **蕴藏量** · 褐铁矿 Limonite 参见"赤石脂"。

· **采收加工** · 全年可采挖，挖出后去净杂石、泥土。

· **药材鉴别** · **性状鉴别** 本品呈卵球形的结核状，有核心或中空，但完整者少见；通常壳层与核心分离，壳层碎成不规则斜方块状或扁块状；大小厚薄不等；表面多凹凸不平；土黄色、黄褐色、褐色；内表面粗糙，附有土黄色细粉；体重质坚，但可砸碎，断面层状，色泽不一，土黄色、褐色、紫褐色、灰青色；各层厚薄不等，一般褐色层或紫褐色层最厚。中心结核近圆球形，表面粗糙，附有细粉；黄褐色至褐色；断面不呈层次，而有许多蜂窝状小孔；有的砸破后，无核心，具黄粉，手触之污指，略有滑感。土腥气，味淡。

理化鉴别 （1）取本品粉末 $0.2\,g$，加稀盐酸 $10\,mL$，振摇，静置。取滤液 $2\,mL$，滴加亚铁氰化钾试液，即生成深蓝色沉淀；分离，沉淀在稀盐酸中不溶，但加氢氧化钠试液，即分解成棕色沉淀。取滤液 $2\,mL$，滴加硫氰酸铵试液，即显血红色。

（2）取本品粉末少许，置于试管中，密闭，在火焰上加热，有小水珠附于试管壁的上方。

· **化学成分** · 主要成分为碱式氧化铁[$FeO(OH)$]及碱式含水氧化铁[$FeO(OH)$]·nH_2O，并夹有泥

土及有机质等。又常含多量的磷酸盐及铝、镁、钾、钠等元素。

·**药理作用**· 1. **对胃肠的影响** 用100％禹粮石的生品、煅品、醋淬品水煎液按0.25 mL/10 g分别给小鼠灌胃,观察小鼠胃肠道推进运动,发现三者均能抑制肠蠕动,其移动率分别为61.3％,50.6％,5.6％,而对照组为80.9％。

2. **对凝血的影响** 100％禹粮石的生品、煅品、醋淬品水煎液按0.1 mL/10 g灌胃,每日1次,连续5日,同时测定凝血时间及出血时间。生品禹粮石对两者均有明显缩短作用,而禹粮石经煅制后,则出现延长作用。

3. **抑瘤** 禹余粮体外可抑制S_{180}肿瘤细胞生长,0.5 mg/mL、1.0 mg/mL组瘤重明显低于对照组。

·**炮制**· **禹余粮** 取原药材,除去杂质,打碎。

煅禹余粮 取净禹余粮,置适宜的容器中,用无烟武火加热,煅至红透,取出,放凉,碾碎或捣碎。

醋禹余粮 取净禹余粮,打碎,置适宜的容器内,用无烟武火煅至红透,立即投入醋内淬酥,取出,干燥。每禹余粮100 kg,用醋30 kg。

·**性味归经**· 味甘、涩,性微寒。归脾、胃、大肠经。

·**功能主治**· 具有涩肠,止血,止带功能。主治久泻,久痢,崩漏,便血,带下。

·**用法用量**· 内服:煎汤,10~15 g,宜先煎去渣,取汁再入其他药煎煮;或入丸、散。外用:适量,研末撒或调敷。

·**用药警戒或禁忌**· 暴病实邪不宜使用。孕妇慎服。

·**贮藏**· 贮干燥容器内,醋禹余粮密闭,置干燥处防尘。

民族医药应用

◇藏 药◇

·**名称**· 褐铁矿(《晶珠本草》),泽合,盖若嘎,都木亚。

·**炮制**· 把褐铁矿砸碎成青稞粒大小,加唐古特乌头50∶1(即褐铁矿50份,唐古特乌头1份),再加清水浸没药物,共煮4 h,滤去液汁,用清水漂洗数次,晾干。

·**性味**· 味甘,性平。

·**功能主治**· 主治骨热病,脉病,脏伤,烧、烫伤,脓血,黄水病,神经系统病,痔疮,咽喉干痛,口渴症,肝脏中毒症。

参 考 文 献

[1] 国家中医药管理局《中华本草》编委会. 中华本草:第1册[M]. 上海:上海科学技术出版社,1999.

[2] 南京中医药大学. 中药大辞典[M]. 2版. 上海:上海科学技术出版社,2006.

[3] 李军德,张志杰. 新编中国药材学:第八卷[M]. 北京:中国医药科技出版社,2020.

[4] 中国地质调查局发展研究中心. 全国地质资料馆[OL]. http://www. ngac. cn/125cms/c/qggnew/zljs. htm.

[5] 杨松年. 中国矿物药图鉴[M]. 上海:上海科学技术文献出版社,1990.

[6] 大丹增. 中国藏药材大全[M]. 北京:中国藏学出版社,2016.

[7] 高天爱,马金安,刘如良. 矿物药真伪图鉴及应用[M]. 太原:山西科学技术出版社,2014.

[8] 贾敏如,张艺. 中国民族药词典[M]. 北京:中国医药科技出版社,2016.

第十一章　含氧盐

Oxysalt

硼酸盐

borates

硼　砂

《日华子》

Borax

· **别名** · 大朋砂（《丹房鉴源》），蓬砂、鹏砂（《日华子》），月石（《三因方》），盆砂（《本草纲目》），大硼砂、白硼砂（《常用中药鉴定大全》），川硼砂、白月石、洋月石、川月石、焦性硼酸钠。

· **来源** · 本品为天然产硼酸盐类硼砂族矿物硼砂，经加工精制而成的结晶体。

· **本草考证** · 硼砂入药始载于《日华子》，原作"蓬砂"。《本草图经》曰："硼砂出于南海……其状甚光莹，亦有极大块者。诸方亦稀用。"《本草衍义》曰："南番者，色重褐，其味和，其效速；西戎者，其色白，其味焦，其功缓。"《本草纲目》曰："硼砂生西南番，有黄白二种。西者白如明矾，南者黄如桃胶，皆是炼结成，如硇砂之类。"以上所述硼砂之形态特征，与今药用品种一致。

· **原矿物** · 硼砂 Borax　晶体结构属单斜晶系。单晶体常呈粒柱状或原板状。集合体有晶簇状、粒状、块状、散粒状、升华状、豆状、皮壳状等。无色或白色，有时微带浅灰、浅黄、浅蓝、浅绿等色调，玻璃或油脂光泽。解理三组，其中一组完全，另两组不完全。硬度 $2\sim2.5$，性脆，相对密度 $1.69\sim1.72$。久置空气中易变成白色粉状。见图 11 - 1、图 11 - 2。

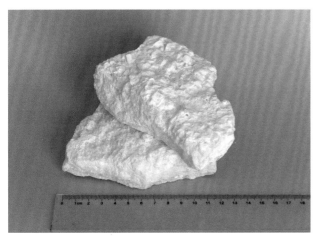

图 11 - 1　硼砂药材（河南）

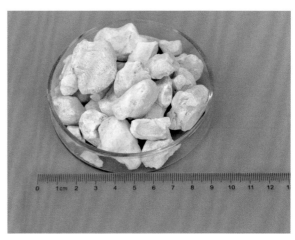

图 11 - 2　硼砂药材（西藏）

·主产地· 主产于青海、西藏、陕西、甘肃、四川等地。

·蕴藏量· 硼砂 Borax 据 1949—2019 年间"全国地质资料馆"公布的数据,硼砂储量约为 122.61 万吨。按地区统计,矿物储量以西藏自治区最多,详细见表 11-1。

表 11-1 硼砂历年蕴藏量报道

序号	省份	市(州、盟)	县(区、旗)	经度	纬度	蕴藏量（万吨）	时间
1	西藏自治区	日喀则市	仲巴县	84°03′00″～84°03′30″	31°31′15″～31°31′30″	83.2	1988/10/30
2	西藏自治区	阿里地区	革吉县	82°02′00″～82°19′00″	31°45′00″～32°30′00″	19	1963/5/1
3	西藏自治区	那曲市	班戈县	89°26′08″～89°35′03″	32°13′09″～32°19′06″	16	1957/2/1
4	西藏自治区	那曲市	申扎县	88°35′55″～89°40′00″	31°45′00″～32°05′00″	2.81	1964/8/1
5	西藏自治区	阿里地区	/	/	/	1.6	1957/4/1

·流通量及使用情况· **市场流通量** 硼砂全国每年药用流通量在 120 吨左右,化工厂加工,市场流通的药材来源主要为辽宁大石桥、宽甸。

《中国药典》记载方剂中应用情况 见表 11-2。

表 11-2 《中国药典》记载方剂中应用情况

序号	名称	处方来源	配方组成	功能主治
1	大七厘散	《中国药典》（2020 年版）	煅自然铜 96.6 g,土鳖虫(炒)96.6 g,酒大黄 96.6 g,骨碎补 96.6 g,当归尾(酒制)96.6 g,乳香(制)96.6 g,没药(制)96.6 g,硼砂(煅)96.6 g,血竭 96.6 g,三七 87.0 g,冰片 43.5 g	化瘀消肿,止痛止血。用于跌打损伤,瘀血疼痛,外伤止血
2	马应龙八宝眼膏	《中国药典》（2020 年版）	煅炉甘石 32.7 g,琥珀 0.15 g,人工麝香 0.38 g,人工牛黄 0.38 g,珍珠 0.38 g,冰片 14.8 g,硼砂 1.2 g,硇砂 0.05 g	清热退赤,止痒去翳。用于风火上扰所致的眼睛红肿痛痒、流泪、眼睑红烂;沙眼见上述证候者
3	马应龙麝香痔疮膏	《中国药典》（2020 年版）	人工麝香 0.4 g,人工牛黄 0.5 g,珍珠 0.38 g,煅炉甘石粉 108.6 g,硼砂 10 g,冰片 45 g,琥珀 0.15 g	清热燥湿,活血消肿,去腐生肌。用于湿热瘀阻所致的各类痔疮、肛裂,症见大便出血,或疼痛、有下坠感;亦用于肛周湿疹
4	贝羚胶囊	《中国药典》（2020 年版）	川贝母 20 g,猪去氧胆酸 100 g,沉香 10 g,煅青礞石(飞)10 g,羚羊角 10 g,人工麝香 4 g,人工天竺黄(飞)30 g,硼砂(炒)10 g	清热化痰,止咳平喘。用于痰热阻肺,气喘咳嗽;小儿肺炎、喘息性支气管炎及成人慢性支气管炎见上述证候者
5	四味珍层冰硼滴眼液	《中国药典》（2020 年版）	珍珠层粉水解液 350 mL(含总氮 0.10 g),天然冰片 0.50 g,硼砂 1.91 g,硼酸 11.20 g	清热解痉,去翳明目。用于肝阴不足、肝气偏盛所致的不能久视、轻度眼胀、眼痛、青少年远视力下降;青少年假性近视、视力疲劳、轻度青光眼见上述证候者
6	冰硼散	《中国药典》（2020 年版）	冰片 50 g,朱砂 60 g,硼砂(煅)500 g,玄明粉 500 g	清热解毒,消肿止痛。用于热毒蕴结所致的咽喉疼痛、牙龈肿痛、口舌生疮
7	妇必舒阴道泡腾片	《中国药典》（2020 年版）	苦参 120 g,蛇床子 180 g,大黄 120 g,百部 120 g,乌梅 120 g,硼砂 90 g,冰片 15 g,白矾 15 g,甘草 120 g	清热燥湿,杀虫止痒。主要用于妇女湿热下注证所致的白带增多、阴部瘙痒
8	红灵散	《中国药典》（2020 年版）	人工麝香 71.4,朱砂 238.1 g,煅金礞石 95.2 g,冰片 71.4,雄黄 142.8 g,硼砂 142.8 g,硝石(精制)238.1 g	祛暑,开窍,辟瘟,解毒。用于中暑昏厥,头晕胸闷,恶心呕吐,腹痛泄泻
9	纯阳正气丸	《中国药典》（2020 年版）	广藿香 100 g,姜半夏 100 g,木香 100 g,陈皮 100 g,丁香 100 g,肉桂 100 g,苍术 100 g,白术 100 g,茯苓 100 g,朱砂 10 g,硝石 10 g,硼砂 6 g,雄黄 6 g,煅金礞石 4 g,麝香 3 g,冰片 3 g	温中散寒。用于暑天感寒受湿,腹痛吐泻,胸膈胀满,头痛恶寒,肢体酸重
10	珠黄吹喉散	《中国药典》（2020 年版）	珍珠 50 g,人工牛黄 30 g,硼砂(煅)250 g,西瓜霜 80 g,雄黄 40 g,儿茶 100 g,黄连 100 g,黄柏 150 g,冰片 50 g	解毒化腐生肌。用于热毒内蕴所致的咽喉口舌肿痛、糜烂

（续表）

序号	名称	处方来源	配方组成	功能主治
11	桂林西瓜霜	《中国药典》（2020年版）	西瓜霜50g，煅硼砂30g，黄柏10g，黄连10g，山豆根20g，射干10g，浙贝母10g，青黛15g，冰片20g，无患子果（炭）8g，大黄5g，黄芩20g，甘草10g，薄荷脑8g	清热解毒，消肿止痛。用于风热上攻、肺胃热盛所致的乳蛾、喉痹、口糜，症见咽喉肿痛、喉核肿大、口舌生疮、牙龈肿痛或出血；急、慢性咽炎，扁桃体炎，口腔炎，口腔溃疡，牙龈炎见上述证候者及轻度烫伤（表皮未破）者
12	梅花点舌丸	《中国药典》（2020年版）	牛黄60g，人工麝香60g，熊胆粉30g，朱砂60g，葶苈子30g，珍珠90g，蟾酥（制）60g，雄黄30g，硼砂30g，乳香（制）30g，没药（制）30g，沉香30g，血竭30g，冰片30g	清热解毒消肿止痛。用于火毒内盛所致的疔疮痈肿初起、咽喉牙龈肿痛、口舌生疮
13	清咽丸	《中国药典》（2020年版）	桔梗100g，薄荷100g，甘草100g，青黛20g，冰片20g，北寒水石100g，诃子肉100g，乌梅肉100g，硼砂（煅）20g	清热利咽，生津止渴。用于肺胃热盛所致的咽喉肿痛，声音嘶哑，口舌干燥，咽下不利
14	清膈丸	《中国药典》（2020年版）	金银花60g，玄参60g，山豆根60g，熟大黄30g，石膏30g，桔梗60g，薄荷30g，硼砂30g，人工牛黄2.4g，水牛角浓缩粉6g，连翘60g，射干60g，黄连30g，龙胆60g，玄明粉60g，麦冬60g，地黄45g，甘草15g，冰片6g	清热利咽，消肿止痛。用于内蕴毒热引起的口渴咽干，咽喉肿痛，水浆难下、声哑失声，面赤腮肿，大便燥结
15	障翳散	《中国药典》（2020年版）	丹参111g，茺蔚子111g，决明子222g，没药111g，昆布111g，木通111g，牛胆干膏12g，珍珠40g，天然冰片80g，硼砂20g，盐酸小檗碱20g，山药100g，荸荠粉160g，红花111g，青葙子111g，蝉蜕222g，黄芪111g，海藻111g，炉甘石（水飞）111g，羊胆干膏18g，琥珀30g，人工麝香40g，海螵蛸200g，维生素B₂ 40g，无水硫酸钙40g	行滞祛瘀，退障消翳。用于老年性白内障及角膜翳属气滞血瘀证
16	癫痫平片	《中国药典》（2020年版）	石菖蒲214g，僵蚕54g，全蝎54g，石膏714g，煅磁石300g，猪牙皂107g，硼砂70g，蜈蚣36g，白芍214g，煅牡蛎107g，柴胡214g	豁痰开窍，平肝清热，息风定痫。用于风痰闭阻所致癫痫

·采收加工· 一般于8～11月间采挖矿砂，将矿砂溶于沸水中后，用以下方法处理：①倒入缸内，然后在缸上放几条横棍，棍上系数条麻绳，下坠铁钉，垂入缸内，待硼砂水溶液冷却后，即在绳上或缸底有成串的大块结晶析出，取出干燥，即得"月石坠"及"月石块"。②倒入盆中，将硼砂水溶液向四周摆动，冷却后即可得盆状之结晶体，称"盆砂"。

·药材鉴别· 性状鉴别 本品由于加工方法不同而形状有异，有坠形或盆形。坠形多呈不规则圆锥状，锥端联结在一条绳子上成串状；盆形上部略凹下，表面不平坦，其上附有柱状、粒状结晶，下部半圆形，较平滑。现今商品多为不规则块状，大小不一。均为无色透明或白色半透明；玻璃样光泽。久置空气中，易风化成白色粉末。体较轻，质脆易碎。无臭，味先略咸，后微带甜，稍有凉感。可溶于水，易溶于沸水或甘油中。以无色透明、纯净、体轻质脆为佳。

理化鉴别 （1）本品燃之，易熔融，初则体质膨大酥松似海绵，继续加热则溶化成透明的玻璃球状。

（2）取本品水溶液，加盐酸成酸性后，能使姜黄试纸变成棕红色；放置干燥，颜色即变深，用氨试液湿润，即变为绿黑色。

（3）取铂丝，用盐酸润湿后，蘸取本品粉末，在无色火焰中燃烧，火焰即显鲜黄色。

·化学成分· 主含四硼酸钠（$Na_2B_4O_7 \cdot 10H_2O$）。此外尚含有微量硅、锶、钙、镁、铁、铝、钴、镓等元素。硼砂药材为十水硼砂和五水硼砂的混合物，其中十水硼砂（$Na_2B_4O_7 \cdot 10H_2O$）所占比例较大，其分子式应为$Na_2B_4O_5(OH)_4 \cdot 8H_2O$，四硼酸根离子通过氢氧键与$[Na(H_2O)_6]$八面体共棱形成的柱相连。

·药理作用· 1. 防腐 硼砂在试管中具有较强的抗菌和抗真菌作用。硼砂的防腐作用极微，但无刺激性。

2. 对皮肤黏膜的影响 外用硼砂对皮肤黏膜具有收敛、庇护的作用。

3. 抗肿瘤 硼砂配以熊胆等药物制成的梅花点舌丹,外涂可使舌癌肿结消除,癌疡修复。

·毒理· 小鼠腹腔注射硼砂 LD_{50} 为 $2\,383\pm27\,mg/kg$,其抗惊厥作用的 ED_{50} 为 $97\,mg/kg$,治疗指数(LD_{50}/ED_{50})约为 24.6。另据报道,硼砂西黄耆胶混悬液灌胃小鼠 LD_{50} 为 $24.54\,mg/kg$。

·炮制· **硼砂** 取原药材,除去杂质,捣成碎粒。

煅硼砂 取净硼砂碎粒,置锅内,用武火加热,炒至鼓起小泡无水气挥发和爆鸣声时,呈白色酥松的块状,取出,放凉碾粉。

煅制硼砂的传统方法由于操作条件不同,$Na_2B_4O_7$ 的含量相差很大(60.05%～95.12%)。改用恒温干燥箱加热法,把硼砂颗粒平铺于盘中,厚度不超过 1 cm,温度控制在 140 ℃,加热 4 h,制品失水率可达 40%,色白,质酥松均匀,粉末细腻,质量稳定,可克服传统操作中的不足。

·性味归经· 味甘、咸,性凉。归肺、胃经。

·功能主治· 具有清热消痰,解毒防腐功能。内服主治痰热咳嗽,噎膈积聚,诸骨鲠喉;外用主治咽喉肿痛,口舌生疮,目赤翳障胬肉,阴部溃疡。

·用法用量· 内服:1.5～3 g,入丸、散。外用:适量,沸水溶化冲洗;或研末敷。防腐生用,收敛煅用。

·用药警戒或禁忌· (1)外用为主,内服宜慎,不宜久服;硼砂经消化道黏膜及皮肤吸收很快,可在体内蓄积而导致中毒,特别是婴幼儿。

(2)体弱者慎服。

(3)对脑、心、肝有损害。

(4)该药不宜与西药酸性类药物、氨茶碱、链霉素、卡那霉素、庆大霉素等合用,以免降低药物疗效或蓄积中毒。

·贮藏· 置通风干燥处,密封,防潮,防风化,防尘。

民族医药应用

◇蒙 药◇

·名称· 通萨(《无误蒙药鉴》),擦拉(《认药白晶鉴》),佟萨-查拉(内蒙古习称)。

·本草考证· 本品载于《认药白晶鉴》。《认药白晶鉴》载:"擦拉置火中,沸腾产生泡沫。生于湖泊,状如玻璃质佳。"《无误蒙药鉴》称:"水产者,青白色,有光泽,状如雪花或白色盐,味甘,燃烧时融化,沸腾(状如水汗),能融玻璃。"故认定历代蒙医药文献所载的擦拉即通萨(硼砂)。

·炮制· **硼砂** 碾成细粉。

煅硼砂 砸成小块,置锅内加热,加热至鼓起小泡无水分挥发而呈雪白色结块时,取出放冷即可。

·性味· 味甘、咸,性凉。

·功能主治· 具有活血,破痞,愈伤,燥协日乌素功能。主治妇人血证,闭经,血痞,包如痞,疮疡,协日乌素病。

·用法用量· 内服:研末,入丸、散。

◇藏 药◇

·名称· 察拉(《四部医典》),穷绞、措其、措点、桑雌瓦、塔醋、玛觉、西孜、塔门(《鲜明注释》),酒其居其、徐孜(《晶珠本草》),西久、居孜(《奇美眼饰》)。

·炮制· **煅硼砂** 铁锅擦洗干净,并用武火加热至铁锅发烫,锅底见红,然后取洁净的硼砂,均匀撒入铁锅内,约 1 min 后,再用铁铲轻轻翻炒至全部熔化发泡,水分蒸发尽,呈不规则粉片状,备用。

·性味· 味咸、微酸,消化后味甘,性热。

·功能主治· 具有消炎防腐,活血化瘀功能。主治各种疮疡,瘀血不化及溃疡,脓肿。

◇维吾尔药◇

·名称· 谈卡尔(《注医典》),谈那卡尔、苏阿各(《药物之园》)。

·炮制· **硼砂** 取原药材,除去杂质,捣成碎粒即可。

煅硼砂 取净硼砂碎粒,倒入锅中,用武火加热,炒至鼓起小泡无水气挥发或爆鸣声时,呈白色酥松的块状,取出,冷却碾碎。

·性味· 性三级干热。

·功能主治· 具有通便消炎,排气消胀,消食开胃,理气止痛,通利经水功能。主治大便干结,中耳炎,口腔炎,痔疮,气阻腹胀,积食纳差,胃脘胀痛,经水不通。

参 考 文 献

[1] 国家中医药管理局《中华本草》编委会. 中华本草:第1

册[M].上海:上海科学技术出版社,1999.

[2] 张贵君,纪俊元,刘琦,等.常用中药鉴定大全[M].哈尔滨:黑龙江科学技术出版社,2002.

[3] 张保国.矿物药[M].北京:中国医药科技出版社,2005.

[4] 高天爱,马金安,刘如良.矿物药真伪图鉴及应用[M].太原:山西科学技术出版社,2014.

[5] 李军德,张志杰.新编中国药材学:第8卷[M].北京:中国医药科技出版社,2020.

[6] 中国地质调查局发展研究中心.全国地质资料馆[OL].http://www.ngac.cn/125cms/c/qggnew/zljs.htm.

[7] 国家药典委员会.中华人民共和国药典(2020版)[M].北京:中国医药科技出版社,2020.

[8] 甘肃省食品药品监督管理局.甘肃省中药材标准(2009年版)[M].兰州:甘肃文化出版社,2009.

[9] 山东省药品监督管理局.山东省中药材标准(2002年版)[M].济南:山东友谊出版社,2002.

[10] 胡孝敏,易秀英,邓鹏.复方硼砂溶液作为氧化湿化液的研究[J].中华护理杂志,1999,34(2):77-79.

[11] Balakrishnan B, Mohanty M, Umashankar PR, et al. Evaluation of anin situforming hydrogel wound dressing based on oxidized algi nate and gelatin [J]. Biomaterials, 2005,26:6335-6342.

[12] 肖瑛,王似锦,周发友,等.硼类化合物在滴眼剂中抑菌效力的探讨[J].微生物学杂志,2016,36(4):58-61.

[13] 王燕,侯秀红.制霉菌素联合冰硼散阴道上药治疗单纯性假丝酵母菌性阴道炎的临床观察[J].基层医学论坛,2006,10(12):1079-1080.

[14] 赵飞虎,王彦莉,韩兰英,等.锡类散与冰硼散治疗复发性阿弗他溃疡的疗效比较[J].医学信息,2016,29(14):46-47.

[15] 尹龙,徐亮,胡格,等.抗肿瘤中药及其有效成分的作用研究现状[J].动物医学进展,2006(1):43-47.

[16] 南京中医药大学.中药大辞典[M].2版.上海:上海科学技术出版社,2006.

[17] 国家中医药管理局《中华本草》编委会.中华本草:蒙药卷[M].上海:上海科学技术出版社,2004.

[18] 中华人民共和国卫生部药典委员会.中华人民共和国卫生部药品标准:蒙药分册[M].北京:中华人民共和国卫生部药典委员会,1998.

[19] 王伟.内蒙古蒙药制剂规范[M].呼和浩特:内蒙古人民出版社,2007.

[20] 王伟.内蒙古蒙药制剂规范[M].呼和浩特:内蒙古人民出版社,2014.

[21] 内蒙古自治区卫生厅.内蒙古蒙成药标准[M].赤峰:内蒙古科学技术出版社,1984.

[22] 国家中医药管理局《中华本草》编委会.中华本草:藏药卷[M].上海:上海科学技术出版社,2002.

[23] 国家中医药管理局《中华本草》编委会.中华本草:维吾尔药[M].上海:上海科学技术出版社,2005.

磷酸盐

phosphates

绿 松 石
《认药白晶鉴》
Turquoicum

本药多作为民族药应用。

◇ 蒙 药 ◇

· **名称** · 优(《无误蒙药鉴》),优宁(《蒙药志》)。

· **来源** · 本品为含水磷酸盐类矿物绿松石的绿色矿石。

· **本草考证** · 本品始载于《认药白晶鉴》,《认药白晶鉴》载:"沃优存在于岩石或沙土中,色淡绿白或色绿红,称'茹格玛日'和'茹格嘎日'。另有功效更好者称'优璋'(即指绿松石)比上述两种沃优质佳。"《无误蒙药鉴》称:"老沃优中,色淡蓝白,光泽强者称'茹格嘎日'(吉日古干·查干),色淡蓝红,有浅红色纹理,呈紫色者称'茹格玛日'(吉日古干·乌兰)。另有呈鲜淡蓝绿色者称绿松石,药用疗效好,比上述两种沃优质更佳。"《金光注释集》谓:"沃优有鲜淡蓝白色,外有一层白衣者;还有以淡蓝色为主,外有一层油样红色者……比上述两种质佳(无杂质),功效好者称沃优占(即绿松石)等三种。"历代蒙医药文献所载的优宁即沃优(绿松石)。蒙医沿用的绿松石形态特征基本符合本草描述,本草记载与现今所用松石基本一致。

·**原矿物**· 绿松石 Turquoise　又名：土耳其石。为一种致密、无解理和裂纹、均一的隐晶质体，大多在表面包裹着一层很薄的外衣，呈煤黑色、土红色、灰白色，以结核状产出。无外皮者为片块状，颜色从蓝绿到豆绿色。条纹灰绿色质有软有硬，硬度3～5.5。硬度大者为"瓷松"，质细；硬度小者"面松"或"泡松"。根据硬度大小，有断口状、贝壳状、麻茬状及粒状。蜡样光泽到无光泽，见图11-3、图11-4。

·**主产地**· 主产于湖北省云盖寺，近年在河南淅川县也有发现，但尚未开采。

·**蕴藏量**· 据1949—2019年间"全国地质资料馆"公布的数据，绿松石储量约为838.31万吨。按地区统计，矿物储量以安徽省最多，详细见表11-3。

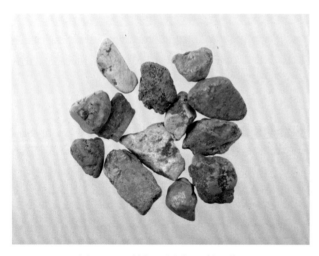

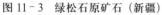

图 11-3　绿松石原矿石（新疆）

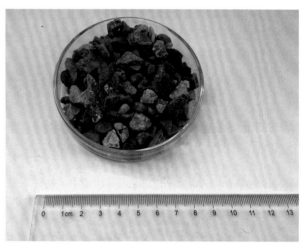

图 11-4　绿松石原矿石（青海）

表 11-3　绿松石历年蕴藏量报道

序号	省份	市（州、盟）	县（区、旗）	经度	纬度	蕴藏量（万吨）	时间
1	安徽省	马鞍山市	花山区	118°37′33″	31°41′51″	741	/
2	安徽省	马鞍山市	当涂县	118°31′15″～118°32′00″	31°37′15″～31°37′45″	36.42	2003/6/15
3	安徽省	马鞍山市	/	118°35′18″～118°36′27″	31°39′31″～31°56′00″	34.21	/
4	安徽省	马鞍山市	花山区	118°37′45″～118°38′00″	31°41′30″～31°42′00″	23.68	2010/6/1
5	安徽省	马鞍山市	/	118°36′47″	31°39′32″	3	/

·**流通量及使用情况**·《中国药典》记载方剂中应用情况　见表11-4。

表 11-4　中国药典记载方剂中应用情况

序号	名称	处方来源	配方组成	功能主治
1	瓜霜退热灵胶囊	《中国药典》(2020年版)	北寒水石56g，西瓜霜86.4g，石膏53.2g，滑石56g，磁石56g，玄参16.8g，水牛角浓缩粉10.8g，羚羊角5.2g，甘草8.8g，升麻16.8g，丁香3.2g，沉香5.2g，人工麝香1g，冰片3.2g，朱砂5.2g	清热解毒，开窍镇惊。用于热病热入心包、肝风内动证，症见高热、惊厥、抽搐、咽喉肿痛
2	更年安丸	《中国药典》(2020年版)	地黄105g，麦冬105g，玄参105g，仙茅210g，牡丹皮69g，五味子105g，泽泻105g，熟地黄105g，茯苓210g，磁石210g，珍珠母210g，首乌藤210g，制何首乌105g，钩藤210g，浮小麦210g	滋阴清热，除烦安神。用于肾阴虚所致的绝经前后诸证，症见烦热出汗、眩晕耳鸣、手足心热、烦躁不安；更年期综合征见上述证候者

（续表）

序号	名称	处方来源	配方组成	功能主治
3	更年安胶囊	《中国药典》(2020年版)	地黄35g,麦冬35g,玄参35g,仙茅70g,牡丹皮23g,五味子35g,泽泻35g,熟地黄35g,茯苓70g,磁石70g,珍珠母70g,首乌藤70g,制何首乌35g,钩藤70g,浮小麦70g	滋阴清热,除烦安神。用于肾阴虚所致的绝经前后诸证,症见烦热出汗、眩晕耳鸣、手足心热、烦躁不安;更年期综合征见上述证候者
4	脑立清丸	《中国药典》(2020年版)	磁石200g,赭石350g,珍珠100g,清半夏200g,酒曲200g,牛膝200g,冰片50g,酒曲(炒)200g,薄荷脑50g,猪胆汁350g(或猪胆粉50g)	平肝潜阳,醒脑安神。用于肝阳上亢,头晕目眩,耳鸣口苦,心烦难寐;高血压见上述证候者
5	脑立清胶囊	《中国药典》(2020年版)	磁石42.4g,冰片10.8g,酒曲42.4g,牛膝42.4g,珍珠20.8g,熟酒曲42.4g,薄荷脑10.8g,赭石73.3g,清半夏42.4g,猪胆汁74g(或猪胆粉10.6g)	平肝潜阳,醒脑安神。用于肝阳上亢,头晕目眩,耳鸣口苦,心烦难寐;高血压见上述证候者

· **采收加工** · 随时采,采得后,小心除去外衣及杂质,挑选洁净者入药。

· **药材鉴别** · **性状鉴别** 本品为不规则、周围带有黑石的块状物。表面蓝绿色。体重,质硬脆,难砸碎,断面呈贝壳状,蜡样光泽,无臭,味淡。以块大、深蓝、蜡样光泽、无黑石者为佳。

· **化学成分** · 主要为铜和铝的碱性磷酸盐,并含有铁盐。

· **炮制** · 取净绿松石,涂麻油,明煅至红透,取出,放冷,研出细粉。

· **性味** · 味甘,性凉。

· **功能主治** · 具有清肝,解毒功能。主治肝热,各种中毒症。

· **用法用量** · 内服:研末,入丸、散。

· **贮藏** · 置通风干燥处,防尘。

硫酸盐

sulfates

长石(硬石膏)

《神农本草经》

Anhydritum

· **别名** · 方石(《神农本草经》),直石(《吴普本草》),土石(《别录》),硬石膏(《本草纲目》)。

· **来源** · 本品为硫酸盐类硬石膏族矿物硬石膏。

· **本草考证** · 长石入药始载于《神农本草经》,列为中品。《名医别录》载:"长石,理如马齿,方而润泽,玉色,生长子(今山西长子县)山谷及太山、临淄(今山东淄博市)。"《本草纲目》曰:"长石,即俗呼硬石膏者,状似软石膏而块不扁,性坚硬洁白,有粗理,起齿棱,击之则片片横碎,光莹如云母、白石英,亦有墙壁似方解石,但不作方块尔。烧之亦不粉烂而易散,方解烧之亦然,但炸声为异尔。昔人以此为石膏,又以为方解,今人以此为寒水石,皆误矣。但与方解乃一类二种,故亦名方石,气味功力相同,通用无妨。唐宋诸方所用石膏,多是此石,昔医亦以取效,则亦可与石膏通用,但不可解肌发汗耳。"综上所述,长石为硫酸盐类矿物硬石膏,但古代每与石膏、方解石混用、误用。三者虽性质相近,功效却不尽相同,应予区别,不可混为一物。

· **原矿物** · **硬石膏 Anhydrite** 晶体结构属斜方晶系。晶形呈板块或短柱状,唯不多见,一般呈块状或粒状集合体,偶见纤维状。颜色为白灰,或带淡紫、淡红及灰黑色等。条痕白色。透明或微透明,玻璃或脂肪样光泽。性脆,硬度3～3.5。三组相互垂直解理。相对密度2.95～3.0,遇盐酸不发生气泡。产于沉积岩层、热液矿脉、火成熔岩及接触交代矿床中。见图11-5、图11-6。

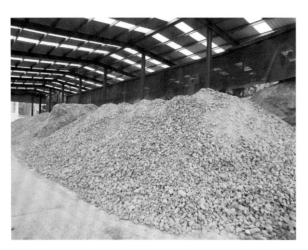

图11-5 硬石膏矿(湖南)

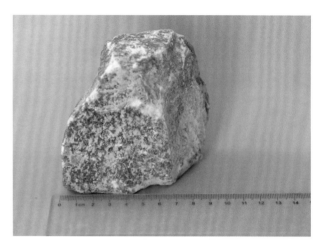

图11-6 硬石膏原矿石(安徽)

· **主产地** · 主产于山西、甘肃、青海、山东、江苏、安徽、河南、湖北、云南、西藏等地。

· **采收加工** · 挖取后,去尽附着泥沙、杂石,洗净晒干。

· **药材鉴别** · **性状鉴别** 本品为扁块状或块状,有棱。浅灰色、灰色或深灰色。条痕白色或浅灰色。体较重,质坚硬,指甲不易刻划成痕。但可砸碎,浅色者断面对光照之,具闪星样光泽,深色者光泽暗淡。无臭,无味。以色淡、有光泽者为佳。

理化鉴别 (1)取本品粉末约2g,于140℃烘20 min,加水1.5 mL搅拌,放置5 min,呈黏结固体。

(2)取本品约2g,置具有小孔软木塞的试管内,灼烧,管壁有水生成,小块变为不透明体。

(3)取本品粉末约0.2g,加稀盐酸10 mL,加热使溶解。溶液照下述方法试验:①取溶液约2 mL,加甲基红指示液2滴,用氨试液中和,再滴加盐酸至恰呈酸性,加草酸铵试液,即生成白色沉淀;分离,沉淀不溶于醋酸,但可溶于盐酸。②取溶液约2 mL,加氯化钡试液,即生成白色沉淀;分离沉淀在盐酸或硝酸中均不溶解。

· **化学成分** · 为天然产不含结晶水的石膏,主要成分是硫酸钙($CaSO_4$)。此外,常夹杂有微量的氧化铝(AL_2O_3)、二硫化铁(FeS_2)、氧化镁(MgO)、二氧化硅(SiO_2),以及锶、钡等。

· **药理作用** · 长石中镁的溶出成分与钙量之比大于石膏,且镁的可溶出量近于滑石。有利小便、止消渴的作用。

· **炮制** · 研细末,水飞过用。

· **性味归经** · 味辛、苦,性寒。归肺、肝、胃、膀胱经。

· **功能主治** · 具有清热泻火,利小便,明目去翳功能。主治身热烦渴,小便不利,目赤翳障。

· **用法用量** · 内服:煎汤,15～90 g。

· **贮藏** · 置通风干燥处。

参 考 文 献

[1] 国家中医药管理局《中华本草》编委会. 中华本草:第1册[M]. 上海:上海科学技术出版社,1999.

[2] 南京中医药大学. 中药大辞典[M]. 2版. 上海:上海科学技术出版社,2019.

[3] 郭兰忠. 矿物本草[M]. 南昌:江西科学技术出版社,1995.

[4] 高天爱,马金安,刘如良. 矿物药真伪图鉴及应用[M]. 太原:山西科学技术出版社,2014.

[5] 杨松年. 中国矿物药图鉴[M]. 上海:上海科学技术文献出版社,1990.

石 膏

《神农本草经》

Gypsum Fibrosum

· **别名** · 细石、细理石(《名医别录》),软石膏(《本草衍义补遗》),寒水石(《本草纲目》),白虎(《药品化义》),玉大石(甘肃),冰石(青海)。

· **来源** · 本品为硫酸盐类石膏族矿物石膏。

· **本草考证** · 石膏始载于《神农本草经》,列为中品。《名医别录》云:"细理白泽者良,黄者令人淋。生齐山山谷及齐卢山、鲁蒙山,采无时。"《本草图经》云:"石膏自然明莹如玉石,此有异也。"《本草纲目》曰:"石膏有软、硬二种。软石膏,大块生于石中,作层如压扁米糕形,每层厚数寸,有红白二色,红者不可服,白者洁净、细文短密如束针,正如凝成白蜡状,松软易碎,烧之即白烂如粉。"又曰:"今人以石膏收豆腐,乃昔人所不知。"以上记载的形态、产状等与现今所用石膏的特征相符。

· **原矿物** · 石膏 Gypsum 晶体结构属单斜晶系。完好晶体呈板块状、柱状,并常呈燕尾状双晶。集合体块状、片状、纤维状或粉末状。无色透明、白色半透明,或因含杂质而染成灰白、浅红、浅黄色等。玻璃光泽,解理面呈珍珠光泽,纤维状集合体呈绢丝光泽。硬度 1.5~2,用指甲即可得到划痕。相对密度2.3~2.37。解理薄片具挠性。纤维状集合体石膏称纤维石膏,此种石膏在目前多选作药用石膏。无色透明的晶体习称透明石膏,雪白色细晶粒状块体者习称雪花石膏。产于海湾盐湖和内陆湖泊形成的沉积盐中。见图 11-7~图 11-10。

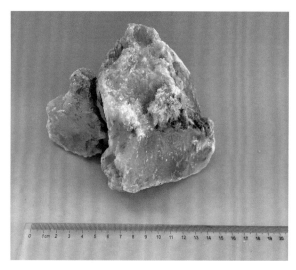

图 11-8 石膏原矿石(湖北)

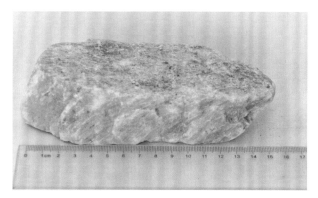

图 11-9 石膏石原矿石(安徽)

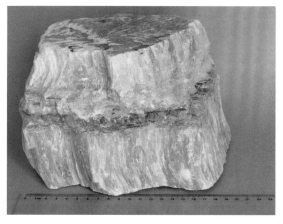

图 11-7 石膏石(山东)

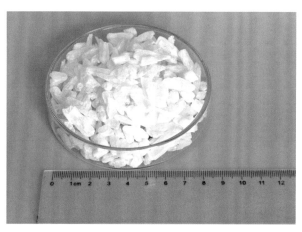

图 11-10 石膏药材(山东)

· **主产地** · 主产于内蒙古、山西、陕西、宁夏、甘肃、青海、新疆、山东、安徽、河南、湖北、四川、贵州、云南、西藏等地。

· **蕴藏量** · 石膏 Gypsum 据 1949—2019 年间"全国地质资料馆"公布的数据,石膏储量约为 1 176 155.39 万吨。按地区统计,矿物储量以云南省最多(304 232.03 万吨),依次为青海省(254 243.6 万吨)、宁夏回族自治区(242 630.57 万吨)、山东省(82 090.75 万吨)、重庆市(72 986.5 万吨)、陕西省(45 480.93 万吨)、河南省(40 896 万吨)、湖南省(28 190.38 万吨)、湖北省(27 191.63 万吨)、江苏省(20 705.3 万吨)、内蒙古自治区(15 227.5 万吨)、广东省(10 549 万吨)、辽宁省(5 836.3 万吨)、四川省(5 552.35 万吨)、河北省(4 770.07 万吨)、安徽省(3 772.29 万吨)、吉林省(3 435.02 万吨)、江西省(2 962.3 万吨)、甘肃省(2 556.59 万吨)、新疆维吾尔自治区(1 574.36 万吨)、山西省(1 229 万吨)、贵州省(42.92 万吨),详细见表 11 - 5。

表 11 - 5　石膏历年蕴藏量报道

序号	省份	市(州、盟)	县(区、旗)	经度	纬度	蕴藏量（万吨）	时间
1	河北省	邢台市	邢台县	114°23′00″～114°24′30″	37°06′30″～37°11′15″	4 714.61	1978/12/1
2	河北省	邢台市	沙河市	114°12′15″～114°12′15″	36°50′45″～36°50′45″	55.46	1974/12/1
3	山西省	太原市	万柏林区	112°26′15″～112°26′15″	37°43′05″～37°43′05″	1 229	1958/11/1
4	内蒙古自治区	鄂尔多斯市	鄂托克旗	107°10′00″～107°12′00″	38°47′00″～38°49′00″	12 215.9	1985/9/1
5	内蒙古自治区	鄂尔多斯市	鄂托克旗	107°04′00″～107°07′00″	39°07′00″～39°09′00″	2 216.4	1977/12/1
6	内蒙古自治区	鄂尔多斯市	杭锦旗	107°16′00″～107°19′00″	40°15′08″～40°16′35″	795.2	1978/12/1
7	辽宁省	本溪市	本溪市	123°43′40″～123°45′30″	41°20′30″～41°22′30″	3 935.8	1986/12/1
8	辽宁省	辽阳市	灯塔市	123°26′00″～123°26′00″	41°23′00″～41°23′00″	1 900.5	1985/6/1
9	吉林省	通化市	二道江区	126°05′28″～126°08′30″	41°43′57″～41°46′36″	2 461.57	1981/9/1
10	吉林省	通化市	通化县	126°10′35″～126°12′45″	41°47′20″～41°49′12″	973.45	1994/5/1
11	江苏省	徐州市	邳州市	117°52′50″～118°04′28″	34°34′32″～34°40′26″	13 915	1984/11/1
12	江苏省	徐州市	邳州市	118°01′00″～118°02′18″	34°33′09″～34°34′46″	6 783.1	1990/9/1
13	江苏省	南京市	江宁区	119°01′30″～119°01′30″	32°06′48″～32°06′48″	7.2	1975/3/1
14	安徽省	滁州市	定远县	117°38′18″～117°39′55″	32°29′49″～32°31′14″	2 398.6	1990/12/1
15	安徽省	巢湖市	庐江县	117°19′30″～117°22′00″	31°02′00″～31°04′00″	1 373.69	2010/5/28
16	江西省	吉安市	永新县	113°58′00″～113°58′00″	26°57′00″～26°57′00″	2 962.3	1979/3/1
17	山东省	临沂市	苍山县	117°51′00″～117°54′00″	34°39′30″～34°41′30″	51 465.7	2007/12/1
18	山东省	泰安市	岱岳区	116°57′00″～117°00′00″	35°57′00″～36°00′00″	16 541.29	1961/12/1
19	山东省	枣庄市	峄城区	117°48′27″～117°49′06″	34°40′27″～34°41′12″	6 935.58	1993/3/1
20	山东省	临沂市	平邑县	117°51′30″～117°52′30″	35°25′45″～35°26′30″	3 487.8	2005/9/25
21	山东省	枣庄市	峄城区	117°48′00″～117°49′15″	34°41′00″～34°42′00″	1 962.18	2004/6/25
22	山东省	临沂市	平邑县	117°49′45″～117°50′30″	35°27′30″～35°28′15″	896.2	2009/10/18
23	山东省	临沂市	平邑县	117°43′52″～117°45′15″	35°32′33″～35°33′00″	419.2	2007/10/1
24	山东省	临沂市	平邑县	117°32′58″～117°42′43″	35°33′33″～35°33′33″	382.8	2010/12/1

（续表）

序号	省份	市（州、盟）	县（区、旗）	经度	纬度	蕴藏量（万吨）	时间
25	河南省	平顶山市	鲁山县	112°56′30″～113°02′17″	33°47′30″～33°50′21″	31 600	1985/8/1
26	河南省	驻马店市	泌阳县	113°07′02″～113°12′09″	32°34′00″～32°38′02″	8 907	1978/12/1
27	河南省	三门峡市	市辖区	111°17′00″～111°19′00″	34°47′00″～34°49′00″	389	1982/7/1
28	湖北省	武汉市	武昌区	114°28′00″～114°30′00″	30°12′00″～30°13′00″	18 302.43	1975/1/1
29	湖北省	宜昌市	当阳市	112°00′36″～112°04′37″	30°41′52″～30°44′23″	8 888.41	1986/12/1
30	湖北省	荆门市	/	112°15′33″～112°15′50″	30°53′34″～31°54′00″	0.451 9	2008/12/1
31	湖北省	黄石市	大冶市	114°42′25″～114°43′00″	29°59′36″～29°59′59″	0.337 1	2009/3/26
32	湖南省	常德市	临澧县	111°34′40″～111°34′40″	29°39′45″～29°39′45″	9 635	1992/7/25
33	湖南省	常德市	澧县	111°42′12″～111°46′34″	29°47′40″～49°59′40″	6 548.6	1983/12/1
34	湖南省	邵阳市	邵东县	111°44′13″～111°46′02″	27°14′08″～27°16′02″	6 058.78	1985/9/1
35	湖南省	邵阳市	邵东县	/	/	3 924	1969/11/1
36	湖南省	长沙市	浏阳市	113°24′00″～113°24′00″	28°16′00″～28°16′00″	2 024	1961/7/1
37	广东省	肇庆市	四会市	112°19′00″～112°48′00″	23°10′00″～23°19′00″	10 549	1974/9/1
38	重庆市	/	江北区	106°38′41″～106°41′12″	29°53′29″～29°56′17″	72 986.5	1987/10/1
39	四川省	乐山市	峨眉山市	103°17′00″～103°17′00″	29°21′00″～29°21′00″	2 400.6	1967/6/1
40	四川省	达州市	渠县	106°57′25″～106°57′25″	30°42′05″～30°42′05″	1 799.95	1959/10/1
41	四川省	达州市	渠县	107°12′00″～107°12′00″	34°00′00″～34°00′00″	1 331.8	1967/8/1
42	四川省	凉山彝族自治州	甘洛县	102°48′00″～102°48′00″	29°02′00″～29°02′00″	20	1961/12/1
43	贵州省	黔东南苗族侗族自治州	黄平县	107°40′00″～107°51′00″	27°00′00″～27°00′00″	42.92	1962/5/1
44	云南省	昆明市	西山区	102°23′00″～102°37′00″	24°52′00″～24°58′00″	281 524.23	1985/12/1
45	云南省	大理白族自治州	弥渡县	100°46′20″～100°48′15″	24°58′24″～25°01′46″	20 367.7	1983/11/1
46	云南省	昆明市	禄劝彝族苗族自治县	102°28′00″～102°29′30″	25°24′00″～25°28′00″	1 703.196 5	1976/8/1
47	云南省	玉溪市	元江哈尼族彝族傣族自治县	101°54′44″～101°56′09″	23°37′29″～23°38′16″	636.91	1998/8/1
48	甘肃省	武威市	天祝藏族自治县	102°56′44″～103°04′51″	36°57′30″～37°02′42″	2 556.586 4	1960/3/1
49	陕西省	汉中市	西乡县	107°35′50″～107°36′15″	32°49′44″～32°50′28″	45 480.93	1983/9/1
50	青海省	海东地区	互助县	101°46′22″～101°52′37″	36°35′00″～36°40′00″	216 432.7	1983/12/1
51	青海省	西宁市	/	101°45′00″～101°45′00″	36°42′00″～36°42′00″	37 810.9	1961/7/1
52	宁夏回族自治区省	吴忠市	同心县	105°38′00″～105°47′07″	32°52′06″～37°00′07″	241 159.31	1976/10/1
53	宁夏回族自治区省	吴忠市	盐池县	107°07′30″～107°10′15″	37°12′00″～37°14′00″	1 471.26	2011/1/1
54	新疆维吾尔自治区	吐鲁番地区	托克逊县	88°33′51″～88°33′51″	43°10′06″～43°10′06″	1 505.16	1987/10/1
55	新疆维吾尔自治区	昌吉回族自治州	奇台县	90°00′00″～91°29′00″	44°36′00″～45°20′00″	69.2	1961/3/1

·流通量及使用情况·市场流通量 石膏全国每年药用流通量在 8 000 吨左右（2019 年），粉碎去掉杂质后使用，市场流通的药材来源主要为湖北应城市、精美县，河南三门峡，山东等地。

医院和药厂使用情况 取净石膏，将净药材置无烟的炉火上或置适宜的容器内，煅至酥脆或红透时取出，放凉，研碎。

科尔沁左翼中旗蒙医医院：年用量在 20 kg 左右，入蒙成药顺气安神丸、十八味水银丸、清肺十八味丸、七味葡萄散、珍宝丸、哈日十二味散、清肝二十七味丸、沉香安神散、照山白十六味散、驴血二十五味丸、止痢十五味丸、顺气补心十一味丸、玉簪清咽十五味丸、清肺十三味散、清热八味散、清咽六味散。

内蒙古库伦蒙药有限公司：年用量在 3 000 kg 左右，入蒙成药石膏二十三味散、珍宝丸、清肺十八味丸、清咽六味散、顺气安神丸、清肝二十七味丸、七味葡萄散、清热八味散、哈日十二味散。

兴安盟蒙医医院：年用量在 140 kg 左右，入蒙成药七味葡萄散、清血八味散、清咽六味散、顺气补心十一味丸、珍宝丸、顺气安神丸、照山白十六味散、风湿二十五味丸、十八味水银丸。

扎鲁特旗蒙医医院：年用量在 20 kg 左右，入蒙成药珍宝丸。

阜新蒙古族自治县蒙医医院：年用量在 180 kg 左右，入蒙成药草果二十一味丸、清肝二十七味丸、珍宝丸。

扎赉特旗蒙医综合医院：年用量在 50 kg 左右，入蒙成药玉簪清咽十五味丸、沉香安神散、珍宝丸、哈日十二味散、顺气补心十一味丸、顺气安神丸、凉血十味散、清肺十三味散、清咽六味散、清热八味散、德都红花七味丸、八味清心沉香散。

库伦旗蒙医医院：年用量在 79 kg 左右，入蒙成药沉香安神散、清肺十三味散、十八味水银丸、月光宝凤丸、七味葡萄散、清热八味散、玉簪清咽十五味丸。

内蒙古民族大学附属医院：年用量在 1 118 kg 左右，入蒙成药清瘟十二味丸、照山白十六味散、珍宝丸、清肝二十七味丸、顺气安神丸、石膏二十五味散、清心沉香八味丸、沉香安神散、珍宝丸、清肺十八味丸、驴血二十五味丸、檀香清肺二十味丸、照山白十六味散、珍珠通络丸、玉簪清咽十五味丸、清肺十三味散、止痢十五味丸、顺气补心十一味丸、七味葡萄散、清血八味散、哈日十二味散。

《中国药典》记载方剂中应用情况 见表 11 - 6。

表 11 - 6 《中国药典》记载方剂中应用情况

序号	名称	处方来源	配方组成	功能主治
1	二母宁嗽丸	《中国药典》（2020 年版）	川贝母 225 g，知母 225 g，石膏 300 g，炒栀子 180 g，黄芩 180 g，蜜桑白皮 150 g，茯苓 150 g，炒瓜蒌子 150 g，陈皮 150 g，麸炒枳实 150 g，炙甘草 30 g，五味子（蒸）30 g	清肺润燥，化痰止咳。用于燥热蕴肺所致的咳嗽、痰黄而黏不易咳出、胸闷气促、久咳不止、声哑喉痛
2	十六味冬青丸	《中国药典》（2020 年版）	冬青叶 150 g，石榴 25 g，石膏 75 g，肉桂 50 g，豆蔻 50 g，木香 50 g，丁香 50 g，甘草 50 g，白葡萄干 125 g，沉香 75 g，拳参 75 g，荜茇 50 g，肉豆蔻 50 g，红花 50 g，广枣 50 g，方海 50 g	宽胸顺气，止嗽定哨。用于胸满腹胀，头昏浮肿，寒嗽痰喘
3	七味葡萄散	《中国药典》（2020 年版）	白葡萄干 180 g，石膏 90 g，红花 90 g，甘草 90 g，香附 60 g，肉桂 60 g，石榴 60 g	清肺，止嗽，定喘。用于虚劳咳嗽，年老，气喘，胸满郁闷
4	八味檀香散	《中国药典》（2020 年版）	檀香 200 g，石膏 100 g，红花 100 g，甘草 100 g，丁香 100 g，北沙参 100 g，拳参 100 g，白葡萄干 100 g	清热润肺，止咳化痰。用于肺热咳嗽，痰中带脓
5	儿童清肺丸	《中国药典》（2020 年版）	麻黄 10 g，炒苦杏仁 20 g，石膏 40 g，甘草 10 g，蜜桑白皮 30 g，瓜蒌皮 30 g，黄芩 40 g，板蓝根 40 g，橘红 30 g，法半夏 30 g，炒紫苏子 20 g，葶苈子 10 g，浙贝母 40 g，紫苏叶 20 g，细辛 8 g，薄荷 30 g，蜜枇杷叶 40 g，白前 30 g，前胡 30 g，石菖蒲 30 g，天花粉 30 g，煅青礞石 10 g	清肺，解表，化痰，止嗽。用于小儿风寒外束、肺经痰热所致的面赤身热、咳嗽气促、痰多黏稠、咽痛声哑

（续表）

序号	名称	处方来源	配方组成	功能主治
6	小儿肺热咳喘口服液	《中国药典》（2020年版）	麻黄50g，苦杏仁100g，石膏400g，甘草50g，金银花167g，连翘167g，知母167g，黄芩167g，板蓝根167g，麦冬167g，鱼腥草167g	清热解毒，宣肺化痰。用于热邪犯于肺卫所致发热、汗出、微恶风寒、咳嗽、痰黄，或兼喘息、口干，而渴
7	小儿咳喘颗粒	《中国药典》（2020年版）	麻黄90g，川贝母90g，苦杏仁（炒）150g，黄芩150g，天竺黄150g，紫苏子（炒）180g，僵蚕（炒）180g，山楂（炒）180g，莱菔子（炒）180g，石膏300g，鱼腥草360g，细辛15g，茶叶15g，甘草90g，桔梗150g	清热宣肺，化痰止咳，降逆平喘。用于小儿痰热壅肺所致的咳嗽、发热、痰多、气喘
8	小儿清肺化痰口服液	《中国药典》（2020年版）	麻黄90g，黄芩225g，石膏675g，葶苈子279g，前胡225g，炒紫苏子225g，炒苦杏仁225g，竹茹225g	清热化痰，止咳平喘。用于小儿风热犯肺所致的咳嗽，症见呼吸气促、咳嗽痰喘、喉中作响
9	小儿清热止咳合剂（小儿清热止咳口服液）	《中国药典》（2020年版）	麻黄90g，炒苦杏仁120g，石膏270g，甘草90g，黄芩180g，板蓝根180g，北豆根90g	清热宣肺，平喘，利咽。用于小儿外感风热所致的感冒，症见发热恶寒、咳嗽痰黄、气促喘息、口干音哑、咽喉肿痛
10	小儿感冒茶	《中国药典》（2020年版）	广藿香750g，连翘750g，板蓝根750g，地骨皮750g，薄荷500g，菊花750g，大青叶1250g，地黄750g，白薇750g，石膏1250g	疏风解表，清热解毒。用于小儿风热感冒，症见发热重、头胀痛、咳嗽痰黏、咽喉肿痛；流感见上述证候者
11	止咳橘红口服液	《中国药典》（2020年版）	化橘红396g，法半夏33g，款冬花22g，瓜蒌皮44g，麦冬44g，陈皮44g，茯苓44g，甘草22g22g，紫菀33g，知母22g，桔梗33g，地黄44g，石膏44g，炒紫苏子33g，苦杏仁（去皮炒）44g	清肺，止咳，化痰。用于痰热阻肺引起的，咳嗽痰多、胸满气短、咽干喉痒
12	止咳橘红丸	《中国药典》（2020年版）	化橘红396g，法半夏198g，陈皮264g，茯苓264g，甘草132g，炒紫苏子198g，炒苦杏仁264g，紫菀198g，款冬花132g，麦冬264g，瓜蒌皮264g，知母132g，桔梗198g，地黄264g，石膏264g	清肺，止咳，化痰。用于痰热阻肺引起的，咳嗽痰多、胸满气短、咽干喉痒
13	止咳定喘口服液	《中国药典》（2020年版）	麻黄1000g，苦杏仁1000g，甘草1000g，石膏1000g	辛凉宣泄，清肺平喘。用于表寒里热，身热口渴，咳嗽痰盛，喘促气逆，胸膈满闷；急性支气管炎见上述证候者
14	牛黄上清丸	《中国药典》（2020年版）	人工牛黄2g，薄荷30g，菊花40g，荆芥穗16g，白芷16g，川芎16g，栀子50g，黄连16g，黄柏10g，黄芩50g，大黄80g，连翘50g，赤芍16g，当归50g，地黄64g，桔梗16g，甘草10g，石膏80g，冰片10g	清热泻火，散风止痛。用于热毒内盛、风火上攻所致的头痛眩晕、目赤耳鸣、咽喉肿痛、口舌生疮、牙龈肿痛、大便燥结
15	牛黄上清片	《中国药典》（2020年版）	人工牛黄2g，薄荷30g，菊花40g，荆芥穗16g，白芷16g，川芎16g，栀子50g，黄连16g，黄柏10g，黄芩50g，大黄80g，连翘50g，赤芍16g，当归50g，地黄64g，桔梗16g，甘草10g，石膏80g，冰片10g	清热泻火，散风止痛。用于热毒内盛、风火上攻所致的头痛眩晕、目赤耳鸣、咽喉肿痛、口舌生疮、牙龈肿痛、大便燥结
16	牛黄上清软胶囊	《中国药典》（2020年版）	人工牛黄2g，薄荷30g，菊花40g，荆芥穗16g，白芷16g，川芎16g，栀子50g，黄连16g，黄柏10g，黄芩50g，大黄80g，连翘50g，赤芍16g，当归50g，地黄64g，桔梗16g，甘草10g，石膏80g，冰片10g	清热泻火，散风止痛。用于热毒内盛、风火上攻所致的头痛眩晕、目赤耳鸣、咽喉肿痛、口舌生疮、牙龈肿痛、大便燥结
17	牛黄上清胶囊	《中国药典》（2020年版）	人工牛黄2g，薄荷30g，菊花40g，荆芥穗16g，白芷16g，川芎16g，栀子50g，黄连16g，黄柏10g，黄芩50g，大黄80g，连翘50g，赤芍16g，当归50g，地黄64g，桔梗16g，甘草10g，石膏80g，冰片10g	清热泻火，散风止痛。用于热毒内盛、风火上攻所致的头痛眩晕、目赤耳鸣、咽喉肿痛、口舌生疮、牙龈肿痛、大便燥结
18	牛黄至宝丸	《中国药典》（2020年版）	连翘120g，大黄60g，石膏60g，陈皮60g，栀子120g，芒硝60g，青蒿60g，木香45g，广藿香75g，人工牛黄5g，冰片10g，雄黄15g	清热解毒，泻火通便。用于胃肠积热所致的头痛眩晕、目赤耳鸣、口燥咽干、大便燥结

（续表）

序号	名称	处方来源	配方组成	功能主治
19	牛黄净脑片	《中国药典》（2020年版）	人工牛黄0.21g，连翘30g，黄连5g，蒲公英73g，朱砂2.1g，煅磁石21g，猪胆膏2.1g，雄黄56g，天花粉52g，地黄37g，玄参52g，大黄37g，甘草51g，金银花21g，黄芩52g，石膏51g，珍珠2.1g，煅石决明11g，赭石51g，冰片5.3g，麦冬52g，葛根30g，板蓝根50g，栀子30g，郁金41g	清热解毒，镇惊安神。用于热盛所致的神昏狂躁，头目眩晕，咽喉肿痛等症。亦用于小儿内热，惊风抽搐等
20	牛黄解毒丸	《中国药典》（2020年版）	人工牛黄5g，雄黄50g，石膏200g，大黄200g，黄芩150g，桔梗100g，冰片25g，甘草50g	清热解毒。用于火热内盛，咽喉肿痛，牙龈肿痛，口舌生疮，目赤肿痛
21	牛黄解毒片	《中国药典》（2020年版）	人工牛黄5g，雄黄50g，石膏200g，大黄200g，黄芩150g，桔梗100g，冰片25g，甘草50g	清热解毒。用于火热内盛，咽喉肿痛，牙龈肿痛，口舌生疮，目赤肿痛
22	牛黄解毒软胶囊	《中国药典》（2020年版）	人工牛黄5g，雄黄50g，石膏200g，大黄200g，黄芩150g，桔梗100g，冰片25g，甘草50g	清热解毒。用于火热内盛，咽喉肿痛，牙龈肿痛，口舌生疮，目赤肿痛
23	牛黄解毒胶囊	《中国药典》（2020年版）	人工牛黄5g，雄黄50g，石膏200g，大黄200g，黄芩150g，桔梗100g，冰片25g，甘草50g	清热解毒。用于火热内盛，咽喉肿痛，牙龈肿痛，口舌生疮，目赤肿痛
24	风痛安胶囊	《中国药典》（2020年版）	防己250g，桂枝125g，石膏500g，木瓜250g，忍冬藤333g，滑石粉250g，通草167g，姜黄167g，薏苡仁333g，海桐皮167g，黄柏250g，连翘333g	清热利湿，活血通络。用于湿热阻络所致的痹病，症见关节红肿热痛、肌肉酸楚；风湿性关节炎见上述证候者
25	瓜霜退热灵胶囊	《中国药典》（2020年版）	西瓜霜86.4g，北寒水石56g，石膏53.2g，滑石56g，磁石56g，玄参16.8g，水牛角浓缩粉10.8g，羚羊角5.2g，甘草8.8g，升麻16.8g，丁香3.2g，沉香5.2g，人工麝香1g，冰片3.2g，朱砂5.2g	清热解毒，开窍镇惊。用于热病热入心包、肝风内动证，症见高热、惊厥、抽搐、咽喉肿痛
26	安脑丸	《中国药典》（2020年版）	人工牛黄15g，猪胆粉200g，朱砂55g，冰片35g，水牛角浓缩粉200g，珍珠50g，黄芩150g，黄连150g，栀子150g，雄黄95g，郁金150g，石膏120g，煅赭石65g，珍珠母80g，薄荷脑15g。	清热解毒，醒脑安神，豁痰开窍，镇惊息风。用于高热神昏，烦躁谵语，抽搐惊厥，中风窍闭，头痛眩晕；高血压、脑中风见上述证候者
27	防风通圣丸	《中国药典》（2020年版）	防风50g，薄荷50g，大黄50g，栀子25g，桔梗100g，川芎50g，白芍50g，连翘50g，白术（炒）25g，荆芥穗25g，麻黄50g，芒硝50g，滑石300g，石膏100g，当归50g，黄芩100g，甘草200g	解表通里，清热解毒。用于外寒内热，表里俱实，恶寒壮热，头痛咽干，小便短赤，大便秘结，瘰疬初起，风疹湿疮
28	防风通圣颗粒	《中国药典》（2020年版）	防风75.5g，薄荷75.5g，大黄75.5g，栀子37.8g，桔梗151g，川芎75.5g，白芍75.5g，连翘75.5g，白术（炒）37.8g，荆芥穗37.8g，麻黄75.5g，芒硝75.5g，滑石453g，石膏151g，当归75.5g，黄芩151g，甘草302g	解表通里，清热解毒。用于外寒内热，表里俱实，恶寒壮热，头痛咽干，小便短赤，大便秘结，瘰疬初起，风疹湿疮
29	如意定喘片	《中国药典》（2020年版）	蛤蚧14g，制蟾酥0.8g，黄芪45g，地龙45g，麻黄45g，党参45g，苦杏仁72g，白果45g，枳实27g，天冬36g，南五味子（酒蒸）45g，麦冬36g，紫菀36g，百部18g，枸杞子27g，熟地黄45g，远志18g，葶苈子18g，洋金花18g，石膏18g，炙甘草45g	宣肺定喘，止咳化痰，益气养阴。用于气阴两虚所致的久咳气喘、体弱痰多；支气管哮喘、肺气肿、肺心病见上述证候者
30	克咳片	《中国药典》（2020年版）	麻黄360g，罂粟壳360g，甘草360g，苦杏仁360g，莱菔子112.5，桔梗112.5g，石膏112.5g	止嗽，定喘，祛痰。用于咳嗽，喘急气短
31	连花清瘟片	《中国药典》（2020年版）	连翘255g，金银花255g，炙麻黄85g，炒苦杏仁85g，石膏255g，板蓝根255g，绵马贯众255g，鱼腥草255g，广藿香85g，大黄51g，红景天85g，薄荷脑7.5g，甘草85g	清瘟解毒，宣肺泄热。用于流行性感冒属热毒袭肺证，症见发热，恶寒，肌肉酸痛，鼻塞流涕，咳嗽，头痛，咽干咽痛，舌偏红，苔黄或黄腻
32	连花清瘟胶囊	《中国药典》（2020年版）	连翘255g，金银花255g，炙麻黄85g，炒苦杏仁85g，石膏255g，板蓝根255g，绵马贯众255g，鱼腥草255g，广藿香85g，大黄51g，红景天85g，薄荷脑7.5g，甘草85g	清瘟解毒，宣肺泄热。用于流行性感冒属热毒袭肺证，症见发热，恶寒，肌肉酸痛，鼻塞流涕，咳嗽，头痛，咽干咽痛，舌偏红，苔黄或黄腻

（续表）

序号	名称	处方来源	配方组成	功能主治
33	连花清瘟颗粒	《中国药典》(2020年版)	连翘 255 g,金银花 255 g,炙麻黄 85 g,炒苦杏仁 85 g,石膏 255 g,板蓝根 255 g,绵马贯众 255 g,鱼腥草 255 g,广藿香 85 g,大黄 51 g,红景天 85 g,薄荷脑 7.5 g,甘草 85 g	清瘟解毒,宣肺泄热。用于流行性感冒属热毒袭肺证,症见发热,恶寒,肌肉酸痛,鼻塞流涕,咳嗽,头痛,咽干咽痛,舌偏红,苔黄或黄腻
34	抗病毒口服液	《中国药典》(2020年版)	板蓝根 128.57 g,石膏 57.14 g,芦根 60.71 g,地黄 32.14 g,郁金 25 g,知母 25 g,石菖蒲 25 g,广藿香 28.57 g,连翘 46.43 g	清热祛湿,凉血解毒。用于风热感冒,温病发热及上呼吸道感染,流感、腮腺炎病毒感染
35	齿痛消炎灵颗粒	《中国药典》(2020年版)	石膏 200 g,荆芥 80 g,防风 80 g,青皮 100 g,牡丹皮 100 g,地黄 150 g,青黛 100 g,细辛 60 g,白芷 50 g,甘草 60 g	疏风清热,凉血止痛。用于脾胃积热、风热上攻所致的头痛身热、口干口臭、便秘燥结、牙龈肿痛;急性齿根尖周炎、智齿冠周炎、急性牙龈(周)炎、急性牙髓炎见上述证候者
36	肾炎解热片	《中国药典》(2020年版)	白茅根 450.45 g,连翘 180.18 g,荆芥 135.14 g,炒苦杏仁 135.14 g,陈皮 135.14 g,大腹皮 135.14 g,盐泽泻 135.14 g,茯苓 135.14 g,桂枝 45.04 g,车前子(炒)135.14 g,赤小豆 225.23 g,石膏 225.23 g,蒲公英 180.18 g,蝉蜕 90.09 g	疏风解热,宣肺利水。用于风热犯肺所致的水肿,症见发热恶寒、头面浮肿、咽喉干痛、肢体酸痛、小便短赤、舌苔薄黄、脉浮数;急性肾炎见上述证候者
37	明目上清片	《中国药典》(2020年版)	桔梗 70 g,熟大黄 70 g,天花粉 44 g,麦冬 44 g,栀子 44 g,蝉蜕 44 g,陈皮 70 g,车前子 44 g,黄芩 70 g,黄连 70 g,薄荷脑 0.22 g,荆芥油 0.11 mL,石膏 44 g,玄参 70 g,蒺藜 44 g,甘草 44 g,菊花 70 g,当归 44 g,赤芍 44 g,枳壳 70 g,连翘 44 g	清热散风,明目止痛。用于外感风热所致的暴发火眼、红肿作痛、头晕目眩、眼边刺痒、大便燥结、小便赤黄
38	咳喘宁口服液	《中国药典》(2020年版)	麻黄 134 g,石膏 67 g,苦杏仁 133 g,桔梗 67 g,百部 67 g,罂粟壳 67 g,甘草 133 g	宣通肺气,止咳平喘。用于痰热阻肺所致的咳嗽频作、咯痰色黄、喘促胸闷
39	金莲清热颗粒	《中国药典》(2020年版)	金莲花 600 g,大青叶 600 g,石膏 450 g,知母 300 g,地黄 300 g,玄参 300 g,炒苦杏仁 450 g	清热解毒,生津利咽,止咳祛痰。用于感冒热毒壅盛证,症见高热、口渴、咽干、咽痛、咳嗽、痰稠;流行性感冒、上呼吸道感染见上述证候者
40	金振口服液	《中国药典》(2020年版)	山羊角 94.5 g,平贝母 47.5 g,大黄 31.50 g,黄芩 15.75 g,青礞石 15.75 g,石膏 23.62 g,人工牛黄 9.45 g,甘草 31.50 g	清热解毒,祛痰止咳。用于小儿痰热蕴肺所致的发热、咳嗽、咳吐黄痰、咳吐不爽、舌质红、苔黄腻;小儿急性支气管炎见上述证候者
41	复方牛黄消炎胶囊	《中国药典》(2020年版)	人工牛黄 35.7 g,栀子 62.3 g,珍珠母 28.6 g,雄黄 50 g,石膏 71.5 g,盐酸小檗碱 4.3 g,黄芩 190.6 g,朱砂 50 g,郁金 66 g,冰片 20 g,水牛角浓缩粉 95.4 g	清热解毒,镇静安神。用于气分热盛,高热烦躁;上呼吸道感染、肺炎、气管炎见上述证候者
42	复方牛黄清胃丸	《中国药典》(2020年版)	大黄 240 g,炒牵牛子 200 g,栀子(姜炙)80 g,石膏 120 g,芒硝 80 g,黄芩 80 g,黄连 20 g,连翘 80 g,炒山楂 160 g,陈皮 160 g,姜厚朴 80 g,枳实 80 g,香附 40 g,猪牙皂 120 g,荆芥穗 40 g,薄荷 40 g,防风 40 g,菊花 40 g,白芷 120 g,桔梗 80 g,玄参 120 g,甘草 40 g,人工牛黄 13 g,冰片 51.5 g	清热泻火,解毒通便。用于胃肠实热所致的口舌生疮、牙龈肿痛、咽膈不利、大便秘结、小便短赤
43	洋参保肺丸	《中国药典》(2020年版)	罂粟壳 120 g,川贝母 60 g,砂仁 30 g,麻黄 30 g,石膏 30 g,玄参 60 g,五味子(醋)30 g,陈皮 60 g,枳实 60 g,苦杏仁 60 g,甘草 60 g,西洋参 45 g	滋阴补肺,止嗽。用于阴虚肺热,咳嗽痰喘、胸闷气短、口燥咽干、睡卧不安
44	消痤丸	《中国药典》(2020年版)	升麻 9.47 g,柴胡 30.31 g,麦冬 34.10 g,野菊花 22.73 g,黄芩 28.42 g,玄参 39.79 g,石膏 56.84 g,石斛 39.79 g,龙胆 39.79 g,大青叶 39.79 g,金银花 28.42 g,竹茹 18.95 g,蒲公英 28.42 g,淡竹叶 22.73 g,夏枯草 22.73 g,紫草 22.73 g	清热利湿,解毒散结。用于湿热毒邪蕴结肌肤所致的粉刺,症见颜面皮肤光亮油腻、黑头粉刺、脓疱、伴有口苦、口黏、大便干;痤疮见上述证候者

（续表）

序号	名称	处方来源	配方组成	功能主治
45	消渴灵片	《中国药典》（2020年版）	地黄208g，麦冬104g，黄芪104g，茯苓18g，五味子16g，牡丹皮16g，黄连10g，红参10g，天花粉104g，石膏52g，枸杞子104g	益气养阴，清热泻火，生津止渴。用于气阴两虚所致的消渴症，证见多饮、多食、多尿尿、消瘦、气短乏力；中型糖尿病见上述证候者
46	黄连上清丸	《中国药典》（2020年版）	黄连10g，连翘80g，防风40g，白芷80g，菊花160g，酒大黄320g，桔梗80g，石膏40g，甘草40g，栀子（姜制）80g，炒蔓荆子80g，荆芥穗80g，黄芩80g，薄荷40g，黄柏（酒炒）40g，川芎40g，旋覆花20g	散风清热，泻火止痛。用于风热上攻、肺胃热盛所致的头晕目眩、暴发火眼、牙齿疼痛、口舌生疮、咽喉肿痛、耳痛耳鸣、大便秘结、小便短赤
47	黄连上清片	《中国药典》（2020年版）	黄连10g，连翘80g，防风40g，白芷80g，菊花160g，酒大黄320g，桔梗80g，石膏40g，甘草40g，栀子（姜制）80g，炒蔓荆子80g，荆芥穗80g，黄芩80g，薄荷40g，黄柏（酒炒）40g，川芎40g，旋覆花20g	散风清热，泻火止痛。用于风热上攻、肺胃热盛所致的头晕目眩、暴发火眼、牙齿疼痛、口舌生疮、咽喉肿痛、耳痛耳鸣、大便秘结、小便短赤
48	黄连上清胶囊	《中国药典》（2020年版）	黄连10g，连翘80g，防风40g，白芷80g，菊花160g，酒大黄320g，桔梗80g，石膏40g，甘草40g，栀子（姜制）80g，炒蔓荆子80g，荆芥穗80g，黄芩80g，薄荷40g，黄柏（酒炒）40g，川芎40g，旋覆花20g	散风清热，泻火止痛。用于风热上攻、肺胃热盛所致的头晕目眩、暴发火眼、牙齿疼痛、口舌生疮、咽喉肿痛、耳痛耳鸣、大便秘结、小便短赤
49	黄连上清颗粒	《中国药典》（2020年版）	黄连10g，连翘80g，防风40g，白芷80g，菊花160g，酒大黄320g，桔梗80g，石膏40g，甘草40g，栀子（姜制）80g，炒蔓荆子80g，荆芥穗80g，黄芩80g，薄荷40g，黄柏（酒炒）40g，川芎40g，旋覆花20g	散风清热，泻火止痛。用于风热上攻、肺胃热盛所致的头晕目眩、暴发火眼、牙齿疼痛、口舌生疮、咽喉肿痛、耳痛耳鸣、大便秘结、小便短赤
50	清肺消炎丸	《中国药典》（2020年版）	麻黄250g，石膏750g，地龙750g，牛蒡子250g，葶苈子250g，人工牛黄100g，炒苦杏仁60g，羚羊角30g	清肺化痰，止咳平喘。用于痰热阻肺，咳嗽气喘，胸胁胀痛，吐痰黄稠，上呼吸道感染，急性支气管炎，慢性支气管炎急性发作及肺部感染
51	清胃黄连丸（大蜜丸）	《中国药典》（2020年版）	黄连80g，桔梗80g，知母80g，地黄80g，天花粉80g，栀子200g，黄芩200g，石膏80g，甘草40g，玄参80g，牡丹皮80g，连翘80g，黄柏200g，赤芍80g	清胃泻火，解毒消肿。用于肺胃火盛所致的口舌生疮，齿龈、咽喉肿痛
52	清胃黄连丸（水丸）	《中国药典》（2020年版）	黄连80g，桔梗80g，知母80g，地黄80g，天花粉80g，栀子200g，黄芩200g，石膏80g，甘草40g，玄参80g，牡丹皮80g，连翘80g，黄柏200g，赤芍80g	清胃泻火，解毒消肿。用于肺胃火盛所致的口舌生疮，齿龈、咽喉肿痛
53	清胃黄连片	《中国药典》（2020年版）	黄连62g，桔梗62g，知母62g，地黄62g，天花粉62g，栀子156g，黄芩156g，石膏62g，甘草31g，玄参62g，牡丹皮62g，连翘62g，黄柏156g，赤芍62g	清胃泻火，解毒消肿。用于肺胃火盛所致的口舌生疮，齿龈、咽喉肿痛
54	清热解毒口服液	《中国药典》（2020年版）	石膏670g，玄参107g，连翘67g，甜地丁67g，龙胆67g，知母54g，金银花134g，地黄80g，栀子67g，黄芩67g，板蓝根67g，麦冬54g	清热解毒。用于热毒壅盛所致的发热面赤，烦躁口渴，咽喉肿痛，流感，上呼吸道感染
55	清热解毒片	《中国药典》（2020年版）	生石膏670g，玄参107g，连翘67g，甜地丁67g，龙胆67g，知母54g，金银花134g，地黄80g，栀子67g，黄芩67g，板蓝根67g，麦冬54g	清热解毒。用于热毒壅盛所致的发热面赤，烦躁口渴，咽喉肿痛，流感，上呼吸道感染
56	清眩丸	《中国药典》（2020年版）	川芎200g，薄荷100g，石膏100g，白芷200g，荆芥穗100g	散风清热。用于风热头晕目眩，偏正头痛，鼻塞牙痛
57	清眩片	《中国药典》（2020年版）	川芎400g，薄荷200g，石膏200g，白芷400g，荆芥穗200g	散风清热。用于风热头晕目眩，偏正头痛，鼻塞牙痛
58	清膈丸	《中国药典》（2020年版）	金银花60g，玄参60g，山豆根60g，熟大黄30g，石膏30g，桔梗60g，薄荷30g，硼砂30g，人工牛黄2.4g，水牛角浓缩粉6g，连翘60g，射干60g，黄连30g，龙胆30g，玄明粉60g，麦冬60g，地黄45g，甘草15g，冰片6g	清热利咽，消肿止痛。用于内蕴毒热引起的口渴咽干，咽喉肿痛，水浆难下，声哑失声，面赤腮肿，大便燥结
59	葶贝胶囊	《中国药典》（2020年版）	葶苈子47.5g，川贝母28.5g，瓜蒌皮28.5g，黄芩38.1g，旋覆花19g，白果9.6g，桔梗19.6g，蜜麻黄9.6g，苦杏仁38.1g，石膏57g，鱼腥草47.5g，赭石19g，蛤蚧47.5g，甘草19g	清肺化痰，止咳平喘。用于痰热壅肺所致的咳嗽，咯痰，喘息，胸闷，苔黄或黄腻，慢性支气管炎急性发作

（续表）

序号	名称	处方来源	配方组成	功能主治
60	紫雪散	《中国药典》(2020年版)	石膏144g,滑石144g,玄参48g,沉香15g,甘草24g,芒硝(制)480g,水牛角浓缩粉9g,人工麝香3.6g,北寒水石144g,磁石144g,木香15g,升麻48g,丁香3g,硝石(精制)96g,羚羊角4.5g,朱砂9g	清热开窍,止痉安神。用于热入心包,热动肝风证,症见高热烦躁,神昏谵语,惊风抽搐,斑疹吐衄,尿赤便秘
61	蛤蚧定喘丸	《中国药典》(2020年版)	蛤蚧11g,瓜蒌子50g,紫菀75g,醋鳖甲50g,甘草50g,黄连30g,炒紫苏子25g,炒苦杏仁50g,麻黄45g,黄芩50g,麦冬50g,百合75g,石膏25g,煅石膏25g	滋阴清肺,止咳平喘。用于肺肾两虚,阴虚肺热所致的虚劳久咳,年老哮喘,气短烦热,胸满郁闷,自汗盗汗
62	蛤蚧定喘胶囊	《中国药典》(2020年版)	蛤蚧28.2g,瓜蒌子128.2g,紫菀192.3g,醋鳖甲128.2g,甘草128.2g,黄连76.9g,炒紫苏子64.1g,炒苦杏仁128.2g,麻黄115.4g,黄芩128.2g,麦冬128.2g,百合192.3g,石膏64.1g,煅石膏64.1g	滋阴清肺,止咳平喘。用于肺肾两虚,阴虚肺热所致的虚劳咳喘,气短胸满,自汗盗汗
63	新雪颗粒	《中国药典》(2020年版)	磁石516g,滑石258g,硝石516g,栀子132g,广升麻258g,珍珠层粉54g,人工牛黄54g,石膏258g,南寒水石258g,芒硝516g,竹心1320g,穿心莲1320g,沉香78g,冰片13.8g	清热解毒。用于外感热病,热毒壅盛证,症见高热,烦躁,扁桃体炎,上呼吸道感染,气管炎,感冒
64	橘红丸	《中国药典》(2020年版)	化橘红75g,半夏(制)37.5g,甘草25g,苦杏仁50g,紫菀37.5g,瓜蒌皮50g,地黄50g,石膏50g,陈皮50g,茯苓50g,桔梗37.5g,炒紫苏子37.5g,款冬花25g,浙贝母50g,麦冬50g	清肺,化痰,止咳。用于痰热咳嗽,痰多,色黄黏稠,胸闷口干
65	橘红片	《中国药典》(2020年版)	化橘红174.4g,法半夏87.2g,甘草58.1g,苦杏仁116.3g,紫菀87.2g,瓜蒌皮116.3g,地黄116.3g,石膏116.3,陈皮116.3g,茯苓116.3g,桔梗87.2g,炒紫苏子87.2g,款冬花58.1g,浙贝母116.3g,麦冬116.3g	清肺,化痰,止咳。用于痰热咳嗽,痰多,色黄黏稠,胸闷口干
66	橘红胶囊	《中国药典》(2020年版)	化橘红166.7g,法半夏83g,甘草55.5g,苦杏仁111g,紫菀83g,瓜蒌皮111g,地黄111g,石膏111g,陈皮111g,茯苓111g,桔梗83g,炒紫苏子83g,款冬花55.5g,浙贝母111g,麦冬111g	清肺,化痰,止咳。用于痰热咳嗽,痰多,色黄黏稠,胸闷口干
67	橘红颗粒	《中国药典》(2020年版)	化橘红70.8g,法半夏35.4g,甘草23.6g,苦杏仁47.2g,紫菀35.4g,瓜蒌皮47.2g,地黄47.2g,石膏47.2g,陈皮47.2g,茯苓47.2g,桔梗35.4g,炒紫苏子35.4g,款冬花23.6g,浙贝母47.2g,麦冬47.2g	清肺,化痰,止咳。用于痰热咳嗽,痰多,色黄黏稠,胸闷口干
68	鹭鸶咯丸	《中国药典》(2020年版)	麻黄12g,石膏60g,细辛6g,炒芥子12g,瓜蒌皮60g,青黛30g,天花粉60g,人工牛黄5g,苦杏仁60g,甘草12g,炒紫苏子60g,炒牛蒡子30g,射干30g,蛤壳60g,栀子(姜炙)60g	宣肺,化痰,止咳。用于痰浊阻肺所致的顿咳,咳嗽,症见咳嗽阵作,痰鸣气促,咽干声哑,百日咳
69	癫痫平片	《中国药典》(2020年版)	石菖蒲214g,僵蚕54g,全蝎54g,石膏714g,煅磁石300g,猪牙皂107g,硼砂70g,蜈蚣36g,白芍214g,煅牡蛎107g,柴胡214g	豁痰开窍,平肝清热,息风定痫。用于风痰闭阻所致癫痫

· 采收加工 · 一般于冬季采挖,去净泥土及杂石。

· 药材鉴别 · 性状鉴别 本品为纤维状集合体,呈长块状、板块状或不规则块状。白色、灰白色或淡黄色;条痕白色;有的半透明。体重,质软,指甲可刻划成痕。纵面通常呈纵向纤维状纹理,具绢丝样光泽。气微,味淡。以块大、色白、纵面纤维状、有光泽、质轻、无杂石者为佳。

理化鉴别 (1)取本品一小块(约2g),置具有小孔软木塞的试管内,灼烧,管壁有水生成,小块变为不透明体(检查结晶水)。

(2)取本品粉末约0.2g,加稀盐酸10mL,加热使溶解。①取溶液约2mL,加甲基红指示液2滴,用氨试液中和,再滴加盐酸至恰呈酸性,加草酸铵试液,即生成白色沉淀;分离,沉淀不溶于醋酸,但可溶于盐酸(检查钙盐)。②取溶液约2mL,加氯化钡试液,即生成白色沉淀;分离,沉淀在盐酸或硝酸中均不溶解(检查硫酸盐)。

· 化学成分 · 石膏主要成分为含水硫酸钙($CaSO_4 \cdot 2H_2O$),其中Ca 32.57%,SO_3 46.50%,H_2O 20.93%,尚夹有砂粒、黏土、有机物、硫化物等

杂质。此外,还有微量的 Fe^{2+} 及 Mg^{2+}。煅石膏主要成分为无水硫酸钙($CaSO_4$)。

·**药理作用**· 1. **解热** 生石膏煎剂灌胃对伤寒、副伤寒杆菌疫苗或大肠杆菌内毒素致发热家兔有解热作用,对正常家兔体温无影响。钙是否为退热的主要成分有分歧。石膏水煎液腹腔注射,对啤酒酵母菌致热家兔也有退热作用,但硫酸钙无退热作用。石膏煎剂灌胃,对白细胞致热原引起的发热家兔有退热效应,并降低脑脊液中 cAMP 含量。也有报道认为石膏煎剂对实验性发热兔或大鼠并无解热作用。有研究表明,单用石膏水煎液治疗小儿发热,具有良好的退热效果,证明石膏有退热作用。对病毒性感冒,热入气分的热证所引起发热均有效果。现代研究表明生石膏能抑制发热时过度兴奋的体温调节中枢。另报道石膏对正常体温没有影响,用生石膏或熟石膏的浸液灌胃治疗人工发热家兔,具有轻微的降温作用。应用干酵母诱导大鼠发热,观察生石膏、煅石膏和 $CaSO_4·2H_2O$ 对致热大鼠体温及下丘脑 PGE_2 的影响,实验结果表明生石膏可能是通过调控 PGE_2 的含量,从而对干酵母引起的发热大鼠具有良好的解热作用。研究表明下丘脑中 Ca^{2+} 的浓度是体温调节的生理学基础,具有很重要的作用。

2. **解渴** 采用禁水、皮下注射利尿药或服高渗盐水使大鼠口渴,再给其饮用石膏上清液,发现石膏可减轻其口渴状态。

3. **消炎、镇痛** 生石膏注射液腹腔注射,可抑制醋酸致小鼠毛细血管通透性增高、琼脂致大鼠足跖肿胀及大鼠棉球肉芽肿形成。石膏腹腔注射,在小鼠热板法和醋酸扭体法实验中有镇痛作用。猫静脉注射石膏注射液,可抑制电刺激隐神经 C 类纤维传入冲动引起的大脑皮层体感区诱发电位引起的疼痛反应。石膏的中枢镇痛作用可能与钙离子有关,通过促进内阿片肽释放而镇痛。

4. **治疗烧伤** 生石膏提取液灌胃,辅以煅石膏外敷创面,能促进烧伤模型大鼠创面修复,血中降低的 T 淋巴细胞数目和功能及巨噬细胞功能都得到增高。石膏还降低烧伤大鼠血浆、脾组织和巨噬细胞中 cAMP 含量以及血浆前列腺素 E_2 的含量;同时,

血浆、脾组织及巨噬细胞中 cAMP/cGMP 比值亦出现相应的变化。

·**毒理**· 生石膏煎液静脉注射 LD_{50} 为 14.70 g/kg。

·**炮制**· **生石膏** 取原药材,洗净,除去杂石,晒干,砸成小块或碾成粗粉。

煅石膏 取净石膏块或粗粉,置无烟炉火或适宜的耐火容器中,用武火加热,煅烧至红透,酥脆时取出,凉后碾细。

·**性味归经**· 味辛、甘,性寒。归胃、肺经。

·**功能主治**· 具有清热泻火,除烦止渴功能。主治热病高热,烦渴,神昏谵语,发狂,发斑,肺热喘咳,中暑,胃火头痛,牙痛,口舌生疮。煅石膏具有生肌敛疮功能,主治痈疽疮疡溃不收口,烧伤。

·**用法用量**· 内服:煎汤,15～60 g,打碎先煎;或入丸、散。外用:多煅过用,研末撒;或调敷。

·**用药警戒或禁忌**· 凡阳虚寒证,脾胃虚弱及血虚、阴虚发热者慎服。

·**贮藏**· 贮干燥容器内,置通风干燥处,防尘。

民族医药应用

◇ 蒙 药 ◇

·**名称**· 朝伦-竹冈(《认药白晶鉴》),道竹冈、呼勒特格讷(《蒙药学》)。

·**本草考证**· 历代蒙医药文献记载的竹冈有三种:胡噜森-竹冈(天竹黄)、梢绕音-竹冈(石灰华)、朝伦-竹冈(石膏)。实际,胡噜森-竹冈(天竹黄)为植物药。内蒙古有的地区用梢绕音-竹冈(石灰华),有的地区用朝伦-竹冈(石膏)。根据实际调查多用朝伦-竹冈,故认定历代蒙医药文献所载的道竹冈即朝伦-竹冈(石膏)。

·**性味**· 味微甘,性凉。

·**功能主治**· 具有清热,止咳,愈伤,退黄功能。主治肺热咳嗽,肺痼疾,伤热,骨折,黄疸。

·**用法用量**· 内服:研末,1～2 g;或入丸、散。

◇ 苗 药 ◇

·**名称**· 衣修(贵州黔东南)。

·**性味归经**· 味甘、淡,性冷。入热经。

·**功能主治**· 具有清热泻火,除烦止渴功能。主治

壮热不退,烦渴,神昏谵语,发狂,发斑,肺热喘咳,中暑,胃火头痛,牙痛,口舌生疮。煅石膏具有生肌敛疮功能,主治痈疽疮疡,溃不敛口,烧烫伤。

◇ 维吾尔药 ◇

· **名称** · 盖及(《注医典》),竹不西尼、术不新(《回回药方三十六卷》),朱比森、克里斯(《拜地依药书》)。

· **炮制** · 生石膏 洗净,干燥,打碎,除去杂石,成碎块或粗粉。

· **性味** · 性干寒。

· **功能主治** · 具有生干生寒,收敛止血,燥湿祛腐,消炎愈伤功能。主治湿热性或血液质性疾病,如外伤出血,鼻出血,余肌腐烂,烧伤烫伤。

参 考 文 献

[1] 国家中医药管理局《中华本草》编委会. 中华本草:第1册[M]. 上海:上海科学技术出版社,1999.

[2] 南京中医药大学. 中药大辞典[M]. 2版. 上海:上海科学技术出版社,2006.

[3] 李军德,张志杰. 新编中国药材学:第8卷[M]. 北京:中国医药科技出版社,2020.

[4] 中国地质调查局发展研究中心. 全国地质资料馆[OL]. http://www.ngac.cn/125cms/c/qggnew/zljs.htm.

[5] 国家药典委员会. 中华人民共和国药典(2020版)[M]. 北京:中国医药科技出版社,2020.

[6] 梁强,范书铎,张晓玲,等. 生石膏对发热兔解热作用的实验研究[J]. 中国医科大学学报,1991(1):16-18.

[7] 王爱芳,华卫国,徐永康. 对白虎汤清热原理及知母退热成分的初步研究[J]. 上海中医药杂志,1981(6):43-45.

[8] 孟凡会,胡景新,刘自强,等. 石膏对家兔白细胞致热原性发热效应和脑脊液环核苷酸含量变化的影响[J]. 中

[9] 朱伟燕,钟启腾,王子耀,等. 石膏注射液消炎镇痛作用的实验研究[J]. 广州中医学院学报,1994(3):150-155.

[10] 胡景新,孟凡会,吴决,等. 中药石膏对烧伤大鼠创面修复的影响及T淋巴细胞,腹腔巨噬细胞功能变化的观察[J]. 中国病理生理杂志,1991(3):260-263.

[11] 胡景新,孟凡会,苏畅,等. 中药石膏对烧伤鼠血浆、脾组织、腹腔巨噬细胞中环核苷酸以及血浆PGE_2含量的影响[J]. 中国病理生理杂志,1991(1):12-15.

[12] 孙妹方膏的药理作用与微量元素的探究[J]. 中国中医药现代远程教育,2009(5):170.

[13] Mackowiak PA,Bartlett JG,Borden EC,et al. Concept fever,recent advances and lingering dogma [J]. Clin Infect Dis,1997,25(1):1.

[14] 周永学,李敏,唐志书,等. 中药石膏及其主要成分解热抗炎作用及机制研究[J]. 陕西中医学院学报,2012(5):74-76.

[15] 李菁,屈洋,张穗梅,等. 内毒素、IL-Iβ对家兔下丘脑神经细胞内巧离子浓度的影响[J]. 中国病理生理杂志,1996(6):650.

[16] 国家中医药管理局《中华本草》编委会. 中华本草:蒙药卷[M]. 上海:上海科学技术出版社,2004.

[17] 中华人民共和国卫生部药典委员会. 中华人民共和国卫生部药品标准:蒙药分册[M]. 北京:中华人民共和国卫生部药典委员会,1998.

[18] 王伟. 内蒙古蒙药制剂规范[M]. 呼和浩特:内蒙古人民出版社,2007.

[19] 王伟. 内蒙古蒙药制剂规范[M]. 呼和浩特:内蒙古人民出版社,2014.

[20] 内蒙古自治区卫生厅. 内蒙古蒙成药标准[M]. 赤峰:内蒙古科学技术出版社,1984.

[21] 国家中医药管理局《中华本草》编委会. 中华本草:苗药卷[M]. 贵阳:贵州科技出版社,2005.

[22] 国家中医药管理局《中华本草》编委会. 中华本草:维吾尔药卷[M]. 上海:上海科学技术出版社,2005.

寒 水 石

《吴普本草》

Gypsum Rubrum vel Caleitum (Gypsum Rubrum)(北寒水石),Gypsum Rubrum vel Calcitum (Calcitum)(南寒水石)

· **别名** · 凝水石、白水石(《神农本草经》),凌水石(《名医别录》),盐精(《丹房镜源》),水石、冰石(《石药尔雅》),鹊石(《本事方》),盐精石、泥精、盐枕、盐根(《本草纲目》)。

· **来源** · 北寒水石为硫酸盐类硬石膏族矿物红石膏。南寒水石为碳酸盐类方解石族矿物方解石。

· **本草考证** · 寒水石之名始见于《吴普本草》,即《神农本草经》凝水石之又名。《名医别录》云:"色如云母,可析者良,盐之精也。生常山山谷又中水县及邯郸。"《本草经集注》云:"常山属并州,中水县属河间

郡,邯郸即赵郡,并属冀州城,此处地皆咸卤,故云盐精,而碎之亦似朴硝。此石末置水中,夏月能为冰者佳。"据此所述,凝水石(寒水石)乃咸卤地所产之盐精。近人考证认为其矿物来源是白钠镁矾($Na_2SO_4 \cdot MgSO_4 \cdot 4H_2O$),有人认为是硫酸镁、硫酸钾的复盐($MgSO_4 \cdot K_2SO_4 \cdot 4H_2O$),等等,尚无定论。唐《新修本草》却说:"此石有两种,有纵理横色清明者为佳,或云纵理为寒水石,横理为凝水石。今出同州(今陕西大荔)韩城色青黄理如云母为良,出澄城(在今陕西中部)者斜理文色白为劣也。"据其所记产地、形态,已不是盐精之凝水石了。因此,《本草纲目》指出:"唐宋诸医不识此石,而以石膏、方解石为注,误矣。"又云:"苏恭、苏颂、寇宗奭、阎孝忠四家所说,皆是软石膏之寒水石。王隐君所说,则是方解石。诸家不详本文盐精之说,不得其说,遂以石膏、方解石指为寒水石。唐宋以来,相承其误,通以二石为用,而盐精之寒水,绝不知

用,此千载之误也。"尽管如此,但目前的用药情况依然是北方以红石膏作寒水石,南方以方解石作寒水石。

· 原矿物 · 石膏 Gypsum 参见"石膏"。

方解石 Calcite 参见"方解石"。

见图 11-11～图 11-19。

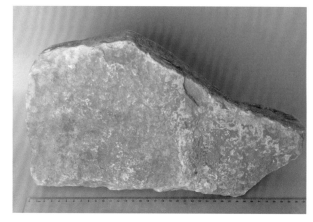

图 11-11 生寒水石原矿石(内蒙古)

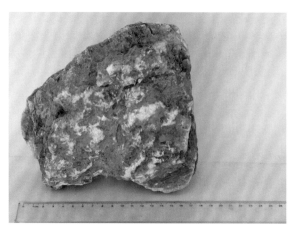

图 11-12 北寒水石原矿石(内蒙古)

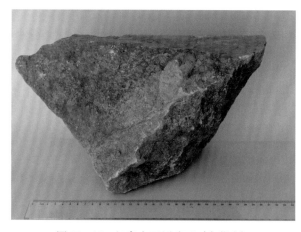

图 11-13 红寒水石原矿石(内蒙古)

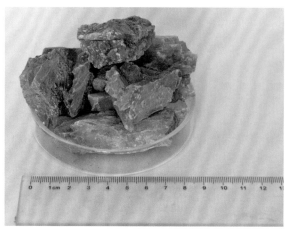

图 11-14 寒水石药材(内蒙古)

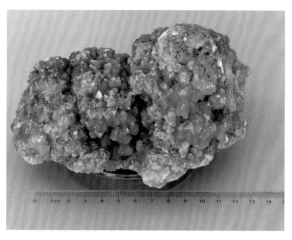

图 11-15 南寒水石原矿石(河北)

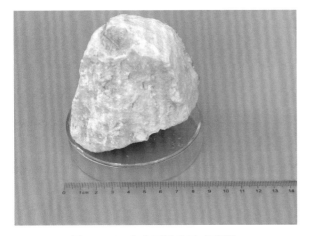

图 11‐16　寒水石原矿石（西藏）

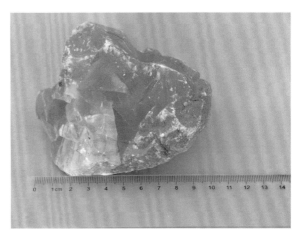

图 11‐17　寒水石原矿石（新疆）

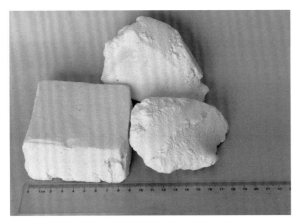

图 11‐18　寒水石药材炮制品（内蒙古）

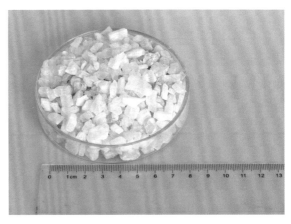

图 11‐19　寒水石药材（内蒙古）

·**主产地**·北寒水石主产于山东、湖北、内蒙古、河北、四川、江苏、湖南、安徽等地。南寒水石主产于山东、山西、湖北、河南、浙江、广东、广西、西藏、甘肃、新疆等地。

·**蕴藏量**·石膏 Gypsum　参见"石膏"。

　　方解石 Calcite　参见"方解石"。

·**流通量及使用情况**·**医院和药厂使用情况**　取净寒水石，砸成小块，置无烟的炉火上煅至红透时，取出，放凉，碾碎，立即倒入脱脂酸牛奶或水中淬酥，取出，干燥。

　　科尔沁左翼中旗蒙医院：年用量在 50 kg 左右，入蒙成药六味安消散、清肝二十七味丸、壮西六味丸、利肝和胃丸、健脾五味丸、健胃十味丸。

　　内蒙古蒙药股份有限公司：年用量在 2 429 kg 左右，入蒙成药外用溃疡散、寒水石二十一味散、健脾五味丸、健脾十味丸、补肾健胃二十一味丸。

　　内蒙古库伦蒙药有限公司：年用量在 2 500 kg 左右，入蒙成药手掌参三十七味丸、健脾十味丸、健脾五味丸、利肝和胃丸、寒水石小灰散、补肾健脾二十一味丸。

　　兴安盟蒙医院：年用量在 205 kg 左右，入蒙成药六味安消散、壮西六味丸、利肝和胃丸、外用溃疡散、健胃十味丸、清热二十三味散、补肾健胃二十一味丸、凉血十味散、手掌参三十七味丸。

　　扎鲁特旗蒙医医院：年用量在 20 kg 左右，入蒙成药六味安消散。

　　阜新蒙古族自治县蒙医医院：年用量在 80 kg 左右，入蒙成药清肝二十七味丸。

　　扎赉特旗蒙医综合医院：年用量在 10 kg 左右，入蒙成药六味安消散、壮西六味散、利肝和胃丸、补肾健胃二十一味丸、健胃十味丸、凉血十味散。

　　通辽市蒙医整骨医院：年用量在 25 kg 左右，入蒙成药寒水石二十一味散、十味鹫粪散。

库伦旗蒙医医院：年用量在135 kg左右，入蒙成药十味鹫粪散、健胃十味丸、六味安消散、健胃五味丸、利肝和胃丸、给喜古纳丸、补肾健胃二十一味丸。

内蒙古民族大学附属医院：年用量在625 kg左右，入蒙成药补肾健胃二十一味丸、十味鹫粪散、六味安消散、利肝和胃丸、清肝二十七味丸、健脾五味丸、溃疡软膏、凉血十味散、健胃十味丸、清肝二十七味丸。

《中国药典》记载方剂中应用情况 见表11-7。

表11-7 《中国药典》记载方剂中应用情况

序号	名称	处方来源	配方组成	功能主治
1	十一味能消丸	《中国药典》(2020年版)	藏木香30 g，小叶莲50 g，干姜40 g，沙棘膏38 g，诃子肉75 g，蛇肉(制)25 g，大黄90 g，方海25 g，北寒水石(制)100 g，硇砂17 g，碱花(制)125 g	化瘀行血，通经催产。用于经闭，月经不调，难产，胎盘不下，产后瘀血腹痛
2	七味铁屑丸	《中国药典》(2020年版)	铁屑(诃子制)250 g，北寒水石(奶制)300 g，藏木香150 g，木香100 g，甘青青兰150 g，红花150 g，五灵脂膏80 g	行气活血，平肝清热止痛。用于肝区疼痛，肝脏肿大
3	小儿肺热平胶囊	《中国药典》(2020年版)	人工牛黄3.3 g，地龙55 g，珍珠3.3 g，拳参44 g，牛胆粉11 g，甘草11 g，平贝母66 g，人工麝香0.22 g，射干55 g，朱砂0.44 g，黄连44 g，黄芩88 g，羚羊角0.44 g，北寒水石55 g，冰片0.44 g，新疆紫草33 g，柴胡66 g	清热化痰，止咳平喘，镇惊开窍。用于小儿痰热壅肺所致喘嗽，症见咳嗽、吐痰黄稠、壮热烦渴、神昏抽搐、舌红苔黄腻
4	六味安消胶囊	《中国药典》(2020年版)	藏木香23.84 g，大黄95.24 g，山奈47.62 g，北寒水石(煅)119.05 g，诃子71.43 g，碱花142.86 g	和胃健脾，消积导滞，活血止痛。用于胃痛胀满，消化不良，便秘，痛经
5	六味安消散	《中国药典》(2020年版)	藏木香50 g，大黄200 g，山奈100 g，北寒水石(煅)250 g，诃子150 g，碱花300 g	和胃健脾，消积导滞，活血止痛。用于脾胃不和、积滞内停所致的胃痛胀满、消化不良、便秘、痛经
6	瓜霜退热灵胶囊	《中国药典》(2020年版)	西瓜霜86.4 g，北寒水石56 g，石膏53.2 g，滑石56 g，磁石56 g，玄参16.8 g，水牛角浓缩粉10.8 g，羚羊角5.2 g，甘草8.8 g，升麻16.8 g，丁香3.2 g，沉香5.2 g，人工麝香1 g，冰片3.2 g，朱砂5.2 g	清热解毒，开窍镇惊。用于热病热入心包、肝风内动证，症见高热、惊厥、抽搐、咽喉肿痛
7	帕朱丸	《中国药典》(2020年版)	寒水石(酒制)200 g，石榴子130 g，干姜70 g，诃子(去核)150 g，荜茇40 g，木香80 g，肉桂80 g，胡椒40 g，红花100 g，豆蔻40 g，光明盐30 g	健胃散寒，除痰，破痞瘤，养荣强壮。用于剑突痰病、胃痞瘤木布病引起的消化不良、胃胀、胃烧泛酸、胃肝不适
8	洁白丸	《中国药典》(2020年版)	诃子(煨)370 g，翼首草85 g，土木香26 g，木瓜26 g，丁香20 g，红花6 g，草豆蔻13 g，南寒水石210 g，五灵脂膏178 g，石榴子26 g，沉香19 g，石灰华13 g，肉豆蔻13 g，草果仁13 g	健脾和胃，止痛止吐，分清泌浊。用于胸腹胀满，胃脘疼痛，消化不良，呕逆泄泻，小便不利
9	清咽丸	《中国药典》(2020年版)	桔梗100 g，薄荷100 g，甘草100 g，青黛20 g，冰片20 g，北寒水石100 g，诃子肉100 g，乌梅肉100 g，硼砂(煅)20 g	清热利咽，生津止渴，用于肺胃热盛所致的咽喉肿痛、声音嘶哑、口舌干燥、咽下不利
10	紫雪散	《中国药典》(2020年版)	石膏144 g，滑石144 g，玄参48 g，沉香15 g，甘草24 g，芒硝(制)480 g，水牛角浓缩粉9 g，人工麝香3.6 g，北寒水石144 g，磁石144 g，木香15 g，升麻48 g，丁香3 g，硝石(精制)96 g，羚羊角4.5 g，朱砂9 g	清热开窍，止痉安神。用于热入心包、热动肝风证，症见高热烦躁、神昏谵语、惊风抽搐、斑疹吐衄、尿赤便秘
11	新雪颗粒	《中国药典》(2020年版)	磁石516 g，滑石258 g，硝石516 g，栀子132 g，广升麻258 g，珍珠层粉54 g，人工牛黄54 g，石膏258 g，南寒水石258 g，芒硝516 g，竹心1320 g，穿心莲1320 g，沉香78 g，冰片13.8 g	清热解毒。用于外感热病、热毒壅盛证，症见高热、烦躁；扁桃体炎、上呼吸道感染、气管炎、感冒见上述证候者

· 采收加工 · 石膏采出后选出粉红色、灰白色、块状或纤维状集合体即红石膏药用，称北寒水石。方解石采出后多选无色、透明或白色解理状块体药用，称南寒水石。

· 药材鉴别 · 性状鉴别 （1）北寒水石：本品为纤维状集合体，呈扁平块状或厚板状。大小不一，厚0.5～3.5 cm。淡红色，有的为白色；条痕白色。表面凹凸不平，侧面呈纵细纹理，具丝绢光泽。质较软,指甲可刻划成痕;易砸碎,断面显直立纤维状,粉红色。气微,味淡。以粉红色、有细丝纹、具光泽、无杂石者为佳。

(2)南寒水石:参见"方解石"条。西藏产"南寒水石"主为粗粒状集合体,呈不规则块状,有棱角。主为浅棕褐色。具玻璃样光泽;半透明。

理化鉴别 (1)北寒水石:①取本品一小块约2 g,置具有小孔软木塞的试管内,灼烧,管壁有水生成,本品变为不透明体。②取本品粉末约0.2 g,加稀盐酸10 mL,加热使溶解,溶液显钙盐与硫酸盐的鉴别反应。a.取铂丝,用盐酸湿润后,蘸取供试品,在无色火焰中燃烧,火焰即显砖红色。b.取供试品溶液,滴加氯化钡试液,即生成白色沉淀;分离,沉淀在盐酸或硝酸中均不溶解。

(2)南寒水石:①取本品粗粉1 g,滴加稀盐酸10 mL,即发生大量气泡,将此气体通入氢氧化钙试液中,即生成白色沉淀。②取本品粉末1 g,加稀盐酸10 mL,加热使溶解,溶液显钙盐的鉴别反应。

· **化学成分** · 北寒水石主要成分为含水硫酸钙($CaSO_4 \cdot 2H_2O$),尚含有硅、铁、镁、铝等元素。南寒水石主要成分为碳酸钙($CaCO_3$),还含有少量硅、镁、铁、铝、钠、钾、锌、锰、铅、砷、汞等元素。

· **炮制** · **寒水石** 取原药材,除去杂质,洗净,干燥,用时打碎。

煅寒水石 取净寒水石,置适宜的耐火容器中,用无烟武火加热,煅至红透,取出放凉,碾碎或打碎。

姜寒水石 取生姜洗净,捣碎取汁,略加清水,再加入寒水石入锅内共煮至汁干,取出,晒干,研细。每寒水石100 kg,用生姜10 kg。

醋寒水石 取净寒水石,置武火上煅至红透,取出,淬入醋中,冷后取出,晾干,研细,过筛。每寒水石100 kg,用醋10 kg。

· **性味归经** · 味辛、咸,性寒。归心、胃、肾经。

· **功能主治** · 具有清热降火,利窍,消肿功能。主治时行热病,壮热烦渴,水肿,尿闭,咽喉肿痛,口舌生疮,痈疽,丹毒,烫伤。

· **用法用量** · 内服:煎汤,6~15 g;或入丸、散。外用:适量,研末掺;或调敷。

· **用药警戒或禁忌** · 脾胃虚寒者慎服。

· **贮藏** · 贮干燥容器内,密闭,置干燥处,防尘。

民族医药应用
◇ 蒙 药 ◇

· **名称** · 额莫-壮西(《认药白晶鉴》),毛壮(《无误蒙药鉴》)。

· **本草考证** · 本品载于《认药白晶鉴》。《认药白晶鉴》载:"状如钟乳石,存在于岩崖缝隙。"《无误蒙药鉴》称:"外层紫色似漆,状如黄牛乳头,存在于岩崖缝隙。"历代文献将雌、雄、中壮西统称壮西,而致误用、混用。额热-壮西(雄壮西)为方解石;额莫-壮西(雌壮西),乃今人所用的寒水石(红石膏)。两者名同物异,功效各别,不可不辨之。上述矿物形态特征,与蒙医沿用的寒水石形态特征基本相符,故历代蒙医药文献所载的毛壮即额莫-壮西(寒水石)。

· **炮制** · **煅制寒水石** 取寒水石净品,砸成小块,置无烟的炉火上煅至红透,立即倒入酒、酸牛奶或水中淬酥,取出,晾干。

凉制寒水石 将寒水石碾碎炒好,喷适量的牛黄溶液,放置阴凉干燥处,晾干即可。

· **性味** · 味辛,性平。

· **功能主治** · 具有清巴达干热,止吐,止泻,消食,解毒,破痞,调元,愈伤,接骨功能。主治巴达干热,嗳气,泛酸,消化不良,腹泻,胃巴达干病,包如病,痞,身体营养缺乏,骨折,外伤。

· **用法用量** · 内服:研末,0.5~1 g;或入丸、散。

参 考 文 献

[1] 国家中医药管理局《中华本草》编委会·中华本草:第2册[M].上海:上海科学技术出版社,1999.

[2] 李军德,张志杰.新编中国药材学:第8卷[M].北京:中国医药科技出版社,2020.

[3] 国家药典委员会.中华人民共和国药典(2020版)[M].北京:中国医药科技出版社,2020.

[4] 胡密霞,周昊霏,王美玲,等.蒙药寒水石的研究进展[J].中国民族医药杂志,2014,9(9):34-36.

[5] 高甜,陈朝军,陆景坤,等.北寒水石对大鼠胃液分泌的影响[J].畜牧与饲料科学,2013,34(1):29-30.

[6] 王保荣,胡多朝.寒水石的鉴定及药理效应[J].基层中药杂志,1996,10(4):11-12.

［7］陈朝军,陆景坤,高甜,等.南寒水石炮制工艺及药效学初探［J］.中国实验方剂学杂志,2013,19(1)：191-194.

［8］国家中医药管理局《中华本草》编委会.中华本草：蒙药卷［M］.上海：上海科学技术出版社,2002.

［9］中华人民共和国卫生部药典委员会.中华人民共和国卫生部药品标准·蒙药分册［M］.北京：中华人民共和国卫生部药典委员会,1998.

［10］内蒙古自治区卫生厅.内蒙古蒙成药标准［M］.赤峰：内蒙古科学技术出版社,1984.

［11］王伟.内蒙古蒙药制剂规范［M］.呼和浩特：内蒙古人民出版社,2007.

［12］王伟.内蒙古蒙药制剂规范［M］.呼和浩特：内蒙古人民出版社,2014.

玄 精 石
《开宝本草》
Selenitum

· **别名** · 太阴玄精(《开宝本草》),太阴玄精石(《本草衍义》),太乙玄精石、阴精石、玄英石(《本草纲目》),龟背玄精石(《全国中草药汇编》)。

· **来源** · 本品为硫酸盐类石膏族矿物透石膏的晶体。

· **本草考证** · 玄精石在《新修本草》中即有记载,曰："近地亦有,色赤青白,片大不佳。"至宋代则正式收载于《开宝本草》。云："其色青白,龟背者良,出解县。"《本草图经》记载曰："太阴玄精出解县(在今山西省),今解池及通、泰州(在今江苏省)积盐仓中亦有之。其色青白龟背者佳,采无时。"《本草纲目》又曰："玄精是碱卤津液流渗入土,年久结成石片,片状如龟背之形。蒲、解(今山西省)出者,其色青白通彻。蜀中赤盐之液所结者,色稍红光。"除上述本草记载外,宋代自然科学家沈括描述得更加详细,沈氏在《梦溪笔谈》中写道："太阴玄精,生解州盐泽大卤中,沟渠土内得之。大者如杏叶,小者如鱼鳞,悉皆六角,端正似刻,正如龟甲,其裙小椭,其前则下刻,其后则上刻,正如穿山甲相掩之处,全是龟甲,更无异也。色绿而莹彻,叩之则直理而拆,莹明如鉴,拆处亦六角,如柳叶,火烧过则悉解拆,薄如柳叶,片片相离,白如霜雪,干洁可爱。"从以上各家对玄精石形态及物理性质的记载进行考证,似与矿物钾芒硝相似,因钾芒硝的晶体呈板状、片状,集合体亦呈片状、鳞片状、色白、灰或无色,并常带有蓝色或绿色色调,味咸而苦,叩之则直理而拆,拆后之解理片呈六边形。但若进一步考证,矿物石膏的晶形及物理性质与各家本草记述的玄精石之特征更相符。石膏晶体有三组解理,一组发育最好,叩之则可直理而拆,再者,石膏含结晶水,火烧后就脱水膨胀,沿一组极完全解理片片解拆,由透明体变为雪白色,正如沈括所述："烧过则悉解拆,薄如柳叶,片片相离,白如霜雪,干洁可爱。"而钾芒硝的化学性质与上述记载则不同,它又易于潮解,且无"烧过则悉解拆"的现象,况且钾芒硝在自然界产出甚稀少。至于各家所述之"片状如龟背之形""正如龟甲""全是龟甲,更无异也"之说,又可能是硬石膏变来的石膏,因硬石膏形似龟背,吸水即成石膏,而且石膏本身之横断面为一似正六边形者,此亦如沈氏所言"正如龟甲"之论述。另外,有的文献认为玄精石的矿物来源是钙芒硝,但钙芒硝的解理不如石膏发育,成分中主含硫酸钠,不含水,火烧之,除破裂外,即易烧成白瓷釉状物,而不令出现片片相离。再从产出情况考察,石膏比其他硫酸盐类矿物露置于空气中,不易风化、潮解,所以较普遍、易得。玄精石各主产地及全国各使用地区进行实际调查和抽样鉴定,结果表明：现用玄精石的基原确实是来自石膏的单晶体,以其他种矿物作玄精石入药的情况很少见。

· **原矿物** · 透石膏 Selenite。

· **主产地** · 主产于陕西、甘肃、青海、内蒙古、四川、云南等地。

· **蕴藏量** · 透石膏 Selenite。

· **流通量及使用情况** · 《中国药典》记载方剂中应用情况 见表11-8。

表 11-8 《中国药典》记载方剂中应用情况

名称	处方来源	配方组成	功能主治
庆余辟瘟丹	《中国药典》(2020年版)	羚羊角30g,醋香附30g,大黄30g,藿香30g,玄精石30g,玄明粉30g,朱砂30g,木香30g,制川乌30g,五倍子30g,苍术(米泔水润炒)30g,苏合香30g,姜半夏30g,玳瑁30g,雄黄15g,黄连30g,滑石30g,猪牙皂30g,姜厚朴30g,肉桂30g,郁金30g,茯苓30g,茜草30g,金银花30g,黄芩30g,柴胡20g,黄柏30g,紫苏叶20g,升麻20g,白芷20g,天麻20g,川芎20g,拳参20g,干姜20g,丹参20g,桔梗20g,石菖蒲20g,檀香20g,蒲黄20g,琥珀15g,麻黄20g,陈皮15g,人工麝香15g,安息香15g,冰片15g,细辛10g,千金子霜10g,丁香10g,巴豆霜10g,当归10g,桃仁霜10g甘遂(制)10g,红大戟10g,莪术10g,槟榔10g,胡椒10g,葶苈子10g,炒白芍10g,煅禹余粮10g,桑白皮10g,山豆根10g,山慈菇40g,鬼箭羽40g,降香40g,赤豆40g,紫菀8g,人工牛黄8g,铜石龙子1条醋芫花5g,蜈蚣(去头、足)2g,斑蝥(去头、足、翅)0.8g,大枣40g,水牛角浓缩粉60g,雌黄15g	辟秽气,止吐泻。用于感受暑邪,时行疹气,头晕胸闷,腹痛吐泻

· **采收加工** · 全年均可采挖,去净泥土、杂石。

· **药材鉴别** · **性状鉴别** 本品呈六边状椭圆形或长椭圆形,边薄中厚,即习称"龟背状"。长 0.3～3.5 cm,宽 0.25～1.5 cm。灰白色、灰绿色或淡黄白色。对光观察半透明,通常中间包裹着青黑色或土黄色砂粒。光泽暗淡,质较硬而脆,易纵裂开,呈条状,裂开面具玻璃样光泽。气微,味微咸。火中烧之能解体,层层剥落为片状,呈瓷白色,有的杂有黑白小点。以龟背状、色青白、无杂质者为佳。

理化鉴别 检查硫酸盐 取本品粉末约 0.2 g,加稀盐酸 10 mL,加热使溶解。①取溶液约 2 mL,加甲基红指示液 2 滴,用氨试液中和,再滴加盐酸至恰呈酸性,加草酸铵试液,即生成白色沉淀;分离,沉淀不溶于醋酸但可溶于盐酸(检查钙盐)。②取溶液约 2 mL,加氯化钡试液,即生成白色沉淀;分离,沉淀在盐酸或硝酸中均不溶解。

· **化学成分** · 主要含含水硫酸钙($CaSO_4 \cdot 2H_2O$)。尚含硅、镁、铝、铁、锶、钛、钡、钠等元素。

· **药理作用** · **止泻** 内服至肠能使黏液分泌增加,有缓下作用。

· **毒理** · 据报道,邢台产玄精石静脉注射小鼠的急性毒性 LD_{50} 为 12.90 g/kg。

· **炮制** · **玄精石** 取原药材,除去杂质,洗净,干燥。砸成碎块或碾成粉末。

煅玄精石 取净玄精石,装入铁罐中,置武火上煅烧至红透,取出,晾冷,研细过筛。

醋淬玄精石 取净玄精石装入瓦缸,置炭火中,煅至红透倒出,用醋喷匀,研细。每玄精石 100 kg,用 10 kg。

· **性味归经** · 味咸,性寒。归肾、脾、胃经。

· **功能主治** · 具有滋阴,降火,软坚,消痰功能。主治阳盛阴虚,壮热烦渴,头风脑痛,目赤障翳,重舌,木舌,咽喉肿痛,头疮。外用治水火烫伤。

· **用法用量** · 内服:煎汤,10～15 g;或入丸、散。外用:适量,研末掺;或调敷。

· **用药警戒或禁忌** · 脾胃虚寒及无邪热者忌用。

· **贮藏** · 贮干燥容器内,密闭,置阴凉干燥处。

参 考 文 献

[1] 国家中医药管理局《中华本草》编委会. 中华本草:第 1 册[M]. 上海:上海科学技术出版社,1999.

[2] 李军德,张志杰. 新编中国药材学:第 8 卷[M]. 北京. 中国医药科技出版社,2020.

[3] 国家药典委员会. 中华人民共和国药典(2020 版)[M]. 北京:中国医药科技出版社,2020.

[4] 高天爱,马金安,刘如良. 矿物药真伪图鉴及应用[M]. 太原:山西科学技术出版社,2014.

[5] 毕焕春. 矿物中药与临床. [M]. 北京:中国医药科技出版社,1992.

[6] 岳旺,刘文虎,王兰芬,等. 中国矿物药的急性毒性(LD_{50})测定[J]. 中国中药杂志,1989,14(2):42-46.

[7] 南京中医药大学. 中药大辞典[M]. 2 版. 上海:上海科学技术出版社,2019.

理 石

《神农本草经》

Gypsum et Anhydritum

· **别名** · 立制石(《神农本草经》),肌石(《名医别录》),长理石(《本草经集注》),肥石、不灰木(《石药尔雅》)。

· **来源** · 本品为硫酸盐类石膏族矿物石膏[Ca(SO₄)·2H₂O]与硬石膏[Ca(SO₄)]的集合体。

· **本草考证** · 理石始载于《神农本草经》,列为中品。《名医别录》云:"如石膏,顺理而细。生汉中山谷及庐山,采无时。"《新修本草》云:"此石夹两石间如石脉,打用之。或在土中重叠而生,皮黄赤、肉白,作斜(应为'针',见《石雅》)理文,全不似石膏。"《本草图经》于"长石"条下曰:"谨按《本经》理石、长石二物二条,其味与功效亦别……今灵宝丹用长、理石为一物,医家相承用者乃似石膏,与今潞州(今山西长治)所出长石无异,而诸郡无复出理石,医方亦不见单用,往往呼长石为长理石。又市中所货寒水石亦有带黄赤皮者,不知果是理石否?"观《本草图经》所载潞州长石图,如现人所用纤维石膏,则该年代的理石即纤维石膏,与上文所说,以及《名医别录》所讲的"如石膏顺理而细"一致。可见远在宋《本草图经》前,理石与长石样品已混同为纤维石膏了。另,《本草图经》石膏条下又有涉及理石处,云:"又有议者,以谓青石间往往有白脉贯彻类肉之有膏肪者,为石膏。此又本草所谓理石也。"可见,宋时,理石与石膏也相混。《本草衍义》云:"理石如长石,但理石如石膏,顺理而细,其非顺理而细者为长石,疗体亦不相辽(远)。"《本草纲目》更明确指出:"石膏有软、硬二种。软石膏,大块生于石中,作层如压扁米糕形,每层厚数寸。有红白二色,红者不可服,白者洁净,细文短密如束针,正如凝成白蜡状,松软易碎,烧之即白烂如粉。其中明洁色带微青,而文长细如白丝者,名理石也。与软石膏乃一物二种,碎之则形色如一,不可辨矣。"说明李时珍认定理石是纤维比石膏的纤维更细的纤维石膏,一旦纤维破碎,不能区分两者。《新修本草》强调理石的产出情况是在两石中夹着的脉,《本草纲目》则不强调此种产状而已。现代已知:

所有纤维石膏,不论纤维长短,都是再结晶的石膏,既可产在青石(石灰岩、白云质灰岩、硬石膏岩)层面、节理裂隙间呈脉状或透镜状体,也可在泥质膏岩层中、硬石膏岩层中成层产出;纤维长短或与裂隙幅度有关,或与微层理间隔有关;不是区分种类、判别品质的标志。

· **原矿物** · 理石 Gypsum and Anhydrite 单斜晶系。属个体纤维状、集合体细脉状或透镜状的石膏变种。新鲜面白色,风化面灰、黄、褐黄等色,或被黏土质围岩污染,呈青灰等色调。条痕白色。新鲜断面丝绢光泽,或见解理面的反光亮点;风化面黯淡,无光泽。肉眼见不到解理面,只见平行纤维方向的解理纹和(或)斜交纤维的解理纹。断口不平坦至参差状。硬度 2(脱水—硬石膏化则硬度增大),性脆,易碎。相对密度 2.3(或随硬石膏化增大密度)。形成于各种类型石膏层的裂隙或硬石膏层水化部位。

· **主产地** · 主产于山西、陕西、湖北等地。

· **采收加工** · 采挖后。除去杂石及泥沙。

· **药材鉴别** · **性状鉴别** 本品为不规则块状。深灰色。体较轻,质硬脆,可砸碎,断面大部分粗糙,呈暗灰色,解理面可见到明显亮星;其中部分可见到直立的细纤维,纤维间亦可见到亮星。气、味皆淡。

理化鉴别 (1)取本品粉末约 2 g,于 140 ℃烘 20 min,加水 1.5 mL 搅拌,放置 5 min,呈黏结固体。

(2)取本品约 2 g,置具有小孔软木塞的试管内,灼烧,管壁有水生成,小块变为不透明体。

(3)取本品粉末约 0.2 g,加稀盐酸 10 mL,加热使溶解。溶液照下述方法试验:①取溶液约 2 mL,加甲基红指示液 2 滴,用氨试液中和,再滴加盐酸至恰呈酸性,加草酸铵试液,即生成白色沉淀;分离,沉淀不溶于醋酸,但可溶于盐酸。②取溶液约 2 mL,加氯化钡试液,即生成白色沉淀;分离,沉淀在盐酸或硝酸中均不溶解。

· **化学成分** · 主含水硫酸钙(CaSO₄·2H₂O)和硫酸钙(CaSO₄)。

- **炮制**·细研如粉,经水飞过用。
- **性味归经**·味辛、甘,性寒。归胃经。
- **功能主治**·具有清热,除烦,止渴功能。主治身热心烦,消渴,瘘痹。
- **用法用量**·内服:煎汤,15~30 g。
- **用药警戒或禁忌**·脾胃虚寒及阴虚内热者忌服。
- **贮藏**·置干燥处。

参 考 文 献

[1] 国家中医药管理局《中华本草》编委会. 中华本草:第 1 册[M].上海:上海科学技术出版社,1999.

[2] 高天爱,马金安,刘如良. 矿物药真伪图鉴及应用 [M].太原:山西科学技术出版社,2014.

[3] 郭兰忠. 矿物本草[M].南昌:江西科学技术出版社, 1995.

朴　硝
《神农本草经》
Mirabilitum

- **别名**·朴消石(《吴普本草》),消石朴(《名医别录》),海末(《石药尔雅》),皮消(《杨诚经验方》),盐消(《本草纲目》),海皮消、毛消(《药材学》)。
- **来源**·本品为硫酸盐类芒硝族矿物芒硝或人工制品芒硝的粗制品。
- **本草考证**·朴消入药首载于《神农本草经》,列为上品,古代常与硝石混同,至南北朝时才逐渐分清。陶弘景在《本草经集注》中云:"今出益州北部故汶山郡(今四川茂汶)……生山崖上,色多青白,亦杂黑斑。俗人择取白软者以当消石用之,当烧令汁沸出状如矾石。"指出了朴消的形态特征,与硝石不是一物。《新修本草》云:"此石(朴消)有二种,有纵理、缦理,用之无别。白软者朴消苗也,虚软少力,炼为消石所得不多,以当消石功力大劣也。"《开宝本草》云:"今出益州。彼人采之,以水淋取汁,煎炼而成朴消也……朴者即未化之义也。以其芒消、英消皆从此生,故为消石朴也。"说明朴消是初炼所得的粗制品。《本草纲目》又进一步对朴消及其制品作出区分:"(朴消)生于盐卤之地,状似末盐,凡牛马诸皮须此治热,故今俗有盐消、皮消之称。煎炼入盆,凝结在下粗朴者为朴消,在上有芒者为芒消,有牙者为马牙消……消有三品,生西蜀者,俗呼川消,最胜。生河东(今山西)者,俗呼盐消,次之。生河北(今河北及山东河南黄河以北地)、青、齐(今山东)者,俗呼土消。皆生于斥卤地。彼人刮扫煎汁,经宿结成,状如末盐,犹有沙土猥杂,其色黄白,故《别录》云:朴消黄者伤人,赤者杀人,须再以水煎化,澄去滓脚,入萝卜数枚同煮熟,去萝卜倾入盆中,经宿则结成白消,如冰如蜡,故俗呼为盆消。齐、卫(在今河南)之消则底多,而上面生细芒如锋,《别录》所谓芒消者是也。川、晋之消则底少,而上面生牙如圭角,作六棱,纵横玲珑,洞澈可爱,《嘉祐本草》所谓马牙消者是也,状如白石英,又名白英消。二消之底,则通名朴消也。取芒消、英消,再三以萝卜煎炼去咸味,即为甜消。"迄今,加萝卜或不加萝卜的制朴消法仍并用。

- **原矿物**·芒硝 Mirabilite　参见"芒硝"。
- **主产地**·参见"芒硝"。
- **蕴藏量**·芒硝 Mirabilite　参见"芒硝"。
- **药材鉴别**·**性状鉴别**　本品呈小块片粒状,灰白色或灰黄色,略透明,在阳光下可见多量灰屑等杂质。易结块、潮解。质脆,易碎裂。气无,味苦咸。

　理化鉴别　(1)取本品水溶液,加醋酸氧铀锌试液,即发生黄色沉淀。

　(2)取本品水溶液,加醋酸氧铀锌试液,即发生黄色沉淀。

　(3)取铂丝,用盐酸湿润后,蘸取本品粉末,在无色火焰中燃烧,火焰即显鲜黄色。

　(4)取本品水溶液,加氯化钡试液,即发生白色沉淀;沉淀在盐酸或硝酸中均不溶解。

- **化学成分**·主要为含水硫酸钠($Na_2SO_4 \cdot 10H_2O$),另含微量氯化钠(NaCl)及钙(Ca)、镁(Mg)、钾(K)等无机元素。
- **药理作用**·**促进肠蠕动**　内服至肠后,能促进肠壁细胞水分的分泌使成等渗压,并充分滞留肠道内不被吸收,同时可增强肠管的反射性蠕动。

· **性味归经** · 味苦、咸,性寒。归胃、大肠经。

· **功能主治** · 具有泻下软坚,泻热解毒,消肿散结功能。主治实热积滞,腹胀便秘,目赤肿痛,喉痹,痈疮肿毒,乳痈肿痛,痔疮肿痛,停痰积聚,妇人瘀血腹痛。

· **用法用量** · 外用:适量,研末吹喉;或水化罨敷、点眼、调搽、熏洗。一般不宜内服。

· **用药警戒或禁忌** · 脾胃虚寒及孕妇禁服。

· **贮藏** · 密闭,在30℃以下保存,防风化,防潮解。

参 考 文 献

[1] 国家中医药管理局《中华本草》编委会. 中华本草:第1册[M]. 上海:上海科学技术出版社,1999.

[2] 管华诗,王曙光. 中华海洋本草:第2册[M]. 上海:上海科学技术出版社,2009.

[3] 高天爱,马金安,刘如良. 矿物药真伪图鉴及应用[M]. 太原:山西科学技术出版社,2014.

[4] 郭兰忠. 矿物本草[M]. 南昌:江西科学技术出版社,1995.

皂矾（绿矾）

《新修本草》

Melanteritum

· **别名** · 青矾(《新修本草》),皂荚矾(《传信适用方》),皂矾(《普济方》)。

· **来源** · 本品为硫酸盐类水绿矾族矿物水绿矾或其人工制品。

· **本草考证** · 绿矾原名青矾,始载于《新修本草》,谓:"矾石有五种:青矾、白矾、黄矾、黑矾、绛矾……其绛矾本来绿色,新出窑未见风者,正如琉璃……烧之赤色,故名绛矾矣。出瓜州(甘肃一带)。"《本草纲目》云:"绿矾,晋地、河内(今河南黄河以北地)、西安、沙州(今甘肃敦煌一带地)皆出之,状如焰消。其中拣出深青莹净者,即为青矾;煅过变赤,则为绛矾……昔人往往以青矾为石胆,误矣。"综上所述,绿矾入药分生品、煅品,绿矾生品古代已有天然矿石及人工制品两类。如唐时青矾、宋《日华子》绿矾,均指天然矿石水绿矾;宋《本草图经》已有煎炼成的品种。今市售品虽均为化工产品,但在西北、内蒙古等地民间所用,仍有天然产品。至于绛矾自古即用绿矾经煅制而成的加工品,绿矾煅制成绛矾,温度约为770℃,失重率约为26%。

· **原矿物** · **水绿矾 Melanterite** 晶体结构属单斜晶系。晶体为短柱状、厚板状、细粒状或纤维状,集合体呈粒块状、纤维放射状块体或皮壳、被膜。呈各种色调的绿色;含铜时呈浅绿蓝色(铜绿矾),失水、羟基化或氧化为黄绿、绿黄到金丝雀黄、黄褐、红褐、褐红等色(过渡为水绿矾-纤铁矾即黄矾或局部含褐铁矿的集合体);完全脱水的纯净绿矾为白色。条痕浅于颜色。新鲜晶体透明,罕见;通常半透明,风化表面不透明。玻璃状、丝绢状光泽或为土状光泽。晶体解理完全,断口呈贝壳状;风化者见不到清晰解理。硬度2;失水或羟基化者硬度稍增大;纤维状、土状者硬度更低。性脆,易碎。相对密度1.90左右。易溶于水;味觉先涩而后甜。广泛分布于干旱地区,含铁硫化物矿物(黄铁矿、磁黄铁矿等)的风化带。图11-20～图11-22。

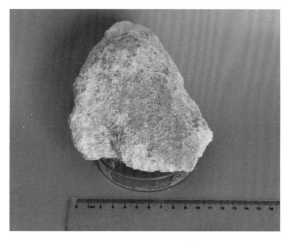

图11-20 绿矾合成品(河南)

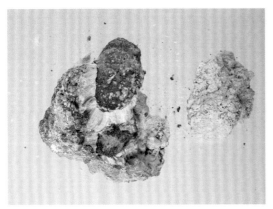

图 11 - 21　绿矾原矿石（湖南）

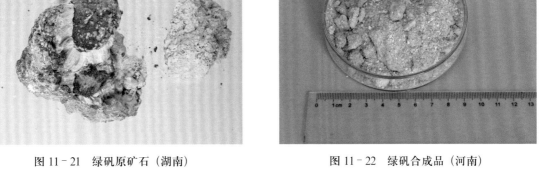

图 11 - 22　绿矾合成品（河南）

· **主产地** · 主产于甘肃、山西、湖北、安徽、四川、浙江、山东、河南、湖南、陕西、新疆等地。

· **蕴藏量** · 水绿矾 Melanterite　据 1949—2019 年间"全国地质资料馆"公布的数据，绿矾储量约为 27.55 万吨。按地区统计，矿物储量以甘肃省最多，见表 11 - 9。

表 11 - 9　水绿矾历年蕴藏量报道

省份	市（州、盟）	县（区、旗）	经度	纬度	蕴藏量（万吨）	时间
甘肃省	酒泉市	玉门市	/	/	27.545 3	1960/1/1

· **流通量及使用情况** · **市场流通量**　绿矾全国每年药用流通量在 10 吨左右(2019 年)，主要是化工厂生产。

· **采收加工** · 采得后，除去杂质。绿矾经煅制后即成绛矾。

· **药材鉴别** · **性状鉴别**　本品为不规则碎块。浅绿色或黄绿色，半透明，具光泽，表面不平坦。质硬脆，断面具玻璃样光泽。有铁锈气，味先涩后微甜。

　　理化鉴别　取本品 0.5 g，加水适量使溶解，溶液显亚铁盐与硫酸盐的鉴别反应。

· **化学成分** · 天然绿矾主要含硫酸亚铁($FeSO_4 \cdot 7H_2O$)。因产地不同，常含有量比不同的杂质成分如铜、钙、镁、铝、锌、锰等。煅烧成绛矾则主要为氧化铁，尚可出现含水不同的硫酸铁组成。

· **药理作用** · **1. 对血液系统的影响**　绿矾内服，部分可溶性铁被血液吸收，并刺激造血功能使红细胞新生旺盛。

　　2. 收敛　外用能使蛋白质沉淀，其稀薄液有收敛作用，浓厚者则产生刺激。绿矾制剂治疗缺铁性贫血，疗效与硫酸亚铁组基本相似，不良反应以胃肠道症状为主。

· **炮制** · **绿矾**　取原药材，除去杂质，碾碎。

　　煅绿矾　取净绿矾，打碎后置适宜的容器内，用无烟武火加热煅至红透，取出放凉，研粉。

　　醋制绿矾　①取净绿矾与醋同放铁锅内，置炉火上烧煅，待绿矾熔化时，用竹片搅匀，使矾、醋充分混合，再煅至全部呈绛色为度，取出，放凉，研粉。每绿矾 100 kg，用醋 25 kg。②取净绿矾，用明煅法煅至红透，趁热用醋淬透。每绿矾 100 kg，用醋 30 kg。

· **性味归经** · 味酸、涩，性寒。归肝、脾经。

· **功能主治** · 具有补血消积，解毒敛疮，燥湿杀虫功能。主治血虚萎黄，疳积，腹胀痞满，肠风便血，疮疡溃烂，喉痹口疮，烂弦风眼，疥癣瘙痒。

· **用法用量** · 内服：入丸、散，0.2～0.6 g。不入汤剂。外用：研末撒或调敷；或为 2% 水溶液涂洗。

· **用药警戒或禁忌** · 本品多服能引起呕吐、腹痛、腹泻、头晕等不良反应，胃弱者及孕妇慎服。

· **贮藏** · 贮干燥容器内，密闭，置阴凉干燥处，防潮、防尘。

民族医药应用

◇ 维吾尔药 ◇

·**名称**· 扎及艾合再尔、扎及塞比孜(《拜地依药书》)。

·**炮制**· **绿矾** 除去杂质,打碎。

煅绿矾 取净绿矾,打碎后置适宜的容器内,武火煅至红透,取出,放凉,研粉。

·**性味**· 性三级干热,有毒。

·**功能主治**· 具有生干生热,燥湿消炎,收敛愈疮,祛腐生肌,祛风止痒,通阻止痛,健龈固齿,止血愈伤功能。主治湿寒性或黏液质性各种外科疾病,如各种湿疹,各种漏证,恶疮不愈,皮肤瘙痒,坐骨神经痛,牙龈糜烂,五官疮疡,鼻出血等。

参 考 文 献

[1] 南京中医药大学. 中药大辞典[M]. 2 版. 上海:上海科学技术出版社,2006.

[2] 国家中医药管理局《中华本草》编委会. 中华本草:第 1 册[M]. 上海:上海科学技术出版社,1999.

[3] 中国地质调查局发展研究中心. 全国地质资料馆[OL]. http://www. ngac. cn/125cms/c/qggnew/zljs. htm.

[4] 国家药典委员会. 中华人民共和国药典(2020 版)[M]. 北京:中国医药科技出版社,2020.

[5] 化学大辞典编集委员会. 化学大辞典[M]. 东京:共立出版株式会社,1959.

[6] Thorpe F. Thorpe s Dictionary of Applied Chemistry [M]. 4Ed. Vol Ⅶ:548.

[7] 李焕. 矿物药浅说[M]. 济南:山东科学技术出版社,1981.

[8] 李大经. 中国矿物药[M]. 北京:地质出版社,1988.

[9] 王豫康,凌奇华,王蔓萍. 500 例缺铁性贫血的临床分析——附中药绿矾制剂的疗效[J]. 中华血液学杂志,1983(4):237 - 238.

[10] 国家中医药管理局《中华本草》编委会. 中华本草:维药卷[M]. 上海:上海科学技术出版社,2005.

胆 矾

《神农本草经》

Chalcanthitum

·**别名**· 石胆、毕石(《神农本草经》),君石(《李当之本草》),黑石、铜勒(《吴普本草》),碁石(《名医别录》),石液、制石液(《石药尔雅》),胆子矾(《本事方》),鸭嘴胆矾(《济生方》),翠胆矾(《本草蒙筌》),蓝矾(《中药材手册》)。

·**来源**· 本品为硫酸盐类胆矾族矿物胆矾的晶体,或为硫酸作用于铜而制成的含水硫酸铜结晶。

·**本草考证**· 胆矾始载于《神农本草经》,原名石胆,列为上品。《本草经集注》曰:"今人时有采者,其色青绿,状如琉璃而有白文,易破折。梁州(陕西、四川一带)、信都(河北省)无复有。俗用乃以青色矾石当之,殊无仿佛。"《新修本草》云:"此物出铜处有,形似曾青,兼绿相间。味极酸、苦。磨铁作铜色,此是真者。"又云:"真者出蒲州(山西省)虞乡县东亭谷窟及薛集窟中,有块如鸡卵者为真。"《本草图经》曰:"生于铜坑中,采得煎炼而成。又有自然生者,尤为珍贵。并深碧色。"据上述可知,宋代以前所用胆矾都为自然生成的矿物,宋代因原矿物极少而又受苦泉发现的启发,始用人工煎炼乃至人工制造的胆矾。

·**原矿物**· 胆矾 Chalcanthite 晶体结构属三斜晶系。单晶体呈厚板状或短柱状,但不常见。集合体呈不规则块状、肾状或粒状。多具棱角,表面不平坦,深蓝色或附有风化物-白色粉霜,半透明,硬度 2.5,性极脆,易打碎,断口贝壳状。相对密度 2.1~2.3。极易溶于水,使水呈均匀的天蓝色。胆矾是由含铜硫化物氧化分解形成的次生矿物,可与蓝铜矿(扁青)、孔雀石(绿青)等矿物共生。见图 11 - 23、图 11 - 24。

·**主产地**· 主产于云南、山西、江西、广东、陕西、甘肃等地。

·**流通量及使用情况**· **市场流通量** 胆矾全国每年药用流通量在 1~2 吨之间,化工厂生产。

·**采收加工**· 可于铜矿中挖得,选择蓝色、有玻璃光泽之结晶即可。又常存于矿水,蒸去水分即得。人

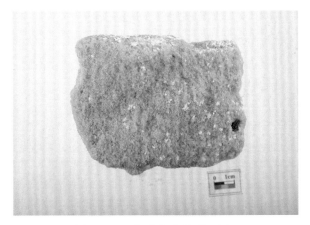

图 11-23 胆矾合成品（河南）

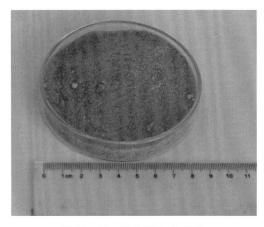

图 11-24 胆矾药材（江西）

工制造者,可用硫酸作用于铜片或氧化铜而制得。

· **药材鉴别** · **性状鉴别**　本品呈不规则斜方扁块状、棱柱状。表面不平坦,有的面具纵向纤维状纹理。蓝色或淡蓝色;条痕白色或淡蓝色。半透明至透明。玻璃样光泽。体较轻,硬度近于指甲;质脆,易砸碎。气无,味涩。

　　理化鉴别　（1）取本品约 1 g,加热灼烧,变为白色,遇水则又变为蓝色。

　　（2）取本品约 0.5 g,加水 5 mL 使溶解,滤过。①取滤液约 1 mL,滴加氨试液,即生成淡蓝色沉淀,再加过量的氨试液,沉淀即溶解,生成深蓝色溶液。②取滤液约 1 mL,加亚铁氰化钾试液,即显红棕色或生成红棕色沉淀。③取滤液约 1 mL,加氯化钡试液,即生成白色沉淀;分离,沉淀在盐酸或硝酸中均不溶解。④取滤液约 1 mL,加醋酸铅试液,即生成白色沉淀;分离,沉淀在醋酸铵试液或氢氧化钠试液中溶解。

· **化学成分** · 胆矾主成分为硫酸铜,通常是带 5 分子结晶水的蓝色结晶（$CuSO_4 \cdot 5H_2O$）。

· **药理作用** · 1. **利胆**　胆管引流的麻醉大鼠,十二指肠给予胆矾 0.6 g/kg,有明显促进胆汁分泌的作用。

　　2. **催吐**　内服后能刺激胃壁神经,反射引起呕吐。但因刺激性太强,损害黏膜,一般不采用。

　　3. **腐蚀**　外用能与蛋白质结合,生成不溶性的蛋白化合物而沉淀,故胆矾浓溶液对局部黏膜具有腐蚀作用。可退翳。

· **毒理** · 成人口服 15 g 可致死,有人服 10 g 即致死。

200％胆矾煎液小鼠灌胃 LD_{50} 为 279 mg/kg,静脉注射为 50～65 mg/kg。大鼠口服 LD_{50} 为 0.3 g/kg,也有报道为 0.96 g/kg。家兔静脉注射 LD_{50} 为 5 mg/kg。犬静脉注射 LD_{50} 为 27 mg/kg。胆矾是多亲和性毒物,可作用于全身各系统。首先,对口腔、胃肠道有强烈的刺激作用,可引起局部黏膜充血、水肿、溃疡;对心、肝、肾有直接的毒性作用;对中枢神系统亦有很强的亲和力。此外,还能引起急性溶血性贫血。

· **炮制** · 取原药材,除去杂质,捣成碎块。

· **性味归经** · 味酸、辛,性寒,有毒。归肝、胆经。

· **功能主治** · 具有涌吐,解毒,去腐功能。主治中风,癫痫,喉痹,喉风,痰涎壅塞,牙疳,口疮,烂弦风眼,痔疮,肿毒。

· **用法用量** · 内服:温开水化,0.3～0.6 g;催吐,限服 1 次;或入丸、散。外用:研末撒;或调敷;或水溶化洗;或 0.5％水溶液点眼。

· **用药警戒或禁忌** · 本品无论内服外用都应控制剂量,不宜过量或久服,体虚者禁服,严防中毒。中毒表现为口中有金属涩味,咽干,恶心呕吐,腹痛腹泻,吐出物或排泄物蓝绿色,头晕头痛,眼花,疲乏,面色苍黄,黄疸,血压下降,心动过速,呼吸困难,少尿无尿,多因肾功能衰竭而死亡。

· **贮藏** · 贮干燥容器内,封闭,防风化。

民族医药应用

蒙 药

· **名称** · 毕格板（《认药白晶鉴》）。

·本草考证· 本品载于《认药白晶鉴》。《认药白晶鉴》称："功能与印度产的白矾类同,且有白矾味的蓝色土和稍显灰色的两种土。"《无误蒙药鉴》云:"岩生,有淡蓝色或色似绿松石,状如白矾且溶化后擦于铁,呈似铜红的颜色。"蒙医所沿用的胆矾形态特征基本符合以上描述,故认定历代蒙医药文献所载的毕格板即呼和-白帮(胆矾)。

·炮制· 取净胆矾,研末,置锅内,文火加热至出白沫时取出,放凉即可。

·用法用量· 本品有毒,无论内服外用。应控制剂量,不宜过量或久服。

◇ 藏 药 ◇

·名称· 南拉退卡(《鲜明注释》),莎卡字(《晶珠本草》),莎卡仁字、粗俄(《甘露本草明镜》)。

·性味· 味酸、辛、咸,消化后味苦,性微凉。

·功能主治· 具有去翳障,破瘤,消腐功能。主治翳障,口疮。

◇ 维吾尔药 ◇

·名称· 代合乃吉、代阿那(《拜地依药书》),代那派让(《药物之园》)。

·炮制· 拣去杂质,研成小块。本品易风化,应放瓶中密闭贮藏,以防风化失水。

·性味· 性四级干热,有毒。

·功能主治· 具有生干生热,清除过盛黏液质,防腐生肌,收敛消炎,止泻催吐功能。主治湿寒性或黏液

质性疾病,如湿疹、恶疮、疮疡、脓疱疮、伤口不愈等皮肤疾病,口腔炎、眼睑炎等五官疾病。

参 考 文 献

[1] 南京中医药大学. 中药大辞典[M]. 2版. 上海:上海科学技术出版社,2006.

[2] 国家中医药管理局《中华本草》编委会. 中华本草:第1册[M]. 上海:上海科学技术出版社,1999.

[3] 高天爱,马金安,刘如良. 矿物药真伪图鉴及应用[M]. 太原:山西科学技术出版社,2014.

[4] Thorpe JF. Thorpes Dictionary of Applied Chemistry[M]. 4Ed. Voll:517.

[5] Mellor J W. A Compre-hensive Treatise on Inorg[J]. Theon Chem,1923,(2):234.

[6] 陈向明,何功倍. 明矾、胆矾和皂矾利胆作用的比较研究[J]. 中药通报,1988:13(12):48.

[7] 郭晓庄. 有毒中草药大辞典[M]. 天津:天津科技翻译出版公司,1992.

[8] 张昌绍. 药理学[M]. 2版. 北京:人民卫生出版社,1962.

[9] 温玉麟. 药物与化学物质毒性数据[M]. 天津:天津科学技术出版社,1989.

[10] 国家中医药管理局《中华本草》编委会. 中华本草:蒙药卷[M]. 上海:上海科学技术出版社,2004.

[11] 布和巴特尔,奥·乌力吉. 传统蒙药与方剂[M]. 赤峰:内蒙古科学技术出版社,2013.

[12] 王伟. 内蒙古蒙药制剂规范[M]. 呼和浩特:内蒙古人民出版社,2014.

[13] 国家中医药管理局《中华本草》编委会. 中华本草:藏药卷[M]. 上海:上海科学技术出版社,2002.

[14] 国家中医药管理局《中华本草》编委会. 中华本草:维吾尔药卷[M]. 上海:上海科学技术出版社,2005.

黄 矾

《新修本草》

Fibroferritum

·别名· 鸡屎矾(《本草经集注》),金线矾(《海药本草》)。

·来源· 本品为硫酸盐类明矾石族矿物纤铁矾。

·本草考证· 本品为较少用中药,始载于《新修本草》。李时珍曰:"黄矾出陕西瓜州、沙州及舶上来者为上,黄色状如胡桐泪。人于绿矾中拣出黄色者充之,非真也"。

·原矿物· 黄矾 Fibroferrite 单斜晶系。常呈不规则块状或纤维状集合体。淡黄色。显绢丝状或珍珠状光泽。微透明。硬度 $2\sim2.5$,性脆,断面浅绿色。相对密度 $1.8\sim1.9$。

·主产地· 主产于内蒙古、西藏、陕西、甘肃、青海、新疆等地。

·流通量及使用情况· 医院和药厂使用情况 取净黄矾,加等量诃子汤(诃子 $1\,000\,g$,加水 $2\,000\,mL$),

浸透,取出,晾干。

库伦旗蒙医医院:年用量在 0.2 kg 左右,入蒙成药"黏乃-图拉嘎"。

- **采收加工** · 随时采,采挖后,除去杂质。
- **药材鉴别** · 性状鉴别　本品为小颗粒块状集合体或粉末状。淡黄色,绢丝光泽,不透明。手捻有铁锈气,味咸微涩。以色黄白、洁净、无杂质者为佳。

理化鉴别　取本品一小块,置具有小孔软木塞的试管内,灼烧,有水生成,附于上部的管壁上。
- **化学成分** · 主要成分为硫酸铁($Fe_2O_3 \cdot 2SO_3 \cdot 10H_2O$),其中三氧化硫($SO_3$)32%,三氧化二铁($Fe_2O_3$)32%,水($H_2O$)36%。
- **炮制** · 炒黄矾　除去杂质,醋炒研细。
- **性味** · 味咸、酸、涩,有毒。
- **功能主治** · 具有散瘀,行血,止痛,生肌功能。主治痔瘘,恶疮,疥癣等。
- **用法用量** · 外用:研末撒或调敷。内服:研末,每次 0.5 g;入丸、散。
- **用药警戒或禁忌** · 本品多作外用,内服宜慎,不可多服久服。
- **贮藏** · 防潮,置干燥处。

民族医药应用
◇ 蒙　药 ◇

- **名称** · 协日-白邦、霞日-白帮(《无误蒙药鉴》),斯日粗尔(《认药白晶鉴》),希日白榜-色日楚日。
- **本草考证** · 本品载于《认药白晶鉴》。《无误蒙药鉴》称:"淡黄色或大部分色甚黄,色甚黄者质佳。藏族地区染衣物时,由黄矾与栀子汁、诃子汁配合成的,颜色甚黄。"蒙医沿用的黄矾形态特征基本符合本草描述,故认定蒙医药文献所载的斯日粗尔即协日-白邦(黄矾)。
- **炮制** · 制黄矾　取净黄矾,加等量诃子汤(诃子 1 kg,加水 2 L),浸透,取出,晾干(每 10 kg 黄矾,加诃子 1 kg 的水煮液 2 L)。
- **性味** · 味酸、涩、咸,性平,有毒。
- **功能主治** · 具有止腐,破痞,止痛功能。主治痞证,肠刺痛,疮疡,白喉,炭疽,脓肿。
- **用法用量** · 内服:研末,入丸、散。外用:研末与其他药制成散剂,撒患处。

参 考 文 献

［1］南京中医药大学. 中药大辞典［M］. 2 版. 上海:上海科学技术出版社,2006.
［2］高天爱,马金安,刘如良. 矿物药真伪图鉴及应用［M］. 太原:山西科学技术出版社,2014.
［3］国家中医药管理局《中华本草》编委会. 中华本草:蒙药卷［M］. 上海:上海科学技术出版社,2004.
［4］内蒙古自治区卫生厅. 内蒙古蒙成药标准［M］. 赤峰:内蒙古科学技术出版社,1984.

碳酸盐
carbonates

文　石
《晶珠本草》
Aragonitum

本药多作为民族药应用。

◇ 藏　药 ◇

- **别名** · 东泽嘎尔保、嘎尔保秋特、嘎尔保东泽(《矿物药真伪图鉴及应用》)。
- **来源** · 本品为碳酸盐类矿物方解石族文石。
- **本草考证** · 《晶珠本草》记载:"嘎尔保秋特又名嘎尔保东泽,坚硬,底粗,尖细,锤打后呈针排列状啐开,尖锐,大而细长,色白,有喉状纹。"见图 11 - 25。

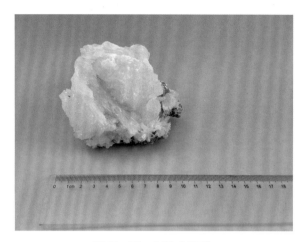

图 11 - 25 文石（广西）

- **主产地**·青藏高原大部分地区皆有出产。
- **采收加工**·全年可采集。
- **药材鉴别**·**性状鉴别** 本品晶体呈板状或尖锥状，集合体呈棒状、放射状、钟乳状、豆状和鲕状等。白色、黄色、灰色、浅红色至黑色。条痕白色。玻璃光泽。透明至半透明。砸碎一端粗，一端细，形似长矛。气微，味淡。

  理化鉴别 （1）取本品少许，置试管中，滴加盐酸溶液，则产生剧烈的二氧化碳气泡。溶液应显钙盐的鉴别反应。

（2）取本品颗粒置三溴甲烷中，文石下沉（方解石、白云石则漂浮而不下沉）。

- **化学成分**·主含碳酸钙（$CaCO_3$），其中氧化钙（CaO）56%，含少许铁、锶、铅、锌、镁等，常有石英、长石、绿泥石及黏土矿等混入物。
- **炮制**·取净文石砸碎成青稞粒大小，加唐古特乌头（50：1，即文石 50 份，唐古特乌头 1 份），加入清水，以浸没药物为度，煮沸 4 h 后，弃去液汁，取出文石，用清水连续冲洗数次，晾干。
- **性味**·味涩，性凉。
- **功能主治**·具有固骨脂，干脓肿，敛黄水功能。主治骨折，脑外伤，黄水病，视力减退。
- **用法用量**·3～9 g。外用：涂敷或调敷。
- **贮藏**·置干燥处，防尘。

参 考 文 献

［1］高天爱，马金安，刘如良. 矿物药真伪图鉴及应用［M］. 太原：山西科学技术出版社，2014.

［2］大丹增. 中国藏药材大全［M］. 北京：中国藏学出版社，2016.

［3］地质部地质辞典办公室. 地质辞典（二）：矿物岩石地球化学分则［M］. 北京：地质出版社，1981.

方 解 石

《名医别录》

Calcite

- **别名**·黄石（《名医别录》）。
- **来源**·本品为碳酸盐类矿物方解石族方解石。
- **本草考证**·方解石始载于《名医别录》，云："生方山，采无时。"《新修本草》于"石膏"条下云："方解石不因石而生，端然独处。大者如升，小者若拳，或在土中，或生溪水，其土皮随土及水苔色，破之方解，大者方尺。今人以此为石膏疗风去热虽同，而解肌发汗，不如真者（指石膏）。"《本草纲目》曰："方解石与硬石膏相似，皆光洁如白石英，但以敲之段段片碎者为硬石膏，块块方棱者为方解石，盖一类二种，亦可通用。"根据以上文献记载方解石的形态、颜色及"块块方棱"的特征，可以认为本品即是碳酸盐类方解

族矿物方解石。本品据古本草记载，曾有被当作石膏、凝水石应用的历史，虽功用类似，但终属不同矿物来源，应加以区分。

- **原矿物**·方解石 Calcite　晶体结构属三方晶系。晶体为菱面体，也有呈柱状及板状者。常以钟乳状或致密粒状集合体产出。多为无色或乳白色如有混入物，则呈灰、黄、玫瑰、红、褐等各种色彩。具玻璃光泽，透明至不透明，有完全的解理，晶体可沿三个不同的方向劈开。断口贝壳状，硬度 3，性脆，相对密度 2.6～2.8。见图 11 - 26～图 11 - 30。
- **主产地**·主产于河北、河南、江苏、浙江、安徽、江西、湖南、四川、湖北、广东、广西、甘肃、新疆、贵州、

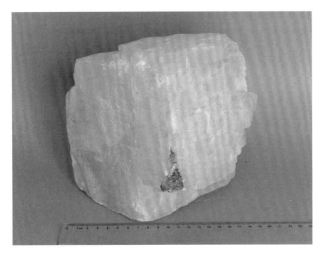

图 11-26　方解石原矿石（河南）

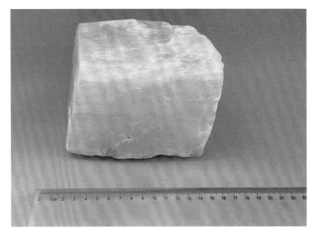

图 11-29　方解石原矿石（湖南）

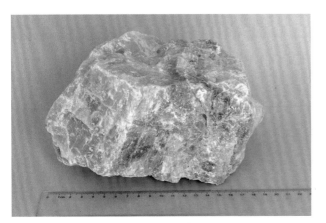

图 11-27　方解石原矿石（内蒙古）

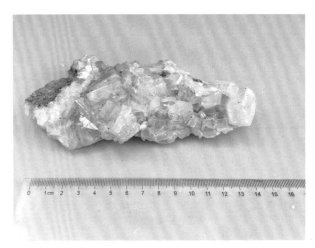

图 11-30　方解石原矿石（广东）

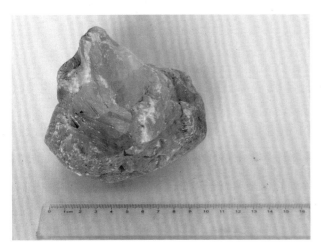

图 11-28　方解石原矿石（青海）

西藏、青海等地。

· **蕴藏量** · **方解石 Calcite**　据 1949—2019 年间"全国地质资料馆"公布的数据，方解石储量约为 16 991.63 万吨。按地区统计，矿物储量以江西省最多（8 136.31 万吨），依次为青海省（7 850.11 万吨）、重庆市（220.92 万吨）、四川省（197.27 万吨）、湖南省（160 万吨）、辽宁省（147.26 万吨）、吉林省（142.32 万吨）、福建省（85.67 万吨）、广东省（26 万吨）、山东省（25.77 万吨），详细见表 11-10。

· **流通量及使用情况** · **市场流通量**　方解石全国每年药用流通量在 30 吨左右，市场流通的药材来源主要为河南方城县。

· **采收加工** · 采挖后除去表面附着泥土、水苔等杂质。

表 11-10 方解石历年蕴藏量报道

序号	省份	市（州、盟）	县（区、旗）	经度	纬度	蕴藏量（万吨）	时间
1	辽宁省	辽阳市	辽阳县	123°09′00″～123°09′30″	40°48′15″～40°49′00″	97.8	2009/12/20
2	辽宁省	鞍山市	海城市	122°51′35″～122°51′35″	40°44′50″～40°44′50″	32.1244	1959/4/1
3	辽宁省	鞍山市	岫岩县	123°15′02″～123°21′08″	40°28′17″～40°33′40″	17.34	1983/3/1
4	吉林省	白山市	/	126°38′30″～126°38′30″	41°55′25″～41°55′25″	142.32	1965/5/5
5	福建省	南平市	政和县	118°43′24″～118°43′49″	27°20′00″～27°20′52″	85.67	1987/10/1
6	江西省	上饶市	广丰县	118°11′11″～118°13′40″	28°29′43″～28°37′36″	7119.55	1985/11/1
7	江西省	赣州市	于都县	115°41′00″～115°41′00″	26°18′00″～26°18′00″	986.88	1986/6/1
8	江西省	景德镇市	乐平市	117°04′00″～117°04′00″	28°58′00″～28°58′00″	29.88	1985/8/1
9	山东省	烟台市	莱州市	119°48′10″～119°48′10″	37°10′00″～37°10′00″	25.77	1963/11/1
10	湖南省	湘西土家族苗族自治州	保靖县	109°12′10″～109°15′10″	28°36′39″～28°38′30″	160	1987/10/1
11	广东省	茂名市	信宜市	/	/	26	1965/7/1
12	重庆市	/	秀山县	109°09′29″～109°12′23″	28°34′20″～28°37′05″	185.62	1992/10/1
13	重庆市	/	綦江区	106°53′～106°53′	28°56′30″～28°56′30″	35.3	1984/5/1
14	四川省	凉山彝族自治州	会东县	102°43′30″～102°44′30″	26°51′00″～26°53′15″	197.27	2011/4/1
15	青海省	海西州	/	90°00′00″～90°13′23″	38°20′00″～38°22′30″	7849.3085	1961/2/1
16	青海省	西宁市	湟中县	101°38′50″～101°38′50″	36°19′20″～36°19′20″	0.8	1987/8/10

· **药材鉴别** · **性状鉴别** 本品多呈不规则的块状结晶，常呈斜方柱状，有棱角。无色或黄色，透明至不透明，表面平滑，有玻璃样光泽。质坚硬，易砸碎，碎块为斜方形或斜长方形。气微，味淡。以色白、透明、易碎者为佳。

理化鉴别 （1）取本品粉末约 0.5 g，加稀盐酸 10 mL，即泡沸，并产生大量气体，将此气体通入氢氧化钙试液中，即产生白色沉淀（检查碳酸盐）。

（2）取上述反应后的溶液，滤过，滤液加甲基红指示液 2 滴，用氨试液中和，再滴加盐酸至恰呈酸性，加草酸铵试液，即生成白色沉淀；分离，沉淀不溶于醋酸，但可溶于盐酸（检查钙盐）。

（3）取钳丝，用盐酸湿润后，蘸取粉末少许，在无色火焰中燃烧，火焰即显砖红色（检查钙盐）。

· **化学成分** · 主含碳酸钙（$CaCO_3$），其中氧化钙（CaO）56%，尚含少量镁、铁、锰，以及微量的锌、锶、铅等。

· **性味归经** · 味苦、辛，性寒。归肺、胃经。

· **功能主治** · 具有清热泻火解毒功能。主治胸中烦热，口渴，黄疸。

· **用法用量** · 内服：煎汤，10～30 g；炮制后，研末，入丸、散。

· **用药警戒或禁忌** · 非实热者慎用。

· **贮藏** · 置干燥处，防尘。

民族医药应用
◇ 蒙 药 ◇

· **名称** · 额热-壮西（《认药白晶鉴》），跑壮、楚鲁因希莫（《无误蒙药鉴》）。

· **本草考证** · 本品载于《认药白晶鉴》。《认药白晶鉴》载："状如残马牙，坚硬而重，质如脂，色浅黄者称额热-壮西。"《无误蒙药鉴》谓："不管怎样砸碎，粒粒大小皆四方，如光明盐且坚硬，有玻璃样光泽者质佳，状如石英者质次。"上述矿物药形态特征与方解石基本一致，故历代蒙医药文献所载的跑壮即额热—壮西（方解石）。

· **炮制** · **锻制方解石** 取净方解石，砸成小块，置无烟炉火上锻至白色，投入水中淬酥，取出，晾干。

　　奶制方解石　取净方解石,砸成小块,置无烟炉火上锻至白色,投入牛奶中,取出,晾干。

　　酒制方解石　取净方解石,砸成小块,置无烟炉火上锻至白色,投入白酒中,取出,晾干。

　　酸奶制方解　石取净方解石,砸成小块,置无烟炉火上锻至白色,投入脱脂酸牛奶中,取出,晾干。

· **性味** · 味辛,性平。

· **功能主治** · 具有清巴达干热,止吐,止泻,消食,解毒,破痞,愈伤,接骨,调元功能。主治巴达干热,暖气,泛酸,消化不良,腹泻,胃巴达干病,痞,包如病,身体营养缺乏,骨折,外伤。

· **用法用量** · 内服:炮制后研末,入丸、散。

参 考 文 献

[1] 国家中医药管理局《中华本草》编委会. 中华本草:第1册[M]. 上海:上海科学技术出版社,1999.

[2] 中国地质调查局发展研究中心. 全国地质资料馆[OL]. http://www. ngac. cn/125cms/c/qggnew/zljs. htm.

[3] 国家中医药管理局《中华本草》编委会. 中华本草:蒙药卷[M]. 上海:上海科学技术出版社,2004.

[4] 内蒙古自治区卫生厅. 内蒙古蒙药材标准. 1986年版. 赤峰:内蒙古科学技术出版社,1987.

[5] 王伟. 内蒙古蒙药制剂规范[M]. 呼和浩特:内蒙古人民出版社,2007.

[6] 王伟. 内蒙古蒙药制剂规范[M]. 呼和浩特:内蒙古人民出版社,2014.

孔 公 孽
《神农本草经》
Stalacto-stalagmitum

· **别名** · 通石(《名医别录》),孔公石(《本草纲目》)。

· **来源** · 本品为碳酸盐类方解石族矿物方解石的钟乳状集合体。中间稍细部分或有中空者。

· **本草考证** · 孔公孽始载于《神农本草经》,列于中品。《名医别录》云:"殷孽根也。青黄色,生梁山山谷。"陶弘景云:"凡钟乳之类,三种同一体。从石室上汁溜积久盘结者,为钟乳床,即此孔公孽也。殷孽复溜轻好者为钟乳,虽同一类,而疗体为异,贵贱悬(政和作'相',大观作'悬')殊。"《新修本草》提出不同看法,并为正误,云:"此孽次于钟乳,如牛羊角者,中尚孔通,放名通石。《本经》(实指《名医别录》)误以为殷孽之根;陶依《本经》以为今人误,其实是也。""此(殷孽)即石堂下孔公孽根也,盘结如姜,故名姜石。"当以《新修本草》所说为是,因其根部多盘结无孔,中段以后多有通孔,故殷孽为其根,其次为孔公孽,再下为钟乳石。不然则姜石、通石、芦石诸名都将失去其意义了。本品为极少用中药。李时珍曰:"孔窍空通,附垂于石,如木之芽孽,故曰孔空孽,而俗讹为孔公尔。"

· **原矿物** · 方解石(石柱)Stalacto-stalagmite 晶体结构属三方晶系。呈扁圆锥形、圆锥形及圆柱形。表面粗糙,凹凸不平。类白色,有的因含杂质而染成灰白色或浅棕黄白色等。玻璃光泽或暗淡。硬度3,性脆。断面较平整,可见同心层状构造或放射状构造,中心有的有空心。相对密度2.6～2.8。钟乳石系含碳酸钙的水溶液,经石灰岩裂隙,从溶洞顶滴下,因水分蒸发,二氧化碳散逸,使析出的碳酸钙淀积而成,且自上向下逐渐增长,倒垂于洞顶。见图11-31～图11-34。

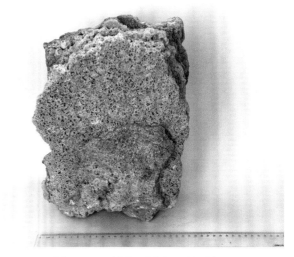

图 11-31　钟乳石原矿石(辽宁)

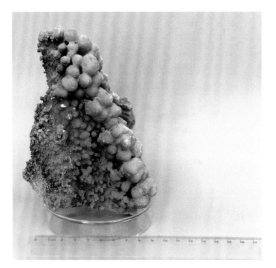

图 11 - 32 钟乳石原矿石（湖北）

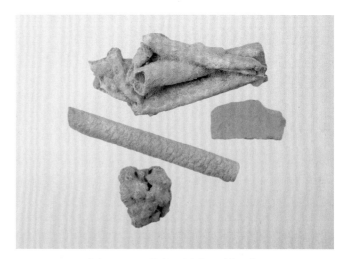

图 11 - 33 钟乳石原矿石（湖北）

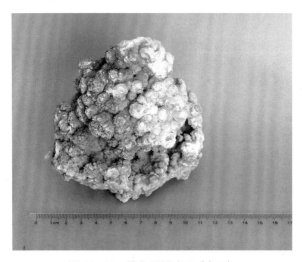

图 11 - 34 钟乳石原矿石（广西）

分别为 0.296%，1.65×10^{-6}，0.388%，154.0%，154×10^{-6}，13×10^{-6}。其他尚有镁、磷、钴、镍、铅、银、铬等。

· **性味** · 味甘、辛，性温。

· **功能主治** · 具有通阳散寒，化瘀散结，解毒功能。主治腰膝冷痛，癥瘕结聚，饮食不化，恶疮，痔瘘，乳汁不通。

· **用法用量** · 内服：煎汤，9～15 g，打碎先煎；研末，1.5～3 g；或入丸、散。外用：适量，研末调敷。

· **用药警戒或禁忌** · 阴虚火旺、肺热盛者及孕妇禁服。

· **贮藏** · 置干燥处，防尘、防潮。

参 考 文 献

［1］国家中医药管理局《中华本草》编委会. 中华本草：第 1 册［M］. 上海：上海科学技术出版社，1999.

［2］高天爱，马金安，刘如良. 矿物药真伪图鉴及应用［M］. 太原：山西科学技术出版社，2014.

· **主产地** · 主产于山西、陕西、甘肃、湖北、湖南、广东、广西、四川、贵州、云南等地。

· **采收加工** · 石灰岩山洞中采集，除去杂石洗净。

· **化学成分** · 主含碳酸钙（$CaCO_3$），其中 CaO 49.53%。含微量元素铁、铜、钾、锌、锰、镉（mg/g）

石 灰 华
《中国藏药材大全》
Travertinum

本药多作为民族药应用。

◇ 藏 药 ◇

· **来源** · 本品为碳酸盐类方解石-文石族矿物石灰华。

· **本草考证** · 《蓝琉璃》记载："所说的实物为泉华。"《初佛时轮·明智品》的第二零二组碣颂说："石之水成土，月之水是水，火之水是火。"《玛拉雅释难·大小满意》中说："泉华本性矿泉。矿泉边形成的泉华色黄,功效接骨。"《晶珠本草》记载:"泉华接骨、解水银毒。"《时轮·智慧章偶颂第二章》中说:"泉华为土化。"《玛拉雅释难》中说:"泉华性如温泉。"本品为温泉深处的热气熔石,滴入水中,随水流出,水汽蒸发,从水中析出,结于其他石面。状如水锈,半土半石,疏松,灰白色或淡黄色。

· **主产地** · 有温泉分布的地区均有产。

· **蕴藏量** · 石灰华 Travertine 据 1949—2019 年间"全国地质资料馆"公布的数据,石灰华储量约为 18 846.46 m³。按地区统计,矿物储量以四川省最多(10 920 m³),依次为安徽省(4 371.13 m³)、江西省(1975.33 m³)、黑龙江省(1400 m³)等,详细见表 11-11。

表 11-11 石灰华历年蕴藏量报道

排序	省份	市(州、盟)	县(区、旗)	经度	纬度	蕴藏量(m³)	时间
1	黑龙江省	黑河市	五大连池市	126°07′25″~126°09′50″	48°37′18″~48°39′40″	1400	1987/7/7
2	安徽省	淮南市	凤台县	116°30′38″	32°45′28″	1000	1995/8/1
3	安徽省	亳州市	/	/	/	968.56	/
4	安徽省	六安市	霍邱县	115°52′52″	32°28′50″	650	1997/9/1
5	安徽省	蚌埠市	市辖区	117°18′47″	32°54′35″	460	/
6	安徽省	亳州市	利辛县	116°18′58″	33°00′36″	450	/
7	安徽省	六安市	市辖区	116°37′56″	31°23′29″	289.2	2002/12/1
8	安徽省	宣城市	宁国市	118°53′28″	30°31′49″	180	2003/1/1
9	安徽省	巢湖市	庐江县	117°18′39″	31°14′22″	180	1995/6/1
10	安徽省	合肥市	肥西县	117°16′35″	31°41′33″	80	1997/7/1
11	安徽省	合肥市	东市区	117°18′36″	31°52′33″	80	1997/1/1
12	安徽省	六安市	金寨县	116°01′20″	31°41′09″	33.37	1995/7/1
13	江西省	南昌市	市辖区	115°58′09″	28°43′53″	840.33	2008/10/1
14	湖北省	潜江市	/	112°35′37″	30°11′45″	600	1993/9/1
15	江西省	南昌市	西湖区	114°01′12″	30°39′00″	400	2001/1/1
16	湖北省	荆州市	荆州区	112°04′15″	30°26′52″	80	2000/1/1
17	河南省	郑州市	中原区	113°36′44″	34°43′49″	30	1998/6/1
18	河南省	郑州市	金水区	113°37′00″	34°45′54″	25	1997/12/1
19	湖北省	/	神农架林区	110°47′26″	31°42′00″	180	1999/1/1
20	四川省	乐山市	峨眉山市	103°24′	29°35′	10 920	1899/12/30

· **采收加工** · 就地浸泡、入药或采集后入药。

· **药材鉴别** · **性状鉴别** 本品为温泉周围形成的碳酸盐。当泉水流出地表时,因压力降低、温度下降,地下水中的矿物质沉淀在泉口成形疏松多孔物质。由于成分、沉淀数量及泉口地形的差异,石灰华可堆积成锥状、台阶状或扇状地貌。浑浊度小于或等于5;温度在 25~43 ℃之间,含有丰富的矿物质,酸碱度在 2~10 之间。

· **化学成分** · 石灰华的主要成分为 $CaCO_3$,也称为钙华或泉华。

· **性味** · 味甘、酸,性凉。

· **功能主治** · 具有接骨解毒功能。主治愈合骨折,水银中毒。

参 考 文 献

[1] 大丹增. 中国藏药材大全[M]. 北京:中国藏学出版社,2016.

[2] 中国地质调查局发展研究中心. 全国地质资料馆[OL]. http://www.ngac.cn/125cms/c/qggnew/zljs.htm.

石　床
《新修本草》
Stalagmitum

- **别名** · 乳床、逆石、石笋(《新修本草》)。
- **本草考证** · 本品为极少用中药,始载于《新修本草》。
- **来源** · 本品为钟乳液滴下后凝积成笋状者。
- **原矿物** · 参见"孔公孽"。
- **主产地** · 分布于山西、陕西、甘肃、湖北、湖南、广东、广西、四川、贵州、云南等地。
- **采收加工** · 石灰岩山洞中采集,除去杂石,洗净。
- **药材鉴别** · 性状鉴别　略呈圆锥形或圆柱形。表面白色、灰白色或棕黄色,粗糙,凹凸不平。体重,质硬,断面较平整,白色至浅灰白色,对光观察具闪星状的亮光,近中心常有一圆孔,圆孔周围有多数浅橙黄色略呈放射状结晶排列的同心环层。气微,味微咸。硬度3,相对密度2.6~2.8。以色白或灰白、空心、有亮光、无杂石者为佳。
- **化学成分** · 主含碳酸钙($CaCO_3$)。
- **炮制** · 洗净,砸成小块,干燥。
- **性味归经** · 味甘,性温。归肺、肾、胃经。
- **功能主治** · 具有温肾壮骨功能。主治筋骨痿软,腰脚冷痛。
- **用法用量** · 内服:煎汤,9~15 g,打碎先煎;研末,1.5~3 g;或入丸、散。外用:适量,研末调敷。
- **用药警戒或禁忌** · 阴虚火旺、肺热咳嗽者禁服。
- **贮藏** · 置干燥处,防尘、防潮。

参 考 文 献

[1] 国家中医药管理局《中华本草》编委会. 中华本草:第1册[M]. 上海:上海科学技术出版社,1999.

[2] 高天爱,马金安,刘如良. 矿物药真伪图鉴及应用[M]. 山西:山西科学技术出版社,2014.

乳　花
《新修本草》
Stalactitum Floral

- **别名** · 石花(《新修本草》)。
- **来源** · 本品为钟乳液滴石上散溅如花者。
- **本草考证** · 本品为极少用中药,始载于《新修本草》。李时珍曰:"石花是钟乳滴于石上迸散,日久积成如花者。"
- **原矿物** · 钟乳石 Stalactite　参见"孔公孽"。
- **主产地** · 主产于山西、陕西、甘肃、湖北、湖南、广东、广西、四川、贵州、云南等地。
- **采收加工** · 石灰岩山洞中采集,除去杂石,洗净。
- **药材鉴别** · 性状鉴别　本品为粒状,晶簇状如花者,无色或白色。其他特征如钟乳石。
- **化学成分** · 主含碳酸钙($CaCO_3$)。
- **性味** · 味甘,性温。
- **功能主治** · 具有温肾,壮骨,助阳功能。主治筋骨痿软,腰脚冷痛,阳痿早泄。
- **用法用量** · 内服:煎汤,9~15 g,打碎先煎;研末,1.5~3 g。
- **贮藏** · 置干燥处,防尘、防潮。

参 考 文 献

[1] 国家中医药管理局《中华本草》编委会. 中华本草:第1册[M]. 上海:上海科学技术出版社,1999.

[2] 高天爱,马金安,刘如良. 矿物药真伪图鉴及应用[M]. 山西:山西科学技术出版社,2014.

炉 甘 石

《外丹本草》

Calamina

- **别名** · 甘石(《御制本草品汇精要》),卢甘石(《医学入门》),芦甘石(《审视瑶函》),羊肝石(《现代实用中药》),浮水甘石(《中药志》),炉眼石(《矿物药与丹药》),干石(《疮疡外用本草》)。

- **来源** · 本品为碳酸盐类方解石-文石族矿物菱锌矿或水锌矿。

- **本草考证** · 本品始载于《外丹本草》。《御制本草品汇精要》载:"炉甘石出广川、池州山谷。其形腻软,棱层作块,大小不一,有粉红色如梅花瓣者,亦有清白色而挟石者,入药而以纯白而腻者佳,余色粗粝为劣。"《本草纲目》载:"炉甘石所在坑冶处皆有,川、蜀、湘东最多,而太原、泽州、阳城、高平、灵丘、融县及云南者为胜。金银之苗也。其块大小不一,状似羊脑,松如石脂,亦粘舌。产于金坑者其色微黄,为上。产于银坑者,其色白,或带青,或带绿,或粉红。"本草记载与现今所用炉甘石基本一致。

- **原矿物** · 菱锌矿 Smithsonite 三方晶系,晶体常

呈块状、土状、皮壳状集合体。纯者白色,常被染成灰白、淡黄、浅绿或浅褐色。透明至半透明,玻璃光泽或暗淡土状光泽,晶面上有时呈珍珠光泽。硬度 4.5～5.0,性脆,断口参差状。相对密度 4.5～5.0。见图 11-35～图 11-37。

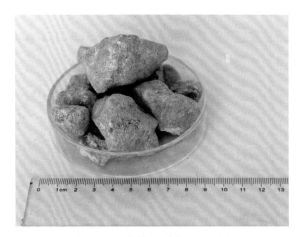

图 11-35 炉甘石原矿石(辽宁)

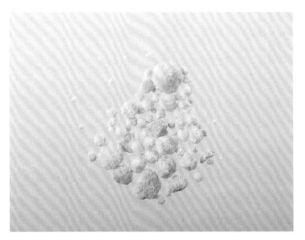

图 11-36 炉甘石原矿石(湖南)

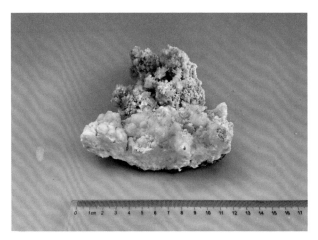

图 11-37 炉甘石原矿石(湖南)

- **主产地** · 主产于山西、广西、四川、辽宁、云南、湖南等地。

- **蕴藏量** · 菱锌矿 Smithsonite 据 1949—2019 年间"全国地质资料馆"公布的数据,菱锌矿储量约为 241.5 万吨。按地区统计,矿物储量以云南省最多(240 万吨),依次为湖南省(1.5 万吨),见表 11-12。

表 11 - 12　菱锌矿历年蕴藏量报道

序号	省份	市（州、盟）	县（区、旗）	经度	纬度	蕴藏量（万吨）	时间
1	湖南省	永州市	蓝山县	112°19′49″	25°28′39″	1.5	1969/1/1
2	云南省	曲靖市	会泽县	103°10′00″～103°40′00″	26°06′00″～26°40′00″	240	/

·**流通量及使用情况**·**市场流通量**　炉甘石全国每年药用流通量在 20 吨左右，用量不大，入药之前水洗，市场流通的药材来源主要为广西柳州永安县。

·**采收加工**·随时采，采得后，除去杂石、泥土，晒干。

·**药材鉴别**·（1）取本品粗粉 1 g，加稀盐酸 10 mL，即泡沸，产生二氧化碳气体，导入氢氧化钙试液中，即生成白色沉淀。

（2）取本品粗粉 1 g，加稀盐酸 10 mL 使溶解，滤过，滤液加亚铁氰化钾试液，即生成白色沉淀，或杂有微量的蓝色沉淀。

·**化学成分**·主含碳酸锌（$ZnCO_3$），另含铁、钴、锰等碳酸盐以及微量的镉、铟等离子。煅烧后碳酸锌分解成氧化锌。氧化锌（ZnO）64.8%，二氧化碳（CO_2）35.2%。尚含少量氧化钙（CaO）、氧化镁（MgO）、氧化铁（Fe_2O_3）、氧化锰（MnO）。

·**药理作用**·1. **抑菌**　能杀灭局部葡萄球菌，并无刺激性。

2. **收敛、防腐、保护**　能溶解并吸收创面分泌物，呈收敛、庇护作用，广泛用于皮肤科，治疗皮肤炎症或表面创伤。一般用 5%～10%，水混悬液（洗剂），亦有用油膏者。

·**炮制**·**炉甘石**　除去杂质，打碎。

煅炉甘石　取净炉甘石，照明煅法煅至红透，再照水飞法水飞，干燥。

·**性味归经**·味甘，性平。归肝、脾经。

·**功能主治**·具有解毒明目退翳，收湿止痒敛疮功能。主治目赤肿痛，睑弦赤烂，翳膜遮睛，胬肉攀睛，溃疡不敛，脓水淋漓，湿疮瘙痒。

·**用法用量**·外用适量。

·**用药警戒或禁忌**·（1）忌内服，内服后会刺激腐蚀胃肠道。

（2）忌生用，宜炮制后应用。

·**贮藏**·置干燥处。

民族医药应用

◇ 蒙 药 ◇

·**名称**·查孙·道苏勒·楚鲁、刚提各，查森·多斯勒·朝鲁（《无误蒙药鉴》），刚梯格（《认药白晶鉴》），查森-多斯勒-绰鲁（《内蒙古蒙药材标准》）。

·**炮制**·**炉甘石**　拣去杂质，打碎生用或煅用。

煅炉甘石　取净的本品，打碎置耐火容器内，煅透，取出立即倒入水中浸淬搅拌，倾取混悬液，未透者沥干后，继续煅淬水飞反复 3～4 次，弃去石渣，将混悬液放置澄清，倾去清水，取沉淀物干燥后，研细粉。

·**性味**·味甘，性凉。

·**功能主治**·具有清肝，明目，燥协日乌素，接骨功能。主治肝热，血热，协日乌素性眼病，肝包如，颅骨损伤，痘疹，热性协日乌素病。

·**用法用量**·内服：研末，1～3 g；入丸、散。

◇ 藏 药 ◇

·**名称**·坑替（《四部医典》），坑嘎切巴尔同布（《鲜明注释》），拉肖（《药物鉴别明镜》），冈透、甘石、刚特（《矿物药》）。

·**炮制**·在含微量火硝的水中加入炉甘石，煎煮约 2 h，取出炉甘石，多次洗净，晒干。

·**性味**·味甘，性凉、平。

·**功能主治**·具有清热，收湿止痒，敛疮功能。主治肝热，湿疹，皮肤瘙痒，溃疡不敛，目赤肿痛，骨折。

参 考 文 献

［1］国家中医药管理局《中华本草》编委会. 中华本草：第 1 册［M］. 上海：上海科学技术出版社，1999.

［2］高天爱，马金安，刘如良. 矿物药真伪图鉴及应用［M］. 山西：山西科学技术出版社，2014.

［3］李军德,张志杰.新编中国药材学:第8卷[M].北京:
中国医药科技出版社,2020.

［4］中国地质调查局发展研究中心.全国地质资料馆
[OL]. http://www. ngac. cn/125cms/c/qggnew/
zljs. htm.

［5］国家药典委员会.中华人民共和国药典(2020版)
[M].中国医药科技出版社,2020.

［6］国家中医药管理局《中华本草》编委会:蒙药卷[M].上
海:上海科学技术出版社,2004.

［7］中华人民共和国卫生部药典委员会.中华人民共和国卫

生部药品标准·蒙药分册[M].北京:中华人民共和国
卫生部药典委员会,1998.

［8］王伟.内蒙古蒙药制剂规范[M].呼和浩特:内蒙古人
民出版社,2007.

［9］王伟.内蒙古蒙药制剂规范[M].呼和浩特:内蒙古人
民出版社,2014.

［10］内蒙古自治区卫生厅.内蒙古蒙成药标准[M].赤峰:
内蒙古科学技术出版社,1984.

［11］国家中医药管理局《中华本草》编委会.中华本草:藏药
卷[M].上海:上海科学技术出版社,2002.

钟 乳 石

《神农本草经》

Stalactitum

· 别名 · 石钟乳(《神农本草经》),留公乳(《太平御览》引《神农本草经》),虚中、钟乳(《吴普本草》),公乳、芦石、夏石(《名医别录》),黄石砂(《药性论》),卢布、夏乳根(《石药尔雅》)。

· 来源 · 本品为碳酸盐类方解石-文石族矿物方解石的钟乳状集合体下端较细的圆柱状管状部分。

· 本草考证 · 钟乳石原名石钟乳,始载于《神农本草经》,列为上品。历代本草对其产地、产状以及形态、品质优劣等均有详细记载。如《吴普本草》曰:"生太山山谷阴处,岸下聚溜汁所成,如乳汁,黄白色,空中相通,二月三月采,阴干。"《名医别录》曰:"生少室(在河南登封)及太山,采无时。"《本草经集注》曰:"第一出始兴(在广东),而江陵及东境名山石洞,亦皆有。惟通中轻薄如鹅翎管,碎之如爪甲,中无雁齿,光明者为善。长挺乃有一二尺者,色黄,以苦酒洗刷则白。"范成大《桂海虞衡志》所说更为详明,云:"桂木接宜、融山(在广西)中洞穴至多……仰视石脉涌起处,即有乳床如玉雪,石液融结所为也。乳床下垂,如倒数峰小山,峰端渐锐且长,如冰柱。柱端轻薄中空如鹅翎,乳水滴沥不已,且滴且凝,此乳之最精者。"这些特征与当前所用生于石灰岩洞顶向下垂、形如钟乳状冰柱的钟乳石完全相符。

· 原矿物 · 钟乳石 Stalactite 参见"孔公孽"条。

· 主产地 · 主产于山西、陕西、甘肃、湖北、湖南、广东、广西、四川、贵州、云南等地。

· 流通量及使用情况 · 市场流通量 钟乳石全国每

年药用流通量在5吨左右,粉碎后入药,全国均有。

· 采收加工 · 石灰岩山洞中采集,除去杂石,洗净,晒干。

· 药材鉴别 · 性状鉴别 本品为钟乳状集合体。多呈圆锥形或圆柱形,长短粗细不一。表面白色、灰白色或棕黄色,粗糙,凹凸不平。体熏,质硬,易砸碎,断面较平整,白色至浅灰白色,或略带淡棕色,对光观察具闪星状的亮光,近中心常有圆孔,圆孔周围具多数浅橙黄色同心环层,有的可见放射状纹理。无臭,味微咸。以白色或灰白、圆锥形、断面具闪星状亮光者为佳。

理化鉴别 (1)碳酸盐的鉴别:取本品粉末约0.2g,加稀盐酸5mL,即泡沸,并产生大量气体,将此气体通入氢氧化钙试液中,即产生白色沉淀。

(2)钙盐的鉴别:①取铂丝,用盐酸湿润后,蘸取粉末少许,在无色火焰中燃烧,火焰即显砖红色。②取"碳酸盐的鉴别"项下反应后的溶液,滤过,滤液加甲基红指示液2滴,用氨试液中和,再滴加盐酸至恰呈酸性,加草酸铵试液,即生成白色沉淀;分离,沉淀不溶于醋酸,但可溶于盐酸。③取"碳酸盐的鉴别"项下反应后的溶液,滤过,取出溶液1滴,置载玻片上,加1:3硫酸1滴,静置片刻,置显微镜下观察,可见针状结晶。

(3)热分析。曲线特征为:吸热913℃(中),由700℃后始失重,是碳酸钙晶格破坏、CO_2逸出所致。

（4）X射线衍射分析：取本品，粉碎，过100目筛，照粉末X射线衍射法测定，钟乳石指纹图谱中应有9个共有峰，以晶面间距3.03Å的峰为参照峰，计算相对峰强度值，共有峰序号（晶面间距/峰强度）：1（1.52/2.02）；2（1.87/5.52）；3（1.91/6.73）；4（2.09/5.66）；5（2.28/6.07）；6（2.49/3.79）；7（3.03/100.00）；8（3.35/2.98）；9（3.85/3.44）。

·**化学成分**· 主要为碳酸钙（$CaCO_3$），其中CaO 55.93%。含微量元素铁、铜、钾、锌、锰、镉（mg/g）分别为795.0%，$15.5×10^{-6}$，0.004%，0.159%，$15.5×10^{-6}$，$0.01×10^{-6}$。其他尚有镁、磷、钴、镍、铅、银、铬等。

·**药理作用**· 1. **制酸** 钟乳石中的碳酸钙在胃中能中和过多的胃酸。

2. **止血** 钟乳石肠吸收后能增加血中的钙离子，并能兴奋交感神经，起到止血作用。

3. **抗肿瘤** 以钟乳石为主药的凋瘤方剂通过体液免疫抑制肿瘤生长，对荷瘤小鼠的抑瘤率达54.20%。

·**炮制**· **钟乳石** 取原药材，除去杂质，洗净，干燥，捣成碎块或碾成粉末。

煅钟乳石 取净钟乳石，砸成小块，置耐火容器中内，用无烟武火煅烧至红透时，取出，放凉，捣成碎块或碾成细粉。

醋淬钟乳石 取净钟乳石，装入罐中，置无烟武火上煅至红透，趁热倾入醋中淬透，冷后研碎。每钟乳石100kg，用醋25kg。

·**性味归经**· 味甘，性温。归肺、肾、胃经。

·**功用主治**· 具有温肺，助阳，利窍通乳功能。主治寒痰喘嗽，虚劳气喘，阳痿早泄，梦遗滑精，腰脚冷痹，乳汁不通，伤食纳少，疮疽痔瘘等。

·**用法用量**· 内服：煎汤，9～15g，打碎先煎；研末，1.5～3g；或入丸、散。外用：适量，研末调敷。

·**用药警戒或禁忌**· （1）钟乳石不可久服。

（2）阴虚火旺、肺热咳嗽者忌服，有溃疡病出血者忌用。

（3）钟乳石能与胃酸中和，同时产生二氧化碳。过量服用时有引起胃扩张以致胃穿孔的可能；二氧化碳对胃黏膜的刺激，可引起继发性的胃酸增多。

在小肠中，中和产物氯化钙与磷酸盐相遇，变成磷酸钙，易沉积于肠道中，引起肠黏膜的敏感性降低，导致便秘。过量服用钟乳石还可使血清钙浓度升高，大剂量可能诱发肾结石。

（4）钟乳石不宜与四环素族抗生素、异烟肼合用，可与其所含钙离子形成难溶性络合物，影响吸收，降低疗效；不宜与洋地黄、硝苯地平（心痛定）、普尼拉明（心可定）等药物合用，可引起心律失常和传导阻滞。

民族医药应用

◇蒙　药◇

·**名称**· 胡浑-朝鲁（《无误蒙药鉴》），娃奴（《认药白晶鉴》）。

·**本草考证**· 本品载于《认药白晶鉴》。《认药白晶鉴》称："娃奴状如乳头，断面中部似乳头空心，外有皱纹，有烧角类气味。"《无误蒙药鉴》称："色灰蓝或灰黄色，状如黄牛乳头，断面中部似乳头有空心，外部稍有皱纹，有烧角类气味。"上述矿物形态特征及附图，与钟乳石形态特征基本相符，故认定历代蒙医药文献所载的娃奴即胡浑-朝鲁（钟乳石）。

·**炮制**· **煅钟乳石** 取净本品，砸成小块，置无烟的炉火上段至红透时，取出，放凉，砸碎。

·**性味**· 味甘，性温。

·**功能主治**· 具有愈伤，壮筋脉功能。主治关节损伤，协日乌素病，拘挛，陶赖，赫如虎，巴木病。

·**用法用量**· 内服：研末，1～2g；或入丸、散。

◇藏　药◇

·**名称**· 帕奴（《四部医典》），拉拉参保其如（《鲜明注释》），多智旦（《甘露本草明镜》）。

·**炮制**· 取本品，除去杂质，碎成小块，放入铁锅中，加美丽乌头250g，火硝5g及适量水，文火煎煮约2h，取出后用水多次洗净，晒干备用。

·**性味**· 味涩，性温。

·**功能主治**· 具有补筋络，愈韧带功能。主治肌肉韧带破裂、创伤。

·**用法用量**· 内服：煎汤，2～5g；或入丸、散。外用：适量，研粉撒或调敷。

参考文献

［1］国家中医药管理局《中华本草》编委会. 中华本草：第 1 册［M］. 上海：上海科学技术出版社，1999.

［2］李军德，张志杰. 新编中国药材学：第 8 卷［M］. 北京：中国医药科技出版社，2020.

［3］南京中医药大学. 中药大辞典［M］. 2 版. 上海：上海科学技术出版社，2019.

［4］高天爱，马金安，刘如良. 矿物药真伪图鉴及应用［M］. 太原：山西科学技术出版社，2014.

［5］高锦飚，李祥. 花蕊石止血作用物质基础的研究［J］. 吉林中医药，2007，27(3)：47 - 48.

［6］周凡，林树良，武一曼. 凋瘤方剂对荷瘤小鼠影响的实验研究［J］. 福建中医学院学报，2000，10(4)：28 - 30.

［7］丁涛. 中草药不良反应及防治［M］. 北京：中国中医药出版社，1992.

［8］马兴民，杨继民. 含钙类中药与西药联合应用的相互作用［J］. 陕西中医，1989，10(6)：275 - 276.

［9］牟秀珍，姜新生. 中药与抗生素在胃肠道中的相互作用［J］. 中国药师，1999，2(3)：159.

［10］国家中医药管理局《中华本草》编委会. 中华本草：蒙药卷［M］. 上海：上海科学技术出版社，2004.

［11］布和巴特尔，奥·乌力吉. 传统蒙药与方剂［M］. 赤峰：内蒙古科学技术出版社，2013.

［12］国家中医药管理局《中华本草》编委会. 中华本草：藏药卷［M］. 上海：上海科学技术出版社，2002.

殷 孽

《神农本草经》

Stalactitum Basum Robustum

- **别名** · 姜石(《神农本草经》)。

- **来源** · 本品为碳酸盐类方解石-文石族矿物方解石的钟乳状集合体的附着于石上的粗大根盘。

- **本草考证** · 殷孽始载于《神农本草经》，列于中品。《名医别录》云："殷孽根也。青黄色，生梁山山谷。"陶弘景云："凡钟乳之类，三种同一体。从石室上汁溜积久盘结者，为钟乳床，即此孔公孽也。殷孽复溜轻好者为钟乳，虽同一类，而疗体为异，贵贱悬(政和作'相'，大观作'悬')殊。"《新修本草》提出不同看法，并为正误，云："此孽次于钟乳，如牛羊角者，中尚孔通，故名通石。《本经》(实指《名医别录》)误以为殷孽之根；陶依《本经》以为今人误，其实是也。""此(殷孽)即石堂下孔公孽根也，盘结如姜，故名姜石。"当以《新修本草》所说为是，因其根部多盘结无孔，中段以后多有通孔，故殷孽为其根，其次为孔公孽，再下为钟乳石。不然则姜石、通石、芦石诸名都将失去其意义了。

- **原矿物** · 钟乳石 Stalactite 参见"孔公孽"。

- **主产地** · 主产于山西、陕西、甘肃、湖北、湖南、广东、广西、四川、贵州、云南等地。

- **采收加工** · 石灰岩山洞中采集，除去杂石，洗净。

- **化学成分** · 主要为碳酸钙($CaCO_3$)，其中 CaO 37.11%。含微量元素铁、铜、钾、锌、锰、镉(mg/g)分别为 1.56%、28.5×10^{-6}、2.013%、135.1%、568×10^{-6}、13.3×10^{-6}。其他尚有镁、磷、钴、镍、铅、银、铬等。

- **性味** · 味辛、咸，性温。

- **功能主治** · 具有温肾壮骨，散瘀解毒功能。主治筋骨痿弱，腰膝冷痛，癥瘕，痔瘘，痈疮。

- **用法用量** · 内服：煎汤，9～15 g，打碎先煎；研末，1.5～3 g；或入丸剂。外用：适量，研末调敷。

- **用药警戒或禁忌** · 阴虚、火盛者及孕妇禁服。

- **贮藏** · 置干燥处，防尘，防潮。

参考文献

［1］国家中医药管理局《中华本草》编委会. 中华本草：第 1 册［M］. 上海：上海科学技术出版社，1999.

［2］南京中医药大学. 中药大辞典［M］. 2 版. 上海：上海科学技术出版社，2006.

［3］高天爱，马金安，刘如良. 矿物药真伪图鉴及应用［M］. 太原：山西科学技术出版社，2014.

鹅 管 石
《本草纲目》
Jubuliforme Colcitum

· **别名** · 滴乳石(《饮片新参》),钟乳鹅管石(《中药志》)。虚中、芦石(《中华本草》)。

· **来源** · 本品为碳酸盐类方解石-文石族矿物方解石的细管状集合体。

· **本草考证** · 鹅管石之名,见于金代刘完素《宣明论》卷九治劳嗽方中,明代《御制本草品汇精要》乃独立成条,列于玉石部,云:"此石出蜀地、岭南,今济南历城具有之,长二三寸,形圆而层层甲错,色白酥脆易折,中空如管,故谓之鹅管石也。中空而明净者佳,类石钟乳而极短小。"今据《本草经集注》"石钟乳"条注云:"惟通中轻薄如鹅翎管,碎之如爪甲,中无雁齿,光明者为善。"《雷公炮炙论》亦谓:"须要鲜明薄而有光润者,似鹅翎筒子为上。"李时珍《本草纲目》则以鹅管石作为石钟乳之别名。综上所述,古代以钟乳石形似鹅翎管者为佳,以后遂有鹅管石之名。这与现代药材钟乳鹅管石的来源一致。目前鹅管石药材中,尚有以珊瑚类动物粗糙盔形珊瑚等动物的石灰质骨骼作本品使用者,称为珊瑚鹅管石。但据以上本草文献记载,则当以钟乳鹅管石为正品。

· **原矿物** · 主要矿物组分为方解石。见图 11-38、图 11-39。

方解石 Calcite　参见"方解石"。

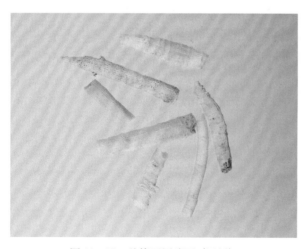

图 11-38　鹅管石原矿石(四川)

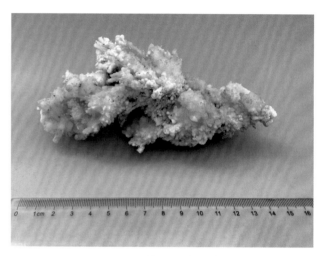

图 11-39　鹅管石原矿石(广西)

· **主产地** · 主产于湖北、湖南、广东、广西、四川、贵州、云南等地。

· **蕴藏量** · 方解石 Calcite　参见"方解石"。

· **采收加工** · 全年可采,从洞顶打下,除去表面污物。

· **药材鉴别** · **性状鉴别**　呈圆柱形或圆锥形,中空如管状,长 3~7 cm,直径 0.5~1.3 cm,管壁厚 1~4 mm。白色、淡黄白色。表面平滑,有的较粗糙,有颗粒或纵斜纹理。半透明至不透明。质硬脆,可折断,断面白色,具玻璃光泽,中心具较大空洞,壁厚者可见浅黄色环层。无臭,味淡。

理化鉴别　(1)取本品粉末约 0.2 g,加稀盐酸 5 mL,即泡沸,并产生大量气体,将此气体通入氢氧化钙试液中,即产生白色沉淀。

(2)取上述反应后的溶液,滤过,滤液加甲基红指示液 2 滴,用氨试液中和,再滴加盐酸至恰呈酸性,加草酸铵试液,即生成白色沉淀;分离,沉淀不溶于醋酸,但可溶于盐酸。

(3)取铂丝,用盐酸湿润后,蘸取粉末少许,在无色火焰中燃烧,火焰即显砖红色。

· **化学成分** · 主要成分为碳酸钙($CaCO_3$)。此外,尚含少量 Mg、Si、Fe、Al、Sr、Ba、Na 等元素。

· **毒理** · 急性毒性(静脉注射)LD_{50} 为 28.30 g/kg。

· 炮制 · 鹅管石 取原药材,除去杂质,洗净,干燥,用时打碎。

煅鹅管石 取净鹅管石,量适宜的容器内,用无烟武火加热,煅至红透,有臭气逸出时取出,放凉,捣碎或研细。

醋淬鹅管石 取净鹅管石装入罐中,置武火上煅呈红透,趁热倾入醋中淬透,冷后碾碎。每鹅管石 100 kg,用醋 25 kg。

· 性味归经 · 味甘、微咸,性温。归肺、肾、胃经。

· 功能主治 · 具有温肺,壮阳,通乳功能。主治肺寒久嗽,虚劳咳喘,阳痿早泄,梦遗滑精,腰脚冷痹,乳汁不通。

· 用法用量 · 内服:煎汤,9～15 g,打碎先煎;研末,0.3～15 g,或入丸剂。

· 用药警戒或禁忌 · 实热及阴虚火旺者禁服。

· 贮藏 · 贮干燥容器内,置干燥处,防尘。

参 考 文 献

[1] 国家中医药管理局《中华本草》编委会. 中华本草:第 1 册[M]. 上海:上海科学技术出版社,1999.

[2] 高天爱,马金安,刘如良. 矿物药真伪图鉴及应用 [M]. 太原:山西科学技术出版社,2014.

[3] 赵中杰. 矿物药分析[M]. 北京:人民卫生出版社,1991.

空 青
《神农本草经》

Azuritum Globosi vel Cavum

· 别名 · 杨梅青(《本草图经》),青油羽、青神羽(《石药尔雅》)。

· 来源 · 本品为碳酸盐类孔雀石族矿物蓝铜矿成球形或中空者。

· 本草考证 · 本品为极少用中药,始载于《神农本草经》。《新修本草》:"出铜处兼有诸青,但空青为难得。今出蔚州、兰州、宣州、梓州。宣州者最好,块段细,时有腹中空者。蔚州、兰州者片块大,色极深,无空腹者。"李时珍曰:"空青,阴石也,产上饶,似钟乳者佳,大片含紫色有光彩……有如拳大及卵形者,中空有水如油,治盲立效。出铜坑者亦佳,堪画。"《范子计然》云:"空青出巴郡,青色者善。"《名医别录》谓:"生益州山谷及越嵩山有铜处。铜精熏则生空青,其腹中空。"陶弘景《本草经集注》云:"今空青但圆实如铁珠,无空腹者,皆凿土石中取之……医方乃稀用之,而多充画色。"按:产于铜矿中,作颜料者,今已知或为绿色之孔雀石,或为蓝色之蓝铜矿。空青据《范子计然》"青色者善",此"青色"当指蓝色,不是绿色。因陶弘景在"绿青"条下已将空青与绿青作出鉴别,谓:"绿青,即用画绿色者,亦出空青中,相带挟。今画工呼为碧青,而呼空青作绿青,正相反矣。"据此可知,绿青,陶氏已知与空青共生,绿青是绿色颜料,空青色青,若将空青称作绿青,则"相反"了,因此空青之青,当为蓝色,空青当为蓝铜矿。至宋代《本草图经》谓:"(空青)状若杨梅,故别名杨梅青,其腹中空,破之有浆。"其所附空青图确似杨梅,为球形粒状或中空的集合体,正与蓝铜矿同。

· 原矿物 · 蓝铜矿 Azurite,晶体结构属单斜晶系,晶粒呈扁平厚板状、短柱状,但少见。集合体呈扁平块状、粒状、钟乳状、皮壳状或土状。均匀或不均匀的蓝色或浅蓝色,与孔雀石共生于一体时呈蓝绿混色。表面风化为黄色,条痕浅蓝色,玻璃光泽。质较硬,硬度 3.5～4。性脆,多组解离,完全或不完全。断口不平,多显颗粒状或贝壳状,色泽更鲜艳。相对密度 3.77～3.9。成因产状与绿青(孔雀石)相似。当温度增高时,扁青(蓝铜矿)可能变为绿青(孔雀石),而当干燥季节,并在有足够数量碳酸的条件下,绿青(孔雀石)可转变为扁青(蓝铜矿)。共存有孔雀石、石英、褐铁矿乃至其他黏土矿物。

· 主产地 · 主产于吉林、辽宁、内蒙古、青海、湖北、湖南、广东、四川、西藏等地。

· 蕴藏量 · 蓝铜矿 Azurite 据 1949—2019 年间"全国地质资料馆"公布的数据,蓝铜矿储量约为 124.9 万吨。按地区统计,矿物储量以浙江省最多,见表 11 - 13。

表 11-13 蓝铜矿历年蕴藏量报道

省份	市（州、盟）	县（区、旗）	经度	纬度	蕴藏量（万吨）	时间
浙江省	丽水市	莲都区	119°01′26″～119°02′07″	31°44′30″～31°45′16″	124.9	/

· **采收加工** · 选择呈球形或中空的蓝色集合体入药。

· **药材鉴别** · **性状鉴别** 本品为类球状，大小不一。蓝色。表面不平坦，多数中空。

理化鉴别 （1）取本品粉末约 1 g，加入 10 mL 稀盐酸，即泡沸，产生大量气体，将此气体通入氢氧化钙试液中，即生成白色沉淀。

（2）取上述反应后的溶液，滤过。①取滤液滴加氨试液，即生成淡蓝色沉淀；再加过量的氨试液，沉淀即溶解，呈深蓝色溶液。②取滤液，加亚铁氰化钾试液，即显红棕色。

· **化学成分** · 主含碱式碳酸铜$[2CuCO_3 \cdot Cu(OH)_2]$。其中氧化铜（CuO）69.2%，二氧化碳（CO_2）25.6%，水分（H_2O）5.2%。尚含铅、锌、铜、钙、镁、钡、钛、铁、铝等元素。

· **药理作用** · 扁青里的铜，在胃内溶出量很大，有刺激作用，可引起呕吐，药效发挥快，一般可随食物吐出，如有未溶者可进入肠道，因铜在碱性溶媒中溶出量很小，一般不会有太大危害。扁青外用，由于铜被溶出，铜具有腐蚀性，故可退翳。

· **炮制** · 取空青，照水飞法水飞，晒干。

· **性味归经** · 味甘、酸，性寒，小毒。归肝经。

· **功能主治** · 具有凉肝清热，明目去翳，活血利窍功能。主治目赤肿痛，青盲，雀目，翳膜内障，中风口喝，手臂不仁，头风，耳聋。

· **用法用量** · 外用：适量，研细，水飞，点眼。内服：研末，每次 0.3～1 g；或入丸、散。

· **用药警戒或禁忌** · 内服宜慎。不宜多服、久服。

· **贮藏** · 置通风干燥处，密闭，防潮。

参 考 文 献

［1］国家中医药管理局《中华本草》编委会. 中华本草：第 1 册[M].上海：上海科学技术出版社,1999.

［2］高天爱,马金安,刘如良. 矿物药真伪图鉴及应用[M].太原：山西科学技术出版社,2014.

［2］南京中医药大学. 中药大辞典[M].上海：上海科学技术出版社,2006.

扁 青

《神农本草经》

Azuritum Platyclada vel Granular

· **别名** · 白青（《神农本草经》），碧青、鱼目青（《新修本草》），石青、大青（《本草纲目》），层青。

· **来源** · 本品为碳酸盐类孔雀石族矿物蓝铜矿的矿石。

· **本草考证** · 扁青，始载于《神农本草经》，列为上品。《新修本草》始有描述，云：扁青"朱崖、巴南及林邑、扶南舶上来者，形块大如拳，其色又青，腹中亦时有空者；武昌者片块小而色更佳；简州（今四川简阳）、梓州（今四川三台县）者形扁作片而色浅也"。但苏恭又将本品与绿青相混，认为"即陶谓绿青是也"。按绿青是孔雀石，画家作为绿色颜料。与本品"其色又青"者不同。李时珍对此有较明确的叙述，他说："（扁青）苏恭言即绿青者非也。今之石青者是矣。绘画家用之，其色青翠不渝，俗呼为大青。楚、蜀等处亦有之。"综合以上两家所述扁青形态为扁平不规则块状，色青翠，画家用之，当为今之蓝铜矿。因其矿石常与孔雀石共生而易混，故苏恭曾误作绿青。又《神农本草经》另有"白青"条，《新修本草》谓白青类似空青，"圆如铁珠，色白而腹不空者是也。研之色白如碧，亦谓之碧青，不入画用，无空青时亦用之，名鱼目青，以形似鱼目故也。今出简州、梓州者好。"其形态色泽及产地，与扁青基本相同。

李时珍也云:"白青即石青之属,色深者为石青,淡者为碧青也。"因此扁青、白青应是一物,仅色调浅深之别。

- **原矿物** · 蓝铜矿 Azurite 参见"空青"。见图 11-40。

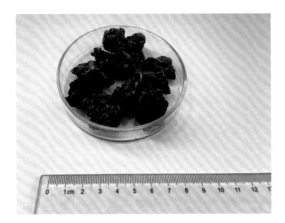

图 11-40 扁青(蓝铜矿)原矿石(湖北)

- **主产地** · 主产于吉林、辽宁、内蒙古、青海、湖北、湖南、广东、四川、西藏等地。

- **蕴藏量** · 蓝铜矿 Azurite 参见"空青"。

- **采收加工** · 选择扁平块状、粒状集合体入药。

- **药材鉴别** · **性状鉴别** 本品为不规则块状。蓝色,有时其中夹有浅蓝色条块;条痕浅蓝色。玻璃光泽,半透明;浅蓝色者土状光泽,不透明。体较重,质硬脆,可砸碎,断面不平坦。气微,味淡。以块大、色蓝、具玻璃光泽、无杂石者为佳。

　　理化鉴别 (1)取本品粉末约 1 g,加入 10 mL 稀盐酸,即泡沸,产生大量气体,将此气体通入氢氧化钙试液中,即生成白色沉淀。

　　(2)取上述反应后的溶液,滤过。①取滤液滴加氨试液,即生成淡蓝色沉淀;再加过量的氨试液,沉淀即溶解,呈深蓝色溶液。②取滤液,加亚铁氰化钾试液,即显红棕色。

- **化学成分** · 主含碱式碳酸铜[$2CuCO_3 \cdot Cu(OH)_2$]。其中氧化铜(CuO)69.2%,二氧化碳(CO_2)25.6%,水分(H_2O)5.2%,尚含铅、锌、铜、钙、镁、钡、钛、铁、铝等元素。

- **药理作用** · 参见"空青"。

- **炮制** · 先捣下筛,更用水飞过,至细,乃再研。

- **性味归经** · 味酸、咸,性平,有毒。归肝经。

- **功能主治** · 具有涌吐风痰,明目,解毒功能。主治癫痫,惊风,痰涎壅盛,目翳,痈肿。

- **用法用量** · 内服:入丸、散,0.5~1 g。外用:适量,研末调敷;或点眼。

- **用药警戒或禁忌** · 内服宜慎。不宜多服、久服。

- **贮藏** · 置通风干燥处,密闭,防潮。

民族医药应用

藏 药

- **名称** · 唐木敏,贝拉扎、拉扎窝达、加保却哇、加保觉班、布惹扎、纳木萨杰、拉贝智。

- **本草考证** · 本品为藏医习用药材。《晶珠本草》记载:"木敏解毒,治黄水病、麻风病。"让钧多吉说:"木敏解毒,治白发病。"

- **炮制** · 取蓝铜矿,除去泥沙,研成细粉,照水飞法水飞,晾干。

- **功能主治** · 主治肾炎,尿频,肠病,肾脏疾病,排尿困难,筋骨损伤和僵直,拘挛,催吐,痰痈,折跌肿痛,目痛,目翳,金疮不瘳,黄水引起的麻风病,皮肤瘙痒。

参 考 文 献

[1] 国家中医药管理局《中华本草》编委会. 中华本草:第1册[M]. 上海:上海科学技术出版社,1999.

[2] 高天爱,马金安,刘如良. 矿物药真伪图鉴及应用[M]. 太原:山西科学技术出版社,2014.

[3] 中国地质调查局发展研究中心. 全国地质资料馆[OL]. http://www.ngac.cn/125cms/c/qggnew/zljs.htm.

[4] 贾敏如,张艺. 中国民族药辞典[M]. 北京:中国医药科技出版社,2016.

绿 青
《名医别录》
Malachitum

- **别名** · 石绿(《新修本草》),石碌(《本草衍义》),大绿(《本草纲目》)。
- **来源** · 本品为碳酸盐类孔雀石族矿物孔雀石。
- **本草考证** · 绿青,始载于《名医别录》,谓"生山之阴穴,色青白。"《本草经集注》云:"此即用画绿色者,亦出空青中,相带挟。"指出绿青的特征:作绿色颜料,并与空青(蓝铜矿)共生。《新修本草》云:"绿青即扁青也,画工呼为石绿。"虽将绿青称作扁青,但据"画工呼为石绿"来看,则其时绿青仍是作绿色颜料者,不是蓝色之扁青。《本草图经》总结云:"绿青,今谓之石绿,旧不著所出州土,但云生山之阴穴中……今出韶州、信州,其色青白,即画工用画绿色者,极有大块,其中青白花纹可爱,信州人用琢为腰带环及妇人服饰。其入药者,当用颗块如乳香不挟石者。"据其生于有铜处,集合体内有花纹,用作绿色颜料,又可作装饰品原料等特征,绿青应即碳酸盐类孔雀石族矿物孔雀石。

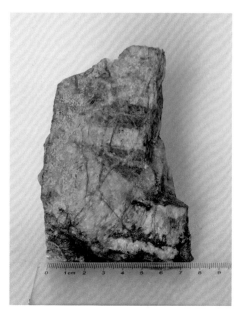

图 11-41 孔雀石原矿石(青海)

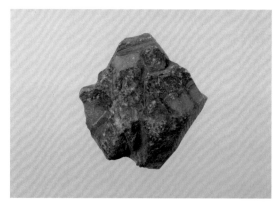

图 11-42 孔雀石原矿石(西藏)

- **原矿物** · **孔雀石 Malachite** 晶体结构属单斜晶系。单体呈针状、针柱状,或放射状同心环带状,隐晶集合体常呈被膜或钟乳状,表面不平坦,全体显较均匀的绿色、深绿色。半透明至不透明。条痕淡绿色。晶面呈金刚光泽,纤维状者显丝绢光泽。多组解理,完全到不完全。硬度 3.4～4。断口不平坦,致密块体为贝壳状。相对密度 3.9～4.0。系硫化铜矿床氧化带中的风化产物,亦有含铜硫化矿物氧化所产生的易溶硫酸铜与方解石相互作用而成,或与含碳酸水溶液作用的结果,常与扁青、曾青(蓝铜矿)共生,与少量石英、方解石等矿物伴生,见图 11-41、图 11-42。

- **主产地** · 主产于青海、广东、海南及西藏等地。
- **采收加工** · 采挖后,除去杂石和泥沙,选择绿色块状集合体如要。
- **药材鉴别** · **性状鉴别** 本品为针状集合体,呈不规则块状。鲜绿色、深绿色;条痕淡绿色。表面不平坦,顶部凹凸瘤状;底部粗糙溶渣状,光泽暗淡;纵侧

面具细纹理。丝绢光泽。体重,质坚脆,横断面参差状。气微,味淡。以色绿、质坚、无杂质者为佳。

理化鉴别 (1)透射偏光镜下:放射状、针状集合体结构。绿色或白色,强多色性:Ng 为深绿色,Nm 为黄绿色,Np 为浅绿色至近于无色;极高正突起。干涉色高级白,但常受矿物自色干扰而呈绿色;斜消光,$Np\Lambda C = 21°～23°$,二轴晶;负光性。光轴角 $43°～44°$。

(2)取本品粉末约 1g,加入 10 mL 稀盐酸,即泡沸,产生大量气体,将此气体通入氢氧化钙试液中,

即生成白色沉淀。

（3）取上述反应后的溶液，滤过。取滤液滴加氨试液，即生成淡蓝色沉淀；再加过量的氨试液，沉淀即溶解，呈深蓝色溶液。取滤液，加亚铁氰化钾试液，即显红棕色。

（4）X射线衍射分析曲线 7.50（2），6.05（>10），5.11（>10），4.73（2），3.71（>10），3.03（5），3.00（9），2.87（>10），2.79（10），2.54（>10），2.49（4），2.47（4），2.44（2），2.36（4），2.32（6）2.30（1）。

（5）差热分析曲线：吸热380℃（中大）及微弱失重，吸热1090℃（中）。

· **化学成分** · 主要为碱式碳酸铜［$CuCO_3 \cdot Cu(OH)_2$］，常有硅酸铜或磷酸铜与之共存。此外，还夹杂着少量的氧化铅（PbO）、氧化铁（FeO）、氧化铜（CuO）、氧化镁（MgO）、硅酸（H_2SiO_3），及砷、铅、锌、铜、镍、铬、钴、锑、铋、锡、镓、铟、钛、锗、锰、锆、铍、银、钡、钙、镁、铁、铝、硼等元素。

· **药理作用** · 催吐、去腐　绿青中的铜在酸性溶液中绝大部分已溶出，酸溶物中铜的比例大于碱溶物。在胃内溶出后即有催吐作用。未溶出的部分铜随酸不溶物即被吐出，或有遗留进入肠道。一般无害。绿青经煅淬外用，铜可部分析出。铜有腐蚀性，有去腐作用。

· **炮制** · 水飞法炮制，可除去大部分密度小于或大于孔雀石的矿物组成，并可除去矾类等水溶性成分，有利于纯净药材。

· **性味归经** · 味酸，性寒，有毒。归肝经。

· **功能主治** · 具有催吐祛痰，镇惊，敛疮功能。主治风痰壅塞，眩晕昏仆，痰迷惊痫，疳疮。

· **用法用量** · 内服：入丸、散，0.5～1 g。外用：适量，研末撒；或调敷。

· **用药警戒或禁忌** · 绿青内服主要作涌吐药，应选纯净者；体弱者慎服。

· **贮藏** · 置干燥处，防尘。

民族医药应用
藏　药

· **名称** · 玛息正扎，萨那。

· **本草考证** · 《晶珠本草》记载："玛息正扎清热，又称'萨那'，色如孔雀脖颈之色，非常蓝而带有黑色细纹。"

· **炮制** · 采得后除去杂质，备用。

· **性味** · 味酸，性寒。

· **功能主治** · 主治黄水病，秃发，睾丸病。

参 考 文 献

［1］国家中医药管理局《中华本草》编委会. 中华本草：第1册［M］. 上海：上海科学技术出版社，1999.
［2］南京中医药大学. 中药大辞典［M］. 2版. 上海：上海科学技术出版社，2006.
［3］郭兰忠. 矿物本草［M］. 南昌：江西科学技术出版社，1995.
［4］中国地质调查局发展研究中心. 全国地质资料馆［OL］. http://www.ngac.cn/125cms/c/qggnew/zljs.htm.
［5］高天爱，马金安，刘如良. 矿物药真伪图鉴及应用［M］. 太原：山西科学技术出版社，2014.
［6］杨松年. 中国矿物药图鉴. 上海：上海科学技术文献出版社，1990.
［7］化学大辞典编集委员会. 化学大辞典［M］. 东京：共立出版株式会社，1963.
［8］李大经. 中国矿物药［M］. 北京：地质出版社，1988.
［9］大丹增. 中国藏药材大全［M］. 北京：中国藏学出版社，2016.

曾　青
《神农本草经》
Azuritum Lamina vel Globuloforme

· **别名** · 朴青、赤龙翘、青龙血、黄云英（《石药尔雅》），层青（《造化指南》）。

· **来源** · 本品为碳酸盐类孔雀石族蓝铜矿的具层壳结构的结核状集合体。

· **本草考证** · 本品始见于《神农本草经》，列为上品。《名医别录》记载："生蜀中山谷及越嵩（今四川西昌东南一带),采无时。"《本草经集注》云:"此说与空青同山,疗体亦相似。今铜官(即安徽铜陵)更无,曾青惟出始兴(今广东省曲江、始兴等县)。形累累如黄连相缀,色理小类空青。甚难得而贵。"《新修本草》又补充了曾青的产地,指出:"蔚州(今河北西部近山西一带)者好,其次鄂州(今湖北铜绿山、武汉一带),余州并不任用。"《本草图经》附有曾青图,其"连连相缀"的形态特点一如两端对接的钟乳。《御制本草品汇精要》描述为:"色:黄。质:类蝉腹而连连相缀。"《本草纲目》描述为:"其青层层而生。或云其生从实至空,从空至层,故曰曾青。""但出铜处,年古即生,形如黄连相缀,又如蚯蚓屎,方棱,色深如波斯青黛,层层而生,打之如金声者为真。"综上所述,曾青与空青产地相同,惟曾青的形态连连相缀。颜色则有三说:黄色,或青黛色,或绿中带青。但都为今之蓝铜矿。按纯净的蓝铜矿为蓝靛色,纯净孔雀石为绿色。据此则曾青,或为纯净蓝铜矿,其色如青黛;或与孔雀石互层混杂而呈绿中带蓝色至蓝中带绿色;或表面风化而呈黄色。由于含铜矿物在氧、二氧化碳及水的作用下形成碱式碳酸铜时(即"层层而生"曾青的过程中),若水化/碳酸化条件不稳定,蓝铜矿与孔雀石两者经常互层共存,纯蓝铜矿反而罕见;形态特异的曾青更为难得。

· **原矿物** · 蓝铜矿 Azurite 参见"空青",见图 11-43。

· **主产地** · 主产于内蒙古、吉林、辽宁、青海、西藏、四川、湖北、湖南、广东等地。

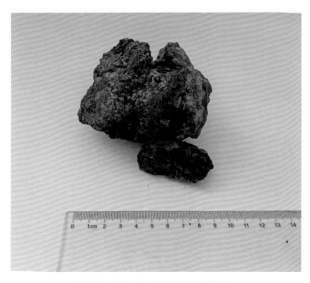

图 11-43 曾青原矿石(湖北)

· **蕴藏量** · 蓝铜矿 Azurite 参见"空青"。

· **采收加工** · 选择具层壳结构的结核状集合体,除去杂石。

· **药材鉴别** · **性状鉴别** 本品为扁平块状。深蓝色,表面间有绿色薄层(绿青)。不透明,土状光泽。质较硬,不易砸碎,断面不平坦。气无,味无。以层理明显、色蓝、质硬、打之有金属声者为佳。

理化鉴别 (1)本品用强火焰烧之,火焰呈绿色;加盐酸浸湿后烧之,火焰呈蓝绿色。

(2)本品具碳酸盐和铜盐的各种反应。①取滤液滴加氨试液,即生成淡蓝色沉淀;再加过量的氨试液,沉淀即溶解,呈深蓝色溶液。②取滤液,加亚铁氰化钾试液,即显红棕色。

· **化学成分** · 主要为碱式碳酸铜$[Cu_3(CO)_2(OH)_2]$。尚含铅、锌、铜、镍、钴、钼、钛、锰、钇、镱、钙、铍、铁、铝、镁、硅、锶、钡等元素。

· **药理作用** · 曾青含铜,其内服有催吐作用,外用时有去腐生肌作用。

· **炮制** · 挖出后,除去杂石及泥土,水飞,候干,再研细备用。

· **性味归经** · 味酸,性寒,小毒。归肝经。

· **功能主治** · 具有凉肝明目,祛风定惊功能。主治目赤疼痛,涩痒,眵多赤烂,头风,惊痫,风痹。

· **用法用量** · 外用:适量,研末,点眼;或外敷。内服:研末,每次 0.1~0.3 g;或入丸、散。

· **用药警戒或禁忌** · 内服宜慎。

· **贮藏** · 置通风干燥处,密闭,防潮。

参 考 文 献

[1] 国家中医药管理局《中华本草》编委会. 中华本草:第1册[M]. 上海:上海科学技术出版社,1999.

[2] 南京中医药大学. 中药大辞典[M]. 2版. 上海:上海科学技术出版社,2006.

[3] 郭兰忠. 矿物本草[M]. 南昌:江西科学技术出版社,1995.

[4] 高天爱,马金安,刘如良. 矿物药真伪图鉴及应用[M]. 太原:山西科学技术出版社,2014.

[5] 杨松年. 中国矿物药图鉴[M]. 上海:上海科学技术文献出版社,1990.

[6] 张贵君. 常用中药鉴定大全[M]. 哈尔滨:黑龙江科学技术出版社,1993.

硅酸盐
silicates

云　母
《神农本草经》
Muscovitum

· **别名** · 云华、云珠、云英、云液、云砂、磷石(《神农本草经》),银精石(《石雅》),云粉石(《中药形性经验鉴别法》),千层玻(《四川中药志》),云母石、千层纸、金星石(甘肃),老鸦金(山东)。

· **来源** · 本品为硅酸盐类云母族矿物白云母。

· **本草考证** · 云母始载于《神农本草经》,列为上品。《名医别录》曰:"云母生太山山谷、齐(山)、庐山及琅琊北定山石间,二月采。""云华五色具,云英色多青,云珠色多赤,云液色多白,云砂色青黄,磷石色正白。"《本草图经》曰:"今兖州云梦山(在今山东省)及江州(在今江西省)、濠州(在安徽)、杭越(在浙江)间亦有之,生土石间。作片成层可析,明滑光白者为上……谨按方书用云母,皆以白泽者为贵。"以上所说云母产地及云母有五色,入药以白云母为良之说,与矿物云母有白云母、黑云母、金云母、锂云母、铁锂云母等品种相符。药用主要为白云母。

· **原矿物** · 白云母 Muscovite　晶体结构属单斜晶系。通常成假六方片状或板状集合体。有一组极完全解理,可剥分成薄片。薄片无色,常带淡绿、淡褐等色调。透明,显玻璃光泽或珍珠光泽。具弹性。硬度 2.5~3,相对密度 2.76~3.10。有良好的电绝缘性、耐热性和机械性能。难溶于酸。形成于中酸性岩浆岩和云英岩中,也广泛见于变质岩中。强烈的化学风化作用可使之水化成水云母(水白云母、伊利石),再转化而成蒙脱石、高岭石。见图 11-44、图 11-45。

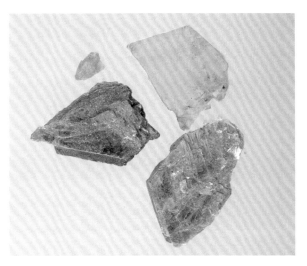

图 11-44　云母原矿石(湖北)

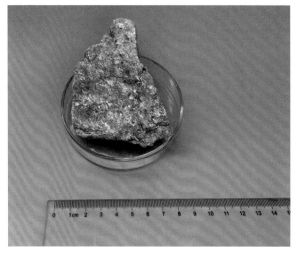

图 11-45　云母原矿石(湖南)

· **主产地** · 主产于内蒙古、西藏、辽宁、吉林、陕西、新疆、山东、江苏、浙江、江西、湖北、湖南、广西、四川、云南等地。

· **蕴藏量** · 白云母 Muscovite　据 1949—2019 年间"全国地质资料馆"公布的数据,白云母储量约为 1390.81 万吨。按地区统计,矿物储量以海南省最多(927.24 万吨),依次为江西省(446.3 万吨)、辽宁省(7.83 万吨)、四川省(6.10 万吨)、新疆维吾尔自治区(2.51 万吨)、青海省(0.47 万吨)、安徽省(0.33 万吨)、湖北省(0.04 万吨),详细见表 11-14。

表 11 - 14　白云母历年蕴藏量报道

序号	省份	市（州、盟）	县（区、旗）	经度	纬度	蕴藏量（万吨）	时间
1	辽宁省	抚顺市	清原满族自治县	124°45′15″	42°42′20″	7.8312	1959/1/1
2	安徽省	安庆市	宿松县	115°50′00″～115°50′00″	30°00′00″～30°20′00″	0.33261	/
3	江西省	赣州市	于都县	113°29′06″	25°44′44″	370	1954/6/1
4	江西省	景德镇市	昌江区	117°13′12″	29°13′32″	76.3	/
5	湖北省	黄冈市	英山县	115°46′49″	30°46′37″	0.0352	/
6	海南省	/	直辖县	109°01′30″～109°03′00″	19°21′30″～19°24′30″	927.24	/
7	四川省	甘孜藏族自治州	丹巴县	101°51′46″	30°52′43″	4.3606	/
8	四川省	甘孜藏族自治州	丹巴县	101°46′	31°	0.8603	1899/12/30
9	四川省	阿坝州	茂县	/	/	0.7052	/
10	四川省	甘孜藏族自治州	丹巴县	101°45′28″～101°49′28″	30°54′52″～30°58′36″	0.1105	/
11	四川省	甘孜藏族自治州	丹巴县	/	/	0.034	/
12	四川省	阿坝州	茂县	103°20′00″	31°20′00″	0.0252	/
13	青海省	海西州	乌兰县	98°07′15″	37°02′47″	0.4656	1960/2/12
14	新疆维吾尔自治区	阿勒泰地区	富蕴县			0.4932	/
15	新疆维吾尔自治区	阿勒泰地区	富蕴县	89°20′00″～89°22′30″	47°24′00″～47°24′30″	0.3255	/
16	新疆维吾尔自治区	阿勒泰地区	阿勒泰市	87°40′46″	47°55′16″	0.2652	/
17	新疆维吾尔自治区	阿勒泰地区	富蕴县	89°29′30″	47°27′30″	0.2288	/
18	新疆维吾尔自治区	阿勒泰地区	富蕴县	89°32′57″	47°21′50″	0.1909	/
19	新疆维吾尔自治区	阿勒泰地区	布尔津县	86°15′00″	48°00′00″	0.1508	/
20	新疆维吾尔自治区	阿勒泰地区	富蕴县	89°50′12″	47°13′48″	0.1414	/
21	新疆维吾尔自治区	阿勒泰地区	富蕴县	89°34′00″～89°37′00″	47°19′00″～47°21′00″	0.0901	/
22	新疆维吾尔自治区	阿勒泰地区	富蕴县	89°29′51″	47°24′47″	0.0848	/
23	新疆维吾尔自治区	阿勒泰地区	阿勒泰市	89°29′15″	48°04′05″	0.0766	/
24	新疆维吾尔自治区	阿勒泰地区	福海县	88°35′00″	47°52′00″	0.074	/
25	新疆维吾尔自治区	阿勒泰地区	富蕴县	89°10′05″～89°14′00″	47°31′00″～47°33′00″	0.0687	/
26	新疆维吾尔自治区	阿勒泰地区	布尔津县	87°23′10″	48°01′00″	0.0676	/

（续表）

序号	省份	市（州、盟）	县（区、旗）	经度	纬度	蕴藏量（万吨）	时间
27	新疆维吾尔自治区	阿勒泰地区	福海县	88°41′05″	47°49′05″	0.064 1	/
28	新疆维吾尔自治区	阿勒泰地区	阿勒泰市	/	/	0.060 4	/
29	新疆维吾尔自治区	阿勒泰地区	阿勒泰市	87°34′20″	48°01′25″	0.049 9	/
30	新疆维吾尔自治区	阿勒泰地区	阿勒泰市	88°25′36″～88°31′00″	47°45′30″～47°45′42″	0.035 6	/
31	新疆维吾尔自治区	阿勒泰地区	富蕴县	89°20′32″	47°17′42″	0.021 3	/
32	新疆维吾尔自治区	和田地区	皮山县	/	/	0.012 1	/
33	新疆维吾尔自治区	阿勒泰地区	富蕴县	88°30′00″～89°40′00″	47°30′00″～48°00′00″	0.010 6	/

· **采收加工** · 全年均可采，挖出后洗净泥土，除去杂质。

· **药材鉴别** · **性状鉴别**　本品为叶片状集合体，呈板状或板块状，沿其侧面边缘易层层剥离成很薄的叶片。无色透明或微带浅绿色、灰色。表面光滑，具玻璃样光泽或珍珠样光泽。用指甲可刻划成痕。薄片体轻，质韧，有弹性，弯曲后能自行挺直，不易折断。气微，味淡。以扁平、张大、易剥离、无色透明、无杂质者为佳。

理化鉴别　（1）将本品剪成 0.5 cm 左右的碎片，煅烧后用水洗去已熔部分，残渣置于紫外光灯（365nm）下观察，有亮蓝色的点状荧光，并失去玻璃样的珍珠光泽。滴溶液于滤纸上，干后，置紫外光灯下，边缘呈淡黄色荧光。

（2）取本品 1g，剪碎，加 10g 碳酸钾置电炉上灼烧，碳酸钾结块，待块物红透后，冷却，加水溶解，滤过，滤液供下列检验：①取滤液 1 mL，加入 0.1% 四苯硼钠溶液 3 滴，即生成白色沉淀。②取滤液 1 mL，加盐酸使呈中性，生成白色絮状沉淀，加过量氢氧化钾试液，沉淀溶解。③取滤液加盐酸使呈中性，生成白色絮状沉淀，离心，取上清液 1 m 加氯化钡试液 3～5 滴，即生成白色沉淀。④取滤液 1 滴，置于载玻片上，加硫酸 1 滴，置显微镜下观察，生成针状结晶和方块状结晶。

· **化学成分** · 主含铝钾的硅酸盐［$KAl_2(AISi_3O_{10})(OH)_2$］。其中三氧化二铝（$Al_2O_3$）38.5%，二氧化硅（$SiO_2$）45.2%，氧化钾（$K_2O$）11.8%，水（$H_2O$）4.5%。此外，还含有钠、镁、铁、锂等，并含有微量的氟、钛、钡、锰、铬等成分。因此，显色各异。

· **药理作用** · 1. **凝血**　云母具有促进血液白细胞增殖，并增加血液凝固的作用。

2. **保护肠黏膜**　云母可以减轻大鼠溃疡结肠炎肠黏膜损害和炎症指数，降低结肠组织 MPO 活性，具有肠黏膜保护作用。

3. **保护胃黏膜**　云母可吸附于胃黏膜表面，促进黏液分泌、抑制和中和胃酸、减少炎细胞浸润、促进 PGE_2 合成、逆转肠上皮化生，从而促进组织修复再生和维持胃黏膜完整性。

· **炮制** · **云母**　取原药材，除去杂质，洗净，干燥，撕成薄片或碾成粉末。

煅云母　取净云母，置适宜的容器内，用无烟武火加热煅至红透，取出，放凉，打碎或研粉。

醋云母　取净云母，置耐火容器内，用无烟武火加热煅至红透，以醋淬，取出，干燥，用时捣碎。每云母石 100 kg，用醋 20 kg。

· **性味归经** · 味甘，性温。归心、肝、肺经。

· **功能主治** · 具有安神镇惊，敛疮止血功能。主治心悸，失眠，眩晕，癫痫，久泻，带下，外伤出血，湿疹。

·**用法用量**·内服：煎汤，10～15 g；或入丸、散。外用：适量，研末撒；或调敷。

·**用药警戒或禁忌**·孕妇慎服，阴虚火旺及大便秘结者禁服。

·**贮藏**·贮干燥容器内，置干燥处，防尘。醋云母：密闭，置阴凉干燥处，防潮，防尘。

民族医药应用

◇ 藏 药 ◇

·**名称**·朗才尔、多系、阿巴哈热拿布（《晶珠本草》）。

·**来源**·本品为硅酸盐类云母族矿物。

·**原矿物**·白云母 Muscovite、黑云母 Biotite、锂云母 Lepidolite、铁锂云母 Zinnwaldite。

·**性味**·味甘、辛，消化后味甘，性平。

·**功能主治**·具有补益，解毒，愈疮功能。主治疮伤，中毒症等。

参 考 文 献

［1］国家中医药管理局《中华本草》编委会.中华本草：第 1 册［M］.上海：上海科学技术出版社，1999.
［2］李军德，张志杰.新编中国药材学：第 8 卷［M］.北京：中国医药科技出版社，2020.
［3］南京中医药大学.中药大辞典［M］.2 版.上海：上海科学技术出版社，2006.
［4］杨松年.中国矿物药图鉴［M］.上海：上海科学技术文献出版社，1992.
［5］王良静，陈淑洁，姒健敏.云母对大鼠溃疡性结肠炎的肠黏膜保护作用［J］.中国中药杂志，2005，30(23)：1840 - 1844.
［6］钱云，姒健敏，王良静，等.云母对胃黏膜保护作用机制研究［J］.中国中药杂志，2004，29(8)：781 - 785.
［7］国家中医药管理局《中华本草》编委会.中华本草：藏药卷［M］.上海：上海科学技术出版社，2009.

不 灰 木
《本草拾遗》
Asbestos Serpentinum

·**别名**·无灰木（《本草图经》）。

·**来源**·本品为硅酸盐类蛇纹石族矿物蛇纹石石棉。

·**本草考证**·不灰木始见于《本草拾遗》。《本草图经》曰："今泽、潞（今山西晋城、长治一带）山中皆有之，盖石类也。其色青白，如烂木，烧之不然（燃），以此得名。或云滑石之根也，出滑石处皆有。"如今之石棉的长纤维状集合体。《本草纲目》引《庚辛玉册》云："不灰木形如针文全若木烧之无烟。"根据以上文献记载，古本草所云不灰木与今之硅酸盐类蛇纹石族矿物蛇纹石石棉一致，且常与滑石共生，与"滑石之根"的说法相符。以前文献多认为古本草之不灰木为硅酸盐类矿物角闪石族石棉，据考察角闪石石棉纤维短硬，折后成针刺状，触身后奇痒难忍，不可作外用药，且易溶化，与"不灰"之名难符。

·**原矿物**·蛇纹石石棉 Chrysotile 又名：温石棉。晶体结构属单斜晶系。纤维状个体近平行排列；纤维长 20～500 mm 不等。纯净者为白色、灰白色，有时因含少量杂质而带绿、黄色调。条痕白色。半透明，具有丝绢状光泽。可劈分为极细的、具弹性的纤维。硬度 2～3，相对密度 2.36～2.5。含杂质时性脆、易断裂。

·**主产地**·产于四川、江苏、江西、福建、河南、湖南等地。

·**采收加工**·挖出后除去杂石。

·**药材鉴别**·**性状鉴别** 本品为纤维状集合体，呈长条形。长 5～18 cm，径 0.8～3 cm。淡灰色或灰色；条痕白色。表面具纵向细纹理，并常见浅黄棕色斑点；不透明，弱绢丝光泽。质硬脆，不易折断，但易沿纵丝撕裂开。气微，味淡。本品易被盐酸腐蚀而变为绿色。以纤维状、色淡灰、有绢丝光泽者为佳。

理化鉴别 纤维基本上不溶于酸，但遇酸可被腐蚀。研细的粉末状纤维体在盐酸中可煮成胶冻状。从硬度、相对密度低，以及在酸中煮成胶冻等，可区别于角闪石石棉。

·**化学成分**·主要成分组成为 $Mg_6[Si_4O_{10}](OH)_8$。含氧化镁(MgO) 43%,氧化硅(SiO_2) 44.1%,水 12.9%。

·**炮制**·净不灰木 除去杂质,研细末。

制不灰木 取净不灰木,加牛乳煮过,取出,晾干研细末。或牛粪烧赤,放凉,研细末。

·**性味归经**·味甘,性寒。归心、肺、肾经。

·**功能主治**·具有清热止咳,除烦利尿功能。主治肺热咳嗽,咽喉肿痛,热性病烦热肢厥,小便不利,热痹疮疖。

·**用法用量**·内服:1.5~3g,入丸、散;或煎服。外用:适量,研末撒敷。

·**贮藏**·置干燥处,防尘。

参 考 文 献

[1] 国家中医药管理局《中华本草》编委会. 中华本草:第1册[M].上海:上海科学技术出版社,1999.

[2] 高天爱,马金安,刘如良. 矿物药真伪图鉴及应用[M].太原:山西科学技术出版社,2014.

玉

《神农本草经》

Nephritum vel Lapis Sapo (Nephritum)(软玉),Nephritum vel Lapis Sapo (Lapis Sapo)(岫玉)

·**别名**·玉英(《山海经》),白玉(《吴普本草》),玄真(《抱朴子》),纯阳主、赤玉、天妇、延妇(《石药尔雅》),白玉屑(《中国医学大辞典》)。

·**来源**·本品为硅酸盐类、角闪石族矿物透闪石的隐晶质亚种软玉,或蛇纹石族矿物蛇纹石的隐晶质亚种岫玉。

·**本草考证**·玉,药用首载于《神农本草经》上品"玉泉"条,谓:"玉泉……一名玉札。生山谷。"《吴普本草》曰:"玉泉一名玉屑……白玉体如白头公。"《名医别录》又出"玉屑"条,云:"屑如麻豆服之……生蓝田(在今陕西),采无时。"并有"玉泉"条,云:"玉泉……生蓝田,采无时。"《本草经集注》注"玉泉"云:"蓝田在长安东南,旧出美玉。此当是玉之精华,白者质色明澈,可消之为水,故名玉泉。今人无复的识者,惟通呼为玉尔。"又注"玉屑"云:"玉屑亦是以玉为屑,非应别一种物也……好玉出蓝田及南阳(今河南)徐善亭部界中,日南(今越南中部)卢容水中,外国于阗、疏勒(今新疆)诸处皆善……洁白如猪膏,叩之鸣者是真也。"《开宝本草》谓:"别本注云,玉泉者玉之泉液也……今《仙经·三十六水法》中化玉为玉浆称为泉。"据上文本草用玉,分"玉屑""玉泉"两条。对于玉泉又有"玉之泉液"与"化玉为浆"二说,但《本草图经》《本草衍义》都对"泉液"之说提出质疑,认为"玉泉今固无有","'泉'乃是'浆'字,于义方允"。然则用玉入药,因加工方法不同,实为玉屑、玉浆(泉)

两种。《本草图经》云:"……今蓝田、南阳、日南不闻有玉,礼器及乘舆服饰多是于阗国玉……采长之地云玉河,今仪州出一神石,如蒸栗色,彼人谓之栗玉……然服玉食玉,惟贵纯白。"《本草别说》云:"仪州栗玉,乃黄石之光莹者。凡之所以异于石者,以其坚而有理,火刃不可伤为别尔,今……栗玉乃轻,小刀刃便可雕刻……"《本草纲目》引《太平御览》云:"交州(今广西、广东及越南)出白玉,夫余(今松花江中游)出赤玉,挹娄(今长白山北、松花江、黑龙江中下游)出青玉,大秦(古罗马帝国)出菜玉,西蜀出黑玉,蓝田出美玉……"说明玉之产地不同,品类亦异,药用玉多以纯白为佳,硬度大于刀,但《圣惠方》治疬癣方,白玉、赤玉同用,又不限白玉一种。综上所述,药用白玉,硬度大于刀者,即今之软玉(亦称和田玉),其产地只有于阗有采收记录。古文献所记其他产地,或地在国外(如日南辖今越南中部),或无真正白玉(软玉)产出(如南阳只产白色独山玉,又名南阳玉)。"交州白玉",是蛇纹石质、方解石质、叶蜡石质等假玉,再从陈藏器云"术家取蛴膏软玉如泥,以苦酒消之成水"的制玉膏法看,能溶于有机酸、苦酒(醋)中的"玉",只能是方解石质玉(大理石)、蛇纹石质玉,也就是"岫玉"。若以色白、硬度大于刀、产于阗的玉石为古代入药的真玉,则因其稀缺、价格又贵,入药(尤其民间入药)必受限制。

·**原矿物**·软玉 Nephrite 为粒径在 0.01~

0.001 mm 或更小的针状、纤维状、毛发状个体交织排列呈毛毡状结构。纯镁质者块体白色,或带绿色调(含 FeO≤1%);条痕白色。近透明到半透明,玻璃状至脂肪状光泽。肉眼见不到解理,断口不平坦。硬度 6～6.5。相对密度 2.90～3.02 或 3.0～3.2(随色调及共存矿物不同而稍有变化)韧性强,不易打碎。玉的产状主要有矿坑中的山料(多无外皮;即所谓"玉英")、溪谷中的"山流水"(这一玉料名称类似于药学名称"玉泉",多呈棱角状),及经过反复冲刷、搬运磨蚀的籽料(多无棱角而包有外皮;即"璞")。今产新疆三山两河产玉区(即古于阗国)和葱岭蓝田产区;白玉主产和田-于田地区者,又名和田玉。台湾花莲也产白玉(色偏黄绿)。常见共存矿物有柱晶透闪石、方解石、蛇纹石或金云母等。

岫玉 Lapis Sapo 为蛇纹石的隐晶质致密体块状集合体。一般呈绿色,淡绿色,也有呈白色、淡黄色。油脂光泽或蜡状光泽。硬度 2.5～3.5,相对密度 2.2～2.6。

见图 11-46～图 11-52。

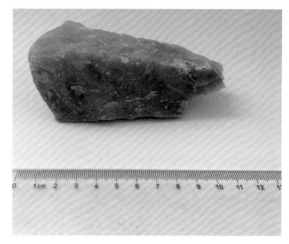

图 11-46 岫玉原矿石(河南)

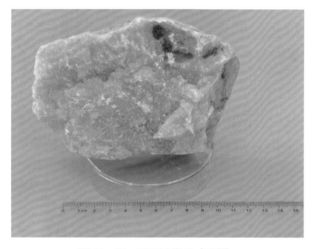

图 11-47 玉石原矿石(西藏)

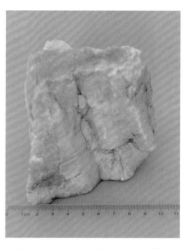

图 11-48 玉石原矿石(西藏)

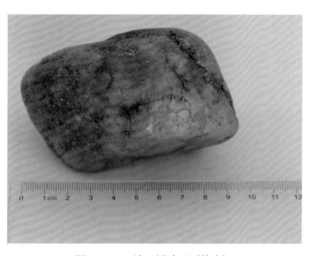

图 11-49 岫玉原矿石(甘肃)

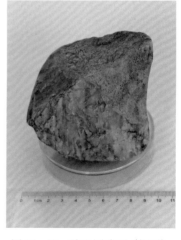

图 11-50 岫玉原矿石(新疆)

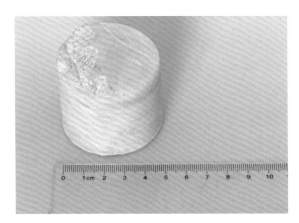

图 11 - 51 软玉矿石（青海）

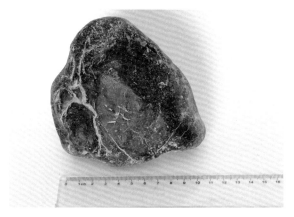

图 11 - 52 软玉原矿石（青海）

· **主产地** · 1. **软玉** 主产新疆、甘肃、青海、西藏；湖北、河南、云南、四川亦产。

2. **岫玉** 主产辽宁、吉林。

· **采收加工** · 采挖后，除去附着的沙土及杂质。

· **药材鉴别** · **性状鉴别** （1）软玉：为不规则致密块状。白色、淡灰白色，有的微带淡绿色调；条痕白色。蜡状光泽，有的丝绢光泽。体较重，质细腻坚硬，用小刀不易刻划成痕，砸碎后，断面呈刺状小片。气无，味无。以质坚硬、色白、无瑕、滋润者为佳。

（2）岫玉：为不规则块状。淡绿色；条痕白色。半透明；油脂光泽，手触之具有滑腻感。硬度较低，用小刀可刻划成痕。以质较硬、色淡绿、无瑕、油脂光泽者为佳。

· **化学成分** · 1. **软玉** 主要化学组分为 Ca_2Mg_5 $[Si_4O_{11}]_2[OH]_2$，还有少量铝（Al）。

2. **岫玉** 主要化学组分为 $Mg_6[SiO_{10}][OH]_8$，同时杂有透闪石、方解石等，所以有少量的钙混入。

· **性味归经** · 味甘，性平。归肺、胃、心经。

· **功能主治** · 具有润肺清胃，除烦止渴，镇心，明目功能。主治喘息烦满，消渴，惊悸，目翳，丹毒。

· **用法用量** · 内服：煎汤，30～150 g；或入丸剂。外用：适量，研末调敷；或点目。

· **用药警戒或禁忌** · （1）脾胃虚弱者慎服。

（2）不可久服，不宜研末服。

· **贮藏** · 置干燥处。

参 考 文 献

[1] 国家中医药管理局《中华本草》编委会. 中华本草：第1册[M]. 上海：上海科学技术出版社，1999.

[2] 高天爱，马金安，刘如良. 矿物药真伪图鉴及应用[M]. 太原：山西科学技术出版社，2014.

[3] 国家中医药管理局《中华本草》编委会. 中华本草：维吾尔药卷[M]. 上海：上海科学技术出版社，2005.

[4] 李大经. 中国矿物药[M]. 北京：地质出版社，1988.

白 石 脂
《神农本草经》
Kaolinitum

· **别名** · 白符（《吴普本草》），白陶土，高岭石，瓷土，高岭土。

· **来源** · 本品为硅酸盐类蛇纹石-高岭石族矿物高岭石。

· **本草考证** · 白石脂始载于《神农本草经》，列为上品。《本草经集注》云："五石脂如《本经》体疗亦相似……今俗用赤石、白石二脂尔。"《仙经》亦用白石脂以涂丹釜，"好者出吴郡，犹与赤石脂同源"。《新修本草》记载："白石脂今出慈州诸山，胜于余处者。"《本草图经》云："今惟潞州有焉，潞与慈相近，此亦应可用。"据以上文献所述白石脂"与赤石脂同源"，功效亦相似，且具可"涂丹釜"的可塑性等特征，均符合硅酸盐类矿物高岭石为主的白色黏土矿物。

·**原矿物**· 高岭石 Kaolinite 属三斜晶系或单斜晶系晶体结构。单晶体呈片状,罕见,且个体极小,在电子显微镜下可看到片状晶体呈六方形、三角形或切角的三角形。集合体成疏松鳞片状、土状或致密块状,偶见钟乳状。纯者白色,如被铁、锰等杂质混入可染成浅黄、浅灰、浅红、浅绿、浅褐等色。条痕白色或灰白色。致密块体无光泽或呈蜡状光泽,细薄鳞片可呈珍珠光泽。硬度 $1\sim3$,相对密度 $2.61\sim2.68$。具有滑腻感,土臭味,吸水粘舌,可塑性强,但不膨胀。高岭石是黏土矿物中最常见的一种,是黏土质沉积物的主要矿物成分。

·**主产地**· 全国各地均产。

·**蕴藏量**· 高岭石 Kaolinite 据 1949—2019 年间"全国地质资料馆"公布的数据,高岭石储量约为 1 360.83 万吨。按地区统计,矿物储量以山西省最多(1 004.34 万吨),依次为陕西省(258.3 万吨)、江西省(48.8 万吨)、吉林省(34.6 万吨)、福建省(14.79 万吨),详细见表 11 - 15。

表 11 - 15 高岭石历年蕴藏量报道

序号	省份	市 (州、盟)	县 (区、旗)	经度	纬度	蕴藏量 (万吨)	时间
1	山西省	朔州市	朔城区	/	/	875	1956/6/1
2	山西省	朔州市	平鲁区	112°22′50″~112°24′16″	39°31′03″~39°31′59″	129.34	1995/7/1
3	吉林省	白山市	长白朝鲜族自治县	128°11′09″~128°12′02″	41°26′58″~41°27′34″	34.6	1994/4/1
4	福建省	龙岩市	新罗区	117°00′00″~117°00′00″	25°05′00″~25°05′00″	14.79	1973/8/1
5	江西省	上饶市	上饶县	118°04′55″~118°04′55″	28°04′43″~28°04′43″	48.8	1966/5/1
6	陕西省	铜川市	印台区	109°20′00″~109°20′00″	35°05′00″~35°05′00″	258.3	1958/3/1

·**采收加工**· 全年可采,挖出后除去泥土、杂石。

《中国药典》记载方剂中应用情况 见表 11 - 16。

表 11 - 16 中国药典记载方剂中使用情况

名称	处方来源	配方组成	功能主治
复方珍珠散	中国药典(2020 年版)	煅石决明 750 g,龙骨(煅)150 g,白石脂(煅)90 g,石膏(煅)60 g,珍珠 7.5 g,人工麝香 7.5 g,冰片 30 g	收湿敛疮,生肌长肉。用于热毒蕴结所致的溃疡,症见疮面鲜活、脓腐将尽

·**药材鉴别**· **性状鉴别** 为不规则块状。粉白色或类白色,有的带有浅红色或很浅黄色斑纹或条纹;条痕白色。体较轻,质软,用指甲可刻划成痕。断面土状光泽。吸水力强,舐之粘舌,嚼之无沙粒感;具土腥气,味微。以色白、细腻、吸水力强者为佳。

·**化学成分**· 主要成分为水化硅酸铝,其中二氧化硅(SiO_2)46.5%,三氧化二铝(Al_2O_3)39.5%,水(H_2O)14.0%;还常含锶、钡、锰、钛、锌、铅、铜、锂等元素。

·**炮制**· **白石脂** 取原药材,除去杂质、石块,捣碎。

醋白石脂 取净白石脂,碾成细粉,用醋调匀,搓条切段或制成饼,干燥。置适宜的容器内,以无烟武火加热,煅至红透,取出,放凉,碾碎或捣碎。

·**性味归经**· 味甘、酸,性平。归肺、大肠经。

·**功能主治**· 具有涩肠止血,收湿敛疮功能。主治久泻久痢,崩漏带下,遗精,湿疮。

·**用法用量**· 内服:煎汤,6~15 g;或入丸、散。外用研末撒或调敷。

·**用药警戒或禁忌**· 有湿热积滞者禁服。

·**贮藏**· 密封,置干燥处,防潮、防尘。

民族医药应用
◇ 蒙 药 ◇

·**名称**· 查干-莫勒黑-朝鲁、巴勒扎布-嘎日布、莫勒黑-朝鲁、巴勒扎布(《无误蒙药鉴》)。

· **本草考证** · 本品载于《无误蒙药鉴》。《金光注释集》载:"巴勒扎布-嘎日布分雌雄两种。雄巴勒扎布质硬松散与赤石有颗粒大小之别,但大致一样,雌巴勒扎布为体轻、无颗粒,灰白色、轻泡、断面有沟纹。"《无误蒙药鉴》称:"巴勒扎布-嘎日布为白色石块,略厚,致密,纹理较长,且质地较松软。"上述矿物形态特征与白石脂形态特征基本吻合,故认定历代蒙医药文献所载的巴勒扎布-嘎日布即查干-莫勒黑-朝鲁(白石脂)。

· **炮制** · 白石脂 拣净杂质,打成小块即可。

煅白石脂 取净白石脂,碾成细粉,再用米醋和匀,做成饼状,置铁锅内,用无烟强火煅至红透,醋淬,取出晾干(每白石脂0.5 kg,用米醋0.1 L)。

· **性味** · 味甘、酸,性平。

· **功能主治** · 具有愈伤,接骨,干脓,燥协日乌素,止血,除脑疾功能。主治骨伤,肌筋脉断,天花疹毒。

· **用法用量** · 内服:研末,入丸、散。

藏 药

· **名称** · 嘎汞,卡巩。

· **功能主治** · 主治虫病和各种中毒病,凶曜病,龋齿,久泻久痢,崩漏带下,遗精,创伤溃疡,痛疽痔疮。

维吾尔药

· **名称** · 厅 买合土米(《注医典》),马哈吞泥、马黑徒迷泥、马黑吞泥(《回回药方三十六卷》),格力 买合土米(《明净词典》)。

· **性味** · 性干寒。

· **功能主治** · 具有生干生寒,收敛止血,清热止泻,补心除烦,燥湿健胃,净血解毒,催吐去毒功能。主治湿热性或血液质性疾病,如热性咯血、便血、腹泻、心悸、心烦,湿性胃虚、腹痛,麻风病,毒虫咬伤,各种中毒等。

参 考 文 献

[1] 国家中医药管理局《中华本草》编委会. 中华本草:第1册[M]. 上海:上海科学技术出版社,1999.
[2] 甘肃省食品药品监督管理局. 甘肃省中药材标准(2009年版)[M]. 兰州:甘肃文化出版社,2009.
[3] 广西壮族自治区卫生厅. 广西中药材标准:第二册[M]. 广州:广东科技出版社,1996.
[4] 南京中医药大学. 中药大辞典[M]. 2版. 上海:上海科学技术出版社,2006.
[5] 中国地质调查局发展研究中心. 全国地质资料馆[OL]. http://www.ngac.cn/125cms/c/qggnew/zljs.htm.
[6] 高天爱,马金安,刘如良. 矿物药真伪图鉴及应用[M]. 太原:山西科学技术出版社,2014.
[7] 刘友樑. 矿物药与丹药[M]. 上海:上海科学技术出版社,1962.
[8] 李大经. 中国矿物药[M]. 北京:地质出版社,1988.
[9] 国家中医药管理局《中华本草》编委会. 中华本草:蒙药卷[M]. 上海:上海科学技术出版社,2004.
[10] 贾敏如,张艺. 中国民族药辞典[M]. 北京:中国医药科技出版社,2016.
[11] 国家中医药管理局《中华本草》编委会. 中华本草:维吾尔药卷[M]. 上海:上海科学技术出版社,2005.

石 棉

《四部医典》

Asbestos

本药多作为民族药应用。

藏 药

· **别名** · 多居掐拍马(《四部医典》),多局(《晶珠本草》)、不灰木、无灰木(《中国藏药材大全》)。

· **来源** · 本品为硅酸盐类角闪石族矿物石棉。

· **本草考证** · 石棉始载于《四部医典》。《如意宝瓶》云:"多居分上品和下品两种,多居掐拍马为上品,厅居和帮居为下品。多居掐拍马来源于石状,如动物的干体筋,表面柔软,可以织成线。"《甘露本草明镜》云:"色有淡蓝色、淡白色等诸色,表面柔软,质硬,似干筋,捣碎时有羽毛状样纤维,国外织布做衣服、灯罩等。"石棉的形态特征与《甘露本草明镜》等书中的记载基本相符。

·**原矿物**· 蛇纹石石棉（温石棉）。见图 11 - 53～图 11 - 58。

·**主产地**· 主产于西藏、甘肃、云南、四川、青海等地。

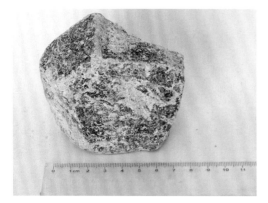

图 11 - 53 石棉原矿石（青海）

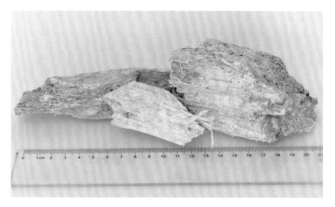

图 11 - 54 石棉原矿石（河南）

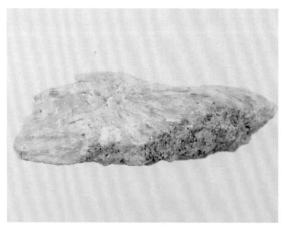

图 11 - 55 石棉原矿石（四川）

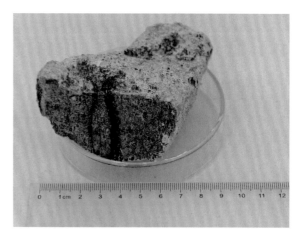

图 11 - 56 石棉原矿石（甘肃）

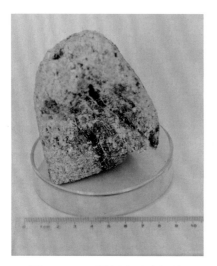

图 11 - 57 石棉原矿石（陕西）

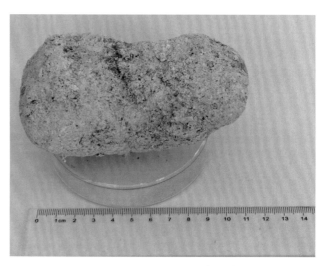

图 11 - 58 石棉原矿石（新疆）

· **蕴藏量** · 石棉 据 1949—2019 年间"全国地质资料馆"公布的数据,石棉储量约为 12 175 万吨。按地区统计,矿物储量以河北省最多(10 918.1 万吨),依次为黑龙江省(968.77 万吨)、新疆维吾尔自治区(159.3 万吨)、辽宁省(79.25 万吨)、四川省(21.62 万吨)、云南省(20.2 万吨)、青海省(5.7 万吨)、贵州省(1 万吨)、北京市(7 984 吨)、湖南省(3 067 吨),详细见表 11 - 17。

表 11 - 17 石棉历年蕴藏量报道

序号	省份	市(州、盟)	县(区、旗)	经度	纬度	蕴藏量(万吨)	时间
1	北京市	/	门头沟区	115°28′10″～115°29′00″	39°28′55″～39°59′20″	0.798 4	1978/12/1
2	河北省	石家庄市	井陉县	/	/	10 918.1	1958/12/15
3	辽宁省	朝阳市	朝阳县	120°00′00″～120°01′00″	41°04′00″～41°06′00″	2.714	1962/7/1
4	辽宁省	大连市	金州区	121°40′30″～121°40′30″	39°03′30″～39°03′30″	72.444	1959/11/30
5	辽宁省	大连市	甘井子区	121°03′00″～121°03′00″	38°45′00″～38°45′00″	4.096	1958/5/31
6	黑龙江省	哈尔滨市	依兰县	129°45′00″～129°45′00″	46°16′00″～46°16′00″	968.77	1960/2/1
7	湖南省	怀化市	/	110°17′25″～110°17′25″	27°17′55″～27°17′55″	0.306 7	1960/1/1
8	四川省	成都市	彭州市	103°48′00″～103°48′00″	31°17′00″～31°17′00″	11.34	1960/4/1
9	四川省	雅安市	石棉县	/	/	10.28	1962/3/1
10	贵州省	黔东南苗族侗族自治州	榕江县	108°37′15″～108°37′15″	25°28′21″～25°28′21″	1	1959/12/1
11	云南省	红河哈尼族彝族自治州	红河县	110°30′00″～110°30′00″	23°10′00″～23°10′00″	15.4	1962/4/1
12	云南省	楚雄彝族自治州	武定县	102°51′00″～102°51′00″	25°51′00″～25°51′00″	4.8	1960/12/1
13	青海省	海北州	祁连县	100°17′00″～100°24′00″	37°57′00″～38°01′00″	5.7	1985/11/1
14	新疆维吾尔自治区	巴音郭楞蒙古自治州	且末县	83°52′00″～83°52′00″	36°50′00″～36°50′00″	159.3	1979/6/1

· **采收加工** · 全年均可采挖,采挖后,除去杂石。

· **药材鉴别** · **性状鉴别** 有各种色调的绿色,较低的硬度,蜡状光泽以及在蛇纹石的裂隙中往往有蛇纹石石棉细脉充填等特征,易于鉴定。

理化鉴别 蛇纹石石棉与角闪石石棉的区别是蛇纹石石棉溶于盐酸,角闪石石棉则不溶。此外,角闪石石棉研磨后可以成粉末,蛇纹石石棉研磨后则粘合成薄片。

· **化学成分** · 主含含水硅酸镁 $3MgO \cdot 2SiO_2 \cdot 2H_2O$。

· **炮制** · (1)取石棉粗粉 50 g,加美丽乌头 5 g,火硝 2.5 g,再加 3 倍量的水,温火中煎煮 2 h 后,取出石棉,用水洗净,晾干。

(2)取原药材,砸碎成米粒大小,用清水将杂物洗净,加火硝 30%,"榜玛"10%,水适量,煮沸 3 h,清水漂洗,晒干即得。

· **性味** · 味涩,性热。

· **功能主治** · 具有益筋功能。主治外伤引起的肌腱、韧带断裂及关节僵硬、肌肉萎缩等。

· **用法用量** · 内服:研末,1～2 g;或入丸、散。外用:适量,研末调敷。

· **贮藏** · 置密闭干燥处。

参 考 文 献

[1]国家中医药管理局《中华本草》编委会.中华本草:藏药卷[M].上海:上海科学技术出版社,2009.

[2]高天爱,马金安,刘如良.矿物药真伪图鉴及应用[M].太原:山西科学技术出版社,2014.

[3]中国地质调查局发展研究中心.全国地质资料馆[OL].http://www.ngac.cn/125cms/c/qggnew/zljs.htm.

[4]青海省食品药品监督管理局.青海省藏药炮制规范(2010 年版)[M].西宁:青海人民出版社,2010.

[5]大丹增.中国藏药材大全[M].北京:中国藏学出版社,2016.

阳 起 石
《神农本草经》
Tremolitum

· **别名** · 白石（《神农本草经》），羊起石、石生（《名医别录》），阳石、起阳石（《炮炙大法》）。

· **来源** · 本品为硅酸盐类角闪石族矿物透闪石及其异种透闪石石棉。

· **本草考证** · 阳起石始载于《神农本草经》，列为中品。《名医别录》曰："云母根也，生齐山（今山东境内）山谷及琅邪（琊），或云山、阳起山，采无时。"《本草经集注》云："此所出即与云母同，而甚似云母，但厚实尔。今用乃出益州，与矾石同处。"《新修本草》曰："此石以白色肌理似殷蘖，仍夹带云母绿润者为良，故《本经》一名白石……白者独出齐州。"唐末《南海药谱》谓："惟太山（今山东泰安市境内）所出黄者绝佳，邢州（今河北邢台市）鹊山出白者亦好。"《本草图经》曰："今惟出齐州，他处不复有……以色白肌理莹明若狼牙者为上，亦有夹他石作块者不堪……旧说是云母根，其中犹夹带云母。"《本草纲目》引《庚辛玉册》云："齐州拣金山出者胜，其尖似箭镞者力强，如狗牙者力微。"《本草蒙筌》曰："（阳起石）有云头雨脚及鹭鸶毛者尤佳。"综合以上记述的形态特征，古本草所载阳起石与今之透闪石及透闪石石棉为主要组分的矿物相符。通常透闪石岩较坚硬，折断面参差不齐，似"箭镞""狼牙"，而透闪石石棉质较轻，经风化后疏松易碎裂，有的上端由于外力碰撞而散开似绒状，其基部与底部常附有土黄色杂质，与古人所描述的"云头雨脚""鹭鸶毛"形态一致。

· **原矿物** · **透闪石 Tremolite** 晶体结构属单斜晶系。晶体呈简单的长柱状、针状，有时呈毛发状，常为细放射状、纤维状的集合体。白色或浅灰色。玻璃光泽，纤维状集合体具丝绢光泽。硬度 5.5～6。性脆，针状、毛发状晶体易折断。相对密度 2.9～3.0。透闪石石棉为透闪石的纤维状异种。常产在火成岩与石灰岩或白云岩之接触带。也常见于结晶质灰岩和白云岩及结晶片岩等变质岩中。见图 11-59～图 11-61。

· **主产地** · 主产于山西、河北、山东、河南、湖北等地。

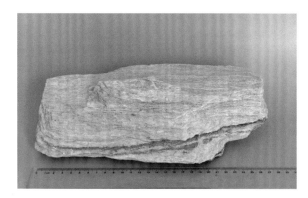

图 11-59 阳起石原矿石（河南）

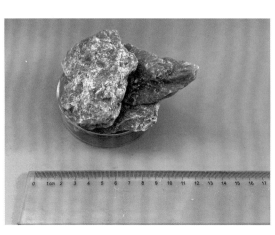

图 11-60 阳起石原矿石（广西）

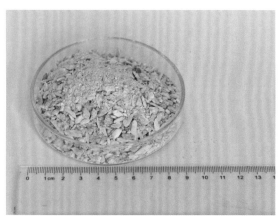

图 11-61 阳起石药材（河南）

· 蕴藏量 · 透闪石 Tremolite 据 1949—2019 年间 "全国地质资料馆" 公布的数据,透闪石储量约为 1 814.95 万吨。按地区统计,矿物储量以甘肃省最多(1 501.18 万吨),依次为北京市(187.06 万吨)、江西省(119.87 万吨)、广东省(6.84 万吨),详细见表 11 – 18。

表 11 – 18 透闪石历年蕴藏量报道

序号	省份	市 (州、盟)	县 (区、旗)	经度	纬度	蕴藏量 (万吨)	时间
1	北京市	/	密云县	116°43′20″~116°43′53″	40°38′30″~40°38′55″	162.7	1988/12/1
2	北京市	/	密云县	116°46′20″~116°46′40″	40°37′10″~40°37′35″	24.36	1988/12/1
3	江西省	赣州市	于都县	115°41′00″~115°41′00″	26°18′00″~26°18′00″	119.87	1986/6/1
4	广东省	茂名市	信宜市	110°53′00″~110°53′30″	22°20′00″~22°20′45″	6.84	2007/5/1
5	甘肃省	天水市	北道区	106°40′08″~106°41′25″	34°22′10″~34°22′54″	1 501.18	1991/12/1

· 流通量及使用情况 · 市场流通量 阳起石全国每年药用流通量为 8 吨左右,粉碎入药,市场流通的药材来源主要为河南方城县。

《中国药典》记载方剂中应用情况 见表 11 – 19。

表 11 – 19 《中国药典》记载方剂中应用情况

名称	处方来源	配方组成	功能主治
强阳保肾丸	《中国药典》(2020 年版)	炙淫羊藿 36 g,酒肉苁蓉 36 g,盐补骨脂 48 g,沙苑子 36 g,覆盆子 48 g,麸炒芡实 60 g,盐小茴香 30 g,阳起石(燃,酒淬) 36 g,盐葫芦巴 48 g,醋五味子 42 g,蛇床子 36 g,韭菜子 42 g,肉桂 24 g,茯苓 36 g,制远志 36 g	补肾助阳。用于肾阳不足所致的腰酸腿软,精神倦怠,阳痿遗精

· 采收加工 · 采挖后去净泥土,选择浅灰白色或淡绿白色的纤维状或长柱状集合体入药。

· 药材鉴别 · 性状鉴别 本品为长柱状、针状、纤维状集合体,呈不规则块状、扁长条状或短柱状,大小不一。白色、浅灰白色或淡绿白色,具丝绢样光泽。体较重,质较硬脆,有的略疏松。可折断,碎断面不整齐,纵面呈纤维状或细柱状。气无,味淡。以针束状、色白、有光泽、无杂质者为佳。

显微鉴别 透射偏光镜下:薄片中无色或呈淡淡的绿色。柱状或纤维状。中正突起。干涉色为 Ⅱ 级绿。倾斜消光,消光角(C∧Ng)为 13～18 ℃;少数平行消光;横切面对称消光。正延长符号。二轴晶。负光性。光轴角较大。

· 化学成分 · 主要成分为碱式硅酸镁钙 $[Ca_2Mg_5(Si_4O_{11})_2 \cdot (OH)_2]$,并含少量锰、铝、钛、铬、镍等杂质。

· 炮制 · 阳起石 取原药材,除去杂质,洗净,干燥,碾成碎块或粉末。

煅阳起石 取净阳起石碎块,置无烟炉火上或适宜的容器中,用武火加热煅至红透,取出,放冷,碾碎。

酒阳起石 取净阳起石小块,置无烟炉火上或适宜的容器中,用武火加热煅至红透后,倒入黄酒中浸淬,取出晾干,碾碎。每阳起石 100 kg,用黄酒 20 L。

· 性味归经 · 味咸,性温。归肾经。

· 功能主治 · 具有温肾壮阳功能。主治肾阳虚衰,腰膝冷痹,男子阳痿遗精,寒疝腹痛,女子宫冷不孕,崩漏、癥瘕。

· 用法用量 · 内服:3～5 g,煎汤;或入丸、散。外用:适量,研末调敷。

· 用药警戒或禁忌 · (1) 阴虚火旺者禁服。

(2) 不宜久服。

· 贮藏 · 贮干燥容器内,置干燥处,防尘。

民族医药应用

◇蒙 药◇

名称 续日布森-朝鲁(《无误蒙药鉴》),道巨(《认药白晶鉴》)。

本草考证 本品载于《认药白晶鉴》。《认药白晶鉴》称:"道巨色白,状如干筋能作成线(绢丝状纹理)。"《无误蒙药鉴》谓:"色灰蓝,状如干筋,捣撕时有如兀鹰羽毛状纤维。口中嚼时如嚼筋,有白泥。印度等地用来能织布做衣者质佳。质次者如木,捣时裂而不碎,能折。"上述有关道巨的本草记载及附图,与习惯使用的阳起石基本相符,故认定历代蒙医药文献所载的道巨即续日布森-朝鲁(阳起石)。

炮制 **煅阳起石** 取洁净的阳起石块,置无烟炉火中煅红透,倒入黄酒内,淬酥,取出,晾干,碾碎。(每阳起石50 kg,用黄酒10 L)

制阳起石 取净阳起石,置入童便(每阳起石10 kg,用童便3 L)中煮制,取出,用水洗净,晾干,碾碎。

性味 味咸,性微温。

功能主治 具有强筋健脉功能。主治肌肤、筋脉、骨骼、颅脑、胸部损伤。

用法用量 内服:研末,入丸、散。外用:适量,研末,用醋调拌外敷。

参 考 文 献

[1] 国家中医药管理局《中华本草》编委会. 中华本草:第1册[M]. 上海:上海科学技术出版社,1999.

[2] 南京中医药大学. 中药大辞典[M]. 2版. 上海:上海科学技术出版社,2019.

[3] 中国地质调查局发展研究中心. 全国地质资料馆[OL]. http://www.ngac.cn/125cms/c/qggnew/zljs.htm.

[4] 国家药典委员会. 中华人民共和国药典(2020版)[M]. 北京:中国医药科技出版社,2020.

[5] 王濮. 系统矿物学:中册[M]. 北京:地质出版社,1984.

[6] 李大经. 中国矿物药[M]. 北京:地质出版社,1988.

[7] 高天爱,马金安,刘如良. 矿物药真伪图鉴及应用[M]. 太原:山西科学技术出版社,2014.

[8] 国家中医药管理局《中华本草》编委会. 中华本草:蒙药卷[M]. 上海:上海科学技术出版社,2004.

阴 起 石
南药《药材学》
Actinolitum

别名 石生。

来源 本品为硅酸盐类角闪石族矿物阳起石。

原矿物 阳起石 Actinolite 单斜晶系。单晶体常呈细柱状、纤维状,通常呈柱状、放射状、针状集合体。颜色绿色、浅灰绿色或暗绿色。透明至半透明。玻璃样光泽。硬度5~6。相对密度3.1~3.3。解理完全。阳起石主要产于石灰岩经接触交代作用形成的矽卡岩中,亦产于低质区域变质岩中。见图11-62、图11-63。

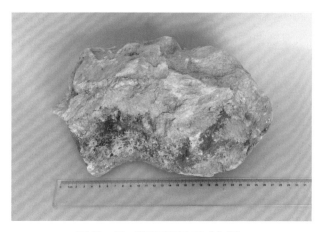

图11-62 阴起石原矿石(山东)

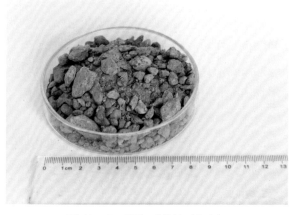

图11-63 阴起石药材(山东)

· **主产地** · 产于山西、河北、河南、山东、湖北、湖南等地。

· **采收加工** · 挖出后,除去杂石及表面泥土。

· **药材鉴别** · **性状鉴别**　本品为纤维状、放射状集合体,呈不规则块状、扁条状、柱状。表面不平滑,浅灰绿色、绿色至暗绿色。具丝绢或玻璃样光泽。体重,质较硬脆,易砸碎,断面呈纤维状;有的较疏松,易捻成纤维状碎粉。气无,味淡。以纤维状、色浅绿、质软、易砸碎、无杂质者为佳。

　　显微鉴别　透射偏光镜下:薄片中呈浅绿色,有弱多色性;中正突起;纵切面一组解理,横切面呈菱形。多呈斜消光,消光角 $15°\sim17°$,横切面对称消光;正延长符号;干涉色为 Ⅱ 级绿。二轴晶;负光性。

· **化学成分** · 主要为含水硅酸铁镁钙$[Ca(Mg, Fe)_5 \cdot (Si_4O_{11})_2(OH)_2]$。

· **炮制** · **阴起石**　取原药材,除去杂质,打成小碎块。

　　煅阴起石　取净阴起石,置适宜容器中,用武火加热,煅至红透,取出后,立即倒入黄酒中淬酥,取出,晾干,打成小碎块。每阴起石 100 kg,用黄酒 20 L。

· **性味** · 味咸,性温。

· **功能主治** · 具有补肾壮阳功能。主治阳痿,遗精,早泄,宫寒不孕,腰膝酸软,带下白淫。

· **用法用量** · 内服:$5\sim12$ g,入丸、散。

· **贮藏** · 贮干燥容器内,置干燥处,防尘。

参 考 文 献

［1］李鸿超.中国矿物药[M].北京:地质出版社,1988.

［2］国家中医药管理局《中华本草》编委会.中华本草:第 1 册[M].上海:上海科学技术出版社,1999.

［3］高天爱,马金安,刘如良.矿物药真伪图鉴及应用[M].太原:山西科学技术出版社,2014.

正 长 石
《矿物药真伪图鉴及应用》
Orthoclasum

· **别名** · 东泽嘎保、嘎保求特。

· **来源** · 本品为硅酸盐类矿物长石族正长石。

· **原矿物** · **正长石**　硬度 $6\sim6.5$,相对密度 2.57。

· **主产地** · 主产于青海、西藏、浙江、广西等地。

· **采收加工** · 除去杂石。

· **药材鉴别** · **性状鉴别**　本品呈短柱状或厚板状晶体,也有呈粒状或块状集合体。多为肉红色、黄褐色或灰白色。具玻璃光泽。质硬。气微,味淡。

· **化学成分** · 主含铝硅酸钾($KAlSi_3O_8$)。常含一定数量的 $Na[AlSi_3O_8]$组分。

· **炮制** · 取原药材,砸碎成米粒大小,用清水将杂物洗净,然后加火硝 30%、"榜玛"10%,水适量,煮沸 3 h,清水漂洗,晒干,即得。

· **性味** · 味苦,性寒。

· **功能主治** · 具有干黄水,干脓愈疮,接骨功能。主治跌打损伤引起的骨伤、骨折、脑损伤,黄水病。

· **用法用量** · 配方用。

· **贮藏** · 置密闭干燥处。

参 考 文 献

［1］高天爱,马金安,刘如良,等.矿物药真伪图鉴及应用[M].太原:山西科学技术出版社,2014.

［2］地质部地质辞典办公室.地质辞典(二):矿石 岩石 地球化学分册[M].北京:地质出版社,1981.

赤 石 脂

《神农本草经》

Halloysitum Rubrum

- **别名** · 赤符(《吴普本草》),红高岭(《增订伪药条辨》),赤石土(《中药形性经验鉴别法》),红土(《药材学》),五色石脂,真赤石脂、吃油脂(陕西),红石土(《矿物中药与临床》)。

- **来源** · 本品为硅酸盐类埃洛石族矿物多水高岭石与氧化物类矿物赤铁矿或含氢氧化物类矿物褐铁矿共同组成的细分散多矿物集合体。

- **本草考证** · 本品始载于《神农本草经》上品"青石、赤石、黄石、白石、黑石脂"条。《吴普本草》谓:赤符"色绛,滑如脂";《名医别录》将五色石脂各自单独出条,谓:赤石脂"生济南射阳及太山之阴,采无时"。《本草经集注》云:"此五石脂……今俗用赤石、白石二脂尔,《仙经》亦用白石脂以涂丹釜,好者出吴郡(江苏苏州一带),犹与赤石脂同源。赤石脂多赤而色好,惟可断下,不入五石散用。好者亦出武陵建平、义阳。今五石散皆用义阳者,出鄳县界东八十里,状如豚脑,色鲜红可爱,随采随复而生,不能断痢而不用之。"《新修本草》详述赤石脂的产地指出:"此石济南太山不闻出者。今虢州(河南)卢氏县、泽州(山西)陵川县及慈州(河北)吕乡县并有,色理鲜腻,宜州(今湖北宜昌、长阳一带)诸山亦有此。"《本草衍义》云:"赤石脂今四方皆有,以舌试之,黏著者为佳。"《御制本草品汇精要》载:"用文理细腻者佳,质类滑腻酥软,色赤。"以上古代本草所述,赤石脂色红,质滑腻酥软,并以有细腻文理或缀唇粘舌者为佳品。与现《中华人民共和国药典》所规定的赤石脂药材特性基本一致。

- **原矿物** · 硅酸盐黏土矿物,主要为多水高岭石。

多水高岭石 Halloysite 又名:叙水石、埃洛石。晶体结构属单斜晶系隐晶质,个体为片状或卷曲呈管状(般外径 $0.04\sim0.19\ \mu m$,内径 $0.02\sim0.1\ \mu m$),集合体致密块状、土状、粉末状或呈瓷状及各种胶凝体外观;纯净的白色,土状或瓷状、蜡状光泽,硬度 $1\sim2.5$,相对密度 $2.0\sim2.6$(因吸附水及层间水含量而异)。其离子前交换能力也发生于颗粒边缘,因粒度更小而比高岭石交换能力强,但低于蒙脱石或蛭石(后两者兼有结构单元层间离子交换能力)。干燥时吸水,加水后可塑性弱,裂成棱角碎块;粘舌与否与集合体致密程度、细腻程度(结构、构造)有关,即取决于粒度、杂质分散状态及均匀性、孔隙度等。在赤石脂中,多水高岭石与赤铁矿或水赤铁矿混合分布,硬度、相对密度相应增大,其离子交换量和吸附性随粒度大小、赤铁矿混杂量和混匀程度的变化比高岭石质赤石脂或更复杂,一般是低于纯多水高岭石黏土,仍高于高岭石质赤石脂。多水高岭石在 $50\sim75\ ℃$ 部分脱水(失去层间水),不可逆地变为"变水高岭石";在地质时代中更进而转变为高岭石。所以,自然界中,多水高岭石质赤石脂多形成于辉长岩、辉长辉绿岩、闪长岩、玢岩及硅质页岩等的风化壳及硫化矿床氧化带,而后或已转变为变水高岭石质赤石脂;近代风化壳中形成的多水高岭石质赤石脂保留下来的可能性,显然多于地质时代之古风化壳的或蚀变带中的多水高岭石质赤石脂。

赤铁矿 Haematite 三方晶系。晶体呈薄板状、菱面体状,一般以致密隐晶块状、鳞片状、鲕状、豆状、肾状及粉末状土状集合体最为常见。其中由球形、椭圆形球状、颗粒状赤铁矿胶结成的致密赤铁矿集合体为鲕状赤铁矿,其鲕粒内部常有同心层状构造;鲕粒直径大于 $2\ mm$ 的赤铁矿集合体称豆状赤铁矿;若呈半球状并彼此黏结的致密赤铁矿集合体为肾状赤铁矿,其肾状内部亦常有同心层状或放射状构造。此三者为供药用较优质的代赭石。结晶质赤铁矿呈钢灰色至铁黑色,常带浅蓝锖色。隐晶质的鲕状、豆状、肾状赤铁矿集合体则呈暗红色至鲜红色。条痕樱红色。金属光泽至半金属光泽或暗淡无光泽。硬度 $5.5\sim6.0$。性脆,无解理。相对密度 $5.0\sim5.3$。

褐铁矿 Limonite 形态为不规则隐晶质块体或分泌体、结核;肉眼见不到针铁矿晶体,或在甲壳层中有纤状微晶。纯净处黄、褐黄、黄褐至褐色（因胶凝体含水星而异）。条痕淡黄至黄褐色。含水赤铁矿处带褐红、红色；富锰土质或锰、钴等杂质处带褐黑、褐紫色；富二氧化硅或黏土部位或壳层灰白色、灰黄色。表面多凹凸不平或覆有粉末状褐铁矿，呈半金属光泽或土状光泽。不透明。无解理。断口不平坦，或见甲壳层、纹层等结构，显示出不同色调及断面形态。硬度为 2～5 或 1～4。致密平整处硬度近于小刀，疏松处低于指甲；但可磨花指甲及硬币。相对密度 3.3～4.3，见图 11‐64、图 11‐65。

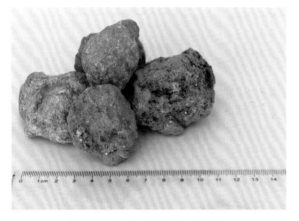

图 11‐64 赤石脂原矿（河南）

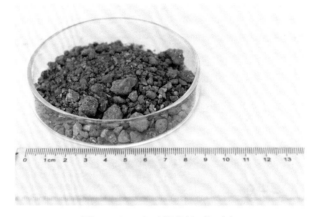

图 11‐65 赤石脂药材（河南）

· **主产地** · 主产于江苏、安徽、广东、山西、甘肃、黑龙江等地。

· **蕴藏量** · 赤铁矿 Haematite 据 1949—2019 年间的"全国地质资料馆"公布的数据（表 7‐1），赤铁矿储量约为 193 161.28 万吨。按地区统计，矿物储量以辽宁省最多（102 139.6 万吨），依次为内蒙古自治区（35 958.47 万吨）、安徽省（29 969.23 万吨）、江西省（9 947.75 万吨）、山西省（6 126.38 万吨）、河北省（3 244.94 万吨）、江苏省（3 133.13 万吨）、吉林省（2 002.26 万吨）、黑龙江省（552.48 万吨）、浙江省（86.27 万吨），详细见表 11‐20。

表 11‐20 赤铁矿历年蕴藏量报道

序号	省份	市（州、盟）	县（区、旗）	经度	纬度	蕴藏量（万吨）	时间
1	河北省	唐山市	迁西县	/	/	2 647.83	1970/9/1
2	河北省	邯郸市	武安市	114°11′00″	38°47′00″	229.71	1959/4/1
3	河北省	邯郸市	武安市	114°00′00″～114°00′00″	36°40′00″～36°40′00″	130	1958/6/1
4	河北省	承德市	/	117°45′43″～117°45′43″	40°45′38″～40°45′38″	121.29	1959/7/1
5	河北省	唐山市	迁安市	118°33′46″～118°34′24″	39°56′39″～39°56′52″	98.7	1988/4/1
6	河北省	保定市	涞水县	115°37′10″～115°37′10″	39°25′30″～39°25′30″	13.47	1960/8/1
7	河北省	唐山市	迁安市	118°31′49″～118°32′39″	40°05′26″～40°06′15″	2.2	1988/5/1
8	河北省	唐山市	迁安市	118°32′00″～118°36′00″	40°06′00″～40°09′00″	1.74	1958/8/1
9	山西省	忻州市	五台县	113°00′00″～114°00′00″	38°40′00″～39°10′00″	3 083.6	1956/1/1
10	山西省	晋中市	左权县	113°29′00″～113°33′00″	36°52′00″～36°57′30″	2 993.5	1977/3/1
11	山西省	忻州市	繁峙县	113°30′00″	39°15′00″	49.28	1958/10/1
12	内蒙古自治区	包头市	白云鄂博矿区	109°50′23″～109°57′37″	41°47′34″～41°48′46″	33 438.3	/

（续表）

序号	省份	市（州、盟）	县（区、旗）	经度	纬度	蕴藏量 （万吨）	时间
13	内蒙古自治区	包头市	固阳县	109°58′00″	40°59′30″	1 365	/
14	内蒙古自治区	锡林郭勒盟	苏尼特右旗	112°54′00″～112°55′00″	42°25′30″～42°25′30″	520.56	2008/4/1
15	内蒙古自治区	阿拉善盟	额济纳旗	97°24′00″～97°59′00″	42°25′00″～42°28′00″	300	/
16	内蒙古自治区	兴安盟	右翼前旗	122°00′00″～122°00′00″	46°10′00″～46°10′00″	189.71	/
17	内蒙古自治区	乌海市	海勃湾区	106°53′51″～106°55′51″	39°52′42″～39°53′12″	132.95	/
18	内蒙古自治区	阿拉善盟	额济纳旗	98°03′15″～98°05′45″	42°25′30″～42°30′00″	6.5	2006/5/1
19	内蒙古自治区	包头市	白云鄂博矿区	109°57′13″	41°46′22″	5.45	1950/1/1
20	辽宁省	本溪市	本溪市	123°50′00″	41°07′00″	60 220	1953/1/1
21	辽宁省	鞍山市	铁东区	122°55′00″	41°02′30″	33 438.3	1953/1/1
22	辽宁省	鞍山市	千山区	122°56′00″～123°00′00″	41°00′00″～41°04′00″	7 609.8	1958/10/1
23	辽宁省	丹东市	凤城市	123°56′09″	40°30′43″	841	1973/3/1
24	辽宁省	铁岭市	开原市	124°12′15″	42°20′22″	30.5	1959/5/1
25	吉林省	白山市	临江市	126°43′30″	41°56′00″	1 893.78	1958/6/1
26	吉林省	白山市	临江市	126°04′00″	41°05′00″	108.48	/
27	黑龙江省	双鸭山市	/	131°02′20″～131°05′00″	46°32′00″～46°34′00″	552.83	/
28	江苏省	南京市	江宁区	118°50′00″	31°45′00″	1 524	1956/3/31
29	江苏省	徐州市	/	117°18′45″～117°24′15″	34°31′29″～34°35′00″	1 507.49	/
30	江苏省	南京市	浦口区	118°47′30″～118°47′30″	32°05′25″～32°05′25″	79.3	/
31	江苏省	常州市	溧阳市	119°34′36″～119°35′21″	31°32′11″～31°32′38″	22.34	1972/3/31
32	浙江省	绍兴市	绍兴县	120°27′00″	29°57′00″	0.57	1955/1/1
33	浙江省	湖州市	市辖区	120°04′00″	30°10′00″	85.7	1958/11/1
34	安徽省	马鞍山市	当涂县	118°30′48″	31°26′07″	12 816	/
35	安徽省	马鞍山市	/	118°36′30″	31°37′28″	7 609.3	/
36	安徽省	淮北市	濉溪县	116°51′00″	33°41′00″	2 066.2	/
37	安徽省	马鞍山市	当涂县	118°35′45″～118°36′30″	31°37′00″～31°37′45″	1 986.57	2001/5/1
38	安徽省	滁州市	凤阳县	117°29′30″	32°29′30″	1 543	/
39	安徽省	马鞍山市	/	118°36′21″	31°29′52″	1 279.7	/
40	安徽省	淮北市	濉溪县	/	/	1 052.07	/
41	安徽省	滁州市	濉溪县	118°57′30″～118°58′00″	32°30′00″～32°30′30″	739.5	/
42	安徽省	滁州市	凤阳县	117°30′45″	32°40′20″	683.96	/
43	安徽省	巢湖市	庐江县	117°27′29″	31°06′22″	101.67	/
44	安徽省	马鞍山市	当涂县	118°30′00″	31°40′00″	39.1	/
45	安徽省	马鞍山市	当涂县	/	/	24.829 4	/
46	安徽省	安庆市	枞阳县	117°12′50″	30°49′40″	21.3	/

（续表）

序号	省份	市（州、盟）	县（区、旗）	经度	纬度	蕴藏量（万吨）	时间
47	安徽省	安庆市	怀宁县	117°02′00″	30°38′00″	5.4	/
48	江西省	新余市	市辖区	114°55′48″～114°55′48″	27°38′48″	3 613.42	/
49	江西省	吉安市	永新县	/	/	1 984.4	/
50	江西省	吉安市	永新县	113°57′13″	26°07′44″	1 893.794 7	/
51	江西省	新余市	/	114°05′22″～114°48′45″	25°40′00″～27°35′00″	1 733	/
52	江西省	赣州市	宁都县	/	/	416.168	1959/8/30
53	江西省	上饶市	弋阳县	119°26′05″	28°17′35″	93.59	/
54	江西省	萍乡市	市辖区	113°56′00″	27°30′00″	83.93	/
55	江西省	九江市	瑞昌市	/	/	76	/
56	江西省	新余市	分宜县	/	/	33.4	/
57	江西省	萍乡市	莲花县	27°07′00″	11°00′00″	20.044	/

褐铁矿 Limonite　据 1949—2019 年间的"全国地质资料馆"公布的数据（表 5-1），褐铁矿，储量约为 127 565.50 万吨。按地区统计，储量以内蒙古最多（46 210.67 万吨），依次为安徽省（37 846.2 万吨）、新疆（10 728 万吨）、山东省（9 132.75 万吨）、陕西省（4 862.5 万吨）、江西省（3 995.6 万吨）、河北省（3 334.3 万吨）、吉林省（2 351.38 万吨）、云南省（2 177.1 万吨）、江苏省（2 071.4 万吨）等，详细见表 11-21。

表 11-21　褐铁矿历年蕴藏量报道

序号	省份	市（州、盟）	县（区、旗）	经度	纬度	蕴藏量（万吨）	时间
1	河北省	保定市	涞水县	115°36′00″	39°38′00″	3 300	/
2	河北省	邢台市	沙河市	/	/	34.3	1978/10/1
3	内蒙古自治区	包头市	白云矿区	/	/	46 210.67	/
4	吉林省	白山市	临江市	126°43′30″	41°56′00″	2 351.38	1958/6/1
5	江苏省	南京市	江宁区	118°30′00″	31°55′00″	2 056.4	1959/12/31
6	江苏省	南京市	/	118°50′00″	32°06′00″	15	1958/3/31
7	安徽省	六安市	霍邱县	115°58′15″	32°28′07″	22 522.2	/
8	安徽省	马鞍山市	当涂县	118°30′48″	31°26′07″	12 816	/
9	安徽省	铜陵市	义安区	/	/	2 486.7	/
10	安徽省	安庆市	枞阳县	117°12′50″	30°49′40″	21.3	/
11	福建省	泉州市	安溪县	117°48′20″	25°12′30″	1 029	/
12	福建省	三明市	大田县	117°47′20″	26°00′30″	435.4	/
13	福建省	龙岩市	新罗区	117°05′00″	25°00′00″	9.8	/
14	福建省	南平市	政和县	/	/	6.968 5	/
15	福建省	漳州市	华安县	117°29′58″	24°55′24″	0.134	/
16	江西省	新余市	分宜县	/	/	3 647.5	/
17	江西省	新余市	/	114°49′22″～114°50′37″	27°47′30″～27°47′30″	343.5	/
18	江西省	宜春市	高安市	/	/	4.6	1960/6/28

（续表）

序号	省份	市（州、盟）	县（区、旗）	经度	纬度	蕴藏量（万吨）	时间
19	山东省	莱芜市	莱城区	117°38′20″	36°16′40″	8 700	1970/2/1
20	山东省	淄博市	博山区	117°48′00″	36°28′00″	241.62	1959/7/1
21	山东省	莱芜市	钢城区	117°49′45″～117°51′00″	36°04′45″～36°06′15″	93.43	1959/3/1
22	山东省	淄博市	沂源县	118°01′00″	36°16′00″	81.96	1959/8/1
23	山东省	莱芜市	莱城区	117°28′00″～117°29′00″	36°21′00″～36°22′00″	15.74	1958/5/1
24	湖北省	黄石市	大冶市	114°45′00″～114°45′00″	30°07′00″～30°08′00″	927.3	1959/11/1
25	广东省	清远市	英德市	112°56′00″	24°16′00″	463	1976/12/1
26	广东省	清远市	英德市	113°04′00″	24°08′00″	45	/
27	四川省	凉山彝族自治州	会东县	102°44′00″	26°34′00″	1 939	1899/12/30
28	云南省	玉溪市	易门县	102°18′10″～102°18′12″	24°43′12″～24°44′01″	1 806.84	
29	云南省	红河哈尼族彝族自治州	建水县	102°26′00″～102°44′00″	23°45′00″～23°56′00″	146.6	/
30	云南省	红河哈尼族彝族自治州	石屏县	102°37′14″	23°34′36″	116.39	
31	云南省	昆明市	安宁市	102°19′00″	24°36′00″	107.270 7	/
32	陕西省	渭南市	韩城市	110°31′30″	35°37′00″	4 827.55	1969/1/1
33	陕西省	延安市	子长县	/	/	34.95	1971/7/1
34	新疆维吾尔自治区	哈密地区	哈密市	94°30′00″	41°40′00″	10 728	/

· 流通量及使用情况 · 市场流通量　赤石脂全国每年药用流通量在 200 吨左右，市场流通的药材来源主要为陕西临汾市、河南方城县。

《中国药典》记载方剂中应用情况　见表 11-22。

表 11-22　《中国药典》记载方剂中应用情况

序号	名称	处方来源	配方组成	功能主治
1	女金胶囊	《中国药典》（2020 年版）	当归 89.6 g，白芍 44.8 g，川芎 44.8 g，熟地黄 44.8 g，党参 35.2 g，炒白术 44.8 g，茯苓 44.8 g，甘草 44.8 g，肉桂 44.8 g，益母草 128 g，牡丹皮 44.8 g，醋没药 44.8 g，醋延胡索 44.8 g，藁本 44.8 g，白芷 44.8 g，黄芩 44.8 g，白薇 44.8 g，醋香附 96 g，砂仁 32 g，陈皮 89.6 g，煅赤石脂 44.8 g，鹿角霜 96 g，阿胶 44.8 g	益气养血，理气活血，止痛。用于气血两虚、气滞血瘀所致的月经不调，症见月经提前、月经错后、月经量多、神疲乏力、经水淋漓不净、行经腹痛
2	气痛丸	《中国药典》（2020 年版）	木香 165 g，煅赤石脂 662 g，朱砂粉 35 g，甘草 165 g，枳实(炒)110 g	行气止痛，健胃消滞。用于气机阻滞，脘腹胀痛
3	肠胃宁片	《中国药典》（2020 年版）	党参 96 g，黄芪 96 g，姜炭 38 g，砂仁 38 g，葛根 96 g，白术 64 g，赤石脂 190 g，木香 38 g，补骨脂 96 g，防风 38 g，白芍 64 g，延胡索 64 g，当归 64 g，儿茶 32 g，罂粟壳 38 g，炙甘草 64 g	健脾益肾，温中止痛，涩肠止泻。用于脾肾阳虚所致的泄泻，症见大便不调、五更泄泻、时带黏液，伴腹胀腹痛、胃脘不舒、小腹坠胀；慢性结肠炎、溃疡性结肠炎、肠功能紊乱见上述证候者
4	抱龙丸	《中国药典》（2020 年版）	茯苓 50 g，赤石脂 25 g，广藿香 38 g，法半夏 31 g，陈皮 25 g，厚朴 25 g，薄荷 25 g，紫苏叶 25 g，僵蚕(姜炙)31 g，山药 25 g，天竺黄 38 g，檀香 25 g，白芷 25 g，砂仁 25 g，防风 31 g，荆芥 38 g，白附子 31 g，独活 31 g，白芍 25 g，诃子(去核)25 g，荜茇 25 g，炒白术 38 g，川芎(酒蒸)31 g，木香 25 g，朱砂 47 g，天麻 25 g，香附(四制)25 g	祛风化痰，健脾和胃。用于脾胃不和、风热痰内蕴所致的腹泻，症见食乳不化、恶心呕吐、大便稀、有不消化食物

（续表）

序号	名称	处方来源	配方组成	功能主治
5	固本益肠片	《中国药典》（2020年版）	党参50g，麸炒白术20g，补骨脂35g，麸炒山药50g，黄芪70g，炮姜15g，酒当归35g，炒白芍35g，醋延胡索35g，煨木香15g，地榆炭35g，煅赤石脂15g，儿茶30g，炙甘草15g	健脾温肾、涩肠止泻。用于脾肾阳虚所致的泄泻，症见腹痛绵绵、大便清稀或有黏液及黏液血便、食少腹胀、腰瘦乏力、形寒肢冷、舌淡苔白、脉虚；慢性肠炎见上述证候者

· **采收加工** · 挖出后拣去杂石、泥土，选取红色滑腻如脂的块状体入药用。

· **药材鉴别** · **性状鉴别**　本品为块状集合体，呈不规则块状。表面局部平坦，全体凹凸不平。浅红色、红色至紫红色，或红白相间呈花纹状。土状光泽或蜡样光泽；不透明。体较轻，质软，用指甲可刻划成痕；断面平坦，具蜡样光泽。吸水力强，舐之粘舌。微有黏土气，味淡，嚼之无沙粒感。以色红、光滑细腻质软、易断、吸水力强者为佳。

理化鉴别　（1）X射线衍射法：用此法鉴定本品较为理想，由于赤石脂实际是几种矿物的天然混合物，故在核对标准值时注意可能与之伴生的矿物，综合已有的报道，可能与多水高岭石组合成赤石脂的矿物有：高岭石、水云母（又称伊利石）、白云母、蛇纹石、蒙脱石、石英、明矾石、赤铁矿、褐铁矿、长石等。另有人用透射电子显微镜、红外光谱法和差热、热重分析法做鉴定。

（2）结晶水的鉴别：取本品1小块（约1g），置具有小孔软木塞的试管内，灼烧，管壁有较多水生成，小块颜色变深。

（3）铁盐的鉴别：取本品粉末约1g，置瓷蒸发皿中，加水10mL与硫酸5mL，加热至产生白烟，冷却，缓缓加水20mL，煮沸2～3min，滤过，滤渣为淡紫棕色，滤液显铝盐的各种反应。取滤液1mL，加亚铁氰化钾试液，即发生深蓝色沉淀。

· **化学成分** · 主要成分为水化硅酸铝[$Al_4(Si_4O_{10})(OH)_8 \cdot 4H_2O$]，尚含相当多的氧化铁（$Fe_2O_3$）等物质，其组成如下：硅（Si）42.93%，铝（Al）36.58%，氧化亚铁（FeO）4.85%，镁及钙0.94%，水分14.75%。另外，还含有钛、镍、锶、钡等微量元素。

· **药理作用** · **1. 对血液系统的影响**　赤石脂既有止血作用，又有抗血栓形成作用。研究发现，赤石脂能显著缩短凝血时间和血浆复钙时间；体外、体内均能显著抑制ADP诱导的血小板聚集；对ADP引起的体内血小板血栓形成也有显著对抗作用，对全血黏度影响不明显。说明赤石脂既能止血，又能祛瘀，属祛瘀止血药。赤石脂合剂对兔胃溃疡面出血有良好的止血作用，对小白鼠有良好的凝血止血作用。

2. 抗炎　赤石脂研末外用有吸湿作用，能使创面皮肤干燥，防止细菌生成，减轻炎症，促进溃疡愈合。

3. 止泻　赤石脂经肠道后，能形成硅酸盐和水合氧化铝的胶体溶液，吸附胃肠中的污染食物，清洁肠道而达到止泻作用。

4. 保护消化道黏膜　赤石脂内服可以吸附消化道内的毒物，减少异物刺激；可吸附炎性渗出物，使炎性得以缓解，对发炎的胃黏膜有保护作用，同时对胃肠出血也有止血作用。

5. 其他　家兔应用80%黄磷1mL，烧伤面积7cm×12cm，烧伤30s后，立即用2%硫酸铜湿纱布灭火，此模型造成家兔的急性死亡率为50%，伴血磷升高和肝肾损害。创面应用赤石脂吸附磷，全身应用绿豆汤治疗，可降低血磷，促进尿磷排泄，预防磷中毒，降低磷烧伤家兔的急性死亡率。

· **炮制** · **赤石脂**　除去杂质，打碎或研细粉。

煅赤石脂　取赤石脂细粉，用醋调匀，搓条，切段，干燥，照明煅法煅至红透。用时捣碎。

· **性味归经** · 味甘、涩、酸，性温。归大肠、胃经。

· **功能主治** · 具有涩肠，止血，生肌敛疮功能。主治久泻久痢，大便出血，崩漏带下。外用治疮疡久溃不敛，湿疮脓水浸淫。

· **用法用量** · 内服：9～12g，先煎。外用：适量，研末敷。

· **用药警戒或禁忌** · （1）有湿热积滞者筋服，孕妇慎用。

　　（2）不与肉桂同用。

· **贮藏** · 贮干燥处，防潮。

民族医药应用

◇ 蒙 药 ◇

· **名称** · 宝日莫勒黑-朝鲁，宝日巴勒札布。

· **炮制** · 除去杂质，砸碎或研细粉。

· **性味** · 味甘、涩，性平。

· **功能主治** · 具有燥脓，燥协日乌素，愈伤，接骨，止血功能。主治骨折，筋脉、颅脑损伤，金伤，痘疹。

◇ 维吾尔药 ◇

· **名称** · 厅 艾尔美尼（《注医典》），提而阿而马尼、吉里也儿麦你、亦儿麦你泥、阿而麦你泥、阿而马尼泥、阿而马泥泥、阿麦你泥（《回回药方三十六卷》），格力 艾尔美尼（《拜地依药书》）。

· **性味** · 性二级干寒。

· **功能主治** · 具有生干生寒，凉血止血，清热消炎，燥湿愈伤功能。主治湿热性或血液质性疾病，如血热吐血、呕血、肺出血、子宫出血、小便带血等内外伤出血，十二指肠溃疡，肺结核，盆腔炎，尿道炎，胆囊炎，各种疮疥。

· **用法用量** · 内服：1～3 g。外用：适量。本品可入散剂、软膏、敷剂、灌肠剂等制剂。

参 考 文 献

［1］高天爱，马金安，刘如良. 矿物药真伪图鉴及应用［M］. 太原：山西科学技术出版社，2014.

［2］国家中医药管理局《中华本草》编委会. 中华本草：第1册［M］. 上海：上海科学技术出版社，1999.

［3］李军德，张志杰. 新编中国药材学：第8卷［M］. 北京：中国医药科技出版社，2020.

［4］国家药典委员会. 中华人民共和国药典（2020版）［M］. 北京：中国医药科技出版社，2020.

［5］王明芳，孟祥龙，何美菁，等. 赤石脂和禹余粮作为灶心土替代品的分析［J］. 中国实验方剂学杂志，2017，23(6)：23 - 27.

［6］BUM KY. Comparison of Halloysitum Rubrum before and after Physical and Chemical Manipulation［J］. The Korea Journal of Herbology. 2005，20(2)：17 - 26.

［7］禹志领，窦昌贵，刘保林，等. 赤石脂对凝血系统作用的初步探究［J］. 中药药理与临床，1992，8(4)：23 - 25.

［8］张福康，韩乃皓，杨鸣，等. 赤石脂合剂凝血止血作用的药理研究［J］. 中国中药杂志，1992，17(9)：562.

［9］梅全喜. 现代中药药理与临床应用手册［M］. 北京：中国中医药出版社，2008.

［10］王韦，王新兰，张巍，等. 赤石脂和绿豆汤治疗家兔磷烧伤疗效初步观察［J］. 第二军医大学学报，1989，10(5)：454.

［11］国家中医药管理局《中华本草》编委会. 中华本草：蒙药卷［M］. 上海：上海科学技术出版社，2004.

［12］内蒙古自治区卫生厅. 内蒙古蒙药材标准［M］. 赤峰：内蒙古科学出版社，1987.

［13］王伟. 内蒙古蒙药制剂规范［M］. 呼和浩特：内蒙古人民出版社，2014.

［14］国家中医药管理局《中华本草》编委会. 中华本草：维吾尔药卷［M］. 上海：上海科学技术出版社，2005.

青 金 石
《认药白晶鉴》
Lazuritum

本药多作为民族药应用。

◇ 蒙 药 ◇

· **别名** · 石囟民（《认药白晶鉴》），木门（《无误蒙药鉴》）。

· **来源** · 本品为硅酸盐类方钠石族矿物青金石。

· **本草考证** · 本品载于《认药白晶鉴》。《认药白晶鉴》称："生于岩石，色蓝、金光灿灿，属矿石类的青金石为上品；无斑点的其他石金石为下品。"《无误蒙药鉴》谓："生山地岩的矿石，杂有金点者质佳。蓝黑色，无斑点者称石金石，质中等。"蒙医沿用青金石形态特征基本符合本草描述，故历代蒙医药文献所载的木门即碯民（青金石）。

· **原矿物** · 青金石 Lazulite　等轴晶系，呈致密粒状集合体，以不规则石块产出。是由蓝色矿物青金石和不定量的黄铁矿、方解石，以及少量透辉石和其他矿物组成,质地和颜色有很大差别。色深蓝,有时带紫色,含硫铁矿之小点。硫铁矿纯者,金星灿灿;质不纯者,呈暗色;也有无金星的青金石,亦有带黄蓝色及白点或灰点者。不透明,性脆,易断,断口参差粒状。玻璃样光泽,略有油脂性。相对密度 2.89,硬度 5。

- **主产地** · 我国新疆发现有青金石矿苗。
- **采收加工** · 采挖后,除去杂石,选纯净者入药;或收集民间用青金石制的首饰入药。
- **药材鉴别** · **性状鉴别** 本品为不规则块状体,表面深蓝色带有金黄色点状物。体重,质脆,易砸碎,断面颗粒状,玻璃光泽,色深不透明。气味均无。
- **化学成分** · 主含钠、铝和硫的硅酸盐,化学式为 $Na_8(AlSiO_4)_6(SO_4)$。
- **炮制** · **煅青金石** 取净青金石,明煅至红透,取出,放凉,碾成细粉。
- **性味** · 味苦,性凉。
- **功能主治** · 具有燥协日乌素,解毒功能。主治疥癣,吾雅曼病,协日乌素病,陶赖,赫如虎,刀伤,食物中毒,浊热。
- **用法用量** · 内服:研末,1～2 g;或入丸、散。

◇ 维吾尔药 ◇

- **名称** · 拉孜外尔德(《注医典》),刺诸洼而的(《回回药方三十六卷》),艾及如里 拉及外尔德、散格 拉及外尔德(《明净词典》)。
- **炮制** · **清洗青金石** 研成细粉,加水清洗,不断搅拌,倒掉浮于水面物质,反复多次,反复清洗次数越多副作用越小。
- **性味** · 性二级干、一级热。
- **功能主治** · 具有清除异常黑胆质,除烦解郁,爽心悦志,养心定喘,利尿通经,软坚除疣,热肤生色,收敛止血功能。主治黑胆质性疾病,如抑郁症、恐慌不安、心悸气喘,闭尿闭经,扁平疣,白癜风,出血不止等。
- **用法用量** · 内服:2～4 g。外用:适量。可入小丸、蜜膏剂、眼粉、鼻吸粉、牙粉、伤粉、软膏、敷剂等制剂。

参 考 文 献

[1] 国家中医药管理局《中华本草》编委会. 中华本草: 蒙药卷[M]. 上海: 上海科学技术出版社,2004.
[2] 刘玉琴. 矿物药[M]. 呼和浩特: 内蒙古人民出版社,1989.
[3] 国家中医药管理局《中华本草》编委会. 中华本草: 维吾尔药卷[M]. 上海: 上海科学技术出版社,2005.

金 云 母
Phlogopitum

本药多作为民族药应用。

◇ 藏 药 ◇

- **别名** · 塞儿多(《四部医典》),达夹、达杂(《鲜明注释》)。
- **来源** · 本品为硅酸盐类云母族矿物金云母。
- **本草考证** · 《鲜明注释》云:"形状各异,表面色如黄铜表面的锈,断面金光闪闪,质重。"《蓝琉璃》云:"形状各异,表面褐色而显金黄色光泽,断面似金闪光。"《晶珠本草》云:"其表面呈紫色,内部似金子色黄,多数圆形,但在任何情况下都具有黄色光泽,有青锈,像黄铜表面的锈。"《甘露本草明镜》云:"表面

黄紫色,形状有圆形、方块等各种,大小不定,外表有似铜锈的青锈,也有不具青锈者。质重而坚硬,断面如金子闪光,其真品可提炼出金子。"西藏自治区藏医院所用塞儿多的原矿物,其样品为具棕褐色、显金黄色的鳞片状集合体,矿物闪闪发光,可削落呈细小薄片。经显微镜鉴定和光谱分析检验,《藏药志》认为该矿物为金云母,其中混有少量石英。

- **原矿物** · **金云母 Phlogopite** 属单斜晶系矿物,多呈黄褐色、无色、绿色、红褐色及紫褐色之鳞片状晶体或集合体。具珍珠光泽,相对密度 2.76～2.90,硬度 2～2.5。具二轴晶负光性,光轴角 0°～5°。其折光率 γ 1.573～1.651,β 1.573～1.650,α

1.540～1.650。折光率的变化与矿物中成分含量变化相关。金云母是一种较常见的矿物，多产于变质的石灰岩及超基性岩中，在花岗岩接触带的白云质大理岩中，不纯灰岩经区域变质后也常有金云母产出。

·采收加工· 四季均可采，采收后粉碎成小颗粒。

·化学成分· 金云母是成分复杂的钾、镁、铝硅酸盐矿物，其化学分子式为 $K_2(Mg, Fe^{2+})_6[Si_6Al_2O_{20}][OH, F]_4$。因其中铁和镁呈类质同象置换，故其化学成分不稳定。某一金云母的化学分析结果，其中约含 SiO_2 40.22%，TiO_2 0.27%，Al_2O_3 14.21%，Fe_2O_3 1.93%，FeO 4.90%，MnO 0.05%，MgO 24.83%，CaO 0.32%，BaO 1.11%，Na_2O 0.001%，K_2O 7.58%，F 2.10%，H_2O^+ 3.03%，H_2O^- 0.04%。从西藏自治区藏医院收集的样品，经光谱分析还含有铜、铅、锌、镍、钴、钡、钛、锰、钡、锡、银、钇、镱、钴等微量元素。

·炮制· 取黄矾和绿矾的混合物适量，用水浸泡 12 h，取上清液，放入金云母小颗粒，煮开，封口，上盖衣物，静置 12 h。第 2 日再略煮，过滤，用清水冲洗 3 次。150 mL 水中放入冲洗好的金云母 50 g，火硝与碱花各 20 g，煮至 1/3～2/3 水蒸发完，过滤，用清水冲洗 3 次。

·性味· 味涩，消化后味苦，性凉。

·功能主治· 具有干黄水，接骨，养眼功能。主治黄水病，骨折。

·用法用量· 内服：研末，0.05～0.1 g；或入丸、散。

参 考 文 献

[1] 国家中医药管理局《中华本草》编委会. 中华本草：藏药卷[M]. 上海：上海科学技术出版社，2002.
[2] 杨永昌. 藏药志[M]. 西宁：青海人民出版社，1991.

金 精 石
《本草纲目拾遗》
Vermiculitum

·别名· 金星石（《嘉祐本草》），金晶石（《中药志》），猫金、蛭石、金箔。

·来源· 本品为硅酸盐类水云母——蛭石族矿物水金云母-水黑云母或蛭石。

·本草考证· 本品为较少用中药。元代刘河间《宣明论方》"菩萨散"方中首先列出，但无具体描述。文献记载始于《本草纲目拾遗》曰："其石似铁磺而松，色如黄金。"

·原矿物· 水金云母-水黑云母 Hydrophlogopite Hydrobiotite 晶体结构属单斜晶系。单体呈板柱状、板片状、片状（为云母之假象），集合体呈粒块状或鳞片状；嵌生于岩石中，或经破碎而散布于岩石风化壳和山麓堆积物中。褐黄、黄褐、金黄、青铜等色，有时带绿、黑、红等色调。条痕无色、灰白或淡黄灰色。油脂状或珍珠状光泽。一组解理完全，可依之折成碎片；薄片微具弹性或无弹性而具挠性。硬度 1～1.5。相对密度 2.4～2.7。未变化的金云母-黑云母则呈玻璃珍珠状光泽。解理片具弹性，硬度 2～3，相对密度 2.8～3.4，它可局部残留在水金云母-水黑云母中，甚至残留在蚀变形成的大块蛭石的内部。

蛭石 Vermiculite 又名：猫金。受热具有独特的体积膨胀性能；层间水分子受热至气化，使层片迅速撑开，片裂并弯曲呈水蛭状；灼烧后呈现银白色调的金属光泽，体积增大 15～25 倍不等，相对密度降到 0.6～0.9，水化程度越高，阳离子交换能力越强，可溶物的溶出性也随之增大，更易被酸溶解。

水金云母-水黑云母及蛭石，广泛分布于全国各地含蚀变云母或风化云母的岩石中。古代产地为山西、安徽、福建、山东、湖北、陕西等地，今仍有产出。见图 11 - 66～图 11 - 70。

·主产地· 主产于河南、山东、山西、四川、湖南、河北、内蒙古等地。

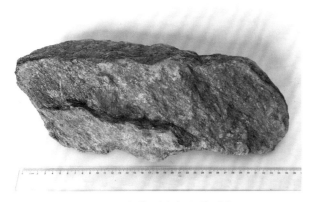

图 11-66 金精石原矿石（河南）

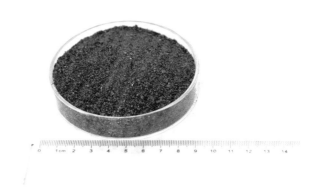

图 11-67 金精石药材（河南）

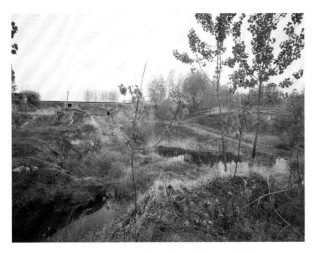

图 11-68 江苏连云港东海县蛭石矿区

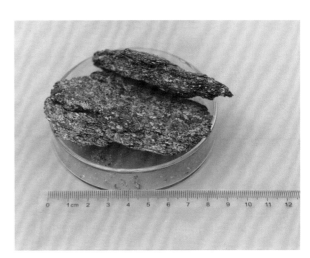

图 11-69 蛭石原矿石（江苏）

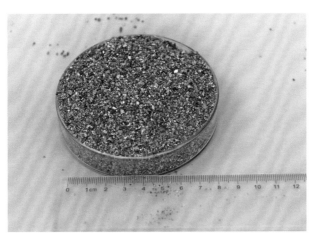

图 11-70 蛭石药材（江苏）

· **蕴藏量** · 金精石 据 1949—2019 年间"全国地质资料馆"公布的数据，金精石储量约为 0.48 万吨。按地区统计，矿物储量以吉林省最多（0.45 万吨），其次为内蒙古自治区（0.02 万吨），详细见表 11-23。

表 11‒23 金精石历年蕴藏量报道

序号	省份	市（州、盟）	县（区、旗）	经度	纬度	蕴藏量（万吨）	时间
1	内蒙古自治区	巴彦淖尔市	乌拉特前旗	109°43′10″～109°45′20″	40°49′18″～40°51′24″	0.023 76	1979/5/1
2	吉林省	通化市	集安市	125°51′20″	41°21′09″	0.420 7	1959/1/1
3	吉林省	通化市	集安市	124°40′25″	41°24′00″	0.033	1969/1/1

· **流通量及使用情况** · **市场流通量** 金精石全国每年药用流通量在 5 吨左右,市场流通的药材来源主要为宁夏通州区。

· **采收加工** · 采挖后,除去泥沙及杂石。

· **药材鉴别** · **性状鉴别** 本品为片状集合体,多呈不规则扁块状,有的呈六角形板状。厚 0.2～1.2 cm,褐黄色或褐色。表面光滑,有网状纹理。似金属光泽。质软,用指甲可刻划成痕,切开后,断面呈明显层片状,可层层剥离,薄片光滑,不透明。无弹性,具挠性。气微,味淡。以块大、色金黄、质软、无杂质者为佳。

理化鉴别 （1）取本品碎片 2～3 小块,置于灼热的铁片上,即发生急速膨胀而层裂,有的卷曲,色泽变淡;密度迅速下降,可浮于水面上。

（2）取本品粗粉 0.2 g,加稀盐酸 5 mL,振摇,滤过。①取滤液 1 mL,溶液显铁盐鉴别反应。②取滤液 2 mL,加亚铁氰化钾试液 1～3 滴,即生成蓝色沉淀,分离;取上清液,加氯化铵试液 6 滴,再滴加氨试液,边加边搅拌直至溶液混浊时为止,再加热近沸立即通入硫化氢至生成沉淀,分离。取上清液加硝酸 5 滴,煮沸,溶液显镁盐鉴别反应。③取②中蓝色沉淀,加硝酸 8～10 滴,加热使溶解,加水 6 滴,溶液显铝盐鉴别反应。

· **化学成分** · 主要有氧化硅（SiO_2）、氧化镁（MgO）、氧化铝（Al_2O_3）、氧化铁（Fe_2O_3）、氧化亚铁（FeO）以及水,另外还含有钛、钡、锰、锌等杂质。

· **炮制** · **金精石** 取原药材,去净泥土和杂质,洗净,干燥。砸成碎片或碾成粉末。

煅金精石 取净金精石,置适宜容器内,用无烟武火加热煅至红透,取出,放凉。碾成粉末。

醋淬金精石 取净金精石,装入罐中,置武火上煅至红透,趁热倾入醋中淬透,冷后研碎。每净金精石 100 kg,用醋 25 kg。

· **性味归经** · 味咸,性寒,有小毒。归心、肝、肾经。

· **功能主治** · 具有镇心安神,止血,明目去翳功能。主治心悸怔忡,失眠多梦,吐血,嗽血,目疾翳障。

· **用法用量** · 内服：1.5 g,研末;3～6 g,入丸、散。外用：适量,水飞点眼。水煎服时宜先煎。

· **用药警戒或禁忌** · 心气虚、无惊邪者忌用。

· **贮藏** · 贮干燥容器内,置干燥处,防尘。

民族医药应用
◇ 蒙 药 ◇

· **名称** · 希拉-格勒塔呋淖尔、希拉-拉恩萨尔。

· **性味** · 味甘、咸,性平。

· **功能主治** · 具有解毒,敛疮之功能。

参 考 文 献

［1］国家中医药管理局《中华本草》编委会.中华本草：第 1 册[M].上海：上海科学技术出版社,1999.

［2］高天爱,马金安,刘如良.矿物药真伪图鉴及应用[M].太原：山西科学技术出版社,2014.

［3］南京中医药大学.中药大辞典[M].2 版.上海：上海科学技术出版社,2006.

［4］中国地质调查局发展研究中心.全国地质资料馆[OL]. http://www. ngac. cn/125cms/c/qggnew/zljs. htm.

［5］中国医学百科全书编辑委员会.中国医学百科全书：蒙医学[M].上海：上海科学技术出版社,1992.

祖 母 绿

《晶珠本草》

Smaragdum

- **来源** · 本品为硅酸盐类矿物绿柱石族祖母绿。

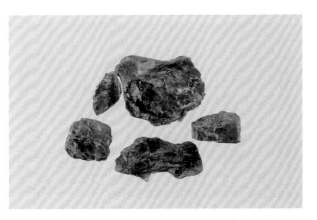

图 11-71 祖母绿原矿石（西藏）

- **原矿物** · 绿柱石，见图 11-71、图 11-72。

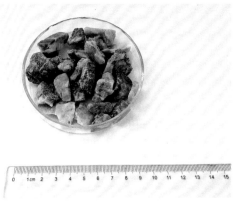

图 11-72 祖母绿原矿石（广西）

- **主产地** · 主产于云南、青海、西藏、四川等地。

- **蕴藏量** · 祖母绿 据 1949—2019 年间"全国地质资料馆"公布的数据，祖母绿储量约为 1 318 吨。按地区统计，矿物储量以湖南省最多（738 吨），依次为新疆维吾尔自治区（363 吨）、云南省（217 吨），详细见表 11-24。

表 11-24 祖母绿历年蕴藏量报道

序号	省份	市（州、盟）	县（区、旗）	经度	纬度	蕴藏量（万吨）	时间
1	湖南省	衡阳市	衡阳县	112°35′00″~112°40′00″	27°10′00″~27°10′00″	0.073 8	1962/10/1
2	云南省	德宏傣族景颇族自治州	梁河县	98°07′00″~98°07′00″	24°31′00″~24°31′00″	0.021 7	1959/12/1
3	新疆维吾尔自治区	阿勒泰地区	阿勒泰市	/	/	0.017 9	1959/4/1
4	新疆维吾尔自治区	克孜勒苏柯尔克孜自治州	阿克陶县	74°30′00″~74°30′00″	38°50′00″~38°50′00″	0.010 4	1960/2/1
5	新疆维吾尔自治区	阿勒泰地区	富蕴县	89°08′00″~89°45′00″	47°20′00″~47°50′00″	0.005	1961/1/1
6	新疆维吾尔自治区	阿勒泰地区	哈巴河县	86°20′00″~86°20′00″	48°30′00″~48°30′00″	0.003	1961/4/1

- **药材鉴别** · **性状鉴别** 本品为不规则的粒柱状。绿色、翠绿色、灰绿色、海蓝色或淡黄绿色。其中 Be、Al 可被不同元素所替代，若发生 Cr、V 替代，则呈现绿色。半透明至透明，玻璃光泽，质硬而脆，易于撞碎。其内部经常有一种类似水晶晶体中的"锦"纹存在，即平行直线纹，俗称蔗渣纹或蝉翼。气微，味淡。硬度 7.5。相对密度 2.9 左右。以碧绿清澈、晶莹剔透如同翡翠者为佳。

- **化学成分** · 主成分为 $Be_3Al_2(Si_6O_{18})$。此外尚有 Cr、V 元素，以及 BeO 11%~14%，Al_2O_3 19%，SiO_2 67%。

- **炮制** · 取原药材 500 g，破碎成粗粒（如青稞粒大小），与火硝 500 g，骨碎补 150 g，硼砂 500 g，乌奴龙胆 150 g，诃子 25 g，贝齿炭 25 g，麝香 1 g，沙棘果膏 250 g，

8 岁健康男童小便 500 mL 等共煮 4 h,放置一昼夜,倾去药液,清水洗 3 次,藏酒中煮 2 h,再在清水中煮沸 3 次,每煮一次用温水清洗 3 次,晒干即得。

- **性味** · 味涩,性寒。
- **功用主治** · 具有通经活络,清热功能。主治白脉病,各种热证及中风引起的面瘫、半身不遂等症。
- **用药警戒或禁忌** · 祖母绿的人造赝品不易产生类似水晶晶体中的"锦"纹,即使有纹也是近圆形或同心圆形,而不是真正天然祖母绿的平行直线纹。
- **贮藏** · 置干燥处。

民族医药应用
◇ 藏 药 ◇

- **名称** · 玛尔盖,吕宋绿,绿宝石,子母绿,缅甸玉。
- **本草考证** · 《晶珠本草》记载:"本品分为三种:热

合大玛拉嘎豆、尼拉玛拉嘎豆和西达玛拉嘎豆。热合玛拉嘎豆色淡红,非常明亮,相当于银两半钱。尼拉玛拉嘎豆色蓝而有红色光泽,很明亮,相当于双倍的银两。西达玛拉嘎豆色白而有红色光泽,非常明亮,相当于四钱银两。"

- **炮制** · 挖出后,取尽附着泥土及杂石,备用。
- **功用主治** · 具有利诸病功能。主治隆、赤巴、培根三病,特别是脑血管病。

参 考 文 献

[1] 高天爱,马金安,刘如良. 矿物药真伪图鉴及应用[M].太原:山西科学技术出版社,2014.
[2] 中国地质调查局发展研究中心. 全国地质资料馆[OL]. http://www. ngac. cn/125cms/c/qggnew/zljs. htm.
[3] 大丹增. 中国藏药材大全[M]. 北京:中国藏学出版社,2016.

海蓝宝石
《矿物药真伪图鉴及应用》
Aquamarinum

本药多作为民族药应用。

藏 药

- **来源** · 本品为硅酸盐类绿柱石族矿物海蓝宝石。
- **原矿物** · 海蓝宝石 Aquamarine。
- **性状** · 本品为不规则的颗粒状。天蓝色、淡蓝色或带绿的蓝色。其中 Be、Al 可被不同元素所替代,若发生 Fe^{2+} 替代,则呈现蓝色。具玻璃光泽。透明或半透明。以深蓝色、透明、无杂质者为佳。

- **主产地** · 主产于新疆、湖北等地。
- **蕴藏量** · 据 1949—2019 年间"全国地质资料馆"公布的数据,海蓝宝石储量约为 10 379.14 吨。按地区统计,矿物储量以新疆维吾尔自治区最多(9 927.14 吨),其次为四川省(452 吨),详细见表 11 - 25。

表 11 - 25　海蓝宝石历年蕴藏量报道

序号	省份	市(州、盟)	县(区、旗)	经度	纬度	蕴藏量(吨)	时间
1	四川省	甘孜藏族自治州	丹巴县	101°51′46″～101°51′46″	30°52′43″～30°52′43″	452	1959/1/1
2	新疆维吾尔自治区	阿勒泰地区	富蕴县	/	/	9 607.3	1957/3/1
3	新疆维吾尔自治区	阿勒泰地区	阿勒泰市	086°15′00″～087°45′00″	48°00′00″～48°30′00″	154	1960/4/1
4	新疆维吾尔自治区	阿勒泰地区	福海县	088°30′00″～089°40′00″	47°30′00″～48°00′00″	127	1960/4/1
5	新疆维吾尔自治区	阿勒泰地区	青河县	/	/	35.058	1956/11/1
6	新疆维吾尔自治区	阿勒泰地区	/	/	/	3.780 9	1960/12/1

· **采收加工** · 采挖后,除去杂石。

· **化学成分** · 主成分为 $[Be_3Al_2(Si_6O_{18})]$。尚含 Fe^{2+}。

· **炮制** · 取原药材 500 g,破碎成粗粒(如青稞粒大小),与火硝 500 g,骨碎补 150 g,硼砂 500 g,乌奴龙胆 150 g,诃子 25 g,贝齿炭 25 g,麝香 1 g,沙棘果膏 250 g,8 岁健康男童小便 500 mL 等共煮 4 h,放置一昼夜,倾去药液,清水洗 3 次,藏酒中煮 2 h,再在清水中煮沸 3 次,每煮一次用温水清洗 3 次,晒干即得。

· **性味** · 味涩,性寒。

· **功能主治** · 具有解毒功能。主治各种中毒症。

· **用法用量** · 配方用。

· **贮藏** · 置干燥处。

参 考 文 献

[1] 高天爱,马金安,刘如良. 矿物药真伪图鉴及应用[M]. 太原:山西科学技术出版社,2014.
[2] 中国地质调查局发展研究中心. 全国地质资料馆[OL]. http://www. ngac. cn/125cms/c/qggnew/zljs. htm.

黄 石 脂
《神农本草经》
Hydromicum et Halloysitum

· **别名** · 黄符(《吴普本草》)。

· **来源** · 本品为硅酸盐类伊利石族矿物水云母-伊利石(含氢氧化铁)或(和)蛇纹石-高岭石族矿物高岭石-多水高岭石为主的细分散多矿物集合体。

· **本草考证** · 黄石脂始载于《神农本草经》,列为上品。《吴普本草》云:"或生嵩山(今河南登封市北),色如脑、雁(《别录》作'鹰',一作'莺')雏。采无时。"《品汇精要》云:"黄石脂,文理腻,缀唇者为上。质类滑石酥软,色黄。"据古本草所述黄石脂与赤石脂、白石脂性状相同,仅颜色不同而已,这是因五石脂的主矿物组分均为硅酸盐类高岭石——水云母黏土矿物。黄石脂所以呈黄色者,是因含有氢氧化铁所致。今各地只以赤石脂、白石脂供药用,无黄石脂作单味药出售,但市售的赤石脂或白石脂中常混有灰黄-黄灰色品种,按古本草的划分应属黄石脂。

· **原矿物** · **水云母** Hydromica 又名:水白云母 Hydromoscovite。晶体结构属单斜晶系。个体片状,集合体鳞片状、薄片状分散或呈致密到疏松的块体(呈胶体分散状态的水云母,特称伊利石);白色,因吸附有少量氢氧化铁而呈黄色;或带灰、红、绿色调。致密块体呈油脂状光泽,断口贝壳状到似贝壳状;疏松块体呈土状光泽,断口不平,有孔隙。硬度 2～3。相对密度 2.5～2.8。有滑感,粘舌。质纯者

的离子交换能力和吸附性低于含多水高岭石或蒙脱石-囊脱石;粒度粗的不如粒度细的更具吸附力。另含少量石英;微量元素种类与量比取决于原生矿物的成因类型。主要是酸性火成岩或火山岩蚀变产物,在华南瓷土产区多与白石脂、赤石脂共存。风化带淋滤富集的水云母质黄石脂,多出现于赤石脂层之下。

　　高岭石-多水高岭石 参见"赤石脂"。

· **主产地** · 产于山西、河北、河南、黑龙江、四川、贵州。

· **采收加工** · 采挖后,除去杂质。

· **药材鉴别** · **性状鉴别** 本品为不规则块状。黄色或深黄色,有的带有深黄色花纹或斑点。油脂光泽或土状光泽。质较硬,轻砸可碎,断面不平坦,显层状。摸之较滑腻,微有吸水性,舐之略粘舌。微有土腥气,味淡。以色黄、有光泽、无杂质者为佳。

　　理化鉴别 (1) X 射线衍射分析曲线:水云母 9.98(2),4.98(1),4.46(1);多水高岭石 2.45(1);石英 4.25(2),3.34(10),2.45(1)。由此表明黄石脂系由水云母、多水高岭石、石英等矿物组成。

　　(2) 差热分析曲线:吸热 170 ℃(小),315 ℃(小),575 ℃(中);放热 285 ℃(微)。

· **化学成分** · 主要含水硅酸铝钾 $[KAl(Si_4O_{10})(OH)_8 \cdot 4H_2O]$,并含有混入物 $[Fe(OH)_3 \cdot$

nH_2O]，因此显黄色。另外还含有镁、钙、钛、钡、锰等微量元素。

- **炮制** · 黄石脂　除去杂质，打碎或研细粉。

　　煅黄石脂　取净黄石脂块，照明煅法，煅至红透。用时捣碎。

- **性味归经** · 味苦，性平。归脾、大肠经。

- **功能主治** · 具有健脾涩肠，止血敛疮功能。主治泻痢脓血，痈疽恶疮，久不收口。

- **用法用量** · 内服：煎汤，10～20 g，打碎先煎。

- **用药警戒或禁忌** · 湿热积滞者慎服。

- **贮藏** · 置干燥处，防潮。

参 考 文 献

[1] 国家中医药管理局《中华本草》编委会. 中华本草：第1册[M]. 上海：上海科学技术出版社，1999.

[2] 高天爱，马金安，刘如良. 矿物药真伪图鉴及应用[M]. 太原：山西科学技术出版社，2014.

滑 石

《神农本草经》

Talcum

- **别名** · 脊石（《南越志》），液石、共石、脱石、番石（《名医别录》），脆石、留石（《石药尔雅》），画石（《本草衍义》），夕冷（《药性论》），活石（《中药志》）。

- **来源** · 本品为硅酸盐类滑石-叶蜡石族矿物滑石。

- **本草考证** · 滑石始载于《神农本草经》，列为上品。《雷公炮炙论》云："其白滑石如方解石……若滑石，色似冰，白青色，画石上有白腻纹者，真也。"《本草经集注》曰："滑石色正白，《仙经》用之以为泥。又有冷石，小青黄，性并冷利，亦能熨油污衣物。"《新修本草》曰："……此石所在皆有，岭南始安（今广西桂林）出者，白如凝脂，极软滑，其出掖县（今山东莱州市）者，理粗质青白黑点，惟可为器，不堪入药。齐州南山神通寺南谷亦大有，色青白不佳，至于滑腻犹胜掖县者。"《本草图经》引《南越志》云："脊城县出脊石，脊石即滑石也……莱、濠州（莱州在今山东，濠州在今安徽）出者理粗质青，有白黑点，亦谓之斑石。二种皆可作器用，甚精好。"据以上所载"能熨油污衣物""惟可为器"等性质，以及"脊城县出脊石""管石即滑石也"之记载，可认为当时有一部分地区所用的滑石原矿物很可能是一种黏土，因此性黏可以做"器"，且黏土吸附力强，可熨油污，脊石即属于一种黏土。但据《雷公炮炙论》所载"其白滑石如方解石""画石上有白腻纹者，真也"等性质，又可认为当时有的地区亦用硅酸盐类矿物滑石，黏土滑石与硅酸盐

类滑石的混用状况一直沿用至今，江南多用黏土质滑石，习称"软滑石"；江北多用硅酸盐类滑石，习称"硬滑石""活石"。《中国药典》确定硅酸盐类矿物滑石为滑石的正品，黏土质滑石可作为地区习惯用药。

- **原矿物** · 滑石 Talc　晶体结构属单斜晶系。晶体呈六方形或菱形板状，但完好的晶体极少见，通常为粒状或鳞片状的致密块体。整体呈淡绿色、白色或灰色。条痕白色或淡绿色。表面具有脂肪状光泽，解理面显珍珠状。解理沿底面极完全。半透明或不透明。硬度1，比重2.7～2.8。块状滑石可锯成任何形状，薄片能弯曲，但无弹性。性柔软有滑腻感。多产于变质岩、石灰岩、白云岩、菱镁矿及页岩中。见图11-73～图11-77。

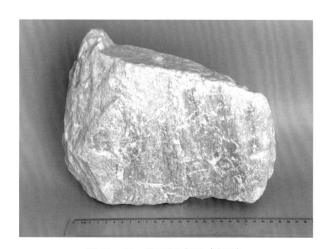

图 11-73　滑石原矿石（广西）

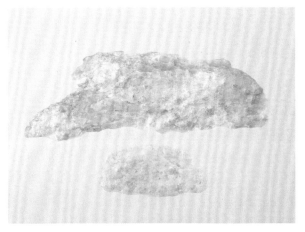

图 11-74　滑石原矿石（西藏）

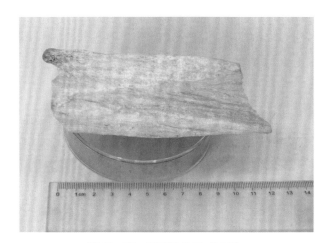

图 11-75　滑石原矿石（河南）

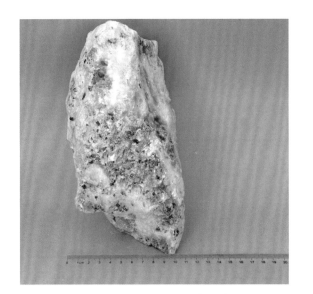

图 11-76　滑石原矿石（青海）

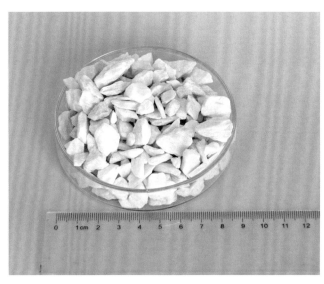

图 11-77　滑石药材（广西）

· **主产地** · 主产于山东、江西等地。此外，江苏、浙江、山西、陕西、辽宁、广西等地也有产。

· **蕴藏量** · 滑石 Talc　据 1949—2019 年间"全国地质资料馆"公布的数据，滑石储量约为 16 991.63 万吨。按地区统计，矿物储量以江西省最多（8 136.31万吨），依次为青海省（7 850.11 万吨）、重庆市（220.92 万吨）、四川省（197.27 万吨）、湖南省（160万吨）、辽宁省（147.26 万吨）、吉林省（142.32 万吨）、福建省（85.67 万吨）、广东省（26 万吨）、山东省（25.77 万吨），详细见表 11-26。

表 11-26　滑石历年蕴藏量报道

序号	省份	市（州、盟）	县（区、旗）	经度	纬度	蕴藏量（万吨）	时间
1	青海省	海西州	/	90°00′00″～90°13′23″	38°20′00″～38°22′30″	7 849.308 5	1961/2/1
2	江西省	上饶市	广丰县	118°11′11″～118°13′40″	28°29′43″～28°37′36″	7 119.55	1985/11/1
3	江西省	赣州市	于都县	115°41′00″～115°41′00″	26°18′00″～26°18′00″	986.88	1986/6/1
4	四川省	凉山彝族自治州	会东县	102°43′30″～102°44′30″	26°51′00″～26°53′15″	197.27	2011/4/1

（续表）

序号	省份	市（州、盟）	县（区、旗）	经度	纬度	蕴藏量（万吨）	时间
5	重庆市	/	秀山县	109°09′29″～109°12′23″	28°34′20″～28°37′05″	185.62	1992/10/1
6	湖南省	湘西土家族苗族自治州	保靖县	109°12′10″～109°15′10″	28°36′39″～28°38′30″	160	1987/10/1
7	吉林省	白山市	/	126°38′30″～126°38′30″	41°55′25″～41°55′25″	142.32	1965/5/5
8	辽宁省	辽阳市	辽阳县	123°09′00″～123°09′30″	40°48′15″～40°49′00″	97.8	2009/12/20
9	福建省	南平市	政和县	118°43′24″～118°43′49″	27°20′00″～27°20′52″	85.67	1987/10/1
10	重庆市	/	綦江区	106°53′～106°53′	28°56′30″～28°56′30″	35.3	1984/5/1
11	辽宁省	鞍山市	海城市	122°51′35″～122°51′35″	40°44′50″～40°44′50″	32.124 4	1959/4/1
12	江西省	景德镇市	乐平市	117°04′00″～117°04′00″	28°58′00″～28°58′00″	29.88	1985/8/1
13	广东省	茂名市	信宜市	/	/	26	1965/7/1
14	山东省	烟台市	莱州市	119°48′10″～119°48′10″	37°10′30″～37°10′30″	25.77	1963/11/1
15	辽宁省	鞍山市	岫岩县	123°15′02″～123°21′08″	40°28′17″～40°33′40″	17.34	1983/3/1
16	青海省	西宁市	湟中县	101°38′50″～101°38′50″	36°19′20″～36°19′20″	0.8	1987/8/10

· **流通量及使用情况** · **市场流通量** 滑石全国每年药用流通量在 2 000 吨左右（2019 年），粉碎成细粉之后方可使用，市场流通的药材来源主要为山东平度、河南方城、广西桂林。

《中国药典》记载方剂中应用情况 见表 11 - 27。

表 11 - 27 《中国药典》记载方剂中应用情况

序号	名称	处方来源	配方组成	功能主治
1	大黄清胃丸	《中国药典》（2020 年版）	大黄 504 g，木通 63 g，槟榔 63 g，黄芩 96 g，胆南星 42 g，羌活 42 g，滑石粉 168 g，白芷 42 g，炒牵牛子 42 g，芒硝 63 g	清热通便。用于胃火炽盛所致的口燥舌干、头痛目眩、大便燥结
2	小儿泻痢片	《中国药典》（2020 年版）	葛根 37.5 g，黄芩 62.5 g，黄连 31.3 g，厚朴 62.5 g，白芍 62.5 g，茯苓 62.5 g，焦山楂 62.5 g，乌梅 31.3 g，甘草 12.5 g，滑石粉 75 g	清热利湿，止泻。用于小儿湿热下注所致的痢疾、泄泻，症见大便次数增多或里急后重、下利赤白
3	风痛安胶囊	《中国药典》（2020 年版）	防己 250 g，桂枝 125 g，石膏 500 g，木瓜 250 g，忍冬藤 333 g，滑石粉 250 g，通草 167 g，姜黄 167 g，薏苡仁 333 g，海桐皮 167 g，黄柏 250 g，连翘 333 g	清热利湿，活血通络。用于湿热阻络所致的痹病，症见关节红肿热痛、肌肉酸楚；风湿性关节炎见上述证候者
4	六一散	《中国药典》（2020 年版）	滑石粉 600 g，甘草 100 g	清暑利湿。用于感受暑湿所致的发热、身倦、口渴、泄泻、小便黄少；外用治痱子
5	泌石通胶囊	《中国药典》（2020 年版）	槲叶干浸膏 225 g，滑石粉 225 g	清热利湿，行气化瘀。用于气滞血瘀型及湿热下注型肾结石或输尿管结石，适用于结石在 1 cm 以下者

· **采收加工** · 采挖后，除去泥沙和杂石。

· **药材鉴别** · **性状鉴别** 为致密块状、鳞片状集合体，呈不规则块状或扁块状。白色、黄白色或淡灰色至淡蓝色。半透明或不透明。具蜡样光泽，有的呈珍珠光泽。质软细腻，可于硬纸上书写，手摸之有滑润感。无吸湿性，置水中不崩散。气无，味无，具微凉感。以整洁、色白、滑润、无杂石者为佳。

理化鉴别 （1）取本品粉末 0.2 g，置铂坩埚中，加等量氟化钙或氟化钠粉末，搅拌，加硫酸 5 mL，微热，立即将悬有 1 滴水的铂坩埚盖盖上，稍等片刻，取下铂坩埚盖，水滴出现白色浑浊。

（2）取本品粉末 0.5 g，置烧杯中，加入盐酸溶液

(4→10)10 mL,盖上表面皿,加热至微沸,不时摇动烧杯,并保持微沸 40 min,取下,用快速滤纸滤过,用水洗涤残渣 4～5 次。取残渣约 0.1 g,置铂坩埚中,加入硫酸(1→2)10 滴和氢氟酸 5 mL,加热至冒三氧化硫白烟时取下冷却,加水 10 mL 使溶解。取溶液 2 滴,加镁试剂(取对硝基偶氮间苯二酚 0.01 g 溶于 4%氢氧化钠溶液 1 000 mL 中)1 滴,滴加氢氧化钠溶液(4→10)使成碱性,生成天蓝色沉淀。

(3) 取本品烧灼后与硝酸钴作用变为玫瑰色。

- **化学成分** · 滑石主含硅酸镁[$Mg_3(Si_4O_{10}) \cdot (OH)_2$ 或 $3MgO \cdot 4SiO_2 \cdot H_2O$]。其中 MgO 31.7%,$SiO_2$ 63.5%,H_2O 4.8%,此外还含有氧化铝(Al_2O_3)及钙、铁、钛、锶、钠、锌、铜等杂质。

- **药理作用** · 1. **抗菌** 将 10%的滑石粉加入培养基内,可见到滑石粉对伤寒杆菌、副伤寒杆菌有抑制作用。用纸片法,则仅对脑膜炎球菌有轻度的抑菌作用。

2. **消肿利尿** 采用血清分离测定血清蛋白,测量关节水肿容积 RA-test 的变化,结果表明滑石粉的水提取液可明显减轻关节水肿。六一散和滑石对小鼠有明显的利尿作用,利尿高峰均在服药后 1h,以后逐渐下降。

3. **对皮肤、黏膜的保护** 滑石粉外用,撒布于发炎或破损组织的表面,即可减少局部摩擦,防止外来刺激,亦能吸收大量化学刺激物或毒物,并有吸收分泌液,促进干燥、结痂作用。内服时可以保护胃肠黏膜而发挥镇吐、止泻作用,尚可阻止毒物在胃肠道的吸收。

- **毒理** · 滑石在腹部、直肠和阴道等可引起肉芽肿。
- **炮制** · 除去杂石,洗净,砸成碎块,粉碎成细粉,或照水飞法水飞,晾干。
- **性味归经** · 味甘、淡,性寒。入膀胱、肺、胃经。
- **功能主治** · 具有利尿通淋,清热解暑功能;外用具有祛湿敛疮功能。主治热淋,石淋,尿热涩痛,暑湿烦渴,湿热水泻;外用治湿疹,湿疮,痱子。
- **用法用量** · 内服:10～20 g,先煎。外用:适量。
- **用药警戒或禁忌** · 脾虚气弱、精滑及热病伤津者忌服;小便自利者不宜用;孕妇慎用。
- **贮藏** · 贮干燥容器内,置干燥处,防尘。

民族医药应用

蒙 药

- **名称** · 特尼格尔、哈西格(《无误蒙药鉴》)。
- **本草考证** · 本品载于《无误蒙药鉴》,内称:"可能具有各种颜色,看似坚硬,但实质较软,色红质佳,坚硬质较劣。"以上各种颜色是外层附含有杂质所致,红色者质佳应改为以色白、滑润者质佳。蒙医沿用的特尼格尔形态特征基本符合本草描述,故认定历代蒙医药文献所载的哈西格即特尼格尔(滑石)。
- **炮制** · 除去杂石,洗净,研成细粉;或将滑石加水适量先研细,再加多量水搅拌,倾取混悬液,下沉部分再按上法反复操作数次,除去杂质,合并混悬液,静止后,分取沉淀,干燥,研散即得。
- **性味** · 味甘,性寒。
- **功能主治** · 具有利尿,清热,破痞,泻脉病,燥协日乌素功能。主治膀胱灼痛,掌脚发热,妇女血证,子宫痞,月经不调,闭经,脉伤,陶赖,协日乌素病。
- **用法用量** · 内服:研末,入丸、散。外用:适量,研末,撒或调敷。

藏 药

- **名称** · 哈西(《四部医典》),哈西李、推李国(《药名荟萃》),卡珍卡、库嘎、嘎高智嘎、恰多(《晶珠本草》)。
- **炮制** · 取滑石 50 g,加美丽乌头 10 g,在 150 mL 的水中共煮约 2 h,倾出其煮沸液与残渣,取出本品,用凉水冲洗 3 次。再将本品与 10 g 火硝放入 150 mL 水中共加热 1 h,取出滑石,用凉水洗净,备用。
- **性味** · 味涩,消化后味苦,性凉。
- **功能主治** · 具有通脉,清热功能。主治血管阻塞,外伤发炎,眼病。

维吾尔药

- **名称** · 台里克(《注医典》),考开布里 艾日孜、塔里克、艾比如克(《拜地依药书》)。
- **性味** · 味甘、淡,性二级干寒。
- **功能主治** · 具有生干生寒,燥湿止泻,凉血止血,消炎止带,清热止咳,清肺平喘,除脓消疮,止痒解毒,祛斑生辉功能。主治湿热性或血液质性疾病,如湿热性腹泻,各种出血,痔疮出血,白带过多,淋病,热性咳嗽,哮喘,脓疮,皮肤瘙痒,麻风,皮肤斑点等。

参 考 文 献

[1] 国家中医药管理局《中华本草》编委会. 中华本草:第 1 册[M]. 上海:上海科学技术出版社,1999.
[2] 国家药典委员会. 中华人民共和国药典(2020 版)[M]. 北京:中国医药科技出版社,2020.
[3] 李军德,张志杰. 新编中国药材学:第 8 卷[M]. 北京:中国医药科技出版社,2020.
[4] 高天爱,马金安,刘如良. 矿物药真伪图鉴及应用[M]. 太原:山西科学技术出版社,2014.
[5] 中国地质调查局发展研究中心. 全国地质资料馆[OL]. http://www.ngac.cn/125cms/c/qggnew/zljs.htm.
[6] 郭兰忠. 矿物本草[M]. 南昌:江西科学技术出版社,1995.
[7] 张稳存,曹宇,张彩虹. 中药熏洗外扑治疗肛门湿疹 108 例[J]. 陕西中医,2005,26(6):512.
[8] 徐富一,郑国永. 滑石对关节炎效能的研究[J]. 河南中医学院学报,2003,18(3):21-22.
[9] 贡岳松. 六一散利尿作用的实验观察[J]. 南京中医学院学报,1985(特刊):169.
[10] 吴淑芳,刘辉,李炜. 中药滑石在临床中的运用[J]. 按摩与康复医学,2012,3(12):371.
[11] 国家中医药管理局《中华本草》编委会. 中华本草:蒙药卷[M]. 上海:上海科学技术出版社,2005.
[12] 王伟. 内蒙古蒙药制剂规范[M]. 呼和浩特:内蒙古人民出版社,2007.
[13] 国家中医药管理局《中华本草》编委会. 中华本草:藏药卷[M]. 上海:上海科学技术出版社,2002.
[14] 国家中医药管理局《中华本草》编委会. 中华本草:维药卷[M]. 上海:上海科学技术出版社,2004.

蒙 脱 石
《中国中药资源志要》
Montmorillonitum

- **别名**·胶岭石、微晶高岭石。
- **来源**·本品为硅酸盐类矿物蒙皂石族蒙脱石。
- **原矿物**·蒙脱石又称"微晶高岭石"或"胶岭石"。
- **主产地**·分布于吉林、河北、青海、甘肃、浙江、湖北。
- **采收加工**·全年均可采挖,除去杂质。
- **药材鉴别**·**性状鉴别** 本品为灰白色细粉,吸水性很强。吸水后其体积能膨胀增大几倍至十几倍,加水湿润后有类似黏土的气味且颜色加深。本品呈不规则扁斜块状或斜菱状的小块体,大小不一,青灰、灰绿或浅红色,微带光泽。体重。质松易碎,用指甲即可刻划下粉末。遇水膨胀成糊状物。无臭,味淡。

理化鉴别 (1)本品在水、稀盐酸或氢氧化碱试液中几乎不溶。

(2)取本品与氟化钙各 0.5 g,置同一铂坩埚中,加硫酸 1 mL 湿润,用已加水 1 滴的表面血盖住坩埚,如必要可缓缓加热,在水滴表面有白色胶状体生成。

(3)取本品适量,放入干燥器内约 12 h(干燥器内盛有氯化钠饱和溶液,20 ℃ 时 RH75%),然后将上述供试品照 X 射线粉末衍射法[《中国药典》(2000 年版)二部附录 IX F]测定,记录图谱。供试品的 X 射线衍射图谱与对照品图谱一致。

蒙脱石的特征谱线在约 1.5 nm 和 0.45 nm 处,图谱中其他杂质峰强度不得高于蒙脱石的第 2 个特征峰(约 0.45 nm)。

(4)三氧化二铝含量测定项下的溶液应显铝盐(2000 年版《中国药典》二部附录 III)的鉴别反应。

(5)取本品粉末 0.5 g,置烧杯中,加入盐酸(4→10)10 mL,盖上表面皿,加热至微沸,不时摇动烧杯,并保持微沸 30 分钟,取下,用快速滤纸滤过,用水洗涤残渣 4~5 次,取残渣约 0.1 g,置铂坩埚中,加入硫酸(1→2)10 滴和氢氟酸 5 mL,加热至冒三氧化硫白烟时,取下冷却后,加水 10 mL 使溶解,取溶液 2 滴,加镁试剂(取对硝基偶氮间苯二酚 0.01 g,溶于 4% 氢氧化钠溶液 1 000 mL 中)1 滴,滴加氢氧化钠液(4→10)使成碱性,生成天蓝色沉淀。

- **化学成分**· 主含氧化硅(SiO_2)35.95% ~ 53.95%,氧化镁(MgO)0.23% ~ 25.89%,氧化铝

（Al_2O_3）0.14%～29.9%，水分（H_2O）11.96%～26.0%，三氧化铁（Fe_2O_3）0.03%～29%及 K_2O、Na_2O、Li_2O、NiO、CrO_3、ZnO、CuO、CaO、FeO 和 TR_2O_3 等。

· **炮制** · 拣净杂质。用时捣碎或研细。

· **性味** · 味淡，性平。

· **功能主治** · 有很高的吸附力和阳离子交换的功能。用于清除皮肤表面的某些病菌、病毒。

· **用法用量** · 外用：适量，外洗或外敷。

· **贮藏** · 置阴凉干燥处，防潮。

参 考 文 献

［1］中国药材公司.中国中药资源志要［M］.北京：科学出版社，1994.

［2］高天爱，马金安，刘如良，等.矿物药真伪图鉴及应用［M］.太原：山西科学技术出版社，2014.

第二部分 岩石类

第十二章 无机岩

Norganic rocks

甘 土

《本草拾遗》

Bentonitum

·**别名**· 白单、白墡、丹道、土精（《石药尔雅》）。

·**来源**· 本品为膨润土黏土岩。

·**本草考证**· 甘土始载于《本草拾遗》，谓："无毒，主去油垢，水和涂之，洗腻服如灰，及主草叶诸菌毒，热汤末和之。出安西（今新疆北部库车、疏勒、于田、焉耆等地）及东京（今洛阳）龙门，土底澄取之。"根据上述资料，古本草所记载的甘土当为可用于吸附诸菌毒和油垢的特定黏土，其特性与今之以硅酸盐类蒙脱石为主组分的膨润土基本一致。

·**原矿物**· 以蒙脱石为主要组分。见图 12 - 1～图 12 - 5。

蒙脱石 Montmorillonite 晶体结构属单斜晶系。常呈隐晶质土状块体，有时为小鳞片状、球粒状。白色，或为浅灰、浅红、浅绿等色。条痕白色。土状光泽。肉眼见不到其一组完全解理。硬度 1～2。块体柔软、有滑感。相对密度 2～2.7。加水膨胀，体积可增大数倍，并变成糊状物。具很强的吸附力和离子交换能力。

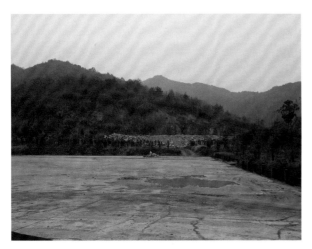

图 12 - 1 安徽芜湖繁昌清水塘膨润土矿区

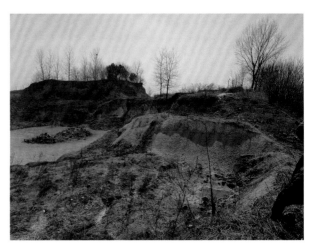

图 12 - 2 江苏省淮安市盱眙白虎山膨润土矿区

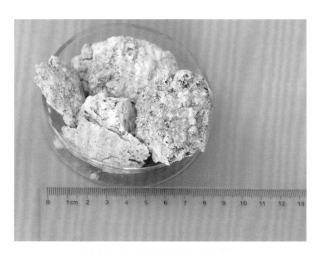

图 12-3 膨润土原矿（安徽）

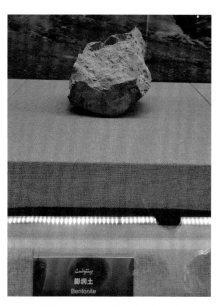

图 12-4 膨润土原矿（西藏）

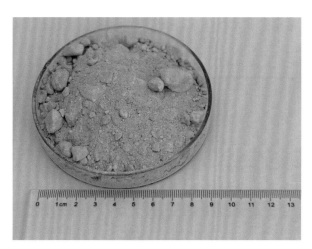

图 12-5 膨润土药材（江苏）

· **主产地** · 主产于黑龙江、吉林、辽宁、河北、浙江等地。

· **蕴藏量** · **甘土** 据 1949—2019 年间"全国地质资料馆"公布的数据,甘土储量约为 99 121.87 万吨。按地区统计,矿物储量以河南省最多(47 609.95 万吨),依次为辽宁省(14 585.8 万吨)、内蒙古自治区(12 894.62 万吨)、陕西省(5 711.63 万吨)、黑龙江省(5 324.73 万吨)、甘肃省(2 818.3 万吨)、山东省(2 813.26 万吨)、吉林省(2 483.73 万吨)、江苏省(2 296.04 万吨)、广东省(874 万吨)、湖南省(854.08 万吨)、福建省(703.67 万吨)、江西省(152.07 万吨),详细见表 12-1。

表 12-1 甘土历年蕴藏量报道

序号	省份	市（州、盟）	县（区、旗）	经度	纬度	蕴藏量（万吨）	时间
1	内蒙古自治区	阿拉善盟	善左旗	104°31′34″～104°35′06″	40°47′30″～40°49′09″	12 529	1985/6/1
2	内蒙古自治区	赤峰市	宁城县	119°14′00″～119°15′00″	41°41′00″～41°42′00″	174.11	1989/4/1

（续表）

序号	省份	市（州、盟）	县（区、旗）	经度	纬度	蕴藏量（万吨）	时间
3	内蒙古自治区	鄂尔多斯市	鄂托克旗	106°55′09″～106°55′53″	39°55′48″～39°55′59″	166.39	1993/6/1
4	内蒙古自治区	满洲里	架子山	117°16′50″～117°18′05″	49°35′35″～49°36′45″	25.12	1993/2/1
5	辽宁省	朝阳市	喀喇沁左翼蒙古族自治县	119°50′00″～119°51′00″	41°27′00″～41°29′00″	9 610.996 7	1970/7/20
6	辽宁省	锦州市	黑山县	/	/	3 936	1967/7/30
7	辽宁省	阜新市	彰武县	122°50′09″～122°50′09″	42°31′13″～42°31′13″	891.8	1982/3/1
8	辽宁省	沈阳市	法库县	122°50′30″～122°50′30″	42°28′17″～42°28′17″	147	1972/8/31
9	吉林省	四平市	公主岭市	124°56′04″～124°58′07″	43°33′06″～43°43′08″	2 174.4	1985/5/1
10	吉林省	吉林市	舒兰市	127°08′00″～127°08′00″	44°30′00″～44°30′00″	208.217 7	1959/1/1
11	吉林省	长春市	九台市	125°51′24″～125°52′48″	44°10′10″～44°10′18″	80.01	1978/12/1
12	吉林省	长春市	九台市	125°52′25″～125°52′25″	44°52′50″～44°52′50″	21.1	1973/10/1
13	黑龙江省	黑河市	嫩江县	125°10′29″～125°12′26″	48°49′37″～48°52′50″	4 427.8	1982/12/1
14	黑龙江省	黑河市	孙吴县	127°17′05″～127°18′45″	49°22′36″～49°24′12″	581.36	1999/10/1
15	黑龙江省	齐齐哈尔市	讷河市	124°59′20″～125°00′30″	48°40′35″～48°41′35″	170	1981/3/1
16	黑龙江省	鸡西市	密山市	131°37′00″～131°40′00″	45°17′30″～45°19′00″	104.92	1998/3/1
17	黑龙江省	大兴安岭地区	漠河县	122°18′44″～122°20′06″	52°55′24″～52°55′57″	27.91	2001/11/1
18	黑龙江省	伊春市	嘉荫县	130°33′09″～130°33′45″	48°35′40″～48°35′52″	12.74	2003/3/1
19	江苏省	淮阴市	盱眙县	118°33′00″～118°37′00″	32°54′00″～32°57′00″	1 951.46	1988/12/1
20	江苏省	淮安市	盱眙县	118°21′15″～118°22′15″	32°51′00″～32°51′45″	344.58	2004/05/0
21	福建省	龙岩市	连城县	116°40′30″～116°41′10″	25°32′26″～25°34′36″	655.4	1981/5/1
22	福建省	龙岩市	连城县	116°43′42″～116°44′06″	25°30′14″～25°31′41″	48.27	1989/12/1
23	江西省	上饶市	铅山县	117°48′55″～117°53′13″	28°15′50″～28°17′25″	152.07	1988/9/1
24	山东省	潍坊市	寒亭区	119°18′01″～119°21′47″	36°44′03″～36°46′03″	2 412.26	1988/12/1
25	山东省	潍坊市	高密市	119°34′44″～119°35′31″	36°26′17″～36°26′33″	401	1989/12/1
26	河南省	信阳市	罗山县	114°03′10″～114°30′34″	31°56′57″～32°09′23″	47 600.59	1985/10/1
27	河南省	商丘市	永城市	116°31′40″～116°31′40″	34°11′59″～34°11′59″	9.36	1985/12/1
28	湖南省	常德市	临澧县	111°36′06″～111°36′06″	29°30′50″～29°30′50″	854.08	1998/10/1
29	广东省	梅州市	梅县	116°16′32″～116°17′42″	24°23′16″～24°24′05″	874	1987/6/1
30	甘肃省	金昌市	/	102°03′30″～102°03′30″	38°28′40″～38°28′40″	2 818.3	1984/6/1
31	陕西省	汉中市	洋县	107°26′16″～107°41′50″	33°12′50″～33°19′02″	5 711.63	1985/10/1

·**药材鉴别**· **性状鉴别**　本品为土块状，白色或灰色，有的因含杂质而染成浅粉红色。不透明；土状光泽。硬度低，指甲可刻划成痕。具强吸水性，舐之有吸力。置水中即膨胀，继而崩散成细粒或粉。具滑腻感。微有土腥气，味淡。以色白、具滑腻感、吸水力强者为佳。

·**化学成分**·　蒙脱石成分为$(Al，Si)_4O_{10}(OH)_2 \cdot nH_2O$。漂白土化学组成与高岭土相近，即近似于$Al_2O_3 \cdot 2SiO_2 \cdot 2H_2O$。另有认为是 $x[9SiO_2 \cdot 6(Mg，Fe^{2+}，Ca)O \cdot 12H_2O] + y[9SiO_2 \cdot 2(Mg，Fe^{3+})_2O_3 \cdot 12H_2O]$。总之，甘土主要成分是水化硅酸铝及少量钙、镁和亚铁。

·**药理作用**·甘土有很强的阳离子交换能力,具有强烈的吸附性或吸垢力,制药工业利用其吸附性以解药毒及诸菌毒;可影响人体对药物的生物利用率,不释放或缓慢释放活性物质。

·**性味**·味甘,性温。

·**功能主治**·具有解毒功能。主治胃病,食物、菌类或生物碱类药物中毒。

·**用法用量**·内服:适量,温开水调匀,饮服 300～500 mL。

·**贮藏**·置干燥处,防潮。

参 考 文 献

[1] 国家中医药管理局《中华本草》编委会. 中华本草:第 1 册[M]. 上海:上海科学技术出版社,1999.

[2] 南京中医药大学. 中药大辞典[M]. 2 版. 上海:上海科学技术出版社,2019.

[3] 中国地质调查局发展研究中心. 全国地质资料馆[OL]. http://www.ngac.cn/125cms/c/qggnew/zljs.htm.

[4] 高天爱,马金安,刘如良. 矿物药真伪图鉴及应用[M]. 太原:山西科学技术出版社,2014.

白　垩

《神农本草经》

Kaolinitum vel Bentonitum

·**异名**·白涂《说文解字》,白塔《吴普本草》,白善《名医别录》,白恶《新修本草》,白善土《本草图经》,白土子《本草衍义》,画粉《本草纲目》,白土《景岳全书》。

·**来源**·本品为高岭石或膨润土黏土岩,前者主含硅酸盐类高岭石族矿物高岭石,后者主含蒙脱石族矿物蒙脱石。

·**本草考证**·白垩始载于《神农本草经》,列为下品,谓:"生山谷。"(据孙星衍等辑本)《名医别录》记载:"生邯郸山谷,采无时。"《本草经集注》云:"此即今画用者,甚多而贱。"《本草图经》云:"今处处皆有,人家往往用以浣衣。"《本草衍义》云:"京师(今河南开封)谓之白土子,方寸许切成段,鬻于市,人得以浣衣。"《御制本草品汇精要》认为:"用:白者为佳。赝:白瓷为伪。"《本草纲目》认为:"白土处处有,用烧白瓷器坯者。"综上可见,明代及其以前的本草中,白垩为一种作画用、可浣衣、可烧瓷器坯的白土,其特征与含高岭土、膨润土矿物组分的瓷用高岭土中的白色品种一致。唐宋前的本草未述及白垩可用于烧制瓷器坯。明代烧制瓷器坯用的有瓷土与高岭土,至于《御制本草品汇精要》云"白瓷为伪",可能是针对《新修本草》所述"此即今画工用者,甚易得。方中稀用之。近代以白瓷为之"的白瓷土而言(按:唐代白瓷土是烧瓷器坯的主要原料),也是针对《本草衍义》

的白土子为真白垩(能浣衣的白土,以蒙脱石组分为主)而言的,如此则以绢云母为主的瓷土就是白垩的伪品了。但李时珍又有不同的说法,他指出"白土处处有之,用烧白瓷器坯者",则白垩当为高岭土(分布比瓷土广)兼及瓷土(在南方分布广,在高岭土矿区亦有分布)了。20 世纪初年又出现白垩为碳酸钙质白土之说,这可能是受西学影响所致。因为我国近年才有碳酸钙质白土的报道,而今仍限于河南、四川及湖南局部地区,这种白土只能作为填料(油漆填料)、颜料冲淡剂及烧瓷坯的助熔剂;从其产出局限、不是画粉、不能浣衣、不是烧白瓷坯主料看,显然不是古本草方书中的白垩。

·**原矿物**·高岭土 Kaolin　白色,或染呈淡绿、黄等色调,土状光泽,硬度近于指甲,含残存长石、石英处硬度大于小刀。相对密度 2.5～2.7。

膨润土　参见"甘土"。

·**主产地**·主产于河北、青海、新疆、河南、江西、浙江、山西、江苏、安徽、福建、湖北、湖南、广东等地。

·**蕴藏量**·高岭土 Kaolin　据 1949—2019 年间"全国地质资料馆"公布的数据,高岭土储量约为 44 737.32 万吨。按地区统计,矿物储量以安徽省最多(18 379.72 万吨),依次为山东省(4 630.79 万吨)、湖南省(4 561.27 万吨)、江西省(3 891.28 万吨)、广东省(3 128.6 万吨)、辽宁省(3 053.5 万吨)、江苏省(2 868.64 万吨)、湖北省(2 203.41 万吨)、内蒙古自治区(803.08 万吨)、重庆市(424.37 万吨)、陕西省(279.09 万吨)、贵州省(141.99 万吨)、山西省(129.34 万吨)、海南省(96.91 万吨)、四川省(63.57 万吨)、福建省(47.53 万吨)、吉林省(34.69 万吨),详细见表 12 - 2。

表 12 - 2　高岭土历年蕴藏量报道

序号	省份	市(州、盟)	县(区、旗)	经度	纬度	蕴藏量(万吨)	时间
1	山西省	朔州市	平鲁区	112°22′50″～112°24′16″	39°31′03″～39°31′59″	129.34	1994/9/1
2	内蒙古自治区	包头市	青山区	/	/	499.58	/
3	内蒙古自治区	鄂尔多斯市	东胜区	110°10′00″～110°10′00″	39°05′00″～39°05′00″	303.5	/
4	辽宁省	大连市	瓦房店市	121°31′00″～121°31′00″	39°21′00″～	1 919	/
5	辽宁省	辽阳市	灯塔市	123°25′00″～123°33′00″	41°18′00″～41°29′00″	1 134.5	1957/5/1
6	吉林省	白山市	长白朝鲜族自治县	128°11′09″～128°12′02″	41°26′58″～41°27′34″	34.6	1992/1/1
7	吉林省	白山市	长白朝鲜族自治县	127°11′09″～128°12′02″	41°26′58″	0.088	1982/4/1
8	江苏省	南京市	栖霞区	118°59′10″～118°59′10″	32°08′35″～32°08′35″	1 367	1987/1/31
9	江苏省	苏州市	吴中区	120°24′00″～120°24′00″	31°15′00″～31°15′00″	787.3	/
10	江苏省	徐州市	睢宁县	117°51′43″～117°52′23″	34°07′39″～34°08′11″	389.7	1979/3/31
11	江苏省	苏州市	高新区	120°27′30″～120°27′30″	31°20′30″～31°20′30″	207.34	/
12	江苏省	无锡市	宜兴市	119°48′44″～119°50′14″	31°13′27″～31°14′19″	117.3	1981/3/31
13	安徽省	巢湖市	庐江县	117°19′30″～117°22′00″	31°02′00″～31°04′00″	18 379.72	2009/12/30
14	福建省	龙岩市	新罗区	117°00′00″～117°00′00″	25°05′00″～25°05′00″	47.53	/
15	江西省	鹰潭市	贵溪市	117°12′13″～117°15′00″	27°59′27″～28°00′54″	2 843.72	/
16	江西省	九江市	瑞昌市	/	/	461.79	/
17	江西省	上饶市	玉山县	/	/	362.67	/
18	江西省	宜春市	丰城市	/	/	120	/
19	江西省	上饶市	余干县	116°44′40″	28°27′30″	54.3	/
20	江西省	上饶市	上饶县	118°04′55″～118°04′55″	28°04′43″～28°04′43″	48.8	/
21	山东省	济南市	章丘市	117°34′00″～117°34′00″	36°43′05″～36°43′05″	1 763.64	1978/12/1
22	山东省	淄博市	博山区	117°50′00″～	36°30′00″	1 187.15	1958/4/1
23	山东省	济宁市	曲阜市	117°04′18″～117°04′58″	35°36′15″～35°36′38″	1 107	1995/6/1
24	山东省	淄博市	周村区	117°43′00″～117°43′00″	36°41′00″～36°41′00″	573	1964/1/1
25	湖北省	荆州市	松滋市	110°43′00″～111°30′00″	30°02′00″～30°10′00″	1 697.44	2001/1/1
26	湖北省	咸宁市	崇阳县	114°11′46″～114°14′56″	29°27′35″～29°28′54″	463.08	1988/6/1
27	湖北省	荆门市	钟祥市	112°09′40″～112°19′05″	31°06′07″～31°08′30″	42.89	/
28	湖南省	株洲市	醴陵市	113°34′31″～113°34′59″	27°45′20″～27°45′46″	3 805.4	2008/6/1
29	湖南省	衡阳市	耒阳市	112°43′07″～112°44′01″	26°20′55″～26°27′50″	399.9	1987/2/1
30	湖南省	湘潭市	湘潭县	112°57′00″～112°57′00″	27°31′00″～27°31′00″	255.97	1958/3/1
31	湖南省	永州市	东安县	/	/	100	/
32	广东省	江门市	台山市	112°43′18″～112°48′45″	22°07′56″～22°10′38″	1 669	/
33	广东省	中山市	/	113°26′30″	22°32′40″	410	1986/1/1

（续表）

序号	省份	市（州、盟）	县（区、旗）	经度	纬度	蕴藏量（万吨）	时间
34	广东省	潮州市	潮州市	116°39′45″～116°40′45″	23°48′00″～23°48′45″	370.1	2004/2/12
35	广东省	潮州市	湘桥区	116°41′30″～116°42′30″	23°43′45″～23°44′30″	366	2004/5/4
36	广东省	揭阳市	惠来县	116°29′07″～116°30′17″	22°56′16″～22°56′55″	133	/
37	广东省	广州市	从化区	113°17′35″～113°17′59″	23°36′12″～23°36′36″	127	/
38	广东省	深圳市	宝安区	114°00′07″～114°00′21″	22°41′56″～22°42′28″	49	/
39	广东省	深圳市	宝安区	113°54′37″～113°55′11″	22°49′01″～22°54′14″	4.5	/
40	海南省	/	白沙黎族自治县	109°18′00″～109°18′00″	19°15′15″～19°15′45″	96.91	/
41	重庆市	/	武隆区	107°00′00″～108°00′00″	28°40′00″～29°40′00″	399.78	/
42	重庆市	/	石柱县	108°02′00″	30°04′00″	0.69	/
43	重庆市	/	綦江区	/	/	23.9	1980/7/15
44	四川省	泸州市	叙永县	105°22′30″	28°04′32″	19.6	/
45	四川省	绵阳市	剑阁县	105°14′～105°17′	32°08′～32°13′	14.2	/
46	四川省	内江市	威远县	105°14′～105°17′	/	0.36	/
47	四川省	泸州市	叙永县	/	/	0.11	/
48	贵州省	黔东南苗族侗族自治州	福泉市	107°28′05″～107°29′35″	26°37′08″～26°39′08″	140.72	1989/4/1
49	贵州省	遵义市	仁怀市	106°18′50″～106°26′00″	28°03′36″～28°06′10″	1.27	1966/4/8
50	陕西省	铜川市	印台区	109°20′00″～109°20′00″	35°05′00″～35°05′00″	258.3	1956/3/1
51	陕西省	汉中市	略阳县	106°05′00″～106°05′00″	33°36′00″	28.84	/
52	陕西省	榆林市	府谷县	110°03′00″～111°14′00″	39°03′00″～39°18′00″	20.79	1986/1/1

· **采收加工** · 挖取后，去尽其他杂质。

· **药材鉴别** · **性状鉴别** （1）高岭土：呈不规则状。白色、浅灰白色。表面细腻，有滑腻感。具吸水力，舐之粘舌。体较轻，质较软，用指甲可刻划成痕。可塑性低，黏结性小。微带土腥气，味淡。

（2）膨润土：一般呈白色、粉红色、浅灰色。具蜡状光泽。吸水后体积膨胀。具有可塑性和良好的黏结性。

· **化学成分** · 主要成分为硅酸盐，其分子式分别为 $Al_4[Si_4O_{10}](OH)_8$，$KAl_2[Si_3AlO_{10}](OH)_2$，$(Na, Ca\ 1/2)0.33(Al, Mg)_2[(Si, Al)_4O_{10}](OH)_2 \cdot nH_2O$。另外还含有铁、钛、钡、锶、钒、铬、铜等元素。

· **药理作用** · 1. **收敛** 外用撒布于创伤，溃疡面，能防止刺激、吸收分泌物而奏庇护干燥之效。

2. **消炎止泻** 内服能保护胃肠黏膜和吸收该部可溶性或浮游性物质，同时其干燥作用又不适于细菌的发育与滋长，故对肠炎泄泻能起消炎止泻作用。

· **炮制** · 凡使白垩，勿用色青并底白者。先单捣令细，三度筛过了，又入钵中研之，然后将盐汤飞过曝干。每修事白垩2两，用白盐1分，投于斗水中，用铜器物内沸10余沸，然后用此沸水飞过白垩，免结涩人肠也。

· **性味归经** · 味苦，性温。入肺、肾经。

· **功能主治** · 具有温中暖肾，涩肠止泻，止血，敛疮功能。主治反胃，泻痢，男子遗精，女子月经不调，不孕，吐血，便血，衄血，眼弦赤烂，臁疮，痱子瘙痒。

· **用法用量** · 内服：入丸、散，4.5～9 g。外用：研末撒或调敷。

· **用药警戒或禁忌** · 不可久服，伤五脏，令人羸瘦。

民族医药应用

◇藏　药◇

·**名称**·白涂，白善土。

·**功能主治**·主治反胃，泻痢，吐血，衄血，痔疮下血，眼眩赤烂，臁疮。

参 考 文 献

［1］南京中医药大学.中药大辞典［M］.2版.上海：上海科学技术出版社，2006.

［2］国家中医药管理局《中华本草》编委会.中华本草：第1册［M］.上海：上海科学技术出版社，1999.

［3］郭兰忠.矿物本草［M］.南昌：江西科学技术出版社，1995.

［4］中国地质调查局发展研究中心.全国地质资料馆［OL］.http://www.ngac.cn/125cms/c/qggnew/zljs.htm.

［5］罗谷风.基础结晶学与矿物学［M］.南京：南京大学出版社，1993.

［6］李大经.中国矿物药［M］.北京：地质出版社，1988.

［7］贾敏如，张艺.中国民族药词典［M］.北京：中国医药科技出版社，2016.

麦 饭 石
《本草图经》
Maifanitum

·**别名**·粗理黄石（《千金要方》），长寿石、健康石（《非金属矿产开发应用指南》），炼山石、马牙砂、豆渣石（《健康药品——麦饭石》），黄石（《矿物中药与临床》），麦饭石膏、粗黄石、粗理黄色磨石（《小品方》），白麦饭石、北麦饭石、中华麦饭石、神石、健康药石、健康宝石（日本），矿泉药石，保健药石，药石之王。

·**本草考证**·麦饭石始载于《本草图经》，附于玉石部"姜石"条。早在唐代李肇《国史补》即有用麦饭石治疗瘠肿的记载。《本草图经》谓："麦饭石者，粗黄白，类麦饭，曾作磨硙者尤佳。"陈自明《外科精要》云："麦饭石不可作磨，如古人云作磨者尤佳，则惑人矣，盖因其石状如饭团生粒点耳……此石铺家有时无卖。念欲用之，但于溪中寻麻石中有白石，粒粒如豆如米大者即是也。但其石大小不同，或如拳，或如鹅卵，或如盏大者，大略如握聚一团麦饭焉。"明代《御制本草品汇精要》始单立"麦饭石"条。20世纪20年代的矿物药权威著作《石雅》，曾考证麦饭石属于斑岩之类。近代麦饭石传至国外，20世纪70年代末日本、韩国和美国掀起麦饭石热，对麦饭石的理化性质及其应用开展研究，并作为保健品、饮料，也用于皮肤病治疗。80年代以来，中国各地对麦饭石进行了系统的考察和研究，开发了多种保健药品，首先发现内蒙古通辽市平顶山所产者为佳，命名为"中华麦饭石"。经有关专家测试分析为"石英二长斑岩"。被认为是"世界稀有优质药石"。此外，在各地使用的尚有混合花岗岩类的花岗片麻岩、角闪斜长片麻岩黑云母斜长片麻岩、石英二长片岩等多种具有特定吸附性、离子溶出性的岩石，也是麦饭石的常见品种。

·**来源**·本品为中酸性火成岩类岩石石英二长斑岩。

·**原矿物**·**风化的石英二长斑岩 Weathered Quartz Monzonite Porphyry**　本品为斑状结构。矿物组成主要为斜长石、钾长石、石英，其次有黑云母或角闪石（多数是普通角闪石），尚有微量磷灰石等，后生矿物主要有高岭石、蒙脱石、绿泥石等。岩石呈不规则致密团块状。表面不平整，有黄白色、黄褐色或灰白色、暗灰黑色的斑点状花纹；明显可见灰白色大小不等的长石和石英的颗粒；后生矿物则分布在长石、石英、云母、角闪石等原生矿的表面及其晶粒之间，并可局部集中发育在岩石裂隙中。原岩石质坚硬，因蚀变、风化而变疏松。麦饭石的吸附性、离子交换性等特征，既取决于上列矿物的种类、数量比，也取决于它们的粒度、表面活化程度等。常与次火山岩共生。见图12-6、图12-7。

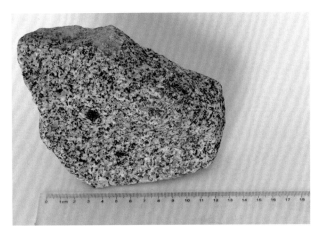

图 12 - 6　麦饭石原矿石（青海）

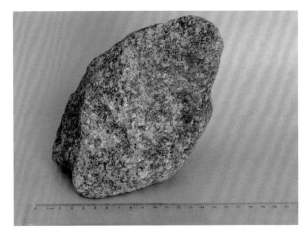

图 12 - 7　麦饭石原矿石（内蒙古）

· **主产地** · 全国各地均产。

· **流通量及使用情况** · **市场流通量**　麦饭石全国每年药用流通量在 20 吨左右，粉碎后入药，市场流通的药材来源主要为河南方城县、内蒙古通辽市。

· **采收加工**　随时可采，洗净泥土，除去杂石，晒干。

· **药材鉴别** · **性状鉴别**　本品呈不规则团块状或块状，由大小不等、颜色不同的颗粒聚集而成，略似麦饭团。有斑点状花纹，呈灰白、淡褐肉红、黄白、黑等色。表面粗糙不平。体较重，质疏松程度不同，砸碎后，断面不整齐，可见小鳞片分布于其间，并呈闪星样光泽，其他斑点的光泽不明显。气微或近于无，味淡。

显微鉴别　透射偏光镜下，基质微晶斑状结构。斑晶矿物主要是由斜长石、钾长石和少量黑云母组成。基质除上述矿物，尚见到石英和微量磷灰石、铁矿物等。后生矿物有高岭土、绿帘石等。①斑晶斜长石：纳式双晶清楚；表面常被尘埃状高岭土和斑点状绿帘石交代，但光性依然清楚；干涉色Ⅰ级灰；斜消光；二轴晶；正光性。②斑晶钾长石：边被尘埃状高岭土和绿帘石交代；不均匀消光，近于平行消光；二轴晶；负光性；干涉色Ⅰ级灰。③斑晶黑云母：呈片状；已被绿帘石交代。基质矿物成分基本同斑晶，唯有含 2%～4% 石英。蚀变矿物主要是高岭土化。

理化鉴别　（1）吸附实验：取本品一小块，置常水中 24 h，可见到其周围黏附异物。

（2）取本品粉末约 1 g，加 10 mL 稀盐酸，浸渍 1 h，滤过。①取滤液 1 mL，加甲基红指示液 2 滴，用氨试液中和，再滴加盐酸至恰呈酸性，加草酸铵试液，即生成白色沉淀；分离，沉淀不溶于醋酸，但可溶于盐酸。②取滤液 1 mL，用氨试液中和成中性溶液，加醋酸氧铀锌试液，即生成黄色沉淀。

（3）取铂丝，用盐酸湿润后蘸取本品粉末，在无色火焰中燃烧，火焰即显紫色（需隔蓝色玻璃透视）。

（4）取本品粉末约 0.2 g，加水 2 mL 溶解，滤过，滤液加 0.1% 四苯硼酸钠溶液与醋酸，即生成白色沉淀。

· **化学成分**·中华麦饭石主要成分有二氧化硅（SiO_2）、氧化铝（Al_2O_3）、氧化铁（Fe_2O_3）、氧化亚铁（FeO）、氧化镁（MgO）、氧化钙（CaO）、氧化钠（Na_2O）、氧化钾（K_2O）、二氧化钛（TiO_2）、五氧化二磷（P_2O_5）、氧化锰（MnO）、二氧化碳（CO_2），以及氟、硫、镍、锆、锶、钡、钴、铬、钇、钪、钒、铜、锌、铀、钍等微量元素。

· **药理作用** · 1. **对免疫功能的影响**　小鼠灌服精制麦饭石连续 6 日，可显著提高腹腔巨噬细胞对鸡红细胞吞噬百分率和吞噬指数，对二硝基氯苯（DNCB）引起的迟发超敏反应有明显增强作用、用环磷酰胺（CTX）造成免疫抑制状态，麦饭石可使其免疫功能得到明显恢复和提高；但对腹腔注射羊红细胞的小鼠溶血素含量无明显影响。表明其对正常小鼠体液免疫功能无影响。小鼠灌服中华麦饭石煎剂,连续 7 日,可使 ALS(兔抗小鼠淋巴细胞血清)杀伤的 T 淋巴细胞数恢复到接近正常水平。但对 ALS 杀伤的 B 淋巴细胞数恢复不明显。表明其能增强细胞免疫功能,而对体液免疫功能无作用。

2. 抗毒 饲料或饮水中加入中华麦饭石后,可以不同程度地降低过量氟对大鼠的毒性作用,主要表现为骨软化程度减轻,血清及软骨碱性磷酸酶(ALP)活性下降,血清皮质酮及骨铜含量上升,血清甲状腺素(T_4)促甲状腺素(TSH)含量下降,血清钙磷比值上升。小鼠腹腔注射麦饭石精溶液对酒精性肝损害有明显预防作用,可防止肝脂肪变性。北票产麦饭石对镉、汞、砷、铅等对人体有害的几种元素有较强的吸附力,对氯丙嗪也有较强的吸附作用,对巴比妥吸附较弱。对大肠杆菌、痢疾杆菌、铜绿假单胞菌、金黄色葡萄球菌及白念珠菌也有较好的吸附能力。

3. 促进骨折愈合 骨折家兔喂服麦饭石溶液,能促进骨盐沉积,骨痂恒重增加,骨痂中钙、磷含量增加,表明不仅能缩短骨折愈合时间,而且能提高愈合骨痂的质量。服药组骨痂中胶原含量呈抛物线状上升,钙含量呈直线上升,均明显高于对照组,表明麦饭石有利于胶原形成和钙盐沉积,有促进骨折愈合作用。麦饭石还可提高骨痂中锌、铁、锰、铜的含量(或活性),增强骨的强度,提高愈合质量,用药组骨的拉伸、弯曲破坏载荷及拉伸、弯曲强度均比对照组高。

4. 抗疲劳与耐缺氧 小鼠灌服麦饭石煎剂可延长游泳时间和增加常压耐缺氧的能力,亦可延长大鼠游泳时间,对腹腔注射亚硝酸钠中毒小鼠,麦饭石也可使常压缺氧存活时间明显延长。

5. 抗癌 饮用麦饭石浸液 66 日的纯系小鼠,被动接种乳腺癌细胞(Ca76l/L)系后,出瘤时间比对照组晚 3.8 日,而且带瘤小鼠平均存活时间比对照组延长 18.6 日,有显著差异。且饮用时间越长,延长存活时间的效果越好。大鼠皮下注射二甲肼,每周 1 次,连续 15 周,100%动物可诱发大肠癌,如同时饮用 10%中华麦饭石浸液,则可使大肠癌发生率明显减少,每鼠平均癌灶数和平均癌灶体积均显著少于对照组,转移癌发生率少于对照组,血清转移癌发生少于对照组,血清 α 干扰素滴度和脾细胞自然杀伤(NK)细胞活性都高于对照组,肠镜检查显示结肠黏膜的癌前病变轻于对照组。用药组全血中 Se、Zn、K、Fe 和 Si 等元素均显著高于对照组,Cu 则显著低于对照组。

6. 其他 幼小鼠喂服麦饭石煎剂 1 月,能使心、肾、肝内的超氧化物歧化酶活性提高,且与剂量相关,小鼠饮用麦饭石 8 周,血锌显著增高,血铜则降低,血清、脑肝、肺中丙二醛含量显著降低,表明麦饭石可降低体内脂质过氧化水平。喂服 14 日可使体重增加明显大于对照组,并可使肝脏 RNA 和 DNA 含量明显增加。内服煎剂尚可明显减少小鼠自发活动。煎剂可加强离体蟾蜍心脏收缩力。

· **毒理** · 灌服定远产麦饭石煎剂,小鼠 LD_{50} 大于 25 g/kg,大鼠 LD_{50} 大于 20 g/kg。混悬液灌胃,小鼠 LD_{50} 大于 10 g/kg,大鼠 LD_{50} 大于 4 g/kg。小鼠自由饮用 20%煎剂 16 日,对体重增长无影响。小鼠灌服 100%中华麦饭石煎剂 30 g/kg,72 h 内活动正常,无死亡,静注 100%煎剂 10 g/kg,1 h 内活动减少,其后活动与饮食正常,72 h 内无死亡。大鼠、小鼠灌服阜新产麦饭石水液或悬液 12 g/kg,连续观察 2 周,未见任何中毒症状,剖检脏器未见明显改变;Ames 试验,无致突变作用,也不诱发小鼠骨髓嗜多染红细胞微核率增高;对小鼠精子无致畸作用。小鼠自由饮用麦饭石浸煎液 35 日,经 Ames 试验,骨髓细胞微核试验,骨髓细胞染色体畸变和精子畸形试验均无影响。小鼠灌服麦饭石煎剂 64.8~98.8 g/kg,观察 72 h,未见明显中毒和死亡,饲料中添加 4%麦饭石,生长速度低于对照组,肝细胞中糖原颗粒大量出现。饲料中添加天府产麦饭石 1.5%,经两代繁殖试验和 120 日及 210 日喂养试验,证明对小鼠是安全的,未发现对血常规、肝、肾功能有影响,未见有精子畸形、鼠胎畸形以及致突变作用。

· **炮制** · **麦饭石** 将原药材除去杂质,打碎或研粉。

煅麦饭石 麦饭石经火煅醋淬,层层剥离后打碎。

· **性味归经** · 味甘,性温。归肝、肾、胃经。

· **功能主治** · 具有解毒散结,去腐生肌,除寒祛湿,益肝健胃,活血化瘀,利尿化石功能。主治痈疽发背,痤疮,湿疹,脚气,牙痛,口腔溃疡,风湿痹证,腰背痛,慢性肝炎,胃炎,糖尿病,神经衰弱,外伤红肿,高血压,肿瘤,尿路结石。

· **用法用量** · 内服:取1份麦饭石,加6～8份开水,冷浸4～6 h饮用,热开水浸泡2～3 h即可饮用,开水煮沸20～25 min即可,可连续用30次。外用:适量,研末涂敷;或泡水外洗。

· **用药警戒或禁忌** · 外敷时需研极细粉,否则易引起疼痛。

· **贮藏** · 贮干燥容器内,密闭,置阴凉干燥处。

参 考 文 献

[1] 国家中医药管理局《中华本草》编委会. 中华本草: 第1册[M]. 上海: 上海科学技术出版社, 1999.

[2] 高天爱, 马金安, 刘如良. 矿物药真伪图鉴及应用[M]. 太原: 山西科学技术出版社, 2014.

[3] 南京中医药大学. 中药大辞典[M]. 2版. 上海: 上海科学技术出版社, 2006.

[4] 郭兰忠. 矿物本草[M]. 南昌: 江西科学技术出版社, 1995.

[5] 邹金生, 杨宝荣. 麦饭石的成分(摘要)[J]. 中草药, 1987, 18(1): 42.

[6] 李连新. 保健药石——麦饭石[M]. 天津: 南开大学出版社, 1987.

[7] 米沙, 刘桂敏, 李惟敏. 精制麦饭石对小鼠免疫功能的影响[J]. 天津医药, 1990(4): 230-231.

[8] 胡桂清, 张莹, 王君, 等. 中华麦饭石对小鼠免疫功能的影响[J]. 中医药信息, 1987(3): 44-45.

[9] 任长庆, 童明超, 李卫东, 等. 麦饭石对小鼠酒精性肝损害预防的病理形态学研究[J]. 陕西中医, 1990(2): 87.

[10] 刘献祥, 许书亮, 王和鸣, 等. 麦饭石促进家兔骨盐沉积的实验研究[J]. 福建中医药, 1991(1): 32-34.

[11] 刘献祥, 许书亮, 王和鸣, 等. 麦饭石在骨折愈合中对胶原和钙含量的影响[J]. 中国中医骨伤科杂志, 1990, 6(2): 3-6.

[12] 刘献祥, 许书亮, 郭文贵, 等. 麦饭石对骨折愈合作用的骨痂强度及微量元素研究[J]. 福建中医学院学报, 1994(2): 25-28.

[13] 井玲, 孙波, 石毅, 等. 中药麦饭石和龟甲丹抗骨质疏松作用的实验研究[J]. 中国老年学杂志, 1996(1): 46-47.

[14] 杨耀芳, 王钦茂, 王明华, 等. 定远麦饭石的药理和毒性实验[J]. 安徽中医学院学报, 1989(1): 58-60.

[15] 刘振亚, 刘权, 马金凯, 等. 中华麦饭石药理作用初探[J]. 吉林中医药, 1986(4): 28-29, 47.

[16] 宋卫生, 周殿元, 续正慧, 等. 中华麦饭石防治大鼠大肠癌时矿物质元素的作用[J]. 癌症, 1994(4): 356-357.

[17] 宋卫生, 毛华, 徐明符. 中华麦饭石对肝癌大鼠免疫功能的作用[J]. 免疫学杂志, 1997(3): 38-40.

[18] 李莲姬, 韩春姬. 麦饭石浸提液抗突变作用研究[J]. 微量元素与健康研究, 2001(1): 15-17.

[19] 宋卫生, 毛华, 徐明符, 等. 中华麦饭石阻止二甲基奶油黄诱发大鼠肝癌研究[J]. 肿瘤, 1997(4): 25-28.

[20] 王秀云, 李立, 刘惠霞, 等. 中岳麦饭石对小鼠超氧化物歧化酶活性的影响[J]. 中医研究, 1989(3): 24-26.

[21] 崔浩军, 卢晓峰, 薛明明. 中华麦饭石对蟾蜍离体坐骨神经动作电位及传导速度的影响[J]. 微量元素与健康研究, 1999(4): 7-8.

[22] 侯慧英, 张桂兰, 应康. 中华麦饭石对小鼠生长发育的影响[J]. 包头医学院学报, 1998(2): 11-13.

花 岗 岩

《晶珠本草》
Granitum

本药多作为民族药应用。

◇ 藏 药 ◇

· **来源** · 本品为火成岩类矿物花岗岩。

· **本草考证** · 《晶珠本草》记载:"花岗岩分白、蓝两种,白花岗岩杂有蓝斑和金砂,石质同拉萨布达拉石碑,但比其更显白色。"见图12-8～图12-11。

· **采收加工** · 全年可以采集,捣碎成粗粉,备用。

· **药材鉴别** · **性状鉴别** 本品形状及大小不一,大多外表略光滑,显球形。白色花岗岩颜色略带灰色,混杂金点,质地硬、沉、断面粗糙。蓝色花岗岩(即凝灰岩)较前者蓝灰、硬、沉、断面细滑。

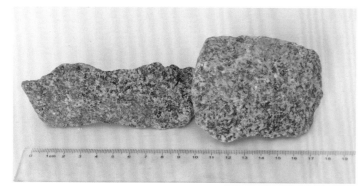

图 12-8 花岗岩原矿石 (青海)

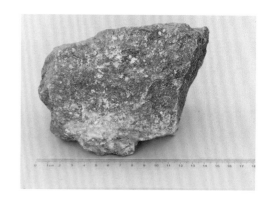

图 12-9 花岗岩原矿石 (宁夏)

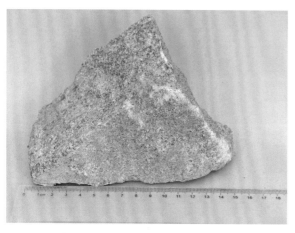

图 12-10 花岗岩原矿石 (甘肃)

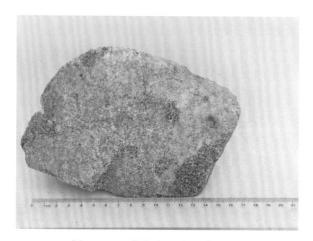

图 12-11 花岗岩原矿石 (新疆)

- **性味** · 味甘,性平。
- **功能主治** · 具有去死肌功能。主治旧疮,坏死肉。

参 考 文 献

[1] 大丹增. 中国藏药材大全[M]. 北京: 中国藏学出版社,
2016.

[2] 贾敏如,张艺. 中国民族药辞典[M]. 北京: 中国医药科技出版社,2016.

花 蕊 石
《嘉祐本草》
Ophicalcitum

- **别名** · 花乳石(《嘉祐本草》),白云石(《全国中草药汇编》)。
- **来源** · 本品为变质岩类岩石蛇纹石大理岩。
- **本草考证** · 花蕊石始载于《嘉祐本草》。掌禹锡曰:"花乳石出陕、华诸郡,色正黄,形之大小方圆无定。"《本草图经》曰:"出陕州阌乡县(在河南省)。体至坚重,色如硫黄,形块有极大者,人用琢器。"《本草衍义》曰:"黄石中间有淡白点,以此得花之名。"《本草纲目》引《玉册》云:"花乳石,阴石也。生代州(在山西省)山谷中,有五色,可代丹砂匮药。蜀中汶山、彭县(在四川省)亦有之。"从古代本草对其形状、产地、用途等方面进行考证与目前习用的花蕊石相符,也就是含蛇纹石的大理岩。其中晶莹的白点是由方解石组成的大理岩,黄色的花斑或花纹即是蛇纹石。

- **原矿物** · 蛇纹石大理岩主要由矿物方解石形成的大理岩与蛇纹石组成。

大理岩　参见"方解石"。

蛇纹石 Serpentine　为硅酸盐类蛇纹石族矿物。晶体结构属单斜晶系。单个晶体呈片状、针状，但罕见。常呈板状、鳞片状或为显微粒状集合体。以纤维状纹理或斑点状团块分散于方解石晶粒中。一般呈绿色，深浅不等，也有呈白色、浅黄色、灰色、蓝绿色或褐黑色者，作为药用者以黄色为准。透明至半透明。油脂状或蜡状光泽，纤维状或鳞片状者呈丝绢光泽。硬度 2.5～3.5，相对密度 2.5～3.6，抚摸之有滑感。系由石灰岩经变质作用形成。见图 12-12～图 12-16。

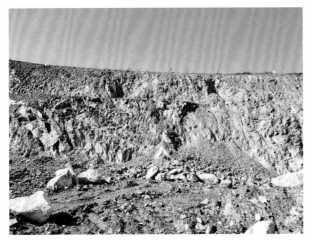

图 12-12　蛇纹石矿（江苏连云港东海县许沟）

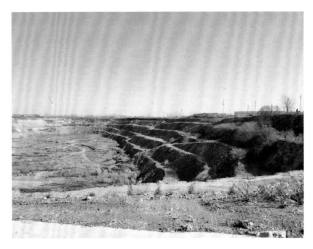

图 12-13　蛇纹石矿（江苏连云港东海县许沟）

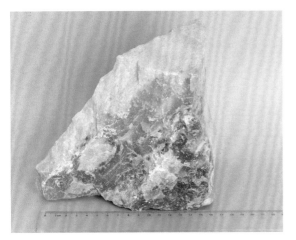

图 12-14　花蕊石原矿石（河南）

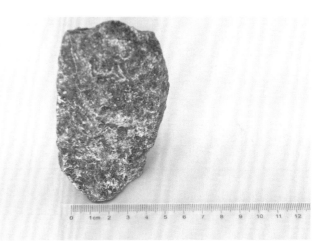

图 12-15　蛇纹石原矿石（江苏）

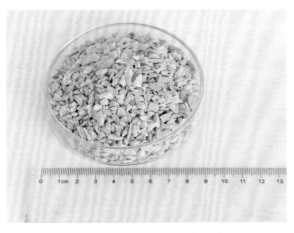

图 12-16　花蕊石药材（河南）

·主产地· 主产于河北、山西、江苏、浙江、河南、湖南、四川、陕西、辽宁等地。

·蕴藏量· 1. 大理岩 参见"方解石"。

2. 蛇纹石 Serpentine 据 1949—2019 年间"全国地质资料馆"公布的数据，蛇纹石储量约为 93 702.56 万吨。按地区统计，矿物储量以黑龙江省最多（31 205.9 万吨），辽宁省依次为（22 063 万吨）、西藏自治区（11 886.9 万吨）、吉林省（9 945.16 万吨）、甘肃省（9 403.35 万吨）、河南省（6 879 万吨）、青海省（1 148.91 万吨）、福建省（449.4 万吨）、山东省（335.39 万吨）、广东省（311 万吨）、海南省（74.55 万吨），详细见表 12 - 3。

表 12 - 3 蛇纹石历年蕴藏量报道

序号	省份	市（州、盟）	县（区、旗）	经度	纬度	蕴藏量（万吨）	时间
1	辽宁省	鞍山市	岫岩县	123°04′06″～123°05′17″	40°30′15″～40°30′47″	9 642	1986/12/1
2	辽宁省	铁岭市	开原市	124°32′49″～124°34′07″	42°27′32″～42°28′23″	9 422	1987/12/25
3	辽宁省	铁岭市	西丰县	124°51′30″～124°51′30″	42°39′45″～42°39′45″	1 605	1983/12/1
4	辽宁省	丹东市	凤城市	123°53′20″～123°54′50″	40°47′00″～40°47′20″	1 394	1988/6/1
5	吉林省	延边朝鲜族自治州	图们市	129°41′56″～129°42′58″	42°49′20″～42°59′58″	6 445.16	2004/3/31
6	吉林省	四平市	淳耀县	125°24′01″～125°25′32″	43°21′24″～43°21′56″	3 500	2006/1/31
7	黑龙江省	牡丹江市	林口县	130°03′04″～130°04′27″	45°36′36″～45°37′06″	15 486.96	1989/4/1
8	黑龙江省	伊春市	南岔区	129°23′20″～129°24′40″	46°50′20″～46°50′55″	10 299	1980/4/1
9	黑龙江省	牡丹江市	林口县	130°22′00″～130°26′37″	45°07′30″～45°08′36″	5 404.94	1985/11/1
10	黑龙江省	鹤岗市	/	130°16′00″～130°16′00″	47°20′00″～47°20′00″	15	1964/3/25
11	福建省	龙岩市	新罗区	117°01′00″～117°01′18″	25°09′26″～25°09′45″	449.4	1986/4/1
12	山东省	烟台市	海阳市	121°01′00″～121°01′00″	37°05′00″～37°05′00″	335.39	1966/11/1
13	河南省	信阳市	光山县	114°39′00″～114°39′00″	31°57′00″～31°57′00″	3 902	1970/7/1
14	河南省	南阳市	市辖区	112°35′00″～112°35′00″	33°53′00″～33°53′00″	2 576	1969/12/1
15	河南省	信阳市	市辖区	113°55′00″～115°50′00″	32°08′00″～32°08′00″	401	1969/10/1
16	广东省	东莞市	/		/	311	1977/5/1
17	海南省	/	东方市	108°56′00″～108°57′00″	18°57′00″～18°57′45″	74.55	2004/8/31
18	西藏自治区	拉萨市	堆龙德庆县	90°52′00″～90°55′00″	29°38′30″～29°39′45″	11 886.9	2002/8/30
19	甘肃省	兰州市	皋兰县	104°11′00″～104°19′00″	36°36′00″～36°36′20″	8 054.151 9	1959/2/1
20	甘肃省	兰州市	红古区	102°40′45″～102°40′45″	36°25′05″～36°25′05″	1 349.2	1982/2/1
21	青海省	海东地区	乐都县	102°12′00″～102°12′40″	36°30′45″～36°31′30″	610.75	2001/4/1
22	青海省	海东地区	民和县	102°47′54″～102°47′54″	36°20′52″～36°20′52″	538.16	1994/12/1

·流通量及使用情况· **市场流通量** 花蕊石全国每年药用流通量在 15 吨左右，粉碎入药，市场流通的药材来源主要为河南方城县。

《中国药典》记载方剂中应用情况 见表 12 - 4。

表 12-4 中国药典记载方剂中使用情况

名称	处方来源	配方组成	功能主治
颈复康颗粒	《中国药典》（2020 年版）	羌活,葛根,威灵仙,丹参,地龙(酒制),乳香(制),党参,石决明,关黄柏,燀桃仁,土鳖虫(酒制),川芎,秦艽,麸炒苍术,白芍,红花,黄芪,地黄,煅花蕊石,炒王不留行,没药(制)	活血通络,散风止痛。用于风湿瘀阻所致的颈椎病,症见头晕,颈项僵硬,肩背酸痛,手臂麻木

· **采收加工** · 采挖后,敲去杂石,选取有淡黄色或黄绿色彩晕的小块作药用。

· **药材鉴别** · **性状鉴别**　本品为粒状和致密块状的集合体,呈不规则的块状,具棱角,而不锋利。白色或浅灰白色,其中夹有点状或条状的蛇纹石,呈浅绿色或淡黄色,习称"彩晕",对光观察有闪星状光泽。体重,质硬,不易破碎。无臭,味淡。以块整齐、夹有黄绿色斑纹者为佳。

理化鉴别　（1）取本品粗粉 1 g,加稀盐酸10 mL,即泡沸,产生二氧化碳气体,导入氢氧化钙试液中,即生成白色沉淀。

（2）取本品细粉 0.2 g,置锥形瓶中,加稀盐酸5 mL,取上层澄清液 1 滴,置载玻片上,加硫酸溶液（1→4）1 滴,静置片刻,显微镜下可以观察到针状结晶。

（3）取本品粉末 0.2 g,加稀盐酸 5 mL,滴加氢氧化钠试液,即生成白色沉淀。分离,沉淀分成两份,一份中加过量的氢氧化钠试液,沉淀不溶解,另一份中加碘试液,沉淀变为红棕色。

· **化学成分** · 主含碳酸钙（$CaCO_3$）,另含镁的碳酸盐,混有少量铁盐、铝盐及锌、铜、钴、镍、铬、镉、铅等元素,以及少量的酸不溶物。

· **药理作用** · **1. 凝血**　花蕊石具有止血作用,能缩短凝血时间和出血时间,减少出血量,并能显著增加外周血小板数目。花蕊石具有增加血中 Ca^{2+} 浓度,有防止血浆渗出和促进血液凝固的作用。

2. 抗惊厥　花蕊石有抗惊厥作用,具体表现为减少二甲弗林所致的小鼠抽搐次数、延长抽搐潜伏期时间、减少强直惊厥次数与死亡概率。

· **毒理** · 花蕊石煎剂给小鼠静脉注射的 LD_{50} 为4.22 g/kg,煅花蕊石煎剂的 LD_{50} 则为 21.5 g/kg。

· **炮制** · **花蕊石**　取原药材,除去杂质,洗净,干燥,碾碎。

煅花蕊石　取净花蕊石,砸成小块,置无烟炉火上或适宜容器内,用武火加热煅至红透取出放凉。碾碎。

醋淬花蕊石　取净花蕊石,装入罐中,置武火上煅至红透,趁热倾入醋中淬透,冷后研碎。每净花蕊石 100 kg,用醋 25 kg。

· **性味归经** · 味酸、涩,性平。归肝经。

· **功能主治** · 具有化瘀,止血功能。主治吐血,衄血,便血,崩漏,产妇血晕,胞衣不下,金疮出血。

· **用法用量** · 内服:研末,3～6 g。外用:研末掺。

· **用药警戒或禁忌** · 孕妇禁服。

· **贮藏** · 贮干燥容器内,置干燥处,防尘。醋淬花蕊石,密闭,置阴凉干燥处。

参 考 文 献

［1］南京中医药大学. 中药大辞典［M］. 2 版. 上海:上海科学技术出版社,2006.

［2］国家中医药管理局《中华本草》编委会. 中华本草:第 1 册［M］. 上海:上海科学技术出版社,1999.

［3］李军德,张志杰. 新编中国药材学:第 8 卷［M］. 北京:中国医药科技出版社,2020.

［4］中国地质调查局发展研究中心. 全国地质资料馆［OL］. http://www. ngac. cn/125cms/c/qggnew/zljs. htm.

［5］高锦飚,李祥,陈建伟. 花蕊石炮制前后红外光谱分析［J］. 时珍国医国药,2007,18(4):901-902.

［6］何立巍,李祥,高锦飚,等. 中药花蕊石的 X 射线指纹图谱研究［J］. 现代中药研究与实践,2008,22(6):25-27.

［7］彭智聪,张少文,康重阳,等. 花蕊石炮制前后止血作用的比较［J］. 中国中药杂志,1995,20(9):538.

［8］黄寅墨,刘淑花. 龙骨、龙齿、花蕊石微量元素及药理作用比较［J］. 中成药,1990,12(6):31-32.

［9］高天爱,马金安,刘如良. 矿物药真伪图鉴及应用［M］. 太原:山西科学技术出版社,2014.

青礞石

《嘉祐本草》
Chloriti Lapis

- **别名** · 礞石(《嘉祐本草》),烂石、苏礞石、金礞石、酥酥石(《常用中药鉴定大全》)。

- **来源** · 本品为变质岩类黑云母片岩、绿泥石化云母碳酸盐片岩。

- **本草考证** · 本品始载于《嘉祐本草》,云:"礞石……一名青礞石。"《御制本草品汇精要》谓:"礞石,今齐(今山东省泰山以北)鲁(今山东省泰山以南)山中有之,青色微有金星。"《本草纲目》记载:"礞石,江北(今湖北省蕲春县一带)诸山往往有之,以盱山出者为佳。有青、白二种,以青者为佳。坚细而青黑,打开中有白星点,煅后则星黄如麸金。其无星点者,不入药用。"为片状,有散在星状点,断面不平坦。以上所载可以表明,古代所谓的礞石系指青礞石而言。

- **原矿物** · **黑云母片岩 Biotite Schist** 主要由黑云母及少量石英、中长石、绿帘石等矿物组成的集合体。呈不规则扁块状,无明显棱角,其中有鳞片状矿物具定向排列,彼此相连。断面可见明显的片状构造,鳞片状变晶结构。岩石呈黑色,有的带暗绿色调,珍珠光泽,质软而脆,易剥碎。产于接触变质区域变质基中酸碱性浸入岩及火成岩、伟晶岩中,是中酸性火成岩的主要造岩矿物之一。见图 12-17。

绿泥石化云母碳酸盐片岩 Chloritized Mica-carbonate Schist 主要由方解石、白云石、金云母(部分转变为绿泥石,即绿泥石化)、绢云母、石英等矿物组成的集合体。呈不规则块体。其中粒状矿物和鳞片状矿物定向排列为片状结构,鳞片花岗变晶结构,但不甚明显。岩石呈灰绿色,夹于其中的鳞片状矿物显珍珠光泽。质较疏松,易剥碎。遇稀盐酸即有气泡发生。见图 12-18。

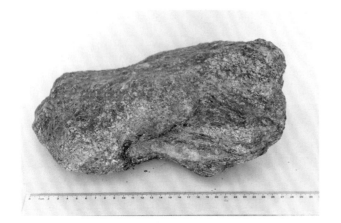

图 12-17 青礞石原矿石(河南)

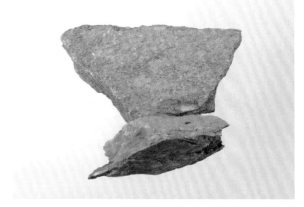

图 12-18 青礞石原矿石(四川)

- **主产地** · 江苏、浙江、河南、湖北、湖南、四川等地。

- **流通量及使用情况** · **市场流通量** 青礞石全国每年药用流通量在 300 吨左右,去掉杂质、用火烧熔化提炼,市场流通的药材来源主要为湖南石梅县、云南大理、广西金城江、甘肃成县等地方。

《中国药典》记载方剂中应用情况 见表 12-5。

- **采收加工** · 常年可采,采得后除净杂石、泥土即可。

表 12-5 《中国药典》记载方剂中应用情况

序号	名称	处方来源	配方组成	功能主治
1	小儿解热丸	《中国药典》（2020年版）	全蝎 80 g，防风 70 g，天麻 60 g，钩藤 50 g，猪牙皂 50 g，天竺黄 40 g，茯苓 40 g，琥珀 40 g，蜈蚣 5 g，朱砂 10 g，人工麝香 10 g，胆南星 70 g，羌活 70 g，麻黄 50 g，薄荷 50 g，煅青礞石 50 g，陈皮 40 g，甘草 40 g，炒僵蚕 20 g，珍珠 40 g，人工牛黄 10 g，冰片 5 g	清热化痰，镇惊，息风。用于小儿感冒发热，痰涎壅盛，高热惊风，项背强直，手足抽搐，神志昏蒙，呕吐咳嗽
2	贝羚胶囊	《中国药典》（2020年版）	川贝母 20 g，羚羊角 10 g，猪去氧胆酸 100 g，人工麝香 4 g，沉香 10 g，人工天竺黄（飞）30 g，煅青礞石（飞）10 g，硼砂（炒）10 g	清热化痰，止咳平喘。用于痰热阻肺，气喘咳嗽；小儿肺炎、喘息性支气管炎及成人慢性支气管炎见上述证候者
3	金振口服液	《中国药典》（2020年版）	山羊角 94.5 g，平贝母 47.5 g，大黄 31.50 g，黄芩 15.75 g，青礞石 15.75 g，石膏 23.62 g，人工牛黄 9.45 g，甘草 31.50 g	清热解毒，祛痰止咳。用于小儿痰热蕴肺所致的发热、咳嗽、咳吐黄痰、咳吐不爽、舌质红、苔黄腻；小儿急性支气管炎见上述证候者

· **药材鉴别** · **性状鉴别** （1）黑云母片岩：主为鳞片状或片状集合体。呈不规则扁块状或长斜块状，无明显棱角。褐黑色或绿黑色。具玻璃样光泽。质软，易碎，断面呈较明显层片状。碎粉主为黑色或绿黑色鳞片（黑云母），有似星点样闪光。气微，味淡。以绿黑色、质软易碎、有光泽者为佳。

（2）绿泥石化云母碳酸盐片岩：为鳞片状或粒状集合体，呈不规则块状。灰色或绿灰色，夹有银色或淡黄色鳞片，具珍珠样光泽。质松软，易碎，碎粉为灰绿色小鳞片（绿泥石化云母片）和类白色颗粒（主为碳酸盐），片状者具星点样闪光。遇稀盐酸发生气泡，加热后泡沸激烈。气微，味淡。以灰绿色，有光泽者为佳。

理化鉴别 （1）取本品细粉 0.5 g，加稀盐酸 10 mL，水浴加热 10 min，振摇，离心。上清液显铁盐鉴别反应。

（2）取本品细粉 0.5 g，加稀盐酸 5 mL，水浴加热 10 min，振摇，滴加过量的氢氧化钠试液至碱性，离心。倾去上清液，沉淀滴加氯化镁试液，超声溶解 10 min 离心。取上清液加稀盐酸调至酸性，溶液显镁盐鉴别反应。

（3）取本品细粉 0.5 g，加稀盐酸 5 mL，水浴加热 10 min，振摇，滴加过量的氢氧化钠试液至碱性，离心。取上清液滴加稀盐酸至酸性，溶液显铝盐鉴别反应。

· **化学成分** · 黑云母片岩主要含钾、镁、铁、铝的硅酸盐［$K(Mg \cdot Fe)_2(AlSi_3O_{10})(OH,F)_2$］，尚含有钛、钙、锰等杂质。

· **药理作用** · 1. **抗心律失常** 青礞石中［5.4 g/（kg·d）］、高［10.8 g/（kg·d）］剂量组能有效延迟氯化钡诱发大鼠室性期前收缩出现的时间，缩短室性期前收缩持续时间，减少每分钟室性期前收缩发生的个数。

2. **抗慢性阻塞性肺疾病** 青礞石能改善慢性阻塞性肺疾病（chronic obstructive pulmonary disease，COPD）大鼠模型的病理改变以及降低血清中 IL（白细胞介素）-8、TNF（肿瘤坏死因子）-α、LTB（大肠杆菌不耐热性肠毒素）-4、MMP（基质金属蛋白酶）-9、TIMP（基质金属蛋白酶组织抑制因子）-1 及肺组织匀浆液中 IL-8、TNF-α、ICAM（细胞间黏附分子）-1、MCP（磷酸二氢钙）-1 的含量；降低 COPD 急性加重痰热证模型大鼠血清中 CRP（C 反应蛋白）、IL-8、TNF-α 及肺组织中 IL-8、TNF-α、ICAM-1、MCP-1 的含量；还能有效降低慢性阻塞性肺疾病急性加重（AECOPD）痰热证模型组大鼠血清中 LTB-4、MMP-9、TIMP-1 水平以及肺组织中 NF-kB（核因子 kB）的表达，从而改善症状。

3. **抗癫痫** 青礞石能改善戊四氮致癫痫大鼠模型脑组织海马区病理性改变以及升高 T-SOD（抗氧化酶类超氧化物歧化酶）活性，降低 MDA（丙二醛）含量，升高 Na⁺、K⁺-ATPase 及 Ca²⁺、Mg²⁺-ATPase 的活性，降低 nNOS（神经源性一氧化氮合酶）的含量，其中粉末效果明显，药渣次之，水煎液效果不明显。其抗癫痫作用可能与其下调海马组织中 Mbp（髓磷脂碱性蛋白）、Tspan2、Zfhx3 蛋白表达有关。

- **炮制**·**青礞石** 取原药材，除去杂质及泥土，砸碎或碾成粉末。

　　煅青礞石 取净青礞石，置适宜耐火容器内，用无烟武火加热，煅至红透，取出放凉，碾细。

- **性味归经**·味甘、咸，性平。归肺、心、肝、胃经。
- **功能主治**·具有坠痰下气，平肝定惊，消食攻积功能。主治顽痰咳喘，癫痫发狂，烦躁胸闷，惊风抽搐，宿食癖积，癥瘕。
- **用法用量**·内服：入丸、散，3～6 g；煎汤，10～15 g，布包。
- **用药警戒或禁忌**·脾胃虚弱及孕妇禁服。
- **贮藏**·贮干燥容器内，置干燥处，防尘。

参 考 文 献

［1］南京中医药大学.中药大辞典［M］.2 版.上海：上海科学技术出版社，2006.

［2］高天爱，马金安，刘如良.矿物药真伪图鉴及应用［M］.太原：山西科学技术出版社，2014.

［3］国家中医药管理局《中华本草》编委会.中华本草：第 1 册［M］.上海：上海科学技术出版社，1999.

［4］李军德，张志杰.新编中国药材学：第 8 卷［M］.北京：中国医药科技出版社，2020.

［5］国家药典委员会.中华人民共和国药典（2020 版）［M］.北京：中国医药科技出版社，2020.

［6］张静.青礞石栓抗大鼠室性早搏的实验研究［D］.哈尔滨：黑龙江省中医药科学院，2015.

［7］杨文国，王瑞，刘圣金，等.矿物药青礞石干预 COPD 大鼠模型的多层数据分析［J］.南京中医药大学学报，2016，32（5）：470－474.

［8］王瑞，刘圣金，吴德康，等.青礞石对 AECOPD 痰热证模型大鼠血清及肺组织中炎症因子的影响［J］.中药材，2015，38（10）：2148－2151.

［9］刘圣金，王瑞，吴德康，等.矿物药青礞石对 AECOPD 痰热证大鼠肺组织 NF－kB 表达及血清中相关因子的干预作用［J］.中成药，2017，39（2）：404－407.

［10］吴露婷，刘圣金，吴德康，等.矿物药青礞石对戊四氮点燃癫痫大鼠干预作用研究［J］.中药材，2016，39（1）：155－159.

［11］包敏捷，刘圣金，王宇华，等.矿物药青礞石对 PTZ 点燃癫痫大鼠海马差异蛋白表达的影响［J］.中药材，2018，41（10）：2162－2167.

金 礞 石
《中药志》

Micae Lapis Aureus

- **别名**·烂石、酥酥石（《中药志》）。
- **来源**·本品为变质岩类云母片岩的风化物蛭石片岩或水黑云母片岩。
- **本草考证**·金礞石一名，古文献未见记载，因其功效与青礞石基本相似，故常混用，统称为礞石，但经考古代所载的礞石均指青礞石，现将"呈黄色和带有金黄色者"称为金礞石，以示区别。据北京医学院药学系 1958 年分析，金礞石含大量 Fe^{3+}、Fe^{2+}、Al^{3+}、Mn^{2+} 及少量 Mg^{2+} 和 SiO_3^{2+}，表明金礞石为富含 Fe 和 Al 的硅酸盐，而不同于青礞石，故《中国药典》《中药志》等现代中药著作已将两者分开，据此，本书将青礞石和金礞石分作二药，但临床效用可以互参。
- **原矿物**·蛭石片岩 Vermiculite Schist 主要由鳞片状矿物蛭石组成，次要矿物为水黑云母，含有少量普通角闪石、石英。鳞片细小，断面可见到层状，显微镜下薄片具明显定向排列。为鳞片变晶结构；片状构造。片岩颜色较淡，呈淡棕色或棕黄色。金黄色光泽。质较软，易碎，碎片主呈小鳞片状。

　　水黑云母片岩 Hydrobiotite Schist 主要由鳞片状矿物水黑云母组成，次要矿物为蛭石，含有少量普通角闪石、石英。为鳞片变晶结构；片状构造。片岩颜色较深，呈黄褐色或深铁黄色。金黄色或银白色光泽。体轻，质软，易碎，碎后如麦麸。

- **主产地**·主产于河南、河北、陕西、甘肃、广东、山西等地。
- **流通量及使用情况**·**市场流通量** 金礞石全国每

年药用流通量在 16 吨左右,粉碎入药,市场流通的药材来源主要为河南方城县。

《中国药典》记载方剂中应用情况 见表 12-6。

表 12-6 《中国药典》记载方剂中应用情况

序号	名称	处方来源	配方组成	功能主治
1	二十五味珍珠丸	《中国药典》(2020年版)	珍珠、珍珠母、肉豆蔻、石灰华、红花、草果、丁香、降香、豆蔻、诃子、檀香、余甘子、沉香、肉桂、毛诃子、螃蟹、木香、冬葵果、荜茇、志达萨增、金礞石、体外培育牛黄、香旱芹、西红花、黑种草子、人工麝香、水牛角浓缩粉	安神开窍。用于中风:半身不遂,口眼歪斜,昏迷不醒,神志紊乱,谵语发狂等
2	十香返生丸	《中国药典》(2020年版)	沉香30g,丁香30g,檀香30g,土木香30g,醋香附30g,降香30g,广藿香30g,乳香(醋炙)30g,天麻30g,僵蚕(麸炒)30g,郁金30g,莲子心30g,瓜蒌子(蜜炙)30g,煅金礞石30g,诃子肉30g,甘草60g,苏合香30g,安息香30g,人工麝香15g,冰片7.5g,朱砂30g,琥珀30g,牛黄15g	开窍化痰,镇静安神,用于中风痰迷心窍引起的言语不清、神志昏迷、痰涎壅盛、牙关紧闭
3	红灵散	《中国药典》(2020年版)	人工麝香71.4,朱砂238.1g,煅金礞石95.2g,冰片71.4g,雄黄142.8g,硼砂142.8g,硝石(精制)238.1g	祛暑,开窍,辟瘟,解毒。用于中暑昏厥,头晕胸闷,恶心呕吐,腹痛泄泻
4	纯阳正气丸	《中国药典》(2020年版)	广藿香100g,姜半夏100g,木香100g,陈皮100g,丁香100g,肉桂100g,苍术100g,白术100g,茯苓100g,朱砂10g,硝石10g,硼砂6g,雄黄6g,煅金礞石4g,麝香3g,冰片3g	温中散寒。用于暑天感寒受湿,腹痛吐泻,胸膈胀满,头痛恶寒,肢体酸重
5	礞石滚痰丸	《中国药典》(2020年版)	金礞石(煅)40g,黄芩320g,沉香20g,熟大黄320g	逐痰降火。用于痰火扰心所致的癫狂惊悸,或喘咳痰稠,大便秘结

· **采收加工** · 全年可采,挖出后去掉杂石。

· **药材鉴别** · **性状鉴别** 为鳞片状矿物组成的集合体。呈不规则块状或碎片,碎片直径 0.1~0.8 cm;块状者直径 2~10 cm,厚 0.6~1.5 cm。无明显棱角,棕黄色或黄褐色,带有金黄色或银白色光泽。质脆,用手捻之,易碎成金黄色闪光小片。具滑腻感,气微,味淡。以块整、色金黄、无杂质者为佳。

理化鉴别 取本品碎片少量,置铁片上加热,即层裂或散裂,膨胀 2~5 倍,有的鳞片变成弯曲的蛭虫状;色泽变浅,重量减轻,可浮于水面。

· **化学成分** · 主要为含钾、镁、铝的硅酸盐,尚含钙、锰、锑等。

· **炮制** · **金礞石** 取原药材,除去杂质及泥土,砸碎或碾成粉末。

煅金礞石 取净金礞石,置适宜耐火容器内,用无烟武火加热,煅至红透,取出放凉,碾细。

· **性味归经** · 味甘、咸,性平。归肺、心、肝经。

· **功能主治** · 具有坠痰下气,平肝镇惊功能。主治顽痰咳喘,癫痫发狂,烦躁胸闷,惊风抽搐。

· **用法用量** · 内服:入丸、散,3~6 g;煎汤,10~15 g,布包。

· **用药警戒或禁忌** · 虚弱之人及孕妇禁服。

· **贮藏** · 贮干燥容器内,置干燥处,防尘。

参 考 文 献

[1] 南京中医药大学. 中药大辞典[M]. 2版. 上海:上海科学技术出版社,2006.

[2] 国家中医药管理局《中华本草》编委会. 中华本草:第1册[M]. 上海:上海科学技术出版社,1999.

[3] 李军德,张志杰. 新编中国药材学:第8卷[M]. 北京:中国医药科技出版社,2020.

[4] 高天爱,马金安,刘如良. 矿物药真伪图鉴及应用[M]. 太原:山西科学技术出版社,2014.

[5] 国家药典委员会. 中华人民共和国药典(2020版)[M]. 北京:中国医药科技出版社,2020.

禹 粮 土

《四部医典》

Limoniterra

本药多作为民族药应用。

◇ 蒙 药 ◇

· **异称** · 混森-梢绕《无误蒙药鉴》,申都拉,乎怒申少来,森都拉《认药白晶鉴》。

· **来源** · 本品为蚀变岩赤铁土。

· **本草考证** · 本品载于《认药白晶鉴》。《认药白晶鉴》载:"森都拉生于海边岩洞,色如黄丹,但稍显褐色或红棕色。"《无误蒙药鉴》称:"正品森都拉生于海边岩洞,凝结如血或似黄丹,但色稍显褐色,味甘,粘牙者佳。"有的文献将"森都拉"误释做"黄丹",两者功效各别,并非一物。上述矿物形态特征,与禹粮土形态特征基本一致,故认定历代蒙医药文献所载的混森-梢绕即森都拉(禹粮土)。

· **原矿物** · 赤铁土 Red ocher　含铁黏土;红棕色黏土岩石。见图 12-19。

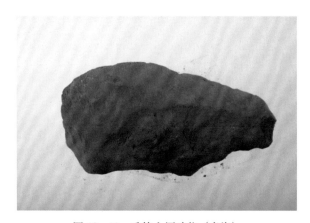

图 12-19　禹粮土原矿物(青海)

· **主产地** · 主产于内蒙古、西藏、甘肃、青海等地。

· **流通量及使用情况** · **市场流通量**　禹粮土全国每年药用流通量在 10 吨左右,市场流通的药材来源主要为河南方城县。

科尔沁左翼中旗蒙医院:年用量在 3 kg 左右,入蒙成药扎冲十三味丸。

内蒙古蒙药股份有限公司:年用量在 512 kg 左右,入蒙成药扎冲十三味丸。

内蒙古库伦蒙药有限公司:年用量在 700 kg 左右,入蒙成药扎冲十三味丸。

兴安盟蒙医院:年用量在 10 kg 左右,入蒙成药扎冲十三味丸。

扎鲁特旗蒙医医院:年用量在 5 kg 左右,入蒙成药扎冲十三味丸。

通辽市蒙医整骨医院:年用量在 12 kg 左右,入蒙成药扎冲十三味丸。

库伦旗蒙医医院:年用量在 7 kg 左右,入蒙成药扎冲十三味丸。

内蒙古民族大学附属医院:年用量在 62 kg 左右,入蒙成药扎冲十三味丸。

《中国药典》记载方剂中应用情况　见表 12-7。

· **采收加工** · 采挖后,除去杂石。

· **药材鉴别** · **性状鉴别**　本品粉末红褐色。为不规则的黄色、红色或赭色的颗粒状集合体。偶见植物导管和正方形黑色块状物,边缘整齐。亦有的为深赭色的半透明块状体。

表 12-7　《中国药典》记载方剂中应用情况

名称	处方来源	配方组成	功能主治
二十五味珊瑚丸	《中国药典》(2020 年版)	珊瑚 75 g、珍珠 15 g、青金石 20 g、珍珠母 50 g、诃子 100 g、木香 60 g、红花 80 g、丁香 35 g、沉香 70 g、朱砂 30 g、龙骨 40 g、炉甘石 25 g、脑石 25 g、磁石 25 g、禹粮土 25 g、芝麻 40 g、葫芦 30 g、紫菀花 45 g、獐牙菜 80 g、藏菖蒲 50 g、榜那 45 g、打箭菊 75 g、甘草 75 g、西红花 25 g、人工麝香 2 g	开窍,通络,止痛。用于白脉病,神志不清,身体麻木,头昏目眩,脑部疼痛,血压不调,头痛,癫痫及各种神经性疼痛

- **化学成分** · 红棕色禹粮土含 SiO_2 约 61.96%，Al_2O_3 约 17.83%，全铁（TFe_2O_3）约 9.27%；白色禹粮土含 SO_2 74.74%，Al_2O_3 12.88%，全铁（TFe_2O_3）1.24%。

- **炮制** · **净禹粮土** 除去杂石，研细，过筛。

  制禹粮土 取净禹粮土置锅内炒热后，将醋（或米汤）适量倒入，拌匀，取出，晾干。

- **性味** · 味甘，性凉。

- **功能主治** · 具有清热止痛，愈伤消肿功能。主治脉热，偏瘫，白脉病，烫伤。

- **用法用量** · 内服：研末，入丸、散。外用：研末，取适量，用獾油调好涂烫伤处。

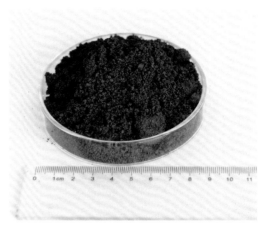

图 12-20 禹粮土原矿物（河南）

◇ 藏 药 ◇

- **原矿物** · 本品为大小不一的不规则块状或粉末，红棕色。块状者质脆，断面略平坦，显层次，黏舌，手捻成粉，染指。味淡，嚼之粘牙，微有砂粒感。见图 12-20。

- **名称** · 申都拉、森都惹、加措折巴、拉切合巴、察合拉昂居、格刀帕且尔、森德拉、森都热（《四部医典》），甲措尔窄巴、卡着尔俄查（《晶珠本草》）。

- **性味** · 味甘、涩，性凉。

- **功能主治** · 具有清脉络热邪，敛脓生肌，消肿止痛功能。主治脉热，脏伤，黄水病，脓血，尤其对烫伤及烧伤疗效更佳。

参 考 文 献

[1] 国家中医药管理局《中华本草》编委会. 中华本草：蒙药卷[M]. 上海：上海科学技术出版社，2004.

[2] 高天爱，马金安，刘如良. 矿物药真伪图鉴及应用[M]. 太原：山西科学技术出版社，2014.

[3] 国家药典委员会. 中华人民共和国药典（2020 版）[M]. 北京：中国医药科技出版社，2020.

[4] 中华人民共和国卫生部药典委员会. 中华人民共和国卫生部药品标准·蒙药分册[M]. 北京：中华人民共和国卫生部药典委员会，1998.

[5] 王伟. 内蒙古蒙药制剂规范[M]. 呼和浩特：内蒙古人民出版社，2007.

[6] 王伟. 内蒙古蒙药制剂规范[M]. 呼和浩特：内蒙古人民出版社，2014.

[7] 奥·乌力吉. 传统蒙药与方剂[M]. 赤峰：内蒙古科学技术出版社，2013.

[8] 国家中医药管理局《中华本草》编委会. 中华本草：藏药卷[M]. 上海：上海科学技术出版社，2002.

姜 石

《新修本草》

Calcaribus Loess Nodus

- **别名** · 沙姜石（《绍兴本草》），礓砾（《本草纲目》），裂姜石（《中国矿物药》）。

- **来源** · 本品为黄土层或风化红土层中钙质结核。

- **本草考证** · 姜石首载于《新修本草》，列玉石部下品，谓："味咸，寒，无毒……生土石间，状如姜。有五种，色白者最良。所在有之，以烂、不碜者好。齐州历城（今山东济南）东者良。"《本草图经》附有齐州姜石图，其状如姜。以上古本草文献所记载的姜石与今之土层中的钙质结核一致。

- **原矿物** · 黄土层或风化红土层中钙质结核主要组成矿物均为方解石、石英、黏土矿物。见图 12-21。

  方解石 Calcite 参见"方解石"。

  次要矿物组分有石英：细粒他形，肉眼难分辨；牙碜感主要是石英的硬度大所致；其他性状参见"白

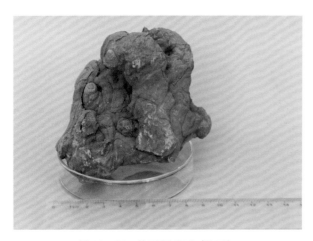

图 12-21 姜石原矿石（陕西）

石英"。

黏土矿物有高岭石、多水高岭石、伊利石或蒙脱石(性状分别参见"白石脂"、"黄石脂"、"甘土")。它们的种类、数量比决定着姜石的可溶出成分及吸附性、离子交换性(即微量元素成分特征)。黄土中的姜石,其黏土组分中还含有残留的长石(性状参见"浮石")、角闪石(性状参见"麦饭石")及云母(性状参见"云母")等。它们与方解石呈不同结构关系;以均一间杂分布或碎屑斑杂分布为主,也有呈同心圆状、结核状、放射状结构的。

· **主产地** · 主产于河北、山西、陕西、江苏亦产。

· **蕴藏量** · 方解石 参见"方解石"。

· **采收加工** · 挖取后,除去附着泥沙、杂石,洗净。

· **药材鉴别** · 性状鉴别 本品为不规则块状。土黄色或浅灰色;条痕浅黄色。不透明,土状光泽。表面浅凹凸不平,并具裂隙。体重,质坚硬,可砸碎,断面呈颗粒状,色较深,并可见结核状类圆形迹痕或灰白色结晶层。具土腥气,味淡。遇冷稀盐酸强烈起泡。

理化鉴别 (1)取本品粉末约 0.5 g,加稀盐酸 5 mL,即泡沸,将发生的二氧化碳导入氢氧化钙试液中,即生成白色沉淀。

(2)将上述泡沸后的溶液,滤过。滤液加甲基红指示液 2 滴,用氨试液中和,再滴加盐酸至恰呈酸性,加草酸铵试液,即生成白色沉淀;分离,沉淀不溶于醋酸,但可溶于盐酸。

(3)X 射线衍射分析曲线(钙质结核)。方解石:3.88(1),3.05(10);石英:4.29(1),336(2)。

· **化学成分** · 对甘肃、河北等地姜石中微量元素进行分析,共测得 35 种元素。甘肃漳县产姜石,含钙 29.22%、硅 8.31%、铝 2.04%、铁 0.99%、镁 0.42%、钾 0.65%、钠 0.42%、钡 0.18%、钛 0.12%,以及人体与动物所必需的微量元素硅、铁、氟、碘、锌、锰、硒等;有害元素铅 0.9×10^{-6}、砷 2×10^{-6}、铜 3×10^{-6}。主含钙(23%~29%)、硅(8%~13%)、铝(2%~3%)。

· **炮制** · 净姜石 除去杂质和表面泥土,洗净,干燥,用时捣成碎块或粗粉。

水飞姜石 取净姜石以浓米泔水浸 7 日,晒干捣碎,水飞。

煅姜石 取净姜石,照明煅法煅至红透,醋淬;或再照水飞法水飞,晒干。

· **性味归经** · 味咸,性寒。归心、胃经。

· **功能主治** · 具有清热解毒消肿功能。主治疔疮痈肿,乳痈,瘰疬,豌豆疮。

· **用法用量** · 内服:入丸、散,每日 1~3 g;或泡饮。外用:适量,研末敷。

· **贮藏** · 置干燥处,防尘。

参 考 文 献

[1] 国家中医药管理局《中华本草》编委会. 中华本草:第1册[M]. 上海:上海科学技术出版社,1999.

[2] 高天爱,马金安,刘如良. 矿物药真伪图鉴及应用[M]. 太原:山西科学技术出版社,2014.

[3] 甘肃省食品药品监督管理局. 甘肃省中药材标准[M]. 兰州:甘肃文化出版社,2009.

[4] 王雪莹,姚修仁,赵霖,等. 矿物性中药姜石成分的研究[J]. 药学通报,1981,16(9):56.

浮 石

《日华本草》

Pumex

· **别名** · 水花(《本草拾遗》),白浮石(《普济本事方》),海浮石、海石(《儒门事亲》),水泡石(《东医宝鉴》),浮水石(《医林纂要探源·药性》),大海浮石(《中国矿物药》)。羊肚石(《药材资料汇编》),水石、轻石、玉脂芝、海南石、擦脚石、江石沫子(《矿物药》)。

· **来源** · 本品为火山喷出的岩浆凝固形成的多孔状石块。

· **本草考证** · 本品始载于《日华本草》。因其质轻能浮于水面,故名。为水生苔藓动物胞孔科脊突苔虫和瘤苔虫的骨骼;或火山喷出的岩浆形成的多孔状石块。前者习称"石花";后者习称"浮石"。《本草纲目》载:"浮石,乃江海间细沙水沫凝聚,日久结成者,状如水沫及钟乳石,有细孔如蛀窠,白色体虚而轻……海中者味咸,入药更良。"《本草备要》载:"入肺清其上源,止渴止嗽,通淋软坚,除上焦痰热,消瘿瘤结核。"本草记载与现今所用海浮石基本一致。

· **原矿物** · 浮石 Pumice Stone 矿物组分90%以上为非晶质火山玻璃;或含少量晶质矿物,晶质主要是长石,其次有石英、辉石及其变化产物角闪石;另外填充在矿物颗粒间或空隙中的,尚有沸石等次生矿物。非晶质玻璃构成多孔骨架。晶质矿物长石呈条柱状、板柱状的白至灰白色小晶体或碎粒嵌生在玻璃质中,石英则呈白至灰白色粒状嵌生在玻璃质中。辉石,多数已变化成角闪石,未脱铁时为黑褐色,已脱铁时为灰白色或绿白色。浮石中的沸石都是长石沸石化的产物,为白色粉末状、纤维状微粒,或为填充在孔洞(气孔)中的白色纤维状集合体。见图 12-22。

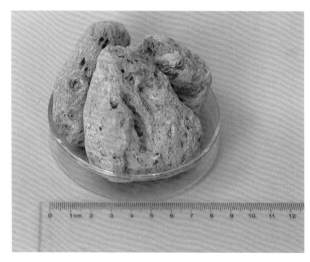

图 12-22 海浮石矿物(山东)

· **主产地** · 主产于辽宁、浙江、山东、广东、山西等地。

· **蕴藏量** · 浮石 Pumice Stone 据 1949—2019 年间"全国地质资料馆"公布的数据,浮石储量约为57 158.68 万吨。按地区统计,矿物储量以山西省最多(55 214 万吨),其次为黑龙江省(1 944.68 万吨),详细见表 12-8。

表 12-8 浮石历年蕴藏量报道

序号	省份	市(州、盟)	县(区、旗)	经度	纬度	蕴藏量(万吨)	时间
1	山西省	大同市	阳高县	/	/	55 214	1960/3/1
2	黑龙江省	/	/	126°01′00″~126°02′45″	49°18′15″~49°19′00″	1 944.68	2018/12/1

· **流通量及使用情况** · **市场流通量** 浮石全国每年药用流通量在 30 吨左右,市场流通的药材来源主要为吉林省和浙江省。

· **采收加工** · 浮石多附着在海岸边,7~10 月用镐刨下,清水泡去盐质及泥沙,晒干。

· **药材鉴别** · **性状鉴别** 呈稀松似海绵状的卵形不

规则块体。大小不等。表面灰白色或灰黄色,偶尔呈浅红色。具多数细孔,形似蛙窠,有时呈管状。体轻,质硬而脆,易碎,断面疏松,具小孔,常有玻璃或绢丝样光泽。放大镜下可见玻璃质构成多孔骨架,晶质矿物呈斑晶或隐晶质微晶分布在骨架中。投入水中浮而不沉。气微弱,味微咸。以体轻、色灰白者为佳。

· **化学成分** · 化学成分变化比较大,主要为二氧化硅(SiO_2)(69.03%),其次为三氧化二铝(Al_2O_3)(9%~20%),氧化钾(K_2O)、氧化钠(Na_2O)、三氧化二铁(Fe_2O_3)、氧化亚铁(FeO)、氧化镁(MgO)、氧化钙(CaO)等。还含钙、钠、铁、镁、锌、钛、磷、银、砷、硼、钡、铍、镉、钴、铬、铜、镓、锂、碘、锰、银、锶、钒等无机元素。辽宁、广东产浮石,二氧化硅含量分别为64.73%、67.57%。

· **药理作用** · 具促进尿液分泌及祛除气管黏液的作用。

· **毒理** · 厦门产浮石和煅浮石静脉注射,LD_{50}均为10.0 g/kg。

· **炮制** · **浮石** 取原药材,除去杂质,洗净,晒干,捣碎。

煅浮石 取净浮石,置适宜的容器中,用无烟武火加热,煅至红透,取出,放凉,捣碎。

· **性味归经** · 味咸,性寒。归肺、肾经。

· **功能主治** · 具有清肺化痰,利水通淋,软坚散结功能。主治痰热壅肺,咳喘痰稠难咯,小便淋沥涩痛,瘿瘤瘰疬。

· **用法用量** · 内服:煎汤,10~15 g;或入丸、散。外用:适量,水飞后吹耳或点眼。

· **用药警戒或禁忌** · (1)虚寒咳嗽患者禁服。血虚患者不宜久服。

(2)治疗寒证瘰疬寒证不宜单用,需配伍温性药使用。

· **贮藏** · 贮干燥容器内,置干燥处,防尘。

参 考 文 献

[1] 高天爱,马金安,刘如良. 矿物药真伪图鉴及应用[M].太原:山西科学技术出版社,2014.

[2] 南京中医药大学. 中药大辞典[M]. 2版.上海:上海科学技术出版社,2006.

[3] 李军德,张志杰. 新编中国药材学:第8卷[M].北京:中国医药科技出版社,2020.

[4] 中国地质调查局发展研究中心. 全国地质资料馆[OL]. http://www.ngac.cn/125cms/c/qggnew/zljs.htm.

[5] 国家中医药管理局《中华本草》编委会. 中华本草:第1册[M].上海:上海科学技术出版社,1999.

第十三章　有机岩

Organic rocks

石　炭

《本草纲目》

Coal

· **别名** · 石涅(《山海经》),黑丹(《孝经援神契》),石墨(《大戴礼》),炭(《后汉书》),焦石(《拾遗记》),画眉石(《一统志》),乌金石,铁炭(《儒门事亲》),煤炭(《本草纲目》)。

· **来源** · 本品为可燃性有机岩、煤岩中的烟煤或无烟煤。

· **本草考证** · 石炭,本草文献首载于《本草纲目》,列于石部,谓:"石炭,南北诸山产处亦多,昔人不用,故识之者少。今则人以代薪炊爨,煅炼铁石,大为民利……入药用坚块如石者。"据此,石炭即今工业及民间广泛用的煤炭。煤炭,一般按煤化程度不同分为泥炭、褐炭、烟煤、无烟煤。药用坚块如石者,则属烟煤或无烟煤中黏结性强者。

· **原矿物** · **煤 Coal** 为有机组分为主的混合物,这些组分的化学成分、物理性质均不同;组分相同,煤化程度仍可不同。含碳 46%～97%。呈灰黑、黑色的块体,条痕黑或褐黑,沥青状或油脂状光泽,黯淡,不透明;块体上或有色泽不一的光亮条带。无解理。断口不平坦,偶尔见似贝壳状断口。硬度低于小刀,多数近于手指甲,为 2～2.5。性脆,易碎。相对密度从 1.0 变到 2.25,多在 1.1～1.8。其中含有的无机矿物:包括黏土矿物(高岭石、水云母及伊利石、蒙脱石等),硫化物类矿物(黄铁矿及白铁矿、磁黄铁矿、褐铁矿、赤铁矿、磁铁矿等),碳酸盐类矿物(方解石及文石、白云石、菱铁矿等),硫酸盐类矿物(石膏等)。其组成成分涉及几十种元素:除碳、氢、氧外,硅、铝、铁、镁、钙等元素量较大,微量元素有轻金属(锂、铍、锶、钡),非金属元素(磷、砷、硒、氟、硼),难溶金属元素(钛、锆、铪、钒、钼、铬、钨),稀散元素(锗、镓、铟、铊、铋、锰、铼、锡、铅),贵金属及有色金属元素(铂、钌、钯、金、银、汞、铜、锌、镉、钴、镍等)。广泛分布于全国各地。见图 13-1～图 13-4。

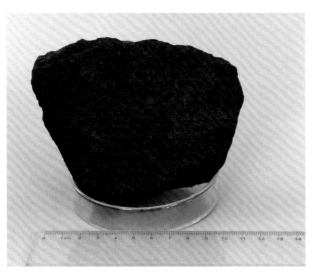

图 13-1　煤原矿物（宁夏）

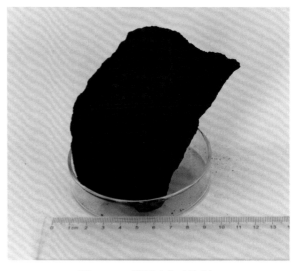

图 13-2　煤原矿物（甘肃）

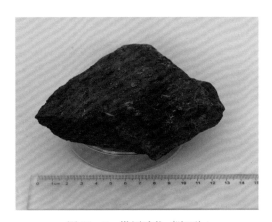

图 13-3 煤原矿物（陕西）

- **主产地**· 主产于山西、陕西、新疆，其他地区亦产。
- **药材鉴别**· **性状鉴别** 本品为不规则块状或碎粉状。黑色，有的带褐色调；条痕黑色或微带褐色。不透明；具半金属光泽或树脂光泽。体轻，质硬脆，易砸碎，断面不平坦，呈层状或贝壳状，光泽较强。气微，味淡，易燃。以体轻、色黑、有光泽、易燃者为佳。
- **化学成分**· 主含碳（46%～97%），其组成成分涉及几十种元素。除碳、氢、氧外，硅、铝、铁、镁、钙等元素含量较大外，其他元素含量较小。
- **性味**· 味甘、辛，性温，有毒。
- **功能主治**· 具有活血止血，化积止痛功能。主治血瘀疼痛，月经不调，金疮出血，疮毒。
- **用法用量**· 内服；研末，0.3～0.6 g，酒或米粥送服。外用：适量，研末掺。
- **用药警戒或禁忌**· 内服宜慎。
- **贮藏**· 置干燥处。

参 考 文 献

［1］国家中医药管理局《中华本草》编委会. 中华本草：第 1 册［M］.上海：上海科学技术出版社，1999.

［2］高天爱，马金安，刘如良. 矿物药真伪图鉴及应用［M］.太原：山西科学技术出版社，2014.

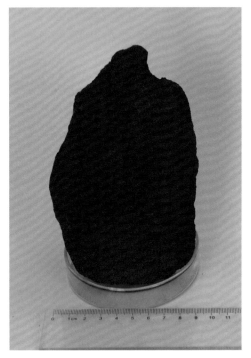

图 13-4 煤原矿物（新疆）

石 脑 油
《本草拾遗》
Crude Petroli

- **别名**· 石漆（《博物志》），石脂水（《酉阳杂俎》），猛火油（《昨梦录》），石油、郦延脂（《梦溪笔谈》），雄黄油、硫黄油（《本草纲目》），地脂（《方镇编年录》），泥油（《纲目拾遗》），石烛、火井油、火油（《石雅》）。
- **来源**· 本品为低等动、植物埋藏地下，经地质作用（复杂的化学和生物化学变化）形成的液态可燃性有机岩。

- **本草考证**· 本品首载于《本草拾遗》，谓："堪燃，烛膏半缸如漆，不可食。此物水石之精，固应有所主疗。检诸方，见有说《博物志》；酒泉南山石出水，其如肥肉汁，取著器中，如凝脂，正黑，与膏无异，彼方人为之石漆。今检不见其方，深所恨也。"《嘉祐本草》石脑油列在玉石部下品，谓："宜以瓷器贮之，不可近金银器，虽至完密、直尔透之。"综上所述，石脑油即石油原油。原油品质因地区差异而不同,除中药有此品种外,如印度药使用天然地沥青(Bitumen),亦属石油原油类药物。

· **原矿物** · **石油 Petroleum** 又名:石油原油。非晶质液态,不定型,易流动,或浓稠如胶、如漆、如沥青、如凝脂。色黑、褐至黄褐,或先为黄色,久贮变黑。光泽呈油状或似含水的油状,透明至微透明。相对密度 0.6～0.9,或趋近于水,达 1.0;浅色原油质轻,深色原油质较重。有特具的油臭。极易燃烧,发黑色浓烟;常有不燃残渣。可分馏或制成为一系列石油产品。通常贮存在地下深处岩石裂隙及矿物颗粒间微孔隙中;亦可出露于地表,浸漫于沙粒、泥土粒间(泥油、石油苗)或随水漂浮(石油泉、石油河)。我国除著名油田外,各大区已均有产出。

· **主产地** · 主产于陕西、甘肃、黑龙江、辽宁、新疆、山东、江苏、四川、贵州等地。

· **药材鉴别** · **性状鉴别** 本品为液体,有的稠浓如胶,褐绿色至黑色。微透明至透明。具特别之油臭,可燃灯。以液稠、色黑、无杂质者为佳。

· **化学成分** · 主要含有链烷烃(C_nH_{2n+2}),环烷烃(C_nH_{2n}),芳烃,此外还有含氮、硫及氧的杂环化合物。石油中含有许多致癌成分。

· **性味** · 味辛、苦,性寒,有毒。

· **功能主治** · 具有解毒杀虫功能。主治疮疖,顽癣恶疥,蛲虫。

· **用法用量** · 外用:适量,涂敷患处。一般不作内服。

· **用药警戒或禁忌** · 本品有毒,故一般不内服。

· **贮藏** · 贮存于密闭容器里。

参 考 文 献

[1] 国家中医药管理局《中华本草》编委会.中华本草:第1册[M].上海:上海科学技术出版社,1999.

[2] 高天爱,马金安,刘如良.矿物药真伪图鉴及应用[M].太原:山西科学技术出版社,2014.

第三部分 化石类

第十四章 化石

石 燕
《新修本草》
Fossilia Spiriferis

- **别名** · 石燕子（《简要济众方》），燕子石（《全国中草药汇编》），大石燕（《历代中药炮制资料辑要》）。
- **来源** · 本品为古代腕足动物门（Brachiopoda）石燕贝目（Spiriferida）石燕贝属（*Spirifer*）及弓石燕贝属（*Cyrtospirifer*）等多种动物的化石，例如 *Cyrtospirifer sinensis*（Grabau）（中华弓石燕贝）动物化石。
- **本草考证** · 石燕始载于《新修本草》，苏恭云："出零陵（在湖南省）。""永州祁阳县（在湖南省）西北百一十五里土岗上，掘深丈余取之，形似蚶而小，坚重如石也。"《本草图经》曰："今永州祁阳县江傍沙滩上有之……或云，生山洞中，因雷雨则飞出，堕于沙上而化为石。"《本草衍义》亦称："石燕今人用者如蚬蛤之状，色如土，坚重则石也。"又按《本草纲目》记载，石燕有二，一种列入禽部，别名"土燕"，是钟乳穴中似蝙蝠之石燕；另一种列入石部，云："乃石类也，状类燕而有文，圆大者为雄，长小者为雌。"即是本种。由此可见，古代本草所记载的石燕是一种类似蚶蛤动物的贝壳，深埋于土中年久结成的化石，与今药用石燕来源一致。见图14-1～图14-3。

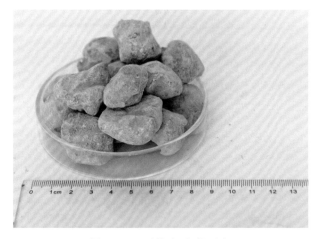

图 14-1　石燕矿石（河南）

- **主产地** · 主产于湖南、广西、四川、山西、江西、浙江等地。
- **流通量及使用情况** · **市场流通量** 石燕全国每年药用流通量在 30 吨左右，市场流通的药材来源主要为湖南邵阳。

  《中国药典》记载方剂中应用情况 见表14-1。
- **采收加工** · 挖出后，去净表面泥土。

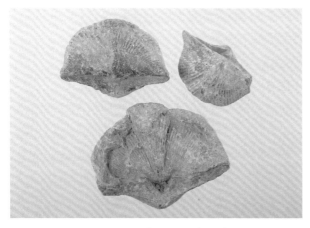

图 14-2　石燕原矿石（四川）

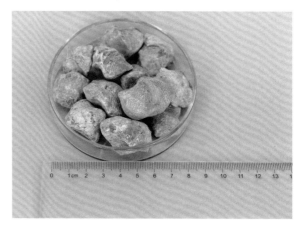

图 14-3　弓石燕原矿石（湖南）

表 14-1　中国药典记载方剂中使用情况

序号	名称	处方来源	配方组成	功能主治
1	龟龄集	《中国药典》（2020 年版）	红参、鹿茸、海马、枸杞子、丁香、穿山甲、雀脑、牛膝、锁阳、熟地黄、补骨脂、菟丝子、杜仲、石燕、肉苁蓉、甘草、天冬、淫羊藿、大青盐、砂仁等	强身补脑，固肾补气，增进食欲。用于肾亏阳弱，记忆减退，夜梦精溢，腰酸腿软，气虚咳嗽，五更溏泻，食欲不振
2	疳积散	《中国药典》（2020 年版）	石燕(煅)100 g，煅石决明 100 g，使君子仁 100 g，炒鸡内金 50 g，谷精草 50 g，威灵仙 50 g，茯苓 100 g	消积化滞。用于食滞脾胃所致的疳证、症见不思乳食、面黄肌瘦、腹部膨胀、消化不良

· **药材鉴别** · **性状鉴别**　本品似完整的瓦楞子状。长 2～4 cm，宽 1.5～3.5 cm，厚 1.5～2 cm。青灰色至土棕色。两面均有从后端至前缘的放射状纹理，其中一面凸度低于另一面，中部有似三角形隆起；另面有与隆起相应形状的凹槽，槽的纹理较细密，槽的前端向下略弯曲，呈半圆弧形突出。质坚硬，可砸碎，断面较粗糙，土黄色或青白色，对光照之具闪星样光泽。气微，味淡。以状如蚶、色青黑、质坚硬、无杂石者为佳。

理化鉴别　（1）取本品粉末约 1 g，滴加稀盐酸 5 mL，即泡沸，产生二氧化碳气；将此气体通入氢氧化钙试液中，即产生白色沉淀。

（2）取上述反应后的液体，滴加氢氧化钠试液中和后，滤过，滤液加草酸铵试液，即发生白色沉淀。

· **化学成分**　主要为碳酸钙（$CaCO_3$），尚含有少量磷及二氧化硅（SiO_2）等。

· **炮制** · **石燕**　取原药材，洗净，晒干，捣碎。

煅石燕　取净石燕，捣碎，置适宜的耐火容器内，用无烟武火加热，煅至红透，取出，放冷，研成细粉或水飞为极细粉。

醋淬石燕　取净石燕，置适宜的耐火容器内，用无烟武火加热，煅至红透，取出后立即投入醋中，捞出，干燥研细。每石燕 100 kg，用醋 30 kg。据研究，石燕的主要成分为碳酸钙。经火煅醋淬后，煎液中 Ca^{2+} 的浓度是生品的 25 倍，人体非必需的钛（Ti）、铝（Al）明显高于水淬或姜汁淬。

· **性味归经**　味甘、咸，性凉。归肾、膀胱经。

· **功能主治**　具有除湿热、利小便、退翳功能。主治消渴，淋证，小便不通，尿血，带下，眼目障翳。

· **用法用量**　内服：煎汤，3～9 g；或磨汁，1.5～3 g。外用：水磨点眼；或研末搽。

· **用药警戒或禁忌** · 体虚、无湿热及孕妇慎用。

民族医药应用

蒙　药

· **名称** · 宝力珠木尔-陶鲁钙-朝鲁（《认药白晶鉴》），吉乌告（《无误蒙药鉴》）。

· **本草考证** · 本品载于《认药白晶鉴》。《认药白晶鉴》载："吉乌告天蓝色，状如麻雀头，柔软并块小者质佳。色浅粉，粗糙，状如鸡头者质次。"《无误蒙药鉴》称:"形成于土中或白色石岩中,色白青,状如麻雀头者质佳。浅粉色或青色,有翅状皱纹突起,状如鸡头者功效同前并能生肌。"上述矿物形态特征,与石燕形态特征基本相符,故历代蒙医文献所载的吉乌告即宝力珠木尔-陶鲁钙-朝鲁(石燕)。

· **炮制** · 煅石燕 取净石燕,置耐火容器内,用武火煅至红透,立即倒入醋或水中淬酥,反复几次直至淬酥,取出,晾干。(每石燕 100 kg,用醋 20～30 L)。

· **性味** · 味甘,性温。

· **功能主治** · 具有燥协日乌素,愈伤,生肌,接骨功效功能。主治头颅损伤。

· **用法用量** · 内服:研末,入丸、散。外用:适量,研末用水调后,涂于患处。

◇ 藏 药 ◇

· **名称** · 齐吾国(《四部医典》)。

· **炮制** · 取石燕捣碎成青稞大小,加 3 倍量水。加美丽乌头和火硝(每 250 g 石燕,加美丽乌头和火硝各 5 g)温火中煎煮约 2 h 后,取出石燕用常水冲洗干净。晒干,入药。

· **性味** · 味涩,消化后味苦,性温而钝。

· **功能主治** · 具有补骨,健胃,生肌,托引黄水功能。主治骨伤,疮疡,黄水病。

参 考 文 献

[1] 国家中医药管理局《中华本草》编委会. 中华本草:第1册[M]. 上海:上海科学技术出版社,1999.

[2] 南京中医药大学. 中药大辞典[M]. 2版. 上海:上海科学技术出版社,2006.

[3] 郭兰忠. 矿物本草[M]. 南昌:江西科学技术出版社,1995.

[4] 高天爱,马金安,刘如良. 矿物药真伪图鉴及应用[M]. 太原:山西科学技术出版社,2014.

[5] 国家中医药管理局《中华本草》编委会. 中华本草:蒙药卷[M]. 上海:上海科学技术出版社,2004.

[6] 国家中医药管理局《中华本草》编委会. 中华本草:藏药卷[M]. 上海:上海科学技术出版社,2002.

石 蟹

《日华子》

Fossilia Brachyurae

· **别名** · 蟹化石(《药材学》),大石蟹(《历代中药炮制资料辑要》),灵石蟹(《矿物药浅说》),石螃蟹(《全国中草药汇编》)。

· **来源** · 本品为古代节肢动物门(Arthropoda)甲壳纲(Crustacea)十足目(Decapoda)中大眼蟹属(Macrophthalmus)及 Telphusa 等动物的化石,例如 Macrophtalmus latreilli 动物化石。

· **本草考证** · 石蟹始载于《日华子》。《开宝本草》曰:"石蟹生南海。又云是寻常蟹尔,年月深久,水沫相著,因化成石,每遇海潮即飘出。又一般入洞穴年深者亦然。"《本草图经》曰:"今岭南近海州郡皆有之。体质石也,而都与蟹相似。"以上本草之记载,清楚地指出石蟹即古代蟹类动物的化石,与现今药用石蟹相符。见图 14-4、图 14-5。

· **主产地** · 主产于四川、广东、台湾、海南等地。

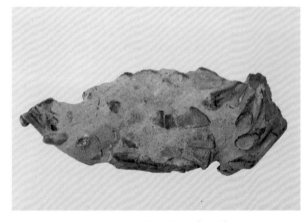

图 14-4 石蟹原矿石(四川)

· **采收加工** · 挖出后,去尽表面附着泥土。

· **药材鉴别** · 性状鉴别 本品全形似蟹,扁椭圆形或近六边椭圆形,极少数为梭形,长 3.5～8 cm,宽 3～6 cm,厚 1～2 cm,灰色或浅灰棕色至浅棕褐色。

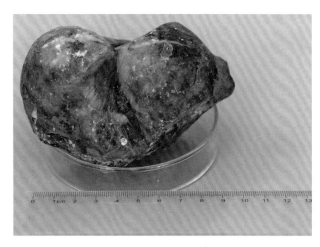

图 14-5　石蟹原矿石（山东）

背面稍隆起,有的较光滑,有光泽,有的留有蟹背上的纹理,有的尚附着其他生物残壳;腹部多略低凹,表面有时已破坏;节状足大多数残缺不全;全体凹陷处及足断处常填满泥岩。体较重,质坚硬;可砸碎,断面蟹壳部分呈薄层状,灰棕色,中间似石灰岩,灰色,较粗糙。气微,味淡。以体完整、色青灰、质坚者为佳。

理化鉴别　参见"石燕"。

· **化学成分**· 主含碳酸钙($CaCO_3$)。还含锰、铝、钛等 20 余种微量元素。碳酸钙含量约占 61%。含较多的 Si(34%)和少量黏土。

· **炮制**· **石蟹**　取原药材,除去杂质,洗净,干燥,捣碎或碾成粉末。

　　煅石蟹　取净石蟹置适宜的容器内,用武火加热,煅至红透,取出放凉。

　　醋淬石蟹　取净石蟹,置适宜的容器内,用武火加热,煅至红透后趁热投入米醋中淬酥,取出晾干,捣碎或碾成粉末。每石蟹 100 kg,用醋 20 kg。

· **性味归经**· 味咸,性寒。归肝、胆、肾经。

· **功能主治**· 具有清热利湿,消肿解毒,明目功能。主治湿热淋浊,带下,喉痹,痈肿,漆疮,青盲,目赤,翳膜遮睛。

· **用法用量**· 内服:用水磨汁,6~9 g;或入丸、散。外用:研细点眼;或以醋磨涂。

· **用药警戒或禁忌**· 体虚无热、中寒及孕妇禁用。

· **贮藏**· 贮干燥容器内,置干燥处,防尘。

参 考 文 献

[1] 国家中医药管理局《中华本草》编委会. 中华本草:第 1 册[M]. 上海:上海科学技术出版社,1999.

[2] 南京中医药大学. 中药大辞典[M]. 2 版. 上海:上海科学技术出版社,2006.

[3] 高天爱,马金安,刘如良. 矿物药真伪图鉴及应用[M]. 太原:山西科学技术出版社,2014.

石　鳖

《中药大辞典》

Fossilia Chitonum

· **别名**· 鳖化石。

· **来源**· 本品为古代软体动物门(Mollusca)多板纲(Polyplacophora)石鳖科(Chitonidae)石鳖属(Chiton)动物石鳖 Chiton sp. 的化石。

· **本草考证**· 本品为极少用中药,始载于《本草纲目》。李时珍曰:"石鳖生海边,形状大小俨如虫,盖亦化成者。虫俗名土鳖。"

· **主产地**· 主产于我国沿海地区,如浙江、江苏、福建、广东等地。

· **采收加工**· 采挖后,洗去泥沙,晒干。

· **药材鉴别**· **性状鉴别**　本品形状如虫。长 3~4 cm,宽 2~6 cm,厚约 1.5 cm。盖亦成化石,背呈棕色,光滑而有小点状突起,腹部色较淡。质硬如石,不易碎。断面灰棕色。气微,味淡。以体完整,色青,质坚者为佳。

　　理化鉴别　(1) 取本品粗粉适量,加石油醚提取,提取液浓缩至干,残渣加氯仿 2 mL 溶解后移入小试管,沿管壁滴加浓硫酸 1 mL,静止 10 min,上层显橙红色,并有蓝色荧光,两液界面呈血红色环。

　　(2) 取(1)项提取过的残渣加水煎煮,取水煎液 1 mL 加入等量的茚三酮试剂,水浴加热 10 min,呈紫色。

- **化学成分** · 主含碳酸钙($CaCO_3$)及少量的磷、铁等。
- **炮制** · 洗净泥土,晒干,打碎研成细末。
- **性味** · 味甘,性凉。
- **功能主治** · 具有清热利水,通淋散结功能。主治淋疾、血病。
- **用法用量** · 3～15 g,煎汤或磨水服,或研末冲服。
- **用药警戒或禁忌** · 体虚有寒者忌用。
- **贮藏** · 置干燥处。

参 考 文 献

［1］南京中医药大学.中药大辞典［M］.2版.上海:上海科学技术出版社,2006.
［2］高天爱,马金安,刘如良,等.矿物药真伪图鉴及应用［M］.太原:山西科学技术出版社,2014.
［3］甘肃陇易电子商务有限公司.中医中药网:石鳖［OL］.http://www.zyzydq.com/baike/S/2017/0505/8645.html.

龙 角

《中华本草》

Fossilia Cornum

- **来源** · 本品为古代脊索动物门(Chordata)哺乳纲(Mammalia)动物的角骨化石,例如 *Megaloceros pachyosteus*(肿骨鹿)的角化石。
- **本草考证** · 本品始载于《名医别录》。苏颂曰:"骨、齿医家常用,角则稀使,惟深师五邪丸用之,云无角用齿,而千金治心病有角、齿同用者。"
- **采收加工** · 采出后,除去泥土。
- **药材鉴别** · **性状鉴别** 多为略弯曲的长圆锥形,上部渐细。表面黄棕色或淡棕色。质硬。吸湿性强。气微,味淡。

理化鉴别 （1）本品在无色火焰中灼烧,应不发烟,无异臭,不变黑。

（2）取本品粉末约 2 g,滴加稀硝酸 10 mL,即泡沸,产生大量气体,将此气通入氢氧化钙试液中,即发生白色沉淀。待泡沸停止,滴加氢氧化钠试液中和后,滤过,滤液显钙盐与磷酸盐(2010 年版《中国药典》一部附录)的鉴别反应。

- **化学成分** · 主含碳酸钙、磷酸钙。
- **炮制** · **净龙角** 除去泥沙及杂质,打碎或研成粉末。

煮龙角 取净龙骨粉碎成青稞粒状大小,用水浸没,煮沸 4 h,倒去水液,用清水漂洗数次,晾干,即得。

- **性味** · 味甘,性平。
- **功能主治** · 主治惊痫瘈疭,身热如火,腹中坚及热泄等。
- **用法用量** · 内服:煎汤,9～15 g,或研末为丸。
- **用药警戒或禁忌** · 畏干漆、蜀椒、理石。
- **贮藏** · 贮干燥容器内,置干燥处,防潮。

参 考 文 献

［1］南京中医药大学.中药大辞典［M］.2版.上海:上海科学技术出版社,2006.
［2］高天爱,马金安,刘如良,等.矿物药真伪图鉴及应用［M］.太原:山西科学技术出版社,2014.

龙 齿

《神农本草经》

Draconis Dens

- **别名** · 青龙齿、白龙齿、龙牙,青条牙、小青齿、白条牙、盘齿、真龙齿、正龙齿《中国矿物药》,龙齿墩(盘龙齿),土龙齿,白条龙齿。
- **来源** · 本品为古代脊索动物门(Chordata)哺乳动物纲(Mammalia)长鼻目(Proboscidea)［例如乳齿象属(*Mastodon*)］以及奇蹄目(Perissodactyla)［例如三趾马属(*Hipparion*)、大唇犀属(*Chilotherium*)］等动物的牙齿化石。

·**本草考证**· 龙齿始载于《神农本草经》,列为上品,附于龙骨项下,云"生川谷及岩水岸土穴中死龙处"(据马继兴辑注本)。《名医别录》载:"生晋地及太山岩水岸土穴石中死龙处。"《本草图经》云:"今河东州郡多有之……齿小强,犹有齿形。"根据以上记载,古本草所载之龙齿当是动物牙齿骨骼的化石,只是古人无法区分动物来源,现代研究中药龙齿应包括多种古代大型哺乳动物如三趾马、象类、犀牛类等牙齿骨骼的化石。

·**原矿物**· 矿物组分主要为磷灰石、纤磷石。

磷灰石 Apatite 又名:磷钙石。晶体结构属六方晶系。单晶体呈六方柱状或厚板状,隐晶质为依动物牙齿形态之集合体。表面白色、青灰色。粗糙白垩质或稍显珐琅质光泽,或有灰白、灰、黄褐、褐黄色环带,似油脂状、珐琅状光泽。断口不平坦,显示出纤维状个体时硬度稍低,一般硬度大于或近于小刀。齿化石内部呈灰白色瓷状光泽,断口平坦或次贝壳状,硬度大于指甲,小于小刀,在 5 以下。原矿物具珐琅质和丘状脊形齿冠,不同于龙骨。见图 14-6、图 14-7。

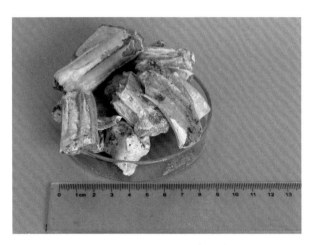

图 14-6 龙齿原矿物(甘肃)

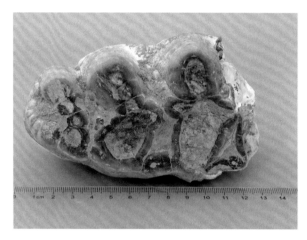

图 14-7 青龙齿原矿物(山东)

·**主产地**· 主产于内蒙古、山西、陕西、甘肃,青海、河南、四川等地。

·**蕴藏量**· **磷灰石 Apatite** 据 1949—2019 年间"全国地质资料馆"公布的数据,磷灰石储量约为3 268.27 万吨。按地区统计,矿物储量以内蒙古自治区最多(3 251 万吨),依次为辽宁省(7.83 万吨)、四川省(6.10 万吨)、新疆维吾尔自治区(2.51 万吨)、青海省(0.47 万吨)、安徽省(0.33 万吨)、湖北省(0.04 万吨),详细见表 14-2。

表 14-2 磷灰石历年蕴藏量报道

序号	省份	市(州、盟)	县(区、旗)	经度	纬度	蕴藏量(万吨)	时间
1	内蒙古自治区	乌兰察布市	集宁区	113°00′00″~113°00′00″	41°00′00″~41°00′00″	3 251	/
2	辽宁省	抚顺市	清原满族自治县	124°45′15″	42°42′20″	7.831 2	1959/1/1
3	安徽省	安庆市	宿松县	115°50′00″~115°50′00″	30°00′00″~30°20′00″	0.332 61	/
4	湖北省	黄冈市	英山县	115°46′49″	30°46′37″	0.035 2	/
5	四川省	甘孜藏族自治州	丹巴县	101°51′46″	30°52′43″	4.360 6	/
6	四川省	甘孜藏族自治州	丹巴县	101°46′	31°	0.860 3	1899/12/30
7	四川省	阿坝州	茂县	/	/	0.705 2	/

（续表）

序号	省份	市（州、盟）	县（区、旗）	经度	纬度	蕴藏量（万吨）	时间
8	四川省	甘孜藏族自治州	丹巴县	101°45′28″～101°49′28″	30°54′52″～30°58′36″	0.110 5	/
9	四川省	甘孜藏族自治州	丹巴县	/	/	0.034	/
10	四川省	阿坝州	茂县	103°20′00″	31°20′00″	0.025 2	/
11	青海省	海西州	乌兰县	98°07′15″	37°02′47″	0.465 6	1960/2/12
12	新疆维吾尔自治区	阿勒泰地区	富蕴县	/	/	0.493 2	/
13	新疆维吾尔自治区	阿勒泰地区	富蕴县	89°20′00″～89°22′30″	47°24′00″～47°24′30″	0.325 5	/
14	新疆维吾尔自治区	阿勒泰地区	阿勒泰市	87°40′46″	47°55′16″	0.265 2	/
15	新疆维吾尔自治区	阿勒泰地区	富蕴县	89°29′30″	47°27′30″	0.228 8	/
16	新疆维吾尔自治区	阿勒泰地区	富蕴县	89°32′57″	47°21′50″	0.190 9	/
17	新疆维吾尔自治区	阿勒泰地区	布尔津县	86°15′00″	48°00′00″	0.150 8	/
18	新疆维吾尔自治区	阿勒泰地区	富蕴县	89°50′12″	47°13′48″	0.141 4	/
19	新疆维吾尔自治区	阿勒泰地区	富蕴县	89°34′00″～89°37′00″	47°19′00″～47°21′00″	0.090 1	/
20	新疆维吾尔自治区	阿勒泰地区	富蕴县	89°29′51″	47°24′47″	0.084 8	/
21	新疆维吾尔自治区	阿勒泰地区	阿勒泰市	89°29′15″	48°04′05″	0.076 6	/
22	新疆维吾尔自治区	阿勒泰地区	福海县	88°35′00″	47°52′00″	0.074	/
23	新疆维吾尔自治区	阿勒泰地区	富蕴县	89°10′05″～89°14′00″	47°31′00″～47°33′00″	0.068 7	/
24	新疆维吾尔自治区	阿勒泰地区	布尔津县	87°23′10″	48°01′00″	0.067 6	/
25	新疆维吾尔自治区	阿勒泰地区	福海县	88°41′05″	47°49′05″	0.064 1	/
26	新疆维吾尔自治区	阿勒泰地区	阿勒泰市	/	/	0.060 4	/
27	新疆维吾尔自治区	阿勒泰地区	阿勒泰市	87°34′20″	48°01′25″	0.049 9	/
28	新疆维吾尔自治区	阿勒泰地区	阿勒泰市	88°25′36″～88°31′00″	47°45′30″～47°45′42″	0.035 6	/
29	新疆维吾尔自治区	阿勒泰地区	富蕴县	89°20′32″	47°17′42″	0.021 3	/
30	新疆维吾尔自治区	和田地区	皮山县	/	/	0.012 1	/
31	新疆维吾尔自治区	阿勒泰地区	富蕴县	88°30′00″～89°40′00″	47°30′00″～48°00′00″	0.010 6	/

（续表）

·流通量及使用情况·市场流通量 龙齿全国每年药用流通量在 20 吨左右,入药之前需要去掉杂质、水洗,市场流通的药材来源主要为我国山西、甘肃、宁夏、内蒙古阿拉善等地。

《中国药典》记载方剂中应用情况 见表 14-3。

表 14-3 《中国药典》记载方剂中应用情况

序号	名称	处方来源	配方组成	功能主治
1	健脑丸	《中国药典》(2020 年版)	当归 25 g,天竺黄 10 g,肉苁蓉(盐炙)20 g,龙齿(煅)10 g,山药 20 g,琥珀 10 g,五味子(酒蒸)15 g,天麻 5 g,柏子仁(炒)4 g,丹参 5 g,益智仁(盐炒)15 g,人参 5 g,远志(甘草水炙)10 g,菊花 5 g,九节菖蒲 10 g,赭石 7.5 g,胆南星 10 g,酸枣仁(炒)40 g,枸杞子 20 g	补肾健脑,养血安神。用于心肾亏虚所致的记忆减退、头晕目眩、心悸失眠、腰膝酸软;老年轻度认知障碍见上述证候者
2	健脑胶囊	《中国药典》(2020 年版)	当归 33.3 g,天竺黄 13.3 g,肉苁蓉(盐制)26.7 g,龙齿(煅)13.3 g,山药 26.7 g,琥珀 13.3 g,五味子(酒制)20 g,天麻 6.7 g,柏子仁(炒)5.3 g,丹参 6.7 g,益智仁(盐炒)20 g,人参 6.7 g,制远志 13.3 g,菊花 6.7 g,九节菖蒲 13.3 g,赭石 10 g,胆南星 13.3 g,炒酸枣仁 53.3 g,枸杞子 26.7 g	补肾健脑,养血安神。用于心肾亏虚所致的记忆减退、头晕目眩、心悸失眠、腰膝酸软;老年轻度认知障碍见上述证候者

·采收加工· 采挖后,除去泥沙及牙床。

·药材鉴别·性状鉴别 本品呈完整的齿状或破碎成不规则的块状。龙齿分犬齿、臼齿。犬齿呈圆锥形,先端较细,或略弯曲。臼齿呈圆柱状,或方形。两者多有深浅不同的沟棱。呈中青灰色或暗棕色者,习称"青龙齿";呈黄白色者,习称"白龙齿",有的表面有光泽的珐琅质。表面光滑或粗糙,其断面有吸湿性,无臭,无味。

理化鉴别 (1)蛋白质反应:茚三酮试验,正品龙齿不显色。

(2)红外及近红外光谱法:在红外吸收范围内,伪品龙齿较正品龙齿含有更多的物质信息。近红外光谱分析,得出真伪龙齿聚类分析图,龙齿真品和伪品各聚为一类。

(3)光谱成像分析:应用电可控液晶滤光光谱成像装置,龙齿在 650~900 nm 的检测波段具有相同的变化趋势,且在 755 nm、770 nm、810 nm 均具有较强的波峰。

(4)X 射线衍射分析:将 X 射线衍射谱图叠加后,可以看出其几何图形规律一致,表现为对照图谱在 2θ 角 25.7°、28.7°、31.6°、32.7°、39.1°处有较强的衍射峰。

·化学成分· 含大量钙,碳酸根(CO_3^{2-})、磷酸根(PO_4)及少量 Fe、Al 和 Mg 等。山西榆社产不同脊椎动物来源的龙齿成分:CaO 45.16%~52.57%、P_2O_5 24.45%~35.97%,Fe_2O_3 0.6%~8.36%,MgO 0.64%~4.72%,Al_2O_3 0.01%~0.69%,TiO_2 0.06%~0.15%。含少量铁、铅、镁、铝。又据报道,龙齿中含有主成分钙、铁、铝、钡、镁及五氧化二磷,其中以钙和五氧化二磷的含量高于其他成分 10 倍以上,另含锶、锰、锑等 16 种微量元素。

·药理作用·1. 镇静 龙齿水煎液能减少小鼠自发活动次数,减轻戊四氮所致的惊厥反应,可使多巴胺(DA)及其代谢物 3,4-二羟基苯乙酸(DOPAC)和高香草酸(HVA)含量降低,达到调节中枢神经的功能。

2. 促凝血 龙齿具有缩短正常小鼠凝血时间的作用。

·毒理· 据报道,山西产龙齿静脉注射小鼠的急性毒性 LD_{50} 为 26.10 g/kg。

·炮制·龙齿 取原药材,除去杂质及泥沙,打碎。生品多用于惊痫,癫狂,心悸,怔忡等。

煅龙齿 取净龙齿,置适宜容器内,用武火加热煅红透,取出,放凉。用时碾碎。煅后易于粉碎,多用于失眠多梦等。

盐淬龙齿 取净龙齿,置适宜容器内,用武火加热煅红透,取出,立即喷洒食盐水,冷后研碎。每净龙齿 100 kg,用食盐 12.5 kg。

·性味归经· 味甘、涩,性凉。归心、肝经。

·功能主治· 具有镇惊安神,清热除烦功能。主治惊痫癫狂,心悸怔忡,失眠多梦,身热心烦。

· **用法用量** · 9~15 g,先煎。

· **贮藏** · 置干燥处,防尘。

民族医药应用

◇ 藏 药 ◇

· **名称** · 周索(《藏药标准》)。

· **炮制** · 采后,洗净泥土。可生用也可煅用,一般采用明煅法。

· **性味** · 味涩,性平。

· **功能主治** · 具有坚固牙齿功能。

参 考 文 献

[1] 高天爱,马金安,刘如良. 矿物药真伪图鉴及应用[M]. 太原:山西科学技术出版社,2014.

[2] 国家中医药管理局《中华本草》编委会. 中华本草:第1册[M]. 上海:上海科学技术出版社,1999.

[3] 李军德,张志杰. 新编中国药材学:第8卷[M]. 北京:中国医药科技出版社,2020.

[4] 南京中医药大学. 中药大辞典[M]. 2版. 上海:上海科学技术出版社,2006.

[5] 中国地质调查局发展研究中心. 全国地质资料馆[OL]. http://www.ngac.cn/125cms/c/qggnew/zljs.htm.

[6] 国家药典委员会. 中华人民共和国药典(2020版)[M]. 北京:中国医药科技出版社,2020.

[7] 黄必胜,袁明洋,余驰,等. 红外及近红外光谱法对真伪龙齿的快速鉴别[J]. 中国现代中药,2013,15(12):1046-1049.

[8] 秦海燕,孟庆霞,张春椿,等. 光谱成像技术快速鉴别真伪龙齿的研究[J]. 中华中医药杂志,2017,32(6):2689-2691.

[9] 陈广云,吴启南,沈蓓,等. 中药龙齿与龙骨X-射线衍射鉴别研究[J]. 中药材,2012,35(4):553-557.

[10] 甘肃省食品药品监督管理局. 甘肃省中药材标准(2009年版)[M]. 兰州:甘肃文化出版社,2009.

[11] 岳旺,刘文虎,王兰芬,等. 中国矿物药的急性毒性(LD_{50})测定[J]. 中国中药杂志,1989,14(2):42-46.

[12] 张家俊,陈文为. 中药酸枣仁、龙齿、石菖蒲对小鼠脑组织单胺类神经递质及其代谢物的影响[J]. 北京中医药大学学报,1995(6):64-66,70.

[13] 黄寅墨,刘淑花. 龙骨、龙齿、花蕊石微量元素及药理作用比较[J]. 中成药,1990(6):31-32.

[14] 大丹增. 中国藏药材大全[M]. 北京:中国藏学出版社,2016.

龙 骨
《神农本草经》
Draconis Os

· **别名** · 白龙骨(《千金方》),土龙骨、骨化石、龙骨头、青化龙骨(《中国矿物药图鉴》),粉龙骨。

· **来源** · 本品为古代脊索动物门(Chordata)哺乳动物纲(Mammalia)长鼻目(Proboscidea)[例如乳齿象属(*Mastodon*)]、奇蹄目(Perissodactyla)[例如三趾马属(*Hipparion*)、大唇犀属(*Chilotherium*)]以及偶蹄目(Artiodactyla)[例如皇冠鹿属(*Stephanocemas*)、野牛属(*Bosgaurus*)、羊属(*Ovis*)]等动物的骨骼化石。

· **本草考证** · 龙骨始载于《神农本草经》,列为上品。《名医别录》记载:"生晋地川谷及太山岩水岸土穴中死龙处。采无时。"《本草经集注》曰:"今多出梁、益间,巴中亦有。骨欲得脊脑,作白地锦文,舐之著舌者良。"《新修本草》记载:"今并出晋地,生硬者不好,五色具者良。"现代研究表明,药用龙骨系第三世纪后期和第四世纪哺乳动物象、犀牛、三趾马、羚羊等的骨骼石化。从动物骨骼到骨骼化石这一石化过程,也就是无机物逐渐取代有机物的过程,最后有机物几乎完全被取代。经鉴定,这些无机物主要由磷石灰、方解石及黏土矿物组成。黏土具有较强的吸附性,此与"舐之著舌者良"相符合。

· **原矿物** · 由磷灰石、方解石以及少量黏土矿物组成。

磷灰石 Apatite 参见"龙齿"。

方解石 Calcite 参见"方解石"。见图14-8~图14-13。

· **主产地** · 主产于山西、内蒙古、河北、河南、湖北、四川、陕西、甘肃等地。

· **蕴藏量** · **磷灰石 Apatite** 参见"龙齿"。

方解石 Calcite 参见"方解石"。

· **流通量及使用情况** · **市场流通量** 龙骨全国每年

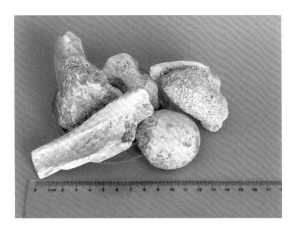

图 14-8　龙骨矿物（甘肃）

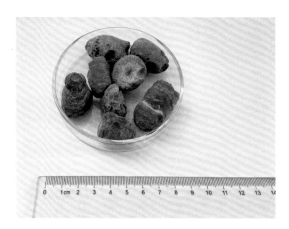

图 14-9　龙骨原矿石（广西）

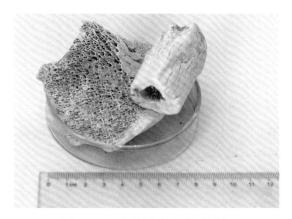

图 14-10　龙骨原矿石（内蒙古）

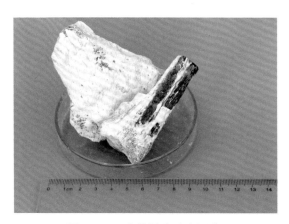

图 14-11　龙骨原矿石（宁夏）

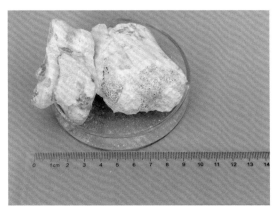

图 14-12　龙骨原矿石（陕西）

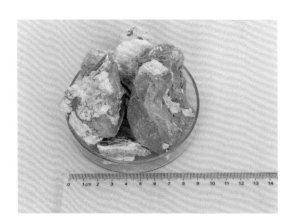

图 14-13　龙骨原矿石（新疆）

药用流通量在 2 000 吨左右，入药之前需要去掉杂质、水洗，市场流通的药材来源主要为山西、甘肃、宁夏、内蒙古阿拉善等地。

医院和药厂使用情况　龙骨：取原药材，刷去泥土及灰屑，砸成小块。

煅龙骨：取龙骨小块，将净药材置无烟的炉火上或置适宜的容器内，煅至酥脆或红透时取出，放凉，研碎。

通辽市蒙医整骨医院：年用量在 1 kg 左右，入蒙成药红花秘诀十三味散。

内蒙古民族大学附属医院：年用量在 10 kg 左右，入蒙成药红花秘诀十三味散、土木香十味汤散、清热止痛三味汤散。

《中国药典》记载方剂中应用情况　见表 14-4。

表 14‑4　《中国药典》记载方剂中应用情况

序号	名称	处方来源	配方组成	功能主治
1	二十五味珊瑚丸	《中国药典》（2020年版）	珊瑚 75g，珍珠 15g，青金石 20g，珍珠母 50g，诃子 100g，木香 60g，红花 80g，丁香 35g，沉香 70g，朱砂 30g，龙骨 40g，炉甘石 25g，脑石 25g，磁石 25g，禹粮土 25g，芝麻 40g，葫芦 30g，紫菀花 45g，獐牙菜 80g，藏菖蒲 50g，榜那 45g，打箭菊 75g，甘草 75g，西红花 25g，人工麝香 2g	开窍，通络，止痛。用于白脉病，神志不清，身体麻木，头昏目眩，脑部疼痛，血压不调，头痛，癫痫及各种神经性疼痛
2	龙牡壮骨颗粒	《中国药典》（2020年版）	党参 45g，黄芪 22.5g，山麦冬 45g，醋龟甲 13.5g，炒白术 27g，山药 54g，醋南五味子 27g，龙骨 13.5g，煅牡蛎 13.5g，茯苓 45g，大枣 22.5g，甘草 13.5g，乳酸钙 66.66g，炒鸡内金 22.5g，维生素 D_2 12mg，葡萄糖酸钙 20.24g	强筋壮骨，和胃健脾。用于治疗和预防小儿佝偻病、软骨病；对小儿多汗、夜惊、食欲不振、消化不良、发育迟缓也有治疗作用
3	泻肝安神丸	《中国药典》（2020年版）	龙胆 9g，黄芩 9g，栀子（姜炙）9g，珍珠母 60g，牡蛎 15g，龙骨 15g，柏子仁 9g，炒酸枣仁 15g，制远志 9g，当归 9g，地黄 9g，麦冬 9g，蒺藜（去刺盐炙）9g，茯苓 9g，盐车前子 9g，盐泽泻 9g，甘草 3g	清肝泻火，重镇安神。用于肝火亢盛，心神不宁所致的失眠多梦，心烦；神经衰弱症见上述证候者
4	参乌健脑胶囊	《中国药典》（2020年版）	人参 20g，制何首乌 166.7g，党参 66.7g，黄芪 133.3g，熟地黄 66.7g，山药 133.3g，丹参 133.3g，枸杞子 50g，白芍 133.3g，远志 83.3g，茯神 100g，石菖蒲 100g，黄芩 66.7g，葛根 50g，粉葛 50g，酸枣仁 33.3g，麦冬 83.3g，龙骨（粉）66.7g，香附 133.3g，菊花 100g，卵磷脂 6.7g，维生素 E 0.33g	补肾填精，益气养血，强身健脑。用于肾精不足，肝气血亏所导致的精神疲惫、失眠多梦、头晕目眩、体乏无力、记忆力减退
5	参松养心胶囊	《中国药典》（2020年版）	人参、麦冬、山茱萸、桑寄生、土鳖虫、赤芍、黄连、南五味子、龙骨等	益气养阴，活血通络，清心安神。用于冠心病室性早搏属气阴两虚，心络瘀阻证，症见心悸不安，气短乏力，动则加剧，胸部闷痛，失眠多梦，盗汗，神倦懒言
6	复方珍珠散	《中国药典》（2020年版）	煅石决明 750g，龙骨（煅）150g，煅白石脂 90g，煅石膏 60g，珍珠 7.5g，人工麝香 7.5g，冰片 30g	收湿敛疮，生肌长肉。用于热毒蕴结所致的溃疡，症见疮面鲜活、脓腐将尽
7	桂龙咳喘宁胶囊	《中国药典》（2020年版）	桂枝 143.7g，龙骨 287.4g，白芍 143.7g，生姜 143.7g，大枣 143.7g，炙甘草 86.2g，牡蛎 287.4g，黄连 28.7g，法半夏 129.3g，瓜蒌皮 143.7g，炒苦杏仁 129.3g	止咳化痰，降气平喘。用于外感风寒、痰湿阻肺引起的咳嗽、气喘、痰涎壅盛；急慢性支气管炎见上述证候者
8	桂龙咳喘宁颗粒	《中国药典》（2020年版）	桂枝 83.33g，龙骨 166.67g，白芍 83.33g，生姜 83.33g，大枣 83.33g，炙甘草 50g，牡蛎 166.67g，黄连 16.67g，法半夏 75g，瓜蒌皮 83.33g，炒苦杏仁 75g	止咳化痰，降气平喘。用于外感风寒、痰湿阻肺引起的咳嗽、气喘、痰涎壅盛；急、慢性支气管炎见上述证候者
9	致康胶囊	《中国药典》（2020年版）	大黄 65g，黄连 50g，三七 50g，白芷 31g，阿胶 50g，龙骨（煅）44g，白及 44g，醋没药 31g，海螵蛸 44g，茜草 50g，龙血竭 12g，甘草 11g，珍珠 4g，冰片 4g	清热凉血止血，化瘀生肌定痛。用于创伤性出血，崩漏、呕血及便血等
10	健脑补肾丸	《中国药典》（2020年版）	红参 30g，鹿茸 7g，狗鞭 14g，肉桂 30g，金牛草 12g，炒牛蒡子 18g，金樱子 12g，杜仲炭 36g，川牛膝 36g，金银花 26g，连翘 24g，蝉蜕 24g，山药 48g，制远志 42g，炒酸枣仁 42g，砂仁 42g，当归 36g，龙骨（煅）35g，煅牡蛎 42g，茯苓 84g，炒白术 42g，桂枝 35g，甘草 28g，豆蔻 35g，酒白芍 35g	健脑补肾，益气健脾，安神定志。用于脾肾两虚所致的健忘、失眠、头晕目眩、耳鸣、心悸、腰膝酸软、遗精；神经衰弱和性功能障碍见上述证候者
11	健脾生血片	《中国药典》（2020年版）	党参 225g，茯苓 225g，炒白术 135g，甘草 67.5g，黄芪 112.5g，山药 270g，炒鸡内金 112.5g，醋龟甲 67.5g，山麦冬 225g，醋南五味子 135g，龙骨 67.5g，煅牡蛎 67.5g，大枣 112.5g，硫酸亚铁 100g	健脾和胃，养血安神。用于脾胃虚弱及心脾两虚所致的血虚证，症见面色萎黄或㿠白、食少纳呆、脘腹胀闷、大便不调、烦躁多汗、倦怠乏力、舌胖色淡、苔薄白、脉细弱；缺铁性贫血见上述证候者
12	锁阳固精丸	《中国药典》（2020年版）	锁阳 20g，制巴戟天 30g，菟丝子 20g，八角茴香 25g，芡实（炒）20g，莲须 25g，龙骨（煅）20g，熟地黄 56g，牡丹皮 11g，茯苓 11g，知母 4g，牛膝 20g，肉苁蓉（蒸）25g，补骨脂（盐炒）25g，杜仲（炭）25g，韭菜子 20g，莲子 20g，煅牡蛎 20g，鹿角霜 20g，山茱萸（制）17g，山药 56g，泽泻 11g，黄柏 4g，大青盐 25g	温肾固精。用于肾阳不足所致的腰膝酸软，头晕耳鸣，遗精早泄

·采收加工· 挖出后,除去泥土及杂质。五花龙骨质酥脆,出土后,露置空气中极易破碎,常用毛边纸粘贴。

·药材鉴别· **性状鉴别** (1)龙骨:呈骨骼状或不规则块状。表面白色、灰白色或黄白色至淡棕色,多较平滑,有的具纵纹裂隙或具棕色条纹与斑点。质硬,砸碎后,断面不平坦,色白或黄白,有的中空。关节处膨大,断面有蜂窝状小孔。吸湿力强,舐之吸舌。无臭,无味。以质硬、色白、吸湿力强者为佳。

(2)五花龙骨:呈圆筒状或不规则块状。直径5～25 cm。淡灰白色、淡黄白色或淡黄棕色,夹有蓝灰色及红棕色深浅粗细不同的花纹,偶有不具花纹者。一般表面平滑,有时外层成片剥落,不平坦,有裂隙。质较酥脆,破碎后,断面粗糙,可见宽窄不一的同心环纹。吸湿力强,舐之吸舌。无臭,无味。以体较轻、质酥脆、分层、有花纹、吸湿力强者为佳。

·化学成分· 龙骨主要含有碳酸钙($CaCO_3$)及磷酸钙[$Ca_3(PO_4)_2$],尚含有铁、钾、钠、氯、硫酸根等。

·药理作用· **1. 增强免疫和促进损伤组织修复** 龙骨水煎液可明显增加小鼠胸腺和脾脏的相对重量,增强小鼠单核巨噬细胞对血清碳粒的吞噬能力,减少小鼠坐骨神经损伤后爬网的漏脚率。

2. 镇静 龙骨混悬液给小鼠灌胃,具有一定的镇静作用。

3. 促凝血 龙骨混悬液给小鼠灌胃,可缩短小鼠的凝血时间。

·毒理· 龙骨煎液静脉注射小鼠 LD_{50} 为21.50 g/kg。

·炮制· **龙骨** 取原药材,去净杂质,刷去泥土及灰屑,打碎。

煅龙骨 取净龙骨,置无烟炉火上或适宜的容器内,用无烟武火加热,煅至红透,取出放凉,捣碎或碾成粉末。

·性味归经· 味涩、甘,性平。归心、肝、肾、大肠经。

·功用主治· 具有镇心安神,平肝潜阳,收敛固涩功能。主治心悸,怔忡,失眠,健忘,惊痫,癫狂,眩晕,自汗盗汗,遗精遗尿,崩漏带下,久泻久痢,溃疡久不收口及湿疮。

·用法用量· 内服:煎汤,10～15 g,打碎先煎;或入丸、散。外用:研末撒;或调敷。安神、平肝宜生用,收涩、敛疮宜煅用。

·用药警戒或禁忌· 湿热积滞者慎服。

·贮藏· 贮干燥容器内,置干燥处,防潮。

民族医药应用

蒙 药

·名称· 鲁-牙斯(《认药白晶鉴》),布如格瑞(《无误蒙药鉴》)。

·炮制· **生龙骨** 除去杂质及泥土、砸碎。

煅龙骨 取洗净的龙骨,砸成小块,置无烟的炉火上煅至红透时,取出,放凉,砸碎。

·性味· 味甘、涩,性平。

·功能主治· 具有杀黏,止刺痛,止腐,生肌,敛伤,安神功能。主治脑刺痛,筋骨损伤,骨折,刃伤,盗汗,遗精,淋病,失眠多梦,巴木病。

·用法用量· 内服:煮散剂,1～3 g;入丸、散。外用:研末,与其他药制成散剂,涂于伤口。

藏 药

·名称· 周瑞(《四部医典》)。

·炮制· 取刷净的龙骨,在无烟的炉火上或坩埚内煅烧红透,取出放凉,碾碎。

·性味· 味甘、涩,性温、平。

·功能主治· 具有排脓,愈创生肌,消肿,止痛功能。主治瘿瘤,头痛,骨刺痛及伤口不愈。

·用法用量· 内服:煎汤,2.5 g;或入丸、散。外用:适量,研末撒或调敷。

参 考 文 献

[1] 李军德,张志杰. 新编中国药材学:第8卷[M].北京:中国医药科技出版社,2020.

[2] 高天爱,马金安,刘如良. 矿物药真伪图鉴及应用[M]. 太原:山西科学技术出版社,2014.

[3] 国家中医药管理局《中华本草》编委会. 中华本草:第1册[M]. 上海:上海科学技术出版社,1999.

[4] 南京中医药大学. 中药大辞典[M]. 2版. 上海:上海科学技术出版社,2019.

［5］国家药典委员会. 中华人民共和国药典（2020 版）［M］. 北京：中国医药科技出版社，2020.

［6］董敏，宋翔，张佳丽，等. 龙骨药材质量评价的研究［J］. 中国医药指南，2016，14（14）：53-54.

［7］陈玉枝，林舒. 牡蛎壳与龙骨成分的分析［J］. 福建医科大学学报，1999，33（4）：432-434.

［8］杨连菊，胡世林，李先端. 不同产地龙骨中无机元素的含量测定［J］. 中国中药杂志，1991，16（9）：522-523.

［9］李光华，周旭，贺弋，等. 龙骨免疫作用的实验研究［J］. 江苏中医药，2003，24（4）：54-55.

［10］张志军. 龙骨与牡蛎的药理作用［J］. 国外医学（中医中药分册），1999（4）：5-8.

［11］李光华，周旭，贺弋. 龙骨、磁石对小鼠镇静催眠作用的研究［J］. 宁夏医学院学报，2001，23（2）：82-83，87.

［12］张晗，张磊，刘洋. 龙骨、牡蛎化学成分、药理作用比较研究［J］. 中国中药杂志，2011，36（13）：1839-1840.

［13］国家中医药管理局《中华本草》编委会. 中华本草：蒙药卷［M］. 上海：上海科学技术出版社，2004.

［14］中华人民共和国卫生部药典委员会. 中华人民共和国卫生部药品标准·蒙药分册［M］. 北京：中华人民共和国卫生部药典委员会，1998.

［15］王伟. 内蒙古蒙药制剂规范［M］. 呼和浩特：内蒙古人民出版社，2007.

［16］王伟. 内蒙古蒙药制剂规范［M］. 呼和浩特：内蒙古人民出版社，2014.

［17］内蒙古自治区卫生厅. 内蒙古蒙成药标准［M］. 赤峰：内蒙古科学技术出版社，1984.

［18］国家中医药管理局《中华本草》编委会. 中华本草：藏药卷［M］. 上海：上海科学技术出版社，2002.

琥　珀

《名医别录》

Succinum

· **别名** · 育沛（《山海经》），虎魄（《急就篇》），虎珀（《汉书》），江珠（《博物志》），琥魄（《后汉书》），兽魄、顿牟（《隋书》），血琥珀、血珀、红琥珀（《矿物药浅说》）。

· **来源** · 本品为古代植物〔例如裸子植物（gymnosperms）中的松柏植物门（Coniferophyta）松柏植物目（Coniferales）松属（*Pinus*）〕的树脂经石化而成的化石。

· **本草考证** · 琥珀，首载于《名医别录》。《雷公炮炙论》曰："琥珀如血色，安于布上拭，吸得芥子者真也。"陶弘景云："旧说，云是松脂沦入地，千年所化，今烧之亦作松气，俗有琥珀中有蜂，形色如生。《博物志》又云，烧蜂窠所作，恐非实，此或当蜂为松脂所粘，因坠地沦没尔。"《蜀本草》云："又据一说枫脂入地千年变为琥珀，乃知非因烧蜂窠成也。蜂窠既烧，安有蜂形在其间？不独自松脂变也，松脂独变，安有枫脂所成者？核其事而言，则琥之为物，乃是木脂入地千年者所化也，但余木不及枫、松有胎而多经年岁，故不自其下掘得也。"李时珍曰："按曹昭《格古论》云：琥珀出西番、南番，乃枫木津液多年所化。色黄而明莹者名蜡珀，色若松香红而且黄者名明珀，有香者名香珀，出高丽、倭国者色深红。有蟑、蚁、松枝者尤好。"以上所述，证明古代本草学家已认识到琥珀为松脂入地所化。其他木脂入地亦可化为矿物脂，药用以松脂化者为真。与现在所用琥珀来源相符合。

· **原矿物** · 琥珀 Amber　呈不规则的团块状、钟乳状或散粒状。有时内具昆虫或植物的化石，散在煤或砂质黏土中。煤层中者，质较坚硬称煤珀。黏土中者，质酥、体较轻称琥珀。颜色为棕黄色、橙黄色或黄色，时有红色、褐色或绿色等。透明至不透明，有松脂光泽。硬度 2～2.5，相对密度 1.05～1.09。易熔，加热至 150 ℃变软，250～400 ℃时熔融。溶于硫酸和热硝酸中，部分溶于乙醇、乙醚和松节油，见图 14-14、图 14-15。

· **主产地** · 主产于辽宁、广西、福建、贵州、云南等地。

· **流通量及使用情况** · **市场流通量**　琥珀全国每年药用流通量在 100 吨左右，市场流通的药材来源主要为我国云南和老挝。

《中国药典》记载方剂中应用情况　见表 14-5。

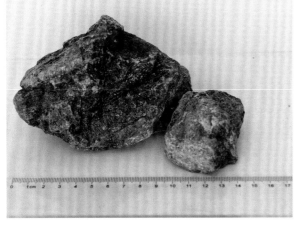

图 14-14　琥珀原矿物（云南）　　　　　　　图 14-15　琥珀药材（云南）

表 14-5　《中国药典》记载方剂中应用情况

序号	名称	处方来源	配方组成	功能主治
1	二十七味定坤丸	《中国药典》（2020年版）	西洋参60g,白术18g,茯苓30g,熟地黄30g,当归24g,白芍18g,川芎18g,黄芪24g,阿胶18g,醋五味子18g,鹿茸(去毛)30g,肉桂12g,艾叶(炒炭)60g,杜仲(炒炭)24g,续断18g,佛手12页,陈皮18g,姜厚朴6g,柴胡18g,醋香附12g,醋延胡索18g,牡丹皮18g,琥珀12g,醋龟甲18g,地黄30g,麦冬18g,黄芩18g	补气养血,舒郁调经。用于冲任虚损,气血两亏,身体瘦弱,月经不调,经期紊乱,行经腹痛,崩漏不止,腰酸腿软
2	十香返生丸	《中国药典》（2020年版）	沉香30g,丁香30g,檀香30g,土木香30g,醋香附30g,降香30g,广藿香30g,乳香(醋炙)30g,天麻30g,僵蚕(麸炒)30g,郁金30g,莲子心30g,瓜蒌子(蜜炙)30g,煅金礞石30g,诃子肉30g,甘草60g,苏合香30g,安息香30g,人工麝香15g,冰片7.5g,朱砂30g,琥珀30g,牛黄15g	开窍化痰,镇静安神。用于中风痰迷心窍引起的言语不清、神志昏迷、痰涎壅盛、牙关紧闭
3	八宝坤顺丸	《中国药典》（2020年版）	熟地黄80g,地黄80g,白芍80g,当归80g,川芎80g,人参40g,白术80g,茯苓80g,甘草40g,益母草40g,黄芩80g,牛膝40g,橘红40g,沉香40g,木香16g,砂仁40g,琥珀40g	益气养血调经。用于气血两虚所致的月经不调、痛经,症见经期后错、经血量少、行经腹痛
4	人参再造丸	《中国药典》（2020年版）	人参100g,酒蕲蛇100g,广藿香100g,檀香50g,母丁香50g,玄参100g,细辛50g,醋香附50g,地龙25g,熟地黄100g,三七25g,乳香(醋制)50g,青皮50g,豆蔻50g,防风100g,制何首乌100g,川芎100g,片姜黄12.5g,黄芪100g,甘草100g,黄连100g,茯苓50g,赤芍100g,大黄100g,桑寄生100g,葛根75g,麻黄100g,骨碎补(炒)50g,全蝎75g,豹骨(制)50g,炒僵蚕50g,附子(制)50g,琥珀25g,醋龟甲50g,粉草薢100g,白术(麸炒)50g,沉香50g,天麻100g,肉桂100g,白芷100g,没药(醋制)50g,当归50g,草豆蔻100g,威灵仙75g,乌药50g,羌活100g,橘红200g,六神曲(麸炒)200g,朱砂20g,血竭15g,人工麝香5g,冰片5g,牛黄5g,天竺黄50g,胆南星50g,水牛角浓缩粉30g	益气养血,祛风化痰,活血通络。用于气虚血瘀,风痰阻络所致的中风,症见口眼㖞斜、半身不遂、手足麻木、疼痛、拘挛、言语不清
5	小儿至宝丸	《中国药典》（2020年版）	紫苏叶50g,广藿香50g,薄荷50g,羌活50g,陈皮50g,制白附子50g,胆南星50g,炒芥子30g,川贝母50g,槟榔50g,炒山楂50g,茯苓200g,六神曲(炒)200g,炒麦芽50g,琥珀30g,冰片4g,天麻50g,钩藤50g,僵蚕(炒)50g、蝉蜕50g,全蝎50g,人工牛黄6g,雄黄50g,滑石50g,朱砂10g	疏风镇惊,化痰导滞。用于小儿风寒感冒,停食停乳,发热鼻塞,咳嗽痰多,呕吐泄泻
6	小儿抗痫胶囊	《中国药典》（2020年版）	胆南星,天麻,太子参,茯苓,水半夏(制)橘红,九节菖蒲,青果,琥珀,沉香,六神曲(麸炒),麸炒枳壳,川芎,羌活	豁痰息风,健脾理气。用于原发性全身性强直-阵挛发作型儿童癫痫风痰闭阻证,发作时症见四肢抽搐、口吐涎沫、二目上窜、甚至昏仆

（续表）

序号	名称	处方来源	配方组成	功能主治
7	小儿解热丸	《中国药典》（2020 年版）	全蝎 80 g，防风 70 g，天麻 60 g，钩藤 50 g，猪牙皂 50 g，天竺黄 40 g，茯苓 40 g，琥珀 40 g，蜈蚣 5 g，朱砂 10 g，人工麝香 10 g，胆南星 70 g，羌活 70 g，麻黄 50 g，薄荷 50 g，煅青礞石 50 g，陈皮 40 g，甘草 40 g，炒僵蚕 20 g，珍珠 40 g，人工牛黄 10 g，冰片 5 g	清热化痰，镇惊，息风。用于小儿感冒发热，痰涎壅盛，高热惊风，项背强直，手足抽搐，神志昏蒙，呕吐咳嗽
8	马应龙八宝眼膏	《中国药典》（2020 年版）	煅炉甘石 32.7 g，琥珀 0.15 g，人工麝香 0.38 g，人工牛黄 0.38 g，珍珠 0.38 g，冰片 14.8 g，硼砂 1.2 g，硇砂 0.05 g	清热退赤，止痒去翳。用于风火上扰所致的眼睛红肿痛痒、流泪、眼睑红烂；沙眼见上述证候者
9	马应龙麝香痔疮膏	《中国药典》（2020 年版）	人工麝香 0.4 g，人工牛黄 0.5 g，珍珠 0.38 g，煅炉甘石粉 108.6 g，硼砂 10 g，冰片 45 g，琥珀 0.15 g	清热燥湿，活血消肿，去腐生肌。用于湿热瘀阻所致的各类痔疮、肛裂，症见大便出血，或疼痛、有下坠感；亦用于肛周湿疹
10	庆余辟瘟丹	《中国药典》（2020 年版）	羚羊角 30 g，大黄 30 g，玄精石 30 g，朱砂 30 g，制川乌 30 g，苍术（米泔水润炒）30 g，姜半夏 30 g，雄黄 15 g，滑石 30 g，姜厚朴 30 g，郁金 30 g，茜草 30 g，黄芩 30 g，黄柏 30 g，升麻 20 g，天麻 20 g，拳参 20 g，丹参 20 g，石菖蒲 20 g，蒲黄 20 g，麻黄 20 g，人工麝香 15 g，醋香附 30 g，藿香 30 g，玄明粉 30 g，木香 30 g，五倍子 30 g，苏合香 30 g，玳瑁 30 g，黄连 30 g，猪牙皂 30 g，肉桂 30 g，茯苓 30 g，金银花 30 g，柴胡 20 g，紫苏叶 20 g，白芷 20 g，川芎 20 g，干姜 20 g，桔梗 20 g，檀香 20 g，琥珀 15 g，陈皮 15 g，安息香 15 g，冰片 15 g，千金子霜 10 g，巴豆霜 10 g，桃仁霜 10 g，红大戟 10 g，槟榔 10 g，葶苈子 10 g，煅禹余粮 10 g，山豆根 10 g，鬼箭羽 40 g，赤豆 40 g，人工牛黄 8 g，醋芫花 5 g，斑蝥（去头、足、翅）0.8 g，水牛角浓缩粉 60 g，细辛 10 g，丁香 10 g，当归 10 g，甘遂（制）10 g，莪术 10 g，胡椒 10 g，炒白芍 10 g，桑白皮 10 g，山慈菇 40 g，降香 40 g，紫菀 8 g，铜石龙子 1 条，蜈蚣（去头、足）2 g，大枣 40 g，雌黄 15 g	辟秽气，止吐泻。用于感受暑邪，时行秽气，头晕胸闷，腹痛吐泻
11	灵宝护心丹	《中国药典》（2020 年版）	人工麝香 4 g，蟾酥 42 g，人工牛黄 150 g，冰片 48 g，红参 240 g，三七 240 g，琥珀 120 g，丹参 400 g，苏合香 100 mL	强心益气，通阳复脉，芳香开窍，活血镇痛。用于气虚血瘀所致的胸痹，症见胸闷气短、心前区疼痛、脉结代；心动过缓型病态窦房结综合征及冠心病心绞痛、心律失常见上述证候者
12	局方至宝散	《中国药典》（2020 年版）	水牛角浓缩粉 200 g，牛黄 50 g，玳瑁 100 g，人工麝香 10 g，朱砂 100 g，雄黄 100 g，琥珀 100 g，安息香 150 g，冰片 10 g	清热解毒，开窍镇惊。用于热病属热入心包、热盛动风证，症见高热惊厥、烦躁不安、神昏谵语及小儿急热惊风
13	前列通片	《中国药典》（2020 年版）	广东王不留行 400 g，黄芪 464 g，车前子 264 g，两头尖 336 g，泽兰 336 g，八角茴香油 1.7 mL，关黄柏 336 g，蒲公英 336 g，琥珀 75 g，肉桂油 0.88 mL	清利湿浊，散结。用于热瘀蕴结下焦所致的轻、中度癃闭，症见尿畅、尿流变细、小便频数、可伴尿急、尿痛或腰痛；前列腺炎、前列腺增生见上述证候者
14	健脑丸	《中国药典》（2020 年版）	当归 25 g，肉苁蓉（盐制）20 g，山药 20 g，天竺黄 10 g，龙齿（煅）10 g，琥珀 10 g，五味子（酒制）15 g，天麻 5 g，柏子仁（炒）4 g，丹参 5 g，益智仁（盐制）15 g，人参 5 g，远志（甘草水炙）10 g，菊花 5 g，九节菖蒲 10 g，胆南星 10 g，枸杞子 20 g，赭石 1.5 g，酸枣仁（炒）40 g	补肾健脑，养血安神。用于心肾亏虚所致的记忆减退、头晕目眩、心悸失眠
15	健脑胶囊	《中国药典》（2020 年版）	当归 33.3 g，天竺黄 13.3 g，肉苁蓉（盐制）26.7 g，龙齿（煅）13.3 g，山药 26.7 g，琥珀 13.3 g，五味子（酒制）20 g，天麻 6.7 g，柏子仁（炒）5.3 g，丹参 6.7 g，益智仁（盐）20 g，人参 6.7 g，制远志 13.3 g，菊花 6.7 g，九节菖蒲 13.3 g，赭石 10 g，胆南星 13.3 g，酸枣仁 53.3 g，枸杞子 26.7 g	补肾健脑养血安神。用于心肾亏虚所致的记忆减退、头晕目眩、心悸失眠、腰膝酸软；老年轻度认知障碍见上述证候者
16	益脑宁片	《中国药典》（2020 年版）	炙黄芪 100 g，麦芽 100 g，灵芝 100 g，墨旱莲 70 g，天麻 30 g，丹参 70 g，地龙 30 g，琥珀 10 g，丹参 100 g，制何首乌 100 g，女贞子 70 g，槲寄生 70 g，钩藤 40 g，赤芍 40 g，山楂 100 g	益气补肾，活血通脉。用于气虚血瘀、肝肾不足所致的中风、胸痹，症见半身不遂、口舌斜歪、语言謇涩、肢体麻木或胸痛、胸闷、憋气；中风后遗症、冠心病心绞痛及高血压见上述证候者

（续表）

序号	名称	处方来源	配方组成	功能主治
17	琥珀还晴丸	《中国药典》（2020年版）	琥珀30g，青葙子45g，黄柏45g，石斛40g，麦冬45g，党参（去芦）45g，茯苓45g，山药45g，当归45g，熟地黄45g，沙苑子60g，酒肉苁蓉45g，羚羊角粉15g，菊花45g，黄连15g，知母45g，地黄90g，天冬45g，麸炒枳壳45g，炙甘草20g，炒苦杏仁45g，川芎45g，枸杞子45g，菟丝子45g，杜仲45g，水牛角浓缩粉18g	补益肝肾，清热明目。用于肝肾两亏，虚火上炎所致的内外翳障，瞳孔散大，视力减退，夜盲昏花，目涩羞明，迎风流泪
18	琥珀抱龙丸	《中国药典》（2020年版）	山药（炒）256g，甘草48g，天竺黄24g，枳壳（炒）16g，胆南星16g，红参24g，朱砂80g，琥珀24g，檀香24g，茯苓24g，枳实（炒）16g	清热化痰，镇静安神。用于饮食内伤所致的痰食型惊风，症见发热抽搐，烦躁不安，痰喘气急，惊痫不安
19	障翳散	《中国药典》（2020年版）	丹参111g，茺蔚子111g，决明子222g，没药111g，昆布111g，木通111g，牛胆干膏12g，珍珠40g，天然冰片80g，硼砂20g，盐酸小檗碱20g，山药100g，荸荠粉160g，红花111g，青葙子111g，蝉蜕222g，黄芪111g，海藻111g，炉甘石（水飞）111g，羊胆干膏18g，琥珀30g，人工麝香40g，海螵蛸200g，维生素B₂40g，无水硫酸钙40g	行滞祛瘀，退障消翳。用于老年性白内障及角膜翳属气滞血瘀证
20	稳心片	《中国药典》（2020年版）	党参675g，三七135g，甘松450g，黄精900g，琥珀90g	益气养阴，活血化瘀。用于气阴两虚，心脉瘀阻所致的心悸不宁，气短乏力，胸闷胸痛，室性早搏，房性早搏
21	稳心胶囊	《中国药典》（2020年版）	党参675g，三七135g，甘松450g，黄精900g，琥珀90g	益气养阴，活血化瘀。用于气阴两虚，心脉瘀阻所致的心悸不宁，气短乏力，胸闷胸痛，室性早搏，房性早搏
22	稳心颗粒	《中国药典》（2020年版）	党参300g，黄精400g，三七60g，琥珀40g，甘松200g	益气养阴，活血化瘀。用于气阴两虚，心脉瘀阻所致的心悸不宁，气短乏力，胸闷胸痛，室性早搏，房性早搏
23	癃闭舒胶囊	《中国药典》（2020年版）	补骨脂300g，益母草480g，金钱草300g，海金沙300g，琥珀30g，山慈菇240g	益肾活血，清热通淋。用于肾气不足，湿热瘀阻所致的癃闭，症见腰膝酸软，尿频，尿急，尿痛，尿线细，伴小腹拘急疼痛，前列腺增生
24	癫痫康胶囊	《中国药典》（2020年版）	天麻，僵蚕，川贝母，远志，麦冬，生姜，人参，人工牛黄，石菖蒲，胆南星，丹参，全蝎，淡竹叶，琥珀，冰片	镇惊息风，化痰开窍。用于癫痫风痰闭阻，痰火扰心，神昏抽搐，口吐涎沫

· **采收加工** · 从地层或煤层中挖出后，除去砂石、泥土等杂质。

· **药材鉴别** · **性状鉴别** 琥珀 为不规则块状、钟乳状、粗颗粒状。块状者大小不一；钟乳状者直径1～4.5cm，长达7cm。表面光滑或凹凸不平，血红色、淡黄色至淡棕色或深棕色，常相间排列；条痕白色。透明至半透明。树脂样光泽。体较轻，质酥脆，捻之易碎。断面平滑，具玻璃样光泽。摩擦之，显电气性，能吸引灯心草或薄纸片。稍有松脂气，味淡，嚼之易碎，无砂石感。

理化鉴别 琥珀燃之易熔，稍冒黑烟，刚熄灭时冒白烟，微有松香气。煤珀燃之冒黑烟，刚熄灭时冒白烟，有似煤油的臭气。

· **化学成分** · 主要含树脂，挥发油，二松香醇酸（diabietinolic acid），琥珀银松酸（succinosilvinic acid），琥珀树脂醇（succinoresinol），琥珀松香醇（succinoabietol），琥珀酸（succinic acid），龙脑（borneol），琥珀氧松香酸（succoxyabietic acid），琥珀松香醇酸（succinoabietinolic acid），还含有钠、锶、硅、铁、钨、镁、铝、钴、镓等元素。

· **药理作用** · 1. 中枢抑制 琥珀酸类似脑内抑制性递质r-氨基丁酸，故推断抗惊作用可能与脑内r-氨基丁酸水平增加相关。琥珀酸对大鼠中枢神经系统有抑制作用，使小鼠自发活动减少，延长小鼠戊巴比妥睡眠时间，降低小鼠体温，抑制大鼠听源性惊厥，抑制小鼠电休克反应，推迟小鼠氨基脲、士的宁、苦味毒诱发惊厥出现的时间。

2. **对呼吸系统的影响** 琥珀酸有镇咳祛痰作

用。琥珀酸钠用于各种过敏性哮喘、支气管喘息性哮喘以及不适于服用麻黄素、氨茶碱的患者。

3. **解毒** 琥珀酸钠盐是重金属及戊巴比妥中毒的解毒剂。经小鼠试验表明从广西蛇药中分得琥珀酸有明显对抗眼镜蛇毒的作用。

4. **抗菌** 2 mg/mL 水溶液对金黄色葡萄球菌、卡他球菌、伤寒杆菌、铜绿假单胞菌、变形杆菌及痢疾杆菌有抑制作用。

5. **抗溃疡** 大鼠结扎幽门产生胃溃疡。腹腔注射或口服 50 mg/mL，可抑制胃液分泌和扩张胃肌而呈抗溃疡效果。

6. **其他** 有利尿作用，治疗结石所致的尿血较好；外用于皮肤疮疡，能生肌收口；有降血脂、抗动脉硬化作用；尚能收缩横纹肌。

· **毒理** · 20％琥珀混悬液以 20 g/kg 给小鼠灌胃，连续 7 日，可见小鼠活动减少，体重等其他指标均正常。

· **炮制** · 取原药材，除去杂质，用时捣碎或研成细粉。

· **性味归经** · 味甘，性平。归心、肝、膀胱经。

· **功能主治** · 具有镇惊安神，散瘀止血，利水通淋，去翳明目功能。主治失眠，惊悸，惊风，癫痫，瘀血闭经，产后腹痛，癥瘕积聚，血淋血尿，目生翳障，痈肿疮毒。

· **用法用量** · 内服：研末，1～3 g；或入丸、散。外用：研末撒；或点眼。

· **用药警戒或禁忌** · 阴虚内热及无瘀滞者慎服。

· **贮藏** · 贮干燥容器内，置阴凉干燥处，防尘。

民族医药应用

◇ 蒙 药 ◇

· **名称** · 博衣舍勒、布日论（《无误蒙药鉴》）。

· **本草考证** · 本品载于《无误蒙药鉴》。内称："在印度，加工品或松树的树脂凝结埋藏地下经久而形成的化石，色橙红，透明，像磁石吸铁一样，能吸附灰尘者质佳，不透明且混有杂石者质劣。"蒙医沿用的琥珀形态特征基本符合蒙医药文献描述，故认定历代蒙医文献所载的博衣舍勒即浩伯（琥珀）。

· **炮制** · 琥珀 除去泥沙及杂质，捣碎。

制琥珀 取净琥珀，置入硼砂水中，浸泡 3 日后，取出，洗净，水飞至口尝无粗糙感时，晾干即可。

· **性味** · 味甘，性平。

· **功能主治** · 具有利尿，明目，愈伤功能。主治闭尿，目赤，云翳，久疮不愈，腰腿痛。

· **用法用量** · 内服：研末，1～1.5 g；或入丸、散。

◇ 藏 药 ◇

· **名称** · 嘎布热、布西（《鲜明注释》），布马炼（《晶珠本草》），尼马日巴扎（《甘露本草明镜》）。

· **炮制** · 取琥珀拣净杂质，加含硼砂的水浸泡 3 夜后，去掉浸泡液，用常水冲洗干净，用时捣碎研成细粉后入药。

· **性味** · 味涩，消化后味苦，性凉。

· **功能主治** · 具有解毒，明目，除翳障功能。主治视力模糊，角膜溃疡，白翳，中毒症。

◇ 维吾尔药 ◇

· **名称** · 可哈刺拔、可哈而八、可哈刺八（《回回约方三十六卷》），买斯巴欧力都木、开合如巴（《物之园》）。

· **性味** · 味微辛，性二级干。

· **功能主治** · 具有生干止血，燥湿止泻，爽心悦志，防腐生肌，健胃补肾，通利小便功能。主治各种内外出血，痢疾带血，心虚心烦，各种创伤，胃肾两虚，小便不畅等。

参 考 文 献

［1］南京中医药大学. 中药大辞典［M］. 2 版. 上海：上海科学技术出版社，2006.

［2］国家中医药管理局《中华本草》编委会. 中华本草：第 1 册［M］. 上海：上海科学技术出版社，1999.

［3］李军德，张志杰. 新编中国药材学：第 8 卷［M］. 北京：中国医药科技出版社，2020.

［4］国家药典委员会. 中华人民共和国药典（2020 版）［M］. 北京：中国医药科技出版社，2020.

［5］苏中武. 生药学［M］. 上海：上海医科大学出版社，1989.

［6］赵中杰. 矿物药分析［M］. 北京：人民出版社，1991.

［7］高天爱，马金安，刘如良. 矿物药真伪图鉴及应用［M］. 太原：山西科学技术出版社，2014.

［8］国家中医药管理局《中华本草》编委会. 中华本草：蒙药卷［M］. 上海：上海科学技术出版社，2004.

［9］中华人民共和国卫生部药典委员会. 中华人民共和国卫生部药品标准·蒙药分册［M］. 北京：中华人民共和国卫生部药典委员会，1998.

［10］王伟. 内蒙古蒙药制剂规范［M］. 呼和浩特：内蒙古人民出版社，2014.

［11］国家中医药管理局《中华本草》编委会. 中华本草：藏药卷［M］. 上海：上海科学技术出版社，2002.

［12］国家中医药管理局《中华本草》编委会. 中华本草：维吾尔药卷［M］. 上海：上海科学技术出版社，2005.

第四部分　水资源类

第十五章　水资源

泉　水
《本草拾遗》
Aqua Mineralis

- **别名** · 山岩泉水，井泉水，矿泉水。
- **来源** · 本品为未受污染的天然井泉中新汲水或矿泉水。
- **本草考证** · 泉水首载于《本草拾遗》。《嘉祐本草》补出"泉水"条。《御制本草品汇精要》谓："穴沙石面出者，谓之泉水……凿地取水口井。夫井亦泉耳。用：新汲者。"《本草纲目》记载："出岩泉水，此山岩上石间所出泉，流为溪涧者也……其泉源远清冷，或山有玉石美草木者为良；其山有黑土毒石恶草者不可用。"古本草认为新汲的、未被污染的井泉水均有某种医疗价值。姚可成《食物本草》载有各地名泉649处，有的能养生保健，有的可用以治病，也有的仅供水浴而不可饮服，随各处地质不同而有差异。今《中华人民共和国国家标准》(GB8537-87)规定："饮用天然矿泉水"标准，即针对"来自地下深部循环的天然露头或经人工揭露的深部循环的地下水（亦属泉水或井水）"，在保证卫生和细菌学指标安全的条件下加以开采利用。这比古本草对井泉水的要求科学而严格。至于各种饮用矿泉水的功能主治，尚待分别研讨。

- **原矿物** · 水 Water　为无色透明液体，天然井泉水均含微量元素和盐类等杂质。
- **主产地** · 主产于山东、广东、贵州等地。
- **蕴藏量** · 水 Water　据 1949—2019 年间"全国地质资料馆"公布的数据，泉水储量约为 $18876.46\,m^3$。按地区统计，矿物储量以四川省最多（$10920\,m^3$），依次为安徽省（$4371.13\,m^3$）、江西省（$1240\,m^3$）、黑龙江省（$1400\,m^3$）、湖北省（$860\,m^3$）等，详见表 15-1。

表 15-1　泉水历年蕴藏量报道

排序	省份	市（州、盟）	县（区、旗）	经度	纬度	蕴藏量(m^3)	时间
1	黑龙江省	黑河市	五大连池市	126°07′25″~126°09′50″	48°37′18″~48°39′40″	1400	1987/7/7
2	安徽省	淮南市	凤台县	116°30′38″	32°45′28″	1000	1995/8/1
3	安徽省	亳州市	/	/	/	968.56	/

（续表）

排序	省份	市（州、盟）	县（区、旗）	经度	纬度	蕴藏量（m³）	时间
4	安徽省	六安市	霍邱县	115°52′52″	32°28′50″	650	1997/9/1
5	安徽省	蚌埠市	市辖区	117°18′47″	32°54′35″	460	/
6	安徽省	亳州市	利辛县	116°18′58″	33°00′36″	450	/
7	安徽省	六安市	市辖区	116°37′56″	31°23′29″	289.2	2002/12/1
8	安徽省	宣城市	宁国市	118°53′28″	30°31′49″	180	2003/1/1
9	安徽省	巢湖市	庐江县	117°18′39″	31°14′22″	180	1995/6/1
10	安徽省	合肥市	肥西县	117°16′35″	31°41′33″	80	1997/7/1
11	安徽省	合肥市	东市区	117°18′36″	31°52′33″	80	1997/1/1
12	安徽省	六安市	金寨县	116°01′20″	31°41′09″	33.37	1995/7/1
13	江西省	南昌市	市辖区	115°58′09″	28°43′53″	840.33	2008/10/1
14	湖北省	/	潜江市	112°35′37″	30°11′45″	600	1993/9/1
15	江西省	南昌市	西湖区	114°01′12″	30°39′00″	400	2001/1/1
16	湖北省	荆州市	荆州区	112°04′15″	30°26′52″	80	2000/1/1
17	湖北省	/	直辖县级	110°47′26″	31°42′00″	180	1999/1/1
18	河南省	郑州市	中原区	113°36′44″	34°43′49″	30	1998/6/1
19	河南省	郑州市	市辖区	/	/	30	/
20	河南省	郑州市	金水区	113°37′00″	34°45′54″	25	1997/12/1
21	四川省	乐山市	峨眉山市	103°24′	29°35′	10 920	1999/12/30

· **药材鉴别** · **性状鉴别** 本品为透明的澄明液体，无色，有时具有极少量矿物盐沉淀。无异臭，无异味，具有矿泉水的特征性口味。

· **性味** · 味甘，性凉。

· **功能主治** · 具有益五脏，清肺胃，生津止渴，养阴利尿功能。

· **用法用量** · 饮服，适量。

· **用药警戒或禁忌** · 注意水质，有硫黄味、朱砂色者，均不可饮。

参 考 文 献

［1］高天爱，马金安，刘如良. 矿物药真伪图鉴及应用［M］. 太原：山西科学技术出版，2014.

［2］国家中医药管理局《中华本草》编委会. 中华本草：第1册［M］. 上海：上海科学技术出版社，1999.

［3］中国地质调查局发展研究中心. 全国地质资料馆［OL］. http://www.ngac.cn/125cms/c/qggnew/zljs.htm.

温 泉
《本草拾遗》
Geothermic Spring

· **别名** · 温汤（《本草拾遗》），沸泉（《纲目》）。

· **来源** · 本品为下渗的雨水和地表水，循环至地壳深处而形成的温度超过 20℃以上的自然积水。

· **本草考证** · 温泉入药始见于《本草拾遗》，谓之"温汤"。《本草纲目》云："温泉有处甚多。按《胡仔渔隐丛话》云：汤泉多作硫黄气，浴之则袭人肌肤。惟新安黄山是朱砂泉，春时水即微红色，可煮茗。长安骊山是磐石泉，不甚作气也。朱砂泉虽红而不热，当是雄黄尔。有砒石处亦有汤泉，浴之有毒。"以上记载可见，古代有治病作用之温泉以硫黄泉为主，此外尚有磐石泉、朱砂泉等,与现今情况基本一致。

· **主产地** · 主产于陕西、北京、重庆等地。

· **性味** · 味甘、辛,性热,小毒。

· **功能主治** · 具有祛风通络,解毒杀虫功能。主治筋骨拘挛,顽痹,手足不遂,眉发脱落,疥癣,疮疡。

· **用法用量** · 外用：沐浴;或取适量,外洗。

参 考 文 献

［1］国家中医药管理局《中华本草》编委会. 中华本草：第1册［M］. 上海：上海科学技术出版社,1999.

［2］高天爱,马金安,刘如良. 矿物药真伪图鉴及应用［M］. 太原：山西科学技术出版社,2014.

第五部分 人工制品或化学制品（含副产物）类

第十六章 人工制品或化学制品

石 碱
《本草衍义补遗》
Extractum ex Vegetabile Cinis

· **别名** · 花碱（《圣济总录》），碱（《本草衍义补遗》），灰碱（《本草纲目》），水碱（《本经逢原》），枧砂、干饼药（《疡科全书》）。

· **来源** · 本品为从蒿、蓼等草灰中提取之碱汁，和以面粉，经加工而成的固体。

· **本草考证** · 本品为极少用中药，始载于《本草衍义补遗》。李时珍曰："状如类碱，故亦得碱名。"

· **药材鉴别** · **性状鉴别** 本品为不规则块状。灰黄白色或淡灰黄色。质硬，易碎。气微，味微咸、苦。

· **化学成分** · 主要含碳酸钾（K_2CO_3）、碳酸钠（Na_2CO_3）等无机物质，以及淀粉和蛋白质等。

· **性味归经** · 味辛、苦、涩，性温。归胃、大肠经。

· **功能主治** · 具有软坚消积，化痰祛湿，去翳功能。

主治积块，食滞不化，噎膈反胃，痈疽瘰疬，疣赘，目翳。

· **用法用量** · 内服：入丸、散。外用：适量，研末点涂；或水醋调点涂。

· **用药警戒或禁忌** · 脾胃虚弱者慎服。

· **贮藏** · 密闭，置干燥处。

参考文献

［1］国家中医药管理局《中华本草》编委会. 中华本草：第 1 册［M］. 上海：上海科学技术出版社，1999.

［2］高天爱，马金安，刘如良. 矿物药真伪图鉴及应用［M］. 太原：山西科学技术出版社，2014.

［3］南京中医药大学. 中药大辞典［M］. 2 版. 上海：上海科学技术出版社，2006.

秋 石
《证类本草》
Depositum Urinae Praeparatum

· **别名** · 秋石丹（《本草蒙筌》），秋冰（《本草纲目》），淡秋石（《本经逢原》）。

· **来源** · 为人尿或人中白的加工品。见图 16-1。

· **本草考证** · 秋石始载于宋代《证类本草》，在人部

"溺白垽"条下，唐慎微引注了张声道《经验方》的"秋石还元丹"，这是用人尿经蒸干与火炼而制成的沉淀物。其后，《苏沈良方》又记载了秋石的阴、阳两种炼制方法，较前者有了很大的改进和提高。秋石作

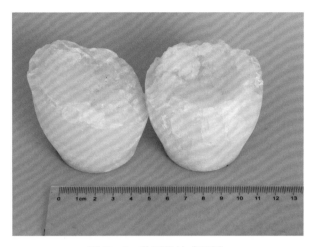

图 16-1 秋石药材（河南）

为专条独立一药，则始于南宋《宝庆本草》，自此以后，诸家本草时有记述，而且又衍生出一些新的炼制方法，如《杨氏颐真堂经验方》"秋冰法"，陈嘉谟《本草蒙筌》"石膏法"等。这些方法都是以人尿为原料经炼制而成的沉淀物。但是南宋以后，在秋石商品中就出现了以食盐煎制的伪品，如《宝庆本草》云："秋石者，出于人之真元……薄俗亦以食盐煎制，其体色与秋石无异，但味苦而咸。或患肿渴及嗽，更服盐，反增其极矣。"李时珍也说："方土亦以盐入炉火煅成伪者，宜辨之。"现代药材有淡秋石与咸秋石两种，淡秋石以人中白（人尿的自然沉淀物）制成，与传统秋石基本相符；而所谓咸秋石，即李时珍所说的盐的煅制品。由于其成分与秋石完全不同，因此不能作秋石入药。

· **主产地** · 主产于华东地区。

· **采收加工** · 取漂净晒干的人中白，研成粉末，加白及浆水作辅料，拌和后用模型印成小方块，晒干。

· **药材鉴别** · **性状鉴别** 为粉状集合体。呈小方块形或扁圆形，有的常印有红色"淡秋石"字样，直径1.5～2.2 cm。白色或灰白色，表面平坦而不光滑；

无光泽，不透明。质硬脆，易砸碎，断面粉状，不平坦。气微，味淡。本品不溶于水。以块整、干燥、无咸臭味者为佳。

理化鉴别 （1）取本品粉末约 0.1 g，加稀盐酸2 mL，使溶解，滤过，滤液加氨试液调至中性，再加草酸铵试液数滴，即发生白色沉淀；分离，沉淀不溶于醋酸，但溶于盐酸。

（2）取本品粉末 0.2 g，加碳酸钠溶液（6 mol/L）2 mL，加热，微沸，放冷后，取上清液 3 滴，加浓硝酸6 滴，再加钼酸铵试液 3 滴，加热，即发生黄色沉淀；分离，沉淀溶于氨试液。

· **化学成分** · 主要为尿酸钙和磷酸钙。

· **药理作用** · 1. **抗炎** 秋石具有抑制大鼠蛋清性足跖肿胀作用。

2. **退热** 秋石有缓解大鼠体温升高的作用。

· **炮制** · 除去杂质，刷净灰屑，砸成碎块或研粉。

· **性味归经** · 味咸，性寒。归肺、肾经。

· **功能主治** · 具有滋阴降火，止血消瘀功能。主治虚劳羸瘦，骨蒸劳热，咳嗽，咳血，咽喉肿痛，遗精，尿频，白浊，带下。

· **用法用量** · 内服：入丸、散；或煎汤，5～15 g。外用：适量，研末撒。

· **用药警戒或禁忌** · （1）不宜多服。

（2）脾胃虚寒慎服，火衰水泛者禁服。

· **贮藏** · 贮干燥容器内，密闭，置阴凉干燥处，防潮。

参 考 文 献

［1］国家中医药管理局《中华本草》编委会. 中华本草：第 1册［M］. 上海：上海科学技术出版社，1999.

［2］郭兰忠. 矿物本草［M］. 南昌：江西科学技术出版社，1995.

［3］南京中医药大学. 中药大辞典［M］. 2 版. 上海：上海科学技术出版社，2006.

人工香盐
《内蒙古蒙药材标准》
Sal Olentum Artificaiale

本药多作为民族药应用。

蒙 药

- **名称**・卤盐(内蒙古习称),乌奴日图-达布斯(《中国民族药词典》),黑森勒-达布斯(《内蒙古蒙药材标准》)
- **来源**・本品由大青盐 500 g、硼砂 300 g、光明盐 50 g、白矾 50 g、火硝 50 g,经粉碎,加适量白酒混匀,文火加热使熔化结晶水蒸发至尽,即得。

- **功能主治**・主治脘痞,胃胀肠鸣,消化不良,呃逆,不思饮食,巴达干病。

参 考 文 献

[1] 贾敏如,张艺.中国民族药词典[M].北京:中国医药科技出版社,2016.
[2] 奥・乌力吉.内蒙古蒙药材标准[M].赤峰:内蒙古科学技术出版社,2021.

小 灵 丹
Xiaolingdan

- **别名**・人造雌黄(《矿物药与丹药》)。
- **来源**・本品为硫黄与雄黄经升华制成的砷硫化合物。
- **本草考证**・小灵丹系马钧家传方,其成分和制法,与《证类本草》引《胜金方》金粟丸(《普济方》称雌黄丸)相似。所得升华物均为砷硫化合物。
- **主产地**・主产于北京等地。
- **药材鉴别**・**性状鉴别**　本品为无定形致密块状。红色;条痕橘黄色。透明至半透明;玻璃光泽。体重,质硬而脆,用小刀可得一划痕;易砸碎,碎块呈橘红色,断面贝壳状。气无,味淡。
- **化学成分**・主要为三硫化二砷(As_2S_3)。
- **性味归经**・味辛,性寒,有毒。归肝、脾经。
- **功能主治**・具有散寒止痛功能。主治脾肾虚寒引起的偏坠疝气,脾虚久泻,胃寒疼痛,妇女血寒经痛,

寒湿带下。
- **用法用量**・内服:研末,3 g,温黄酒或温开水冲。
- **用药警戒或禁忌**・不宜过量、久服。阴虚血亏者及孕妇禁服。
- **贮藏**・置干燥容器内,密闭,放通风干燥处。

参 考 文 献

[1] 国家中医药管理局《中华本草》编委会.中华本草:第1册[M].上海:上海科学技术出版社,1999.
[2] 南京中医药大学.中药大辞典[M].2版.上海:上海科学技术出版社,2006.
[3] 杨松年.中国矿物药图鉴[M].上海:上海科学技术出版社,1990.
[4] 高天爱,马金安,刘如良.矿物药真伪图鉴及应用[M].太原:山西科学技术出版社,2014.

水 银
《五十二病方》
Hydrargyrum

- **别名**・白澒(《淮南子》),姹女(《周易参同契》),澒(《广雅》),汞(《名医别录》),铅精、神胶、元水、流珠、元珠、赤汞、砂汞《石药尔雅》,灵液(《本草纲目》)。
- **来源**・自然元素类液态矿物自然汞。主要从辰砂矿经加工提炼制成。
- **本草考证**・水银首见于《五十二病方》。《神农本草经》列为中品。《名医别录》记载:"一名汞,生符陵

(今四川合江、合川)平土,出手丹砂。"陶弘景云:"今水银有生熟。此云生符陵平土者,是出朱砂腹中,亦别出沙地,者青白色,最胜。出于丹砂者,是今烧粗末朱砂所得,色小白浊,不及生者。"《本草图经》曰:"《经》云出于丹砂者,乃是山石中采粗次朱砂,作炉置砂于中,下承以水,上覆以盎器,外加火煅养,则烟飞于上,水银溜子下,其色小白浊。陶隐居云符陵平

土者,是出朱砂腹中。亦别出沙地,皆青白色,今不闻有此。"综上所述,古人药用的水银是从朱砂炼制的汞。是否有自然汞入药? 陶弘景只讲到"水银有生熟",未提及药用何者为胜,而是说"甚能消化金银使成泥,人以镀物是也"。可见,古今入药用之水银均属炼制汞。至于自然汞,虽确有产出,但质地未必纯净,数量更为有限;并非特具药用价值者。据《许氏说文解字》及《淮南子》高诱等叙述中皆曾提及,推测可能在汉代以前已开始应用(公元前 2 世纪)。李时珍曰:"其状如水似银,故名水银。"

· 原矿物 · 辰砂 Cinnabar 晶体结构属三方晶系。晶体为厚板状或菱面体,有时呈极不规则的粒状集合体或致密状块体出现。为朱红色至褐红色,有时带铅灰色,条痕红色。具金刚光泽。硬度 2~2.5。易碎裂成片,有平行的完全解理。断口呈半贝壳状或参差状。相对密度 8.09~8.2。常呈矿脉产于石灰岩、板岩、砂岩中。

自然汞 Mercury 常温下为液体,－38.87 ℃以下为三方晶系晶体。晶体汞为菱面体状。液体呈小珠分散,或呈薄膜依附于辰砂等共存矿物表面及裂隙中,亦呈小水滴状集中于岩石裂隙。银白或锡白色,具金属光泽,不透明。晶体汞相对密度 14.26~14.4;液体汞相对密度 13.546(20 ℃)。气化点 356.58 ℃,蒸气有剧毒;常温下在空气中稳定为液态,受热易挥发。

· 主产地 · 主产于湖北、湖南、广西、四川、贵州、云南等地。

· 蕴藏量 · 自然汞 Mercury 据 1949—2019 年间"全国地质资料馆"公布的数据,汞储量约为 3 818.72 万吨。按地区统计,矿物储量以四川省最多(3 814 万吨),依次为贵州省(2.87 万吨)、湖南省(1.17 万吨)、陕西省(5 263 吨)、湖北省(800 吨)、青海省(695 吨)、广西壮族自治区(64 吨),详细见表16－1。

表 16－1 自然汞历年蕴藏量报道

序号	省份	市(州、盟)	县(区、旗)	经度	纬度	蕴藏量(万吨)	时间
1	湖北省	宜昌市	长阳土家族自治县	110°57′00″	30°29′00″	0.08	1965/1/1
2	湖南省	怀化市	新晃侗族自治县	109°00′00″	27°25′00″	1.11	/
3	湖南省	湘西土家族苗族自治州	凤凰县	109°20′58″	109°20′58″	0.046	1963/1/1
4	湖南省	怀化市	新晃侗族自治县	109°05′37″	27°20′25″	0.016 1	/
5	广西壮族自治区	玉林市	博白县	109°36′48″	22°21′00″	0.006 4	/
6	四川省	乐山市	峨边彝族自治县	102°58′38″~103°01′52″	29°23′51″~29°27′42″	3 814	/
7	贵州省	遵义市	务川仡佬族苗族自治县	/	/	1.037	/
8	贵州省	黔东南苗族侗族自治州	丹寨县	107°50′00″~108°00′00″	26°05′00″~26°15′00″	0.948 4	1956/3/1
9	贵州省	黔东南苗族侗族自治州	丹寨县	/	/	0.224 3	/
10	贵州省	遵义市	务川仡佬族苗族自治县	108°01′10″~108°03′20″	28°36′30″~28°38′30″	0.181 2	1979/7/1
11	贵州省	黔南布依族苗族自治州	三都水族自治县	107°50′00″~108°00′00″	26°05′00″~26°15′00″	0.120 5	1963/1/1
12	贵州省	遵义市	务川仡佬族苗族自治县	108°05′00″~108°25′00″	28°25′00″~28°45′00″	0.097 1	/
13	贵州省	黔东南苗族侗族自治州	黄平县	/	/	0.061 2	/

（续表）

序号	省份	市（州、盟）	县（区、旗）	经度	纬度	蕴藏量（万吨）	时间
14	贵州省	黔东南苗族侗族自治州	三都水族自治县	107°37′05″～107°37′52″	26°02′30″～26°05′00″	0.058	/
15	贵州省	黔西南布依族苗族州	兴仁县	105°28′00″～105°30′00″	25°32′00″～25°35′00″	0.0561	/
16	贵州省	安顺市	平坝区	/	/	0.0324	/
17	贵州省	黔东南苗族侗族自治州	丹寨县	107°51′28″～107°51′40″	26°09′28″～26°09′44″	0.0276	1988/1/1
18	贵州省	黔东南苗族侗族自治州	丹寨县	107°51′44″	26°09′21″	0.0225	/
19	陕西省	安康市	旬阳县	109°19′15″～109°21′28″	33°05′20″～33°06′22″	0.3818	1959/4/1
20	陕西省	安康市	旬阳县	/	/	0.0561	/
21	陕西省	安康市	旬阳县	109°19′03″～109°21′07″	33°05′02″～33°05′02″	0.0455	1961/1/1
22	陕西省	商洛市	山阳县	109°34′27″	33°19′31″	0.0429	1964/1/1
23	青海省	海南州	同德县	100°36′31″	34°58′18″	0.0695	1975/5/1

辰砂 Cinnabar 据 1949—2019 年间"全国地质资料馆"公布的数据，辰砂原矿石储量约为 2 496.18 万吨。按地区统计，矿物储量以江西省最多（2 402.18 万吨），依次为湖南省（94 万吨），详细见表 16 - 2。

表 16 - 2 辰砂历年蕴藏量报道

序号	省份	市（州、盟）	县（区、旗）	经度	纬度	蕴藏量（万吨）	时间
1	江西省	上饶市	德兴市	117°44′00″～117°44′00″	29°01′00″～29°01′00″	2 402.18	1959/11/1
2	湖南省	湘西土家族苗族自治州	保靖县	109°30′00″～109°43′20″	28°13′10″～28°40′00″	94	1959/11/1

· **药材鉴别** · **性状鉴别** 本品在常温下为质重液体。银白色，不透明，具金属光泽。易流动或分裂成小球。遇热易挥发，357 ℃成气体；在－39 ℃时凝固成锡样固体。不溶于水、乙醇、盐酸，能溶于硝酸、热硫酸中，形成汞盐。无臭。

理化鉴别 取本品约 1 g，加硝酸与蒸馏水的等容混合液 20 mL，使其溶解。取溶液加氢氧化钠试液，即生成黄色沉淀；取溶液加氢氧化钠试液调至中性，加碘化钾试液，即生成猩红色沉淀，能在过量的碘化钾试液中溶解，再以氢氧化钠试液碱化，加铵盐即生成红棕色的沉淀。

· **化学成分** · 为单体金属元素汞，并含有微量的银。

· **药理作用** · 水银（汞）的化合物有消毒、泻下、利尿作用，现已不用或罕用。汞离子能与巯基结合而干扰细胞的代谢及功能。元素汞不能自胃肠道吸收，但其表面暴露于空气中时可形成氧化物或硫化物，

因而吞食后有时可引起轻度泻下、利尿；吞食水银的人，大多数无症状，水银自粪便排出，少数人可有某些症状，而极少数人（敏感或其他未知原因）可引起立即死亡。汞剂排泄主要由肾，其次是大肠，急性中毒多半由误服升汞引起，有消化道腐蚀所致的症状，吸收后产生肾脏损害而致尿闭和毛细血管损害而引起血浆损失，甚至发生休克。早期应用二巯丙醇及其他对症措施，多数抢救有效。慢性中毒一般见于工业中毒，发生口腔炎和中毒性脑病，后者表现为忧郁、畏缩等精神症状和肌肉震颤。

· **毒理** · 水银（汞）对小鼠的肝脏、肾脏、卵巢有毒性作用，氯化汞可以影响卵母细胞的成熟，损伤或降低小鼠的生殖能力。小鼠口服二价汞，体内的汞绝大部分蓄积在肾脏内，染毒小鼠出现少尿甚至无尿、阴茎红肿脱出的中毒症状。小鼠皮下接种水银致急性肾损害，运动负荷对此影响不大。汞也有较强的神

经毒性,对脑发育、神经递质等有一定影响。汞污染还促进细菌抗药性。

汞在机体内易与含巯基的蛋白质及酶类结合,导致体内数十种酶失活或膜功能紊乱,从而造成细胞损伤,这是汞毒性作用的基础。汞还有致突变作用,可以引起染色体畸变。汞也可引起氧化脂质的堆积。

· **炮制** · **水银** 原药应用。

铅制水银 取纯铅置容器内,加热熔化,用铁铲拨去上层黑渣,倒入水银,搅匀后倒出,放凉,研成细粉。每水银 100 kg,用铅 40 kg。

硫黄制水银 将水银与硫黄同研成末。

杏仁或桃仁制水银 将水银与杏仁或桃仁等有油性药物同研成末。

· **性味归经** · 味辛,性寒,有毒。归心、肝、肾经。

· **功能主治** · 具有杀虫,攻毒功能。主治疥癣,梅毒,恶疮,痔瘘。

· **用法用量** · 外用适量,与他药研细末点、搽患处。

· **用药警戒或禁忌** · 本品大毒,不宜内服,孕妇禁用。外用亦不可过量或久用,用于溃疡创面时,尤须注意,以免吸收中毒。

· **贮藏** · 贮存于干燥容器,密封,置阴凉干燥处,专柜保管。

民族医药应用
◇ 蒙 药 ◇

· **名称** · 乌勒础《无误蒙药鉴》,雄胡音-沃斯《蒙药学》。

· **本草考证** · 本品载于《无误蒙药鉴》。内称:"正如《正部医典》中蒸馏银朱一样,将银朱或朱砂用武火蒸馏化烟而变液体且状如铅,凉时似水并具有重毒、穿毒、汁毒。"故历代蒙医药文献所载的乌勒础即孟根-沃斯(水银)。

· **炮制** · **热制水银** 取等量水银和硫黄粉放入事先用牛油或羊油擦好的铁锅中加热,用铁器不停地翻动,注意火候;当变稠时,立即将锅取下继续搅动,待变稀后又放在火上加热。这样反复操作多次后放凉,凝结后掰开,断面呈灰黑色(无水银颗粒)为准。

寒制水银 取等量水银和硫黄粉,置于乳钵中,研磨至灰黑色,不见水银颗粒即可。

· **性味** · 味辛,性凉,有毒。

· **功能主治** · 具有燥协日乌素,干脓血,杀虫,消痈疽功能。主治协日乌素病,陶赖,梅毒,疥癣,赫如虎,白喉,吾雅曼,痈疽,秃疮,痘疹,瘙痒,淋巴结肿大,胸伤。

· **用法用量** · 内服:炮制后,研末入丸剂。外用:适量。

◇ 维吾尔药 ◇

· **名称** · 即八吉(《回回药方三十六卷》),再依白克、帕热、及外(《药物之园》)。

· **炮制** · 可同脂肪共研成细粉或油膏用。炮制水银去毒,维吾尔医有自己的数种方法:如将水银装入有莱菔、糖萝卜等容器内,口用黏土闭封,埋热沙一昼夜;或将水银放入莳萝、卷心菜、柠檬汁、指甲花汁等中,研磨 2 日;或于硫黄、硇砂一起研磨 3 日。置坚固的容器中,于阴凉处密闭保存。

· **性味** · 味淡,性二级寒、三级湿,有毒。

· **功能主治** · 具有生湿生寒,除风净血,收敛生肌,排脓去毒,愈合伤口,抗菌消炎,固精壮阳,杀虫功能。主治干热性或胆液质性各种恶性疮疡,如梅毒、湿疹、头癣,早泄,遗精,阳痿等。

参 考 文 献

[1] 南京中医药大学. 中药大辞典[M]. 2 版. 上海:上海科学技术出版社,2006.

[2] 国家中医药管理局《中华本草》编委会. 中华本草:第 1 册[M]. 上海:上海科学技术出版社,1999.

[3] 高天爱,马金安,刘如良. 矿物药真伪图鉴及应用[M]. 太原:山西科学技术出版社,2014.

[4] 中国地质调查局发展研究中心. 全国地质资料馆[OL]. http://www. ngac. cn/125cms/c/qggnew/zljs. htm.

[5] 国家中医药管理局《中华本草》编委会. 中华本草:蒙药卷[M]. 上海:上海科学技术出版社,2004.

[6] 内蒙古自治区卫生厅. 内蒙古蒙成药标准[M]. 赤峰:内蒙古科学技术出版社,1984.

[7] 布和巴特尔,奥·乌力吉. 传统蒙药与方剂[M]. 赤峰:内蒙古科学技术出版,2013.

[8] 国家中医药管理局《中华本草》编委会. 中华本草:维吾尔药卷[M]. 上海:上海科学技术出版社,2005.

石 灰

《神农本草经》

Calx

- **别名** · 垩灰（《神农本草经》），希灰（《名医别录》），石垩（《本草经集注》），五味、染灰、散灰、白灰、味灰（《石药尔雅》），锻石（《日华子本草》），石锻（《本草图经》），矿灰、白虎（《本草纲目》）。

- **来源** · 本品为石灰岩经加热煅烧而成的生石灰，及其水化产物熟石灰，即羟钙石，或两者的混合物。

- **本草考证** · 石灰首载于《神农本草经》，列为下品。《名医别录》记载："生中山（今河北保定唐县一带）川谷。"《本草经集注》云："今近山生石青白色，作灶烧竟，以水沃之，即热蒸而解末矣。"《开宝本草》按："别本注云；烧青石为灰也。有两种：风化，水化。风化为胜。"《本草图经》曰："风化者，取锻了石，置风中自解，此为有力；水化者，以水沃之，则热蒸而解，力差劣。"实则均为熟石灰。《本草纲目》云："入药惟用风化、不夹石者良。"综上所述，入药多用熟石灰。

- **原矿物** · **石灰岩 Limestone** 主要由方解石组成，为致密块状体。白色或灰白色，由于所含杂质成分差异，颜色变化甚大，如含铁质则呈褐色，含有机质时呈灰至黑色。土状光泽，透明度较差。非常致密时多呈贝状断口。

　　石灰 Lime 晶体结构属等轴晶系。为粒状致密块体，罕见有立方体或八面体状单晶。白色，或带灰白、灰黄等色调。土状光泽。硬度 3.5，相对密度 3.3。

　　羟钙石 Portlandite 又名：氢氧钙石、熟石灰、消石灰。晶体结构属三方晶系。粉末状疏松块体，极罕见其细鳞片状晶体。白色或灰白色。土状光泽。硬度 2，相对密度 2.23。易溶于热盐酸。在水中的溶解度与温度有关。

　　石灰，尤其熟石灰，在长期存放中，若与空气中二氧化碳接触，可形成方解石，并与熟石灰共存。故陈年石灰中含细分散的碳酸钙。见图 16 - 2～图 16 - 4。

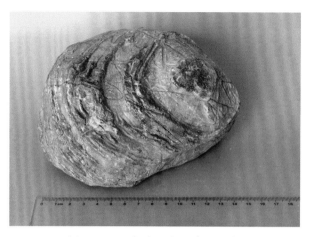

图 16 - 2　石灰岩原矿石（内蒙古）

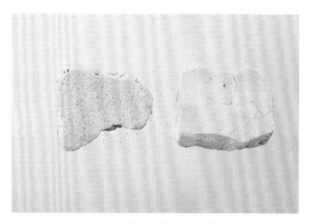

图 16 - 3　煅石灰药材（内蒙古）

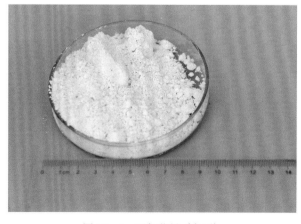

图 16 - 4　石灰药材（宁夏）

·**主产地**·全国各地均产。

·**蕴藏量**·石灰 Lime　据 1949—2019 年间"全国地质资料馆"公布的数据,石灰储量约为 2 051 049.03 万吨。按地区统计,矿物储量以河南省最多(879 599.9 万吨),依次为安徽省(130 497.81 万吨)、四川省(89 931.47 万吨)、广东省(86 253 万吨)、陕西省(83 051.69 万吨)、福建省(72 126.94 万吨)、内蒙古自治区(64 788.56 万吨)、甘肃省(64 216.42 万吨)、重庆市(63 767.87 万吨)、湖北省(62 985.59 万吨)、山东省(55 724.2 万吨)等,详细见表 16-3。

表 16-3　石灰历年蕴藏量报道

序号	省份	市(州、盟)	县(区、旗)	经度	纬度	蕴藏量(万吨)	时间
1	北京市	/	门头沟区	116°00′20″～116°01′20″	39°59′20″～40°00′30″	11 719	1960/4/15
2	北京市	/	房山县	116°01′00″～116°04′00″	39°49′00″～39°49′40″	2 039.7	1960/12/1
3	北京市	/	怀柔县	116°37′00″～116°39′20″	40°22′30″～40°24′40″	1 744	1961/6/1
4	北京市	/	昌平县	116°17′40″～116°18′20″	41°16′00″～41°16′20″	823.88	1962/9/1
5	北京市	/	密云县	116°48′55″～116°49′05″	40°25′10″～40°25′30″	249.96	1962/11/28
6	天津市	/	蓟县	117°25′40″～117°25′40″	40°05′00″～40°05′00″	3 812.86	1978/3/1
7	河北省	石家庄市	井陉县	114°00′00″～114°00′00″	38°00′00″～38°00′00″	15 600	1962/3/7
8	河北省	邯郸市	涉县	113°39′11″～113°40′14″	36°34′42″～36°35′37″	3 240	1994/3/1
9	山西省	晋中市	灵石县	111°41′27″～111°42′27″	36°49′00″～36°50′46″	1 993.6	1986/2/1
10	山西省	长治市	郊区	/	/	822.91	1960/11/1
11	内蒙古自治区	鄂尔多斯市	鄂托克旗	107°00′00″～107°00′00″	39°40′00″～39°40′00″	26 078	1959/6/1
12	内蒙古自治区	阿拉善盟	阿拉善左旗	105°40′45″～105°42′45″	38°22′00″～38°24′45″	14 948	2010/12/30
13	内蒙古自治区	呼伦贝尔市	陈巴尔虎旗	120°05′44″～120°06′53″	49°17′08″～49°18′12″	8 170	1983/4/1
14	内蒙古自治区	乌海市	海南区	106°47′00″～106°49′15″	39°28′00″～39°30′00″	5 791	2005/8/1
15	内蒙古自治区	鄂尔多斯市	准格尔旗	110°10′00″～111°30′00″	39°25′00″～39°51′00″	4 742	1985/6/1
16	内蒙古自治区	兴安盟	科右前旗	119°58′38″～119°59′26″	47°23′56″～47°25′00″	1 813	1991/3/1
17	内蒙古自治区	包头市	达尔罕茂明安旗	109°57′00″～109°57′00″	42°12′00″～42°12′00″	1 539	1957/5/1
18	内蒙古自治区	呼和浩特市	清水河县	110°33′46″～110°34′32″	39°57′40″～39°58′00″	915	1994/8/1
19	内蒙古自治区	锡林郭勒盟	正镶白旗	115°15′16″～115°18′39″	42°34′28″～42°35′40″	421	1993/11/1
20	内蒙古自治区	赤峰市	敖汉旗	119°46′53″～119°50′03″	42°33′45″～42°37′38″	371.56	1993/12/1
21	辽宁省	大连市	甘井子区	121°40′00″～121°40′00″	38°58′00″～38°58′00″	11 460.96	1957/12/1
22	辽宁省	大连市	瓦房店市	121°38′00″～121°39′30″	39°28′00″～39°28′45″	8 233	2008/12/8
23	辽宁省	葫芦岛市	兴城市	120°31′55″～120°33′07″	40°45′36″～40°47′24″	6 263	2001/7/1
24	辽宁省	葫芦岛市	兴城市	120°32′30″～120°32′30″	40°46′20″～40°46′20″	1 758	1976/12/1

（续表）

序号	省份	市（州、盟）	县（区、旗）	经度	纬度	蕴藏量（万吨）	时间
25	辽宁省	鞍山市	千山区	123°06′00″～123°06′00″	41°05′00″～41°05′00″	1 533	1975/7/1
26	辽宁省	铁岭市	铁岭县	124°10′07″～124°12′56″	42°11′49″～42°13′10″	1 314	1988/12/1
27	辽宁省	丹东市	东港市	123°41′20″～123°41′20″	39°54′10″～39°54′10″	548.98	1985/4/1
28	辽宁省	大连市	金州区	121°40′00″～121°40′00″	39°09′00″～39°09′00″	458.48	1984/1/1
29	辽宁省	抚顺市	新宾满族自治县	124°34′58″～124°38′58″	41°17′00″～41°18′01″	28.6	2010/12/12
30	吉林省	吉林市	磐石市	126°11′10″～126°11′10″	42°54′36″～42°54′36″	5 135	1973/3/1
31	吉林省	通化市	/	126°05′00″～126°05′00″	41°46′30″～41°46′30″	394.49	1982/1/1
32	黑龙江省	伊春市	红星区	129°22′00″～129°24′30″	48°06′00″～48°07′40″	2 989.8	2004/10/15
33	江苏省	无锡市	宜兴市	119°34′58″～119°37′29″	31°30′31″～31°32′06″	15 552	2006/2/28
34	江苏省	南京市	江宁区	118°56′09″～118°56′09″	31°57′43″～31°57′43″	2 779	1989/6/1
35	江苏省	淮阴市	盱眙县	/	/	1 615.2	1970/11/1
36	江苏省	南京市	市辖区	119°00′00″～119°00′00″	32°10′00″～32°10′00″	1 429	1964/2/1
37	江苏省	镇江市	/	/	/	667	1960/12/1
38	江苏省	徐州市	贾汪区	/	/	633.5	1966/9/1
39	浙江省	衢州市	衢江区	118°54′00″～118°54′00″	29°17′08″～29°17′08″	14 374	2008/10/1
40	浙江省	衢州市	常山县	118°30′00″～118°31′15″	28°59′15″～29°00′00″	10 801	1997/4/1
41	浙江省	湖州市	长兴县	119°57′08″～119°57′08″	30°56′45″～30°56′45″	1 425.8	1959/9/15
42	浙江省	湖州市	/	120°03′30″～120°04′30″	30°53′45″～30°54′15″	1 305	1989/9/1
43	浙江省	金华市	兰溪市	119°35′03″～119°35′03″	29°13′06″～29°13′06″	1 100.31	2007/12/1
44	浙江省	绍兴市	诸暨市	120°08′16″～120°08′55″	28°48′07″～29°48′40″	1 051.79	1989/11/10
45	浙江省	衢州市	江山市	/	/	1 030	1990/3/1
46	浙江省	杭州市	余杭区	119°52′48″～119°54′40″	30°14′01″～30°14′33″	423	1990/7/30
47	浙江省	杭州市	临安市	119°47′30″～119°47′30″	30°12′45″～30°12′45″	369.9	1976/10/1
48	浙江省	杭州市	富阳市	119°55′00″～119°55′32″	30°11′04″～30°11′35″	225	1989/5/1
49	浙江省	金华市	/	119°36′01″～119°36′22″	29°12′34″～29°12′50″	63	1992/4/1
50	安徽省	巢湖市	/	117°43′14″～117°47′30″	31°27′45″～31°31′15″	37 085	2008/10/1
51	安徽省	巢湖市	无为县	117°51′45″～117°55′00″	31°28′41″～31°31′00″	30 817	2006/10/19
52	安徽省	铜陵市	郊区	117°15′13″～117°18′44″	30°25′10″～30°27′30″	15 483.53	2009/9/1
53	安徽省	池州市	石台县	117°18′15″～117°19′30″	30°14′00″～30°15′00″	11 372.95	2010/8/1
54	安徽省	巢湖市	庐江县	117°19′30″～117°21′45″	31°15′00″～31°17′45″	9 829	2007/7/10
55	安徽省	池州市	贵池区	117°25′30″～117°26′15″	30°31′58″～30°32′31″	8 418	1992/7/1
56	安徽省	芜湖市	繁昌县	118°04′15″～118°04′45″	31°06′00″～31°06′45″	5 791.68	2003/1/1
57	安徽省	池州市	东至县	116°46′56″～116°48′10″	30°03′41″～30°05′22″	2 851.2	1985/8/1
58	安徽省	滁州市	定远县	117°36′18″～117°36′49″	32°37′17″～32°37′43″	2 766.6	1993/11/1
59	安徽省	六安市	霍邱县	115°54′52″～115°55′45″	32°15′12″～32°15′49″	1 915.5	1993/4/1
60	安徽省	滁州市	凤阳县	117°18′00″～117°20′00″	32°40′00″～32°42′00″	1 303.3	1984/9/1
61	安徽省	宣城市	宣州区	118°43′11″～118°43′49″	30°44′27″～30°44′59″	946	1995/2/1
62	安徽省	淮北市	杜集区	116°55′02″～116°55′38″	33°57′05″～33°57′46″	797.59	2008/7/1

（续表）

序号	省份	市（州、盟）	县（区、旗）	经度	纬度	蕴藏量（万吨）	时间
63	安徽省	安庆市	怀宁县	116°55′04″～116°55′04″	30°35′53″～30°35′53″	567.22	1988/7/1
64	安徽省	池州市	青阳县	118°02′30″～118°03′15″	30°40′45″～30°41′15″	287.51	2009/11/1
65	安徽省	宣城市	泾县	118°21′58″～118°23′58″	30°44′23″～30°45′12″	265.73	2009/3/1
66	福建省	泉州市	永春县	118°00′30″～118°02′15″	25°32′15″～25°33′45″	33 195	2008/11/1
67	福建省	龙岩市	漳平市	117°19′30″～117°21′30″	25°13′00″～25°14′15″	11 531.87	2006/2/10
68	福建省	龙岩市	武平县	116°11′45″～116°12′45″	24°52′00″～24°53′00″	11 459	1998/5/29
69	福建省	漳州市	南靖县	117°16′30″～117°16′30″	24°41′51″～24°41′51″	8 380	1978/2/1
70	福建省	三明市	沙县	117°39′00″～117°39′48″	26°24′54″～26°25′18″	2 201	1984/9/1
71	福建省	南平市	顺昌县	117°43′06″～117°43′48″	26°45′24″～26°46′18″	1 618.8	1983/1/1
72	福建省	泉州市	德化县	118°00′34″～118°01′27″	25°33′03″～25°34′08″	1 228	1996/8/15
73	福建省	三明市	尤溪县	118°18′59″～118°19′45″	25°57′45″～25°58′02″	604.7	1994/5/30
74	福建省	三明市	永安市	117°18′55″～117°19′10″	26°01′03″～26°01′30″	582	1964/10/1
75	福建省	三明市	大田县	117°48′23″～117°48′49″	26°05′16″～26°06′05″	520	1986/12/1
76	福建省	泉州市	安溪县	117°47′56″～117°50′34″	25°19′55″～25°20′55″	496.84	1988/7/1
77	福建省	龙岩市	新罗区	117°10′40″～117°10′40″	25°09′10″～25°09′10″	309.73	1983/4/1
78	江西省	赣州市	于都县	115°28′30″～115°28′30″	25°58′54″～25°58′54″	7 984.74	1965/11/1
79	江西省	萍乡市	上栗县	113°51′50″～113°53′09″	27°45′07″～27°47′32″	4 118	1990/12/1
80	江西省	宜春市	高安市	/	/	2 907	1985/8/1
81	江西省	九江市	武宁县	115°15′40″～115°16′03″	29°26′55″～29°27′07″	1 043	1989/9/1
82	江西省	萍乡市	市辖区	113°50′36″～113°50′36″	27°38′54″～27°38′54″	593.79	1965/12/1
83	江西省	萍乡市	安源区	114°06′00″～114°06′00″	27°39′00″～27°39′00″	582.2	1983/10/1
84	江西省	宜春市	宜丰县	114°40′58″～114°41′18″	28°21′58″～28°22′58″	570	1992/12/29
85	江西省	上饶市	弋阳县	117°17′25″～117°18′31″	28°41′40″～28°42′45″	10.37	2009/11/20
86	山东省	枣庄市	台儿庄区	117°38′22″～117°40′07″	34°30′03″～34°32′03″	10 527	1997/11/1
87	山东省	临沂市	费县	118°02′15″～118°03′15″	35°12′50″～35°13′30″	7 945.12	2007/10/24
88	山东省	济宁市	微山县	116°44′00″～116°45′00″	35°07′30″～35°08′00″	7 694.46	1999/3/1
89	山东省	济宁市	泗水县	117°22′45″～117°23′30″	35°35′45″～35°36′30″	6 519.89	1999/3/1
90	山东省	临沂市	沂水县	118°53′00″～118°54′30″	36°00′30″～36°02′15″	6 469.8	2008/8/22
91	山东省	泰安市	肥城市	116°41′15″～116°43′00″	36°06′45″～36°08′45″	6 172.5	2007/2/15
92	山东省	临沂市	费县	117°55′00″～118°00′00″	35°18′00″～35°19′00″	5 549	1983/12/1
93	山东省	济宁市	邹城市	117°00′29″～117°00′29″	35°15′00″～35°15′00″	2 260	1960/12/1
94	山东省	济宁市	嘉祥县	116°20′00″～116°21′00″	35°19′15″～35°20′45″	1 505	1997/6/1
95	山东省	临沂市	市辖区	118°19′00″～118°19′00″	34°54′00″～34°54′00″	340.71	1965/11/20
96	山东省	泰安市	东平县	116°08′00″～116°08′00″	36°07′00″～36°07′00″	245.94	1966/9/1
97	山东省	济宁市	梁山县	116°05′30″～116°05′30″	35°47′00″～35°47′00″	190.48	1967/6/30
98	山东省	烟台市	福山区	121°02′15″～121°04′00″	37°30′15″～37°31′15″	172.97	2008/8/30
99	山东省	枣庄市	峄城区	117°33′10″～117°33′10″	34°49′00″～34°49′00″	131.33	1966/6/1
100	河南省	洛阳市	市辖区	113°11′00″～113°11′00″	34°18′00″～34°18′00″	869 324	1958/10/1

（续表）

序号	省份	市（州、盟）	县（区、旗）	经度	纬度	蕴藏量（万吨）	时间
101	河南省	平顶山市	宝丰县	112°48′00″～112°49′50″	33°59′30″～34°00′30″	4 705	2002/10/1
102	河南省	南阳市	邓州市	111°40′20″～111°40′20″	32°30′44″～32°30′44″	4 580.9	1957/7/1
103	河南省	焦作市	市辖区	/	/	990	1965/7/1
104	湖北省	武汉市	武昌区	/	/	19 164.8	1953/12/1
105	湖北省	咸宁市	赤壁市	113°50′00″～113°50′00″	29°42′30″～29°42′30″	7 329	1960/4/1
106	湖北省	黄石市	大冶市	114°46′05″～114°47′06″	30°09′44″～30°10′35″	5 855	2004/10/31
107	湖北省	荆门市	钟祥市	112°19′26″～112°21′29″	31°06′00″～31°08′16″	3 718.54	1986/6/1
108	湖北省	襄樊市	襄阳区	111°57′56″～111°57′56″	31°59′20″～31°59′20″	3 288.7	1961/6/1
109	湖北省	黄石市	铁山区	/	/	2 381	1976/1/1
110	湖北省	宜昌市	当阳市	111°38′00″～111°38′00″	30°52′00″～30°52′00″	2 199	1985/3/20
111	湖北省	咸宁市	咸安区	114°10′36″～114°10′36″	29°45′24″～29°45′24″	1 752.3	1989/7/1
112	湖北省	宜昌市	宜都市	111°24′00″～111°28′00″	30°07′00″～30°11′00″	1 745.3	1959/12/1
113	湖北省	恩施土家族苗族自治州	恩施市	/	/	1 686.2	1984/10/25
114	湖北省	宜昌市	夷陵区	111°26′15″～111°26′15″	30°47′00″～30°47′00″	1 647	1990/11/1
115	湖北省	黄石市	阳新县	/	/	1 534	1985/5/1
116	湖北省	十堰市	郧县	111°54′41″～111°55′27″	32°47′31″～32°47′55″	1 363.1	2005/12/31
117	湖北省	襄樊市	市辖区	112°00′00″～112°00′00″	32°00′00″～32°00′00″	1 244.8	1960/1/15
118	湖北省	宜昌市	长阳土家族自治县	110°14′00″～110°14′00″	30°30′00″～30°30′00″	1 163.4	1988/9/1
119	湖北省	黄冈市	蕲春县	115°22′18″～115°22′18″	30°01′30″～30°01′30″	1 111.7	1985/12/1
120	湖北省	咸宁市	崇阳县	114°01′00″～114°01′00″	29°34′00″～29°34′00″	1 107	1977/9/1
121	湖北省	恩施土家族苗族自治州	巴东县	110°26′15″～110°26′15″	31°01′18″～31°01′18″	959.29	1983/6/1
122	湖北省	襄樊市	南漳县	111°40′30″～111°40′30″	31°40′50″～31°40′50″	804	1962/1/1
123	湖北省	宜昌市	秭归县	110°45′03″～110°45′03″	30°54′05″～30°54′05″	794.6	1985/4/30
124	湖北省	恩施土家族苗族自治州	利川市	108°41′50″～108°41′50″	30°23′48″～30°24′24″	590.22	1987/3/1
125	湖北省	咸宁市	嘉鱼县	114°14′00″～114°14′00″	29°48′00″～29°48′00″	565.1	1985/8/1
126	湖北省	宜昌市	秭归县	/	/	561	1965/7/1
127	湖北省	黄石市	黄石港区	115°05′00″～115°05′00″	30°12′00″～30°12′00″	292.7	1962/2/1
128	湖北省	恩施土家族苗族自治州	鹤峰县	110°03′45″～110°03′45″	29°54′30″～29°54′30″	131.84	1988/1/1
129	湖南省	益阳市	安化县	111°35′30″～111°37′15″	28°11′30″～28°13′00″	20 511.3	2010/9/1
130	湖南省	邵阳市	新邵县	/	/	14 444	1965/11/1
131	湖南省	湘西土家族苗族自治州	吉首市	109°36′42″～109°37′42″	28°13′00″～28°14′00″	2 779.08	2010/6/15
132	湖南省	邵阳市	城步苗族自治县	110°20′24″～110°21′00″	26°05′24″～26°05′57″	2 362	1988/10/1
133	湖南省	娄底市	涟源市	111°51′40″～111°52′40″	27°41′20″～27°42′10″	1 684.2	1994/7/31
134	湖南省	怀化市	溆浦县	110°23′00″～110°24′00″	27°52′00″～27°53′00″	1 477	1985/1/1

（续表）

序号	省份	市（州、盟）	县（区、旗）	经度	纬度	蕴藏量（万吨）	时间
135	湖南省	怀化市	辰溪县	110°15′00″～110°15′00″	27°55′00″～27°55′00″	1 272	1965/9/1
136	湖南省	湘潭市	湘乡市	112°11′45″～112°11′45″	27°45′45″～27°45′45″	1 058.1	1978/7/1
137	湖南省	永州市	祁阳县	111°49′30″～111°50′30″	26°40′30″～26°41′30″	989.7	1984/12/1
138	湖南省	永州市	双牌县	111°38′31″～111°38′59″	26°01′10″～26°01′27″	600	1988/10/31
139	广东省	清远市	清新县	112°45′28″～112°46′14″	24°05′51″～24°06′14″	41 804	2006/1/1
140	广东省	清远市	阳山县	112°42′07″～112°43′13″	24°25′49″～24°26′31″	7 701	1994/1/1
141	广东省	清远市	英德市	113°27′00″～113°27′00″	24°22′00″～24°22′00″	6 435	1972/8/1
142	广东省	惠州市	龙门县	114°20′49″～114°21′56″	23°37′41″～23°38′56″	6 311	1992/5/1
143	广东省	广州市	增城市	113°48′45″～113°49′30″	23°32′00″～23°33′00″	4 642	1995/8/1
144	广东省	韶关市	市辖区	113°04′00″～113°04′00″	24°42′00″～24°42′00″	4 571	1980/7/1
145	广东省	清远市	连州市	117°17′54″～117°18′47″	24°45′07″～24°45′59″	4 568	1993/11/1
146	广东省	梅州市	梅县	116°05′37″～116°06′50″	24°24′08″～24°25′17″	2 805	1987/5/1
147	广东省	阳江市	阳春市	111°50′55″～111°50′55″	22°18′35″～22°18′35″	2 732	1960/9/1
148	广东省	惠州市	惠东县	114°41′30″～114°41′30″	22°51′00″～22°51′00″	2 284	1984/10/1
149	广东省	深圳市	龙岗区	114°12′40″～114°12′40″	22°41′00″～22°41′00″	2 164	1983/10/1
150	广东省	肇庆市	高要市	/	/	236	1967/12/1
151	广西壮族自治区	贵港市	桂平市	110°00′09″～110°01′43″	23°17′12″～23°18′36″	15 379.54	2010/10/1
152	广西壮族自治区	贵港市	平南县	110°28′27″～110°29′31″	23°29′52″～23°31′16″	7 556.6	2009/4/1
153	广西壮族自治区	玉林市	陆川县	114°14′00″～114°14′30″	22°35′00″～22°35′40″	6 053	1981/3/1
154	广西壮族自治区	桂林市	恭城县	110°50′30″～110°50′53″	24°55′17″～24°55′47″	5 996	2009/8/1
155	广西壮族自治区	桂林市	临桂县	110°11′34″～110°12′00″	25°15′24″～25°15′45″	5 295	1959/12/1
156	广西壮族自治区	桂林市	雁山区	110°10′00″～110°10′00″	25°15′00″～25°15′00″	3 722.35	1958/8/1
157	广西壮族自治区	桂林市	兴安县	110°34′00″～110°34′00″	25°41′00″～25°41′00″	1 309.94	1958/8/1
158	海南省	儋州市	/	109°26′00″～109°26′00″	19°25′00″～19°25′00″	1 270.6	1961/4/1
159	海南省	三亚市	市辖区	109°32′50″～109°32′50″	18°19′56″～18°19′56″	543.42	1978/6/1
160	海南省	/	白沙黎族自治县	109°18′00″～109°18′30″	19°15′15″～19°15′45″	96.91	2008/5/1
161	重庆市	/	涪陵区	107°22′00″～107°23′00″	29°37′00″～29°38′00″	15 571	1981/7/1
162	重庆市	/	巴南区	106°23′00″～106°23′00″	29°24′00″～29°24′00″	11 452	1965/10/1
163	重庆市	/	涪陵区	107°23′00″～107°23′00″	29°40′00″～29°40′00″	9 275.22	1980/5/1
164	重庆市	/	石柱县	108°16′00″～108°16′00″	30°21′00″～30°21′00″	5 850	1985/10/1
165	重庆市	/	彭水苗族土家族自治县	108°06′11″～108°07′43″	29°18′14″～29°19′18″	5 052	1998/3/1
166	重庆市	/	石柱县	108°16′～108°16′	30°21′～30°21′	4 617.8	1985/10/5

（续表）

序号	省份	市（州、盟）	县（区、旗）	经度	纬度	蕴藏量 （万吨）	时间
167	重庆市	/	巫山县	109°53′00″～109°53′45″	31°02′55″～31°03′53″	3 698.8	1986/5/1
168	重庆市	/	大渡口区	109°29′38″～109°29′38″	29°30′00″～29°30′00″	1 793	1956/1/1
169	重庆市	/	开县	108°31′42″～108°32′01″	31°21′41″～31°21′57″	1 422	1993/4/1
170	重庆市	/	九龙坡区	/	/	1 394	1978/12/5
171	重庆市	/	奉节县	109°34′45″～109°34′45″	31°00′16″～31°00′16″	980.25	1988/1/1
172	重庆市	/	万州区	108°21′00″～108°23′30″	30°05′00″～30°06′20″	941.09	1993/8/1
173	重庆市	/	丰都县	107°38′～107°39′56″	29°46′51″～29°47′54″	894.1	1985/7/1
174	重庆市	/	云阳县	109°01′05″～109°01′34″	30°50′14″～30°50′43″	548.41	1993/6/1
175	重庆市	/	沙坪坝区	/	/	278.2	1969/3/4
176	四川省	泸州市	叙永县	105°27′30″～105°29′57″	28°07′30″～28°08′20″	27 635.11	2002/8/5
177	四川省	宜宾市	珙县	104°42′14″～104°44′15″	28°15′58″～28°27′00″	20 464	1990/9/1
178	四川省	宜宾市	筠连县	104°33′12″～104°33′58″	28°06′～28°07′13″	7 976	1990/10/1
179	四川省	成都市	彭州市	103°47′02″～103°47′02″	31°10′55″～31°10′55″	4 298	1981/6/1
180	四川省	达州市	通川区	107°22′00″～107°23′30″	31°12′45″～31°15′45″	4 023	1999/4/8
181	四川省	广元市	旺苍县	106°15′30″～106°17′15″	32°18′30″～32°19′00″	3 889.54	1999/10/1
182	四川省	广安市	华蓥市	106°40′00″～106°40′35″	30°08′32″～30°09′02″	3 871	1994/11/1
183	四川省	凉山彝族自治州	越西县	102°35′25″～102°35′40″	28°44′35″～28°44′55″	3 674	1985/7/1
184	四川省	内江市	隆昌县	105°09′25″～105°17′54″	29°11′11″～29°20′00″	2 858	1999/5/1
185	四川省	广安市	岳池县	106°41′00″～106°41′00″	30°09′00″～30°09′00″	2 730	1982/12/1
186	四川省	广元市	利州区	105°38′20″～105°38′20″	32°30′48″～32°30′48″	1 942.18	1985/10/1
187	四川省	凉山彝族自治州	西昌市	101°55′20″～101°57′26″	27°44′59″～27°46′29″	1 466.2	2010/7/22
188	四川省	广安市	广安区	106°57′38″～106°57′38″	30°33′20″～30°33′20″	1 045.92	1988/4/1
189	四川省	达州市	渠县	107°04′27″～107°04′27″	30°47′16″～30°47′16″	783.86	1981/10/1
190	四川省	攀枝花市	市西区	101°28′38″～101°28′38″	26°38′13″～26°38′13″	739.8	1984/10/1
191	四川省	雅安市	芦山县	102°52′08″～102°52′08″	30°07′58″～30°07′58″	662	1992/11/1
192	四川省	乐山市	峨眉山市	103°17′～103°17′	29°26′～29°26′	660.54	1987/4/1
193	四川省	阿坝州	汶川县	103°05′00″～103°05′00″	31°01′00″～31°01′00″	465	1976/12/1
194	四川省	攀枝花市	米易县	120°10′45″～120°10′45″	26°57′42″～26°57′42″	433.35	1983/4/1
195	四川省	德阳市	绵竹市	104°10′40″～104°10′40″	31°30′41″～31°30′41″	293	2005/9/1
196	四川省	泸州市	泸县	/	/	20.97	1961/7/1
197	贵州省	黔西南州	安龙县	105°12′00″～105°12′00″	25°07′00″～25°07′00″	3 591.58	1983/9/1
198	贵州省	黔西南州	兴义市	105°03′05″～105°04′26″	25°10′30″～25°10′40″	3 522.7	1991/4/1
199	贵州省	遵义市	遵义县	106°20′52″～106°30′00″	27°39′10″～27°39′44″	3 332	1961/1/1
200	贵州省	贵阳市	乌当区	106°31′31″～106°32′18″	26°34′19″～26°34′52″	3 008.37	1985/11/1
201	贵州省	黔东南苗族侗族自治州	施秉县	108°08′00″～108°08′00″	27°04′00″～27°04′00″	1 071.26	1985/7/1
202	贵州省	安顺市	西秀区	105°54′35″～105°54′49″	26°20′58″～26°21′05″	665.19	1986/11/1

（续表）

序号	省份	市（州、盟）	县（区、旗）	经度	纬度	蕴藏量（万吨）	时间
203	贵州省	遵义市	湄潭县	107°23′05″～107°24′00″	27°42′58″～27°44′12″	529.05	1993/1/1
204	贵州省	遵义市	道真仡佬族苗族自治县	107°33′15″～107°33′42″	28°53′33″～28°53′48″	528.96	1988/9/1
205	贵州省	黔东南苗族侗族自治州	贵定县	/	/	507.96	1980/12/1
206	贵州省	贵阳市	修文县	106°39′36″～106°40′12″	26°53′54″～26°54′12″	430.27	1993/8/1
207	贵州省	安顺市	平坝县	106°16′19″～106°16′41″	26°24′22″～26°24′50″	329.67	1987/12/1
208	贵州省	贵阳市	清镇市	106°29′45″～106°29′50″	26°28′30″～26°32′30″	297.82	1987/5/1
209	贵州省	贵阳市	乌当区	106°35′16″～106°35′16″	26°36′43″～26°36′43″	266.43	1993/8/1
210	贵州省	黔东南苗族侗族自治州	凯里市	/	/	190	1966/3/1
211	贵州省	贵阳市	花溪区	106°43′00″～106°43′00″	26°30′00″～26°30′00″	188	1982/12/1
212	贵州省	六盘水市	水城县	104°57′19″～104°57′19″	26°33′45″～26°33′45″	173.32	1982/6/1
213	贵州省	贵阳市	白云区	106°41′06″～106°41′06″	26°42′24″～26°42′24″	86.22	1989/4/1
214	贵州省	遵义市	桐梓县	/	/	2.3	1979/11/1
215	贵州省	黔东南苗族侗族自治州	黄平县	108°08′30″～108°09′00″	26°51′42″～26°52′13″	0.572	1987/9/1
216	云南省	昆明市	宜良县	/	/	13 496	1953/10/1
217	云南省	玉溪市	元江哈尼族彝族傣族自治县	101°59′04″～101°59′39″	23°37′52″～23°38′28″	7 636.96	1998/8/26
218	云南省	大理白族自治州	祥云县	100°31′30″～100°32′40″	25°26′02″～25°28′01″	6 235.62	2000/1/10
219	云南省	玉溪市	红塔区	102°28′31″～102°29′06″	24°24′22″～24°24′54″	4 462.1	1999/9/29
220	云南省	昭通市	镇雄县	104°52′36″～104°53′13″	27°30′29″～27°31′02″	2 956	1988/9/1
221	云南省	大理白族自治州	弥渡县	100°31′51″～100°31′51″	25°20′42″～25°20′42″	2 807.933 13	1980/12/1
222	云南省	玉溪市	通海县	102°47′15″～102°50′45″	24°08′42″～24°10′20″	2 532.44	1997/9/1
223	云南省	德宏傣族景颇族自治州	潞西市	98°25′18″～98°27′15″	24°20′27″～24°22′05″	2 473.19	1993/6/1
224	云南省	昭通市	昭阳区	103°45′00″～103°47′00″	27°26′00″～28°00′00″	2 184.15	1987/12/1
225	云南省	昆明市	石林彝族自治县	103°21′58″～103°24′25″	24°21′20″～24°52′16″	2 150	1992/10/1
226	云南省	昆明市	盘龙区	102°43′00″～102°43′00″	25°02′00″～25°02′00″	1 763	1956/3/1
227	西藏自治区	拉萨市	堆龙德庆县	91°00′07″～91°00′37″	29°39′39″～29°40′05″	4 153.2	2001/3/1
228	西藏自治区	拉萨市	市辖区	91°00′00″～91°00′00″	29°36′00″～29°36′00″	240.2	1979/6/1
229	甘肃省	/	/	106°34′57″～106°37′04″	37°04′18″～37°08′07″	57 121.95	2015/6/1
230	甘肃省	兰州市	榆中县	104°06′12″～104°07′09″	35°43′08″～35°44′01″	4 973.67	2003/3/1
231	甘肃省	庆阳市	环县	/	/	1 225.9	1960/12/26
232	甘肃省	兰州市	永登县	103°13′48″～103°13′48″	36°50′48″～36°50′48″	894.9	1973/6/1
233	陕西省	咸阳市	泾阳县	108°36′14″～108°37′20″	34°41′16″～34°42′28″	28 695.39	1985/11/25

（续表）

序号	省份	市（州、盟）	县（区、旗）	经度	纬度	蕴藏量（万吨）	时间
234	陕西省	宝鸡市	千阳县	107°00′59″～107°00′59″	34°41′24″～34°41′24″	14 730.4	1985/6/1
235	陕西省	渭南市	潼关县	/	/	14 099.3	1960/8/1
236	陕西省	汉中市	洋县	107°23′28″～107°24′27″	33°16′08″～33°16′41″	11 018.4	1986/5/1
237	陕西省	汉中市	南郑县	106°55′36″～106°56′16″	33°04′45″～33°05′31″	5 144	1984/7/1
238	陕西省	咸阳市	礼泉县	108°28′22″～108°28′46″	34°33′51″～34°34′44″	3 648	1985/3/1
239	陕西省	渭南市	韩城市	110°31′05″～110°32′27″	35°37′00″～35°37′34″	2 562	1985/7/1
240	陕西省	铜川市	市辖区	108°59′22″～108°59′22″	35°01′39″～35°01′39″	1 716.26	1986/7/1
241	陕西省	榆林市	府谷县	111°09′00″～111°09′00″	39°07′00″～39°07′00″	859.4	1988/3/1
242	陕西省	渭南市	富平县			522.26	1966/3/20
243	陕西省	商洛市		/	/	56.277 8	1966/9/1
244	青海省	海北州	刚察县	103°03′00″～103°03′00″	37°03′00″～37°03′00″	14 202.8	1965/12/1
245	青海省	海北州	门源县	/	/	10 840.5	1971/12/1
246	青海省	西宁市	大通回族土族自治县	/	/	2 821	1965/12/1
247	青海省	海西州	格尔木市	/	/	1 906.02	1959/7/1
248	青海省	海东地区	乐都县	102°15′48″～102°15′48″	36°32′12″～36°32′12″	422.64	1980/11/1
249	新疆维吾尔自治区	克孜勒苏柯尔克孜自治州	乌恰县	75°10′00″～75°10′00″	39°44′00″～39°44′00″	11 287.2	1984/10/1
250	新疆维吾尔自治区	巴音郭楞蒙古自治州	库尔勒市	85°44′00″～85°48′00″	41°59′00″～42°02′00″	10 700	2000/5/1
251	新疆维吾尔自治区	和田地区	洛浦县	80°10′20″～80°11′18″	36°51′37″～36°52′13″	7 200.72	1986/11/1
252	新疆维吾尔自治区	喀什地区	莎车县	76°35′21″～76°35′21″	37°37′49″～37°37′49″	2 614.2	1985/1/1
253	新疆维吾尔自治区	吐鲁番地区	托克逊县	87°50′10″～87°50′10″	42°45′50″～42°45′50″	2 568.97	1987/10/1
254	新疆维吾尔自治区	阿克苏地区	拜城县	81°21′49″～81°21′49″	41°58′06″～41°58′06″	1 933	1982/2/1
255	新疆维吾尔自治区	塔城地区	乌苏市	83°28′56″～83°28′56″	44°17′44″～44°17′44″	1 932.6	1979/1/1
256	新疆维吾尔自治区	阿勒泰地区	布尔津县	86°51′00″～86°51′00″	47°47′48″～47°47′48″	1 879.94	1980/10/1
257	新疆维吾尔自治区	和田地区	皮山县	78°52′00″～78°52′00″	37°06′00″～37°06′00″	1 323	1980/3/1
258	新疆维吾尔自治区	昌吉州	奇台县	89°52′21″～89°52′42″	43°35′58″～43°36′09″	1 042.6	2009/3/1
259	新疆维吾尔自治区	博尔塔拉蒙古自治州	博乐市	82°05′08″～82°05′08″	44°50′32″～44°50′32″	894.7	1981/6/1
260	新疆维吾尔自治区	阿克苏地区	阿克苏市	79°57′52″～79°57′52″	40°56′12″～40°56′12″	876	1970/1/1
261	新疆维吾尔自治区	哈密地区	哈密市	94°13′00″～94°13′00″	41°58′20″～41°58′20″	746.14	1981/11/1

（续表）

序号	省份	市（州、盟）	县（区、旗）	经度	纬度	蕴藏量 （万吨）	时间
262	新疆维吾尔自治区	塔城地区	沙湾县	85°24′53″～85°24′53″	43°53′36″～43°53′36″	715.03	1980/12/1
263	新疆维吾尔自治区	昌吉州	阜康市	87°29′00″～87°29′00″	43°58′00″～43°58′00″	648	1965/12/1
264	新疆维吾尔自治区	塔城地区	和布克赛尔蒙古自治县	86°39′10″～86°39′10″	46°46′50″～46°46′50″	265.85	1984/10/1
265	新疆维吾尔自治区	/	/	94°05′41″～94°07′55″	42°56′46″～42°58′31″	254.65	2017/11/1

·**流通量及使用情况**· 《中国药典》记载方剂中应　　用情况　　见表16-4。

表16-4 《中国药典》记载方剂中应用情况

序号	名称	处方来源	配方组成	功能主治
1	九味石灰华散	《中国药典》（2020年版）	石灰华100g,红花80g,牛黄4g,红景天80g,榜嘎100g,甘草(去皮)80g,高山辣根菜80g,檀香100g,洪连100g	清热,解毒,止咳,安神。用于小儿肺炎,高热烦躁,咳嗽
2	二十五味松石丸	《中国药典》（2020年版）	松石50g,珍珠10g,珊瑚40g,朱砂20g,诃子肉50g,铁屑(诃子制)100g,余甘子50g,五灵脂膏40g,檀香40g,降香40g,木香马兜铃50g,鸭嘴花50g,牛黄5g,木香60g,绿绒蒿50g,船形乌头40g,肉豆蔻20g,丁香25g,伞梗虎耳草50g,毛诃子(去核)5g,天竺黄35g,西红花5g,木棉花35g,麝香0.25g,石灰华35g	清热解毒,疏肝利胆,化瘀。用于肝郁气滞,血瘀,肝中毒,肝痛,肝硬化,肝渗水及各种急、慢性肝炎和胆囊炎
3	二十五味珍珠丸	《中国药典》（2020年版）	珍珠,珍珠母,肉豆蔻,石灰华,红花,草果,丁香,降香,豆蔻,诃子,檀香,余甘子,沉香,肉桂,毛诃子,螃蟹,木香,冬葵果,荜茇,志达萨增,金礞石,体外培育牛黄,香旱芹,西红花,黑种草子,人工麝香,水牛角浓缩粉	安神开窍。用于中风半身不遂,口眼歪斜,昏迷不醒,神志紊乱,谵语发狂等
4	十五味沉香丸	《中国药典》（2020年版）	沉香100g,藏木香150g,檀香50g,紫檀香150g,红花100g,肉豆蔻25g,高山辣根菜150g,悬钩子茎(去皮、心)200g,宽筋藤(去皮)100g,干姜50g,石灰华100g,广枣50g,诃子(去核)150g,毛诃子(去核)80g,余甘子100g	调和气血,止咳,安神。用于气血郁滞,胸痛,干咳气短,失眠
5	八味沉香散	《中国药典》（2020年版）	沉香200g,肉豆蔻100g,广枣100g,石灰华100g,乳香100g,木香100g,诃子(煨)100g,木棉花100g	清心热,养心,安神,开窍。用于热病攻心,神昏谵语,冠心病,心绞痛
6	洁白丸	《中国药典》（2020年版）	诃子(煨)370g,翼首草85g,土木香26g,木瓜26g,丁香20g,红花6g,草豆蔻13g,南寒水石210g,五灵脂膏178g,石榴子26g,沉香19g,石灰华13g,肉豆蔻13g,草果13g	健脾和胃,止痛止吐,分清泌浊。用于胸腹胀满,胃脘疼痛,消化不良,呕逆泄泻,小便不利

·**采收加工**· 将采得的石灰岩放在窑中,密封,只留出气眼,大火煅烧,冷后取出即为生石灰。经风化或水解成粉末即成熟石灰。

·**药材鉴别**·**性状鉴别** （1）生石灰：主要为不规则块状,大小不一,表面有微细裂缝,多孔。白色或灰色;条痕白色。不透明。土状光泽。体较轻,质硬,易砸碎,断面粉状。以块状、色白、无杂石及其他杂质者为佳。

（2）熟石灰：为粉末状或为疏松块体,白色或淡灰白色,土状光泽。以粉细、色白、无硬块者为佳。

理化鉴别 （1）取生石灰1块,加入水,生成氢氧化钙并放出大量热量。

（2）取本品粉末约0.2g,加入稀盐酸5mL,使其溶解,滤过。①取铂丝,用盐酸湿润后,蘸取滤液,在无色火焰中燃烧,火焰即显砖红色。②取滤液1mL,加甲基红指示液2滴,用氨试液中和,再滴加盐酸至恰呈酸性,加草酸铵试液,即生成白色沉淀。

·**化学成分**· 生石灰为氧化钙（CaO）,熟石灰为氢氧化钙[$Ca(OH)_2$]。生石灰或熟石灰露于大气中,不断吸收大气中的二氧化碳而成碳酸钙（$CaCO_3$）。

· **药理作用** · 1. **止血** 经吸收入血液后能助长白细胞繁殖和增加钙离子浓度,能促进血液凝固,故具有一定止血作用。

2. **止泻** 内服后能中和胃酸,减少刺激,收敛黏膜面,减少分泌液渗出,而奏止泻作用。

· **毒理** · 大鼠经口灌胃给药,LD_{50} 为 $7.34\,g/kg$。

· **炮制** · 将石灰岩置窑中,密封,上留气道,用大火煅烧,取出即为生石灰。经风化或水解后成熟石灰。

· **性味归经** · 味辛、苦、涩,性温,有毒。归肝、脾经。

· **功能主治** · 具有解毒蚀腐,敛疮止血,杀虫止痒功能。主治痈疽疔疮,丹毒,瘰疬痰核,赘疣,外伤出血,水火烫伤,下肢溃疡,久痢脱肛,疥癣,湿疹,痱子。

· **用法用量** · 外用:研末调敷;或取水溶液涂搽。内服:$1\sim3\,g$,入丸、散;或加水溶解取澄清液服。作腐蚀剂,用生石灰;敛疮止血,用熟石灰。

· **用药警戒或禁忌** · (1) 内服不入汤剂。

(2) 疮口红肿禁用;孕妇慎用。

(3) 外用腐蚀,只局限于病变部位,不得波及周围健康皮肤。

· **贮藏** · 置阴凉干燥处,密封。

民族医药应用
维吾尔药

· **名称** · 阿哈克(《注医典》),诺热、阿海克、丑那(《拜地依药书》)。

· **性味** · 味辛、苦、涩,性二级干、四级热。

· **功能主治** · 具有生干生热,赤肤发泡,增加色素,熟化炎肿,软坚散结,脱毛脱皮功能。主治湿寒性或黏液质性疾病,如各种顽固性皮肤病,白癜风,寒性炎肿,疔疮,疣子,多毛症。

傣 药

· **名称** · 崩(《西双版纳傣药志》)。

· **性味** · 味辣,性温。

· **功能主治** · 具有消肿止痛,杀虫止痒,敛疮生肌功能。主治拢达儿(腮腺、颌下淋巴结肿痛),拢习亨(疥疮),拢习哈习毫(癣),兵洞烂(疮疡久不收口),兵哇皇(风热感冒)。

参 考 文 献

[1] 国家中医药管理局《中华本草》编委会. 中华本草:第1册[M]. 上海:上海科学技术出版社,1999.

[2] 南京中医药大学. 中药大辞典[M]. 2版. 上海:上海科学技术出版社,2019.

[3] 中国地质调查局发展研究中心. 全国地质资料馆[OL]. http://www.ngac.cn/125cms/c/qggnew/zljs.htm.

[4] 国家药典委员会. 中华人民共和国药典(2020版)[M]. 北京:中国医药科技出版社,2020.

[5] 国家中医药管理局《中华本草》编委会. 中华本草:维吾尔药卷[M]. 上海:上海科学技术出版社,2005.

[6] 化学大辞典编集委员会. 化学大辞典[M]. 东京:共立出版株式会社,1963.

[7] 毕焕春. 矿物中药与临床[M]. 北京:中国医药科技出版社,1992.

[8] 青海省药品检验所,青海省藏医药研究所. 中国藏药:第2卷[M]. 上海:上海科学技术出版社,1996.

[9] 温玉麟. 药物与化学物质毒性数据[M]. 天津:天津科学技术出版社,1989.

[10] 王伟. 内蒙古蒙药制剂规范[M]. 呼和浩特:内蒙古人民出版社,2014.

[11] 国家中医药管理局《中华本草》编委会. 中华本草:傣药卷[M]. 上海:上海科学技术出版社,2005.

白 矾
《神农本草经》
Alumen

· **别名** · 石涅(《山海经》),矾石、羽涅(《神农本草经》),羽译(《吴普本草》),理石(《药性论》),白君、明矾、雪矾、云母矾、生矾(《本草纲目》)。

· **来源** · 本品为硫酸盐类矿物明矾石经加工提炼而成的结晶。

· **本草考证** · 本品始载于《神农本草经》,列为上品,《神农本草经》载:"矾石气味酸,寒,无毒。主寒热泻痢,白沃,阴蚀恶疮,目痛,坚骨齿。炼而服之,轻身不老恒年。"《新修本草》载："矾石有五种,青矾、白矾、黄矾、黑矾、绛矾。然白矾多入药用,青、黑二矾疗疮及诸疮,黄矾亦疗疮生肉,兼染皮用之,其绛矾本来绿色,新出窟未见风者,正如琉璃,陶及今人谓之石胆,烧之赤色,故名绛矾矣。出瓜州。"《图经本草》曰:"矾石初生皆石也,采得碎之煎炼,乃成矾。今医家用治痰壅及心肺烦热,甚佳。"《本草纲目》曰:"白矾,方士谓之白君,出晋地(今山西省)者上,青州(山东省)、吴中(今江苏省)者次之。洁白者为雪矾;光明者为明矾,亦名云母矾;文如束针,状如粉扑者,为波斯白矾,并入药为良……吐下痰

涎饮澼,燥湿解毒追涎,止血镇痛,蚀恶肉,生好肉,治痈疽疔肿恶疮,癫痫,疟疾,通大小便,口齿眼目诸病,虎犬蛇蝎百虫伤。"本草记载与现今所用白矾基本一致。

· **原矿物** · **明矾石 Alunite** 属三方晶系晶体结构。晶体呈细小的菱面体或板状,通常为致密块状、细粒状、土状等。无色或白色,常夹带浅黄及粉红等色。条痕白色。玻璃状光泽,解理平行面上有时微带珍珠光泽,块状者光泽暗淡或微带蜡状光泽。断口呈贝壳状;块体者呈多片状、参差状。硬度3.5~4,相对密度2.6~2.9,性脆。见图16-5、图16-6。

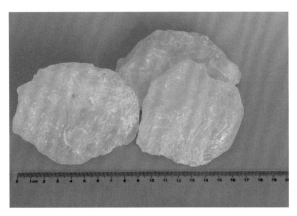

图16-5 白矾原矿石(浙江)

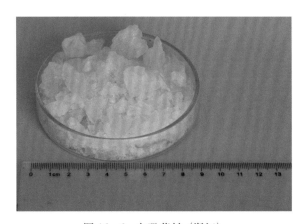

图16-6 白矾药材(浙江)

· **主产地** · 主产于甘肃、山西、湖北、浙江、河北、安徽、黑龙江等地。

· **蕴藏量** · 明矾石 Alunite 据1949—2019年间"全国地质资料馆"公布的数据,明矾石储量约为

57 116.27万吨。按地区统计,矿物储量以浙江省最多(47 344.36万吨),依次为安徽省(7 532.4万吨)、福建省(1 929.14万吨)、江苏省(310.37万吨),详细见表16-5。

表16-5 明矾石历年蕴藏量报道

序号	省份	市(州、盟)	县(区、旗)	经度	纬度	蕴藏量(万吨)	时间
1	江苏省	苏州市	吴中区	120°28′15″	31°20′30″	310.37	1986/1/31
2	浙江省	温州市	平阳县	120°30′05″	27°03′20″	22 209	/
3	浙江省	温州市	平阳县	/	/	16 314	1965/1/1
4	浙江省	温州市	苍南县	120°23′15″	7°19′42″	8 821.36	1985/3/1
5	安徽省	巢湖市	庐江县	117°25′56″	30°59′43″	6 155.9	
6	安徽省	巢湖市	庐江县	117°23′56″	31°05′12″	1 376.5	
7	福建省	福州市	闽侯县	119°11′00″	25°57′14″	1 182.86	
8	福建省	福州市	晋安区	119°20′12″	26°14′42″	607.78	
9	福建省	宁德市	寿宁县	119°34′00″	27°22′00″	74.85	
10	福建省	龙岩市	上杭县	116°24′00″	25°10′41″	63.65	/

·流通量及使用情况· 市场流通量 白矾全国每年药用流通量在 150 吨左右,化工厂生产,市场流通的药材来源主要为安徽省和河南省。

《中国药典》记载方剂中应用情况 见表 16-6。

表 16-6 《中国药典》记载方剂中应用情况

名称	处方来源	配方组成	功能主治
橘红化痰丸	《中国药典》(2020 年版)	化橘红 75 g,川贝母 75 g,罂粟壳 75 g,白矾 75 g,锦灯笼 100 g,炒苦杏仁 100 g,五味子 75 g,甘草 75 g	敛肺化痰,止咳平喘。用于肺气不敛,痰浊内阻,咳嗽,咯痰,喘促,胸膈满闷

·采收加工· 全年均可采挖。采得明矾石,打碎,加水溶解,滤过,滤液加热蒸发浓缩,放冷后析出结晶,干燥。

·药材鉴别· 性状鉴别 呈不规则的块状或粒状。无色或淡黄白色,透明或半透明。表面略平滑或凹凸不平,具细密纵棱,有玻璃样光泽。质硬而脆。气微,味酸、微甘而极涩。

理化鉴别 (1)取本品约 1 g,加水 10 mL,使其溶解,滤过,滤液照下述方法试验:①取滤液 1 mL,加氢氧化钠试液,即生成白色胶状沉淀;分离,沉淀能在过量的氢氧化钠中溶解。②取滤液 1 mL,加氨试液至生成白色胶状沉淀,滴加茜素磺酸钠指示液数滴,沉淀即显樱红色。③取滤液 1 mL,滴加氯化钡试液,即生成白色沉淀;分离,沉淀在盐酸或硝酸中不溶解。④取滤液 1 mL,滴加醋酸铅试液,即生成白色沉淀;分离,沉淀在醋酸铵试液或氢氧化钠试液中溶解。⑤取滤液 1 mL,加盐酸,不生成白色沉淀(与硫代硫酸盐区别)。

(2)取铂丝,用盐酸湿润后,蘸取本品粉末,在无色火焰中燃烧,火焰即显紫色(隔蓝色玻璃透视,检查钾盐)。

(3)取样品,加热炽灼除去可能杂有的铵盐,放冷后,加水溶解,在加 0.1% 四苯硼酸钠与醋酸,即生成白色沉淀。

·化学成分· 主成分为含水硫酸铝钾[$KAl(SO_4)_2 \cdot 12H_2O$],此外尚含有钙、镁、锶、铁、钛、铜、钠、硅等元素,其中含氧化钾 9.9%,三氧化铝 10.8%,三氧化二硫 33.7%,水 45.6%。

·药理作用· 1. 抗菌 对金黄色葡萄球菌、葡萄球菌、大肠杆菌、炭疽杆菌、乙型溶血性链球菌、白喉杆菌、白念珠菌、伤寒杆菌、甲型副伤寒杆菌、铜绿假单胞菌、痢疾杆菌、变形杆菌、耻垢杆菌、结核杆菌均有较强抑制作用。对鼻疽杆菌的抑制作用不因高热(120 ℃,30 min)及动物性蛋白质的存在而受到破坏。高浓度明矾液能抑制人型和牛型结核杆菌。

2. 抑制乙型肝炎表面抗原 20% 明矾溶液经普通电泳观察,有阳性抑制作用。

3. 抗癫痫 以明矾为主的复方有明显的抗休克作用,作用与抗癫痫药苯巴比妥钠相当。

4. 利胆 有利胆退黄和促进肝功恢复的作用。

5. 降血脂 有降低血脂胆固醇作用,可使血清三酰甘油降低。

6. 催吐 内服能刺激胃黏膜,可致反射性呕吐,可催吐,促进痰液排出。

7. 消炎 可从细胞中吸收水分,使细胞发生脱水收缩,减少腺体分泌,减少炎性渗出物,故有助于消炎。

8. 收敛 明矾在体外能使血清立即沉淀,表明有强力凝固蛋白质的作用。临床利用这一收敛作用以止血、止汗等。可用于局部创伤出血。

9. 止泻 内服在肠内不吸收,能制止肠黏膜分泌而有止泻作用。

10. 防腐 低浓度白矾有防腐作用。高浓度会侵蚀肌肉,引起溃烂。

11. 抗阴道滴虫 10% 明矾液在试管内有明显抗阴道滴虫作用。

12. 抑制癌细胞 体外实验显示,对子宫颈癌

(JTC-26)的抑制率为90%以上。以白矾为主的中药方剂提取物,给人体直肠癌的组织周围用药,结果使癌组织呈灶状、片状坏死,从而起到抑制癌细胞的生长和转移的作用,抗癌活性可达70%~90%。

· **毒理** · (1) 大剂量明矾内服刺激性很大,可引起口腔、喉头烧伤,呕吐腹泻,虚脱甚至死亡。有人测定白矾灌胃小鼠急性毒性 LD_{50} 为 2.153 g/kg。观察 3 日,拒食,有大量肠积液;小鼠腹腔注射的 LD_{50} 为 1.48 ± 0.0645 g/kg。

(2) 家兔或狗直肠周围注射 8% 明矾注射液 2 m/kg,局部产生出血性凝固性坏死,继而周围形成胶原纤维瘢痕,造成尿闭,尿失禁,腹泻,排便困难,肛门、会阴及睾丸阴囊水肿,甚至形成肛周围组织坏死,直肠瘘管及晚期直肠狭窄。

(3) 大剂量、长期服用白矾可使小鼠肝、肾功能受到影响,会导致机体铝蓄积,骨、脑、肝、肾等器官铝蓄积明显。

· **炮制** · 除去杂质,用时捣碎。

· **性味归经** · 味酸、涩,性寒。归肺、脾、肝、大肠经。

· **功能主治** · 外用具有解毒杀虫,燥湿止痒功能。内服具有止血止泻,祛除风痰功能。外用治湿疹,疥癣,脱肛,痔疮,聤耳流脓。内服治久泻不止,便血,崩漏,癫痫发狂。

· **用药警戒或禁忌** · (1) 内服不宜久服,不宜过量,过量能刺激胃黏膜而引起反射性呕吐。

(2) 体虚胃弱者慎服。阴虚内热,症见咽痛、目痛等症者忌用。泻痢日久,脾胃虚弱,营血不足,无湿热痰火者忌用。

(3) 忌与牡蛎、麻黄同用。不宜与四环素族抗生素同用,以免形成螯合物,降低四环素族药物疗效。

(4) 内服 3 g 可对身体有害,损害肺脏,可引起剧咳,甚至可导致肺结核。内服超过 3 g 可引起中毒,威及生命,应及时采取催吐法进行抢救。

· **用法与用量** · 内服:研末,0.6~1.5 g;或入丸、散。外用:适量,研末敷;或化水洗。

· **贮藏** · 置干燥处,密闭,防止失水风化,防尘。

民族医药应用

◇ 蒙 药 ◇

· **名称** · 白邦、查干-白邦、达粗尔、嘎日粗尔(《无误蒙药鉴》),白-邦、达日楚日(内蒙古)。

· **本草考证** · 本品载于《无误蒙药鉴》。内称:"像硼砂,色白并有光泽,味涩、酸、辛。"上述描述和形态特征与白矾形态特征基本相符,故认定历代蒙医药文献所载的查干-白帮即白帮(白矾)。

· **炮制** · 白矾 拣净杂质用时捣碎,生用或煅制。

枯矾 取净白矾敲成小块,置锅内用文火加热至溶化,继续煅至膨胀松脆,完全干燥,停火取出放冷,碾成细粉。

· **性味** · 味涩、酸、咸,性寒。

· **功能主治** · 具有清热解毒,止血,止腐,杀虫功能。主治口舌生疮,咽喉肿痛,呕血,协日疫,痢疾,疮疡,眼疾。

· **用法用量** · 内服:研末,入丸、散。外用:适量,研末点眼。

◇ 维吾尔药 ◇

· **名称** · 再米切(《注医典》),艾扎主里 艾比也孜、晒比、排提开日(《药物之园》)。

· **性味** · 性三级干、二级热。

· **功能主治** · 具有消炎固牙,燥湿收敛,固表止汗,抗腐止血功能。主治牙龈发炎,牙齿松动,疮疡,咽炎、口腔炎,腋下出汗,手足汗多,鼻衄,尿血,淋病。

· **用法用量** · 内服:0.6~1.5 g。外用:适量。可入片剂、散剂、入牙粉、散粉、敷剂、软膏、洗剂、眼滴液等制剂。

参 考 文 献

[1] 国家中医药管理局《中华本草》编委会. 中华本草:第 1 册[M]. 上海:上海科学技术出版社,1999.

[2] 李军德,张志杰. 新编中国药材学:第 8 卷[M]. 北京:中国医药科技出版社,2020.

[3] 高天爱,马金安,刘如良. 矿物药真伪图鉴及应用[M]. 太原:山西科学技术出版社,2014.

[4] 南京中医药大学. 中药大辞典[M]. 2 版. 上海:上海科学技术出版社,1995.

［5］中国地质调查局发展研究中心. 全国地质资料馆［OL］. http://www. ngac. cn/125cms/c/qggnew/zljs. htm.

［6］国家药典委员会. 中华人民共和国药典（2020 版）［M］. 北京：中国医药科技出版社，2020.

［7］Yang B，Li M，Jing Y，et al. Difference of chemical constituents and efficacy between crude and processed Pinelliae Rhizoma. Chinese Traditional and Herbal Drugs［J］. 2018,49(18)：4349 - 4355.

［8］Hong L，Xu XX，Chen L，et al. The anti-HSV-2 effect of alumen: In vitro and in vivo experimental studies［J］. J Huazhong Univ Sci Tech-Med. 2011,31(6)：828 - 833.

［9］Zhang BB，Liu P，Li YC，et al. Effect of alumen on activity of ATPase and contents of Ca and Mg in cerebrum of rats［J］. China Public Health. 2011,27(6)：740 - 741.

［10］He XM，Chen XR，He X. Effect of alumen on learning and memory abilities of rats［J］. Journal of Zhengzhou University Medical Sciences. 2006,41(6)：1075 - 1078.

［11］国家中医药管理局《中华本草》编委会. 中华本草：蒙药卷［M］. 上海：上海科学技术出版社，2004.

［12］王伟. 内蒙古蒙药制剂规范［M］. 呼和浩特：内蒙古人民出版社，2007.

［13］王伟. 内蒙古蒙药制剂规范［M］. 呼和浩特：内蒙古人民出版社，2014.

［14］布和巴特尔，奥·乌力吉. 传统蒙药与方剂［M］. 赤峰：内蒙古科学技术出版社，2013.

［15］国家中医药管理局《中华本草》编委会. 中华本草：维吾尔药卷［M］. 上海：上海科学技术出版社，2005.

白 降 丹

《外科正宗》

Hydrargyrum Chloratum Compositum

· **别名** · 降丹（《串雅内编》），降药、水火丹（《矿物药与丹药》），白灵药、水火丹，降丹（《药材学》），升汞、大金丹（《矿物药》）。

· **来源** · 本品为人工炼制的氯化汞和氯化亚汞的混合结晶物。

· **本草考证** · 白降丹始载于《外科正宗》，并详细记载了处方与制法。《疡医大全》《医宗金鉴》等都有记载，制成的"丹"药，主要组成是氯化和氯化亚录的混合物。

· **主产地** · 主产于湖南，湖北，江西，其他地区亦产。

· **药材鉴别** · **性状鉴别** 本品为针柱状聚集体，呈板块状。中间厚，向边缘渐薄，厚 0.2～1.2 cm。白色或极淡黄白色。一面光滑，一面较粗糙，侧面可见束针状结晶，长短不一，排列不整齐。不透明，珍珠光泽。体重，质软易碎，碎粉为针柱状。相对密度 5.4，无臭，味辛。有大毒。以色白、针柱状结晶、有光泽为佳。

理化鉴别 （1）取本品约 0.1g，加水 5 mL 与稀硝酸 1 滴，使其溶解，静置。取上清液在光洁的铜片上摩擦，铜片表面显银白色光泽，加热烘烤后，银白色即消失。取上清液，加硝酸，使成酸性后，滴加硝酸银试液，即生成白色凝乳状沉淀，分离，沉淀加氨试液即溶解，再加硝酸，沉淀复生成。

（2）X 射线衍射分析曲线：4.12（10），3.15（>10），2.23（3），1.96（4），1.58（3）（相当于汞膏）；3.26（<1），2.71（<1），2.06（1）（相当于黄氟汞矿）。

（3）差热分析曲线：吸热 290 ℃（小），250 ℃ 始溶解。

· **化学成分** · 主含氯化汞（$HgCl_2$）和氯化亚汞（Hg_2Cl_2），其含量比例依生产方法而有不同。不纯品尚杂有氧化汞（HgO），三氧化二砷（As_2O_2）。

· **药理作用** · 杀菌 白降丹在体外对常见化脓性细菌和金黄色葡萄球菌、大肠杆菌有很强的杀菌作用，对铜绿假单胞菌也有较强的抑制作用。白降丹所含氯化亚汞即甘汞，为不溶性汞化物，可作为抗菌药用于某些皮肤霜剂。过去曾用作利尿剂或泻剂，因毒性大，已被其他高效安全药取代。氯化汞即升汞，汞离子能与细菌酶蛋白硫基结合，较高浓度可沉淀蛋白质发挥抗菌作用。

· **毒理** · 汞化合物内服有剧毒，因沉淀黏膜蛋白质使口、咽部黏膜呈灰色，引起呕吐、腹痛、腹泻、血便、肾中毒、严重休克等，可以致死。升汞曾广泛用作抗菌消毒剂，现已少用。小鼠灌服白降丹，LD_{50} 为 0.078 g/kg，中毒表现为蜷缩不动，反应迟钝，拒食等。每日外用 0.2 mg、0.4 mg 白降丹对小鼠肾脏的病理损害不明显,而用 0.8 mg 白降丹则可产生明显的病理损害,且小鼠肾脏中的丙二醛含量明显增加。

· **炮制** · (1) 拣净杂质,原药研成极细粉。

(2) 取原药材,在饱和盐水中洗净,取出,晾干。研成细粉。

· **性味** · 味辛,性热,有毒。

· **功能主治** · 具有消痈,溃脓,蚀腐,杀虫功能。主治痈疽发背,疔疮,瘰疬,脓成不溃,腐肉难消,风癣疥癞。

· **用法用量** · 外用:研末,0.09～0.15 g,撒于疮面上;或制成其他剂型用。

· **用药警戒或禁忌** · 禁内服。外用亦宜少量。

· **贮藏** · 密闭、遮光、置干燥处。专柜保管。

参考文献

[1] 国家中医药管理局《中华本草》编委会. 中华本草:第1册[M].上海:上海科学技术出版社,1999.

[2] 高天爱,马金安,刘如良. 矿物药真伪图鉴及应用[M].太原:山西科学技术出版社,2014.

[3] 南京中医药大学. 中药大辞典[M]. 2 版.上海:上海科学技术出版社,2006.

[4] 中国医学科学院药物研究所. 中药志:第 4 册[M].北京:人民卫生出版社,1961.

[5] 周邦靖,周六贵. 红升丹、白降丹对金黄色葡萄球菌和大肠杆菌杀菌效力的测定[J].成都中医学院学报,1982(3):60-61.

[6] 陈炳铜. 302 种中药对绿脓杆菌作用的研究[J].广东中医,1960(8):39.

[7] Gilman A G. The Pharmacological Basis of Therapeutics[M]. 6th Ed. New York: MacMillan Publishing Co INC, 1980.

[8] 岳旺,刘文虎,王兰芬,等. 中国矿物药的急性毒性(LD_{50})测定[J].中国中药杂志,1989(2):42-45,63.

[9] 陈荣明,许芝银. 白降丹对小鼠肾脏的毒性和机理探讨[J].江苏中医,1996(6):41-43.

玄 明 粉

《药性论》

Natrii Sulfas Exsiccatus

· **别名** · 白龙粉(《御药院方》),风化消(《本草纲目》),元明粉(《现代实用中药》)。

· **来源** · 本品为芒硝经风化干燥制得。

· **本草考证** · 玄明粉出自《药性论》,并见于《日华子》,《嘉祐本草》据而新补玄明粉条。《证类本草》引《仙经》谓:"以朴消制伏为玄明粉。"《太阴经》中记载其制法:"朴消二斤,须是白净者。以瓷炉一个垒实,却以瓦一片盖炉。用十斤炭火一煅。炉口不盖,著炭一条,候沸定了方盖之。复以十五斤炭煅之。放冷一伏时,提炉出药,以纸摊在地上,盆盖之一伏时,日晒取干。入甘草二两,生熟用,细捣罗为末。"《本草蒙筌》亦云:由"朴消制成,冬天苎布袋满盛,挂檐端,质渐变白。此风化消……腊月萝卜水同煮,露天底味竟去咸,号玄明粉。"《本草纲目》曰:"以朴消、芒消、英消同甘草煎过,入鼎罐升煅"得玄明粉;又云以芒消或英消"置之风日中吹去水气,则轻白如粉,即为风化消"。制备方法基本一致,都是用纯度不同的芒硝(朴消、芒消或英消),加不同辅料经炼制风化,使其失去水分而成白粉状无水芒硝。在古代一般以萝卜、甘草汁制过所得重结晶,经风化而成者为玄明粉;以萝卜汁制过所得重结晶,经风化而成者为风化硝。现今则视玄明粉与风化硝为一物。

· **原矿物** · **无水芒硝 Thenardite** 晶体结构属斜方晶系。晶体呈双锥状、柱状、板状或粒状,集合体为散粒状、粉末状或块状。无色透明,或呈灰白、黄、黄褐等色,透明度亦降低。玻璃状或油脂状光泽。解理多组,完全、中等、不完全。硬度 2.5～3。相对密度 2.66～2.68。易溶于水,在潮湿空气中易水化,逐渐变成粉末状的芒硝。味微咸。天然无水芒硝产于含硫酸钠卤水的盐湖中,与芒硝、泻利盐、白钠镁矾、钙芒硝、石膏、泡碱、石盐等共生。人工无水芒硝可由不同方法制取。见图 16-7、图 16-8。

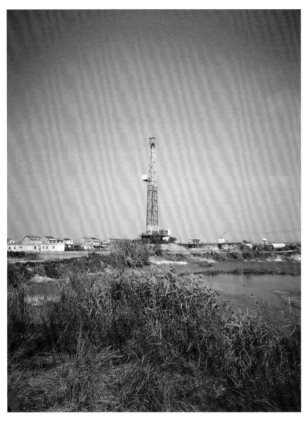

图 16-7 江苏省淮安市淮阴区赵集镇芒硝矿区

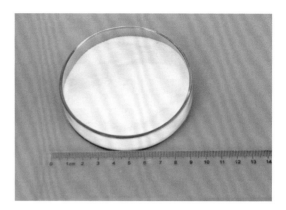

图 16-8 玄明粉药材（江苏）

· **主产地** · 主产于内蒙古、河北、山西、陕西、青海、新疆、山东、江苏、安徽、河南、湖北、福建、四川、贵州、云南等地。

· **蕴藏量** · 无水芒硝 Thenardite 据 1949—2019 年间"全国地质资料馆"公布的数据，无水芒硝储量约为 4 111.65 万吨。按地区统计，矿物储量以广东省（2 020 万吨）最多，依次为江苏省（1 549.09 万吨）、湖北省（253.56 万吨）、新疆维吾尔自治区（181 万吨）、内蒙古自治区（108 万吨），详细见表 16-7。

表 16-7 无水芒硝历年蕴藏量报道

序号	省份	市（州、盟）	县（区、旗）	经度	纬度	蕴藏量（万吨）	时间
1	内蒙古自治区	阿拉善盟	阿拉善左旗	105°06′00″～105°06′00″	37°35′00″～37°35′00″	108	1961/1/1
2	江苏省	淮阴市	淮阴县	118°53′00″～118°53′30″	33°23′45″～33°24′15″	1 022.68	2000/3/1
3	江苏省	淮安市	楚州区	118°52′30″～118°53′00″	33°23′30″～33°24′00″	526	2001/9/1
4	江苏省	淮阴市	洪泽县	118°51′39″～118°52′56″	33°22′40″～33°23′33″	0.408 5	1999/1/1
5	湖北省	/	天门市	113°10′56″～113°13′10″	30°36′12″～30°38′01″	253.56	1986/12/18
6	广东省	广州市	市辖区	113°15′00″～113°22′30″	23°15′00″～23°20′00″	2 020	1984/9/1
7	新疆维吾尔自治区	乌鲁木齐市	乌鲁木齐县	88°03′53″～88°12′15″	43°21′00″～43°25′25″	181	1966/10/1

· **流通量及使用情况** · **市场流通量** 玄明粉全国每年药用流通量在 260 吨左右（2019 年），化工厂生产，市场流通的药材来源主要为河南桐伯县。

《中国药典》记载方剂中应用情况 见表 16-8。

表 16-8 《中国药典》记载方剂中应用情况

序号	名称	处方来源	配方组成	功能主治
1	冰硼散	《中国药典》（2020 年版）	冰片 50 g，朱砂 60 g，硼砂（煅）500 g，玄明粉 500 g	清热解毒，消肿止痛。用于热毒蕴结所致的咽喉疼痛、牙龈肿痛、口舌生疮

（续表）

序号	名称	处方来源	配方组成	功能主治
2	庆余辟瘟丹	《中国药典》（2020年版）	羚羊角30g,大黄30g,玄精石30g,朱砂30g,制川乌30g,苍术(米泔水润炒)30g,姜半夏30g,雄黄15g,滑石30g,姜厚朴30g,郁金30g,茜草30g,黄芩30g,黄柏30g,升麻20g,天麻20g,拳参20g,丹参20g,石菖蒲20g,蒲黄20g,麻黄20g,人工麝香15g,醋香附30g,藿香30g,玄明粉30g,木香30g,五倍子30g,苏合香30g,玳瑁30g,黄连30g,猪牙皂30g,肉桂30g,茯苓30g,金银花30g,柴胡20g,紫苏叶20g,白芷20g,川芎20g,干姜20g,桔梗20g,檀香20g,琥珀15g,陈皮15g,安息香15g,冰片15g,千金子霜10g,巴豆霜10g,桃仁霜10g,红大戟10g,槟榔10g,葶苈子10g,煅禹余粮10g,山豆根10g,鬼箭羽40g,赤豆40g,人工牛黄8g,醋芫花5g,斑蝥(去头、足、翅)0.8g,水牛角浓缩粉60g,细辛10g,丁香10g,当归10g,甘遂(制)10g,莪术10g,胡椒10g,炒白芍10g,桑白皮10g,山慈菇40g,降香40g,紫菀8g,铜石龙子1条,蜈蚣(去头、足)2g,大枣40g,雌黄15g	辟秽气,止吐泻。用于感受暑邪,时行痧气,头晕胸闷,腹痛吐泻
3	郁金银屑片	《中国药典》（2020年版）	秦艽30g,当归30g,石菖蒲30g,关黄柏30g,香附(酒炙)30g,郁金(醋炙)30g,醋莪术30g,雄黄30g,马钱子粉30g,皂角刺30g,桃仁30g,红花30g,乳香(醋炙)30g,硇砂12g,玄明粉18g,大黄18g,土鳖虫36g,青黛24g,木鳖子24g	疏通气血,软坚消积,清热解毒,燥湿杀虫。用于银屑病(牛皮癣)
4	清膈丸	《中国药典》（2020年版）	金银花60g,玄参60g,山豆根60g,熟大黄30g,石膏30g,桔梗60g,薄荷30g,硼砂30g,人工牛黄2.4g,水牛角浓缩粉6g,连翘60g,射干60g,黄连30g,龙胆60g,玄明粉60g,麦冬60g,地黄45g,甘草15g,冰片6g	清热利咽,消肿止痛。用于内蕴毒热引起的口渴咽干,咽喉肿痛,水浆难下,声哑失音,面赤腮肿,大便燥结

·**药材鉴别**·**性状鉴别** 本品为白色细粉末。无光泽,不透明。质硫松。无臭,味咸。有引湿性。以粉细、色白、干燥者为佳。

理化鉴别 （1）取铂丝,用盐酸湿润后,蘸取本品,在无色火焰中燃烧,火焰即显鲜黄色。

（2）取本品约100 mg,置10 mL试管中,加水2 mL溶解,加15％碳酸钾溶液2 mL,加热至沸,应不得有沉淀生成;加焦锑酸钾试液4 mL,加热至沸;置冰水中冷却,必要时,用玻璃棒摩擦试管内壁,应有致密的沉淀生成。

（3）①取本品水溶液,滴加氯化钡试液,即生成白色沉淀;分离,沉淀在盐酸或硝酸中均不溶解。②取本品溶液,滴加醋酸铅试液,即生成白色沉淀;分离,沉淀在醋酸铵试液或氢氧化钠试液中溶解。③取本品溶液,加盐酸,不生成白色沉淀(与硫代硫酸盐区别)。

·**化学成分**· 主含无水硫酸钠（Na_2SO_4）。由于产地及提炼方法不同,所含杂质及含量亦不同,常见的有硫酸钙（$CaSO_4$）、硫酸铁（Fe_2SO_4）、硫酸钾（K_2SO_4）。

·**炮制**· 将芒硝放入平底盆内或用纸包裹,露置通风干燥处,令其风化,使水分消失,成为白色粉末即得。风化时气温不宜高于32 ℃。否则会使芒硝液化。此法所得玄明粉,常因风化不完全而残留一部分水分。又法:将芒硝放入瓷盆内,再将盆放在水锅上加热,使结晶熔化,然后水分逐渐散失,而留存白色粉末。水分消失较上法彻底。

·**性味归经**· 味咸、苦,性寒。归胃、大肠经。

·**功能主治**· 具有泻下通便,润燥软坚,清火消肿功能。主治实热积滞,大便燥结,腹满胀痛;外用治咽喉肿痛,口舌生疮,牙龈肿痛,目赤,痈肿,丹毒。

·**用法用量**· 内服:3～9 g,溶入煎好的汤液中服用。外用:适量。

·**用药警戒或禁忌**·（1）孕妇慎用,凡虚极血枯精涸者勿用。

（2）不宜与硫黄、三棱同用。

·**贮藏**· 贮干燥容器内,密闭保存,防潮。

参 考 文 献

［1］国家中医药管理局《中华本草》编委会. 中华本草:第1册[M]. 上海:上海科学技术出版社,1999.

［2］李军德,张志杰. 新编中国药材学:第8卷[M]. 北京:中国医药科技出版社,2020.

［3］南京中医药大学. 中药大辞典[M]. 2版. 上海:上海科学技术出版社,2006.

［4］中国地质调查局发展研究中心. 全国地质资料馆［OL］. http://www.ngac.cn/125cms/c/qggnew/zljs.htm.

［5］国家药典委员会. 中华人民共和国药典（2020 版）

［M］. 北京：中国医药科技出版社，2020.

［6］郭兰忠. 矿物本草［M］. 南昌：江西科学技术出版社，1995.

地 浆

《名医别录》

Aqua Extractum ex Loess

· **别名** · 土浆（《本草经集注》），地浆水（《会约医镜·本草》）。

· **来源** · 本品为新掘黄土加水搅混或煎煮后澄取的上清液。

· **本草考证** · 本品为极少用中药，始载于《名医别录》，列为下品。陶弘景曰："此掘黄土地作坎，深三尺，以新汲水沃入搅浊，少顷取清用之，故曰地浆，亦曰土浆。"

· **原矿物** · 黄土 Loess 为第四纪陆相黏土质粉砂沉积物。多呈灰黄色，富含钙质及钙质结核，呈疏松或半固结块状。遇水崩解后易加水拌合成悬浊液。其矿物组分按粒度分为砂粒、粉砂与黏土三级。肉眼显见颗粒的砂粒及肉眼难分辨颗粒的粉砂（0.025～0.0039 mm 大小）级矿物主要是石英、长石和云母（它们在浆中沉底而不进入浆水中）。显微镜下才能分辨颗粒的黏土级矿物有高岭石、水云母、伊利石、多水高岭石、蒙脱石等；地浆中可悬浮有这些黏土矿物。黄土中，充填于孔隙胶结砂粒、粉砂与黏土矿物的物质是隐晶或非晶质的二氧化硅（SiO_2）、三氧化二铝（Al_2O_3）、氧化钙（CaO）、氧化镁（MgO）

及一氧化铁（FeO）的化合物乃至碳酸钙（$CaCO_3$）、硫酸钙（$CaSO_4$）等，地浆中可溶盐成分主要来自这些胶结物或孔隙充填物。黏土矿物，既可向地浆提供某些可溶成分，也可在沉降时吸附、带走浆水中另一些可溶成分。

· **主产地** · 黄土广泛分布于西北、华北地区及东北南部。

· **药材鉴别** · 性状鉴别 本品为液体，淡黄色，微有土腥气，无味。

· **性味** · 味甘，性寒。

· **功能主治** · 具有清热，解毒，和中功能。主治中暑烦渴，食物、药物中毒，霍乱痢疾，伤食吐泻，脘腹胀痛。

· **用法用量** · 内服：适量，煮沸饮；或代水煎药。

参 考 文 献

［1］国家中医药管理局《中华本草》编委会. 中华本草：第1册［M］. 上海：上海科学技术出版社，1999.

［2］高天爱，马金安，刘如良. 矿物药真伪图鉴及应用［M］. 太原：山西科学技术出版社，2014.

地 蜡

Paraffin ex Petroleum

本药多作为民族药应用。

◇ 维吾尔药 ◇

· **别名** · 木蜜纳亦（《回回药方三十六卷》），艾热困吉巴里、木蜜亚依（《明净词典》）。

· **来源** · 为天然石油或油页岩中得到的固体烃类混合物天然石蜡。

· **本草考证** · 《药物之园》载："地蜡，蜂蜡相似的药物，多渗出于大山岩部裂缝处，渗出后硬化，有多种颜色，以暗黑色为多见，分正品和次品两种，以上者为正品；另一种为猴子粪便，这种猴子色黑，尾巴长，常食用地蜡后立即发生腹泻，猴子的这种腹泻物为次品。"根据上述维吾尔医本草所述药物特征和实物对照，与现代维吾尔医所用地蜡一致。

- **原矿物**·天然石蜡 Native paraffin。
- **主产地**·主产于新疆山区。
- **采收加工**·天然石油或油页岩经加工而得。
- **药材鉴别**·**性状鉴别** 固体蜡状,常显结晶状构造,无臭,无味,手指接触有脂感。颜色不一,呈白色,黄棕色、绿色或黑色,纯者半透明。比重0.85～0.95;熔点55～110℃,通常为70℃左右。易溶于氯仿、乙醚、苯、石油醚、挥发油或多数脂肪油,不溶于水和乙醇中。
- **化学成分**·主要含烷类化合物。
- **性味**·性干热。
- **功能主治**·具有生干生热,消炎退肿,防腐生肌,除脓愈伤,化瘀壮骨功能。主治湿寒性或黏液质性疾病,如各种炎肿,各种脓疮,跌打损伤,骨折脱位等。
- **用法用量**·内服:0.1～0.3 g。外用:适量。本品可入汤剂、煎剂、散剂、小丸、鼻滴剂、耳滴剂、敷剂、软膏等制剂。
- **用药警戒或禁忌**·本品对热性气质者有害,矫正药为各种蜂蜜煎水剂和醋酸糖浆剂。

参 考 文 献

[1] 国家中医药管理局《中华本草》编委会. 中华本草:维药卷[M]. 上海:上海科学技术出版社,2005.

芒 硝
《名医别录》
Natrii Sulfas

- **别名**·芒消(《名医别录》),马牙消(《药性论》),英消(《开宝本草》),盆消(《本草图经》)。
- **来源**·本品为硫酸盐类芒硝族矿物芒硝的提纯品。
- **本草考证**·芒消入药,始载于《名医别录》,云:"生于朴消。"《雷公炮炙论》云:"芒消是朴消中炼出形似麦芒者。"但由于古代消石与朴消有混同现象,且消石一名芒消,从而导致了文献记载的混乱。如《本草经集注》指出:"按《神农本草》无芒消,只有消石名芒消尔。后《名医》别载此说,其治与消石正同,疑此即是消石。旧出宁州(今云南、贵州大部及广西小部分),黄白,粒大,味极辛、苦。顷来宁州道断都绝,今医家多用煮炼作者。色全白,粒细而味不甚烈。此云生于朴消,则作者亦好……炼之以朴消作芒消者,但以暖汤淋朴消,取汁清澄,煮之减半,出,著木盆中,经宿即成;状如白石英,皆六道也。"除了"消石名芒消"外,另有"炼之以朴消"所作之芒硝。但是《新修本草》仍保持消石一名芒硝之说,认为"今炼粗恶朴消,淋取汁煎炼作芒消,即是消石"。不知芒硝有同名异物。《开宝本草》在叙述芒硝的炼制法及其形态的同时,指出了《新修本草》的错误:"唐注以此为消石同类,深为谬矣。"其后《本草图经》云:"今医方家所用亦不复能究其所来,但以未炼成块,微青色者为朴消,炼成盆中上有芒者为芒消,亦谓之盆消,其芒消底澄凝者为消石。"仍将芒硝之"底澄凝者"为消石。及至《本草纲目》才辨析清楚:"煎炼入盆,凝结在下,粗朴者为朴消,在上有芒者为芒消;有牙者为马牙消。"不仅明确了芒硝的来源,而且指出了与朴消的区别。综上所述,《名医别录》另立之芒消即是朴消的炼制品,为精制硫酸钠结晶,与消石之一名芒消,不是同一物质。由于天然产出的硝石(硝酸钾)很少完好晶形,且多为霜华,个体似针状,经过炼制、重结晶,亦可是芒状晶体。古人从形色命名,故有消石一名芒消之说。可是后世有些本草不分来源,不明实质,致两种芒消混称难辨,一直延续到宋代。今芒硝市售品,均属人工制硫酸钠质芒硝,或来自矿物芒硝制品,或来自卤水加工品,来源(产区)不同,炼制方法不同,所含杂质亦有差异,一般仍含微量钙盐、镁盐、钾盐或钠盐。
- **原矿物**·芒硝 Mirabilite 单斜晶系,呈短柱状,通常集合体呈针状、粒装、纤维状或粉末状、皮壳状等。无色或白色;条痕白色。玻璃光泽。硬度1.5～2.0。性脆。解理完全,解理平行柱状延长方向,其他方向具贝壳状断口。相对密度 1.48,失水者密度增大。见图 16-9～图 16-11。

· **主产地** · 主产于山东、江苏、安徽等地的盐碱地带,以及四川、内蒙古、新疆等地的内陆盐湖岩盐。

· **蕴藏量** · 芒硝 Mirabilite 据 1949—2019 年间"全国地质资料馆"公布的数据,芒硝储量约为 1 647 110.6 万吨。按地区统计,矿物储量以四川省最多(787 816.74 万吨),依次为云南省(712 697.96 万吨)、湖南省(120 879.16 万吨)、湖北省(19 629.03 万吨)、江苏省(4 423.7 万吨)、新疆维吾尔自治区(896.74 万吨)、内蒙古自治区(719.44 万吨)、青海省(48.927 5 万吨),详细见表 16-9。

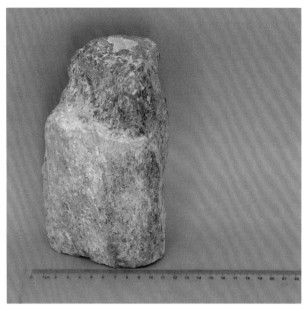

图 16-9 芒硝原矿石(宁夏)

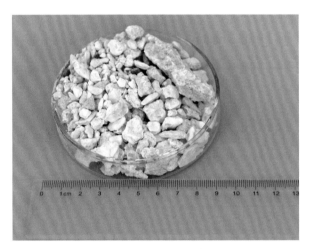

图 16-10 芒硝原药材(西藏)

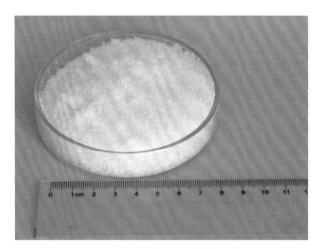

图 16-11 芒硝结晶药材(四川)

表 16-9 芒硝历年蕴藏量报道

序号	省份	市(州、盟)	县(区、旗)	经度	纬度	蕴藏量(万吨)	时间
1	内蒙古自治区	阿拉善盟	阿拉善右旗	102°22′57″～102°44′39″	39°19′10″～39°22′39″	712.4	1992/4/1
2	内蒙古自治区	鄂尔多斯市	达拉特旗	110°06′06″～110°11′50″	40°28′00″～40°31′07″	7.04	1990/12/1
3	江苏省	淮安市	淮阴区	119°03′40″～119°04′50″	33°30′00″～33°30′45″	4 423.7	1990/5/1
4	湖北省	孝感市	应城市	113°41′53″～113°42′23″	30°55′55″～30°55′55″	10 232.78	2007/1/1
5	湖北省	孝感市	应城市	113°42′37″～113°45′24″	30°52′33″～30°55′41″	9 396.25	2006/11/1
6	湖南省	衡阳市	衡南县	112°35′54″～112°40′09″	26°56′25″～27°00′15″	40 446.53	1992/5/1
7	湖南省	常德市	澧县	111°45′15″～111°51′05″	29°51′15″～29°53′45″	33 633	1968/12/1
8	湖南省	常德市	澧县	111°43′45″～111°47′00″	29°42′45″～29°43′45″	17 842.41	2007/9/1

（续表）

序号	省份	市（州、盟）	县（区、旗）	经度	纬度	蕴藏量（万吨）	时间
9	湖南省	常德市	澧县	111°42′35″～111°46′35″	29°41′45″～29°44′00″	12 012.38	1990/12/1
10	湖南省	常德市	澧县	111°45′00″～120°00′00″	49°41′00″～50°00′00″	9 960	1964/3/1
11	湖南省	衡阳市	衡南县	112°43′17″～112°46′55″	26°55′00″～26°57′30″	3 715.84	1989/12/1
12	湖南省	衡阳市	/	112°39′25″～112°40′50″	26°57′55″～26°59′25″	3 269	1987/12/1
13	四川省	眉山市	彭山县	103°27′36″～103°52′40″	29°59′44″～30°20′00″	575 947	1987/6/1
14	四川省	眉山市	洪雅县	103°31′50″～103°35′45″	30°02′00″～30°05′00″	157 397.47	1998/7/27
15	四川省	雅安市	天全县	103°54′23″～103°54′23″	30°22′30″～30°22′30″	30 625	1962/8/1
16	四川省	成都市	新津县	103°53′26″～103°54′00″	30°27′03″～30°28′00″	8 323.89	1984/2/1
17	四川省	眉山市	东坡区	103°34′40″～103°37′30″	30°05′00″～30°08′45″	6 920	1960/6/1
18	四川省	雅安市	天全县	/	/	3 843.78	1985/7/1
19	四川省	眉山市	彭山县	103°48′34″～103°49′32″	30°15′00″～30°17′10″	2 461	2005/4/1
20	四川省	眉山市	丹棱县	103°19′52″～103°19′52″	30°00′39″～30°00′39″	829.06	2004/4/1
21	四川省	眉山市	丹棱县	103°19′52″～103°19′52″	29°59′32″～29°59′32″	750.559	2004/4/1
22	四川省	眉山市	洪雅县	103°20′19″～103°20′19″	29°55′14″～29°55′14″	718.98	2007/3/1
23	云南省	昆明市	西山区	102°23′00″～102°37′00″	24°52′00″～24°58′00″	704 992.96	1985/12/1
24	云南省	昆明市	禄劝彝族苗族自治县	102°28′00″～102°29′00″	25°24′00″～25°28′00″	7 705	1976/8/1
25	青海省	海西州	/	92°20′12″～92°31′16″	38°19′02″～38°35′52″	36.53	1987/9/25
26	青海省	海东地区	互助县	101°46′22″～101°52′37″	36°35′00″～36°40′00″	8.3	1983/12/1
27	青海省	西宁市	/	101°45′00″～101°45′00″	36°42′00″～36°42′00″	1.56	1961/7/1
28	青海省	海西州	乌兰县	99°00′00″～99°13′08″	36°37′30″～36°46′15″	1.1	1957/1/20
29	青海省	海东地区	平安县	101°55′30″～101°56′55″	36°31′40″～36°32′45″	0.3	1982/12/1
30	青海省	海西州	乌兰县	97°59′00″～98°00′24″	37°00′24″～37°00′56″	0.037 5	1988/11/1
31	新疆维吾尔自治区	巴音郭楞蒙古自治州	和硕县	87°24′05″～87°31′00″	41°48′52″～41°57′00″	896	1984/11/1
32	新疆维吾尔自治区	巴音郭楞蒙古自治州	若羌县	89°56′20″～90°05′30″	38°23′40″～38°37′50″	0.739 6	1993/10/1

· **流通量及使用情况** · **市场流通量** 芒硝全国每年药用流通量在 900 吨左右,市场流通的药材来源主要为陕西省和四川省。

《中国药典》记载方剂中应用情况 见表16‑10。

表 16‑10 《中国药典》记载方剂中应用情况

序号	名称	处方来源	配方组成	功能主治
1	大黄清胃丸	《中国药典》（2020 年版）	大黄 504 g,木通 63 g,槟榔 63 g,黄芩 96 g,胆南星 42 g,羌活 42 g,滑石粉 168 g,白芷 42 g,炒牵牛子 42 g,芒硝 63 g	清热通便。用于胃火炽盛所致的口燥舌干、头痛目眩、大便燥结
2	五福化毒丸	《中国药典》（2020 年版）	水牛角浓缩粉 20 g,连翘 60 g,青黛 20 g,黄连 5 g,炒牛蒡子 50 g,玄参 60 g,地黄 50 g,桔梗 50 g,芒硝 5 g,赤芍 50 g,甘草 60 g	清热解毒,凉血消肿。用于血热毒盛,小儿疮疖,痱毒,咽喉肿痛,口舌生疮,牙龈出血,痄腮

（续表）

序号	名称	处方来源	配方组成	功能主治
3	牛黄至宝丸	《中国药典》(2020 年版)	连翘 120 g,大黄 60 g,石膏 60 g,陈皮 60 g,栀子 120 g,芒硝 60 g,青蒿 60 g,木香 45 g,广藿香 75 g,人工牛黄 5 g,冰片 10 g,雄黄 15 g	清热解毒,泻火通便。用于胃肠积热所致的头痛眩晕、目赤耳鸣、口燥咽干、大便燥结
4	防风通圣丸	《中国药典》(2020 年版)	防风 50 g,薄荷 50 g,大黄 50 g,栀子 25 g,桔梗 100 g,川芎 50 g,白芍 50 g,连翘 50 g,白术(炒)25 g,荆芥穗 25 g,麻黄 50 g,芒硝 50 g,滑石 300 g,石膏 100 g,当归 50 g,黄芩 100 g,甘草 200 g	解表通里,清热解毒。用于外寒内热,表里俱实,恶寒壮热,头痛咽干,小便短赤,大便秘结,瘰疬初起,风疹湿疮
5	防风通圣颗粒	《中国药典》(2020 年版)	防风 75.5 g,薄荷 75.5 g,大黄 75.5 g,栀子 37.8 g,桔梗 151 g,川芎 75.5 g,白芍 75.5 g,连翘 75.5 g,白术(炒)37.8 g,荆芥穗 37.8 g,麻黄 75.5 g,芒硝 75.5 g,滑石 453 g,石膏 151 g,当归 75.5 g,黄芩 151 g,甘草 302 g	解表通里,清热解毒。用于外寒内热,表里俱实,恶寒壮热,头痛咽干,小便短赤,大便秘结,瘰疬初起,风疹湿疮
6	利胆排石片	《中国药典》(2020 年版)	金钱草 250 g,黄芩 75 g,郁金 75 g,槟榔 125 g,芒硝 25 g,茵陈 250 g,木香 75 g,大黄 125 g,麸炒枳实 50 g,姜厚朴 50 g	清热利湿,利胆排石。用于湿热蕴毒、腑气不通所致的胁痛、胆胀,症见胁肋胀痛、发热、尿黄、大便不通;胆囊炎、胆石症见上述证候者
7	利胆排石颗粒	《中国药典》(2020 年版)	金钱草 420 g,黄芩 126 g,郁金 126 g,槟榔 210 g,芒硝 42 g,茵陈 420 g,木香 126 g,大黄 210 g,麸炒枳实 84 g,姜厚朴 84 g	清热利湿,利胆排石。用于湿热蕴毒、腑气不通所致的胁痛、胆胀,症见胁肋胀痛、发热、尿黄、大便不通;胆囊炎、胆石症见上述证候者
8	复方牛黄清胃丸	《中国药典》(2020 年版)	大黄 240 g,炒牵牛子 200 g,栀子(姜炙)80 g,石膏 120 g,芒硝 80 g,黄芩 80 g,黄连 20 g,连翘 80 g,炒山楂 160 g,陈皮 160 g,姜厚朴 80 g,枳实 80 g,香附 40 g,猪牙皂 120 g,荆芥穗 40 g,薄荷 40 g,防风 40 g,菊花 40 g,白芷 120 g,桔梗 80 g,玄参 120 g,甘草 40 g,人工牛黄 13 g,冰片 51.5 g	清热泻火,解毒通便。用于胃肠实热所致的口舌生疮、牙龈肿痛、咽膈不利、大便秘结、小便短赤
9	紫雪散	《中国药典》(2020 年版)	石膏 144 g,滑石 144 g,玄参 48 g,沉香 15 g,甘草 24 g,芒硝(制)480 g,水牛角浓缩粉 9 g,人工麝香 3.6 g,北寒水石 144 g,磁石 144 g,木香 15 g,升麻 48 g,丁香 3 g,硝石(精制)96 g,羚羊角 4.5 g,朱砂 9 g	清热开窍,止痉安神。用于热入心包,热动肝风证,症见高热烦躁、神昏谵语、惊风抽搐、斑疹吐衄、尿赤便秘
10	新雪颗粒	《中国药典》(2020 年版)	磁石 516 g,滑石 258 g,硝石 516 g,栀子 132 g,广升麻 258 g,珍珠层粉 54 g,人工牛黄 54 g,石膏 258 g,南寒水石 258 g,芒硝 516 g,竹心 1 320 g,穿心莲 1 320 g,沉香 78 g,冰片 13.8 g	清热解毒。用于外感热病,热毒壅盛证,症见高热、烦躁、扁桃体炎、上呼吸道感染、气管炎、感冒

·**采收加工** · 取天然产芒硝加水溶解,过滤,滤液加热浓缩,放冷后即析出结晶,取出晾干。如结晶不纯,可重复处理,至得洁净的芒硝结晶。

·**药材鉴别** · **性状鉴别** 本品为针状,粒状集合体,呈棱柱状、长方形或不规则块片状及颗粒状。无色透明或类白色半透明。露置空气中表面渐风化成一层白色粉末(无水芒硝)。体轻,质脆,易碎。断面不整齐,成玻璃样光泽。气无,味咸微苦、凉。极易溶于水,并能溶于甘油。以条块状结晶、无色、透明者为佳。

理化鉴别 (1) 取本品水溶液,加醋酸氧铀锌试液,即发生黄色沉淀。

(2) 取铂丝,用盐酸湿润后,蘸取本品粉末,在无色火焰中燃烧,火焰即显鲜黄色。

(3) 取本品水溶液,加氯化钡试液,即发生白色沉淀;沉淀在盐酸或硝酸中均不溶解。

·**化学成分** · 主要含硫酸钠($Na_2SO_4 \cdot 10H_2O$),尚含食盐、硫酸钙和硫酸镁等杂质。芒硝在大气中易失去水,故表面常呈白粉状;此种风化的芒硝,其硫酸钠含量可超过 44.1%。

·**药理作用** · 1. 泻下 芒硝 9 g/kg 灌胃对小鼠小肠运动有明显的推进作用。芒硝中的主要成分硫酸钠内服后,其硫酸根离子不易被肠黏膜吸收,在肠内形成高渗盐溶液,保持大量水分,肠道被扩张,引起机械刺激,促进肠蠕动;对肠黏膜也有化学性刺激作用,但并不损害肠黏膜。空腹时服用,同时饮用大量温开水,服后 4~6 h 泻下,排出流体粪便。

2. 其他 芒硝 12 g/kg 灌胃对二甲苯所致小鼠耳郭肿胀有一定的抑制作用。芒硝对常见致病菌均无抑菌作用,清热消肿作用并非抑菌所致。

·毒理· 芒硝煎液腹腔注射小鼠 LD_{50} 为 6.738 g/kg。给药后 1 h 死亡,动物表现肾缺血现象。

·炮制· 取萝卜洗净切片,置锅内加水煮透后,加入芒硝共煮,至全部溶解,取出,滤去杂质及萝卜片,滤液置适宜容器内,放冷后芒硝逐渐析出,捞出晶体,余汁经浓缩,放冷再结晶,捞出晾干。每 100 kg 芒硝,用萝卜 20 kg,水 200~300 L。

·性味归经· 味咸、苦,性寒。归胃、大肠经。

·功能主治· 具有泻下通便,润燥软坚,清火消肿功能。主治实热积滞,腹满胀痛,大便燥结,肠痈肿痛;外用治乳痈,痔疮肿痛。

·用法用量· 内服:煎汤,10~15 g;或研末,用药汁、开水冲服;或入丸剂。外用:研末敷;或化水点眼;或煎水熏洗。

·用药警戒或禁忌· (1)脾胃虚寒及孕妇禁服。

(2)三棱与芒硝配伍属"十九畏"范畴,实验表明,三棱对醋酸致痛有镇痛作用,有促进肠蠕动、兴奋兔离体肠肌等作用,与芒硝合用后,上述作用均有所降低;芒硝有升高红细胞数作用,与三棱合用后,多有降低;单味三棱、芒硝均可升高白细胞数、提高脾脏指数,合用后多有降低。据此,两者属相恶配伍。

·贮藏· 贮干燥容器内,密闭,置通风干燥处,防潮;应在 30 ℃ 以下保存。

民族医药应用
◇ 蒙 药 ◇

·名称· 查森-疏(《认药白晶鉴》),雅巴格查拉(《无误蒙药鉴》)。

·本草考证· 本品载于《认药白晶鉴》。《认药白晶鉴》载:"昔人谓雅巴格查拉是蓝青稞在火中烧成灰,放置一夜,在表面形成盐状物质即为芒硝。或青稞烧成灰即是。但今人认为,生于岩洞深谷似白灰,捏时发出声音的即为芒硝。"《无误蒙药鉴》称:"此物生于岩洞深谷等处,白色似灰,体轻,捏时发出嚓嚓之声。"上述蒙医药文献记载的生于岩洞深谷,色白似灰乃为现代蒙医所用查森-疏(芒硝),而青稞或蓝青稞烧的灰乃为他物,非芒硝也。

·性味· 味咸、苦,性温,有毒。

·功能主治· 具有破痞,利水,杀虫功能。主治胃脘痞,子宫痞,血痞,膀胱结石,闭尿,尿频。

·用法用量· 内服:1.5~3 g,研末;或入丸、散。

◇ 藏 药 ◇

·名称· 亚巴恰惹(《四部医典》),杂瓦卡惹(《晶珠本草》)。

·性味· 味咸,性温。

·功能主治· 具有提升胃温,助消化,消瘤功能。主治胃寒,消化不良,腹胀,便秘,痞瘤,闭经等症。

◇ 傣 药 ◇

·名称· 借蒿(《西双版纳傣药志》)。

·性味· 味咸,性凉。

·功能主治· 具有清火解毒,消肿止痛功能。主治兵洞烘洞飞暖(皮肤瘙痒,斑疹,疥癣,湿疹),喉兔(龋齿),拢沙龙接喉(牙痛)。

参 考 文 献

[1] 南京中医药大学. 中药大辞典[M]. 2 版. 上海:上海科学技术出版社,2006.

[2] 国家中医药管理局《中华本草》编委会. 中华本草:第 1 册[M]. 上海:上海科学技术出版社,1999.

[3] 李军德,张志杰. 新编中国药材学:第 8 卷[M]. 北京:中国医药科技出版社,2020.

[4] 高天爱,马金安,刘如良. 矿物药真伪图鉴及应用[M]. 太原:山西科学技术出版社,2014.

[5] 中国地质调查局发展研究中心. 全国地质资料馆[OL]. http://www. ngac. cn/125cms/c/qggnew/zljs. htm.

[6] 国家药典委员会. 中华人民共和国药典(2020 版)[M]. 北京:中国医药科技出版社,2020.

[7] 中国医学科学院药物研究所. 中药志:第 4 册[M] 北京:人民卫生出版社,1961.

[8] A Comprehensive trea4tise on inorg & Theor. Chem. (Mellor. J. W),1922(2):656.

[9] 应帮智,张卫华,张振凌. 中药芒硝药理作用的研究[J]. 现代中西医结合杂志,2003(20):2155 - 2156.

[10] 张昌绍. 药理学[M]. 北京:人民卫生出版社,1962.

[11] 江明性.药理学[M].北京：人民卫生出版社,1989.

[12] 毛小平,旷春梅,肖庆慈,等.三棱与芒硝配伍的实验研究[J].云南中医中药杂志,1996(1)：30-35.

[13] 岳旺,刘文虎,王兰芬,等.中国矿物药的急性毒性(LD_{50})测定[J].中国中药杂志,1989(2)：42-45,63.

[14] 国家中医药管理局《中华本草》编委会.中华本草：蒙药卷[M].上海：上海科学技术出版社,2004.

[15] 布和巴特尔,奥·乌力吉.传统蒙药与方剂[M].赤峰：内蒙古科学技术出版社,2013.

[16] 中华人民共和国卫生部药典委员会.中华人民共和国卫生部药品标准·蒙药分册[M].北京：中华人民共和国卫生部药典委员会,1998.

[17] 王伟.内蒙古蒙药制剂规范[M].呼和浩特：内蒙古人民出版社,2007.

[18] 王伟.内蒙古蒙药制剂规范[M].呼和浩特：内蒙古人民出版社,2014.

[19] 国家中医药管理局《中华本草》编委会.中华本草：藏药卷[M].上海：上海科学技术出版社,2002.

[20] 国家中医药管理局《中华本草》编委会.中华本草：傣药卷[M].上海：上海科学技术出版社,2005.

红 升 丹

《医宗金鉴》

Hongshengdan

· **别名** · 五灵升药(《串雅内编》),大红升(《疡科遗编》),大升丹(《疡科心得集》),小金丹(《矿物药与丹药》)。

· **来源** · 本品为水银、火硝、白矾、朱砂、雄黄、皂矾制炼而成的红色氧化汞。

· **本草考证** · 本品为极少用中药,始载于《医宗金鉴》。

· **主产地** · 主产于四川、重庆、陕西、山东、吉林等地,其他地区亦可制造。

· **药材鉴别** · **性状鉴别** 为橘红色的结晶体粉末或块状。质重,无臭,微带金属性涩味。遇强光及热能逐渐析出水银而变成黑色,成为剧毒品。

理化鉴别 不溶于水及乙醇,能溶于稀盐酸和稀硝酸。放在铁片上烧,则红色逐渐变成黑褐色,冷后又恢复原色;其盐酸溶液,通硫化氢,生成黑色硫化汞沉淀。加碘化钾溶液,即可生成红色碘化汞沉淀。

· **化学成分** · 主要成分为氧化汞(HgO),其中含汞约92.12%,尚含少量二硫化砷(As_2S_2)。

· **药理作用** · **1. 抗菌** 用红升丹对铜绿假单胞菌、金黄色葡萄球菌、大肠杆菌、变形杆菌、痢疾杆菌、乙型链球菌、伤寒杆菌等7种细菌在培养皿中进行抑菌试验,结果发现：7种细菌对红升丹均为高度敏感,红升丹具有很强的抗菌作用。据测定,红升丹对常见化脓性细菌(如金黄色葡萄球菌、大肠杆菌等)的杀灭效力比杀菌力强的消毒剂石炭酸还大100倍以上。其抑菌作用机制是因为汞的化合物能和病原微生物呼吸酶中的巯基(—SH)结合,使其固定而失去原有活动力,从而使病原微生物陷于窒息状态而死亡。而且汞离子能与细菌体内蛋白生成不溶性蛋白盐沉淀,使细菌被杀死。

2. 提毒祛腐 红升丹的提毒祛腐作用是明显增加创面肉芽的炎症反应,促进炎细胞浸润和创面坏死组织脱落,以达到提毒祛腐作用。从分子生物学水平上分析,红升丹在促使坏死组织脱落同时,还调节创面局部生长因子含量,显著增加白细胞介素-2R(IL-2R)、IL-6、肿瘤坏死因子(TNF)含量,且它们的动态变化与创面炎症反应程度呈直线正相关。现代研究证实,TNF引起白细胞脱颗粒,超阴离子生成,吞噬功能及杀菌作用增强,IL-6与IL-1、TNF均为炎症调节介质,介导创面炎症反应,促进炎细胞浸润,杀菌作用增强,同时又介导产生高浓度IL-2R,促进细胞有丝分裂,有利于肉芽增殖生长以加速创面愈合。

· **毒理** · 用花生油调配红升丹呈混悬液,每组小鼠16只,给药剂量按30 mg/kg等比级数1.5倍递增,经口灌胃。用寇氏法计算LD_{50}为120.98±1.71 mg/kg,属中等毒性药物;在切掉大白鼠全层皮肤的2 cm×2 cm创面上撒布红升丹干粉4 h后,血脑、肝、肾等组织的含汞(Hg)量明显升高,内脏组织的含汞量随给药剂量的增加而递增,以肾脏含汞量最多,其次为肝、血脑,各组各项含汞量均与对照组有显著性差异

$(p<0.05)$,红升丹蓄积系数为5.3,属轻度蓄积,但已和中度蓄积系数相临界。在蓄积毒性实验后,对存活的心、肝、肾、脑等脏器组织进行病检观察,发现均有不同程度的淤血、细胞肿胀、坏死等病理改变。其原理是因为汞是一种原浆毒,与体内各种蛋白酶的巯基(—SH)具有特异性亲和力,能抑制酶的活性,引起中枢神经和自主神经功能紊乱的汞,可与体内蛋白形成疏松的蛋白化合物,使细胞发生各种营养不良性改变,甚至坏死。汞可通过肾、肝、结肠黏膜排泄,主要以肾脏为主,占汞全部吸收量的75%,汞由肾脏排泄时,会抑制实质细胞巯基酶系统的活性,故急性中毒者可见肾肿大,皮质增厚,肾小管上皮肿大坏死。

· **炮制** · 红升丹 取原药材,除去杂质。用时碾成细粉。

· **性味归经** · 味辛,性热,大毒。归脾、肺经。

· **功能主治** · 具有拔毒提脓,去腐生肌,杀虫燥湿功能。主治疔疮痈疽,瘘管窦道,瘰疬瘵疬,乳癌乳痈,疥癣,湿疹,梅毒,一切顽疮久溃不敛,晦暗紫黑,脓出不畅,腐肉不去,新肉难生。

· **用法用量** · 外用:适量,研极细末,或与其他药配成散剂;或制成药捻插入疮口。内服:0.03～0.06 g,装胶囊。

· **用药警戒或禁忌** · 本品有毒,一般不宜内服。外用亦不宜大量持久使用,近口、眼、乳头、脐中等部位不宜用;疮面过大时亦不宜用,以防蓄积中毒。肝肾功能不全者、孕妇禁用。

· **贮藏** · 贮干燥容器内,密闭,遮光。

参 考 文 献

[1] 国家中医药管理局《中华本草》编委会. 中华本草:第1册[M]. 上海:上海科学技术出版社,1999.

[2] 高天爱,马金安,刘如良. 矿物药真伪图鉴及应用[M]. 太原:山西科学技术出版社,2014.

[3] 郭晓庄. 有毒中成药大辞典[M]. 天津:天津科技翻译出版公司,1992.

[4] 付小兵,盛志勇. 创伤修复基础[M]. 北京:人民军医出版社,1997.

[5] 王正国. 创伤愈合与组织修复[M]. 济南:山东科学技术出版社,1998.

[6] 姚昶,许芝银. 红升丹提毒祛腐机理的实验研究[J]. 南京中医药大学学报(自然科学版),2001(4):227-229.

[7] 郭兰忠. 矿物本草[M]. 南昌:江西科学技术出版社,1995.

红粉(升药)
《外科大成》
Hydrargyri Oxydum Rubrum

· **别名** · 灵药(《外科大成》),三白丹(《张氏医通》),三仙散(《吴氏医方汇编》),小升丹、三仙丹(《疡医大全》),升丹(《药奁启秘》),红升(《外科传薪集》),小红升(《外科方外奇方》),升药(《药材资料汇编》)。

· **来源** · 本品为水银、硝石、白矾或由水银和硝酸炼制而成的红色氧化汞。

· **本草考证** · 本品以升药之名始载于《外科正宗》。《医门补要》载:"三仙丹,新者性燥,用于提脓散内,则有痛蚀肌之虞;用于长肉方中则无毒尽肌生之效。须得陈去三十年者,燥性转平,始堪入药。"《疡科纲要》载:"俗谓陈久不痛,新炼者则痛,殊不尽然。颐尝以新炼之丹试用,亦未作痛,但研必极细,用时止用新棉花蘸此药末,轻轻弹上薄贴,止见薄薄深黄色

已足,如多用之则痛矣。门外人见之,必谓吝惜药末,不肯重用,而不知此丹力量甚厚,必不可多乎。"本品记载与现今所用红粉基本一致。

· **主产地** · 主产于河北、天津、湖北、湖南、江苏等地。

· **流通量及使用情况** · 市场流通量:红粉全国每年药用流通量极少,主要是化工厂生产。

· **药材鉴别** · 性状鉴别 本品为橙红色片状或粉状结晶,片状的一面光滑,略具光泽,另一面较粗糙,似附一层粉末,无光泽。粉末橙色。体重,质硬,性脆,片状者易折断,断面粗糙,常散有稀疏小细孔。无臭。遇光颜色逐渐变深。

理化鉴别 (1)透射偏光镜下:粒径0.005 mm

者,呈半自形或他形晶,可见有正三角形闪光晶体(示假等轴状);暗红色;正高突起。粒径≤0.5 mm者,以半自形晶为主,可见有正方形闪光晶体,带亮黄的红色,看不到解理,似为另一类型转化物。部分颗粒见有假六方生长环的晶体;呈短柱状、六方板状,似有三组解理(理想晶为互垂直的两组);呈异常干涉色,不全消光。

(2)取本品 0.5 g,加水 10 mL,搅匀,缓缓滴加适量的盐酸溶解。取溶液 1 mL,加氢氧化钠试液

(呈碱性时),即生成黄色沉淀;取溶液 1 mL,调至中性,加碘化钾试液,即生成猩红色沉淀,能在过量的碘化钾试液中溶解;再以氢氧化钠试液碱化,加铵盐即生成红棕色的沉淀。

(3)X 线衍射:2.96(10),2.83(6),2.76(8),2.40(4),1.81(3),1.76(1),1.63(2),1.49(2),1.48(2)。

《中国药典》记载方剂中应用情况 见表 16 - 11。

表 16 - 11 《中国药典》记载方剂中应用情况

序号	名称	处方来源	配方组成	功能主治
1	九一散	《中国药典》(2020 年版)	石膏(煅)900 g,红粉 100 g	提脓拔毒,去腐生肌。用于热毒壅盛所致的溃疡,症见疮面鲜活、脓腐将尽
2	拔毒膏	《中国药典》(2020 年版)	金银花 70 g,连翘 70 g,大黄 70 g,桔梗 70 g,地黄 70 g,栀子 70 g,黄柏 70 g,黄芩 70 g,赤芍 70 g,当归 35 g,川芎 35 g,白芷 35 g,白蔹 35 g,木鳖子 35 g,蓖麻子 35 g,玄参 35 g,苍术 35 g,蜈蚣 5 g,樟脑 28 g,穿山甲 35 g,没药 18 g,儿茶 18 g,乳香 18 g,红粉 18 g,血竭 18 g,轻粉 18 g	清热解毒,活血消肿。用于热毒瘀滞肌肤所致的溃疡,症见肌肤红、肿、热、痛,或已成脓

· **化学成分** · 主要成分为氧化汞(HgO),其中含汞约 92.12%,尚含少量二硫化砷(As_2S_2)。

· **药理作用** · 1. 抗菌 红粉浓度 6×10^{-5} 在体外对化脓性细菌,如对金黄色葡萄球菌和大肠杆菌有很强的杀菌作用。其杀菌效力比消毒剂石炭酸还大 100 倍以上。

2. 促进创口愈合 有消毒、杀菌、促进机体组织的再生和伤口的愈合等作用。

· **体内过程** · 将红粉撒布于切掉皮肤的大白鼠的创面上 4 h 后,血、脑、肝、肾等组织含汞量明显升高,内脏组织的含汞量随给药剂量增加而递增,以肾含汞量最多,其次为肝、血、脑。与对照组有显著差异。

· **毒理** · 红粉混悬液小鼠灌胃 LD_{50} 为 120.98±1.71 mg/kg,属中等毒性药物。小鼠灌服氧化汞的 LD_{50} 为 22 mg/kg,大鼠为 18 mg/kg。粗制氧化汞对人的致死量为 1~1.5 g,氧化汞人的致死量为 0.1~0.7 g。

· **炮制** · 原品入药。用时置乳钵内,加水少许,飞至极细,晒干,碾细。

· **性味归经** · 味辛,性热,有大毒。归肺、脾经。

· **功能主治** · 具有拔毒,除脓,去腐,生肌功能。主

治痈疽疔疮,梅毒下疳,一切恶疮,肉暗紫黑,腐肉不去,窦道瘘管,脓水淋漓,久不收口。

· **用法用量** · 外用适量,研极细粉单用或与其他药味配成散剂或制成药捻。

· **用药警戒或禁忌** · 本品有毒,不可内服。外用亦不宜大量持久使用。口眼附近及乳头脐中等部位不宜用。疮面过大时亦不宜用,以防中毒。撒于疮面,须薄匀,否则引起疼痛。

· **贮藏** · 贮干燥容器内,置阴凉干燥处,遮光,密闭。专柜、专库保管。

民族医药应用
蒙 药

· **名称** · 乌兰·雄呼《内蒙古蒙药材标准》。

· **性味** · 味辛,性热,有大毒。

· **功能主治** · 具有拔毒,除脓,止腐,生肌功能。主治疮,梅毒,一切恶疮,疮口不愈。

· **用法用量** · 外用适量,或与其他药配伍。

参 考 文 献

[1]国家中医药管理局《中华本草》编委会. 中华本草:第 1

册[M].上海：上海科学技术出版社,1999.

[2] 李军德,张志杰.新编中国药材学：第 8 卷[M].北京：中国医药科技出版社,2020.

[3] 高天爱,马金安,刘如良.矿物药真伪图鉴及应用[M].太原：山西科学技术出版社,2014.

[4] 南京中医药大学.中药大辞典[M].2 版.上海：上海科学技术出版社,2006.

[5] 中国医学科学院药物研究所.中药志：第四册[M].北京：人民卫生出版社,1961.

[6] 周邦靖,周六贵.红升丹、白降丹对金黄色葡萄球菌和大肠杆菌杀菌效力的测定[J].成都中医学院学报,1982(3)：60-61.

[7] 严德春.红升丹治疗术后切口感染 34 例疗效观察[J].吉林中医药,1983(3)：16.

[8] 刘忠恕,方金福,李竞.红升丹的毒性实验研究[J].天津中医,1986(4)：24-25.

[9] 温玉麟.药物与化学物质毒性数据[M].天津：天津科学技术出版社,1989.

[10] 郭晓庄.有毒中草药大辞典[M].天津：天津科技翻译出版公司,1992.

[11] 郭兰忠.矿物本草[M].南昌：江西科学技术出版社,1995.

[12] 内蒙古自治区卫生厅.内蒙古蒙药材标准[M].赤峰：内蒙古科学技术出版社,1987.

赤 铜 灰

《无误蒙药鉴》

Cuprum Nativus Ustum

本药多作为民族药应用。

蒙 药

· **名称** · 桑塔拉（《无误蒙药鉴》）。

· **来源** · 本品为单质金属铜（红铜）的炮制品。

· **本草考证** · 本品载于《无误蒙药鉴》。属蒙医自制自用品,原料、工艺自古未变。色黑灰,呈不规则碎粒或粉末,有金属光泽,质松易碎,各地蒙医广泛沿用。

· **采收加工** · 为煅铜时打落的铜屑或红铜粉末加一定量的硫黄、硼砂等密闭焖煅制成。

· **药材鉴别** · **性状鉴别** 为黑灰色不规则碎粒或粉末,有金属光泽。体重质硬,新碎断面光泽明亮。气微,味淡。以色深灰、质松易碎者为佳。

理化鉴别 取本品粉末 0.5 g,溶于 10 mL 稀盐酸中,振摇数分钟后,放置 2 h,过滤。（1）取滤液 1 mL,滴加氨试液,即发生淡蓝色沉淀。

（2）取滤液 1 mL,点于姜黄试纸上,即变成棕黄色,放置干燥,颜色变绿,用氨试液湿润,即变为绿黑色。

· **化学成分** · 含有铜、钠等金属离子及硫酸盐和硼酸盐。

· **炮制** · **赤铜灰** 取纯净铜,砸成极薄片,加等量的沙棘汤（沙棘 30 g,加水 100 mL）煮沸,取出,晾干。取煮过的铜 100 g、硼砂 50 g、制硫黄 70 g、芝麻 50 g,拌匀,置煅锅内,用黄泥或盐密封,待干后,焖煅至透,放凉,取出。

· **性味** · 味甘、辛,性凉。效燥。

· **功能主治** · 具有清肺热,清肝热,燥协日乌素功能。主治肺脓疡,咯脓血痰,肺苏日亚,中耳炎,陶赖,赫如虎,协日乌素病,瘰疬。

· **用法用量** · 内服：研末,1~2 g;或入丸、散。

参 考 文 献

[1] 国家中医药管理局《中华本草》编委会.中华本草：蒙药卷[M].上海：上海科学技术出版社,2004.

[2] 刘玉琴.矿物药[M].呼和浩特：内蒙古人民出版社,1989.

卤 碱

《本草纲目》

Bischofitum

· **别名** · 卤咸（《神农本草经》），卤盐、寒石（《吴普本草》），石碱（《本草衍义补遗》），卤水（《本草纲目》），盐卤（东北习称）。

· **来源** · 本品为卤块（固体卤水）经加工煎熬制成的白色结晶体。

· **本草考证** · 本品入药始见于《神农本草经》，名卤咸，列为下品。《名医别录》曰："生河东（在山西省）盐池。"《新修本草》曰："卤咸既生河东，河东盐不釜煎，明非凝滓，此是碱土名卤咸，今人熟皮用之，斯则于碱地掘取之。"《本草图经》谓："又有并州（在山西）两监末盐，乃刮咸（音减）煎炼，不甚佳。其咸盖下品，所著卤咸，生河东盐池者，谓此也。"《本草纲目》曰："卤盐与卤碱不同。山西诸州平野及大谷、榆次高亢处，秋间皆生卤，望之如水，近之如积雪。土人刮而熬之为盐，微有苍黄色者，即卤盐也。《尔雅》所谓天生曰卤，人生盐者是矣。凡盐未经滴去苦水，则不堪食，苦水即。卤水也卤水之下，澄盐凝结如石者，即卤碱也。"从以上各家本草之记载可知，古代卤碱是由浓厚卤水制成，此与现用卤碱来源相符。见图 16 - 12、图 16 - 13。

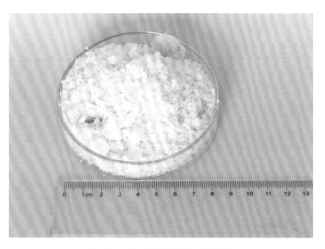

图 16 - 12　卤盐药材（青海）

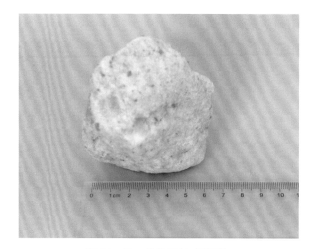

图 16 - 13　卤盐药材（新疆）

· **主产地** · 主产于天津汉沽和塘沽地区，沿海诸省区以及内陆湖泊、盐井亦产。

· **蕴藏量** · 卤水　据 1949—2019 年间"全国地质资料馆"公布的数据，卤水储量约为 172.84 万吨。按地区统计，矿物储量以西藏自治区最多（172.63 万吨），其次为青海省（0.21 万吨），详细见表 16 - 12。

表 16 - 12　卤水历年蕴藏量报道

序号	省份	市（州、盟）	县（区、旗）	经度	纬度	蕴藏量（万吨）	时间
1	西藏自治区	日喀则市	仲巴县	83°52′34″～84°23′47″	31°14′47″～31°33′10″	172.63	2001/7/1
2	青海省	海西州	乌兰县	97°59′00″～98°00′24″	37°00′24″～37°00′56″	0.206	1988/11/1

· **药材鉴别** · 性状鉴别　本品为团块状。可见到分层现象，一般分为 3 层：上层较薄，表面皱缩不平；灰色或灰褐色。中层较厚，呈垂直柱状或蜂窝状；白色或灰白色；具弱玻璃光泽。底层较中层薄，呈致密

土状物;主为灰白色;光泽暗淡。用手敲之有空声,触之有疏松感。有潮解性。气微,味苦咸。以色白、有玻璃光泽、未潮解、结晶者为佳。

理化鉴别 (1)取本品约 1 g,加水 10 mL 溶解,滤过。取滤液 1 mL,加硝酸使成酸性后,加硝酸银试液,即生成白色凝乳状沉淀。(检查氯化物)

(2)取本品碎片,加王水后,再加入 10% NaOH,产生黄色絮状沉淀;试剂过量不溶解。加王水后再加 10% 亚铁氰化钾,溶液显碧蓝色。

(3)取本品粗粉 0.2 g,加稀盐酸 5 mL,振摇,滤过。取滤液 2 mL,加亚铁氰化钾试液 1～3 滴,即生成蓝色沉淀,分离;取上清液,加氯化铵试液 6 滴,再滴加氨试液,边加边搅拌直至溶液混浊时为止,再加热近沸立即通入硫化氢至生成沉淀,分离。取上清液加硝酸 5 滴,煮沸,显镁盐的鉴别反应。

· **化学成分** · 主要为氯化镁($MgCl_2$);其次还含有钠(Na)、钾(K)、钙(Ca)、硫酸根(SO_4^{2-})、二氧化硅(SiO_2)、氟(F)、锶(Sr)、铁(Fe)、硼(B)、溴(Br);以及微量的锂(Li)、铝(Al)、锰(Mn)、锌(Zn)、铜(Cu)、钛(Ti)、铬(Cr)、硒(Se)、镍(Ni)、碘(I)、汞(Hg)、银(Ag)、钍(Th)、锗(Ge)等。海盐、湖盐、井盐和盐碱地盐四种卤水和卤碱的成分有所不同。四种的主要成分都为氯化镁,但镁的含量高低不同,依次为海盐、盐碱地盐、湖盐和井盐;氯的含量依次为井盐、海盐、湖盐和盐碱地盐;井盐卤水和卤碱中钙的含量显著高于另外三者;盐碱地盐卤水和卤碱中硫酸根和氟的含量显著高于其余三者,但未检出锰,而另外三种均有相当量的锰;井盐卤水和卤碱中锂含量明显高于其余三种。

· **药理作用** · 1. **保护心肌坏死** 对磷酸二氢钠氟氢可的松以及异丙基肾上腺素所致的心肌坏死有保护作用,而单用氯化镁($MgCl_2$)则无明显的防止作用。

2. **扩张心脏冠状动脉** 与卤碱中的镁离子有关。

3. **降血压** 塘沽海盐卤碱能使高血压狗的血压轻度下降,脉搏变慢。

4. **利尿** 卤碱水悬液可使正常大白鼠尿量增加,4 h 时增加最多。

5. **利胆** 通过对胆道口括约肌的松弛而呈利胆作用。

6. **其他** 镁与一些疾病有关,如原发性高血压、慢性胃炎、慢性肾炎、甲状腺功能减退、白血病、慢性肝炎、肝硬化、糖尿病、克山病等。放射加卤碱阳离子导入,有增强放射效应作用。卤碱中的氯化镁是起增敏作用的主要成分,其中的镁离子是最起作用的有效成分。

· **毒理** · (1)卤碱对小白鼠的半数致死量为 3.16～5.0 g/kg。其最小致死量和绝对致死量之间差距较小,表明其安全范围小。

(2)卤碱对狗的胃肠道有较明显的刺激作用。急性实验可使狗恶心、呕吐、腹泻。吐物与大便中均带血。慢性实验,较大剂量连续服用 3 个月,对狗血象、肝肾功能、心电图、血中各种离子浓度以及内脏均无显著影响,表明卤碱蓄积作用不明显,慢性毒性较小。

(3)卤碱针剂毒性大于口服混悬液,表明卤碱口服后吸收较差。注射速度减慢可避免或削弱毒性反应。

(4)不同火候熬制的卤碱急性毒性有差别。火候越大、熬制时间越长,毒性越小。卤碱产地不同,毒性亦有差别。

(5)对人口服常用量一般不会发生严重不良反应。部分患者服药后心窝部有烧灼感,肠鸣音增强,或出现轻度腹泻,1～5 日多可自愈。静脉注射偶可发生过敏反应,如麻疹、发热等,亦可出现静脉炎,个别患者推药过速可出现昏厥。个别由于体弱、空腹或月经期,注射后出现颜面苍白、出冷汗,甚至发生呕吐,停药后稍事休息即可恢复。卤碱制剂注射过快或浓度过高,均可造成中毒甚至引起严重后果。主要是中枢神经系统受抑制(尤其呼吸中枢抑制更明显)和横纹肌松弛,呼吸肌的麻痹又可加重呼吸抑制程度。其次为心脏功能的抑制和血压下降。因此,角膜反射的消失和呼吸数的明显减少,应看作是中毒的早期指征。

· **炮制** · 将卤块用水洗净,打碎,放入盆内,每盆以 1～1.5 kg 为宜,稍加热使其溶化,用六层纱布或两层白布过滤后将滤液煎熬,加等量水后再用急火煎熬,保持沸腾状态,切勿搅拌。待水分蒸发干,刺激性气体基本挥发完,卤水全部变成白色固体,至卤碱与盆接触的周边干裂松动即成。煎熬需 1.5～2 h。每 500 g 卤水可熬出卤碱100 g 左右。将卤碱压成粉末,装瓶密闭干燥封存。

- **性味归经**·味苦、咸,性寒。归心、肺、肾经。
- **功能主治**·具有清热泻火,化痰,软坚,明目功能。主治大热烦渴,风热目赤涩痛。现用治克山病,大骨节病,甲状腺肿,风湿性心脏病,风湿性关节炎,高血压病,慢性支气管炎。
- **用法用量**·内服;开水溶化后冷服,成人每次 1～2 g,每日 2～3 次。6～10 岁,每次 0.3～0.5 g;10～15 岁,每次 0.5～1 g;15 岁以上同成人量。外用:适量,制成膏剂涂搽;溶液点眼或洗涤。
- **用药警戒或禁忌**·(1) 服用时必须用开水溶化,放冷后服用。

    (2) 应用时宜先小剂量,不宜超过最大剂量。
- **贮藏**·置通风干燥处,密闭,防潮。

民族医药应用
蒙 药

- **名称**·乌奴日图-达布斯(《认药白晶鉴》),砸布如萨(《无误蒙药鉴》),色伯如萨(内蒙古习称)。
- **本草考证**·本品载于《认药白晶鉴》。《认药白晶鉴》载:"砸布如萨有天然形成者,色白,状如白石脂者为上品。用盐类做的白色人造卤盐为下品。"《无误蒙药鉴》称:"天然品生于水或岩白,色白,状如白

石脂者质佳,人造卤盐质次。"故认定历代蒙医药文献历载的砸布如萨即乌奴日图-达布斯(卤盐)。
- **制法**·取卤块打碎,入盆内以每盆 500～700 g 为宜,稍加热熔化,用六层纱布或两层白布过滤后,将滤液煎熬,再加等量水用急火煎熬,保持沸腾状态,切勿搅拌。待水分蒸干,刺激性气体基本散尽,并由深褐色的液体变成白色固体,即为卤碱。煎熬需1.5～2 h。每 1000 g 卤水可熬卤碱 220 g 左右。
- **性味**·味咸,性热。
- **功能主治**·具有温中,开欲,破痞,通便,祛巴达干赫依功能。主治胃痞满、胀、鸣,便秘,消化不良,呃逆,食欲不振。
- **用法用量**·内服:1.5～3 g,研末;或入丸、散。

参 考 文 献

[1] 国家中医药管理局《中华本草》编委会. 中华本草:第 1 册[M]. 上海:上海科学技术出版社,1999.
[2] 国家中医药管理局《中华本草》编委会. 中华本草:蒙药卷[M]. 上海:上海科学技术出版社,2004.
[3] 南京中医药大学. 中药大辞典[M]. 2 版. 上海:上海科学技术出版社,2006.
[4] 高天爱,马金安,刘如良. 矿物药真伪图鉴及应用[M]. 太原:山西科学技术出版社,2014.
[5] 中国地质调查局发展研究中心. 全国地质资料馆[OL]. http://www.ngac.cn/125cms/c/qggnew/zljs.htm.
[6] 张保国. 矿物药[M]. 北京:中国医药科技出版社,2005.
[7] 郭兰忠. 矿物本草[M]. 南昌:江西科学技术出版社,1995.

灵 砂
《证类本草》
Cinnabar Artificiale

- **别名**·二气砂(《证类本草》),神砂(《增广验方新编》),平口砂、马牙砂、人造朱砂(《中药志》),红灵药,人工合成朱砂。
- **来源**·本品为以水银和硫黄为原料,经人工加热升华而制成的硫化汞(HgS)。
- **本草考证**·灵砂,宋代唐慎微首先将其著录于《证类本草》,据所载炼制方法:"用水银一两,硫黄六铢,

细研,先炒作青砂头,后入水火既济炉,抽之如束针纹者,成就也。"其合成物即为硫化汞,也就是人造朱砂。早在《神农本草经》就有"水银……溶化还复为丹"的记载,已认识到朱砂分解反应的可逆性。后世炼丹家在此基础上逐渐掌握了朱砂的分解与合成技术,从而炼成灵砂,隋代青霞子即是其中之一,并以之应用于医疗。本品与银朱主要成分相同,都是硫

化汞,但所含杂质较少,质量纯净,见图 16-14。

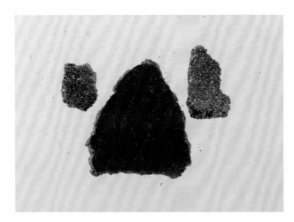

图 16-14 灵砂药材(四川)

· **主产地** · 主产于黑龙江、广东、贵州、四川等地。

· **药材鉴别** · 性状鉴别 本品为针柱状集合体,呈扁平块状,完整者呈盆状,上表面平坦,底面圆滑,或一面平坦另面粗糙,有小孔;侧面结晶呈直立针柱状,似栅状排列。红色、暗红色或紫红色;条痕红色,不透明;晶面金刚光泽。体重,质脆而软,易碎。无嗅,味淡。以色红、鲜艳、体重者为佳。

理化鉴别 (1) 取本品粉末,用盐酸湿润后,在光洁的铜片上摩擦,铜片表面显银白色光泽。加热烘烤后,银白色即消失。

(2) 取本品粉末 2 g,加盐酸与硝酸(3∶1)的混合液 2 mL 使溶解,蒸干,加水 2 mL 使溶解,滤过,滤液应显汞盐与硫酸盐的鉴别反应。滤液照下述方法试验:①取滤液,加氢氧化钠试液,即生成黄色沉淀。②取滤液调至中性,加碘化钾试液,即生成猩红色沉淀,能在过量的碘化钾试液中溶解;再以氢氧化钠试液碱化,加铵盐即生成红棕色的沉淀。③取滤液,加氯化钡试液,即生成白色沉淀;分离,沉淀在盐酸或硝酸中均不溶解。④取滤液,加醋酸铅试液,即生成白色沉淀;分离,沉淀在醋酸铵试液或氢氧化钠试液中溶解。

(3) X 射线衍射分析曲线:3.61(1),3.38(2),2.88(>10),2.38(1)。朱砂衍射与此同,都由较纯净的三方晶系 HgS(辰砂)组成。

(4) 本品不溶于水、盐酸及硝酸;易溶于王水及硫酸钠溶液。

(5) 取本品 1 小块,微火逐渐加热,由棕色变黑色即停止加热,放冷后应恢复紫红色。

· **化学成分** · 主要含硫化汞(HgS)。常夹杂少量土质、有机质及氧化铁等。

· **药理作用** · 灵砂对上皮表面有杀菌、去腐、生新的作用,保护胃黏膜的溃疡面,从而达到止痛的效果。

· **毒理** · 给大鼠口服给予硫化汞 5 mg/kg、50 mg/kg、250 mg/kg 及 500 mg/kg 连续 3 日,肝脏中之谷胱甘肽及 8-羟脱氧鸟苷(8-OH-dG)并未随硫化汞之投予而有降低或升高之现象;肾脏中未发现脂质过氧化现象,但是谷胱甘肽有下降之现象,而且肾脏细胞中之 8-OH-dG 呈剂量关系之上升。肾脏中汞之含量亦随给予汞剂量之增加而升高,电子显微镜镜检则发现肾小管近端细胞内之溶酶体有明显增加之趋势。说明汞对肾细胞上的 DNA 造成氧化性伤害,但其作用机制仍待更进一步之研究。

· **炮制** · 净灵砂 用磁铁吸净铁屑,除去杂质,研成极细粉。

灵砂粉 取灵砂研成细粉或照水飞法水飞,晾干。

· **性味归经** · 味甘,性温,有毒。归心、胃经。

· **功能主治** · 具有祛痰,降逆,安神,定惊功能。主治头晕吐逆,反胃,小儿惊吐噎膈,心腹冷痛,心悸,怔忡,失眠,遗精,视物昏花,口疮,喉痹,疮疡肿痛。

· **用法用量** · 内服:研末,0.3～1 g,每日 1 次;或入丸、散。0.3～1.5 g,多入丸散服。外用适量;不宜入煎剂。内服:入丸、散,每次 1～1.5 g。入汤剂,习惯研末冲服。

· **用药警戒或禁忌** · 不宜久服,不能过量。虚证者慎服。孕妇禁服。入药忌用火煅。

· **贮藏** · 贮干燥容器内,置阴凉干燥处,防尘。

参 考 文 献

[1] 国家中医药管理局《中华本草》编委会. 中华本草:第 1 册[M]. 上海:上海科学技术出版社,1999.

[2] 高天爱,马金安,刘如良. 矿物药真伪图鉴及应用[M]. 太原:山西科学技术出版社,2014.

[3] 南京中医药大学. 中药大辞典[M]. 2 版. 上海:上海科学技术出版社,2006.

[4] 郭兰忠. 矿物本草[M]. 南昌:江西科学技术出版社,1995.

青 铜
《药名之海》
Alloy ex Cuprum Ustum

本药多作为民族药应用。

藏 药

- **来源**·本品为铜、铅、锡按一定比例混合炼成的合金。
- **品种考证**·《药名之海》记载:"青铜黄铜治眼病。"
- **化学成分**·主要成分为铜、锡、锌等的合金。

- **性味**·味酸,性凉。
- **功能主治**·具有解毒功能。主治眼病。

参 考 文 献

[1] 大丹增. 中国藏药材大全[M]. 北京:中国藏学出版社,2016.

金 箔
《名医别录》
Aurum Foil

- **别名**·金(《名医别录》)、金薄(《药性论》),生金(《本草经集注》)、太真(《本草纲目》)、黄牙(《镜源》)、金页(《化学药品辞典》)。
- **来源**·本品为自然元素类铜族矿物自然金经加工锤成的薄片。
- **本草考证**·金供药用从《名医别录》"金屑"开始,至唐代《药性论》乃改用"金箔",原作"金薄"。《开宝本草》引载于"金屑"条下,并云:"(金属)医家所用,皆炼熟金薄及以水煎金器,取汁用之,固无毒矣。"《本草图经》曰:"金屑古方不见用者……惟作金银薄,入药甚便。"《本草衍义》曰:"金屑不曰金,而更加屑字者,是已经磨屑可用之义……盖须烹炼屑成薄,方可研屑入药。"《本草蒙鉴》曰:"金屑……随处皆有,益州(今四川省)独多……或洗净金器水煎,或擂

碎金箔汤服。"《本草经疏》云:"《太清法》云:'金性本刚,服之伤肌损骨。'惟作箔入药,可为镇心安神之用。"由此可见,自古已有自然金,且需作成金方可入药,此与现用黄金砸制成薄片状金箔的情况相符。

- **原矿物**·自然金 Native gold 晶体结构属等轴晶系。晶体呈八面体,菱形十二面体,但少见。常为分散颗粒状或不规则树枝状集合体,偶呈较大的块体。金黄色。条痕与颜色相同,强金属光泽。硬度2.5~3,断口锯齿状,无解理。相对密度15.6~18.3(纯金为19.3)。具强延展性。有高度的传热及导电性。自然金分脉金(山金)和砂金两种。脉金产于石英脉中及硫化物矿脉等热液脉中。沙金系古河床及现代河床涧谷中沙砾堆积夹杂的金沙,为脉金从其母岩中分离后冲瘀聚集者见图 16-15~图 16-20。

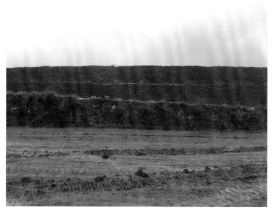

图 16-15 安徽省芜湖市南陵县佰金矿业金矿

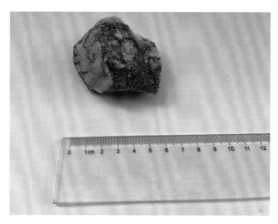

图 16-16 金矿原矿石(广西)

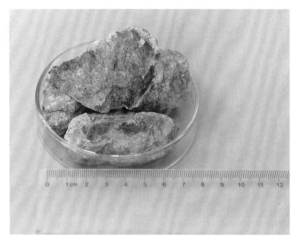

图 16-17　金矿原矿石（安徽）

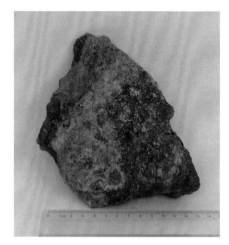

图 16-18　多金层矿原矿石（西藏）

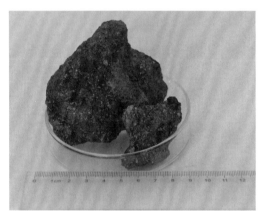

图 16-19　金原矿石（甘肃）

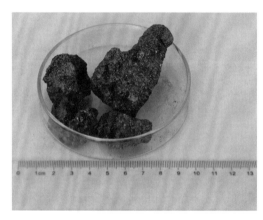

图 16-20　金原矿石（陕西）

·**主产地**·主产于山东、江苏、福建等地。

·**蕴藏量**·自然金 Native gold　据 1949—2019 年间"全国地质资料馆"公布的数据，自然金储量约为 228.92 吨。按地区统计，矿物储量以贵州省最多（74.278 吨），依次为河南省（50.024 吨）、四川省（45.212 83 吨）、陕西省（20.430 22 吨）、新疆维吾尔自治区（17.551 吨）、广东省（8.234 吨）、内蒙古自治区（5.079 775 吨）、海南省（2.803 85 吨）等，详细见表 16-13。

表 16-13　自然金历年蕴藏量报道

序号	省份	市（州、盟）	县（区、旗）	经度	纬度	蕴藏量（吨）	时间
1	河北省	承德市	宽城满族自治县	118°32′26″~118°34′44″	40°20′08″~40°22′19″	0.185 9	1992/2/1
2	河北省	保定市	易县	114°51′40″~114°53′30″	39°08′30″~39°09′30″	0.16	1990/9/1
3	河北省	保定市	涞源县	114°50′00″~114°51′00″	39°08′00″~39°09′00″	0.086 9	1991/12/1
4	内蒙古自治区	呼和浩特市	武川县	110°47′00″~110°48′00″	40°54′00″~40°57′00″	4.38	1991/6/1
5	内蒙古自治区	赤峰市	红山区	118°31′30″~118°31′30″	42°16′00″~42°16′00″	0.385 175	1971/3/1
6	内蒙古自治区	包头市	九原区	109°29′51″~109°41′13″	40°39′41″~40°42′55″	0.301 7	1993/12/1
7	内蒙古自治区	包头市	达尔罕茂明安旗	111°21′00″~111°24′00″	41°28′00″~41°32′00″	0.012 9	1994/11/1

（续表）

序号	省份	市（州、盟）	县（区、旗）	经度	纬度	蕴藏量（吨）	时间
8	辽宁省	葫芦岛市	建昌县	119°35′32″～119°43′19″	40°25′45″～40°28′11″	0.4428	1993/1/1
9	辽宁省	朝阳市	喀喇沁左翼蒙古族自治县	119°46′18″～119°46′18″	41°29′12″～41°29′12″	0.03735	1963/2/1
10	黑龙江省	双鸭山市	宝清县	131°29′00″～131°30′10″	46°15′00″～46°16′30″	0.104	1999/5/1
11	江西省	赣州市	赣县	114°55′00″～115°00′00″	25°33′48″～25°37′45″	0.784	1988/10/1
12	江西省	九江市	修水县	114°10′00″～114°20′00″	29°00′00″～29°05′00″	0.282	1959/6/1
13	江西省	抚州市	临川区	116°06′31″～116°14′15″	28°03′04″～28°07′11″	0.166	1989/10/1
14	江西省	九江市	瑞昌市	115°41′00″～115°41′00″	29°42′00″～29°42′00″	0.6675	1986/6/1
15	江西省	上饶市	弋阳县	119°26′05″～119°26′05″	28°17′35″～28°17′35″	0.438	1993/11/20
16	江西省	抚州市	东乡县	116°31′00″～116°31′00″	28°06′19″～28°06′19″	0.1818	1985/9/1
17	江西省	赣州市	崇义县	114°31′49″～114°43′15″	25°38′05″～25°43′23″	0.1075	1987/6/1
18	江西省	景德镇市	浮梁县	117°15′16″～117°23′18″	29°21′50″～29°27′23″	0.0321	1989/9/1
19	河南省	三门峡市	灵宝市	/	/	48	1968/12/1
20	河南省	洛阳市	洛宁县	111°38′00″～111°42′31″	34°11′27″～34°12′50″	2.024	1990/6/1
21	湖南省	邵阳市	新邵县	110°45′00″～111°28′00″	27°28′00″～27°31′00″	1.303	1999/12/1
22	广东省	清远市	清新县	112°56′16″～112°56′16″	24°02′30″～24°02′30″	8.234	1989/8/1
23	海南省	/	东方市	108°54′00″～108°57′00″	19°00′00″～19°08′00″	2.80385	1988/7/1
24	四川省	凉山彝族自治州	木里藏族自治县	100°27′30″～100°28′15″	28°01′15″～28°02′30″	17.049	2016/9/1
25	四川省	绵阳市	平武县	104°30′09″～104°34′18″	32°22′06″～32°26′13″	5.469	1985/9/1
26	四川省	雅安市	宝兴县	102°47′36″～102°50′32″	30°12′00″～30°17′20″	4.576	1990/2/1
27	四川省	甘孜藏族自治州	康定县	101°28′00″～101°31′00″	30°19′40″～30°26′20″	4.00353	1987/3/1
28	四川省	凉山彝族自治州	冕宁县	101°50′15″～101°49′47″	28°12′12″～29°11′11″	3.996	1994/3/1
29	四川省	甘孜藏族自治州	色达县	100°33′35″～100°38′55″	32°00′49″～32°14′43″	3.007	1989/12/1
30	四川省	南充市	南部县	106°12′30″～106°17′00″	31°11′00″～31°15′00″	2.7523	1990/12/1
31	四川省	绵阳市	江油市	104°37′00″～104°42′00″	31°34′00″～31°37′00″	2.215	1989/12/1
32	四川省	广元市	青川县	105°12′56″～105°25′15″	32°31′41″～32°37′42″	2.145	1990/10/1
33	贵州省	黔西南州	贞丰县	105°51′00″～105°53′00″	25°08′00″～25°10′00″	74.278	2004/8/1
34	陕西省	宝鸡市	太白县	107°04′40″～107°14′24″	33°48′20″～33°54′10″	14.725	1990/11/1
35	陕西省	商洛市	镇安县	109°10′42″～109°10′42″	33°32′18″～33°32′18″	1.51376	1982/12/1
36	陕西省	渭南市	华阴市	110°09′51″～110°09′51″	34°26′36″～34°26′36″	0.702	2001/12/1
37	陕西省	商洛市	洛南县	110°10′00″～110°10′00″	34°25′00″～34°25′00″	0.545	1983/12/1
38	陕西省	渭南市	潼关县	110°12′20″～110°13′07″	34°26′49″～34°27′45″	0.24446	1988/9/1
39	陕西省	汉中市	略阳县	106°22′06″～106°22′06″	33°15′42″～33°15′42″	2.2	1994/2/1
40	陕西省	汉中市	宁强县	105°53′20″～106°03′30″	32°53′40″～32°58′20″	0.5	1986/11/1
41	新疆维吾尔自治区	/	/	74°15′45″～74°19′45″	40°03′30″～40°06′45″	16.351	2015/8/1
42	新疆维吾尔自治区	塔城地区	托里县	85°04′16″～85°06′07″	46°04′13″～46°04′55″	1.2	1986/12/1

- **采收加工** · 将适量黄金放入多层叠好的纸层中,用木槌在上面长时间反复锤打,锤成纸样薄片,剪切成正方形或长方形,即为金箔。

- **药材鉴别** · **性状鉴别** 本品通常呈正方形薄片状,夹于面积相同的薄纸层中。淡金黄色。表面平坦,但具微细皱纹。不透明。具强金属光泽。质薄,易漂浮,并易皱折而破裂。气、味皆无。以完整、色亮黄、质菲薄、易漂浮者为佳。

  理化鉴别 (1)取本品少许,加王水,振摇,溶解后,溶液呈鲜黄色透明液体。若有白色沉淀,表明本品含有银。

  (2)取本品少量,加王水,溶解后,溶液加热浓缩成稠厚液,再用水冲淡,加热,加氯化亚锡试液,溶液变为紫色,并有紫色沉淀。

- **化学成分** · 主要为自然金(Au),常含有少量银(Ag)、铜(Cu)等其他金属元素。

- **药理作用** · 1. **镇静** 金箔制成 1% 的混悬液与戊巴比妥钠有协同作用。对小鼠自发活动的影响—光电管法及抖笼法的实验中,都表明金箔无明显的镇静作用。1% 的金箔混悬液对士的宁致惊药的动物无抗惊厥作用。

  2. **其他** 金离子对蛋白和酶的巯基有亲和力,从而抑制巯基酶的活性。体外实验还发现金易与脱氧核苷酸相结合,也易 cAMP 和 cGMP 相结合,但不易与吡啶衍生物相结合。金与 DNA 结合,可能是金毒性作用的基础。体外实验还证明 $15\sim50\ \mu mol/L AHcl_4$ 可引起红细胞凝集和溶血。

- **体内过程** · 试验结果说明试验组动物用 1% 的金箔混悬液按 $0.3\ mL/10\ g$ 给小鼠矿灌胃,一日 3 次,连服 2 日后第 3 日在其心、肝、脾、肺、肾、脑的合并检品中分别用三物方法未检出金子,而在小鼠排出的大便中,观察到大量原形金箔排出,金箔不被吸收或难吸收。

- **性味归经** · 味辛、苦,性平,有毒。入心、肝经。

- **功能主治** · 具有镇心止惊,安神定志,拔毒去腐功能。主治癫痫惊悸、神志不安、痘疮诸毒等证。

- **用法用量** · 一般多作贵重丸药外衣用。内服:入丸、散;外用:研末撒。

- **用药警戒或禁忌** · 其性有毒,慎用;阳虚气陷、下利清冷者忌服。

- **贮藏** · 置密闭容器中,防尘,防潮。

民族医药应用

◇ 蒙 药 ◇

- **名称** · 尼苏木勒-阿拉塔。

- **本草考证** · 本品载于《认药白晶鉴》。《认药白晶鉴》载:"藏语称黄金为'斯勒伯热莫',其中,有产于沙土、发红亮、色黄的……还有熔炼矿石加工制成的金。"《无误蒙药鉴》称:"黄金存于矿石和砂土中,由于地方习惯(藏语地区),颜色甚黄者称'斯勒伯热莫',色橙黄、淡黄者质佳。"金箔乃纯金锤成的纸状薄片,故认定历代蒙医药文献所载的斯日达伯即尼斯莫勒-阿拉塔。

- **性味** · 味涩,性凉,有毒。

- **功能主治** · 具有强身,解毒功能。主治虚劳体弱,珍宝中毒。

- **用法用量** · 内服:研末,入丸、散。

◇ 藏 药 ◇

- **名称** · 赛尔,色尔,喀拓桑布、吉娃均绝、塞尔梅朵、加确《鲜明注释》,仁青且、伟起巴、仁青多桑、糖丹,萨力扎木《词藻学》,拓桑、仁青美、喀拓杰布《晶珠本草》,萨衣凝布《奇美眼饰》。

- **本草考证** · 《鲜明注释》云:"塞尔分赤金和黄金两大类。赤金是瞻部树的果子,掉到海里,被龙吃后所化之龙粪与砂相混而成的咱部曲吾金,色赤,如似无锈铜。汉地和霍尔产的紫纤揹,似无锈铜,色赤。其上点滴乌头浸液便显彩虹样的光泽,是检查食物毒的最佳品。黄色者来源不同分为上品、次品。上品来自南瞻部洲,是纯金。另海边长寿鸟(六种长寿鸟之一)类,状如加工金子,称为紧给塞尔。比上品微红者为长罗塞尔,来自汉、蒙等六种,前佳后劣。次品产自印度的曲吾金,蒋产的古朗金。汉地产的为黄色带蓝色的金。有前藏、昌都等地产的金。"《晶珠本草》云:"塞尔分赤、黄两类。赤者无锈,似红铜,色赤,有光泽,铸成铃子,响声清脆;黄者分上品和次品;上品来源于海边砂金矿,色红橙,有红色光泽,甚润;次品黄色带红色,淡黄色带蓝色,微黄带白色,依次前佳后劣。"根据上述特征分析,塞尔有自然金和人工提炼所得的黄金两种,因来源不同,其质又各异。但藏医所用塞尔的原矿物为自然金。

· **炮制** · 首先把金子加工成厚度均匀长方形的薄片。

（1）去毒：取金块 1 000 g,加 500 mL 青稞酒置于砂锅内,加绿矾、黄矾共 300 g 的水浸泡液（泡 12 h）500 mL,沙棘 200 g 的水浸液 300 mL,煎煮 1 h 后取出金块,用水冲洗几次。再用以上方法煎煮 1 次。最后,加适量童便和亚麻水浸液置砂锅内加 40 g 碱花,把金块放到锅内煎煮 2 h 后,取金块用水洗几次就可。

（2）除金锈：取酸藏酒 2 500 mL,硼砂、碱花各 200 g,与金同置砂锅内煎煮 2 h 后,取金块用常水冲干净就可。

（3）煅烧法：如取金块 50 g,将雄黄 50 g,铅灰 100 g,硫黄 200 g 加山羊奶混成糊状,均匀地涂在金块上,干后用薄布把金块包起来放置耐高温的泥砂箱里,放 1 个金块,上面铺 1 层木炭粉;再放 1 个金块,上面再铺 1 层木炭粉;再放金块。如此装满箱后,上面再铺 1 层木炭粉并四边的空间也塞满木炭粉,盖紧箱盖,上面再铺 1 层耐高温的泥沙,木炭火煅烧至泥砂箱变成红色,面闻不到硫黄味即成,取出用清水洗净即可。

· **功能主治** · 具有延年益寿,解毒,绝育功能。主治体虚,各种珍宝中毒。

◇维吾尔药◇

· **名称** · 再艾比、提拉、再尔、索那（《明净词典》）。

· **性味** · 味无,性平、偏温。

· **功能主治** · 具有爽心悦志,补心强身,补脑安神,提高智力,增强记忆,养神除癫,止血止痢,消痔退肿,增强视力,爽口除臭,净血解毒,增加色素功能。主治寒性或黑胆质性或黏液质性心脑疾病,如忧郁不解,情绪低落,心虚体弱,心悸心慌,脑虚恐慌,智力下降,记忆减退,癫痫癔症,神经衰弱,吐血咳血,血痢腹泻,痔疮不愈,视力下降,口腔异味,麻风,白癜风。

参考文献

［1］国家中医药管理局《中华本草》编委会. 中华本草：第 1 册［M］. 上海：上海科学技术出版社,1999.
［2］高天爱,马金安,刘如良. 矿物药真伪图鉴及应用［M］. 太原：山西科学技术出版社,2014.
［3］南京中医药大学. 中药大辞典［M］. 2 版. 上海：上海科学技术出版社,2006.
［4］郭兰忠. 矿物本草［M］. 南昌：江西科学技术出版社,1995.
［5］中国地质调查局发展研究中心. 全国地质资料馆［OL］. http://www. ngac. cn/125cms/c/qggnew/zljs. htm.
［6］河南省食品药品监督管理局. 河南省中药饮片炮制规范（2005 年版）［M］. 郑州：河南人民出版社,2005.
［7］贾敏如,张艺. 中国民族药辞典［M］. 北京：中国医药科技出版社,2016.
［8］国家中医药管理局《中华本草》编委会. 中华本草：蒙药卷［M］. 上海：上海科学技术出版社,2004.
［9］国家中医药管理局《中华本草》编委会. 中华本草：藏药卷［M］. 上海：上海科学技术出版社,2002.
［10］国家中医药管理局《中华本草》编委会. 中华本草：维药卷［M］. 上海：上海科学技术出版社,2005.

枯 矾

《神农本草经》

Alumen Ustum

· **别名** · 煅白矾,炙白矾,枯白矾,白矾灰,烧明矾,巴石。

· **来源** · 本品为白矾经煅制失去结晶水而得。见图 16 - 21。

· **本草考证** · 本品始载于《神农本草经》。《本草纲目》载："今人但煅干汁用,谓之枯矾,不煅者为生矾。"《本草汇言》载："取光明如水晶、酸咸涩味俱全者,研做细粉,以瓷瓶用六一泥固之。候泥干,入粉

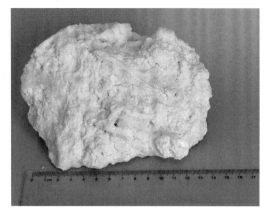

图 16-21 枯矾药材（河南）

三升于瓶内，旋入五方草及紫背天葵，各取汁一镒。俟汁干，盖瓶口，更泥封，上下用火百觔煅之，从巳至未，去火取出，则色如银，研如轻粉用。"本草记载与现今所用枯矾基本一致。

· **原矿物** · 参见"白矾"。

· **主产地** · 参见"白矾"。

· **蕴藏量** · 参见"白矾"。

· **流通量及使用情况** ·《中国药典》记载方剂中应用情况 见表 16-14。

表 16-14 《中国药典》记载方剂中应用情况

序号	名称	处方来源	配方组成	功能主治
1	口腔溃疡散	《中国药典》（2020 年版）	青黛 240 g，枯矾 240 g，冰片 24 g	清热，消肿，止痛。用于火热内蕴所致的口舌生疮、黏膜破溃、红肿灼痛；复发性口疮、急性口炎见上述证候者
2	安胃片	《中国药典》（2020 年版）	醋延胡索 63 g，枯矾 250 g，海螵蛸（去壳）187 g	行气活血，制酸止痛。用于气滞血瘀所致的胃脘刺痛、吞酸嗳气、脘闷不舒；胃及十二指肠溃疡、慢性胃炎见上述证候者
3	克痢痧胶囊	《中国药典》（2020 年版）	白芷 51.6 g，苍术 25.8 g，石菖蒲 25.8 g，细辛 20.6 g，荜茇 15.5 g，鹅不食草 15.5 g，猪牙皂 25.8 g，雄黄粉 8.6 g，丁香 15.5 g，硝石 20.6 g，枯矾 51.6 g，冰片 3 g	解毒辟秽，理气止泻。用于泄泻，痢疾和痧气（中暑）
4	快胃片	《中国药典》（2020 年版）	海螵蛸 130 g，枯矾 100 g，醋延胡索 60 g，白及 50 g，甘草 13 g	制酸和胃，收敛止痛。用于肝胃不和所致的胃脘疼痛、呕吐反酸、纳食减少；浅表性胃炎、胃及十二指肠溃疡、胃窦炎见上述证候者
5	治糜康栓	《中国药典》（2020 年版）	黄柏 500 g，苦参 500 g，儿茶 500 g，枯矾 400 g，冰片 100 g	清热解毒，燥湿收敛。用于湿热下注所致带下病，症见带下量多、色黄质稠、有臭味，或有大便干燥；细菌性阴道病、滴虫性阴道炎、宫颈糜烂见上述证候者
6	胃药胶囊	《中国药典》（2020 年版）	醋延胡索 120 g，海螵蛸（漂）60 g，土木香 60 g，枯矾 90 g，鸡蛋壳（炒）120 g，煅珍珠母 120 g	制酸止痛。用于肝胃不和所致的胃脘疼痛、胃酸过多、嘈杂反酸；胃及十二指肠溃疡见上述证候者
7	骨质宁搽剂	《中国药典》（2020 年版）	云母石 1 000 g，黄连 10 g，枯矾 20 g	活血化瘀，消肿止痛。用于瘀血阻络所致骨性关节炎、软组织损伤，症见肿胀、麻木、疼痛及活动功能障碍
8	消糜栓	《中国药典》（2020 年版）	人参茎叶皂苷 25 g，紫草 500 g，黄柏 500 g，苦参 500 g，枯矾 400 g，冰片 200 g，儿茶 500 g	清热解毒，燥湿杀虫，祛腐生肌。用于湿热下注所致的带下病，症见带下量多、色黄、质稠、腥臭、阴部瘙痒；滴虫性阴道炎、霉菌性阴道炎、非特异性阴道炎、宫颈糜烂见上述证候者
9	暑症片	《中国药典》（2020 年版）	猪牙皂 80 g，细辛 80 g，薄荷 69 g，广藿香 69 g，木香 46 g，白芷 23 g，防风 46 g，陈皮 46 g，清半夏 46 g，桔梗 46 g，甘草 46 g，贯众 46 g，枯矾 23 g，雄黄 57 g，朱砂 57 g	祛寒辟瘟，化浊开窍。用于夏令中恶昏厥，牙关紧闭，腹痛吐泻，四肢发麻
10	蒲元和胃胶囊	《中国药典》（2020 年版）	延胡索 66 g，香附 43 g，醋乳香 22 g，蒲公英 132 g，枯矾 22 g，甘草 65 g	行气和胃止痛。用于胃脘胀痛、嗳气反酸、烦躁易怒、胁胀；胃及十二指肠溃疡属气滞证者

· 采收加工 · 全年可采,采挖明矾石后除去杂质(采得后打碎,用水溶解,收集溶液,蒸发浓缩,放冷后即析出结晶);经煅烧至松脆、失去结晶水即得。

· 药材鉴别 · 性状鉴别 本品为不规则块状,大小不等,色雪白或稍黄,体极轻,泡松酥碎,内外皆有细小如针眼的空隙。易黏手,质轻松,捻之则成粉末状。质地细腻,无气味。

理化鉴别 (1)铝盐:取本品水溶液,滴加氢氧化钠试液,即生成白色胶状沉淀;分离,沉淀能在过量的氢氧化钠试液中溶解;取本品水溶液,加氨试液至生成白色胶状沉淀,滴加茜素磺酸钠指示液数滴,沉淀即显樱红色。

(2)钾盐:取铂丝,用盐酸湿润后,蘸取本品的水溶液,在无色火焰中燃烧,火焰即显紫色;但有少量的钠盐混存时,须隔蓝色玻璃透视,方能辨认;取本品水溶液,加热炽灼除去可能杂有的铵盐,放冷后,加水溶解,再加 0.1% 四苯硼钠溶液与醋酸,即生成白色沉淀。

(3)硫酸盐:取本品水溶液,滴加氯化钡试液,即生成白色沉淀,分离,沉淀在盐酸或硝酸中均不溶解;取本品水溶液,滴加醋酸铅试液,即生成白色沉淀,分离,沉淀在醋酸铵试液或氢氧化钠试液中均不溶解;取本品水溶液,加盐酸,不生成白色沉淀。

(4)枯矾及未煅透的枯矾在水中均能溶解,水溶液澄清。而煅得太过的枯矾,不溶于水,水溶液浑浊并有沉淀。

· 化学成分 · 主成分为硫酸铝钾[$KAl(SO_4)_2$]。

· 药理作用 · 1. **抑菌** 枯矾对大肠杆菌、痢疾杆菌、白色葡萄球菌、金黄色葡萄球菌、变形杆菌、炭疽杆菌、甲副伤寒沙门菌、伤寒杆菌都有明显的抑制作用。

2. **收敛消炎** 枯矾可从细胞中吸收水分,使细胞发生脱水收缩,减少线体分泌,减少炎症渗出物,又可与血清蛋白结合成难溶于水的蛋白化合物沉淀,使组织或创面呈现干燥,起到收敛消炎的作用。

3. **其他** 内服能刺激黏膜而引起反射性呕吐。

肠道不能吸收,能抑制肠黏膜分泌而奏止泻之效。

· 炮制 · 取净白矾碎块或粗粉,置锅内,照明煅法煅至松脆。煅至膨胀松泡呈白色蜂窝状固体,结晶水完全蒸发,放凉,取出,打碎成块或碾成细粉。研粉,过 60 目筛。将净明矾捣碎成粗粒状均匀铺在干净的搪瓷方盘内,然后将盘子平放入干燥箱内加热,当温度达到 120 ℃时,可见气泡产生,逐渐熔融呈黏稠状,不搅动,继续加热,温度控制在 140 ℃ 左右,3 h 后开箱取出晾凉,轻轻铲动,剁成 1.5 cm×1.5 cm×1.5 cm 大小碎块,置密闭干燥瓶内保存备用。

· 性味归经 · 味酸、涩,性寒,有毒。归肺、脾、肝、大肠经。

· 功能主治 · 具有解毒杀虫,燥湿止痒,止血止泻,祛除风痰功能。外用治湿疹,脱肛,疥癣,痔疮,聤耳流脓。内服治久泻不止,便血,崩漏,癫痫发狂。

· 用法用量 · 内服:1.5～3 g,可入丸、散,0.6～1.5 g。外用适量,研末敷或化水洗患处。

· 用药警戒或禁忌 · (1)肾功能差者不能长期或大剂量服用。胃虚慎用,孕妇忌用。

(2)用量过大时会诱发炎症。

· 贮藏 · 贮干燥容器内,置干燥处,防尘、防潮。

参 考 文 献

[1] 李军德,张志杰. 新编中国药材学:第 8 卷[M].北京:中国医药科技出版社,2020.

[2] 高天爱,马金安,刘如良. 矿物药真伪图鉴及应用[M]. 太原:山西科学技术出版社,2014.

[3] 国家药典委员会. 中华人民共和国药典(2020 版)[M]. 北京:中国医药科技出版社,2020.

[4] 郭兰忠. 矿物本草[M]. 南昌:江西科学技术出版社,1995.

[5] 乌恩,杨丽敏,白文明. 白矾及其炮制品枯矾体外抑菌作用研究[J]. 内蒙古医学院学报,2007,29(4):259-260.

[6] 中山医学院中药临床应用编写组. 中药临床应用[M]. 广州:广东人民出版社,1975.

[7] 刘锟. 枯矾治疗复发性口疮介绍[J]. 基层医刊,1981(6):29.

咸 秋 石

《药物出产辨》

Sal Praeparatum

- **别名** · 盆秋石（《药物出产辨》），盐秋石，秋石霜。

- **来源** · 本品为食盐的人工煅制品。

- **本草考证** · 秋石始载于宋代《证类本草》，在人部"溺白垽"条下，唐慎微引注了张声道《经验方》的"秋石还元丹"。这是用人尿经蒸干与火炼而制成的沉淀物。其后，《苏沈良方》又记载了秋石的阴、阳两种炼制方法，较前者有了很大的改进和提高。秋石作为专条独立一药，则始于南宋《宝庆本草》，自此以后，诸家本草时有记述，而且又衍生出一些新的炼制方法，如《杨氏真堂经验方》"秋冰法"、陈嘉谟《本草蒙筌》"石青法"等。这些方法都是以人尿为原料经炼制而成的沉淀物。但是南宋以后，在秋石商品中就出现了以食盐煎制的伪品，如《宝庆本草》云："秋石者，出于人之真元……薄俗亦以食盐煎制，其体色与秋石无异，但味苦而咸。或患肿渴及嗽，更服盐，反增其极矣。"李时珍也说："方土亦以盐入炉火煅成伪者，宜辨之。"现代药材有淡秋石与咸秋石两种，淡秋石以人中白（人尿的自然沉淀物）制成，与传统秋石基本相符；而所谓咸秋石，即李时珍所说的盐的煅制品。由于其成分与秋石完全不同，因此不能作秋石入药。

- **主产地** · 主产于安徽桐城。

- **药材鉴别** · **性状鉴别** 为细粒集合体。完整者呈盆状、馒头状；上端截平，中间略下凹，下端半圆形，直径 6～7 cm。表面平滑，白色或淡黄白色，有光泽；不透明。体较重，质硬而脆，易砸碎，断面呈不规则晶粒，具玻璃样光泽。易潮解。气微，味咸。本品易溶于水。以块整、色白、有光泽、具咸味者为佳。

　　理化鉴别 （1）取本品 0.5 g，加水 5 mL，使溶解，滤过，滤液显钠盐和氯化物的各种反应。

　　（2）取本品约 0.1 g，加水 2 mL，使溶解、滤过，滤液加硝酸使成酸性后，滴加硝酸银试液，即生成白色凝乳状沉淀。分离，沉淀加氨试液即溶解，再加硝酸，沉淀复生成。

　　（3）取铂丝，用盐酸湿润后，蘸取本品粉末在无色火焰中燃烧，火焰即显鲜黄色。

- **化学成分** · 含氯 59.82%，硫酸盐 0.70%，钠 38.79%，钾 0.49%，钙 0.29%，稀盐酸不溶物 0.02%等，主要成分为氯化钠（NaCl）。

- **炮制** · 刷净浮土，用时捣碎。

- **性味归经** · 味咸，性寒。归心、肾、肺经。

- **功能主治** · 具有滋阴涩精，清心降火功能。主治骨蒸劳热，虚劳咳嗽，遗精，赤白带下，暑热心烦，口疮，咽喉肿痛。

- **用法用量** · 内服：研末，每次 1.5～4.5 g，每日 2 次；或入丸、散。外用：适量，研末吹喉。

- **用药警戒或禁忌** · 水肿患者慎服。水肿消退后，可用本品代替食盐，每日不超过 2 g。

- **贮藏** · 置阴凉干燥处，防潮。

参 考 文 献

［1］毕焕春. 矿物中药与临床［M］. 北京：中国医药科技出版社，1992.

［2］北京市药品监督管理局. 北京市中药饮片标准（2000 年版）［M］. 北京：北京市药品监督管理局，2000.

［3］国家中医药管理局《中华本草》编委会. 中华本草：第 1 册［M］. 上海：上海科学技术出版社，1999.

［4］高天爱，马金安，刘如良. 矿物药真伪图鉴及应用［M］. 太原：山西科学技术出版社，2014.

砒　霜

《日华子》

Arsenicum Sublimatum

· **别名** · 白砒(《中药志》)。

· **来源** · 本品为砒石经升华而成的三氧化二砷精制品。

· **本草考证** · 砒霜始载于《日华子》。《开宝本草》云:"飞炼砒黄而成。"指明了砒霜的来源。《本草衍义》简要地记述了砒霜的制法,谓:"取砒之法,将生砒就置火上,以器覆之,令砒烟上飞,着覆器,遂凝结如乳尖长者为胜,平短者次之……入药当用如乳尖长者。"可见古代药用砒霜多由砒石经烧炼升华所得。《本草纲目》载:"砒乃大热大毒之药,而砒霜之毒尤烈。"

· **原矿物** · 参见"砒石"。

· **主产地** · 主产于湖南、江西、贵州。

· **药材鉴别** · **性状鉴别**　本品为块片或粉末状。白色,体重,无臭,无味,极毒,不可口尝。

理化鉴别 (1)透射偏光镜下:无色透明;有时呈现异常双折射,折射率 N=1.75,高正突起;具交错解理纹。正交偏光镜下:显均质性。全消光。

(2)取本品少量,置闭口管中加热,生成白色升华物。

(3)取本品少量,置木炭火烧之,发生白色气体,并有蒜臭气,于木炭上显一层白色被膜。

(4)取本品少量,加水煮沸,使溶解,溶液呈弱酸性,通硫化氢则生成黄色沉淀。

(5)差热分析曲线:吸热 335 ℃(小),825 ℃(微);放热 740 ℃(小),230 ℃ 开始到 740 ℃ 前,失重。

· **化学成分** · 主要是三氧化二砷(AS_2O_3)。

· **药理作用** · **1. 抑制多种肿瘤细胞生长**　MTT 法显示三氧化二砷能抑制结肠癌 LoVo 细胞的增殖,这种抑制作用呈现一定的时间、剂量依赖关系。形态学观察发现三氧化二砷诱导的 LoVo 细胞死亡呈现凋亡特征。三氧化二砷在低浓度时主要干扰细胞在 S 期的通过,高浓度时则选择性诱 S 期细胞凋亡。对于培养的髓性白血病细胞 NB$_4$ 和 HL - 60 细胞株,三氧化二砷诱导细胞凋亡是始自瀑布式激活 Caspases 酶的远端,通过多聚的磷酸腺苷聚合酶裂解来实现。蛋白激酶 C 的激活,对于三氧化二砷诱导的细胞凋亡无影响。三氧化二砷使骨髓瘤细胞生长抑制,可使细胞周期蛋白依赖性激酶抑制因子 P_{15}、P_{16} 和 P_{21} 重新表达或表达增强,从而影响细胞增殖周期。不同浓度的三氧化二砷作用于肝癌细胞有明显的时间和剂量依赖性,发生作用后细胞生长有明显的凋亡特征性改变:细胞膜完整、染色质固缩、核碎裂、凋亡小体形成;琼脂糖凝胶电泳显示肝癌细胞存在 G$_2$/M 期阻滞,在 G$_1$ 峰前出现明显的凋亡峰;且出现明显的凋亡特征性梯状条带。三氧化二砷腹腔注射 1 mg/kg 和 5 mg/kg 均能在小鼠体内诱导鼻咽癌细胞凋亡。在 5 mg/kg 剂量组,凋亡诱导最明显且能诱导鼻咽癌细胞分化,并有显著的抑制肿瘤生长作用,抑瘤率为 70%。三氧化二砷可有效抑制人膀胱癌细胞株 BIU87 的生长,具有浓度、时间依赖性特点。细胞中与凋亡有关蛋白 fas、bcl - 2 的表达分别与浓度增加呈正、负相关。

2. 对呼吸道的影响　小剂量的三氧化二砷(每日 1.0~2.0 mg/kg)雾化吸入能够显著减少哮喘豚鼠气道嗜酸粒细胞,从而减轻哮喘的气道炎症。

· **毒理** · 每日 2 mg/kg、4 mg/kg 三氧化二砷腹腔注射,大鼠精子头数和每日精子生成量较对照组有所减少,8 mg/kg 则明显减少;对附睾精子扩散液进行检测发现三种剂量三氧化二砷对平均曲线运动速度、平均直线运动速度及平均路径速度均有明显影响,但对精子运动的其他指标精子平均摆幅值、精子平均鞭打频率、运动的直线性、运动的摆动性及运动的前向性的影响均无统计学差异。说明三氧化二砷可引起精子生成量的减少和精子运动能力的降低而产生男(雄)性生殖毒性。

· **炮制** · 除去杂质,研细。

· **性味归经** · 味辛、酸,性热,大毒。归肺、脾、胃、大肠经。

·**功能主治**· 具有蚀疮去腐，杀虫，劫痰，截疟功能。主治痔疮，瘰疬，痈疽恶疮，走马牙疳，癣疮，寒痰哮喘，疟疾，休息痢。

·**用法用量**· 外用：适量，研末撒或调敷。内服：入丸、散，每日量 1～3 mg。

·**用药警戒或禁忌**· 本品大毒，内服宜慎。体虚及孕妇禁服，肝、肾功能不全者禁用。外用面积不宜过大。

·**贮藏**· 贮于干燥容器内，密封，置干燥处。专人专柜保管。

参 考 文 献

［1］国家中医药管理局《中华本草》编委会. 中华本草：第 1 册[M]. 上海：上海科学技术出版社，1999.

［2］高天爱，马金安，刘如良. 矿物药真伪图鉴及应用[M]. 太原：山西科学技术出版社，2014.

［3］郭兰忠. 矿物本草[M]. 南昌：江西科学技术出版社，1995.

［4］南京中医药大学. 中药大辞典[M]. 2 版. 上海：上海科学技术出版社，2006.

［5］崔巍，郁宝铭，陆爱国，等. 三氧化二砷对结肠癌细胞抑制作用的实验研究[J]. 实用肿瘤杂志，1999(5)：270 - 272.

［6］黄晓军. 三氧化二砷通过激活 Caspases 酶诱导髓性白血病细胞凋亡[J]. 北京大学学报（医学版），2001(1)：76 - 79.

［7］陈玉宝，傅卫军，侯健，等. 三氧化二砷对骨髓瘤细胞周期及其调节蛋白表达的影响[J]. 中华血液学杂志，2003(4)：28 - 31.

［8］刘连新，姜洪池，朱安龙，等. 三氧化二砷对肝癌细胞系 HLE 的影响[J]. 中国普通外科杂志，2001(2)：134 - 138.

［9］杜彩文，李德锐，林英城，等. 三氧化二砷治疗 Scid 小鼠鼻咽癌移植瘤的初步实验研究[J]. 肿瘤防治杂志，2002(4)：350 - 353.

［10］廖湘鲁，王兴武，国前，等. 三氧化二砷对人膀胱癌细胞 BIU87 作用的体外研究[J]. 肿瘤防治杂志，2003(10)：1074 - 1076.

［11］莫诚航，吴曙粤，李建民，等. 喷射雾化吸入三氧化二砷对哮喘豚鼠气道 EOS 的影响[J]. 广西中医学院学报，2003(4)：1 - 3.

［12］张育，梁虹，沈维干，等. 三氧化二砷对大鼠精子生成及精子运动能力的影响[J]. 中药药理与临床，2003(4)：16 - 18.

轻　粉

《本草拾遗》

Calomelas

·**别名**· 水银粉、汞粉、峭粉（《本草拾遗》），腻粉（《传家秘宝》），银粉（《本草纲目》），扫盆（《本草便读》）。

·**来源**· 本品为水银、食盐、皂矾用升华法炼制而成的氯化亚汞结晶。

·**本草考证**· 本品始载于《本草拾遗》。《本草纲目》载："水银粉释名：亦名汞粉、轻粉、峭粉、腻粉……气味辛、冷、无毒。"《本草备要》载："燥，劫痰涎，外用杀虫。辛冷。杀虫治疮，劫痰消积。善入经络，瘰疬药多用之。不可过服常用。土茯苓、黄连、黑铅、铁浆、陈酱能制其毒。"本草记载与现今所用轻粉基本一致。

·**原矿物**· 天然产出的汞膏，或名角汞矿，人工合成后称甘汞。

·**主产地**· 主产于我国武汉、湘潭、重庆、天津、安国、昆明等地。本品为人工合成品，其他地区亦可生产。

·**采收加工**· 轻粉系人工炼制品，其炼制方法有多种。①将硫酸汞 15 份与汞 10 份混合，使成为硫酸亚汞，加食盐 3 份，混合均匀，升华即得升华物呈结晶状。②硫酸亚汞 10 份和硝酸 1.5 份与蒸馏水 88.5 份混合，加食盐 3 份的水溶液，即得氯化亚汞沉淀，倾泻上层清液，以蒸馏水洗涤沉淀物，至无氯离子反应为止，过滤，避光微温，干燥。

·**药材鉴别**· **性状鉴别** 本品为白色有光泽的鳞片状或雪花状结晶，或结晶性粉末；遇光颜色缓缓变暗。气微。

理化鉴别 （1）本品遇氢氧化钙试液、氨试液或氢氧化钠试液，即变成黑色。

（2）取本品，加等量的无水碳酸钠，混合后，置干燥试管中,加热,即分解析出金属汞,凝集在试管壁上,管中遗留的残渣加稀硝酸溶解后,滤过,滤液显氯化物(通则0301)的鉴别反应。

· **化学成分** · 主要含有氯化亚汞(Hg_2Cl_2)含少量的氯化汞($HgCl_2$)。

· **药理作用** · 1. **抗菌** 轻粉外用有杀菌抑菌作用。0.5%~1%轻粉混悬液在体外对大肠杆菌、变形杆菌、乙型溶血性链球菌、金黄色葡萄球菌均有明显抑制作用。轻粉水浸剂(1:3)在试管内对堇色毛癣菌、许兰毛癣菌、奥杜盎小芽孢癣菌、红色表皮癣菌、星形奴卡菌等均有不同程度的抑制作用。

2. **对皮肤及黏膜的影响** 轻粉直接撒布于兔耳完好的皮肤不产生组织坏死;如撒布于受损皮肤则产生明显的组织变性坏死。1%~4%轻粉混悬液对兔耳健康皮肤无损害;2%以上浓度用于兔耳受损皮肤2d后产生组织性坏死。1%轻粉混悬液对兔耳鼓膜可引起纤维组织间血管扩张、充血;2%时可见出血、渗出物和炎性细胞浸润;3%产生灶性坏死。正常兔耳鼓膜黏膜上滴1%轻粉混悬液后稍充血;滴2%该液产生出血伴有渗出物;滴3%该液后黏膜变性坏死。对兔耳中耳炎病理模型:刺破鼓膜后接种细菌,第3日培养致病菌阳性,兔耳流脓,第4日后滴1%轻粉混悬液治疗1周,耳流脓停止,感染部培养阴性。

3. **泻下** 甘汞口服后在肠中遇碱及胆汁,小部分变成易溶的二价汞离子,它能抑制肠壁细胞的代谢与功能活动,阻碍肠中电解质与水分的吸收而引起泻下。且可抑制肠道中细菌将胆绿素变为胆红素,又因肠内容物迅速排出,影响了胆绿素的转变,故服药后大便可成绿色。

4. **利尿** 二价汞离子吸收后,可与肾小管细胞中含巯基酶结合,抑制酶的活性,影响其再吸收功能而有利尿作用。大量可致中毒。

· **毒理** · 用阿拉伯胶制成轻粉混悬液灌胃,小鼠LD_{50}为410 mg/kg,大鼠为1740 mg/kg中毒后小鼠的心、肝、肾皆有不同程度的病变,肾小管上皮细胞最显著,有细胞肿胀、脂肪变、坏死等,卵巢中部分较大滤泡破碎,且有白细胞浸润。轻粉给家兔1.5g/kg(人服量的50倍),0.99 g/kg,0.66 g/kg经口给药,在1~3日内全部死亡。尸检肉眼见各内脏有不同程度的淤血。各剂量组动物的心肌有轻度细胞肿胀,心肌纤维变粗,横纹消失,大剂量组心肌还可见轻度空泡变性。多数动物可见肺小动脉痉挛,管壁变厚,管腔变小,肺泡壁充血,部分小血管内还有透明血栓形成,肺内有灶性炎症。肝有细胞肿胀,脂肪变性及点状坏死和灶性坏死。肾有明显细胞肿胀,近曲小管上皮有坏死,细胞核破碎或溶解。卵巢中卵泡的崩解破坏增多。

· **炮制** · 取原药材,除去杂质,研成细粉。过80目筛。

· **性味归经** · 味辛,性寒,有毒。归大肠、小肠经。

· **功能主治** · 外用具有杀虫,攻毒,敛疮功能;内服具有祛痰消积,逐水通便功能。外用治疥疮,顽癣,臁疮,梅毒,疮疡,湿疹;内服主治痰涎积滞,水肿膨胀,二便不利。

· **用法用量** · 外用适量,研末掺敷患处。内服每次0.1~0.2 g,一日1~2次,多入丸剂或装胶囊服,服后漱口。

· **用药警戒或禁忌** · 本品有毒,不可过量;内服慎用;孕妇禁服。

· **贮藏** · 遮光,密闭,置干燥处。

民族医药应用

◇ 蒙 药 ◇

· **名称** · 查干擦勒、擦勒嘎日、达础(《无误蒙药鉴》)。

· **本草考证** · 本品载于《无误蒙药鉴》。该书称:"把'达础'与'昭格拉玛'归并为一药,认为'达础'就是'昭格拉玛'是错误的,在诸多解释中也已明确'达础'为加工品。"《无误蒙药鉴》中把"轻粉"称"朝伦雄胡"是错误的。综上所述,历代蒙医习用的轻粉应为色白、状如雪花、有银色光泽的加工品"达础",即查干—雄胡(轻粉)。

· **炮制** · 文火微炒后用。

· **性味** · 味辛,性凉,有毒。

· **功能主治** · 具有杀虫,攻毒,接骨,敛疮功能。主治疥疮,顽癣,梅毒,骨折,伤口不愈,疮痒,湿疹。

· **用法用量** · 外用:适量,调敷或干撒。

· **附方** · 治疮疡,伤口不愈和儿茶5g,轻粉2.5g,滑石(制)2.5 g,冰片 0.25 g,龙骨(制)5 g。制成散剂。取适量用鸡蛋清调后,涂于患处,或干撒。(《蒙医药方汇编》五味儿茶散)。

◇维吾尔药◇

- **名称** · 热斯克甫尔、星克热皮　赛皮德《明净词典》。

- **炮制** · 取原药材,除去杂质,研成细粉,过 80 目筛。

- **性味** · 性三级干热,有毒。

- **功能主治** · 具有净血解毒,消炎除脓,除风收敛,固精壮阳,化石排石功能。主治各种顽固性皮肤病,如梅毒、疥癣、痤疮、脓疮、头癣,各种漏病,淋巴结核,滑精,阳痿,膀胱和尿道慢性脓疮,膀胱结石,尿道结石。

参 考 文 献

[1] 国家中医药管理局《中华本草》编委会. 中华本草:第 1 册[M]. 上海:上海科学技术出版社,1999.

[2] 李军德,张志杰. 新编中国药材学:第 8 卷[M]. 北京:中国医药科技出版社,2020.

[3] 国家药典委员会. 中华人民共和国药典(2020 版)[M]. 北京:中国医药科技出版社,2020.

[4] 国家中医药管理局《中华本草》编委会. 中华本草:蒙药卷[M]. 上海:上海科学技术出版社,2004.

[5] 国家中医药管理局《中华本草》编委会. 中华本草:维吾尔药卷[M]. 上海:上海科学技术出版社,2005.

响　铜
《矿物药真伪图鉴及应用》
Alloy ex Cuprum et Tin Ustum

本药多作为民族药应用。

◇藏 药◇

- **名称** · 勒、卡尔哇(藏医习称)。

- **来源** · 本品为由铜、锡按一定比例混合炼成的合金。

- **炮制** · 取原药材 500 g,锤成蜂翼状薄片,放入装有黄矾 250 g 和绿矾 250 g 制成的 30 000 mL 水溶液中,置装有藏酒 500 mL、沙棘果汁 500 mL 的铁罐中煮沸 1 h,倾去水液,用清水漂洗 3 次,共煮沸 3 次,清洗 3 次,直至除去垢锈为止。取硼砂 500 g,硫黄细粉 725 g,用清水调成浆状,涂在每一铜片上,放入铁罐煅透为止,冷却后,取出铜炭即得。

- **性味** · 味涩、辛、苦,性凉。

- **功能主治** · 具有明目,疗疮功能。用于眼病,皮肤病,疗痈。

- **用法用量** · 配方用。

- **贮藏** · 置通风干燥处。

参 考 文 献

[1] 青海省食品药品监督管理局. 青海省藏药炮制规范(2010 年版)[M]. 西宁:青海人民出版社,2010.

[2] 青海省卫生厅. 青海省藏药标准(1992 年版)[M]. 西宁:青海省卫生厅,1992.

[3] 高天爱,马金安,刘如良,等. 矿物药真伪图鉴及应用[M]. 太原:山西科学技术出版社,2014.

食　盐
《名医别录》
Natrii Chloridum

- **异名** · 盐(《周礼》),咸醝(《礼记》)。

- **来源** · 本品为海水或盐井、盐池、盐泉中的盐水经煎、晒而成的结晶体。

- **本草考证** · 汉代《五十二病方》中已有盐作药用的

记载。后收载于《名医别录》，列为下品。《本草经集注》指出食盐因产地不同而色类不一："有东海、北海盐及河东盐池、梁益盐井，交广有南海盐，西羌有山盐，胡中有树盐，而色类不同。以河东者（在山西省）为胜。"《本草拾遗》云："四海之内何处无之。惟西南诸夷稍少，人皆烧竹及木盐当之。"这表示古人已经知道竹或木灰中含有盐，当然不是纯盐。至明代《本草纲目》对食盐的产地、品种等有更详细的记载，李时珍曰："盐品甚多，海盐取海卤煎炼而成。今辽冀、山东、两淮、闽浙、广南所出是也。井盐取井卤煎炼而成。今四川、云南所出是也。池盐出河东安邑、西夏灵州（在山西、宁夏等地），令惟解州（指山西省）种之……海丰（在广东省）、深州（在河北省）者，亦引海水入池晒成。并州（在山西省）、河北所出，皆碱盐也，刮取碱土，煎炼而成。阶、成（在甘肃省）、凤州（在陕西省）所出，皆崖盐也，生于土崖之间，状如白矾，亦名生盐。此五种，皆食盐也……海盐、井盐、碱盐三者出于人，池盐、崖盐二者出于天……入药须以水化，澄去脚滓，煎炼白色，乃良。"从以上各家文献记述可知，食盐的来源、产地等情况古今相符。《神农本草经》下品载有"大盐"条，《名医别录》云："生邯郸及河东池泽。"即后世之池盐，今并入本条。

· **原矿物** · 石盐 Halite　参见"大青盐"。见图 16 - 22。

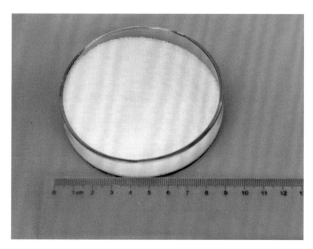

图 16 - 22　食盐药材（江苏）

· **主产地** · 主产于辽宁、河北、山东、江苏、浙江、福建、广东、广西、台湾、山西、陕西、甘肃、宁夏、青海、新疆、云南、四川等地。

· **蕴藏量** · 石盐 Halite　参见"大青盐"。

· **药材鉴别** · **性状鉴别**　本品为立方体形、长方形或不规则多棱形晶体。纯净者，无色透明；通常呈白色或灰白色，半透明。具玻璃样光泽。体较重，质硬，易砸碎。气微，味咸。露置空气中易潮湿解。能溶于水，不溶于乙醇，在无色火焰上燃烧，火焰呈鲜黄色。以色白、纯净、无杂质者为佳。

　　理化鉴别　参见"大青盐"。

· **化学成分** · 主要为氯化钠（NaCl）。因来源和制法上的不同，夹杂的物质也有所差异。常含少量氯化镁（$MgCl_2$）、硫酸镁（$MgSO_4$）、硫酸钠（Na_2SO_4）、硫酸钙（$CaSO_4$）及不溶物质等。

· **炮制** · 取海水、盐井、盐池、盐泉中的盐水，经过煎熬，或太阳晒后而得的结晶。用时，以水化盐，澄去滓，令盐纯净。

· **性味归经** · 味咸，性寒。归胃、肾、大小肠经。

· **功能主治** · 具有涌吐，凉血，解毒，软坚功能。主治食停上脘，心腹胀痛，胸中痰癖，二便不通，气淋，小便带血，齿龈出血，喉痛，牙痛，目翳，疮疡，毒虫螫伤。

· **用法用量** · 内服：沸汤溶化，0.9～3 g；作催吐用 9～18 g，宜炒黄。外用：炒热熨敷或水化点眼、漱口、洗疮。

· **用药警戒或禁忌** · 咳嗽、口渴者慎服，水肿者忌服。

· **贮藏** · 贮干燥容器内，密封，防潮。

参 考 文 献

［1］国家中医药管理局《中华本草》编委会. 中华本草：第 1 册［M］. 上海：上海科学技术出版社，1999.

［2］南京中医药大学. 中药大辞典［M］. 2 版. 上海：上海科学技术出版社，2006.

［3］郭兰忠. 矿物本草［M］. 南昌：江西科学技术出版社，1995.

［4］杨松年. 中国矿物药图鉴［M］. 上海：上海科学技术文献出版社，1990.

［5］高天爱，马金安，刘如良. 矿物药真伪图鉴及应用［M］. 太原：山西科学技术出版社，2014.

铁

《神农本草经》

Ferrum

- **别名** · 黑金(《说文》),生铁、钢铁、跳铁(《名医别录》),鍒铁(《新修本草》),劳铁(《本草拾遗》),熟铁(《开宝本草》),镰铁、柔铁(《本草图经》),乌金(《本草纲目》)。

- **来源** · 本品为赤铁矿 Haematite、褐铁矿 Limonite、磁铁矿 Magnetite 等冶炼而成的灰黑色金属。

- **本草考证** · 铁作药用始见于《五十二病方》,《神农本草经》列为中品。《本草经集注》云:"生铁是不破镰、枪、釜之类。钢铁是杂炼、生鍒,作刀、镰者。"《新修本草》云:"单言铁者,鍒铁也。"《本草拾遗》又出劳铁,云:"劳铁,经用辛苦者,铁是也。"《本草图经》有生铁、钢铁、柔铁,文云:"诸铁不著所出州郡亦当同处耳……初炼去矿,用以铸镬器物者为生铁。再三销拍,可以作镵者为镰铁,亦谓之熟铁。以生柔相杂和,用以作刀剑锋刃者,为钢铁……又马衔、秤锤、车辖及杵、锯等,皆烧以淬酒用之,刀斧刃磨水作药使,并俗用有效。"综上所述,古本草中入药用铁,细分为生铁、熟铁、钢铁等不同品种;唐宋以来工业上分铁为生铁、熟铁、钢(铁),均如本草所述。今以含碳量为划分依据:生铁,亦称铸铁,含碳2%以上;熟铁,亦称纯铁,含碳0.04%以下;钢,含碳在0.04%~2%之间,与古代依制器性能划分铁的品种一致。

- **原矿物** · **赤铁矿** Haematite 参见"赤石脂"。

  褐铁矿 Limonite 参见"赤石脂"。

  磁铁矿 Magnetite 等轴晶系。晶体为八面体、菱形十二面体等,或为粗至细粒的粒块状集合体。铁黑色,表面或氧化、水化为红黑、褐黑色调;风化严重者,附有水赤铁矿、褐铁矿被膜。条痕黑色,不透明。无解理,断口不平坦。硬度5.5~6。性脆,相对密度4.9~5.2。具强磁性,碎块可被磁铁吸着或块体,本身可吸引铁针等铁器,见图16-23~图16-39。

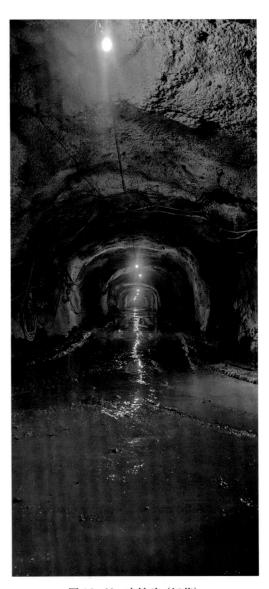

图 16-23 赤铁矿(江苏)

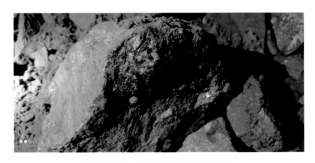

图 16-24 赤铁矿矿石(江苏)

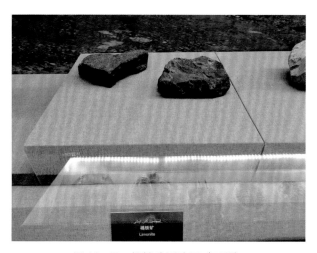

图 16-25　褐铁矿原矿石（西藏）

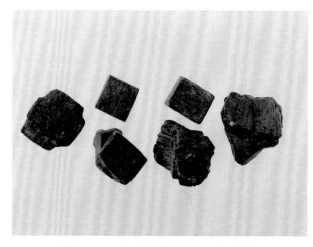

图 16-26　方形褐铁矿原矿石（河南）

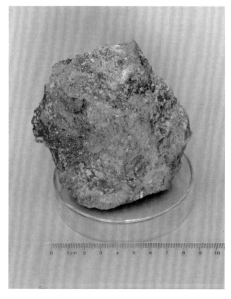

图 16-27　赤铁矿矿石（江苏）

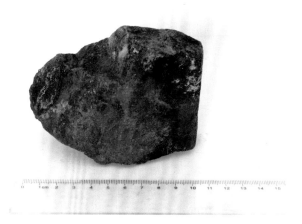

图 16-28　褐铁矿矿石（青海）

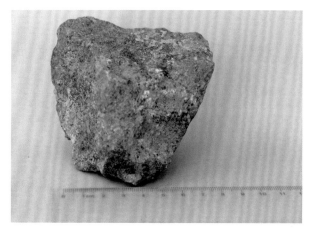

图 16-29　磁铁矿矿石（安徽）

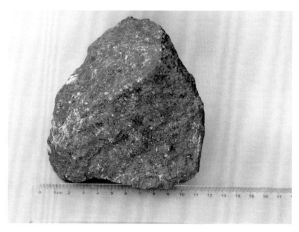

图 16-30　磁铁矿矿石（江苏）

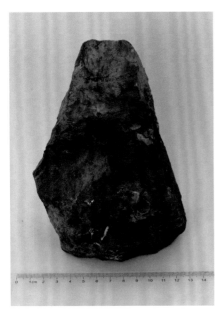

图 16-31 铁矿原矿石（西藏）

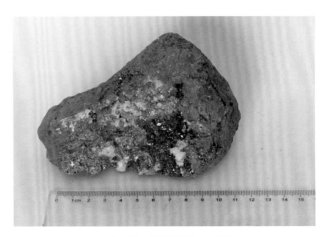

图 16-32 铁原矿石（青海）

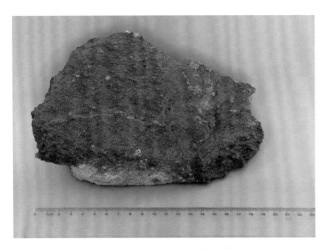

图 16-33 铁原矿石（宁夏）

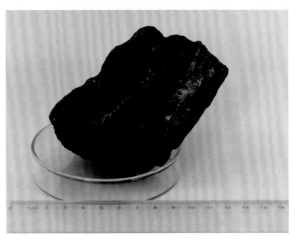

图 16-34 铁原矿石（甘肃）

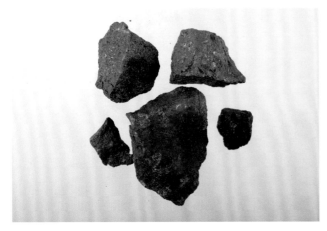

图 16-35 铁矿石原矿石（内蒙古）

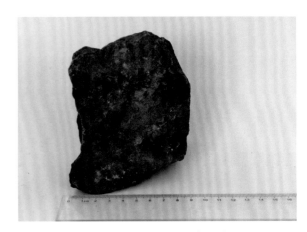

图 16-36 铁原矿石（陕西）

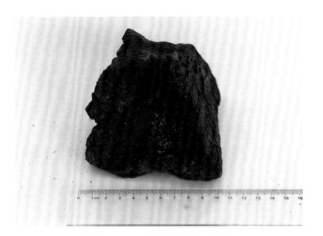

图 16 - 37　铁原矿石（新疆）

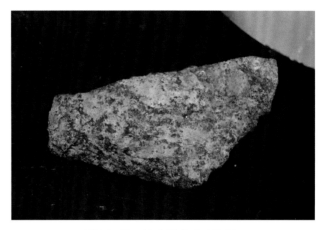

图 16 - 38　铁矿原矿石（甘肃）

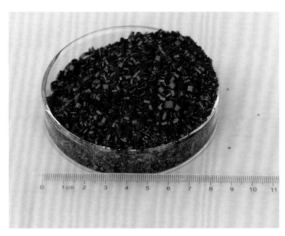

图 16 - 39　铁面药材（内蒙古）

· **主产地** · 主产于内蒙古、辽宁、北京、四川等地。

· **蕴藏量** · 1. 赤铁矿 Haematite　参见"赤石脂"。

　　2. 褐铁矿 Limonite　参见"赤石脂"。

　　3. 磁铁矿 Magnetite　据 1949—2019 年间"全国地质资料馆"公布的数据（表 6 - 2），磁铁矿储量约为 538 653.67 万吨。按地区统计，矿物储量以山东省最多（103 860.370 2 万吨），依次为辽宁省（91 612.5 万吨）、江苏省（79 526.75 万吨）、河北省（51 824.875 4 万吨）、湖南省（37 652.32 万吨）、江西省（36 323.24 万吨）、内蒙古自治区（34 222.31 万吨）、福建省（27 546.158 万吨）、安徽省（19 990.68 万吨）、河南省（5 781.91 万吨）等，详细见表 16 - 15。

表 16 - 15　磁铁矿历年蕴藏量报道

序号	省份	市（州、盟）	县（区、旗）	经度	纬度	蕴藏量（万吨）	时间
1	北京市	/	密云县	117°00′00″～117°01′00″	40°21′30″～40°23′05″	3 433	1966/8/11
2	北京市	/	密云县	116°57′00″～116°59′00″	40°22′10″～40°23′40″	2 757	1960/10/1
3	河北省	唐山市	迁安市	118°32′00″～118°36′00″	40°06′00″～40°09′00″	29 266.22	1958/7/1
4	河北省	邯郸市	涉县	/	/	6 370.24	1963/1/1
5	河北省	唐山市	迁安市	118°35′00″	40°39′00″	5 975	/

（续表）

序号	省份	市（州、盟）	县（区、旗）	经度	纬度	蕴藏量（万吨）	时间
6	河北省	承德市	宽城满族自治县	118°27′16″～118°28′27″	40°27′42″～40°28′12″	3 360.7	1999/4/1
7	河北省	保定市	涞源县	114°51′00″	39°22′30″	2 053.36	1959/1/1
8	河北省	张家口市	宣化区	115°31′45″	40°40′14″	1 328.5	/
9	河北省	邢台市	沙河市	114°14′00″	35°00′00″	963.7	1956/9/1
10	河北省	保定市	涞源县	114°42′40″～114°43′55″	39°13′00″～39°13′20″	800	1958/3/1
11	河北省	唐山市	滦县	118°30′37″	39°48′44″	514.13	1971/1/1
12	河北省	邯郸市	武安市	/	/	502.31	/
13	河北省	邯郸市	武安市	114°04′22″	36°48′30″	448.49	1974/9/1
14	河北省	承德市	平泉市	/	/	227.64	/
15	河北省	邢台市	邢台县	/	/	14.585 4	/
16	山西省	太原市	娄烦县	111°36′00″～111°38′30″	38°01′15″～38°02′15″	8 404.38	2006/8/1
17	山西省	长治市	平顺县	113°30′37″～113°31′52″	36°01′25″～36°02′05″	288.29	1981/4/1
18	山西省	太原市	古交市	111°57′10″～112°01′40″	37°43′00″～37°47′00″	24.37	1974/3/1
19	内蒙古自治区	锡林郭勒盟	西乌珠穆沁旗	117°55′00″～118°02′00″	44°18′00″～44°20′30″	15 291.29	2008/9/1
20	内蒙古自治区	包头市	白云区	109°07′13″	41°46′22″	9 863	/
21	内蒙古自治区	包头市	达尔罕茂明安旗	111°14′30″～111°22′00″	41°21′30″～41°24′45″	4 089.59	2008/6/1
22	内蒙古自治区	包头市	东河区	110°05′00″	40°35′00″	3 617.6	/
23	内蒙古自治区	鄂尔多斯市	鄂托克旗	120°48′45″～120°49′05″	48°01′10″～48°02′00″	710	/
24	内蒙古自治区	丰镇市	/	113°35′57″～113°40′57″	40°29′46″～40°32′31″	318.79	2014/7/18
25	内蒙古自治区	/	鄂伦春自治旗	123°04′06″～123°04′57″	50°53′32″～50°54′13″	175.31	2016/3/1
26	内蒙古自治区	乌海市	海勃湾区	106°54′26″～106°56′24″	39°52′30″～39°53′30″	153.44	/
27	内蒙古自治区	包头市	白云区	/	/	3.29	/
28	吉林省	长春市	双阳区	/	/	12.04	1973/3/5
29	辽宁省	本溪市	南芬区	/	/	82 482.5	/
30	辽宁省	鞍山市	千山区	122°56′00″～123°00′00″	41°00′00″～41°04′00″	8 289	1958/10/1
31	辽宁省	丹东市	凤城市	123°56′09″	40°30′43″	841	1973/3/1
32	吉林省	通化市	/	126°21′00″～126°23′00″	41°32′00″～41°33′00″	241.04	1961/1/1
33	吉林省	延边朝鲜族自治州	和龙市	128°55′00″	42°41′00″	64.37	/
34	黑龙江省	双鸭山市	/	131°02′20″～131°05′00″	46°32′00″～46°34′00″	8 072.2	1976/1/1
35	黑龙江省	佳木斯市	桦南县	130°31′00″～130°40′00″	46°23′00″～46°24′00″	1 280	1971/7/1
36	江苏省	南京市	市辖区	118°42′12″	31°56′18″	40 739	1958/5/31
37	江苏省	南京市	市辖区	/	/	36 469	/

（续表）

序号	省份	市（州、盟）	县（区、旗）	经度	纬度	蕴藏量（万吨）	时间
38	江苏省	镇江市	市辖区	119°18′54″	32°06′00″	1 663.8	1959/1/31
39	江苏省	南通市	海门市	121°19′48″～121°20′41″	32°03′38″～32°03′38″	591.2	1989/10/31
40	江苏省	南京市	江宁区	/	/	32.8	1958/7/31
41	江苏省	常州市	溧阳市	119°34′36″～119°35′21″	31°32′11″～31°32′38″	22.34	/
42	江苏省	镇江市	/		/	8.61	/
43	浙江省	绍兴市	绍兴县	120°27′00″	29°57′00″	0.66	1955/1/1
44	安徽省	淮北市	濉溪县		/	1 074.06	
45	安徽省	池州市	贵池区	117°16′30″	30°26′36″	141.3	/
46	安徽省	马鞍山市	当涂县	/	/	102.05	
47	安徽省	马鞍山市	当涂县	118°31′53″	31°27′34″	14 565	/
48	安徽省	马鞍山市	当涂县	118°35′45″～118°36′30″	31°37′00″～31°37′45″	1 986.57	2001/5/1
49	安徽省	马鞍山市	/	118°36′21″	31°29′52″	1 320.95	/
50	安徽省	滁州市	天长市	118°57′30″	32°30′00″	739.5	/
51	安徽省	滁州市	全椒县	118°18′00″	32°14′00″	60.8	/
52	福建省	龙岩市	新罗区	117°04′16″～117°06′04″	24°57′00″～25°01′00″	23 568.18	/
53	福建省	厦门市	市辖区	118°00′00″	24°00′00″	0.31	/
54	福建省	龙岩市	漳平市	117°33′52″～117°37′07″	25°14′00″～25°16′08″	792.69	/
55	福建省	南平市	政和县	118°59′00″	27°23′00″	54.26	/
56	福建省	南平市	政和县	118°54′53″	27°23′33″	29.538	/
57	福建省	三明市	大田县	117°44′50″～117°46′22″	26°01′11″～26°02′09″	0.49	/
58	江西省	吉安市	安福县	/	/	14 048.04	
59	江西省	吉安市	安福县	114°11′05″	27°36′00″	13 067	1957/12/1
60	江西省	新余市	市辖区	114°55′48″	27°38′48″	4 918.9	/
61	江西省	吉安市	吉安县	114°45′03″～114°49′32″	27°33′37″～27°36′06″	2 087	/
62	江西省	新余市	/	114°05′22″～114°48′45″	25°40′00″～27°35′00″	1 733	/
63	江西省	抚州市	宜黄县	116°20′15″	27°28′22″	469.3	/
64	山东省	淄博市	沂源县	118°00′00″	36°10′00″	16 952.6	/
65	山东省	淄博市	桓台县	118°07′58″～118°08′31″	36°53′31″～36°53′50″	16 153	1989/6/1
66	山东省	临沂市	苍山县	117°33′29″～117°52′29″	34°48′38″～34°55′14″	9 041.44	1958/8/30
67	山东省	莱芜市	莱城区	117°34′29″～117°35′38″	36°13′03″～36°14′04″	7 902.33	1985/3/1
68	山东省	临沂市	苍山县	117°36′00″～117°58′00″	34°50′00″～34°58′00″	7 507	1958/7/1
69	山东省	淄博市	临淄区	118°12′11″～118°13′16″	36°55′12″～36°55′45″	5 300	1984/3/1
70	山东省	淄博市	沂源县	118°25′12″	35°58′20″	5 139.17	1975/5/1
71	山东省	泰安市	东平县	116°27′53″～116°28′49″	35°48′29″～35°49′41″	4 662.47	1977/3/1
72	山东省	莱芜市	莱城区	117°31′40″～117°33′53″	36°10′09″～36°11′46″	4 408.98	1967/4/1
73	山东省	莱芜市	莱城区	117°37′10″	36°15′50″	4 343.22	1974/1/1
74	山东省	莱芜市	莱城区	117°38′20″	36°16′40″	4 202.99	1966/1/1
75	山东省	泰安市	岱岳区	117°15′00″～117°30′00″	36°00′00″～36°10′00″	3 326.13	1971/1/1

（续表）

序号	省份	市（州、盟）	县（区、旗）	经度	纬度	蕴藏量（万吨）	时间
76	山东省	莱芜市	市辖区	117°37′00″～117°42′00″	36°13′00″～36°16′00″	3 083	1957/1/1
77	山东省	济南市	历城区	117°02′20″	36°43′05″	2 588.165 3	1971/1/1
78	山东省	莱芜市	市辖区	117°37′45″～117°38′37″	36°12′27″～36°12′53″	2 237.5	1963/8/1
79	山东省	淄博市	桓台县	118°08′00″	36°54′00″	1 359.979 7	1978/11/1
80	山东省	莱芜市	市辖区	/	/	1 221.02	/
81	山东省	潍坊市	昌邑市	119°27′07″	36°28′10″	1 205	1959/5/1
82	山东省	淄博市	临淄区	118°11′40″	36°53′58″	513.7	1960/1/1
83	山东省	淄博市	临淄区	118°11′00″	36°52′00″	321.4	1976/1/1
84	山东省	莱芜市	市辖区	117°37′45″	36°16′27″	297.7	1973/1/1
85	山东省	临沂市	郯城县	118°19′00″～118°19′10″	34°43′08″～34°43′20″	206	1970/1/1
86	山东省	济宁市	微山县	117°00′00″	34°00′00″	180	/
87	山东省	济南市	历城区	117°15′00″	36°42′00″	166.05	1960/1/1
88	山东省	临沂市	沂南县	118°23′25″～118°24′25″	35°35′23″～35°36′12″	164.12	1991/4/1
89	山东省	烟台市	莱山区	121°26′30″	36°18′40″	113.36	1959/10/1
90	山东省	莱芜市	钢城区	117°49′45″～117°51′00″	36°04′45″～36°06′15″	93.43	1959/3/1
91	山东省	济南市	历城区	117°16′45″	36°41′40″	75.31	1959/12/30
92	山东省	潍坊市	昌邑市	/	/	65	1961/3/1
93	山东省	莱芜市	莱城区	117°25′24″	36°10′12″	52	1972/1/1
94	山东省	莱芜市	莱城区	117°33′45″～117°41′15″	36°17′30″～36°22′30″	49.86	1971/7/1
95	山东省	烟台市	牟平区	/	/	38.975 2	1959/10/1
96	山东省	莱芜市	莱城区	/	/	29.5	1958/9/1
97	山东省	济南市	章丘市	117°21′35″	36°33′32″	25.6	1960/5/1
98	山东省	莱芜市	莱城区	117°30′00″～117°33′45″	36°10′10″～36°12′33″	1.98	1960/3/5
99	湖北省	黄石市	大冶市	/	/	4 640	/
100	河南省	漯河市	舞阳县	113°26′15″～113°32′30″	33°21′40″～33°23′20″	4 515.8	/
101	湖北省	黄石市	/	114°48′00″	30°08′00″	1 747.89	1965/1/1
102	河南省	安阳市	林州市	113°50′00″～113°55′00″	36°10′00″～36°14′00″	394	/
103	河南省	安阳市	林州市	113°53′00″～113°53′00″	36°11′00″～36°13′00″	279.98	/
104	河南省	驻马店市	确山县	/	/	220.9	/
105	河南省	安阳市	林州市	113°56′52″～114°00′32″	36°05′16″～36°06′21″	180.25	/
106	河南省	焦作市	博爱县	113°30′27″	32°37′13″	160.98	/
107	湖南省	衡阳市	祁东县	112°00′19″～112°05′37″	26°51′15″～26°55′00″	25 959.38	1971/1/1
108	湖南省	郴州市	汝城县	113°44′06″	25°26′44″	8 879	1958/9/1
109	湖南省	衡阳市	祁东县	/	/	2 813.94	1971/1/1
110	广东省	梅州市	平远县	115°59′10″	24°42′38″	1 335.6	/
111	广东省	潮州市	潮安区	/	/	34.7	/
112	广东省	清远市	连南县	/	/	14	/
113	海南省	三亚市	/	109°37′00″～109°38′00″	18°18′00″～18°19′00″	173	/

（续表）

（续表）

序号	省份	市（州、盟）	县（区、旗）	经度	纬度	蕴藏量（万吨）	时间
114	四川省	凉山彝族自治州	盐源县	/	/	3 933	1899/12/30
115	四川省	凉山彝族自治州	盐源县	/	/	3 513	/
116	四川省	凉山彝族自治州	会理县	102°22′30″	26°16′34″	1 406.623 4	/
117	四川省	凉山彝族自治州	冕宁县	102°15′03″	28°16′41″	970.71	1899/12/30
118	四川省	广元市	旺苍县	106°39′00″～106°41′00″	32°27′00″～32°29′00″	653.7	1899/12/30
119	四川省	凉山彝族自治州	会理县	102°14′00″	26°17′01″	537	1899/12/30
120	四川省	凉山彝族自治州	喜德县	102°19′20″	28°19′27″	280.52	1899/12/30
121	四川省	凉山彝族自治州	冕宁县	102°18′	28°19′	270	1899/12/30
122	四川省	凉山彝族自治州	盐源县	101°52′45″～101°54′15″	27°38′15″～27°39′15″	182.63	1899/12/30
123	四川省	巴中市	南江县	106°45′22″～106°44′40″	32°21′21″～32°31′31″	156.3	1899/12/30
124	四川省	凉山彝族自治州	喜德县	102°21′05″	28°27′27″	137.4	1899/12/30
125	四川省	凉山彝族自治州	喜德县	102°19′30″～102°19′30″	28°22′30″～28°22′30″	75.91	1899/12/30
126	四川省	凉山彝族自治州	会东县	102°42′06″～102°43′04″	26°18′49″～26°19′13″	43.45	2005/3/10
127	云南省	楚雄彝族自治州	禄丰县	102°17′00″	25°25′00″	1 596.681 1	/
128	云南省	西双版纳傣族自治州	景洪市	100°31′53″	21°35′05″	841.16	/
129	云南省	西双版纳傣族自治州	勐海县	100°11′12″～100°12′11″	21°47′59″～21°50′29″	197.51	2014/1/1
130	甘肃省	金昌市	永昌县	102°15′00″	38°17′00″	2 806	1958/7/1
131	陕西省	汉中市	略阳县	106°21′55″	33°15′15″	2 066.81	1978/4/1
132	陕西省	商洛市	洛南县	110°15′00″	34°13′00″	438.56	1958/9/1
133	陕西省	渭南市	华阴市	109°56′25″	34°27′50″	158.05	1970/1/1
134	陕西省	西安市	周至县	107°57′00″	33°48′00″	129.3	1971/4/1
135	陕西省	渭南市	韩城市	/	/	104.99	1969/1/1
136	陕西省	商洛市	丹凤县	110°19′34″	33°54′46″	64.5	1975/5/1
137	青海省	海西州	乌兰县	98°13′34″	37°13′33″	601.185	/
138	新疆维吾尔自治区	吐鲁番市	鄯善县	90°35′48″～90°36′20″	41°47′00″～41°47′44″	405.56	/
139	新疆维吾尔自治区	阿克苏地区	拜城县	81°15′00″	41°55′00″	147	/
140	新疆维吾尔自治区	哈密市	伊州区	93°19′48″	41°08′05″	36.31	/

·**流通量及使用情况**·**市场流通量** 铁全国每年药用流通量在 10 吨左右(2019 年)。

《中国药典》记载方剂中应用情况 见表 16-16。

表 16-16 《中国药典》记载铁的方剂

序号	名称	处方来源	配方组成	功能主治
1	二十五味松石丸	《中国药典》(2020 年版)	松石 50 g,珍珠 10 g,珊瑚 40 g,朱砂 20 g,诃子肉 50 g,铁屑(诃子制)100 g,余甘子 50 g,五灵脂膏 40 g,檀香 40 g,降香 40 g,木香马兜铃 50 g,鸭嘴花 50 g,牛黄 5 g,木香 60 g,绿绒蒿 50 g,船形乌头 40 g,肉豆蔻 20 g,丁香 25 g,伞梗虎耳草 50 g,毛诃子(去核)5 g,天竺黄 35 g,西红花 5 g,木棉花 35 g,麝香 0.25 g,石灰华 35 g	清热解毒,疏肝利胆,化瘀。用于肝郁气滞、血瘀、肝中毒、肝痛、肝硬化、肝渗水及各种急、慢性肝炎和胆囊炎
2	七味铁屑丸	《中国药典》(2020 年版)	铁屑(诃子制)250 g,北寒水石(奶制)300 g,藏木香 150 g,木香 100 g,甘青青兰 150 g,红花 150 g,五灵脂膏 80 g	行气活血,平肝清热止痛。用于肝区疼痛,肝脏肿大

·**药材鉴别**·**性状鉴别** 本品为不规则块状,大小不一。铁灰色至灰黑色;条痕钢灰色。无解理,不透明;新鲜面具金属光泽。硬度 4,相对密度 7.87 左右,具延展性。体重,质坚硬,不易砸碎,断面锯齿状。气、味均无。

理化鉴别 取本品粉末 0.1 g,加稀盐酸 2 mL,反应后(有氢气放出),滤过。取滤液,加铁氰化钾试液,即生成蓝色沉淀;分离,沉淀在稀盐酸中不溶,但加氢氧化钠试液,即分解成棕色沉淀。取滤液,加 1%邻二氮菲的乙醇溶液数滴,即显深红色。

·**化学成分** 主含金属元素铁(Fe),或煅制而成氧化铁。

·**炮制**·**铁灰** 将铁锉成屑,磨成细粉,约 1 500 g 放置于干净的容器(如铝锅)内,放入 8 岁童尿至淹没铁粉,碱花 10 g,煎煮约 3 h 后用冷水冲洗 3 次,放入植物油至淹没铁粉,山羊脂肪及陈酥油各 5 g,煮至油浸润,此时冒青烟,放入干净水适量煮开后用热水及冷水交替冲洗,把植物油全部洗清,取与铁粉相同量的诃子、硼砂 3 000 g、硫黄 9 000 g,与铁粉混合,放入牛尿适量,研磨,用于捏成团,晒干,装进"公布"(用于煅至制药材的一种瓷瓶)半满,火煅 1 日。冷置,在盆内挫成细末,水洗干净,晾干。

诃子制铁砂 将铁锉成屑,在温布(水柏枝)煎液中,放铁屑 1 500 g,煮约 3 h,取出,冲洗干净,诃子的去核果实细粉约 3 000 g,放入热开水中,搅拌,再把冲洗好的铁屑放入其中,将容器盖好,放置 1 周,每日搅拌 3 次,此时铁屑因溶解而变小,诃子颜色变

成乌黑,此糊状物晾干,过筛以去掉未溶的大铁屑,用磁铁等检取细粉中的细小铁,剩下的乌黑粉末便可药用。

·**性味归经** 味辛,性凉。归心、肝、肾经。

·**功能主治** 具有镇心平肝,消痈解毒功能。主治惊痫,癫狂,疔疮痈肿,跌打瘀血,脱肛。

·**用法用量** 内服:煎汤或烧赤淬酒、水饮。外用:煎水或烧赤淬水洗。

·**用药警戒或禁忌** 脾胃气虚及肝肾两亏者慎跟。

·**贮藏** 置干燥处,防潮,防尘。

民族医药应用
◇藏 药◇

·**名称** 多伊杰布、阿亚噶尔布尖(《鲜明注释》),寸恰纳、那保、次辍、苏吉(《晶珠本草》),多布其、塞尔吉轧(《藏药晶镜本草》)。

·**炮制**·**铁灰** 将铁锉成屑,磨成细粉,约 1 500 g 放置于干净的容器(如铝锅)内,放入 8 岁童尿至淹没铁粉,碱花 10 g,煎煮约 3 h 后用冷水冲洗 3 次;放入植物油至淹没铁粉,山羊脂肪及陈酥油各 5 g,煮至油浸润,此时冒青烟,放入干净水适量煮开后用热水及冷水交替冲洗,把植物油全部清晰,取与铁粉相同量的诃子、硼砂 3 000 g、硫黄 9 000 g,与铁粉混合,放入牛尿适量,研磨,用手捏成团,晒干,装进"公布"(用于煅制药材的一种瓷瓶)半满,火煅 1 日。

·**性味** 味微酸,消化后味微酸。

·**功能主治** 具有利肝明目,清热功能。主治麻风

病,疮口脓血,黄水,水肿。

参考文献

[1] 国家中医药管理局《中华本草》编委会. 中华本草:第 1 册[M]. 上海:上海科学技术出版社,1999.
[2] 南京中医药大学. 中药大辞典[M]. 2 版. 上海:上海科学技术出版社,2006.
[3] 高天爱,马金安,刘如良. 矿物药真伪图鉴及应用 [M]. 太原:山西科学技术出版社,2014.
[4] 国家药典委员会. 中华人民共和国药典(2020 版) [M]. 北京:中国医药科技出版社,2020.
[5] 国家中医药管理局《中华本草》编委会. 中华本草:藏药卷[M]. 上海:上海科学技术出版社,2002.

铁华粉
《开宝本草》
Ferrous Acetas

· **别名** · 铁艳粉、铁霜(《本草纲目》),铁胤粉。

· **来源** · 本品为铁与醋酸作用形成的铁粉。

· **本草考证** · 铁华粉始载于《开宝本草》,列为玉石部中品,谓:"作铁华粉法,取钢锻作叶,如笏或团,平面磨错,令光净,以盐水洒之,(投)于醋瓮中,阴处埋之一百日,铁上衣生,铁华成矣刮取,更细捣筛,入乳钵,研如面,和诸药为丸散。此铁之精华,功用强于铁粉也。"《御制本草品汇精要》云:"色;紫。"按上述记载,铁华粉是金属铁与盐水、醋作用形成的醋酸亚铁;而《嘉祐本草》"铁华粉"条下按曰:"《日华子》云:铁胤粉…其所造之法与华粉同,惟悬于酱瓶上,就润地及刮取霜时,研淘去粗汁咸味,烘干。"《本草纲目》更将铁胤作为铁华粉异名,视为一物;但两者制作方法未尽相同,功能主治亦有异处,似不应列为异名,而属不同药物。

· **采收加工** · 用生铁煅赤浸于醋酸中,待生铁上生成绣末,刮取捣碎焙干过筛即成。

· **药材鉴别** · **性状鉴别** 本品为粉末状,赤褐色。无金属光泽。体较重,触之易染手。气微,味酸。以赤褐色、无杂质者为佳。

理化鉴别 (1)取本品粉末少许,加硫酸后,加热,即分解发出醋酸的特臭。

(2)取本品粉末约 0.1 g,加稀盐酸 2 mL,反应后(有氢气放出),滤过,滤液照下述方法试验:①取滤液,加铁氰化钾试液,即生成蓝色沉淀;分离,沉淀在稀盐酸中不溶,但加氢氧化钠试液,即分解成棕色沉淀。②取滤液,加 1% 邻二氮菲的乙醇溶液数滴,即显深红色。

· **化学成分** · 为醋酸亚铁[$Fe(C_2H_3O_2)_2 \cdot H_2O$]。

· **药理作用** · 1. **对血液系统的影响** 亚铁离子是血液的重要组成部分,铁参与血红蛋白、肌红蛋白、细胞色素、细胞色素氧化酶、过氧化酶等得合成。缺铁时肝内合成 DNA 受到抑制,肝细胞及其他组织细胞内的线粒体异常,细胞色素 C 的含量减少,微粒体也发生异常变化,从而蛋白质的合成和能量利用减少,导致贫血的发生,影响身体的生长发育。

2. **增强免疫功能** 缺铁能引起免疫机制的损害,淋巴细胞内 DNA 的合成受损,抗体的产生受到抑制,白细胞的功能障碍,淋巴细胞对特别抗原的反应效能受损,对感染的应激性降低,易受感染,感染后的死亡率增高。许多含铁类药物具有补气、益脾养肾、安五脏等作用,均与增强机体免疫功能有关。

· **炮制** · **净铁华粉** 除去杂质,研细粉。

· **性味归经** · 味咸,性平。归心、肝、肾经。

· **功能主治** · 具有养血安神,平肝镇惊,解毒消肿功能。主治血虚萎黄,惊悸,癫狂,健忘,脱肛,痔漏。

· **用法用量** · 内服:入丸、散,0.3~1 g。外用:适量,研末调敷。

· **用药警戒或禁忌** · 不可多服。过量则引起恶心,呕吐,食欲不振,胸闷,便秘。

· **贮藏** · 置阴凉干燥处,防潮。

参考文献

[1] 国家中医药管理局《中华本草》编委会. 中华本草:第 1 册[M]. 上海:上海科学技术出版社,1999.

[2] 郭兰忠. 矿物本草[M]. 南昌：江西科学技术出版社，1995.

[3] 高天爱，马金安，刘如良. 矿物药真伪图鉴及应用[M]. 太原：山西科学技术出版社，2014.

铁　浆
《本草经集注》
Suspension ex Aerugo Ferri cum Aqua

· **来源** · 本品为铁浸渍于水中生锈后形成的一种混悬液。

· **本草考证** · 铁浆之名始见于《本草经集注》"铁精"条下，陶弘景云："铁落是染皂铁浆。"陶氏将铁落与铁浆混为一种，后世本草都持异议。《新修本草》云："夫诸铁疗病并不入丸散，皆煮取浆用之。陶谓可以染皂，云是铁浆，误矣。"《本草拾遗》云："陶为铁落是铁浆，苏云非也。按铁浆取诸铁于器中，以水浸之，经久色青、沫出，即堪染帛成皂。"《嘉祐本草》据此新分"铁浆"条，亦列中品。《本草别说》云："铁浆是以生铁渍水服饵者，旋添新水，日久铁上生黄膏，则力愈胜。"综上所述，铁浆非铁落，实为诸铁经水久浸形成的铁质水胶溶体或水胶凝体。

· **药材鉴别** · **性状鉴别**　本品为混悬液；淡棕褐色，液面常浮有黄褐色物质。铁锈气，味淡。以色黄、无杂质者为佳。

理化鉴别　取本品约 0.5 g，加稀盐酸约 2 mL，振摇，静置。取上清液照下述方法试验；①取上清液，滴加亚铁氰化钾试液 2 滴，即生成深蓝色沉淀；分离，沉淀在稀盐酸中不溶，但加氢氧化钠试液，即分解成棕色沉淀。②取上清液，滴加硫氰酸铵试液，即显血红色。

· **化学成分** · 主要成分为氧化铁。

· **性味归经** · 味甘、涩，性平。归心、肝、肺经。

· **功能主治** · 具有镇心定痫，解毒敛疮功能。主治癫痫狂乱，疔疮肿毒，漆疮，脱肛。

· **用法用量** · 内服：适量，煮沸后温饮。外用：适量，洗涤或涂敷。

· **贮藏** · 密闭，置干燥处。

参 考 文 献

[1] 国家中医药管理局《中华本草》编委会. 中华本草：第1册[M]. 上海：上海科学技术出版社，1999.

[2] 高天爱，马金安，刘如良. 矿物药真伪图鉴及应用[M]. 太原：山西科学技术出版社，2014.

铁　粉
《本草拾遗》
Ferroferric Oxidum

· **来源** · 本品为生铁或钢铁飞炼或水飞而得的细粉。

· **本草考证** · 铁粉之名始见于《本草拾遗》。《开宝本草》将铁粉补入玉石部中品，谓："其造作粉飞炼有法，文多不载，人多取杂铁作屑飞之，令体重，真钢则不尔。"并注云："取钢铁为粉胜之。"《本草图经》云："以铁……入火炼者为铁粉。"据以上记载，古代铁粉为生铁或钢铁入火飞炼的铁屑粉，或为水飞的铁屑粉。

· **采收加工** · 当前多用机械工业上的下脚料，炮炙应用。

· **药材鉴别** · **性状鉴别**　本品为细粉末，铁灰色至铁黑色。不透明；具金属光泽。体重。气、味皆无。以粉细、无锈、有金属光泽者为佳。

理化鉴别　取本品约 0.1 g，加稀盐酸 2 mL，振摇，使溶解，滤过，滤液显铁盐或亚铁盐的各种反应。取上清液照下述方法试验：①取上清液，滴加亚铁氰化钾试液 2 滴，即生成深蓝色沉淀；分离，沉淀在稀盐酸中不溶，但加氢氧化钠试液，即分解成棕色沉淀。②取上清液，滴加硫氰酸铵试液，即显血红色。

· **化学成分** · 由钢铁飞炼而成者,主要含四氧化三铁(Fe_3O_4);由生铁打碎而成者,主要含金属铁及少量的碳、磷、硅等杂质。

· **炮制** · 将生铁用机器铣成铁屑,或者用钢锉磨成小粒,放入锅中不断加热,当生铁的表面发红,除去油污后倒入反应锅中,再用1∶50诃子的煎煮提取液煮3~4 h后晾干。将诃子粉与上述铁粉按1∶1比例混合均匀,置入铁锅或容器内,加入饮用水后,用专用铁锹搅拌均匀后煮1 h,倒入酝酿锅中发酵3~5日,烘干,再置球磨机中磨粉,过80目筛,粗粉按余料处理,细粉在第2次发酵中备用。将诃子粉与经过筛选的铁粉按5∶1比例混合均匀,置入铁锅或容器内,再加入适量饮用水,用专用铁锹拌后在酝酿锅中发酵3~5日,发酵结束后将铁粉烘干,即得。

· **性味归经** · 味辛、咸,性平。归心、肝经。

· **功能主治** · 具有平肝镇心,消痈解毒功能。主治惊痫,癫狂,脚气冲心,疔疮痈肿,脱肛,子宫不收,贫血。

· **用法用量** · 内服:煎汤,10~30 g;入丸、散,每日3~6 g。外用:适量,调敷。

· **用药警戒或禁忌** · 脾胃虚弱者慎服。

· **贮藏** · 置通风干燥处,防潮。

参 考 文 献

[1] 高天爱,马金安,刘如良.矿物药真伪图鉴及应用[M].太原:山西科学技术出版社,2014.

[2] 国家中医药管理局《中华本草》编委会.中华本草:第1册[M].上海:上海科学技术出版社,1999.

铅

《本草拾遗》

Plumbum

· **别名** · 黑铅(《范子计然》),青金(《说文》),乌锡(《必效方》),黑锡(《本草拾遗》),铅精、水锡、素金、黑金(《石药尔雅》),金公、水中金(《本草纲目》),乌铅(《药性切用》),青铅(《要药分剂》),黑锡丹(《青藏药用矿物》)。

· **来源** · 本品为硫化物类方铅矿族方铅矿冶炼制成的灰白色金属铅。

· **本草考证** · 铅入药首见于《本草拾遗》。《嘉祐本草》据《日华子》新补"铅"条,列于玉石部下品。《本草图经》曰:"铅生蜀郡平泽,锡生桂阳山谷,今有银坑处皆有之。"《御制本草品汇精要》云:"质:类锡而软。色:黑。"《本草蒙筌》记载:"性濡而滑,色黑而缁。熔出铅灰。"综上所述,可知古人用以入药或炼制铅霜、铅粉等的铅,相当于含银、铅等硫化物矿石初炼的粗铅,呈黑或帛黑色(纯铅为铅灰色);精炼的铅应无黑锡灰残余。今作为制药原料的铅,属精制品。并已知铅内将中铅毒,外用亦多用铅的盐类。

· **原矿物** · **方铅矿** Galena 晶体结构属等轴晶系;对称型 m3m。常呈立方体晶形,有时以八面体与立方体聚形出现。通常成粒状、致密块状集合体。铅灰色;条痕灰黑色;金属光泽。硬度2~3;解理平行{100}完全。相对密度7.4~7.6。具弱导电性和良检波性。方铅矿是自然界分布最广的铅矿物,并常含银。形成于不同温度的热液过程,其中以中温热液过程最主要,经常与闪锌矿一起形成铅锌硫化物矿床,见图16-40~图16-48。

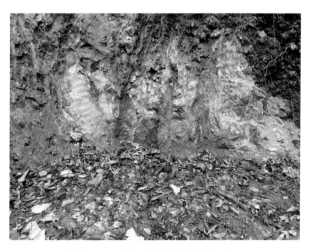

图16-40 江西崇义县银铅锌矿一

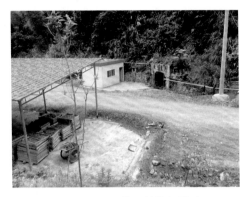

图 16－41　江西崇义县银铅锌矿二

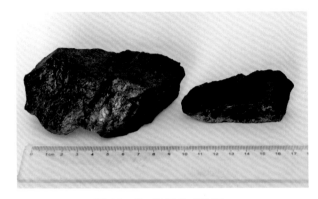

图 16－42　铅原矿（青海）

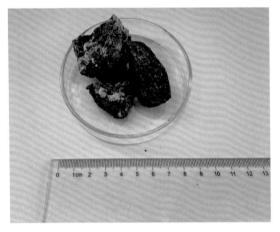

图 16－43　铅原矿物（广西）

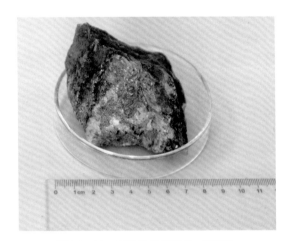

图 16－44　银铅锌矿原矿物（江西）

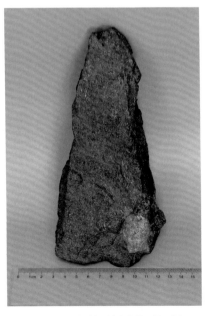

图 16－45　铅锌矿原矿物（江苏）

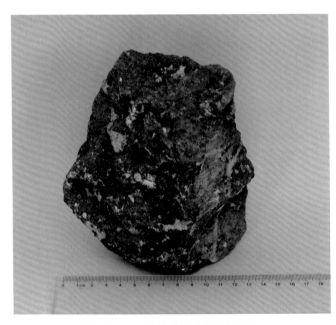

图 16－46　铅锌矿原矿物（甘肃）

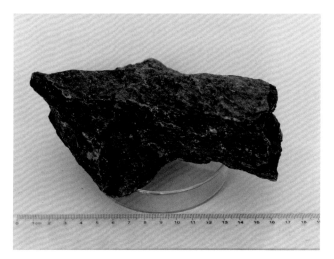

图 16-47　铅锌矿原矿物（陕西）

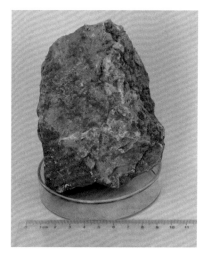

图 16-48　铅锌矿原矿物（新疆）

· **主产地** · 主产于湖南、广东、云南、甘肃、青海等地。

· **蕴藏量** · 方铅矿 Galena　据 1949—2019 年间"全国地质资料馆"公布的数据，铅储量约为 23 460.35 万吨。按地区统计，矿物储量以河北省最多（20 707.16 万吨），依次为西藏自治区（708.86 万吨）、黑龙江省（341.93 万吨）、广东省（267.76 万吨）、福建省（224.36 万吨）、青海省（202.57 万吨）、四川省（119.06 万吨）、江西省（147.79 万吨）、广西壮族自治区（127.57 万吨）、内蒙古自治区（119.92 万吨）、陕西省（105.87 万吨）、湖南省（93.95 万吨）、浙江省（83.72 万吨）、云南省（67.46 万吨）、河南省（48.02 万吨）、甘肃省（21.33 万吨）、辽宁省（14.91 万吨）、山东省（14.69 万吨）、湖北省（10.65 万吨）、新疆维吾尔自治区（6.36 万吨）、贵州省（6.05 万吨）、安徽省（5.94 万吨）、江苏省（6 万吨）、吉林省（4.6 万吨）、重庆市（1.27 万吨）、北京市（1.1 万吨）、海南省（0.8 万吨）、山西省（0.66 万吨），详细见表 16-17。

表 16-17　方铅矿历年蕴藏量报道

序号	省份	市（州、盟）	县（区、旗）	经度	纬度	蕴藏量（万吨）	时间
1	北京市	/	密云县	116°51′28″～116°52′31″	40°19′41″～40°20′24″	1.1	1988/12/1
2	河北省	承德市	承德县	118°09′58″～118°12′45″	41°20′03″～41°20′20″	20 701	1991/9/1
3	河北省	承德市	兴隆县	117°58′00″～117°58′00″	40°21′00″～40°21′00″	5.064 3	1974/9/1
4	河北省	石家庄市	灵寿县	114°03′15″～114°04′21″	38°39′04″～38°40′19″	1.093 9	1993/7/1
5	山西省	运城市	闻喜县	/	/	0.414 42	1961/8/20
6	山西省	忻州市	繁峙县	113°34′48″～113°36′40″	39°21′17″～39°22′48″	0.248 961	1983/12/1
7	内蒙古自治区	呼伦贝尔市	根河市	120°56′30″～121°01′00″	50°58′00″～51°02′00″	36.857 5	2010/8/1
8	内蒙古自治区	呼伦贝尔市	新巴尔虎右旗	116°16′10″～116°16′46″	48°46′50″～48°47′45″	22.496 7	1992/11/1
9	内蒙古自治区	锡林郭勒盟	正镶白旗	114°59′30″～115°04′45″	42°26′00″～42°29′00″	18.039 96	2010/7/1
10	内蒙古自治区	赤峰市	巴林左旗	119°03′30″～119°10′00″	44°29′30″～44°31′30″	17.171 52	2010/4/1
11	内蒙古自治区	赤峰市	巴林左旗	118°55′00″～118°57′00″	44°15′30″～44°17′30″	13.047 5	2010/3/1
12	内蒙古自治区	呼伦贝尔市	额尔古纳市	120°55′00″～120°55′00″	50°59′00″～50°59′00″	6.42	1957/2/1
13	内蒙古自治区	通辽市	奈曼旗	121°08′00″～121°08′00″	42°22′30″～42°22′30″	3.439 3	1971/4/1
14	内蒙古自治区	锡林郭勒盟	苏尼特右旗	112°58′30″～113°01′30″	42°17′00″～42°19′00″	0.908 331	2010/4/1
15	内蒙古自治区	赤峰市	林西县	118°18′00″～118°20′00″	43°40′20″～43°42′25″	0.725 7	1976/12/1

（续表）

序号	省份	市（州、盟）	县（区、旗）	经度	纬度	蕴藏量（万吨）	时间
16	内蒙古自治区	呼和浩特市	武川县	111°14′32″～111°16′38″	41°01′04″～41°01′53″	0.578 6	1995/12/1
17	内蒙古自治区	赤峰市	翁牛特旗	118°54′58″～118°54′58″	42°46′01″～42°46′01″	0.232 8	1984/4/1
18	辽宁省	葫芦岛市	建昌县	120°02′16″～120°02′16″	40°35′30″～40°35′30″	4.9	1960/12/10
19	辽宁省	营口市	大石桥市	122°38′00″～122°38′00″	41°43′00″～41°44′00″	4.46	1962/7/1
20	辽宁省	鞍山市	海城市	122°56′10″～122°57′55″	40°34′39″～40°35′00″	2.167 6	1978/9/1
21	辽宁省	鞍山市	岫岩县	120°14′58″～120°14′58″	40°28′20″～40°28′20″	1.155	1975/3/1
22	辽宁省	葫芦岛市	连山区	120°28′30″～120°30′10″	40°49′10″～40°49′40″	0.95	1961/2/1
23	辽宁省	鞍山市	岫岩县	123°21′45″～123°22′30″	40°16′15″～40°17′15″	0.31	2008/7/1
24	辽宁省	葫芦岛市	建昌县	120°01′30″～120°03′00″	40°33′15″～40°34′15″	0.31	2008/9/26
25	辽宁省	丹东市	凤城市	123°56′18″～123°56′18″	40°23′52″～40°23′52″	0.3	1970/11/20
26	辽宁省	营口市	大石桥市	/	/	0.2	1968/5/1
27	辽宁省	本溪市	/	123°47′30″～123°47′30″	40°53′20″～40°53′20″	0.16	1959/6/1
28	吉林省	通化市	集安市	/	/	2.2	1974/2/1
29	吉林省	通化市	集安市	125°48′00″～125°48′00″	41°23′20″～41°23′20″	0.9	1984/2/1
30	吉林省	通化市	通化县	125°33′00″～125°35′15″	41°28′00″～41°33′00″	0.7	2005/12/31
31	吉林省	白山市	/	126°41′00″～126°43′30″	41°47′00″～41°49′00″	0.6	1962/2/1
32	吉林省	白山市	抚松县	127°10′00″～127°11′15″	42°07′05″～42°07′40″	0.2	1964/2/1
33	黑龙江省	黑河市	逊克县	128°43′30″～128°44′58″	48°28′01″～48°29′45″	321.6	2004/10/1
34	黑龙江省	伊春市	西林区	129°08′15″～129°12′05″	47°22′00″～47°27′20″	15.9	1962/4/1
35	黑龙江省	伊春市	西林区	129°09′23″～129°10′01″	47°23′04″～47°23′30″	2.378	1975/9/1
36	黑龙江省	哈尔滨市	宾县	127°26′40″～127°26′40″	45°32′40″～45°32′40″	2	1974/8/1
37	黑龙江省	伊春市	五营区	129°18′00″～129°18′00″	48°10′00″～48°10′00″	0.03	1975/10/1
38	黑龙江省	伊春市	铁力市	128°23′12″～128°23′45″	47°09′45″～47°10′38″	0.02	1971/12/1
39	江苏省	南京市	栖霞区	118°56′53″～118°56′53″	32°08′57″～32°08′57″	3.8	1991/12/1
40	江苏省	镇江市	句容市	119°11′30″～119°11′30″	32°08′00″～32°08′00″	1.5	1988/11/1
41	江苏省	南京市	江宁区	119°04′00″～119°04′00″	32°06′00″～32°06′00″	0.7	1982/12/1
42	浙江省	台州市	黄岩区	120°55′13″～120°56′04″	28°35′55″～28°38′18″	60.2	1983/6/1
43	浙江省	丽水市	龙泉市	119°01′00″～119°01′00″	28°04′00″～28°04′00″	11.5	1986/10/1
44	浙江省	台州市	临海市	121°18′00″～121°18′00″	28°58′00″～28°58′00″	4.95	1959/12/30
45	浙江省	台州市	天台县	121°00′16″～121°00′16″	29°05′12″～29°05′12″	2.2	1984/1/1
46	浙江省	衢州市	龙游县	119°09′56″～119°10′58″	28°51′23″～28°52′00″	1.76	1990/7/1
47	浙江省	台州市	临海市	121°16′30″～121°16′30″	29°40′01″～29°40′01″	1.56	1975/8/1
48	浙江省	杭州市	富阳市	119°59′44″～119°59′44″	30°02′18″～30°02′18″	1.15	1959/1/1
49	浙江省	杭州市	富阳市	119°57′00″～119°57′00″	30°04′00″～30°04′00″	0.4	1957/1/1
50	安徽省	池州市	贵池区	117°37′00″～117°37′25″	30°22′00″～30°24′00″	3.6	1968/12/1
51	安徽省	铜陵市	铜陵县	/	/	1.6	1984/2/26
52	安徽省	安庆市	怀宁县	/	/	0.37	1958/7/1
53	安徽省	池州市	青阳县	/	/	0.3	1958/11/1

（续表）

序号	省份	市（州、盟）	县（区、旗）	经度	纬度	蕴藏量 （万吨）	时间
54	安徽省	蚌埠市	怀远县	117°13′00″～117°13′00″	32°55′00″～32°55′00″	0.07	1959/5/1
55	福建省	龙岩市	连城县	116°13′48″～116°13′48″	25°20′48″～25°20′48″	216.4	1969/3/1
56	福建省	三明市	大田县	117°47′20″～117°47′20″	26°00′30″～26°00′30″	4.0497	1972/7/1
57	福建省	三明市	清流县	117°03′23″～117°03′50″	26°06′42″～26°07′06″	1.487	1992/10/1
58	福建省	南平市	政和县	118°59′00″～118°59′00″	27°23′00″～27°23′00″	1.21	1976/4/1
59	福建省	三明市	大田县	117°44′45″～117°44′45″	25°57′06″～25°57′06″	1.21	1963/12/1
60	江西省	鹰潭市	贵溪市	117°11′00″～117°13′00″	27°54′00″～27°56′00″	34.87	1984/6/1
61	江西省	上饶市	德兴市	117°40′00″～117°41′33″	28°54′53″～28°56′20″	22.59	1958/7/1
62	江西省	鹰潭市	贵溪市	117°11′45″～117°12′30″	27°55′15″～27°55′45″	21.4	2009/4/1
63	江西省	宜春市	宜丰县	115°06′54″～115°08′14″	28°27′23″～28°28′15″	14.08	1993/12/1
64	江西省	上饶市	信州区	114°14′30″～114°14′30″	25°56′45″～25°56′45″	12.9	1973/3/1
65	江西省	鹰潭市	贵溪市	117°11′24″～117°11′54″	27°54′21″～27°54′30″	7.7	2004/10/1
66	江西省	上饶市	铅山县	117°48′36″～117°48′36″	28°01′26″～28°01′26″	6.8	1960/1/1
67	江西省	上饶市	铅山县	117°33′47″～117°34′48″	28°03′26″～28°03′31″	6.3	1985/11/1
68	江西省	宜春市	高安市	115°05′00″～115°09′43″	28°26′21″～28°28′33″	5.5	1983/11/1
69	江西省	抚州市	东乡县	116°36′27″～116°36′27″	28°08′32″～28°08′32″	3.8	1990/10/1
70	江西省	上饶市	德兴市	/	/	3.63	1957/2/1
71	江西省	赣州市	崇义县	114°10′11″～114°11′55″	25°39′53″～25°40′29″	3.446	1992/9/1
72	江西省	赣州市	上犹县	114°18′20″～114°19′02″	25°53′08″～25°53′47″	2.8	1989/11/1
73	江西省	上饶市	铅山县	117°45′49″～117°47′40″	28°14′36″～28°15′30″	1.27	1982/4/1
74	江西省	赣州市	安远县	115°30′00″～115°30′00″	25°17′23″～25°17′23″	0.7	1960/8/1
75	山东省	烟台市	栖霞市	120°52′30″～121°00′00″	37°25′00″～37°27′30″	5.3	1980/11/1
76	山东省	烟台市	栖霞市	121°06′07″～121°08′21″	37°17′30″～37°19′23″	2.64	1995/5/1
77	山东省	烟台市	栖霞市	120°58′31″～120°58′31″	37°26′13″～37°26′13″	2.449	1960/3/1
78	山东省	潍坊市	安丘市	119°20′00″～119°20′00″	36°27′00″～36°27′00″	1.91	1960/8/1
79	山东省	烟台市	栖霞市	120°56′30″～120°56′30″	37°19′30″～37°19′30″	1.24	1986/11/1
80	山东省	烟台市	福山区	121°05′10″～121°05′43″	37°31′42″～37°32′34″	0.6	1994/12/1
81	山东省	烟台市	栖霞市	120°58′59″～120°59′20″	37°19′53″～37°20′10″	0.3	1989/12/1
82	山东省	威海市	环翠区	122°06′04″～122°07′09″	37°23′36″～37°24′42″	0.15	1993/5/1
83	山东省	烟台市	牟平区	121°27′20″～121°27′20″	37°15′47″～37°15′47″	0.1	1987/12/1
84	河南省	三门峡市	灵宝市	110°26′39″～110°28′03″	34°24′15″～34°25′11″	16.8	1989/10/1
85	河南省	洛阳市	洛宁县	111°21′10″～111°22′20″	34°08′30″～34°09′50″	14.8675	1995/9/1
86	河南省	南阳市	桐柏县	113°22′06″～113°23′37″	32°33′53″～32°35′43″	8.46	1984/4/1
87	河南省	南阳市	桐柏县	113°24′40″～113°25′20″	32°33′05″～32°33′35″	3.6	1985/10/1
88	河南省	三门峡市	灵宝市	110°26′35″～110°28′25″	34°24′15″～34°25′11″	2.1	1993/6/1
89	河南省	南阳市	桐柏县	/	/	1	1971/12/1
90	河南省	洛阳市	嵩县	111°55′01″～11°56′01″	33°58′30″～33°58′54″	0.7763	1993/3/1
91	河南省	三门峡市	灵宝市	110°32′55″～110°35′51″	34°24′27″～34°26′08″	0.35	2003/6/30

（续表）

序号	省份	市（州、盟）	县（区、旗）	经度	纬度	蕴藏量（万吨）	时间
92	河南省	三门峡市	灵宝市	110°34′16″～110°34′52″	34°25′21″～34°25′41″	0.068	2004/7/1
93	湖南省	郴州市	苏仙区	113°11′06″～113°11′06″	25°42′58″～25°42′58″	22.3	1957/5/1
94	湖南省	湘西土家族苗族自治州	花垣县	109°21′19″～109°22′38″	28°31′03″～28°31′41″	17.61	1994/6/1
95	湖南省	郴州市	/	113°13′45″～113°15′00″	25°52′04″～25°53′20″	9.8	/
96	湖南省	郴州市	苏仙区	113°11′19″～113°11′55″	25°45′24″～25°46′00″	9.63	1994/12/1
97	湖北省	十堰市	竹山县	110°02′00″～110°08′00″	32°32′00″～32°35′00″	7.5	1985/12/1
98	湖南省	衡阳市	常宁市	112°40′00″～112°40′00″	26°40′00″～26°40′00″	6.4	1959/12/31
99	湖南省	永州市	江永县	/	/	5.93	1975/12/1
100	湖南省	郴州市	/	/	/	5.3	1970/12/1
101	湖南省	郴州市	苏仙区	113°10′16″～113°10′45″	25°44′10″～25°45′00″	4.74	1965/11/1
102	湖南省	郴州市	桂阳县	/	/	3.48	1983/12/1
103	湖南省	株洲市	醴陵市	113°13′00″～113°13′00″	27°20′00″～27°20′00″	2.2	1959/2/1
104	湖南省	郴州市	苏仙区	113°07′30″～113°09′22″	25°09′45″～25°42′55″	2.12	1967/12/1
105	湖北省	黄石市	阳新县	/	/	1.3	1971/11/1
106	湖南省	郴州市	宜章县	112°36′00″～112°36′00″	25°25′25″～25°25′25″	1.3	1960/1/1
107	湖南省	郴州市	苏仙区	113°09′32″～113°10′08″	25°43′27″～25°43′59″	1.29	1966/10/1
108	湖北省	宜昌市	当阳市	/	/	1.1	1971/12/1
109	湖南省	永州市	蓝山县	112°19′49″～112°19′49″	25°28′39″～25°28′39″	0.97	1974/5/1
110	湖北省	黄石市	阳新县	115°24′53″～115°25′45″	29°47′59″～29°48′51″	0.75	1990/8/1
111	湖南省	长沙市	浏阳市	/	/	0.71	1970/11/1
112	湖南省	岳阳市	湘阴县	/	/	0.17	1955/1/1
113	广东省	韶关市	仁化县	/	/	168.4	1965/3/1
114	广东省	韶关市	仁化县	113°08′45″～113°08′45″	25°11′40″～25°11′40″	56.9	1963/12/1
115	广东省	河源市	紫金县	115°22′55″～115°24′40″	23°29′20″～23°30′50″	17.15	2006/5/20
116	广东省	韶关市	乐昌市	113°25′00″～113°25′00″	25°08′00″～25°08′00″	5.9	1976/11/1
117	广东省	清远市	连南县	112°00′00″～112°20′00″	24°00′00″～24°43′53″	5.3	1958/3/1
118	广东省	云浮市	新兴县	112°02′30″～112°02′30″	22°35′05″～22°35′05″	4.2	1974/12/1
119	广东省	汕尾市	海丰县	115°03′42″～115°03′42″	22°50′42″～22°50′42″	3.1	1980/9/1
120	广东省	梅州市	梅县	116°18′00″～116°18′00″	24°35′00″～24°35′00″	1.9	1959/2/1
121	广东省	河源市	连平县	114°25′00″～114°27′00″	24°27′00″～24°28′00″	1.8	1985/12/1
122	广东省	河源市	连平县	114°43′00″～114°43′00″	24°26′00″～24°26′00″	1.5	1983/10/1
123	广东省	阳江市	阳春市	111°47′51″～111°47′51″	22°15′58″～22°15′58″	0.5	1984/4/1
124	广东省	湛江市	廉江市	110°05′27″～110°05′27″	21°51′39″～21°51′39″	0.4	1981/8/1
125	广东省	韶关市	乐昌市	113°21′50″～113°21′50″	25°09′55″～25°09′55″	0.4	1961/10/1
126	广东省	茂名市	化州市	110°25′33″～110°26′22″	21°46′08″～21°46′53″	0.2	1976/2/1
127	广东省	肇庆市	怀集县	112°13′00″～112°13′00″	24°09′00″～24°09′00″	0.062	1960/1/1
128	广东省	清远市	阳山县	112°25′00″～112°55′00″	24°10′00″～24°35′00″	0.05	1961/11/1

（续表）

序号	省份	市（州、盟）	县（区、旗）	经度	纬度	蕴藏量（万吨）	时间
129	广西壮族自治区省	桂林市	全州县	110°52′00″～110°59′00″	25°35′30″～25°39′30″	65.38	2008/8/28
130	广西壮族自治区省	桂林市	全州县	110°57′00″～111°00′00″	26°12′00″～26°16′30″	33.68	2009/12/30
131	广西壮族自治区省	桂林市	兴安县	110°29′00″～110°33′45″	25°30′45″～25°33′00″	8.2	2006/12/1
132	广西壮族自治区省	桂林市	恭城县	110°39′00″～110°45′00″	24°56′00″～25°05′00″	4.6	2008/12/1
133	广西壮族自治区省	贵港市	平南县	110°20′30″～110°21′15″	23°38′30″～23°40′00″	4.1	2007/7/1
134	广西壮族自治区省	梧州市	岑溪市	111°12′00″～111°12′00″	23°04′00″～23°05′00″	3.8	1962/1/1
135	广西壮族自治区省	梧州市	岑溪市	111°26′00″～111°36′00″	23°05′00″～23°12′00″	3.76	1959/4/1
136	广西壮族自治区省	南宁市	宾阳县	108°33′00″～108°37′00″	23°03′30″～23°10′00″	1.5	2009/8/30
137	广西壮族自治区省	桂林市	恭城县	110°36′30″～110°38′15″	25°03′30″～25°04′45″	1.1	2006/12/1
138	广西壮族自治区省	贵港市	桂平市	109°55′35″～109°55′35″	23°25′57″～23°25′57″	0.9	2009/12/30
139	广西壮族自治区省	贵港市	桂平市	109°50′34″～109°50′58″	23°15′29″～23°15′46″	0.5	2006/12/1
140	广西壮族自治区省	玉林市	容县	110°31′30″～110°33′35″	22°36′47″～22°38′43″	0.03	1990/7/1
141	广西壮族自治区省	桂林市	资源县	110°33′58″～110°34′11″	25°49′25″～25°50′29″	0.02	1983/11/1
142	海南省	/	琼中黎族苗族自治县	109°56′30″～109°58′00″	18°52′30″～18°55′00″	0.8	2007/9/1
143	重庆市	/	石柱县	108°14′20″～108°14′20″	29°48′20″～29°48′20″	1.27	1983/3/1
144	四川省	凉山彝族自治州	甘洛县	102°45′30″～102°46′30″	29°06′45″～29°09′00″	20.3	2010/12/1
145	四川省	凉山彝族自治州	甘洛县	/	/	18.9	1972/4/1
146	四川省	凉山彝族自治州	甘洛县	102°50′55″～102°52′38″	28°51′07″～28°54′52″	13.88	2010/12/1
147	四川省	凉山彝族自治州	会东县	102°52′00″～102°52′00″	26°38′00″～26°38′00″	10.28	1983/9/1
148	四川省	凉山彝族自治州	会东县	102°52′00″～102°52′00″	26°38′00″～26°38′00″	8.9	2005/9/1
149	四川省	甘孜藏族自治州	道孚县	101°42′15″～101°43′15″	30°26′30″～30°27′30″	8.4	2006/12/1
150	四川省	雅安市	汉源县	102°55′00″～102°55′00″	29°25′00″～29°25′00″	6.5	1955/1/1
151	四川省	甘孜藏族自治州	白玉县	99°37′00″～99°39′00″	30°36′15″～30°37′15″	6.1	2016/9/30
152	四川省	凉山彝族自治州	甘洛县	102°51′30″～102°51′30″	28°53′30″～28°53′30″	5.2	1976/7/1
153	四川省	凉山彝族自治州	会理县	102°13′38″～102°14′55″	26°58′36″～26°59′14″	3.8	2007/2/1
154	四川省	凉山彝族自治州	宁南县	/	/	3.54	1957/1/1
155	四川省	凉山彝族自治州	宁南县	102°48′07″～102°48′07″	27°06′40″～27°06′40″	3.2	1959/4/1
156	四川省	凉山彝族自治州	布拖县	102°49′15″～102°50′15″	27°21′15″～27°22′00″	2.8	2011/1/1
157	四川省	凉山彝族自治州	宁南县	102°41′10″～102°41′10″	27°12′～27°12′	1.8	/

（续表）

序号	省份	市（州、盟）	县（区、旗）	经度	纬度	蕴藏量（万吨）	时间
158	四川省	凉山彝族自治州	雷波县	103°22′00″～103°24′00″	28°08′30″～28°11′30″	1.4	2009/10/30
159	四川省	凉山彝族自治州	会理县	102°15′00″～102°15′00″	26°58′00″～26°58′00″	1.2	1982/6/1
160	四川省	甘孜藏族自治州	丹巴县	101°47′19″～101°47′19″	30°40′03″～30°40′03″	0.605	2004/6/1
161	四川省	乐山市	峨眉山市	103°23′45″～103°25′30″	28°54′45″～28°56′00″	0.6	2010/9/17
162	四川省	雅安市	天全县	102°17′38″～102°17′38″	30°00′08″～30°00′08″	0.5	2003/6/1
163	四川省	甘孜藏族自治州	九龙县	/	/	0.5	1960/2/1
164	四川省	凉山彝族自治州	金阳县	103°04′54″～103°04′54″	27°31′21″～27°31′21″	0.3	1993/10/1
165	四川省	雅安市	汉源县	102°53′12″～102°55′13″	29°15′14″～29°18′07″	0.2	2006/12/30
166	四川省	雅安市	汉源县	102°38′45″～102°38′45″	29°24′20″～29°24′20″	0.1	2012/5/1
167	四川省	凉山彝族自治州	会理县	102°06′57″～102°10′11″	26°30′45″～26°31′60″	0.05	2017/9/15
168	贵州省	黔西南州	普安县	105°06′00″～105°06′00″	25°49′00″～25°49′00″	3.8	1960/6/1
169	贵州省	六盘水市	水城县	104°47′00″～104°47′00″	26°44′00″～26°44′00″	1.6	1958/10/1
170	贵州省	六盘水市	水城县	105°05′00″～105°05′00″	26°28′00″～26°28′00″	0.65	1984/12/1
171	云南省	文山壮族苗族自治州	马关县	/	/	57.46	1962/10/1
172	云南省	德宏傣族景颇族自治州	盈江县	98°09′30″～98°10′26″	25°05′20″～25°06′25″	7	2009/8/5
173	云南省	文山壮族苗族自治州	砚山县	104°15′15″～104°15′52″	23°32′42″～23°34′07″	3	1989/7/1
174	西藏自治区	阿里地区	日土县	80°36′30″～80°44′00″	34°40′57″～34°44′27″	669.16	2010/7/15
175	西藏自治区	山南地区	隆子县	091°59′00″～092°01′45″	28°20′30″～28°23′15″	14.1	2009/6/25
176	西藏自治区	昌都地区	昌都县	97°18′45″～97°20′45″	30°43′30″～30°49′30″	13.1	2007/8/1
177	西藏自治区	拉萨市	墨竹工卡县	91°43′06″～91°50′00″	29°37′49″～29°43′53″	11	2000/12/1
178	西藏自治区	/	/	097°13′15″～097°14′30″	30°36′45″～30°38′15″	1.5	2008/8/15
179	甘肃省	甘南州	临潭县	103°37′00″～103°37′00″	34°38′00″～34°39′00″	16.24	1959/11/1
180	甘肃省	甘南州	卓尼县	103°29′30″～103°31′45″	34°46′20″～34°47′15″	4.6	1982/8/1
181	甘肃省	天水市	北道区	105°17′00″～105°17′00″	34°36′00″～34°36′00″	0.35	1983/7/1
182	甘肃省	兰州市	永登县	103°31′00″～103°44′00″	36°46′00″～36°48′00″	0.14	1956/12/1
183	陕西省	宝鸡市	凤县	106°38′18″～106°38′18″	33°51′56″～33°51′56″	66.53	1985/6/1
184	陕西省	商洛市	柞水县	109°15′07″～109°18′08″	33°36′40″～33°37′20″	21.7	1981/3/1
185	陕西省	商洛市	镇安县	109°08′04″～109°10′10″	33°16′37″～33°17′16″	8.17	1986/9/1
186	陕西省	安康市	白河县	109°57′30″～109°59′15″	32°45′45″～32°46′45″	3.7	2002/8/1
187	陕西省	宝鸡市	凤县	106°54′24″～106°58′00″	33°51′48″～33°53′39″	3.1	1986/10/31
188	陕西省	安康市	旬阳县	109°36′48″～109°39′03″	32°59′04″～33°01′20″	1.4	2003/1/1
189	陕西省	西安市	蓝田县	109°39′02″～109°39′33″	34°01′56″～34°11′19″	0.5	1992/12/1
190	陕西省	渭南市	潼关县	108°20′39″～108°21′40″	34°26′06″～34°26′47″	0.3	1986/7/1
191	陕西省	宝鸡市	凤县	/	/	0.2	2001/3/1
192	陕西省	商洛市	洛南县	110°10′00″～110°10′00″	34°25′00″～34°25′00″	0.2	1983/12/1
193	陕西省	安康市	旬阳县	/	/	0.07	2001/12/1

（续表）

序号	省份	市（州、盟）	县（区、旗）	经度	纬度	蕴藏量（万吨）	时间
194	陕西省	渭南市	潼关县	110°19′18″～119°19′57″	34°25′16″～34°25′47″	0.000 13	1991/12/1
195	青海省	海西州	格尔木市	95°12′00″～95°12′00″	37°20′00″～37°20′00″	82.2	1958/3/1
196	青海省	海西州	/	95°12′00″～95°12′00″	37°20′00″～37°20′00″	78	1958/12/1
197	青海省	海西州	都兰县	95°12′00″～95°12′00″	37°20′00″～37°20′00″	27.72	1958/3/1
198	青海省	海北州	祁连县	100°01′14″～100°01′14″	38°04′03″～38°04′03″	5.7	1960/2/1
199	青海省	海北州	祁连县	100°06′27″～100°06′27″	38°13′52″～38°13′52″	3.2	1960/10/1
200	青海省	海北州	祁连县	100°04′46″～100°04′46″	38°04′37″～38°04′37″	3.1	1960/2/1
201	青海省	黄南州	同仁县	101°54′00″～101°54′00″	35°33′00″～35°33′00″	2.153	1973/12/1
202	青海省	海南州	兴海县	099°46′07″～099°50′03″	35°15′40″～35°18′44″	0.5	1994/12/1
203	新疆维吾尔自治区	克孜勒苏柯尔克孜自治州	乌恰县	75°01′30″～75°03′41″	39°39′45″～39°42′00″	4.6	2011/5/19
204	新疆维吾尔自治区	喀什地区	叶城县	077°00′31″～077°01′50″	36°41′43″～36°41′58″	1.2	2011/5/20
205	新疆维吾尔自治区	阿克苏地区	乌什县	/	/	0.56	1957/3/1

· **流通量及使用情况** · **市场流通量** 铅全国每年药用流通量在 2 000 吨左右（2019 年），主要是化工厂生产。

· **药材鉴别** · **性状鉴别** 本品为粒状、片状。灰白色，表面常被氧化成一层薄膜，呈灰色，光泽暗淡；刮去外层薄膜，具较强金属光泽。体重，质软，可用指甲刻划成痕，在纸上可书写；条痕铅灰色；具展性，延性较小，易切断，切面金属光泽强。气、味均无。以体重、色银灰、质软、无杂金属者为佳。

理化鉴别 （1）取本品火烧易熔融，火焰显淡蓝色。

（2）与浓盐酸不起反应（与锡区别）。

（3）取本品粉末约 0.2 g，加硝酸约 5 mL，使其溶解，滤过。①取滤液 1 mL，通硫化氢气，即生成亮黑色沉淀。②取滤液 1 mL，加碘化钾试液，即生成黄色沉淀。

· **化学成分** 主要为金属铅，优品中含铅可达 99%；因矿石的质量、冶炼与精制方法不同，常夹少量银、金、锡、锑、铁等其他金属。在大气中，因与氧气、水气、二氧化碳接触，铅表面常生成氧化铅、碱式碳酸铅等的薄层而失去金属光泽。

· **药理作用** · 铅在治疗上很少应用，慢性铅中毒系重要职业病之一。

· **体内过程** · 铅的吸收甚缓，主要经消化道及呼吸道吸收。吸收后绝大部分沉积于骨中。沉积骨中的铅盐并不危害身体，中毒深浅主要决定于血液及组织中的含铅量，血中铅含量如超过 0.05～0.1 mg%，即产生中毒症状。钙与铅的代谢有平行关系，凡能影响体内钙代谢的因素也能影响铅的代谢。铅主要由肠与肾排泄，肠排泄量一般较肾多。尿中铅量超过 0.05～0.08 mg/L 时，应考虑有铅中毒可能。

· **毒理** · 铅为多系统亲和性毒物，主要累及造血（特别是红细胞）、消化、肾脏、神经系统，能与组织中蛋白质、酶、氨基酸各机能团结合，扰乱机体多方面生化、生理活动，出现一系列功能性、器质性改变。铅对人，口服急性中毒量为 5 mg/kg，成人 1 次口服醋酸铅 2～3 g 可中毒，致死量 50 g，口服每日少于 2 mg，连服数周后，将会出现慢性中毒，主要症状有：胃肠道紊乱如食欲不振、便秘（有时为腹泻），由于小肠痉挛而发生"铅绞痛"、齿龈及颊黏膜上由于硫化铅的沉着而形成的灰蓝色"铅线"等；神经系统受侵犯，可发生头痛、头晕、疲乏、烦躁易怒、失眠；晚期可发展为"铅脑病"，引起幻觉、谵妄、惊厥等；外周可发生多发性神经炎,出现"铅毒性瘫痪";血液系统,中毒早期血液中出现大量含嗜碱性物质的幼稚红细胞,如点彩红细胞、网织红细胞、多染色红细胞等,一般认为这是骨髓中血细胞生长障碍的表现,晚期可抑制骨髓及破坏红细胞而产生贫血。治疗的特效药为螯合剂依地酸钙钠,或青霉胺。二巯丙醇疗效常不可靠。

· **炮制** · 取原药材去灰屑,切片,片厚 3～5 mm。

· **性味归经** · 味甘,性寒,有毒。归肝、肾经。

· **功能主治** · 具有解毒,杀虫,镇逆坠痰功能。主治瘰疬,疔毒,恶疮,慢性湿疹,神经性皮炎;亦治痰痫,癫狂,气短喘急,噎膈反胃。

· **用法用量** · 外用:煅末调敷。内服:煎汤,1.5～3 g;或煅透研末,入丸、散,每日少于 2 mg,用药时间不宜超过 2 周。一般不作内服。

· **用药警戒或禁忌** · 孕妇,儿童,铅作业工人,有铅吸收或铅中毒倾向者,肝肾功能不全者禁服。不可多服、久服,严格控制用量,注意防止铅中毒。

民族医药应用

◇ 蒙 药 ◇

· **名称** · 哈日-托古拉嘎(《内蒙古蒙药材标准》)。

· **炮制** · 取净锡 1 份,锤成薄片,加等量的三子汤,煮沸,保持微沸 20～30 min,取出,再加等量的沙棘汤,煮沸,保持 20～30 min,取出,晾干;与银朱 1 份、硫黄 3 份共研,照焖煅法煅透,放凉,取出。

三子汤 诃子、栀子、川楝子各 10 g,粉碎,研匀,加水 100 mL,煮沸,滤过,取滤液备用。

沙棘汤 沙棘 30 g,加水 100 mL,煮沸,滤过,取滤液备用。

· **性味** · 味甘,性寒,有毒。

· **功能主治** · 具有解毒,生肌,愈伤功能。主治协日乌素病,梅毒,疔毒。

· **用法用量** · 多配方用。

◇ 维吾尔药 ◇

· **名称** · 艾尔 热萨苏里 艾斯外德、欧斯如比、斯色

(《明净词典》)。

· **炮制** · 去毒炮制铅的方法有多种,较为常用的方法简述如下:先取适量罗望子、荜茇粉,二药混合后,加入小麦汁一同拌匀制成糊状后涂于陶瓷瓶内,使其干燥后装入铅 1000 g,加热烧焦,取后用适量葡萄醋制成小丸,再装入陶瓷碗内,将碗周围和碗口用赤石脂泥封闭,埋在火坑内,待凉,再埋在火坑内,待凉,如此反复 60 次即可。

· **性味** · 性三级干寒,有毒。

· **功能主治** · 具有生干生寒,消炎退肿,收敛愈疮,祛腐生肌,清热止痛,固精,固尿,止血功能。主治血液质性各种皮肤疾病和摄住力减弱引起的各种疾病,如热性疮疡,严重创伤,颈淋巴结核,痔疮不退,淋病恶疮,疮疡糜烂,关节热痛,早泄,遗精,滑精,多尿,出血。

参 考 文 献

[1] 南京中医药大学. 中药大辞典[M]. 2 版. 上海:上海科学技术出版社,2006.

[2] 国家中医药管理局《中华本草》编委会. 中华本草:第 1 册[M]. 上海:上海科学技术出版社,1999.

[3] 中国地质调查局发展研究中心. 全国地质资料馆[OL]. http://www. ngac. cn/125cms/c/qggnew/zljs. htm.

[4] Thorpe F. Thorpes Dictionary of Applied Chemistry[M]. 4Ed. Vol VI 217.

[5] Thorpe J F. ThorpesDictionary of Applied Chemistry[M]. 4Ed. Vol Ⅶ:242.

[6] 张毅. 药理学[M]. 北京:人民卫生出版社,1964.

[7] 姜宜孙. 含铅类中药治痫治喘的探讨——附铅中毒 7 例[J]. 中医药研究,1988(4):7-9.

[8] 高天爱,马金安,刘如良. 矿物药真伪图鉴及应用[M]. 太原:山西科学技术出版社,2014.

[9] 内蒙古自治区卫生厅. 内蒙古蒙药材标准[M]. 赤峰:内蒙古科学技术出版社,1987.

[10] 国家中医药管理局《中华本草》编委会. 中华本草:维吾尔药卷[M]. 上海:上海科学技术出版社,2005.

铅丹(黄丹)

《神农本草经》

Plumbum Rubrum

· **别名** · 丹(《范子计然》),黄丹(《抱朴子》),真丹(《肘后方》),铅华(《名医别录》),丹粉(《新修本草》),黄龙肝(《石药尔雅》),红丹、虢丹(《续本事方》),国丹(《秘传外科方》),铅黄(《本草衍义》),黄虢丹(《普济方》),东丹(《慎斋遗书》),朱粉(《本草纲目》),松丹(《现代实用中药》),朱丹、陶丹(《药材学》),障丹、桃丹粉(《非金属矿产开发应用指南》)。

· **来源** · 本品为用纯铅加工制成的四氧化三铅(图16-49)。

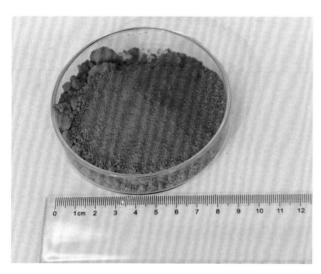

图 16-49 铅丹药材 (安徽)

· **本草考证** · 铅丹首载于《神农本草经》,列为下品。早在东汉狐刚子就有煅铅为"丹"的方法,故《名医别录》云:铅丹"生于铅,生蜀郡平泽"。《本草经集注》云:"即今熬铅作黄丹也。画用者。"指出了铅丹的来源和用途。唐代《丹房镜源》创"消黄法"制造铅丹(炒铅丹法),《本草纲目》曾转引此法,而李时珍又记载了工艺简便,效率更高的矾消法炼制铅丹,并云:"今人以作铅粉不尽者,用消石、矾石炒成丹。"但以上制法所得,常是红黄色的不够纯净的铅丹。天然产的铅丹,常与方铅矿、白铅矿、铅矾等共存,难以拣选,含有较多杂质,通常不做药用。

· **主产地** · 主产于河南、广东、福建、湖南、云南等地。

· **流通量及使用情况** · 市场流通量:黄丹全国每年药用流通量在100吨左右,用铅粉提炼,市场流通的药材来源主要为许昌、青岛、河南鲁山和郑州。

· **药材鉴别** · **性状鉴别** 本品为橙红色或橙黄色粉末。不透明;土状光泽。体重,质细腻,易吸湿结块,手触之染指。无臭,无味。以色橙红、细腻润滑、遇水不结块者为佳。本品粉末橘红色。呈无数暗红色链式碎块或很不光滑的暗红色碎块,不透明。

理化鉴别 (1)取本品粉末约 0.2 g,加热盐酸后,有氯气产生,可使碘化钾淀粉试纸变色;并产生白色氯化铅沉淀。

(2)取本品粉末约 0.2 g,加稀硝酸,使其溶解,滤过;取滤液 3 mL 加铬酸钾试液 2 mL,产生黄色沉淀,分离,沉淀加 2 mol/L 氢氧化铵试液或 2 mol/L 稀硝酸试液均不溶解;加 2 mol/L 氢氧化钠试液,沉淀即溶解。

(3)取本品少许,置火柴杆上燃烧,可见有密集的微小铅粒。

(4)不溶于水和乙醇,可溶于硝酸。

(5)取本品 1 g,加硝酸 5 mL,溶液变为棕褐色,静置,下部有棕褐色沉淀产生。

(6)取本品少许,置试管内加热,变为紫红色。

· **化学成分** · 主要成分为四氧化三铅(Pb_3O_4),或写为 $2\ PbO \cdot PbO_2$,理论上 PbO_2 的含量为34.9%,但实际上优质品为 23%~25%。铅丹的红色也颇不相同,但与 Pb_3O_4 含量则无甚关系。

· **药理作用** · 本品能直接杀灭细菌、寄生虫,并有抑制黏液分泌的作用。

· **炮制** · 将纯铅放在铁锅中加热,炒动,利用空气使之氧化,然后放在石臼中研成粉末。用水漂洗,将粗细粉末分开,漂出之细粉,再经氧化 24 h,研成细粉过筛即得之。

· **性味归经** · 味辛,性微寒,有毒。归心、肝经。

· **功能主治** · 具有解毒祛腐,收湿敛疮,坠痰镇惊功能。主治痈疽疮疡,外痔,湿疹,烧烫伤。

· **用法用量** · 外用:适量,研末撒,调敷,或熬膏敷贴,每次不得超过 20 g,用药范围应小于 30 cm² 。内服:每日 0.15～0.3 g,入丸、散,时间不能超过 2 周。

· **用药警戒或禁忌** · 铅丹有毒,且有蓄积作用。外敷不宜大面积、长时间使用,以防引起中毒。一般不作内服,必要时应控制剂量,只可暂用,并严密观察。服药期间禁止饮酒,防止过劳、饥饿、感染,以免使潜在铅游离出来,引起急性中毒。孕妇、哺乳妇女及儿童禁用。

· **贮藏** · 置阴凉干燥处,密闭,防潮,防灰尘。

民族医药应用
◇ 蒙 药 ◇

· **名称** · 利日黑、混达(《无误蒙药鉴》),黄丹(《中华本草·蒙药卷》)。

· **本草考证** · 本品载于《认药白晶鉴》。《认药白晶鉴》载:"尼泊尔把铅经加工制成橙黄色颜料,也有当利日黑药用的。"《无误蒙药鉴》称:"汉地、巴勒布(今尼泊尔)等地,把铅经加工制成的状如沙土者,质佳。

色红,但日久变黑者质劣。灼烧可炼铅。"蒙医沿用的黄丹形态特征基本符合本草描述,故历代蒙医药文献所载的利日黑即混杜(黄丹)。

· **性味** · 味辛,性凉,有毒。

· **功能主治** · 具有止腐,生肌,清火功能。主治久治不愈的疮疡,刀伤,血热性眼疾。

· **用法用量** · 内服:研末,入丸、散。

· **用药警戒或禁忌** · 本品有毒,且有蓄积中毒。无论内服、外用需严格控制剂量。孕妇、哺乳妇女及儿童禁服。

参 考 文 献

[1] 国家中医药管理局《中华本草》编委会. 中华本草:第 1 册[M]. 上海:上海科学技术出版社,1999.

[2] 高天爱,马金安,刘如良. 矿物药真伪图鉴及应用[M]. 太原:山西科学技术出版社,2014.

[3] 南京中医药大学. 中药大辞典[M]. 第 2 版. 上海:上海科学技术出版社,2006.

[4] 郭兰忠. 矿物本草[M]. 南昌:江西科学技术出版社,1995.

[5] 国家中医药管理局《中华本草》编委会. 中华本草:蒙药卷[M]. 上海:上海科学技术出版社,2004.

铅　灰
《本草图经》
Plumbus Ustum

· **别名** · 黑锡灰(《丹溪心法》)。

· **来源** · 本品为用金属铅制成的加工品。

· **本草考证** · 本品为极少用中药,始载于《本草图经》。

· **原矿物** · 方铅矿 Galena　参见"铅",见图 16‑50。

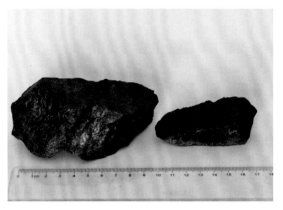

图 16‑50　铅矿石 (青海)

· **主产地** · 中国方铅矿产地很多,其中以湖南水口山、广东凡口、云南金顶、甘肃厂坝、青海锡铁山等地最著名。

· **蕴藏量** · 方铅矿 Galena　参见"铅"。

· **性味** · 味甘,性寒。

· **功能主治** · 具有杀虫,解毒,消积功能。主治虫积,疮毒,瘰疬,鼠瘘。

· **用法用量** · 内服:研末,1.5～3 g。外用:适量,研末,油调涂。

· **用药警戒或禁忌** · 不可过量、久服。

· **贮藏** · 贮干燥容器内,密闭,防潮,防尘。

参 考 文 献

[1] 国家中医药管理局《中华本草》编委会. 中华本草:第 1

册[M].上海：上海科学技术出版社,1999.

[2] 高天爱,马金安,刘如良.矿物药真伪图鉴及应用[M].太原：山西科学技术出版社,2014.

[3] 南京中医药大学.中药大辞典[M].2版.上海：上海科

学技术出版社,2006.

[4] 中国地质调查局发展研究中心.全国地质资料馆[OL]. http://www. ngac. cn/125cms/c/qggnew/zljs. htm.

铅　粉

《神农本草经》

Hydrocerussitum

· **别名** · 粉锡、解锡（《神农本草经》），胡粉（《黄帝九鼎神丹经》），水粉（《范子计然》），定粉（《药性论》），锡粉、丹地黄、流丹、鹊粉、流丹白毫、白膏（《石药尔雅》），光粉（《日华子》），白粉、瓦粉（《汤液本草》），官粉（《本草纲目》），宫粉（《药材学》）。

· **来源** · 本品为用铅加工制成的碱式碳酸铅。

· **本草考证** · 铅粉入药始见于《神农本草经》，原名粉锡，列于下品。早在先秦时代，铅粉已用作白色颜料和化妆粉，简称"粉"。西汉《黄帝九鼎神丹经》已知"取胡粉烧之,令如金色"，这就是用铅粉转为铅丹的过程。中国古代制作铅粉起派很早，但文献记述都很简略，葛洪《抱朴子》谓："铅粉……是化铅所作。"陶弘景也说："粉锡,即今化铅所作胡粉也。"在本草中记载其制作工艺的始于明代，如《御制本草品汇精要》《本草纲目》都有比较详实的叙述，其方法大同小异，一般分作二步，首先使铅与醋的蒸气作用，生成醋酸铅（即铅霜）；然后将其溶于水中，在碳酸气的作用下，沉积而得白色的铅粉。根据其工艺过程和所得物质的性状，可知铅粉主要为碱式碳酸铅。人工制成的铅粉，相当于天然产的水白铅矿。但水白铅矿含杂质较多，不做药用。

· **主产地** · 主产于广东等地。

· **药材鉴别** · **性状鉴别**　本品为白色粉末，有时聚成块状，但手捻即散。不透明。体重，质细腻润滑，手触之染指。无臭，味酸。不溶于水及酒精，能溶于碳酸及稀硝酸。以色白、细腻润滑、无杂质者为佳。

理化鉴别　（1）取本品约 0.5 g，加稀硝酸约 5 mL，立即产生大量气体；将此气体通入氢氧化钙试液中，即变成白色混浊液体。

（2）取上述反应后的溶液，滤过。取滤液 1 mL 滴加碘化钾试液，即生成黄色沉淀；此沉淀溶于热水，冷后又析出黄色结晶。

（3）取上述滤液 1 mL，滴加铬酸钾试液，即生成黄色沉淀；沉淀在氢氧化铵试液或 2 mol/L 稀硝酸中均不溶解；而溶解于 2 mol/L 氢氧化钠试液。

（4）取本品粉末约 1 g，置密闭试管中，灼烧，则有水生成。

· **化学成分** · 主要为碱式碳酸铅，多以 $2PbCO_3 \cdot Pb(OH)_2$ 表示。但由于制法不同，组成也时有变化，如以 $xPbCo_3 \cdot Pb(OH)_2$ 表示，x 可从 1.88 至 2.72。因原料铅常含杂质，故制成的铅粉，也含杂质，常见的有铁、银、铜、砷、锑、锡等。

· **药理作用** · **1. 对肿瘤的影响**　铅粉、蜣螂虫、广木香其胶浆剂对小白鼠肉瘤 S180 有明显抑制作用；对艾氏癌实体型有一定效力，但不恒定；对腹水型无效；其煎剂对上述肿瘤均无明显作用；制成饲料块对艾氏癌腹水型有抑制作用，对实体型肉瘤 S180 不如腹水型之疗效。

2. 其他　能使蛋白质沉淀而起收敛、制泌的作用。

· **毒理** · 成人经口致死量 40～50 g，豚鼠口服最小致死量约 1.0 g/kg；家兔静注致死量为 4 mg/kg。

· **炮制** · 取原药材，除尽杂质，研细粉。

· **性味归经** · 味甘、辛，性寒，有毒。入脾、肾经。

· **功能主治** · 具有消积，杀虫，解毒，燥湿，收敛，生肌功能。主治疳积、虫积腹痛，痢疾，瘿瘕，疟疾，疥癣，痈疽溃疡，湿疹，口疮，丹毒，烫伤，狐臭。

· **用法用量** · 外用：适量，研末干撒或调敷；或熬膏贴。内服：研末，0.9～1.5 g，或入丸、散，不入煎剂。

· **用药警戒或禁忌** · 内服宜慎，脏腑虚寒者及孕妇禁服。

· **贮藏** · 贮密闭容器内，置干燥处，防尘。专库（柜）保存。

参考文献

［1］国家中医药管理局《中华本草》编委会. 中华本草：第1册［M］.上海：上海科学技术出版社，1999.

［2］南京中医药大学. 中药大辞典［M］.2版.上海：上海科学技术出版社，2006.

［3］郭兰忠. 矿物本草［M］.南昌：江西科学技术出版社，1995.

［4］高天爱，马金安，刘如良. 矿物药真伪图鉴及应用［M］.太原：山西科学技术出版社，2014.

铅 霜

《日华子》

Plumbi Acetas

· **别名** · 玄白（《抱朴子·金丹》），玄霜（《通玄秘术》），铅白霜（《本草图经》），水银霜（《非金属矿产开发应用指南》），铅糖（《化学药品辞典》）。

· **来源** · 本品为用铅加工制成的醋酸铅。

· **本草考证** · 铅霜始载于《日华子》；《嘉祐本草》补入玉石部，列为下品。《本草图经》云："铅霜亦出于铅。其法以铅杂水银十五分之一合炼作片，置醋瓮中，密封，经久成霜。亦谓之铅白霜……今医家用之尤多。"《御制本草品汇精要》云："色：白。臭：朽。"《本草纲目》云："以铅打成钱，穿成串，瓦盆盛生醋，以串横盆中，离醋三寸，仍以瓦盆覆之，置阴处，候生霜刷下，仍合住。"由以上记载可知，古代所用铅霜均由铅或氧化铅与醋酸反应制成，属醋酸铅。原料中有或无水银，有水银的制品应视为有毒，无水银入料制成的铅盐，内服亦应有中毒极限量指标。

· **原矿物** · 方铅矿 Galena 参见"铅"。

· **主产地** · 中国方铅矿产地很多，其中以湖南水口山、广东凡口、云南金顶、甘肃厂坝、青海锡铁山等地最著名。

· **蕴藏量** · 方铅矿 Galena 参见"铅"。

· **药材鉴别** · **性状鉴别** 本品为针晶或板状结晶体。白色，具金属光泽。体重，于干燥空气中易风化成颗粒或粉末，无金属光泽。无臭，味酸。易溶于水或甘油，稍溶于乙醇，不溶于醚。其水溶液有甜味。以色白、具金属光泽者为佳。

理化鉴别 （1）取本品约 0.5 g，加水 2 mL，振摇，即溶解成澄明溶液，滴加硫酸，即生成白色沉淀（硫酸铅）；并放出醋酸气。

（2）取本品约 0.5 g，加水 2 mL，使其溶解。将水溶液分为 2 份：1 份滴加碘化钾试液 1 滴，生成浅黄色沉淀；1 份滴加铬酸钾试液 1 滴，生成深黄色沉淀。

· **化学成分** · 主要为醋酸铅［$Pb(C_2H_3O_2)_2 \cdot 3H_2O$］。

· **药理作用** · 1. **收敛止泻** 小量对局部有收敛作用，大量则呈腐蚀性。内服适量能收敛肠黏膜，而制泌，止泻。

2. **其他** 有消痰、镇惊作用。

· **毒理** · 吸入属剧毒，对实验动物致癌证据充分。人接触可能致癌。成人经口致死量＞30 g 或为 50 g，大鼠腹腔注射 LD_{50} 为 0.15 g/kg。家兔静注致死量为 50 mg/kg。狗灌胃致死量为 0.3 g/kg。

· **炮制** · 除去杂质，研极细粉。将醋酸置瓷皿中，投入氧化铅，搅匀，加微温溶解后，乘温过滤，放冷，即析出醋酸铅结晶。然后置于漏斗上，滴去液分，再布于纸上，在常温中干燥之。如欲精制，可将此粗制品溶于同容量的沸汤中，加稀醋酸少许，乘温过滤，放冷结晶，即得纯净的铅霜。

· **性味归经** · 味甘、酸，性寒，有毒。归心、肺经。

· **功能主治** · 具有解毒敛疮，止血，坠痰镇惊功能。主治牙疳，口疮，溃疡，鼻衄，痰热惊痫。

· **用法用量** · 内服：研末，1～3 mg；或多入丸散。外用：适量，研末撒；或配成膏剂外涂。0.5～1.5 g，多入丸、散。外用;适量,研末撒或为溶液外涂。

·**用药警戒或禁忌**·脾胃虚弱及外感风寒之痰嗽者禁服。本品不宜过量久服,以免引起中毒。

·**贮藏**·置干燥容器内,密闭,防潮,防尘。

参 考 文 献

[1] 国家中医药管理局《中华本草》编委会. 中华本草:第1册[M].上海:上海科学技术出版社,1999.

[2] 高天爱,马金安,刘如良. 矿物药真伪图鉴及应用[M].太原:山西科学技术出版社,2014.

[3] 南京中医药大学. 中药大辞典[M]. 2 版. 上海:上海科学技术出版社,2006.

[4] 郭兰忠. 矿物本草[M]. 南昌:江西科学技术出版社,1995.

氧 化 锡
Tin Ustum

本药多作为民族药应用。

◇维吾尔药◇

·**别名**·艾尔 热萨苏里 艾比也孜、库西提依 艾日孜、库西提依 开里(《拜地依药书》)。

·**来源**·本品为矿物锡石的氧化物,即系锡经煅烧后产生的二氧化锡的灰白色粉末。

·**本草考证**·《拜地依药书》载:"氧化锡,系指对锡采用一定的特殊方法,进行煅炼去毒后产生的灰白色粉末;锡,是众所周知的金属矿物。"根据上述维吾尔医本草所述药物特征和实物对照,与现代维吾尔医所用氧化锡一致。

·**原矿物**·锡石 Cassiterite 参见"喀什粉"。

·**主产地**·国内外大部分地区均产。

·**蕴藏量**·锡石 Cassiterite 参见"喀什粉"。

·**采收加工**·维吾尔医采用一定的特殊方法,对锡进行煅炼去毒后制成。

·**性味**·性三级干寒,味咸,有毒。

·**功能主治**·具有生干生寒,清热明目,软坚消肿,燥湿愈疮,净血解毒,固精止带功能。主治湿热性或血液质性眼疾和皮肤疾病,如各种眼疾,颈淋巴结核,各种肿瘤,痔疮,湿疹,乳腺疮疡,子宫疮伤,阴茎疮疡,各种性病,梅毒,淋病,滑精,早泄,白带过多等。

·**用法用量**·内服:125～250 mg。外用:适量。可入散剂、眼粉、点眼栓、软膏、敷剂等制剂。

·**用药警戒或禁忌**·有剧毒,需去毒后内服,但过量可引起中毒,甚至导致死亡。一旦发现中毒现象,要及时解毒,矫正药为蜂蜜、牛乳。

参 考 文 献

[1] 国家中医药管理局《中华本草》编委会. 中华本草:维吾尔药卷[M].上海:上海科学技术出版社,2005.

粉霜(升汞)
《御制本草品汇精要》
Mercuric Chloridum

·**别名**·白雪(《抱朴子·内篇》),水银霜、白灵砂(《本草纲目》),白粉霜(《药材资料汇编》)。

·**来源**·本品为用升华法炼制成的氯化汞。

·**本草考证**·粉霜之名在本草中首载于《御制本草品汇精要》。该药早在晋代葛洪《抱朴子·内篇》即有记载,称为"白雪"。但是在历代炼丹方和本草著作中常与轻粉混淆,以致彼此互称。其主要因是对两药鉴别上的困难,把粉霜与轻粉明确区分的,最早当属宋代的《灵砂大丹秘诀》,书中分别记载了"轻粉法"和"粉霜法",据法炼制所得的生成物,前者是氯化亚汞(甘汞),后者是氯化汞(升汞),两者分别清楚。其后,元代的《庚道集》,明代的《御制本草品汇精要》《外科启玄》，清代的《疡医大全》，都有"升粉霜法"的记载，组方基本相同；所得物质亦是升汞。这些处方除了炼制轻粉时所用的汞、盐、矾外，都有一味焰硝（火硝），按火硝是强氧化剂，在升炼过程可促使汞转化成氯化汞（升汞）。另外，在用盐、汞、胆矾或皂矾等制轻粉的过程中，如《灵砂大丹秘诀》的"轻粉法"，《太清石壁记》的"造水银霜法"等，只要其中胆矾（$CuSO_4$）或皂矾（$FeSO_4$）与汞的分子比大于1.5时，则生成物均为纯净的升汞。以上诸方得到现代学者模拟实验的证实。因此，古代本草中的粉霜最初所指应是升汞（氯化汞）。但是李时珍在《本草纲目》中说：粉霜是"以汞粉（轻粉）转生成霜"。他把轻粉的再升华精制品称为粉霜，这样粉霜与轻粉就成为同一物质，只是在纯度和质量上有差别而已，与古代本草和炼丹方所说又有不同。由于轻粉（甘汞）毒性低，粉霜（升汞）则是剧毒药，因此必须严格区分，不能相混。

· **主产地** · 主产于湖北、浙江、天津、河北等地。

· **化学成分** · 主要为氯化汞（升汞）（$HgCl_2$）。

· **药理作用** · 1. 杀菌 轻粉外用有杀菌作用。轻粉水浸剂（1:3），在试管内对堇毛癣菌、许氏黄癣菌、奥氏小芽孢癣菌、红色表皮癣菌、星形奴卡菌等皮肤真菌均有不同程度的抑制作用。水煎剂对金黄色葡萄球菌、伤寒杆菌及福氏痢疾杆菌均有较强的抑制作用。

2. 泻下 甘汞口服后在肠中遇碱及胆汁，小部分变成易溶的二汞离子。二价离子能抑制肠壁细胞的代谢与功能活动，阻碍肠中电解质与水分的吸收而导致泻下。

3. 利尿 二价离子吸收后，还可与肾小管细胞中含巯基酶结合，抑制酶的活性，影响其再吸收功能，而有利尿作用。

· **毒理** · （1）小鼠口服轻粉实验表明，轻粉在体内吸收快、排泄慢、组织蓄积量高，导致中毒死亡，这可能是和轻粉在体内分解后，Hg^+ 易与体内蛋白质亲和（在血中与血浆蛋白的巯基结合）有关，其中尤以肾、肝为甚。

（2）用阿拉伯胶制成轻粉混悬液，灌胃，测定半数致死量，小鼠为 410 mg/kg，大鼠为 1 740 mg/kg。中毒后小鼠的心、肝、肾皆有不同程度的病变，肾小管上皮细胞最显著，有浊肿、脂变、坏死等，卵巢中部分较大滤泡破碎，且有白细胞浸润，其毒理重点在于汞对人体的损害。因此轻粉作为临床服药时，只宜暂用，不可久服。

· **炮制** · 将轻粉至于烧瓶中，密封瓶中，然后埋置于盛有细砂的瓦锅中，徐徐加热升华。升华终了后，将烧瓶取出，破坏其上部，放置，稍冷则升华物自然剥离。取升华物入乳钵内研碎，水飞，再于滤纸上，以水、乙醇等，顺次洗涤，最后加微温，干燥后即成粉霜。

· **性味** · 味辛，性温，大毒。

· **功能主治** · 具有攻毒，蚀恶肉，杀虫功能。主治杨梅疮毒，腋下狐臭。

· **用法用量** · 外用：研末撒或调敷；内服：研末入丸、散。每次 0.5～1 g。

· **用药警戒或禁忌** · 本品有剧毒，严禁内服。外用亦不可过量。内服中毒量为 0.1～0.2 g，致死量为 0.3 g。

参 考 文 献

[1] 国家中医药管理局《中华本草》编委会. 中华本草：第1册[M]. 上海：上海科学技术出版社，1999.

[2] 高天爱，马金安，刘如良. 矿物药真伪图鉴及应用[M]. 太原：山西科学技术出版社，2014.

[3] 郭兰忠. 矿物本草[M]. 南昌：江西科学技术出版社，1995.

[4] 南京中医药大学. 中药大辞典[M]. 2版. 上海：上海科学技术出版社，2006.

硝石（火硝）

《神农本草经》

Sal Nitri

· **别名** · 芒消（《名医别录》），苦消（《药性论》），北帝元珠、化金石、水石（《石药尔雅》），地霜（《蜀本草》），生消（《开宝本草》），焰消（《土宿本草》），火消（《本草纲目》），银消（《非金属矿产开发应用指南》）。

· **来源** · 本品为硝酸盐类硝石族矿物钾硝石经加工精制成的结晶体或人工制品。

· **本草考证** · 消石，《五十二病方》中已有使用，本草则始载于《神农本草经》，谓："炼之如膏……生山谷。"由于天然产出的消石有时与其他种消（包括芒硝、钠硝石）混杂，且与朴消都有"芒消"之称，因此，在古代曾与朴消混同，医方中亦有彼此相代。故《本草经集注》云："治病亦与朴消相似。《仙经》多用此消化诸石。今无真识别此者。顷来寻访，犹云与朴消同山，所以朴消名消石朴也。如此则非一种物。先时，有人得一种物，其色理与朴消大同小异，朏朏如握盐雪不冰。强烧之，紫青烟起，仍成灰，不停沸如朴消，云是真消石也。"指出消石烧之有紫青烟，显然是钾盐，与朴消（硫酸钠）"非一种物"。又云："今宕昌（甘肃陇南及甘南地区）以北诸山有碱土处皆有之。"《蜀本草》云："今消石是炼朴消或地霜为之，状如钗脚，好者长五分以来。"《开宝本草》注："此即地霜也。所在山泽，冬月地上有霜，扫取以水淋汁后，乃煎炼而成。盖以能消化诸石，故名消石，非与朴消、芒消同类而有消石名也。一名芒消者，以其初煎炼时有细芒而状若消，故有芒消之号，与后条芒消（指《名医别录》芒消）全别。"指明了与芒消（硫酸钠）的区别。《本草图经》在考证朴消、芒消、消石时也说："《本经》各载所出疑是二种（指朴消、消石）。"并云："炼朴消或地霜而成，坚白如石者乃消石也。""扫地霜煎炼而成，如解盐而味辛苦，烧之成焰都尽，则消石也。"综上所述，古本草中消石，即今消石（硝酸钾）无疑。由于古代消石来源不同，纯度各异，既有"强烧之，紫青烟起，仍成灰，不停沸如朴消"的，也有"烧之成焰都尽"的，煎炼方法不同，形态也有异，或为状如钗脚的针柱状晶体，或为凝结如石的粒块状

集合体，或为散粒状；含杂质量大时，其功能也有差别。《石雅》总结了20世纪以前的品种云："今类而别之可分为二。一为朴消类：凡芒消、马牙消、英消、皮消、盆消等属之。一为消石类：凡焰消、火消、苦消、生消等皆属之。其一每产盐卤之地，状如末盐，故李氏《本草纲目》亦谓之盐消。其二为有机质腐败而成，或于地上凝结如霜，故马志《开宝本草》又谓之地霜。"并举出当年河北通县及长芦盐场产芒消不含硝酸钾，山西产芒消则有含硝酸钾者，也有不含者。足以证明消石虽可出朴消，但并非朴消均可炼出消石。今各地所产消石，都以硝酸钾为主要组分，它们或产于盐泽，或取自岩洞消及地霜。另外，人畜便溺所在的地皮土、老土墙下层的陈墙土、干旱地区的碱土，均为民间用土法制消石的原料。药用消石则来自化工制品，多是以氧化钾或氯化钾及钠硝石为原料制得，仍含杂质如氯化钾等。

· **原矿物** · 钾硝石 Nitrokalite 又名：印度消石。晶体结构属斜方晶系。晶体为粒状、针状、毛发状或束状的集合体，或呈皮壳状、盐华状产出。人工制品呈假六方板柱状、粒块状。白色、浅灰色，或无色透明；常因含杂质呈青白、黄、灰黑等色调。玻璃状或丝绢状光泽。解理多组：完全、中等、不完全。硬度2。性脆，易碎。相对密度1.99。易溶于水。味苦而凉。易燃，火焰为紫色。天然产出者，为表生地质作用下，含氮有机物分解出硝酸之后与土壤中钾质化合而成。多分布于干燥地区土壤、岩石的表面及洞穴中，或在地表沉积物中。常混有钾、钠、钙、镁的硝酸盐、硫酸盐矿物（如钠硝石、芒硝等）及卤化物（钾盐、石盐等），组分复杂，不宜直接入药。人工炼制品仍含有少量杂质。

· **主产地** · 主产于山东、江苏、湖南、湖北、青海、西藏等地。

· **蕴藏量** · 钾硝石 Nitrokalite 据1949—2019年间"全国地质资料馆"公布的数据，钾硝石储量约为87.03万吨。按地区统计，矿物储量以新疆维吾尔自治区（87.03万吨）最多，详细见表16-18。

表 16‐18 钾硝石历年蕴藏量报道

序号	省份	市(州、盟)	县(区、旗)	经度	纬度	蕴藏量(万吨)	时间
1	新疆维吾尔自治区	哈密地区	哈密市	92°12′30″～92°47′30″	41°23′30″～41°27′30″	82.53	2001/3/31
2	新疆维吾尔自治区	吐鲁番地区	托克逊县	87°30′00″～89°00′00″	41°40′00″～42°10′00″	4.5	2003/11/30

·**流通量及使用情况**·**市场流通量** 消石全国每年药用流通量在 1～2 吨之间,来自化工厂生产。

《中国药典》记载方剂中应用情况 见表16‐19。

表 16‐19 《中国药典》记载方剂中使用情况

序号	名称	处方来源	配方组成	功能主治
1	纯阳正气丸	《中国药典》(2020年版)	广藿香100g,姜半夏100g,木香100g,陈皮100g,丁香100g,肉桂100g,苍术100g,白术100g,茯苓100g,朱砂10g,硝石10g,硼砂6g,雄黄6g,锻金礞石4g,麝香3g,冰片3g	温中散寒。用于暑天感寒受湿,腹痛吐泻,胸膈胀满,头痛恶寒,肢体酸重
2	红灵散	《中国药典》(2020年版)	人工麝香71.4g,朱砂238.5g,煅金礞石95.2g,冰片71.4g,雄黄142.5g,硼砂142.8g,硝石(精制)238.1g	祛暑,开窍,辟瘟,解毒。用于中暑昏厥,头晕胸闷,恶心呕吐,腹痛泄泻
3	克痢痧胶囊	《中国药典》(2020年版)	白芷51.6g,苍术25.8g,石菖蒲25.8g,细辛20.6g,荜茇15.5g,鹅不食草15.5g,猪牙皂25.8g,雄黄粉8.6g,丁香15.5g,消石20.6g,枯矾51.6g,冰片3g	解毒辟秽,理气止泻。用于泄泻,痢疾和痧气(中暑)
4	新雪颗粒	《中国药典》(2020年版)	磁石516g,滑石258g,硝石516g,栀子132g,广升麻258g,珍珠层粉54g,人工牛黄54g,石膏258g,南寒水石258g,芒硝516g,竹心1320g,穿心莲1320g,沉香78g,冰片13.8g	清热解毒。用于外感热病,热毒壅盛证,症见高热,烦躁,扁桃体炎,上呼吸道感染,气管炎,感冒
5	紫雪散	《中国药典》(2020年版)	石膏144g,滑石144g,玄参48g,沉香15g,甘草24g,芒硝(制)480g,水牛角浓缩粉9g,人工麝香3.6g,北寒水石144g,磁石144g,木香15g,升麻48g,丁香3g,硝石(精制)96g,羚羊角4.5g,朱砂9g	清热开窍,止痉安神。用于热入心包,热动肝风证,症见高热烦躁,神昏谵语,惊风抽搐,斑疹吐衄,尿赤便秘

·**药材鉴别**·**性状鉴别** 本品呈六棱长柱状或板柱状。长2～6cm,直径0.2～0.8cm。白色或近无色。半透明至透明,玻璃光泽。硬度近于指甲。质脆,易折断,断面平滑或参差不齐。气无,味较咸、凉,具刺舌感。以无色、透明、无杂质、结晶性者为佳。

理化鉴别 (1)取铂丝,用盐酸湿润后,蘸取本品粉末,在无色火焰中燃烧,火焰即显紫色;如有钠盐混存时,需隔蓝色玻璃透视,方能辨认。

(2)取本品约0.1g,加水5mL,使成溶解,滤过。①取滤液约1mL,加等量硫酸,混合,冷后,沿管壁加硫酸亚铁试液,使成两液层,接界面显棕色。②取滤液约1mL,滴加高锰酸钾试液,紫色不应褪去。

·**化学成分** 主含硝酸钾(KNO_3)。因产地及提炼方法之不同,纯度不一,常含有量比不等的杂质,如氯化钠(NaCl)、氯化钾(KCl)、水等。

·**药理作用** 1. **利尿** 消石制成散剂服后,在胃里几乎全溶,但其溶解物可随食物下输入肠。在血液中由于K^+,Na^+的渗透作用,能与组织内水分结合,至肾脏携带大量水分通过肾小球,并不为肾小管吸收,故呈利尿作用。

2. **其他** 消石外用治疗作用可能与其调节局部渗透压有关。此外,也可能通过疡面吸收,能补入人体一定量的钾。

·**炮制**·**消石** 取原药材,除去杂质,用时打碎。

制消石 将洗净的白萝卜,切片,置锅内,加水适量煮透,再将消石倒入共煮至全部溶解,取出,滤过,滤液静置于阴凉处,待结晶析出,捞出,晾干,研细。每100 kg消石,用白萝卜30 kg。

火制消石 将消石置入锅内,微火炒至洁白色膨松状,取出,备用。

· **性味归经** · 味苦、微咸,性温,小毒。归心、脾、肺经。

· **功能主治** · 具有攻坚破积,利尿泻下,解毒消肿功能。主治中暑伤冷,痧胀吐泻,心腹疼痛,黄疸,癥积,诸淋涩痛,喉痹,目赤,痈肿疗毒。

· **用法用量** · 内服:1.5～3 g,入丸、散。外用:适量,研末点目、吹喉;或水化罨敷。

· **用药警戒或禁忌** · 体弱者及孕妇禁用。

民族医药应用

◇维吾尔药◇

· **名称** · 纳体笼、纳忒龙(《回回药方三十六卷》),艾比合尔、说热吉、说拉 卡尔(《药物之园》)。

· **炮制** · **水质消石** 将含消石的矿物加水与10%的莱菔共煮,过滤、浓缩、静置,待结晶析出。或将含硝石矿物溶于水中,经多次过滤,取滤液澄清,置锅内加热浓缩,取出冷却,即析出消石结晶。

火制消石 将消石制入锅内,微火炒成洁白色。

· **性味** · 味辛、微咸,性三级干热。

· **功能主治** · 具有生干生热,利尿通淋,除尿道疮疡,消炎退肿,通阻泄下,散气止痛,祛寒通经,软坚排石,赤肤生辉功能。主治湿寒性或黏液质性疾病,如小便不通,尿道疮疡,各种炎肿,脾脏肿大,大便干结,小关节痛,经水不下,肾、膀胱结石,白癜风等。

◇藏 药◇

· **别名** · 火硝(《四部医典》),寒尔兴、察热坚、美巴察(《晶珠本草》),玫孜(《甘露本草明镜》)。

· **本草考证** · 本品始载于《四部医典》。据《医学千万舍利》云:"塞察产于旧房墙基,含口具硇砂味,湿润松软。取上品,加七倍的水,加热煮沸,取净上液,进行浓缩,晒干呈状如晶针。"《鲜明注释》云:"本品具天然与人工两种。其天然者产于林芝等地,浅蓝色状。人工产于墙基,崖根等地产的,松软油润,具

硇砂味。"《晶珠本草》云:"塞察由于质量之别,其品种有三:一种产于石岩缝隙中,状如冰,加工洗净后,状如晶针,为上品;一种产于土崖石岩,状如禽羽,加工洗净后,状如奶渣粉,为中品;一种产于墙基崖根,湿润松软,加工洗净后,状如糌粑或炒粉,为下品。无论哪一种,散在火中,沸滚有泡沫、发嚓嚓爆裂声。"《甘露本草明镜》云:"塞察因产地的不同而分三种。其天然的产自林芝,古时藏枪的火药用此品。在林芝,秋末或春季产火硝的老房子,打扫干净,关闭十五天,过了十五天后,房内产白色颗粒的火硝,状如霜是上品,下品者状如碱花……还有加工品。"藏医所用塞察为硝酸盐类硝石族矿物,呈白色微带土黄色的柱状晶体。本品有天然品与加工品两种,藏药主用天然品。

· **采收加工** · 除去杂石、泥沙,将净消石放入锅内,加适量的水熬煮,静置1日,第2日析出消石的结晶。

· **炮制** · 将析出消石的结晶,干燥,放入锅内,微火炒成洁白色,备用。

· **性味** · 味咸,消化后味甘,性温。

· **功能主治** · 具有消石,破瘤,驱虫功能。主治不消化症,石痞瘤,血瘤,虫病。

· **用法用量** · 内服:1.5～3 g,研末;或入丸剂。

参 考 文 献

[1] 国家中医药管理局《中华本草》编委会. 中华本草:第1册[M]. 上海:上海科学技术出版社,1999.

[2] 南京中医药大学. 中药大辞典[M]. 2版. 上海:上海科学技术出版社,2006.

[3] 中国地质调查局发展研究中心. 全国地质资料馆[OL]. http://www.ngac.cn/125cms/c/qggnew/zljs.htm.

[4] 李大经. 中国矿物药[M]. 北京:地质出版社,1988.

[5] 杨松年. 中国矿物药图鉴[M]. 上海:上海科学技术文献出版社,1990.

[6] 国家中医药管理局《中华本草》编委会. 中华本草:维吾尔药卷[M]. 上海:上海科学技术出版社,2005.

[7] 国家中医药管理局《中华本草》编委会. 中华本草:藏药卷[M]. 上海:上海科学技术出版社,2004.

[8] 大丹增. 中国藏药材大全[M]. 北京:中国藏学出版社,2016.

[9] 杨永昌. 藏药志[M]. 西宁:青海人民出版社,1991.

黄 铜
《申异经·中荒经》
Alloy ex Cuprum et Zincum Ustum

本药多作为民族药应用。

◇ **藏 药** ◇

· **名称** · 热干,拉干。

· **来源** · 本品为由铜、锌按一定比例混合炼成的合金,见图 16-51、图 16-52。

· **本草考证** · 《药名之海》记载"青铜黄铜治眼病"。

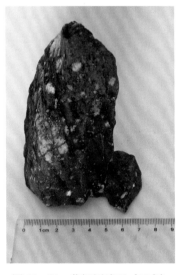

图 16-51 黄铜原矿石(云南)

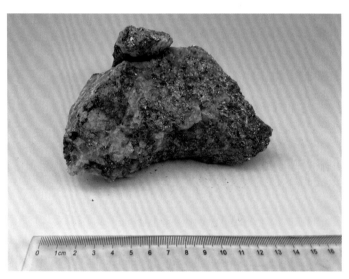

图 16-52 黄铜矿原矿石(四川)

· **主产地** · 主产于西藏、青海、甘肃、四川等地。

· **蕴藏量** · 黄铜 据 1949—2019 年间"全国地质资料馆"公布的数据,黄铜储量约为 3 364.7 万吨。按地区统计、矿物储量以河北省最多(781.492 万吨),依次为吉林省(650.5 万吨)、内蒙古自治区(451.77 万吨)、陕西省(380.997 万吨)、辽宁省(326.63 万吨)、江西省(305.37 万吨)、云南省(165.58 万吨)、安徽省(129.12 万吨)、甘肃省(114.04 万吨)、湖南省(22.639 4 万吨)、四川省(14.93 万吨)、青海省(13.69 万吨)、江苏省(5.53 万吨)、山西省(1 万吨)、河南省(0.65 万吨)、福建省(0.26 万吨)、湖北省(0.05 万吨),详细表 16-20。

表 16-20 黄铜历年蕴藏量报道

序号	省份	市(州、盟)	县(区、旗)	经度	纬度	蕴藏量(万吨)	时间
1	河北省	唐山市	迁安市	118°40′00″	40°13′00″	551.59	1958/8/1
2	河北省	张家口市	张北县	115°00′46″~115°02′03″	41°16′13″~41°17′18″	122.3	1975/3/1
3	河北省	保定市	涞源县	114°49′52″	39°21′58″	107.4	1966/1/1
4	河北省	保定市	涞源县	114°51′00″	39°22′30″	0.202	1959/1/1
5	山西省	运城市	垣曲县	111°40′02″	35°21′41″	1	/
6	内蒙古自治区	赤峰市	翁牛特旗	118°16′58″	42°55′12″	448.7	/
7	内蒙古自治区	呼伦贝尔市	新巴尔虎右旗	116°16′06″~116°16′46″	48°46′57″~48°47′30″	1.81	/

（续表）

序号	省份	市（州、盟）	县（区、旗）	经度	纬度	蕴藏量（万吨）	时间
8	内蒙古自治区	兴安盟	突泉县	121°52′25″	45°36′15″	1.26	/
9	辽宁省	辽阳市	辽阳县	123°12′30″	40°36′00″	195.2	1959/3/1
10	辽宁省	大连市	瓦房店市	/	/	96.57	1971/5/16
11	辽宁省	大连市	瓦房店市	121°56′05″	40°23′00″	34.224 2	/
12	辽宁省	本溪市	桓仁满族自治县	125°26′00″～125°33′00″	41°04′00″～41°10′00″	0.588 2	/
13	辽宁省	辽阳市	辽阳县	/		0.050 6	1969/1/1
14	吉林省	通化市	通化县	125°50′30″	41°48′00″	569	/
15	吉林省	白山市	临江市	/	/	0.05	1958/1/1
16	吉林省	延边朝鲜族自治州	龙井市	128°58′00″	42°57′00″	79.6	/
17	吉林省	延边朝鲜族自治州	珲春市	/	/	1.9	/
18	江苏省	南京市	江宁区	/	/	3.780 2	1998/6/2
19	江苏省	南京市	江宁区	118°42′00″	31°53′00″	0.771 2	1959/5/31
20	江苏省	南京市	江宁区	118°40′00″	30°49′30″	0.441 5	1973/5/31
21	江苏省	苏州市	吴中区	/	/	0.418 1	/
22	江苏省	南京市	江宁区	119°05′00″	32°04′00″	0.115 7	1982/3/31
23	安徽省	铜陵市	狮子山区	117°52′57″	30°54′43″	51.27	/
24	安徽省	铜陵市	义安区	/	/	43.6	/
25	安徽省	铜陵市	义安区	117°52′27″	30°54′43″	26.738 4	/
26	安徽省	铜陵市	铜陵市	/	/	4.365 5	/
27	安徽省	淮北市	濉溪县	/	/	2.821 6	/
28	安徽省	巢湖市	庐江县	117°20′40″	117°20′40″	0.32	/
29	福建省	南平市	建瓯市	118°23′00″～118°24′00″	27°04′00″～27°06′00″	0.255 6	/
30	江西省	上饶市	德兴市	117°44′00″	29°01′00″	257.26	/
31	江西省	九江市	瑞昌市	115°38′00″	29°44′00″	33.790 1	/
32	江西省	九江市	瑞昌市	115°37′38″～115°39′56″	29°44′04″～29°45′12″	8.343 5	/
33	江西省	九江市	柴桑区	115°44′00″	29°43′00″	2.807 7	/
34	江西省	宜春市	高安市	/	/	2.458 6	/
35	江西省	上饶市	弋阳县	117°23′45″～117°25′40″	28°15′00″～28°16′15″	0.708 4	
36	河南省	三门峡市	卢氏县	110°51′35″	33°57′35″	0.646 3	/
37	湖北省	鄂州市	鄂城区	/	/	0.048 9	1970/11/1
38	湖南省	长沙市	浏阳市	/	/	11.6	1970/4/1
39	湖南省	郴州市	桂阳县	112°40′00″	26°03′00″	3.798 6	1958/2/1
40	湖南省	郴州市	桂阳县	/	/	1.968 6	1974/7/1
41	湖南省	衡阳市	衡南县	/	/	1.590 4	1958/12/1
42	湖南省	株洲市	茶陵县	113°46′00″	27°02′00″	1.475 6	1954/10/1
43	湖南省	株洲市	茶陵县	113°36′00″	27°22′00″	0.702 3	/
44	湖南省	/	常宁市	122°23′26″	26°37′54″	0.325 2	/

（续表）

序号	省份	市（州、盟）	县（区、旗）	经度	纬度	蕴藏量（万吨）	时间
45	湖南省	郴州市	/	113°13′45″～113°15′00″	25°52′04″～25°53′20″	0.324 4	1966/10/1
46	湖南省	株洲市	茶陵县	113°36′00″	113°36′00″	0.849 4	/
47	四川省	凉山彝族自治州	会理县	/	/	9.563 5	1977/3/10
48	四川省	成都市	彭州市	103°45′54″～103°56′29″	31°15′48″～31°25′39″	0.211	1962/9/10
49	四川省	凉山彝族自治州	会理县	102°06′00″～102°40′00″	26°19′00″～26°53′00″	5.15	/
50	四川省	宜宾市	筠连县	/	/	0.006 3	/
51	云南省	昆明市	东川区	/	/	130	/
52	云南省	玉溪市	易门县	/	/	22.89	/
53	云南省	楚雄州	牟定县	/	/	9.226 7	/
54	云南省	大理白族自治州	永平县	/	/	2.340 7	/
55	云南省	玉溪市	元江哈尼族彝族傣族自治县	/	/	0.619 6	/
56	云南省	玉溪市	峨山县	101°56′00″～102°09′00″	24°20′00″～24°50′00″	0.5	/
57	甘肃省	白银市	白银区	104°11′00″～104°19′00″	36°36′00″～36°40′00″	80.04	1957/1/1
58	甘肃省	白银市	白银区	104°09′00″～104°11′00″	36°36′00″～36°40′00″	15.81	1955/9/1
59	甘肃省	白银市	市辖区	104°09′00″～104°11′00″	36°36′00″～36°40′00″	14.17	1959/9/15
60	甘肃省	金昌市	永昌县	102°09′58″	38°28′31″	3.360 1	1961/1/1
61	甘肃省	甘南州	夏河县	103°08′00″～103°10′00″	34°55′00″～34°56′00″	0.657	/
62	甘肃省	甘南州	夏河县	103°10′00″～103°11′00″	34°56′00″～34°57′00″	0.002 1	1958/9/1
63	陕西省	宝鸡市	凤县	107°22′43″～107°22′43″	33°55′42″～33°55′42″	321.5	1959/8/1
64	陕西省	宝鸡市	凤县	106°52′00″～106°54′00″	33°54′00″～33°57′00″	53.237 5	1984/1/1
65	陕西省	汉中市	宁强县	/	/	4.302 7	1967/1/1
66	陕西省	商洛市	山阳县	/	/	1.171 9	1969/1/1
67	陕西省	渭南市	潼关县	110°20′18″～110°21′05″	34°25′27″～34°26′05″	0.706 2	1992/1/1
68	陕西省	西安市	周至县	108°03′00″	34°03′00″	0.078 7	1971/1/1
69	青海省	海北州	门源县	101°01′00″	37°24′00″	13.625 76	1958/1/1
70	青海省	黄南州	同仁县	101°54′00″	35°33′00″	0.067 3	

· **药材鉴别** · **性状鉴别** 本品为不规则块状。黄色。具金属光泽，质较硬而脆。

· **化学成分** · 主要成分铜、锌。

· **炮制** · 取原药材 500 g，锤成蜂翼状薄片，放入装有黄矾 250 g 和绿矾 250 g 制成的 30 000 mL 水溶液中，置装有藏酒 500 mL，沙棘果汁 500 mL 的铁罐中煮沸 1 h，倾去水液，用清水漂洗 3 次，共煮沸 3 次，清洗 3 次，直至除去垢锈为止。取硼砂 500 g，硫黄细粉 725 g，用清水调成浆状，涂在每一铜片上，放入铁罐煅透为止，冷却后，取出铜炭即得。

· **性味** · 味涩、辛，性凉。

· **功能主治** · 具有解毒，解水银毒功能。主治眼病，疱疹等皮肤病，癣及疖疮。

· **用法用量** · 配方用。

· **贮藏** · 置通风干燥处。

参 考 文 献

［1］高天爱，马金安，刘如良. 矿物药真伪图鉴及应用

[M].太原:山西科学技术出版社,2014.

[2] 中国地质调查局发展研究中心.全国地质资料馆[OL].
http://www.ngac.cn/125cms/c/qggnew/zljs.htm.

[3] 青海省卫生厅.青海省藏药标准[M].西宁:青海省卫

生厅,1992.

[4] 贾敏如,张艺.中国民族药辞典[M].北京:中国医药科
技出版社,2016.

铜　绿

《本草拾遗》

Malachitum ex Cuprum

·**别名**· 铜青(《抱朴子》),生绿(《经验方》),铜青粉、坑青、京青、芜青、西碌、康青、铜衣。

·**来源**· 本品为铜器表面经二氧化碳或醋酸作用后生成的绿色碱式碳酸铜。

·**本草考证**·《本草拾遗》曰:"生熟铜皆有青,即是铜之精华,大者即空绿,以次空青也。铜绿独在铜器上,绿色者是。"《本草纲目》曰:"近时人以醋制铜生绿,取收晒干货之。"综上所述,可知铜绿即系铜器与空气中二氧化碳、水蒸气或醋酸起化学作用,而生成的绿色锈衣,见图16-53、图16-54。

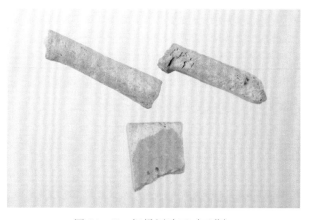

图16-53　铜绿原矿石(西藏)

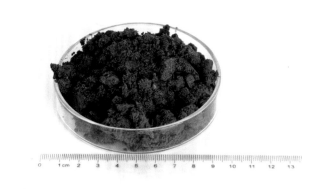

图16-54　加工铜绿药材(河北)

·**主产地**· 主产于河北等地。

·**药材鉴别**· **性状鉴别**　纯铜绿为细丝状或小颗粒状的结晶性粉末。翠绿色。体重,质松脆,气微,味微涩。能溶于水及酸,不溶于醚。以色绿、粉末状、无杂质者为佳。

理化鉴别　(1)取本品粉末少许,置坩埚中加热,产生绿色火焰。

(2)本品粉末遇稀盐酸显碳酸盐的各种反应。取滤液滴加氨试液,即生成淡蓝色沉淀;再加过量的氨试液,沉淀即溶解,呈深蓝色溶液。

(3)本品粉末加稀盐酸反应后的溶液,滤过,取滤液,加亚铁氰化钾试液,即显红棕色。

(4)取铜器与醋酸作用所得的粉末约0.5g,加水约10mL,滤过。①即泡沸,产生大量气体,将此气体通入氢氧化钙试液中,即生成白色沉淀。②取滤液1mL,加硫酸后,加热,即分解发生醋酸特臭。③取滤液1mL,加氨试液中和成中性溶液,加三氯化铁试液1滴,溶液呈深红色,加稀硫酸,颜色即褪去。

·**化学成分**· 主含碱式碳酸铜[$CuCO_3 \cdot Cu(OH)_2$]和碱式醋酸铜。

·**药理作用**· 铜绿中的铜在酸性介质中绝大部分已溶出,酸溶物中铜的比例大于碱溶物中的1000倍。在胃内溶出后即有催吐作用。未溶出的部分铜随酸不溶物即被吐出,或有遗留进入肠道。一般无害。

·**毒理**· 铜盐具有收敛和刺激作用,能产生强烈的胃肠道刺激,由于刺激胃肠道黏膜而反射性地引起呕吐,此为传入冲动经迷走及交感神经传导至延髓

呕吐中枢所致。由于反复剧烈的呕吐,可致脱水及休克。铜绿对黏膜具有腐蚀性,故口腔、食道、胃肠道等黏膜均可引起轻重不等的糜烂。铜是一种神经肌肉毒性药,相当量铜被吸收入体内后,可有全身中毒症状,如血管损害,中枢神经系统先兴奋、后阻抑,以及肝、肾损伤等。中毒时间延长者可发生溶血性贫血。铜绿使用过量,可引起铜中毒,其症状多有剧烈呕吐、下痢、腹痛、便血,甚至虚脱而死。

· **炮制** · 取原药材,去净杂质,研成细粉,过 100 目筛。

· **性味归经** · 味酸、涩,性微寒,小毒。归肝、胆经。

· **功能主治** · 具有明目退翳,涌吐风痰,解毒祛腐,杀虫止痒功能。主治目翳,眼睑糜烂,中风痰壅,痈疽,鼻息肉,喉痹,牙疳,臁疮,狐臭,顽癣,痔瘘。

· **用法用量** · 内服:入丸、散,每次 0.5～1 g。外用:适量,研末点涂或调敷。

· **用药警戒或禁忌** · 本品有强烈的刺激性,无论内服外用,应严格控制剂量。服用过量能引起剧烈呕吐、流涎、腹痛、血痢、急性贫血、损害肝功能,甚至痉挛、谵语、脉搏细小,呼吸浅弱,终至虚脱而死亡。

· **贮藏** · 贮干燥容器内,密闭,防潮。

民族医药应用

◇ 蒙 药 ◇

· **名称** · 萨格贼(《无误蒙药鉴》),桑亚(《蒙药手册》)。

· **本草考证** · 本品载于《无误蒙药鉴》。《蒙医金匮》称:"铜绿乃酸酪涂于铜器表面,产生的铜绿也。"而蒙医药用铜绿常为铜器久置潮湿处,经空气和水作用所得,或用醋喷在铜器上,表面产生的青绿色铜绿,故历代蒙医药文献所载的桑亚即吉森一吉卜(铜绿)。

· **性味** · 味酸、涩,性平。有毒。

· **功能主治** · 具有去翳,止腐,提脓,燥协日乌素,愈伤功能。主治云翳,创伤,癣,协日乌素病。

◇ 维吾尔 ◇

· **名称** · 赞哥而(《回回药方三十六卷》),赞加尔、赞尕尔(《拜地依药书》)。

· **本草考证** · 《注医典》载:"铜绿,是铜器生锈而产生的绿色锈衣,众所周知。它分为天然铜绿和人造铜绿两种,天然者产生于铜矿中,人造者通过各种人为的办法来制作。"根据上述维吾尔医本草所述药物特征,与现代维吾尔医所用铜绿一致。

· **性味** · 性四级干热,味酸、涩。

· **功能主治** · 具有生干生热,除脓清疮,赤肤起泡,祛腐愈伤,软坚除肉,燥湿收敛,消除瘢痕功能。主治湿寒性或黏液质性疾病,如脓疡性皮肤病,白癜风,疮疡腐烂,痔疮,肛瘘及各种瘢痕

参 考 文 献

[1] 国家中医药管理局《中华本草》编委会. 中华本草:第 1 册[M]. 上海:上海科学技术出版社,1999.

[2] 高天爱,马金安,刘如良. 矿物药真伪图鉴及应用[M]. 太原:山西科学技术出版社,2014.

[3] 郭兰忠. 矿物本草[M]. 南昌:江西科学技术出版社,1995.

[4] 国家中医药管理局《中华本草》编委会. 中华本草:蒙药卷[M]. 上海:上海科学技术出版社,2004.

[5] 国家中医药管理局《中华本草》编委会. 中华本草:维吾尔药卷[M]. 上海:上海科学技术出版社,2005.

银　朱
《升丹炼药秘诀》
Vermilion

· **别名** · 水华朱(胡演《升丹炼药秘诀》),心红(《本草蒙筌》),灵砂(《证类本草》)、猩红、紫粉霜(《本草纲目》)。

· **来源** · 本品为以水银、硫黄和氢氧化钾为原料,经加热升华而制成的硫化汞(HgS)。

· **本草考证** · 始载于胡演《升丹炼药秘诀》。《本草纲目》列入石部。其制法于现今不同。"昔人为水银出于丹砂,熔化还复为朱者,即此也,名亦由此。"银珠之名,始见于《本草蒙筌》。

· **主产地** · 主产于广东、湖南、湖北、四川、重庆

等地。

· 流通量及使用情况 · 市场流通量 银朱全国每年药用流通量在 5 吨左右,主要是化工厂生产。

医院和药厂使用情况

内蒙古蒙药股份有限公司:年用量在 2 431 kg 左右,入蒙成药红花清肝十三味丸、巴特日七味丸、益肾十七味丸、清肺十八味丸、那如三味丸、阿魏八味丸。

正蓝旗蒙医医院:年用量在 8 kg 左右,入蒙成药巴特日七味丸、红花清肝十三味丸。

内蒙古库伦蒙药有限公司:年用量在 1 500 kg 左右,入蒙成药清肺十八味丸、红花清肝十二味丸、益肾十七味丸、巴特日七味丸、那如三味丸。

兴安盟蒙医院:年用量在 76 kg 左右,入蒙成药清肺十八味丸、阿魏八味丸、外用溃疡散、巴特日七味丸、红花清肝十三味丸。

扎鲁特旗蒙医医院:年用量在 15 kg 左右,入蒙成药巴特日七味丸、红花清肝十三味丸、清肺十八味丸。

阜新蒙古族自治县蒙医医院:年用量在 90 kg 左右,入蒙成药巴特日七味丸、拉西那木吉拉。

扎赉特旗蒙医综合医院:年用量在 40 kg 左右,入蒙成药巴特日七味丸、红花清肝十三味丸、益肾十七味丸、清肺十八味丸。

通辽市蒙医整骨医院:年用量在 40 kg 左右,入蒙成药巴特日七味丸、红花清肝十三味丸、萨日嘎日迪、清肺十八味丸、清瘟消肿九味丸。

库伦旗蒙医医院:年用量在 83 kg 左右,入蒙成药月光宝凤丸、红花清肝十三味丸、阿魏八味丸、巴特日七味丸、那如三味丸、珍宝丸。

内蒙古民族大学附属医院:年用量在 225 kg 左右,入蒙成药广枣七味散、红花清肝十三味丸、那如三味丸、外用溃疡散、止血八味散。

· 采收加工 · 由汞和硫经加热升华而得。升华时注意温度。取升华点为 580 ℃ 的硫化物,此时的化合物为红色六角晶体,相对密度为 8.10,余者不能用(有毒)。

· 药材鉴别 · 性状鉴别 本品为细粒或细粉状。红色、朱红色。具较强光泽。体重,质细腻、滑润、疏松,手触之染指。吸湿易结块。无臭、无味。

理化鉴别 透射偏光镜下可见颗粒粗达 0.001 mm。极高的正突起个体呈板柱状,橘红至橘黄色,半透明。粒径＞0.01 mm 者,显多色性:Ng 为红色,Np 为橘黄色。具有一组中等和另一组不完全解理。平行消光。正延性。

取本品置开口试管中灼烧,产生黄色的 SO_2 气体,能使硝酸汞试纸变黑。

取本品粉末,用盐酸湿润后,在光洁的铜片上摩擦,铜片表面显银白色光泽,加热烘烤后,银白色即消失。

· 化学成分 · 主为硫化汞(HgS),含铅(Pb)、铜(Cu)、钠(Na)、铁(Fe)、铝(Al)等杂质。

· 药理作用 · 1. 强心作用 小量内服,吸收后刺激骨髓,使其充血并增进心脏功能。

2. 其他 家兔实验,口服 $0.1\sim1.0$ g/kg,对氮代谢及血液的影响证明:①尿中总氮量增加;②体重增加;③血浆不受影响。

· 毒理 · 急性毒性(静脉注射),LD_{50} 为 10.0 g/kg。

· 炮制 · 湿制法 取水银 30 份,升华硫 11.5 份,氢氧化钾 7.5 份。将水银、升华硫置乳钵中研匀,加入氢氧化钾溶液,加温 45 ℃ 为准,于蒸发器内蒸发。补充蒸散的水分,经数小时温蒸,至色鲜红时,即投入冷水中。然后收集于滤纸上,以水洗之,倘有硫残留,则加硫酐溶液去之,次以热水洗之,最后加温干燥即得银朱。

干制法 取水银 20 份,升华硫 4 份,稀氢氧化钾溶液若干。将水银和升华硫在乳钵内研匀,置升华器内徐徐加热,蒸去水分,并逐渐起火光,化合变为硫化汞。增强火势,则升华为黑色硫化汞,附着于盖的内面。分取其中心的暗色部分。所剩残渣再升华,分取出暗色部分,将暗色部分合并,研成细末,与稀氢氧化钾液共煮沸,则变为红色,以水洗涤,加温 $70\sim80$ ℃,干燥后即得银朱。

· 性味归经 · 味辛,性温,有毒。归心、肺经。

· 功能主治 · 具有攻毒,杀虫,燥湿,祛痰功能。主治痈疽肿毒,恶疮,臁疮,疥癣。

· 用法用量 · 外用:研末调敷。内服:研末,$0.2\sim0.5$ g,每日 1 次;或入丸、散。

· **用药警戒或禁忌** · 本品有毒，内服宜慎，不能过量或连续服用。孕妇禁用。入药忌用火煅。

· **贮藏** · 置阴凉干燥处，防潮，宜放瓷瓶中避光密闭保存。

民族医药应用
◇蒙药◇

· **名称** · 擦勒（《无误蒙药鉴》）。

· **本草考证** · 本品载于《认药白晶鉴》。《认药白晶鉴》载："擦勒正品乃今人所用红色银朱，且具有愈伤、息肺肝脉热之功能。"《无误蒙药鉴》谓："色红、砂状粉末，且朱红色或红紫色质佳，浅红色质次，熔融可炼汞。"上述文献所述与雄胡（银朱）形态特征基本一致，故认定历代蒙医药文献所载的擦勒即雄胡。

· **性味** · 味辛、甘，性凉，有毒。

· **功能主治** · 具有清热，止腐，制伏痈疽，愈伤功能。主治肺热，咳嗽，肝热，肝区刺痛，黄疸，黏热，痈疽，苏日亚，疮疡，梅毒，脉管肿胀结块，手足麻木，白喉，炭疽。

· **用法用量** · 内服：研末，0.1～0.5 g；或入丸、散。

参 考 文 献

［1］南京中医药大学. 中药大辞典［M］. 2 版. 上海：上海科学技术出版社，2006.

［2］国家中医药管理局《中华本草》编委会. 中华本草：第 1 册［M］. 上海：上海科学技术出版社，1999.

［3］高天爱，马金安，刘如良. 矿物药真伪图鉴及应用［M］. 太原：山西科学技术出版社，2014.

［4］杨松年. 中国矿物药图鉴［M］. 上海：上海科学技术文献出版社，1990.

［5］李大经. 中国矿物药［M］. 北京：地质出版社，1988.

［6］国家中医药管理局《中华本草》编委会. 中华本草：蒙药卷［M］. 上海：上海科学技术出版社，2004.

［7］布和巴特尔，奥·乌力吉. 传统蒙药与方剂［M］. 赤峰：内蒙古科学技术出版社，2013.

［8］中华人民共和国卫生部药典委员会. 中华人民共和国卫生部药品标准·蒙药分册［M］. 北京：中华人民共和国卫生部药典委员会，1998.

［9］王伟. 内蒙古蒙药制剂规范［M］. 呼和浩特：内蒙古人民出版社，2007.

［10］王伟. 内蒙古蒙药制剂规范［M］. 呼和浩特：内蒙古人民出版社，2014.

［11］内蒙古自治区卫生厅. 内蒙古蒙成药标准［M］. 赤峰：内蒙古科学技术出版社，1984.

银　箔
《本草蒙筌》
Argentum Foil

· **别名** · 银薄（《药性论》），银屑（《本草纲目》），银页（《圣惠方》）。

· **来源** · 本品为自然元素类矿物自然银经加工制成的纸状薄片。

· **本草考证** · 银供药用，从《名医别录》"银屑"开始，至唐代《药性论》乃改用"银薄"，并逐步取代"银屑"。故《新修本草》曰："方家用银屑，当取见成银薄。"《纲目》曰："入药只用银箔，易细，若用水银、盐消制者，反有毒矣。"由此可见古时已知自然银，并制成银箔入药。

· **原矿物** · 自然银 Native Silver　晶体结构属等轴晶系。单个晶体立方体和八面体，或为两者的聚形，惟极少见。通常多以粒状、块状、鳞片状、网状、丝状及树枝状等集合体产出。银白色，表面常现灰黑色锖色。条痕银白色。金属光泽。不透明，硬度 2.5～3，断口锯齿状，无解理，相对密度 10.1～11.1。具延展性，有良好的导热及导电性。见图 16-55～图 16-57。

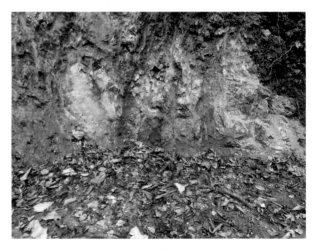

图 16-55　江西崇义县银铅锌矿

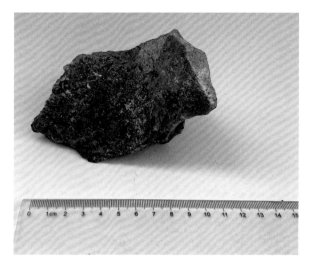

图 16-56　银原矿石（广西）

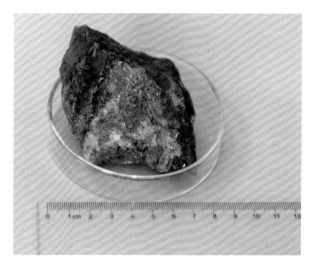

图 16-57　银铅锌矿原矿物（江西）

·**主产地**·主产于辽宁、青海、浙江、广东、四川、云南、江苏等地

·**蕴藏量**·自然银 Native Silver　据 1949—2019 年间"全国地质资料馆"公布的数据，白银储量约为 505.72 万吨。按地区统计，矿物储量以内蒙古自治区最多（505.64 万吨），依次为江苏省（428 吨）、广东省（114 吨）、河南省（39 吨），详细见表 16-21。

表 16-21　自然银历年蕴藏量报道

序号	省份	市（州、盟）	县（区、旗）	经度	纬度	蕴藏量（万吨）	时间
1	内蒙古自治区	锡林郭勒盟	西乌珠穆沁旗	117°56′00″～118°00′25″	46°04′30″～46°06′00″	505.64	2005/12/1
2	内蒙古自治区	赤峰市	克什克腾旗	117°30′45″～117°34′30″	44°04′30″～44°05′45″	0.0198	2007/4/1
3	江苏省	南京市	栖霞区	118°56′53″～118°56′53″	32°08′57″～32°08′57″	0.0428	1991/12/1
4	河南省	南阳市	桐柏县	113°24′44″～113°26′01″	32°32′30″～32°33′33″	0.0039	1979/4/1
5	广东省	河源市	东源县	/	/	0.0114	2006/6/1

·**采收加工**·将银打成薄片状。

·**药材鉴别**·**性状鉴别**　本品为菲薄的纸状薄片，常夹于面积相同的薄纸层中，类圆形或方形（正方形者边长一般为 4～8 cm）。亮银白色，具较强的金属光泽，表面平坦，具微细皱纹。不透明。质菲薄，极软，易漂浮、皱折，破碎或贴敷于手指上。气微，味淡。相对密度 10.1～11.1。以张完整、色雪白、菲薄者为佳。

理化鉴别　（1）取本品一小片，加硝酸约 2 mL，振摇，溶解，溶液无色。

（2）取上述溶液滴加稀盐酸，即发生白色凝乳状沉淀；分离，沉淀溶于氨试液，再加硝酸，沉淀复生成。

·**化学成分**·主含自然银（Ag），有时含微量的金、铂、锑、铋、汞等。

·**炮制**·取自然银砸成薄片。

·**性味归经**·味辛，性平。归心、肝经。

·**功能主治**·具有安神，镇惊，定痫功能。主治惊痫癫狂，心悸恍惚，夜不安寐。

·**用法用量**·0.3～0.9 g，锉研细末用。内服：研末 1～2 g；或入丸、散。内服：3～5 片；外用：适量。入丸剂，多做丸药挂衣。

·**用药警戒或禁忌**·（1）对肠道有害，可导致肠道的干性偏盛。

（2）勿炼粉入药服。

·**贮藏**·贮干燥容器内，平放，防皱折，置干燥处，防潮、防尘;贮存在通风,干燥、无腐蚀的环境中。

民族医药应用

◇蒙 药◇

·**名称**·尼斯莫勒–孟格(《无误蒙药鉴》),乌勒梢格(《蒙药手册》),尼斯莫–孟各。

·**性味**·味苦,性平。

·**功能主治**·具有干脓血,燥协日乌素,止痛功能。主治协日乌素病,水肿,痛疽,瘰疬。

·**用法用量**·内服:1~2g;或入丸、散。

◇藏 药◇

·**别名**·村建、比玛拉、扎果嘎、乔贝萨温(《鲜明注释》),多合安、嘎尔保、如巴、果布都、多宁、仁钦尼巴(《晶珠本草》)。

·**本草考证**·《鲜明注释》云:"分'热欧勒'和'鲁欧勒'两种。根据来源可分藏北地区产的兴卡玛,汉地所产奥卡玛,康区产的晓卡玛及称作阿来的印度币、门币、把币。来源于铜、铁、白、锡、铅等的银亦为依次质佳,来源于党玛树的银被认为特品,总之无污垢、色白者为佳。"《药物鉴别明镜》云:"上品来源于土和木;下品有冶炼矿石所得的兴卡、奥卡及各种银币,均为'热欧勒',来源于铁、锡、铅、铜等的均为'鲁欧勒'。"《晶珠本草》云:其来源有土生、木生、石生三种。土生银:据说在瞻部州的一个叫作阿拉尹的地方土坑里,由于雨淋形成像冰凌一样的土生银,为银中上品。木生银:卡拉萨纳地方有一种叫如巴达

如的树,烧成灰淋制而成。石生银:冶炼放射蓝光的银矿石而得。《格言白琉璃珠》云:"银有白色和青色两种纯银,另有混铜、混铅等的银,但前两种为上品。"如上所述,欧勒有土生、木生和石生三种。前两种不见实物,到底为何物有待进一步研究;石生者由冶炼矿石所得。藏医用银入药。

·**炮制**·银片上涂1层硼砂与硫黄制好的药浆,放入泥罐中,用泥密封后文火煅制1日。

·**性味**·味涩,消化后味苦,性平。

·**功能主治**·具有祛腐燥湿,干黄水,敛脓血功能。主治黄水,胸腔脓血,伤口腐烂,痞瘤,关节炎,水肿。

·**用法用量**·内服:研末,2g;或入丸、散。外用:适量,研末撒。

·**贮藏**·置干燥容器内,密封,防潮。

参 考 文 献

[1] 国家中医药管理局《中华本草》编委会. 中华本草:第1册[M]. 上海:上海科学技术出版社,1999.

[2] 高天爱,马金安,刘如良. 矿物药真伪图鉴及应用[M]. 太原:山西科学技术出版社,2014.

[3] 郭兰忠. 矿物本草[M]. 南昌:江西科学技术出版社,1995.

[4] 南京中医药大学. 中药大辞典[M]. 2版. 上海:上海科学技术出版社,2006.

[5] 中国地质调查局发展研究中心. 全国地质资料馆[OL]. http://www.ngac.cn/125cms/c/qggnew/zljs.htm.

[6] 国家中医药管理局《中华本草》编委会. 中华本草:蒙药卷[M]. 上海:上海科学技术出版社,2004.

[7] 国家中医药管理局《中华本草》编委会. 中华本草:藏药卷[M]. 上海:上海科学技术出版社 2002.

密 陀 僧
《雷公炮炙论》
Lithargyrum

·**别名**·没多僧(《新修本草》),陀僧(《普济方》),炉底(《本草纲目》),银池、淡银(《药物出产辨》),金炉底、银炉底(《现代实用中药》),金陀僧(《中药志》)。

·**来源**·本品为硫化物类方铅矿族矿物方铅矿提炼银、铅时沉积的炉底,或为铅熔融后的加工制成品。

·**本草考证**·弥陀僧始载于《雷公炮炙论》,原作

"蜜陀僧"。《新修本草》谓:"形似黄龙齿而坚重,亦有白色者,作理石文,出波斯国(今伊朗)。"《本草图经》曰:"今岭南(今广东、广西一带)、闽中(今福建一带)银铜冶处亦有之,是银铅脚。其初采矿时,银铜相杂,先以铅同煎炼,银随铅出。又采山木叶烧灰,开地作炉,填灰其中,谓之灰池。置银铅于灰上,更加大火煅,铅渗灰下,银住灰上,罢火候冷,

出银。其灰池感铅银气,置之积久成此物。今之用者,往往是此,未必胡中来也。"《本草别说》曰:"今考市中所货,乃是用小瓷瓶实铅丹煅成者。块大者尚有小瓶形状。银冶所出最良,而罕有货者。外国者未尝见之。"《本草纲目》云:"原取银冶者,今既难得,乃取煎销银铺炉底用之。造黄丹者,以脚滓炼成密陀僧,其似瓶形者是也。"综上所述,我国早期所用密陀僧系从波斯国输入,至宋代多用炼银铅的残渣。宋代后期乃取铅丹装瓶煅制而成,并沿用至今。

· **原矿物** · 方铅矿 Galena 参见"铅"。见图16-58。

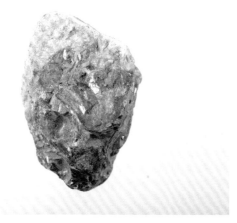

图16-58 密陀僧原矿物(青海)

· **主产地** · 主产于湖南、广东、云南、甘肃、青海、湖北、福建、江苏、陕西等地。

· **蕴藏量** · 方铅矿 Galena 参见"铅"。

· **流通量及使用情况** · 市场流通量:密陀僧全国每年药用流通量在20吨左右(2019年),用铅粉提炼,市场流通的药材来源主要为河南省、湖北省。

· **采收加工** · 传统方法:将铅熔融,用铁棍在熔铅中旋转数次,使部分熔铅黏附于上,取出铁棍,浸冷水中,熔铅冷却后,即成密陀僧。如此反复多次,使密陀僧积聚一定量时,打下即得。近代制法:将黄丹入铁锅内用烈火熔炼,当温度升至400℃以上时,黄丹中一部分氧游离,即成密陀僧,待冷取出。

· **药材鉴别** · **性状鉴别** 本品为不规则块状,有的为厚板状,一面微突起,另面稍弯;金黄色或淡灰黄色,带有绿色调;条痕淡黄色。外表面粗糙而常脱落成较平滑面,对光照之闪闪发光。体重,质硬脆,可砸碎,断面不平坦,层纹明显,可层层剥离;具银星样光泽。本品不溶于水,易溶于硝酸,在醋酸中亦溶解,露置空气中则缓慢吸收二氧化碳,变成碱式碳酸铅。气微。

理化鉴别 (1)本品易溶于硝酸,通入硫化氢得黑色沉淀。

(2)加热到300~450℃时,氧化为红色的四氧化三铅,温度再高,又得氧化铅。

(3)取本品粉末约0.5g,加入10mL稀硝酸,即成为乳黄色液体,滤过。取滤液1mL,加碘化钾试液1滴,即生成黄色沉淀,遇热溶解,冷后析出黄色结晶。取滤液3mL,加铬酸钾试液2mL,即生成黄色沉淀;此沉淀溶解于2mol/L氢氧化钠试液,不溶解于2mol/L氢氧化铵液或2mol/L的稀硝酸试液。

· **化学成分** · 主要含氧化铅(PbO);尚含少量砂石、金属铅、二氧化铅(PbO_2)等夹杂物,以及微量铅、锑、铁、钙、镁等。

· **药理作用** · **抗真菌** 2%密陀僧膏在试管中对共心性毛癣菌、堇色毛癣菌、红色毛癣菌及铁锈色小芽孢菌呈抑制作用;在4%浓度时,对絮状表皮癣菌、石膏样毛癣菌、足跖毛癣菌、趾间毛癣菌、许兰黄癣菌及其蒙古变种等均有抑制作用。1:3水浸剂在试管内对堇色毛癣菌、铁锈色小芽胞菌、星形奴卡菌等皮肤真菌也有抑制作用。

· **毒理** · 小鼠静脉注射密陀僧煎剂的LD_{50}为6.81g/kg,中毒表现有反应迟钝、震颤、肝充血。

· **炮制** · 除去杂质,研成细粉。

· **性味归经** · 味咸、辛,性平,有毒。归肝脾经。

· **功能主治** · 具有燥湿,杀虫,解毒,收敛,防腐功能。主治疮疡溃烂久不收敛,口疮,湿疹,疥癣,狐臭,汗斑,黚,酒皶鼻,烧烫伤。

· **用法用量** · 内服:研末,0.2~0.5g;或入丸、散。外用:研末撒或调涂;或制成膏药、软膏、油剂等。

· **用药警戒或禁忌** · 本品以外用为主,长期大量使用易引起铅中毒。内服宜慎,不可过量,不能超过1周,体虚者及孕妇、儿童禁服。

·贮藏· 贮干燥容器内，置干燥处，密闭，防潮，防尘。

民族医药应用

◇ 蒙　药 ◇

·名称· 当西勒、浩日古勒吉音-益苏勒（《无误蒙药鉴》）。

·本草考证· 本品载于《认药白晶鉴》。《认药白晶鉴》载："当西勒色黑，断面似并列针束，且有光泽。"《无误蒙药鉴》称："黑色石块，断面如成束发丝，有光泽。"上述文献记载及附图均与蒙医所用密陀僧不符，而与黑色青石棉（蓝石棉）很符合。据此个别地方，有人将青石棉称黑色密陀僧，替代密陀僧入药是错误的。青石棉为致癌性物质之一，不应作药用。蒙医公认并习用的当西勒即哈热-舒得尔一朝鲁（密陀僧）。

·炮制· 用白酒搅拌，煅透。

·性味· 味咸、辛，有毒。

·功能主治· 具有愈伤，壮骨功能。主治颅骨损伤。

·用法用量· 内服：研末，0.5～1g；或入丸，散。

◇ 维吾尔药 ◇

·名称· 木尔达尔散吉、木尔达散格、木日达日桑（《药物之园》）。

·炮制· 密陀僧有毒，去毒方法称清洗密陀僧。清洗法：取等量密陀僧和食盐，密陀僧研成细粉，与食盐浸泡在适量水中，3～4日搅拌1次，每周换一次水和食盐，使密陀僧发白为止，一般需要40日，将水倒掉后，阴干密陀僧，研成细粉即可。

·性味· 味咸、辛，性四级干寒，有毒。

·功能主治· 具有生干生热，祛风散结，除腐生肌，愈合伤口，排脓燥湿，止痒，止汗功能。主治湿热性或血液质性疾病，如各种化脓性湿疮，湿疹，疮疡糜烂，伤口不收口，烧伤，疥癣，脚癣，皮肤瘙痒，狐臭，汗斑等皮肤病。

参 考 文 献

［1］南京中医药大学. 中药大辞典［M］. 2版. 上海：上海科学技术出版社，2006.

［2］国家中医药管理局《中华本草》编委会. 中华本草：第1册［M］. 上海：上海科学技术出版社，1999.

［3］高天爱，马金安，刘如良. 矿物药真伪图鉴及应用［M］. 太原：山西科学技术出版社，2014.

［4］中国地质调查局发展研究中心. 全国地质资料馆［OL］. http：//www. ngac. cn/125cms/c/qggnew/zljs. htm. Dictionary of applied Chemistry（Thorpe）4Ed. 7. 243.

［5］中国医学科学院药物研究所. 中药志：第四册［M］. 北京：人民卫生出版社，1961.

［6］中国医学科学院药用植物研究所，中国协和医科大学. 中药志：第六册［M］. 北京：人民卫生出版社，1998.

［7］岳旺，刘文虎，王兰芬，等. 中国矿物药的急性毒性（LD_{50}）测定［J］. 中国中药杂志，1989（2）：42－45，63.

［8］国家中医药管理局《中华本草》编委会. 中华本草：蒙药卷［M］. 上海：上海科学技术出版社，2004.

［9］布和巴特尔，奥·乌力吉. 传统蒙药与方剂［M］. 赤峰：内蒙古科学技术出版社，2013.

［10］国家中医药管理局《中华本草》编委会. 中华本草：维吾尔药［M］. 上海：上海科学技术出版社，2005.

硫　黄
《神农本草经》
Sulfur

·别名· 石硫黄、白硫黄、舶硫、倭硫、黄硇石等。石硫黄（《神农本草经》），石流黄（《范子计然》），流黄、石留黄（《吴普本草》），昆仑黄（《本草经集注》），黄牙（《丹房镜源》），黄英、烦硫、石亭脂、九灵黄童、山石住（《石药尔雅》），黄硇砂（《海药本草》），将军（《汤液本草》），白硫黄（《百草镜》），天生黄（《纲目拾遗》），硫黄花（《中国医学大辞典》），硫黄粉（《药物图考》）。

·来源· 本品为自然元素类硫黄族矿物自然硫，是用含硫物质或含硫矿物经炼制升华的结晶体。

·本草考证· 本品始载于《神农本草经》，列为中品。为少常用中药，原名"石硫黄"。《魏书》："悦般有火山，山旁石皆焦熔，流地数十里乃凝坚，即石硫黄也。"李时珍《本草纲目》："凡产石流黄之处，必有温泉,作流黄气。"《广州记》云:"生昆仑日脚下,颗块莹净,无夹石者良……蜀中雅州(今雅安等县)亦出,光腻甚好,功力不及舶上来者。"《吴普本草》《名医别录》《本草经集注》《海药本草》《丹房鉴源》等历代本草均有记载。《本草经集注》云:"今第一出扶南(今柬埔寨)、林邑(今越南)。色如鹅子初出壳,名昆仑黄。次出外国,从蜀中来,色深而煌煤。"《海药本草》曰:"《广州记》云:生昆仑日脚下,颗块莹净,无夹石者良……蜀中雅州(今雅安等县)亦出,光腻甚好,功力不及舶上来者。"《本草图经》曰:"今惟出南海诸番,岭外(即岭南)州郡,或有而不甚佳。以色如鹅子初出壳者为真,谓之昆仑黄,其赤色者名石亭脂,青色者号冬结石,半白半黑名神惊石,并不堪入药。又有一种土流黄,出广南(今两广)及荣州(今四川中部),溪涧水中流出……又可煎炼成汁,以模作器,亦如鹅子黄色。"《本草纲目》云:"硫黄有二种:石硫黄,生南海琉球(即琉球群岛)山中;土硫黄,生于广南,以嚼之无声者为佳。舶上倭硫黄亦佳。"《纲目拾遗》记有:"天生黄,浪穹(云南洱源)温泉升华。色黄白,灰苍,堆岩下,而泉底产硫黄于(与)升华者异。"综上所载,可见硫黄有三种:第一种是石硫黄,产山石间,昆仑黄、天生黄均属此;其黄色莹净无夹石的可入药,杂色的不入药或不直接入药用。第二种是土硫黄,属含硫矿物风化带由有机质还原出的硫黄堆积物,杂有黏土质及铁矾等,只宜外用。第三种即

制硫黄,无论何种色泽的石硫黄,乃至土硫黄均可用来炼制升华的硫,多由硫化铁或其他硫化物炼取,今日药用的均属制硫黄。

·原矿物· 自然硫或含硫矿物自然硫为单质硫,有 α 硫、β 硫和 γ 硫三种同质多复相体,自然条件下 α 硫最为稳定,主要形成于火山喷气作用,我国天然硫黄矿很少,且几乎没有开采。含硫矿物在自然界中分布非常广泛,种类也很多,主要有黄铁矿、白铁矿、磁黄铁矿等,我国主要是含硫量达 53.4% 的黄铁矿(即硫铁矿),且分布最为广泛。

自然硫 Sulfur 晶体结构属斜方晶系。晶体为锥柱状、板柱、板状或针柱状,集合体呈致密或疏松块状,或为泉华状及隐晶的土状块体、皮壳、被膜等。黄、蜜黄或褐黄色;因合杂质可带灰、黑或绿、红色调。条痕白色至淡黄色。晶面金刚光泽,断门松脂或油脂状光泽、近透明至半透明。解理多组、不完全。致密块体呈贝壳状至不平坦状断口。硬度 1～2,相对密度 2.05～2.08。性脆、易碎;受热易产生裂纹。有硫黄臭味。热至 270 ℃ 则燃着,火焰蓝色,并放出刺鼻臭气味。易溶于二硫化碳、松节油、煤油,但不溶于水及盐酸和硫酸;遇强硝酸和王水则被氧化为硫酸。自然硫主要形成于火山喷气作用,火山硫含少量砷、硒、锌和铊;沉积岩或风化带中的自然硫含黏土、有机质、沥青等机械混入物,见图 16-59、图 16-60。

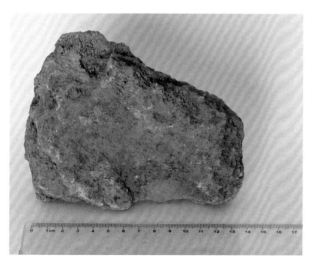

图 16-59 硫黄原矿石(青海)

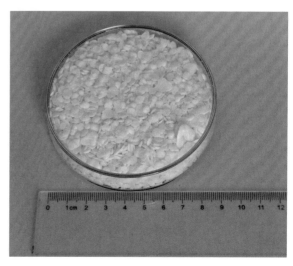

图 16-60 合成硫黄(安徽)

·主产地· 主产于山西、新疆、山东、江苏、湖南、四川、贵州、甘肃、青海、内蒙古、陕西、河南、湖北、安徽、广西、广东、西藏、台湾等地。

·采收加工· 采挖后,加热熔化,除去杂质;或用含硫矿物经加工制得。将泥块状的硫黄及矿石,在坑内用素烧罐加热熔化,取其上层之硫黄溶液,倒入模型中,冷却后取出。

·药材鉴别· **性状鉴别** 本品呈不规则块状。黄色或略呈绿黄色。表面不平坦,呈脂肪光泽,常有多数小孔。用手握紧置于耳旁,可闻轻微的爆裂声。体轻,质松,易碎,断面常呈针状结晶形。有特异的臭气,味淡。

理化鉴别 本品燃烧时易熔融,火焰为蓝色,并有二氧化硫的刺激性臭气。本品置于湿银面上摩擦,银面变黑色。

·化学成分· 主含单质硫(S),并含微量的碲和硒。因矿物含杂质较多,故多提纯用。

·药理作用· **1. 杀菌、杀虫** 硫黄与皮肤接触经氧化而生成五硫酸和硫化氢,从而具有杀菌、杀真菌及杀疥虫作用。

2. 镇咳、祛痰 对二氧化硫法引起的小鼠、大鼠及氨水引起的小鼠咳嗽有明显的镇咳作用。能使大鼠实验性支气管炎症细胞浸润减轻,并使支气管黏膜杯状细胞数有不同程度减少,还能促进支气管分泌增加。

3. 抗炎 硫黄对大鼠甲醛性关节炎有明显抑制作用。升华硫还能降低因注射蛋清而产生的大鼠毛细血管渗透性增高。

4. 缓泻 硫黄口服经胃肠道变为氢,能刺激胃肠黏膜,增加肠蠕动而起泻下作用。

·毒理· 未经炮制的天然硫黄含砷量较多,不宜内服,内服需用炮制过的硫黄,且不宜过量或久服,以免引起砷中毒。升华硫西黄耆胶混悬液给小鼠灌胃的 LD_{50} 为 0.266 g/kg,中毒表现为拒食、肝肿大。服用过量硫黄,在肠内生成大量硫化氢及硫化物,被吸收入血液后,能使血红蛋白转变为硫化血红蛋白,引起组织缺氧,中枢神经对缺氧最敏感,可致中枢麻痹而死亡。

·炮制· **硫黄** 除去杂质,敲成碎块。

制硫黄 (1)豆腐制:先将豆腐切成片,铺一层干锅内,再铺上一层净硫黄块,如此层层铺好,加清水没过药材,用文火加热煮至豆腐显黑绿色时,取出,除去豆腐,漂净,阴干。每硫黄 100 kg,用豆腐 200 kg。

(2)萝卜制:取净硫黄与萝卜共煮至萝卜烂时,取出,晒干。每硫黄 100 kg,用萝卜 40 kg。

(3)猪大肠制:取硫黄灌入猪肠内,煮后晾干,或将硫黄放入生猪肠内,两端扎紧,放热汤中煮 3 h,反复 3 次,每次均另换猪肠。

·性味归经· 味酸,性温,有毒。归肾、大肠经。

·功能主治· 外用具有解毒杀虫疗疮功能;内服具有补火助阳通便功能。外用主治疥癣,秃疮,阴疽恶疮;内服主治阳痿足冷,虚喘冷哮,虚寒便秘。

·用法用量· 外用适量,研末油调涂敷患处。内服 1.5~3 g,炮制后入丸、散。外用:适量烧烟熏。

·用药警戒或禁忌· 孕妇慎用。不宜与芒硝、玄明粉同用。

·贮藏· 置干燥处,防火。

民族医药应用

◇ 蒙 药 ◇

·名称· 古呼日,莫贼,呼呼日,呼胡日(《无误蒙药鉴》),木色依(《认药白晶鉴》)。

·本草考证· 本品载于《认药白晶鉴》。《认药白晶鉴》载:"木色依产自温泉附近,其状如琥珀,色黄者质佳。混有杂土,色白者质次。"《无误蒙药鉴》称:"把温泉和石灰岩附近的硫黄矿石经熔化即得,置火中迸裂而着火,熔化状如酥油并有特殊臭味。"《金光注释集》云:"硫黄色如黄油者质佳。"与蒙医沿用的硫黄特征基本相符,故认定历代蒙医药文献所载的木色依即呼胡日(硫黄)。

·炮制· 硫黄取净本品,与白茅根或水菖蒲汤煮 3 次(每次 1 h),至无硫黄味,取出晾干(每硫黄 1 kg,用白茅根或水菖蒲 0.4 kg)。

·性味· 味酸,性温,有毒。

·功能主治· 具有干脓血,燥协日乌素,止痒,杀虫功能。主治协日乌素病,疥癣,协日乌素疮,吾雅曼病,白癜风。

· **用法用量** · 内服：炮制后研末，入丸、散。

藏 药

· **名称** · 索拉克、孕司达、质见、质俺、玛夏租普、巴扎拉咳、巴扎世拉、多丹夏，母司（《四部医典》），萨居、多丹夏、玛恰尔租谱、赤巴、赛尔母、遵母（《词意太阳》），赤阿、多色巴、能哇（《鲜明注释》），萨益超曲、热札麦巴尔（《甘露本草明镜》），木斯（《藏药标准》），木斯赛保。

· **性味** · 味涩、辛，消化后味苦。

· **功能主治** · 具有排脓血，燥黄水，解毒，杀虫功能。主治疖痈疡疮，皮肤疱疹，麻风病，疥癣，恶疮，瘙痒。

维吾尔药

· **名称** · 供贵尔特，共古尔提（《注医典》），其卜黎提、黄乞必里牙（《回回药方三十六卷》），克比日提、古库日德、干代克（《药物之园》）。

· **性味** · 性三级干热。

· **功能主治** · 具有消炎解毒，祛风除痔，软坚消块，收敛生肌，恢复肤色，抗菌杀虫，祛湿止痛功能。主治各种皮肤病，如头癣、脚癣等，各种痔瘘，颈淋巴结核，全身及生殖器的恶疮，如淋病、梅毒、麻风等，虫牙疼痛，风湿关节炎等。

苗 药

· **名称** · 加往、房（《贵州东南》），石硫黄、昆仑黄、硫黄花、硫黄粉。

· **性味** · 味酸，性热，有毒。

· **功能主治** · 具有补火壮阳，温脾通便，杀虫止痒功能。主治阳痿，遗精，尿频，带下，寒喘，心腹冷痛，久泻久痢，便秘，疥疮，顽癣，秃疮，天疱疮，湿毒疮，阴蚀，阴疽，恶疮。

傣 药

· **名称** · 满勒（《西双版纳傣药志》）。

· **性味** · 味苦、咸，性凉。

· **功能主治** · 具有清火解毒，止咳化痰功能。主治兵洞烘洞飞暖（皮肤瘙痒，斑疹，疥癣，湿疹），拢习亨（疥疮）。

参 考 文 献

［1］国家药典委员会. 中华人民共和国药典（2020 版）［M］. 北京：中国医药科技出版社，2020.

［2］李军德，张志杰. 新编中国药材学：第 8 卷［M］. 北京：中国医药科技出版社，2020.

［3］国家中医药管理局《中华本草》编委会. 中华本草：第 1 册［M］. 上海：上海科学技术出版社，1999.

［4］国家中医药管理局《中华本草》编委会. 中华本草：蒙药卷［M］. 上海：上海科学技术出版社，2004.

［5］高天爱，马金安，刘如良. 矿物药真伪图鉴及应用［M］. 太原：山西科学技术出版社，2014.

［6］王伟. 内蒙古蒙药制剂规范［M］. 呼和浩特：内蒙古人民出版社，2007.

［7］内蒙古自治区卫生厅. 内蒙古蒙成药标准［M］. 赤峰：内蒙古科学技术出版社，1984.

［8］国家中医药管理局《中华本草》编委会. 中华本草：藏药卷［M］. 上海：上海科学技术出版社，2009.

［9］国家中医药管理局《中华本草》编委会. 中华本草：维吾尔药卷［M］. 上海：上海科学技术出版社，2005.

［10］国家中医药管理局《中华本草》编委会. 中华本草：苗药卷［M］. 贵阳：贵州科技出版社，2005.

［11］国家中医药管理局. 中华本草：傣药卷［M］. 上海：上海科学技术出版社，2005.

喀 什 粉
Plumbi Carbonicum

本药多作为民族药应用。

维吾尔药

· **别名** · 依斯非杂吉、赛非达比、赛非达比　喀什嘎日（《明净词典》）。

· **来源** · 本品为铅、锡等矿物质煅炼去毒后的一种混合性矿物质粉，即碳酸铅。

· **本草考证** · 《注医典》载："喀什粉，是对锡、铅分别进行煅炼去毒后的灰粉;多用葡萄醋烧焦而成,有的用食盐烧焦而成。"《拜地依药书》载:"喀什粉,以纯正、白色、气味芳香者为佳品。"《药物之园》载:"喀什粉,是古代喀什维医首先制备后传播于世界各地的一种药粉,故由此得名'喀什粉'。它由对锡、铅、锑等分别进行煅炼去毒后的一种混合性矿物质粉;以对锡进行煅炼去毒制成者,并量重、无杂物、白色、气味芳香者为佳品。"根据上述维吾尔医本草所述药物特征和实物对照,与现代维吾尔医所用喀什粉一致。

· **原矿物** · 方铅矿 Galenite 参见"铅"。

锡石 Cassiterite 正方晶系,晶体常呈双锥形或双锥与四方柱之聚形,或板状;且有膝状双晶出现,

但通常以散布状细粒或不规则粒状出现。颜色为褐色或黑色,有时也有红、灰、白等色。条痕为白色或浅棕色。金刚光泽或半金属光泽,断口面上为树脂光泽,不透明。解理不完全。断口呈半贝壳伏,或参差状。硬度 6~7,相对密度 6.8~7.1。

· **主产地** · 主产于湖南、四川、云南、湖北、广西、福建、贵州及东北等地。

· **蕴藏量** · 方铅矿 Galenite 参见"铅"。

锡石 Cassiterite 据 1949—2019 年间"全国地质资料馆"公布的数据,锡石储量约为 48.491 6 万吨。按地区统计,矿物储量以广东省最多(26.78 万吨),其次为江西省(10.92 万吨)等详细见表 16 - 22。

表 16 - 22 锡石历年蕴藏量报道

序号	省份	市(州、盟)	县(区、旗)	经度	纬度	蕴藏量(万吨)	时间
1	江西省	赣州市	崇义县	114°00′00″	25°00′00″	0.334 9	/
2	江西省	赣州市	大余县	/	/	6.344	/
3	江西省	九江市	德安县	115°40′00″	29°26′00″	3.607 4	/
4	江西省	赣州市	于都县	115°29′06″	25°44′44″	0.326 4	/
5	江西省	赣州市	崇义县	114°10′00″	25°38′54″	0.179 3	/
6	江西省	赣州市	崇义县	114°31′49″~114°43′15″	25°38′05″~25°43′23″	0.071 5	/
7	江西省	赣州市	会昌县	115°39′50″~115°40′33″	25°15′20″~25°15′53″	0.048 1	/
8	江西省	赣州市	定南县	114°50′38″	24°43′00″	0.006 7	/
9	江西省	赣州市	大余县	114°23′26″	25°32′06″	0.001	/
10	湖南省	郴州市	宜章县	112°32′05″~112°33′05″	25°27′00″~25°28′05″	1.971 2	1958/3/1
11	湖南省	郴州市	宜章县	112°36′12″	25°19′13″	0.456 3	1959/3/16
12	湖南省	郴州市		112°46′52″	25°07′10″	0.198 8	/
13	湖南省	郴州市	宜章县	/	/	0.090 3	1964/1/1
14	广东省	河源市	紫金县	115°22′55″~115°24′40″	23°29′20″~23°30′50″	11.148	/
15	广东省	茂名市	信宜市	111°17′29″~111°18′25″	22°20′52″~22°22′04″	10.320 3	1979/3/1
16	广东省	韶关市	南雄市	113°58′06″	24°51′55″	2.805 5	1957/1/1
17	广东省	云浮市	云安县	112°03′00″	22°57′00″	0.614 4	1974/5/1
18	广东省	汕尾市	海丰县	115°17′00″	23°03′00″	0.486 6	1955/4/1
19	广东省	潮州市	潮安县	116°25′25″~116°35′11″	23°38′45″~23°46′02″	0.435 9	1956/3/1
20	广东省	中山市	/	/	/	0.186	/
21	广东省	江门市	台山市	112°56′36″	22°00′41″	0.184 2	/
22	广东省	东莞市	/	114°06′00″	22°54′00″	0.156	1960/2/1
23	广东省	韶关市	始兴县	/	/	0.1	/
24	广东省	阳江市	市辖区	111°07′00″	22°02′00″	0.062	1960/1/1

（续表）

序号	省份	市（州、盟）	县（区、旗）	经度	纬度	蕴藏量（万吨）	时间
25	广东省	广州市	从化市	/	/	0.055 8	1960/9/11
26	广东省	广州市	增城市	113°47′00″～113°57′00″	23°30′00″～23°36′00″	0.048 2	1961/1/15
27	广东省	汕尾市	海丰县	/	/	0.044 8	/
28	广东省	广州市	从化市	113°32′00″	23°37′00″	0.036 8	/
29	广东省	汕尾市	陆丰市	/	/	0.028	/
30	广东省	惠州市	龙门县	/	/	0.022 5	/
31	广东省	广州市	增城市	/	/	0.022 5	/
32	广东省	阳江市	阳春市	/	/	0.019 9	1962/1/1
33	广西壮族自治区	桂林市	恭城县	110°52′00″	25°09′00″	0.617	/
34	四川省	凉山彝族自治州	会理县	102°24′00″	27°04′40″	3.85	/
35	四川省	凉山彝族自治州	冕宁县	102°15′03″	28°16′41″	1.364 2	/
36	云南省	红河哈尼族彝族自治州	个旧市	103°10′15″～103°14′45″	23°15′10″～23°16′40″	1.67	/
37	青海省	海西州	都兰县	98°26′36″	36°23′40″	1.193 9	1970/4/1

· **采收加工** · 维吾尔医采用一定的特殊方法,对铅、锡等分别进行煅炼去毒后制成。

· **性味** · 性二级干寒,味微苦,有毒。

· **功能主治** · 具有生干生寒,清热明目,收敛创伤,除腐生肌功能。主治湿热性或血液质性各种眼疾,如湿热性眼红目糊,眼睑疮疡及皮肤烧伤等。

· **用法用量** · 外用:适量。可入眼粉、点眼栓、散剂、油剂、软膏剂等制剂。

· **用药警戒或禁忌** · 不宜内服,若误服小量,可引起咽喉的紧缩,矫正药为小茴香或洋茴香;过量可导致死亡。

参 考 文 献

［1］国家中医药管理局《中华本草》编委会. 中华本草:维吾尔药卷［M］.上海:上海科学技术出版社,2005.

锌
《天工开物》
Zincum

本药多作为民族药应用。

◇ 藏 药 ◇

· **异名** · 德擦嘎布,德察,得察嘎保,温却。

· **来源** · 本品为含锌矿物闪锌矿、红锌矿、菱锌矿等冶炼而成。

· **本草考证** · 本品为藏医习用药材。据《晶珠本草》记述:"锌灰治眼病。"本品又名温却,来自青石与红石。状如银,比银色青,牙咬发碜声。于炭火中烧,冒青黄色烟。

· **原矿物** · 闪锌矿、红锌矿、菱锌矿。

菱锌矿 Smithsonite　参考"炉甘石"。

· **药材鉴别** · **性状鉴别**　冶炼的锌多为锥状、柱状、纤维状集合体。淡灰白色。条痕为亮光的淡灰白色。质稍脆。断口参差状,金属光泽。具延展性(温度100～500 ℃)。气微,味淡。

理化鉴别　本品溶于稀硝酸。在空气中能生成氧化锌,在木炭上烧之,生成白色氧化锌薄膜一层,火焰为蓝色。

· **化学成分** · 主要成分为锌(Zn)。

· **药理作用** · 1. **抗菌**　锌在空气中生成氧化锌,具有收敛和抗菌作用。

2. **维持生理功能**　锌是一种与人体健康关系密切的重要微量元素。对于维持机体的生理功能起重要作用。对人体的免疫起调节作用,还有维持人体各种屏障的正常功能,发挥防御感染作用。在机体内,锌广泛参与酶的活动,已知有 80 种生物酶中含有锌。缺锌时,蛋白质合成受到抑制。

3. **对儿童生长发育的影响**　锌对儿童的生长发育关系重大,儿童的智力发育与锌有关。缺锌儿童可引起味觉、嗅觉减退或丧失,导致食欲不佳,味觉不灵敏,影响儿童身高,体重的正常发育。

· **炮制** · (1) 取原药材锤成蜂翼状薄片。

(2) 以姜黄粉,巴豆粉一起去毒。

(3) 以黄矾、黑矾、藏酒等辅料一起去绣。

(4) 以雄黄粉、硫黄粉一起搅匀,做成包块,晒干,煅透即得。

· **性味** · 味涩、辛,性平。

· **功能主治** · 具有明目,愈疮功能。主治翳障等各种眼病,疮痈。

· **用法用量** · 配方用,0.3～0.6 g。

· **贮藏** · 置通风干燥处。

参 考 文 献

[1] 青海省食品药品监督管理局.青海省藏药炮制规范(2010 年版)[M].西宁:青海人民出版社,2010.

[2] 青海省卫生厅.青海省藏药标准[M].西宁:青海省卫生厅,1992.

[3] 青海省药品检验所,青海省藏医药研究所.中国藏药:第 2 卷[M].上海:上海科学技术出版社,1996.

[4] 高天爱,马金安,刘如良.矿物药真伪图鉴及应用[M].太原:山西科学技术出版社,2014.

[5] Reis BZ, Vieira DAD, Maynard DD, et al. Zinc nutritional status influences ZnT1 and ZIP4 gene expression in children with a high risk of zinc deficiency [J]. J Trace Elem Med Biol, 2020, 61: 126537.

[6] Wadhwa N, Basnet S, Natchu UCM, et al. Zinc as an adjunct treatment for reducing case fatality due to clinical severe infection in young infants: study protocol for a randomized controlled trial[J]. Bmc Pharmacology & Toxicology, 2017, 18(1): 56.

[7] Basnet S, Shrestha PS, Sharma A, et al. A Randomized Controlled Trial of Zinc as Adjuvant Therapy for Severe Pneumonia in Young Children [J]. Pediatrics, 2012, 129(4): 701 - 708.

[8] Bhutta ZA, Black RE, Brown KH, et al. Prevention of diarrhea and pneumonia by zinc supplementation in children in developing countries: Pooled analysis of randomized controlled trials[J]. Journal of Pediatrics, 1999, 135(6): 689 - 697.

[9] Badulici S, Chirulescu Z, Chirila P, et al. Treatment with zincum metallicum CH5 in patients with liver cirrhosis. Preliminary study[J]. Romanian journal of internal medicine, 1994, 32(3): 215 - 219.

[10] Osendarp SJM, West CE, Black RE, et al. The need for maternal zinc supplementation in developing countries: An unresolved issue[J]. J Nutr, 2003, 133 (3): 817S - 827S.

锑
Antimony Nigrum

本药多作为民族药应用。

◇ 维吾尔药 ◇

· **别名** · 艾斯密德、库合里、苏日买 斯亚、安占(《明净词典》)。

· **来源** · 本品为锑矿石加工制成。

· **本草考证** · 《注医典》载:"锑,是一种矿石;以分段、光泽、有层次、质不硬、易解开、无杂物者为佳品。"《白色宫殿》载:"锑,是一种矿石;称'艾斯密德'者多指伊朗国伊斯法罕一带所产锑矿石,药力与氧化锡接近。"《拜地依药书》载:"锑,是一种矿石;以暗色、光泽、质不硬、无杂物者为佳品。"根据上述维吾尔医本草所述药物特征和实物对照,与现代维吾尔医所用的锑一致。

· **原矿物** · 锑 Antimony Nigrum。

· **主产地** · 产于国内外各地山区,国外主产于伊朗、埃及等地山区。

· **采收加工** · 开采后,去净泥土、杂石即可。

· **炮制** · 取适量锑矿石,放入在牛脂肪中,加热烧焦备用为佳。

· **性味** · 性二级干寒,味苦。

· **功能主治** · 具有生干生寒,清热明目,燥湿止泪,祛肉除翳,祛风止痛,除腐生肌功能。主治湿热性或血液质性各种眼疾,如热性目糊、视力下降、目赤眼痛,湿性迎风流泪、眼角生肉,眼疾性偏头痛,各种烧伤等。

· **用法用量** · 外用:适量。不宜内服。可入眼粉、鼻吸粉、伤粉、软膏、敷剂等制剂。

· **用药警戒或禁忌** · 若误用内服少量对肺脏和关节有害,并引起声音嘶哑,矫正药为西黄芪胶、砂糖。若误服中毒,可引起死亡。

参 考 文 献

[1] 国家中医药管理局《中华本草》编委会. 中华本草:维吾尔药卷[M].上海:上海科学技术出版社,2005.

滑 石 粉
Talci Pulvis

· **来源** · 本品系滑石经精选净制、粉碎、干燥制成。

· **本草考证** · 滑石始载于《神农本草经》,列为上品。《雷公炮炙论》云:"其白滑石如方解石……若滑石,色似冰,白青色,画石上有白腻文者,真也。"《本草经集注》曰:"滑石色正白,《仙经》用之以为泥。又有冷石,小青黄,性并冷利,亦能熨油污衣物。"《新修本草》曰:"……此石所在皆有,岭南始安(今广西桂林)出者,白如凝脂,极软滑,其出掖县(今山东莱州市)者,理粗质青白黑点,惟可为器,不堪入药。齐州南山神通寺南谷亦大有,色青白不佳,至于滑腻犹胜掖县者。"《本草图经》引《南越志》云:"嶂城县出嶂石,嶂石即滑石也……莱、濠州(莱州在今山东,濠州在今安徽)出者理粗质青,有白黑点,亦谓之斑石。二种皆可作器用,甚精好。"据以上所载"能熨油污衣物""惟可为器"等性质,以及"嶂城县出嶂石""即滑石也"之记载,可认为当时有一部分地区所用的滑石原矿物很可能是一种黏土,因此性黏可以作"器",且黏土吸附力强,可熨油污,嶂石即属于一种黏土。但据《雷公炮炙论》所载"其白滑石如方解石""画石上有白腻纹者,真也"等性质,又可认为当时有的地区亦用硅酸盐类矿物滑石,黏土滑石与硅酸盐类滑石的混用状况一直沿用至今,江南多用黏土质滑石,习称"软滑石";江北多用硅酸盐类滑石,习称"硬滑石""活石"。《中国药典》确定硅酸盐类矿物滑石为滑石的正品,黏土质滑石可作为地区习惯用药。

· **原矿物** · 滑石 Talc 参见"滑石"。

· **主产地** · 主产于山东莱阳、栖霞、莱州,江西鹰潭等地。此外,江苏、浙江、山西、陕西、辽宁、广西等地也有产。

· **流通量及使用情况** · 《中国药典》记载方剂中应用情况 见表16-23。

表16-23 《中国药典》记载方剂中应用情况

序号	名称	处方来源	配方组成	功能主治
1	大黄清胃丸	《中国药典》(2020年版)	大黄504g,木通63g,槟榔63g,黄芩96g,胆南星42g,羌活42g,滑石粉168g,白芷42g,炒牵牛子42g,芒硝63g	清热通便。用于胃火炽盛所致的口燥舌干、头痛目眩、大便燥结
2	小儿泻痢片	《中国药典》(2020年版)	葛根37.5g,黄芩62.5g,黄连31.3g,厚朴62.5g,白芍62.5g,茯苓62.5g,焦山楂62.5g,乌梅31.3g,甘草12.5g,滑石粉75g	清热利湿,止泻。用于小儿湿热下注所致的痢疾、泄泻,症见大便次数增多或里急后重、下利赤白

(续表)

序号	名称	处方来源	配方组成	功能主治
3	风痛安胶囊	《中国药典》(2020年版)	防己 250 g,桂枝 125 g,石膏 500 g,木瓜 250 g,忍冬藤 333 g,滑石粉 250 g,通草 167 g,姜黄 167 g,薏苡仁 333 g,海桐皮 167 g,黄柏 250 g,连翘 333 g	清热利湿,活血通络。用于湿热阻络所致的痹病,症见关节红肿热痛、肌肉酸楚;风湿性关节炎见上述证候者
4	六一散	《中国药典》(2020年版)	滑石粉 600 g,甘草 100 g	清暑利湿。用于感受暑湿所致的发热、身倦、口渴、泄泻、小便黄少;外用治痱子
5	泌石通胶囊	《中国药典》(2020年版)	槲叶干浸膏 225 g,滑石粉 225 g	清热利湿,行气化瘀。用于气滞血瘀型及湿热下注型肾结石或输尿管结石

· **蕴藏量** · 滑石 Talc 参见"滑石"。

· **性味归经** · 味甘、淡,性寒。归膀胱、肺、胃经。

· **功能主治** · 内服具有利尿通淋,清热解暑功能。外用具有祛湿敛疮功能。内服主治热淋,石淋,尿热涩痛,暑湿烦渴,湿热水泻;外用主治湿疹,湿疮,痱子。

· **用法用量** · 10~20 g,包煎。外用适量。

· **贮藏** · 置干燥处保存。

参 考 文 献

[1] 国家中医药管理局《中华本草》编委会. 中华本草:第 1 册[M]. 上海:上海科学技术出版社,1999.

[2] 国家药典委员会. 中华人民共和国药典(2020 版)[M]. 北京:中国医药科技出版社,2020.

[3] 李军德,张志杰. 新编中国药材学:第 8 卷[M]. 北京:中国医药科技出版社,2020.

[4] 高天爱,马金安,刘如良. 矿物药真伪图鉴及应用[M]. 太原:山西科学技术出版社,2014.

锡
《本草经集注》
Tin

· **别名** · 白锡(《山海经》),镴(《周礼》郑玄注),白镴(《尔雅》郭璞注),贺(《本草纲目》)。

· **来源** · 本品为一种银白色金属,主要由锡石中炼出。

· **本草考证** · 《神农本草经》载有"锡铜镜鼻"。《名医别录》谓:"生桂阳(今湖南郴州市一带)山谷。"陶弘景云:"今则乃出临贺,犹是分桂阳所置。铅与锡相似,而入用大异。"李时珍曰:"锡出云南、衡州(今湖南省衡山、常宁、来阳间的湖水流域)。""银色而铅质,五金之中独锡易制。"综合历代文献,"锡出云南""银色而铅质,五金之中独锡易制"等描述,均符合金属锡的特点。

· **原矿物** · 锡石 Cassiterite 参见"喀什粉",见图 16-61。

· **主产地** · 主产于云南、湖南、广东、广西等地。

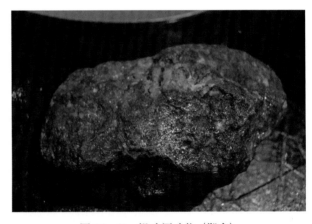

图 16-61 锡矿原矿物(湖南)

· **蕴藏量** · 锡石 Cassiterite 参见"喀什粉"。

· **药材鉴别** · **性状鉴别** 本品为块状、粒状或片状。银白色;条痕亮银白色。不透明;具强金属光泽。体重,质软,有延性和展性;易切断。气微,味淡。以银白色、光亮者为佳。本品易溶于盐酸和王水、渐溶于冷的稀盐酸、稀硝酸和热的稀硫酸。

理化鉴别 取本品粉末约 0.2 g,加盐酸 2 mL,激烈反应后,静置。

(1) 取上清液加氨试液,生成白色沉淀,不溶于过量的氨试液中。

(2) 取上清液,加氯化高汞少许,振摇,发生白色沉淀;放置后,沉淀变为黑色。

· **化学成分** · 主含锡。并含微量铅、锌、铜、钒、钨、铋、钼、铟、镁、硅、钡、锶、铁、铝、钙、锰、钛、铬等;含二氧化锡(SnO_2)、二氧化硫(SO_2)。

· **性味归经** · 味甘,性寒,有毒。归脾、肾经。

· **功能主治** · 具有清热解毒,祛腐生肌功能。主治疔疮肿毒,杨梅毒疮,恶毒风疮。

· **用法用量** · 外用少许,研末调敷;内服:研末 1 g;或入丸、散。

· **用药警戒或禁忌** · 本品有毒,不宜内服。同时避免用酒浸泡。

· **贮藏** · 密闭保存。

民族医药应用

◇ 蒙 药 ◇

· **名称** · 查干-托古拉嘎。

· **炮制** · 取净锡 1 份,锤成薄片,加等量的三子汤,煮沸,保持微沸 20～30 min,取出,再加等量的沙棘汤,煮沸,保持 20～30 min,取出,晾干;与银朱 1 份、硫黄 3 份共研,照焖煅法煅透,放凉,取出。

· **性味** · 味甘,性寒,有毒。

· **功能主治** · 具有愈伤功能。主治创伤,协日乌素病。

· **用法用量** · 多用于炮制水银,或配方用。

◇ 藏 药 ◇

· **名称** · 路嘎、努旦起瓦间(《晶珠本草》)。

· **炮制** · **去毒法** 锡制成薄片。在 350 mL 水中加锡片 50 g,诃子、毛诃子、余甘子各粉末 20 g,煎煮 4 h。再按上述操作法重复一次,取出,洗净。

去积垢法 500 mL 水中,加 8 岁童便 500 mL,沙棘 40 g,再加入去毒后的锡片,煎煮 5 h,取出,洗净,晒干。

煅烧法 取硼砂 50 g,硫黄 150 g,诃子 15 g,研细,混匀制成糊状,再涂于去积垢的锡片的表面,晒干,煅烧约 6 h,其方法及最后处理法同"金箔"。

· **性味** · 味涩、咸,性平。

· **功能主治** · 具有愈疮生肌,解毒功能。主治疮伤及疮伤引起的脓血、黄水,中毒症。

参考文献

[1] 国家中医药管理局《中华本草》编委会. 中华本草:第 1 册[M]. 上海:上海科学技术出版社,1999.

[2] 南京中医药大学. 中药大辞典[M]. 2 版. 上海:上海科学技术出版社,2006.

[3] 高天爱,马金安,刘如良. 矿物药真伪图鉴及应用[M]. 太原:山西科学技术出版社,2014.

[4] 杨松年. 中国矿物药图鉴[M]. 上海:上海科学技术文献出版社,1990.

[5] 内蒙古自治区卫生厅. 内蒙古蒙药材标准[M]. 赤峰:内蒙古科学技术出版社,1987.

[6] 国家中医药管理局《中华本草》编委会. 中华本草:藏药卷[M]. 上海:上海科学技术出版社 2002.

煅石膏
Gypsum Ustum

· **别名** · 细石、细理石《名医别录》,软石膏《本草衍义补遗》,寒水石《本草纲目》,白虎《药品化义》,玉大石(甘肃),冰石(青海)。

· **来源** · 本品为石膏经煅制失去结晶水的炮制品。

· **本草考证** · 石膏始载于《神农本草经》,列为中品。《名医别录》云:"细理白泽者良,黄者令人淋。生齐山山谷及齐卢山、鲁蒙山,采无时。"《本草图经》云:"石膏自然明莹如玉石,此有异也。"《本草纲目》曰:"石膏有软、硬二种。软石膏,大块生于石中,作层如压扁米糕形,每层厚数寸,有红白二色,红者不可服,白者结净、细文短密如束针,正如凝成白蜡状,松软易碎,烧之即白烂如粉。"又曰:"令人以石膏收豆腐、乃昔人所不知。"以上记载的形态、产状等与现今所用石膏的特征相符。

· **原矿物** · 石膏 Gypsum 参见"石膏"项。

· **主产地** · 产于海湾盐湖和内陆湖泊形成的沉积盐中。分布于内蒙古、山西、陕西、宁夏、甘肃、青海、新疆、山东、安徽、河南、湖北、四川、贵州、云南、西藏等地。

· **流通量及使用情况** · 《中国药典》记载方剂中应用情况 见表16-24。

表 16-24 《中国药典》记载方剂中应用情况

序号	名称	处方来源	配方组成	功能主治
1	蛤蚧定喘丸	《中国药典》(2020年版)	蛤蚧11g,瓜蒌子50g,紫菀75g,醋鳖甲50g,甘草50g,黄连30g,炒紫苏子25g,炒苦杏仁50g,麻黄45g,黄芩50g,麦冬50g,百合75g,石膏25g,煅石膏25g	滋阴清肺,止咳平喘。用于肺肾两虚,阴虚肺热所致的虚劳久咳,年老哮喘,气短烦热,胸满郁闷,自汗盗汗
2	蛤蚧定喘胶囊	《中国药典》(2020年版)	蛤蚧28.2g,瓜蒌子128.2g,紫菀192.3g,醋鳖甲128.2g,甘草128.2g,黄连76.9g,炒紫苏子64.1g,炒苦杏仁128.2g,麻黄115.4g,黄芩128.2g,麦冬128.2g,百合192.3g,石膏64.1g,煅石膏64.1g	滋阴清肺,止咳平喘。用于肺肾两虚,阴虚肺热所致的虚劳咳喘,气短胸满,自汗盗汗

· **药材鉴别** · **性状鉴别** 本品为白色的粉末或酥松块状物,表面透出微红色的光泽,不透明。体较轻,质软,易碎,捏之成粉。气微,味淡。

· **化学成分** · 煅石膏主要成分为无水硫酸钙($CaSO_4$)。

· **炮制** · 取净石膏块或粗粉,置无烟炉火或适宜耐火容器中,用武火加热,煅烧至红透,酥脆时取出,凉后碾细。

· **性味归经** · 味甘、辛、涩,性寒。归肺、胃经。

· **功能主治** · 具有收湿,生肌,敛疮,止血功能。外用治溃疡不敛,湿疹瘙痒,水火烫伤,外伤出血。

· **用法用量** · 外用适量,研末撒敷患处。

· **贮藏** · 置干燥处。

参 考 文 献

[1] 国家中医药管理局《中华本草》编委会. 中华本草:第1册[M]. 上海:上海科学技术出版社,1999.
[2] 南京中医药大学. 中药大辞典[M]. 2版. 上海:上海科学技术出版社,2006.
[3] 李军德,张志杰. 新编中国药材学:第8卷[M]. 北京:中国医药科技出版社,2020.

碱 花
《月王药诊》
Tronum

· **来源** · 本品为硫酸盐类苏打石水碱族矿物天然碱。

· **本草考证** · 为常用藏药和较常用蒙药。本品始载于《月王药诊》《四部医典》。《认药白晶鉴》也有记载:"胡吉尔状如石灰华且味苦,在海边、咸水湖边形成的,形似雪花。"《无误蒙药鉴》载:"扫取味苦、状如石灰华的白色碱土,溶解过滤,制成似砖茶的方块状。"本草记载与现今所用碱花基本一致。

· **原矿物** · 碱土 Trona soil 为单斜晶系中的柱状或纤维状晶体,常呈白色或灰白色,有时微带黄色,具玻璃光泽,相对密度2.14,硬度2.5~3。天然碱产于各种盐湖矿床中,在西北干旱地区也会出现于土壤表面,呈粉末状。常与苏打、水碱、石盐、钙芒硝、芒硝、无水芒硝、石膏等共生。见图16-62。

· **主产地**· 主产于西藏那曲、青海、四川、云南、内蒙古、山东等地。

· **蕴藏量**· 碱土 Trona soil 据 1949—2019 年间"全国地质资料馆"公布的数据,碱土储量约为 7 932.52 万吨。按地区统计,矿物储量以宁夏回族自治区最多(6 876.99 万吨),依次为内蒙古自治区(829.4 万吨)、河北省(226.1 万吨)、青海省(0.03万吨),详细见表 16-25。

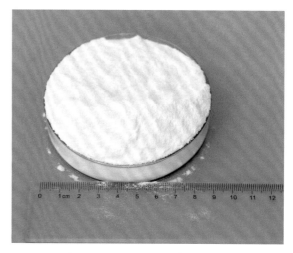

图 16-62 面碱药材(内蒙古)

表 16-25 碱土历年蕴藏量报道

序号	省份	市(州、盟)	县(区、旗)	经度	纬度	蕴藏量(万吨)	时间
1	河北省	邯郸市	峰峰矿区	/	/	226.1	1949/1/1
2	内蒙古自治区	鄂尔多斯市	鄂托克旗	108°26′00″~108°27′00″	39°23′00″~39°24′00″	464.7	1960/12/1
3	内蒙古自治区	鄂尔多斯市	鄂托克旗	108°26′00″~108°26′00″	39°22′00″~39°22′00″	364.7	1959/3/1
4	青海省	海西州	都兰县	97°08′00″~97°08′00″	36°24′30″~36°24′30″	0.028 3	1983/5/1
5	宁夏回族自治区	/	/	106°35′07″~106°37′42″	37°04′54″~37°07′58″	6 876.99	2015/6/1

· **流通量及使用情况**· **市场流通量** 碱花市场流通的药材来源主要为内蒙古。

医院和药厂使用情况 取原药材,加 3 倍量热水使溶解,趁热滤过,滤液浓缩至约 1/2,放冷,析出晶体。母液继续浓缩,收集晶体,合并晶体,混匀,干燥,研细。

兴安盟蒙医院:年用量在 12 kg 左右,入蒙成药六味安消散。

扎赉特旗蒙医综合医院:年用量在 50 kg 左右,入蒙成药六味安消散。

库伦旗蒙医医院:年用量在 12 kg 左右,入蒙成药六味安消散。

内蒙古民族大学附属医院:年用量在 667 kg 左右,入蒙成药六味安消散、活血六味散。

《中国药典》记载方剂中应用情况 见表 16-26。

表 16-26 《中国药典》记载方剂中应用情况

序号	名称	处方来源	配方组成	功能主治
1	十一味能消丸	《中国药典》(2020 年版)	藏木香 30 g,小叶莲 50 g,干姜 40 g,沙棘膏 38 g,诃子肉 75 g,蛇肉(制)25 g,大黄 90 g,方海 25 g,北寒水石(制)100 g,硇砂 17 g,碱花(制)125 g	化瘀行血,通经催产。用于经闭,月经不调,难产,胎盘不下,产后瘀血腹痛
2	六味安消胶囊	《中国药典》(2020 年版)	藏木香 23.81 g,大黄 95.24 g,山奈 47.62 g,北寒水石(煅)119.05 g,诃子 71.43 g,碱花 142.86 g	和胃健脾,消积导滞,活血止痛。用于胃痛胀满、消化不良、便秘、痛经
3	六味安消散	《中国药典》(2020 年版)	藏木香 50 g,大黄 200 g,山奈 100 g,北寒水石(煅)250 g,诃子 150 g,碱花 300 g	和胃健脾,消积导滞,活血止痛。用于脾胃不和、积滞内停所致的胃痛胀满、消化不良、便秘、痛经

·**采收加工**· **碱花** 四季可采,除去杂质,直接入药。

碱牙子 扫取碱土,放置容器内,加水溶解滤过,收集滤液,置于锅中,煎煮浓缩,放冷即析出结晶。

碱面 碱牙子长时间放置空气中,即风化成碱面。

·**药材鉴别**· **性状鉴别** (1)碱花:为白色或微黄白色的结晶性粉末。质较轻。无臭,味咸苦,微甘。

(2)碱牙子:白色或黄白色块状物,表面附有一层白色或黄白色粉末,易粘手。体轻易碎,断面不平坦,有玻璃光泽,透明或半透明。无臭,味咸苦、微甘。

(3)碱面:白色或黄白色粉末,余者同碱牙子。

以上三者均以色白、无杂质者为佳。

显微鉴别 碱花、碱牙子、碱面三者粉末均为白色。镜下观察:碱花为柱状结晶,长短大小不等,有的粗长,有的碎断呈方晶状或不定形碎片。碱牙子多为无色透明块状体,有众多颗粒附着,边缘参差不齐,无定形纹理,有的顺直,有的弯曲,有的凹凸不平,均有立体感。碱面为浅黄色或无色颗状透明或半透明聚合体,偶有透明块状者,有顺直纹理。

理化鉴别 (1)取样品 0.2 g,加入稀盐酸 5 mL,即出现泡腾,并产生大量气体,将此气体直接通入氢氧化钙试液中,即产生白色沉淀。

(2)取铂丝数条,先用盐酸湿润后,蘸取本品粉末,在无色火焰中燃烧,火焰即显鲜黄色。

·**化学成分**· 主含碳酸盐。碳酸钠 23.25% ～ 32.74%,其次是硫酸氢钠 18.79%～20.72%,水分 15.29%～17.61%,氯化物 1.24%～1.91%,碳酸低价铁 0.27%～1.63%,还有微量的碳酸钙和碳酸镁。天然碱为钠的重碳酸盐矿物,一般天然碱中还含钾、钙、镁、氯、二氧化硫等杂质。

·**药理作用**· **保护胃肠道黏膜** 碱花制酸和胃,可降低胃内酸度,起到保护胃肠道黏膜的作用。

·**炮制**· 除去杂质,洗去土色;将碱花放入铁锅中加热拌炒至去水分,冷却,备用。

·**性味归经**· 味甘、咸,性平,微毒。归胃、大肠经。

·**功能主治**· 具有消积,祛瘀,除虫,润肠功能。主治消化不良,胃酸过多,胃寒,胃胀,胎盘滞留,闭经,疮伤溃烂,虫病。

·**用法用量**· 内服:2.5 g,煎汤;或入丸、散。

·**用药警戒或禁忌**· 腹泻患者慎用。

·**贮藏**· 置通风干燥处,防潮,防尘。

民族医药应用

◇ 蒙 药 ◇

·**名称**· 胡吉尔(《认药白晶鉴》),布勒道格、宝德萨(《无误蒙药鉴》)。

·**本草考证**· 本品载于《认药白晶鉴》。《认药白晶鉴》称:"胡吉尔状如石灰华且味苦,在海边、咸水湖边形成的,形似雪花。"《无误蒙药鉴》谓:"扫取味苦、状如石灰华的白色碱土,溶解过滤,制成似砖茶的方块状。"故历代蒙医药文献所载的布勒道格即胡吉尔(碱花)。

·**炮制**· 在热锅里炒尽潮气,取出备用。

·**性味**· 味咸、甘、苦,性平。

·**功能主治**· 具有祛巴达干,消食,通便,止腐,解毒功能。主治消化不良,胃巴达干病,痧证,便秘,妇女血证,闭经,胎衣不下,疮疡。

·**用法用量**· 内服:研末,入丸、散。

◇ 藏 药 ◇

·**名称**· 铺夺(《四部医典》),孜普嘎(《鲜明注释》),番察(《蓝琉璃》),羌淘合(《晶珠本草》),力铺(《甘露本草明镜》)。

·**炮制**· 将碱花放入铁锅中加热拌炒至去水分,冷却,备用。

·**性味**· 味苦、甘、咸,性温。

·**功能主治**· 具有助消化功能。主治胃溃疡,培根性胃胀,虫病,中毒性肝病。

参 考 文 献

[1] 李军德,张志杰. 新编中国药材学:第 8 卷[M]. 北京:中国医药科技出版社,2020.

[2] 国家中医药管理局《中华本草》编委会. 中华本草:蒙药卷[M]. 上海:上海科学技术出版社,2004.

[3] 中国地质调查局发展研究中心. 全国地质资料馆[OL]. http://www.ngac.cn/125cms/c/qggnew/zljs.htm.

［4］国家药典委员会. 中华人民共和国药典（2020 版）［M］. 北京：中国医药科技出版社，2020.

［5］王磊，毕蓉蓉. 六味安消联合西药治疗萎缩性慢性胃炎伴原发性胆汁反流的临床研究［J］. 世界中西医结合杂志，2018，13(9)：1203 - 1206.

［6］吕玉涛，王绍华. 六味安消胶囊的药理作用及临床应用［J］. 中国药房，1999(5)：219 - 220.

［7］布和巴特尔，奥·乌力吉. 传统蒙药与方剂［M］. 赤峰：内蒙古科学技术出版社，2013.

［8］内蒙古自治区卫生厅. 内蒙古蒙药材标准［M］· 赤峰：内蒙古科学技术出版社 1986.

［9］中华人民共和国卫生部药典委员会. 中华人民共和国卫生部药品标准：蒙药分册［M］. 北京：中华人民共和国卫生部药典委员会，1998.

［10］内蒙古自治区卫生厅. 内蒙古蒙成药标准［M］. 赤峰：内蒙古科学技术出版社，1984.

［11］国家中医药管理局《中华本草》编委会. 中华本草：藏药卷［M］. 上海：上海科学技术出版社，2005.

第十七章 副产物

万年灰
《无误蒙药鉴》
Calcii Carbonicum ex Vetusto Domus

本药多作为民族药应用。

◇蒙药◇

· **别名** · 胡其日森-朝海（《无误蒙药鉴》），道塔拉（《认药白晶鉴》），霍钦-朝海（《矿物药真伪图鉴及应用》）。

· **本草考证** · 本品载于《无误蒙药鉴》。《认药白晶鉴》载："炮制道塔拉时散发出一种臭味。取'道顺'（石灰岩），经煅烧形成白色灰状物，称'道塔拉'。"《无误蒙药鉴》谓："将白色矿石（石灰岩）入窑中，用炭火烧所得的石灰，白色者质佳。把它投入冷水，水滚开。"蒙医沿用的万年灰形态特征基本符合本草描述，故历代蒙医药文献所载的道塔拉即胡其日森-朝海（万年灰）。

· **来源** · 本品为古建筑物的石灰性块状物及旧城墙土，现多为自然形成的含有碳酸钙的沉积岩。拆除古建筑物时，收集白色石灰性块状物，除去杂物，见图17-1～图17-3。

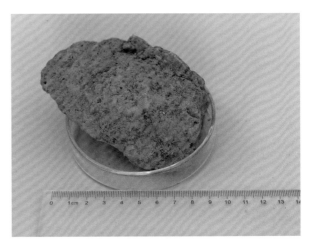

图 17-2 万年灰（宁夏）

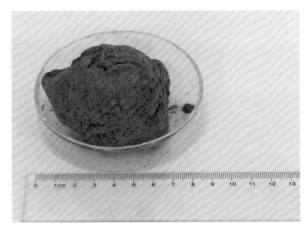

图 17-3 万年灰（陕西）

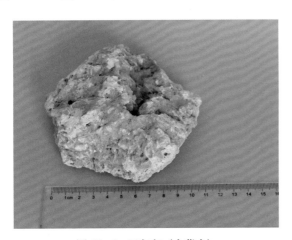

图 17-1 万年灰（内蒙古）

· **主产地** · 主产于内蒙古等地。

· **流通量及使用情况** · 医院和药厂使用情况　万年灰是特色蒙药材，一般蒙医医院、药厂使用。用于消化不良，寒性痞证的蒙成药制剂中应用。炮制方法为：取原药材，除去杂质，砸碎成细颗粒，武火煅透

（约 800 ℃，3 h），趁热浸入 60％乙酸中，加盖密闭，放凉，捞出，晾干，研成粉末。每 100 kg 万年灰，用 60％乙醇 250 L。

内蒙古蒙药股份有限公司：年用量在 680 kg 左右，入蒙成药消积洁白丸。

内蒙古库伦蒙药有限公司：年用量在 2 700 kg 左右，入蒙成药消积洁白丸。

扎鲁特旗蒙医医院：年用量在 20 kg 左右，入蒙成药消积洁白丸。

扎赉特旗蒙医综合医院：年用量在 20 kg 左右，入蒙成药消积洁白丸、十味鹫粪散。

库伦旗蒙医医院：年用量在 2 kg 左右，入蒙成药十味鹫粪散。

内蒙古民族大学附属医院：年用量在 60 kg 左右，入蒙成药消积洁白丸、十味鹫粪散。

· **采收加工** · 翻修或拆除古建筑物时收集石灰性状物或采挖碳酸钙沉淀岩，除去杂石。

· **药材鉴别** · **性状鉴别** 本品呈不规则的块状物。表面白色或类白色。条痕白色。具大小不等的孔隙。质坚，不易折断，断面白色，多不平坦，吸湿性弱。气微，味淡。以色白，无杂质，吸水少者为佳。

理化鉴别 （1）检查碳酸盐：取本品粉末适量，滴加稀盐酸 5 mL，即发生大量气泡，将此气体通入氢氧化钙试液中，即产生白色沉淀，滤过，滤液显钙盐的鉴别反应。

（2）检查钙盐：将上述反应后的溶液，滤过，滤液中加甲基红指示液 2 滴，用氨试液中和，再滴加盐酸至恰呈酸性，加草酸铵试液，即生成白色沉淀；分离，沉淀不溶于醋酸，但可溶于盐酸。

· **化学成分** · 主要含碳酸钙（$CaCO_3$）。

· **炮制** · **煅万年灰** 取净万年灰，照明煅法煅至红透，立即投入白酒中，加盖密闭，放凉，取出，晾干，砸碎。

· **性味** · 味辛，性温，有毒。

· **功能主治** · 具有温中散寒，破痞，助消化功能。主治消化不良，寒性痞证。

· **用法用量** · 内服：1～2 g，研末；或入丸、散。

· **贮藏** · 置通风干燥处，密闭保存。

参 考 文 献

［1］国家中医药管理局《中华本草》编委会. 中华本草：蒙药卷［M］. 上海：上海科学技术出版社，2004.

［2］高天爱，马金安，刘如良. 矿物药真伪图鉴及应用［M］. 太原：山西科学技术出版社，2014.

［3］内蒙古自治区食品药品监督管理局. 内蒙古蒙药炮制规范（2015 年版）［M］. 呼和浩特：内蒙古人民出版社，2016.

［4］内蒙古自治区卫生厅. 内蒙古蒙成药标准［M］. 赤峰：内蒙古科学技术出版社，1984.

［5］刘玉琴. 矿物药［M］. 呼和浩特：内蒙古人民出版社，1989.

［6］布和巴特尔，奥·乌力吉. 传统蒙药与方剂［M］. 赤峰：内蒙古科学技术出版社，2013.

井 底 泥
《本草经集注》
Nigri Terra ex Well-bottom

· **别名** · 井底沙（《证类本草》）。

· **来源** · 本品为淤积在井底的灰黑色泥土。

· **本草考证** · 本品为极少用中药，始载于《本草经集注》。

· **采收加工** · 采集后，除去杂质和沙石，晒干。

· **性味归经** · 味淡，性寒。归心、肝经。

· **功能主治** · 具有清热解毒，安胎功能。主治妊娠热病，胎动不安，风热头痛，天疱疮，热疖，烫火烧伤。

· **用法用量** · 外用：适量，涂敷。

· **用药警戒或禁忌** · 不宜内服。

· **贮藏** · 置干燥处，防尘。

参 考 文 献

［1］国家中医药管理局《中华本草》编委会. 中华本草：第 1 册［M］. 上海：上海科学技术出版社，1999.

［2］高天爱，马金安，刘如良. 矿物药真伪图鉴及应用［M］. 太原：山西科学技术出版社，2014.

升 药 底
《外科正宗》
Hydrargyrum Oxydatum Crudum Bottom

- **别名** · 灵药渣、红粉底（《疮疡外用本草》）。
- **来源** · 本品为炼制升药后留在锅底的残渣。
- **本草考证** · 本品为极少用中药，始载于《外科正宗》。
- **药材鉴别** · **性状鉴别**　本品为不规则厚片状，通常直径 3~7 cm，厚 0.3~0.7 cm。白色至淡黄色；条痕白色，微带黄色调。一面较平坦或具极细小孔，另一面粗糙或呈蜂窝状。质硬脆，可折断，断面多数为淡黄色，有的散有红色点或线。气微臭，以厚片状、淡黄色、纯净者为佳。
- **化学成分** · 主要含硫酸汞（$HgSO_4$），硝酸汞 [$Hg(NO_3)_2$]，硫酸钾（K_2SO_4），氧化铝（Al_2O_3），亚硝酸钾（KNO_2）。
- **炮制** · 去除杂质，研成极细粉。

- **性味** · 味辛、涩，性热，有毒。
- **功能主治** · 具有杀虫止痒，收湿生肌功能。主治疥癣，湿疹，黄水疮。
- **用法用量** · 外用：适量，研末调涂。
- **用药警戒或禁忌** · 本品有大毒，只可外用，不可内服。外用不宜久留。
- **贮藏** · 置阴凉干燥处，遮光，密封，专库（柜）保存。

参 考 文 献

[1] 国家中医药管理局《中华本草》编委会. 中华本草：第1册[M]. 上海：上海科学技术出版社，1999.
[2] 高天爱，马金安，刘如良. 矿物药真伪图鉴及应用[M]. 太原：山西科学技术出版社，2014.
[3] 郭兰忠. 矿物本草[M]. 南昌：江西科学技术出版社，1995.

伏 龙 肝
《名医别录》
Terra Frava Usta

- **别名** · 灶中黄土（《金匮要略》），釜下土（《肘后方》），釜月下土（《补缺肘后方》），灶中土（《百一选方》），灶内黄土（《济急方》），灶心黄土、赤伏龙肝、伏龙、陈伏龙肝（《矿物药》）。
- **来源** · 经多年用柴草熏烧而结成的灶心土。见图 17-4。
- **本草考证** · 伏龙肝收载于《名医别录》。雷敩谓："凡使勿误用灶下土。其伏龙肝，是十年以来，灶额内火气积久自结，如赤色石，中黄，其形貌八棱，取得研细，以水飞过用。"陶弘景谓："灶中对釜月下黄土也。"《本草便读》曰："伏龙肝即灶心土，须对釜脐下经火久炼而成形者，具土之质，得火之性，化柔为刚，味兼辛苦。"所述与现今药用伏龙肝一致。
- **主产地** · 全国各地均产。
- **采收加工** · 在拆灶时将灶心烧结成的月牙形土块取下，除去四周焦黑部分及杂质，取中心红黄色者入

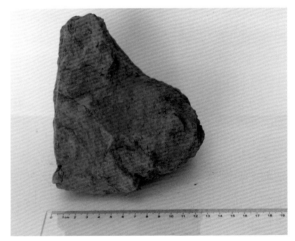

图 17-4　灶心土（河南）

药。用煤火烧者则不供药用。
- **药材鉴别** · **性状鉴别**　本品为不规则块状。橙黄色或红褐色。表面有刀削痕。体轻，质较硬，用指甲可刻划成痕，断面细软，色稍深，显颗粒状，并有蜂窝

状小孔。具烟熏气,味淡。有吸湿性。以块大整齐、色红褐、断面具蜂窝状小孔、质细软者为佳。

理化鉴别 (1)取本品粉末约 1 g,加稀盐酸 10 mL,即泡沸,生成大量气体,将此气体通入氢氧化钙试液中,即生成白色沉淀。

(2)取上述反应后的溶液,滤过。①取滤液 1 mL,加亚铁氰化钾试液,即生成蓝色沉淀。②取滤液 1 mL,加氢氧化钠试液,即生成白色胶状沉淀;分离,沉淀能在过量的氢氧化钠试液中溶解。

- **化学成分** · 主要由硅酸(H_2SiO_3)、氧化铝(Al_2O_3)及三氧化二铁(Fe_2O_3)所组成。还含有氧化钠(Na_2O)、氧化钾(K_2O)、氧化镁(MgO)、氧化钙(CaO)、磷酸钙[$Ca_3(PO_4)_2$]等。

- **药理作用** · 止呕 本品 3 g/kg,每日 2 次,连服 2 日,对静注洋地黄酊所致家鸽呕吐可使呕吐次数减少,呕吐的潜伏期无改变。对去水吗啡引起的犬呕吐则无效。

- **炮制** · 除去杂质,砸成小块或轧成细粉。

取净伏龙肝,碾成细粉,照水飞法水飞,晾干。

- **性味归经** · 味辛,性温。归脾、胃经。

- **功能主治** · 具有温中止血,止呕,止泻功能。主治胃虚呕吐,腹痛泄泻,妊娠恶阻,吐血,衄血,便血,妇女血崩,赤白带下。

- **用法用量** · 内服:煎汤,15～30 g;布包煎汤,澄清代水用,60～120 g;或入散剂。外用:适量研末调敷。

- **用药警戒或禁忌** · 出血、呕吐、泄泻属热证者禁服。阴虚失血及热证呕吐、反胃者忌服。

- **贮藏** · 置通风干燥处,防潮。

参 考 文 献

[1] 国家中医药管理局《中华本草》编委会. 中华本草:第 1 册[M]. 上海:上海科学技术出版社,1999.

[2] 南京中医药大学. 中药大辞典[M]. 2 版. 上海:上海科学技术出版社,2006.

[3] 高天爱,马金安,刘如良. 矿物药真伪图鉴及应用[M]. 太原:山西科学技术出版社,2014.

赤 铜 屑
《新修本草》
Pulvis Cuprinus

- **别名** · 铜屑(《日华子》),熟铜末(《圣惠方》),铜末(《朝野金载》),铜落、铜花、铜粉、铜砂(《本草纲目》),红铜末(《本草汇言》)。

- **来源** · 本品为煅铜时脱落的碎屑。

- **本草考证** · 本品极少用中药,始载于《新修本草》。李时珍曰:"赤铜屑即打铜落下屑也。或以红铜火煅水淬,亦自落下。"

- **主产地** · 民间自产自用。

- **药材鉴别** · **性状鉴别** 本品呈小片状或细条状,厚薄粗细不一。黄红色,或黄棕色。具金属光泽。体重,质硬较韧。气无,味淡。

理化鉴别 (1)取本品少量,加硝酸溶解,产生褐色氧化氮气体,溶液显绿色。以铁浸入此溶液中,其表面即镀上一层铜。

(2)取上述溶液加氨试液,即变为深蓝色。

- **化学成分** · 主要成分为金属铜,在空气中受水蒸气、氧气、二氧化碳的作用,表面上常被覆着微量的氧化铜、碳酸铜等物质。

- **药理作用** · 实验证明赤铜屑对通过手术方法造成左桡骨中上 1/3 横断缺损的健康家兔,有促进骨折愈合的作用,而发挥此作用的主要成分是碳酸铜。

- **炮制** · 赤铜屑 打铜落下之屑也,或以红铜火煅水淬,亦自落下。以水淘净,用好酒入砂锅内炒,见火星,取研末用。

- **性味** · 味苦,性平,有毒。

- **功能主治** · 具有接骨散瘀功能。主治筋骨折伤,瘀血肿痛,外伤出血,烂弦风眼。

- **用法用量** · 内服:醋煎、淬酒或研细末酒冲,0.3～0.9 g。外用:适量,调涂;或煎水洗。

- **用药警戒或禁忌** · 不可久服。

- **贮藏** · 置阴凉干燥处,密闭,防潮。

参 考 文 献

［1］国家中医药管理局《中华本草》编委会. 中华本草：第1册［M］. 上海：上海科学技术出版社，1999.

［2］南京中医药大学. 中药大辞典［M］. 2版. 上海：上海科学技术出版社，2006.

［3］高天爱，马金安，刘如良. 矿物药真伪图鉴及应用［M］. 太原：山西科学技术出版社，2014.

针 砂

《本草拾遗》

Pulvis Aci

· **别名** · 钢砂(《本草拾遗》)，铁砂(《医学入门》)，铁针砂(《中国医学大辞典》)。

· **来源** · 本品为制钢针时磨下的细屑。见图17-5。

· **本草考证** · 针砂，首见于《本草拾遗》，云："针砂……飞为粉，功用如铁粉。炼铁粉中亦别须之，针是其真钢砂，堪用，人多以杂和之，谬也。"《本草图经》在"铁"条下注曰："作针家磨镰细末谓之针砂。"据上述制作过程及形态考证，古代针砂是钢铁作针磨下的粉末。

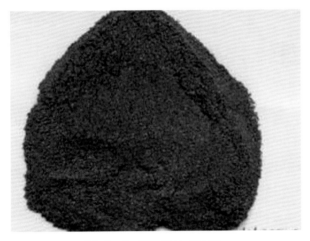

图17-5 针砂药材（河南）

· **主产地** · 主产于上海、福建、江苏等地。

· **采收加工** · 现多从各制针厂中收集。

· **药材鉴别** · **性状鉴别** 本品为细粉状，黑色、灰黑色或钢灰色。不透明；具金属光泽。用手捻之具砂质感，不染手。体重，质坚。气微，味弱。以体重、质细、色黑者为佳。

理化鉴别 (1) 本品能被磁石吸起成长条状。

(2) 取本品约0.5g，置试管中，加盐酸5mL，振摇，使溶解，静置，取上清液1mL，滴加亚铁氰化钾试液7～8滴，发生深蓝色沉淀；再加20%氢氧化钠溶液5mL，发生棕褐色沉淀。（检查铁盐）

· **化学成分** · 主要成分为铁，含碳量应在0.04%～0.2%范围内，可含氧化铁等杂质，常含碳、磷、硅、硫等元素。

· **炮制** · **针砂** 取原药材，除去杂质，簸去灰屑，砸碎，碾粉。

醋针砂 取净针砂置适宜的容器内，用无烟武火加热煅至红透，趁热倒入醋内浸淬，取出，晾干。每针砂100kg，用醋20L。

· **性味** · 味辛、酸、咸，性微寒。归肝、脾、大肠经。

· **功能主治** · 具有镇心平肝，健脾消积，补血，利湿，消肿功能。主治惊悸癫狂，血虚黄肿，泄泻下痢，尿少水肿，风湿痹痛，项下气瘿。

· **用法用量** · 内服：煎汤，9～15g；或入丸、散。外用：适量，和药敷熨。

· **用药警戒或禁忌** · 脾胃无湿热积滞者忌用。

· **贮藏** · 干燥容器内，置干燥处，防尘。

参 考 文 献

［1］国家中医药管理局《中华本草》编委会. 中华本草：第1册［M］. 上海：上海科学技术出版社，1999.

［2］南京中医药大学. 中药大辞典［M］. 2版. 上海：上海科学技术出版社，2006.

［3］高天爱，马金安，刘如良. 矿物药真伪图鉴及应用［M］. 太原：山西科学技术出版社，2014.

铁 落

《神农本草经》

Pulvis Ferri

·**别名**· 生铁落(《黄帝内经》),铁屑(《千金要方》,)铁屑(《新修本草》),铁花(《本草图经》),铁蛾(《本草纲目》)。

·**来源**· 为生铁煅至红赤、外层氧化时被锤落的铁屑。

·**本草考证**· 铁落首载于《神农本草经》,列为中品。《名医别录》记载:"铁落一名铁液,可以染皂。"陶弘景在《本草经集注》云:铁落是染皂铁浆。"此是承接《名医别录》而言,后世本草已予否定,因此,另立"铁浆"一条,铁液当即铁浆。《新修本草》云:"铁落是锻家烧铁赤沸,砧上锻之皮甲落者……落是铁皮,滋液黑于余铁。"《本草图经》也说铁落是"砧上打落细皮屑,俗呼为铁花是也"。

综上所述,古本草中记述之铁落为生铁烧煅至赤红后被锤落的皮屑。煅赤温度不同,外皮氧化度亦不同,其皮屑的组分也可不同。《中药大辞典》记载为:"主含四氧化三铁,或名磁性氧化铁。"而近年上海市售品却主含三氧化二铁(赤铁矿)。考虑到小烘炉升温条件,古代铁落或以磁性氧化铁为主组分。

·**原矿物**· 磁铁矿 Magnetite 参见"铁"。见图 17 - 6。

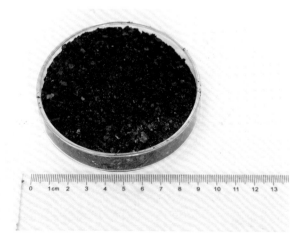

图 17-6 铁落药材（安徽）

·**蕴藏量**· 磁铁矿 Magnetite 参见"铁"。

·**采收加工**· 收集打铁时锤落的铁屑,除去大块者或杂质。

·**药材鉴别**· **性状鉴别** 本品为不规则细碎屑。铁灰色或棕褐色;条痕铁灰色。不透明。体重,质坚硬。气微,味淡。

理化鉴别 取本品约 0.5 g,加稀盐酸约 2 mL,振摇,静置。取上清液照下述方法试验:①取上清液,滴加亚铁氰化钾试液 2 滴,即生成深蓝色沉淀;分离,沉淀在稀盐酸中不溶,但加氢氧化钠试液,即分解成棕色沉淀。②取上清液,滴加硫氰酸铵试液,即显血红色。

·**化学成分**· 主含四氧化三铁,或名磁性氧化铁。

·**药理作用**· **补血、镇静中枢神经系统** 煅淬铁落使四氧化三铁变为氧化铁或醋酸铁,易被吸收,能促进血中红细胞的新生,并能提高血色素,因而有补血作用。同时,对中枢神经系统有镇静作用。

·**炮制**· 取煅铁时打下之铁落,去其煤土杂质,洗净,晒干;或煅后醋淬用。

·**性味归经**· 味辛,性凉。归心、肝经。

·**功能主治**· 具有平肝镇惊,解毒敛疮,补血功能。主治癫狂,热病谵妄,心悸易惊,风湿痹痛,疮疡肿毒,贫血。

·**用法用量**· 内服;煎汤,30～60 g;或入丸、散,外用;适量,研末调敷。

·**用药警戒或禁忌**· 肝虚及中气虚寒者禁服。

·**贮藏**· 置干燥处,防潮。

民族医药应用

◇维吾尔药◇

·**名称**· 哈八速里哈的的(《回回药方三十六卷》),海巴苏里艾地德,且尔克阿艾尼,罗依卡米里(《明净词典》)。

·**炮制**· 每 1 kg 铁落浸入 2 000 mL 葡萄醋中约 14 日,取出洗净,晒干,研粉,用巴旦杏仁油润滑备用。

·**性味**· 味辛,性二级热、三级干,有毒。

·功能主治· 具有生干生热,固精生血,清脓除疮,补肝止泻,调理经水,双补心脑,安神开窍,消除乳糜尿功能。主治湿寒性或黏液质性疾病,如早泄、滑精,各种贫血,尿道脓疮,肠疾日久,肝虚腹泻,月经不调,心脑两虚,乳糜尿。

参 考 文 献

[1] 国家中医药管理局《中华本草》编委会. 中华本草:第 1 册[M]. 上海:上海科学技术出版社,1999.

[2] 高天爱,马金安,刘如良. 矿物药真伪图鉴及应用 [M]. 太原:山西科学技术出版社,2014.

[3] 南京中医药大学. 中药大辞典[M]. 2 版. 上海:上海科学技术出版社,2006.

[4] 王伟. 内蒙古蒙药制剂规范[M]. 呼和浩特:内蒙古人民出版社,2007.

[5] 王伟. 内蒙古蒙药制剂规范[M]. 呼和浩特:内蒙古人民出版社,2014.

[6] 国家中医药管理局《中华本草》编委会. 中华本草:维吾尔药卷[M]. 上海:上海科学技术出版社,2005.

铁 锈
《本草拾遗》
Aerugo Ferri

·别名· 铁衣(《普济方》)。

·来源· 本品为铁置空气中氧化后生成的红褐色锈衣。

·本草考证· 铁锈始载于《本草拾遗》,谓:“此铁上衣也,锈生铁上者堪用。”《本草蒙筌》云:“生铁上者才佳。”由此可见,古代所用铁锈即诸铁外表所生之红锈。

·采收加工· 取生锈的铁,刮下外层绣衣即可。

·药材鉴别· **·性状鉴别** 本品为粉末状或片状,红褐色或棕褐色。不透明;无金属光泽。体较重,片状者易碎。无臭,无味。触之染手。以色深、片块大者为佳。

理化鉴别 取本品粉末约 0.2 g,加稀盐酸 4 mL,振摇,使溶解,滤过,滤液显铁盐的各种反应。

·化学成分· 主要成分为氧化铁。

·炮制· **净铁线粉** 除去杂质,研成最细粉。

煅铁线粉 取净铁线粉,照明煅法煅至红透,研成细粉。然后照水飞法,水飞,干燥。

·性味归经· 味辛、苦,性寒。归心、肝、胃经。

·功能主治· 具有清热解毒,镇心平肝功能。主治疔疮肿毒,漆疮,口疮,重舌,疥癣,烫伤,毒虫螫伤,脚气,癫痫。

·用法用量· 外用:适量,研末撒或调敷。内服:3～6 g,研末水调或酒调服。

·贮藏· 置通风干燥处,防潮。

参 考 文 献

[1] 国家中医药管理局《中华本草》编委会. 中华本草:第 1 册[M]. 上海:上海科学技术出版社,1999.

[2] 高天爱,马金安,刘如良. 矿物药真伪图鉴及应用 [M]. 太原:山西科学技术出版社,2014.

[3] 南京中医药大学. 中药大辞典[M]. 2 版. 上海:上海科学技术出版社,2006.

铁 精
《神农本草经》
Cinis ex Furnace

·别名· 铁精粉(《子母秘录》),铁花(《本草纲目》)。

·来源· 本品为炼铁炉中的灰烬,多是崩落的赤铁矿质细末。

·本草考证· 铁精始载于《神农本草经》,列为中品。

《本草经集注》云:“铁精,出锻灶中,如尘,紫色,轻者为佳。亦以磨莹铜器用之。”《本草拾遗》云:“今针砂、铁精俱堪染皂。”其后《本草图经》《本草求原》皆有记载,与《本草经集注》所述一致。《本草纲目》附方中所用铁精,或用粉,或云研末用,均属细粒状固体。再据"亦以磨莹铜器"这一用途和"紫色"等特点,可认为铁精落入煅灶中的铁质粉尘,其成分结构相当于今赤铁矿质磨料。至于《日华子》所说"犁镵尖浸水,名为铁精",相当于铁器浸水所得之浆,属另一物质,应予区别。

- **原矿物** · 赤铁矿 Haematite 参见"赤石脂"。
- **蕴藏量** · 赤铁矿 Haematite 参见"赤石脂"。
- **采收加工** · 收集经久使用的铁匠烘炉中的灰烬。若有混杂的铁末和煅灶灰,可利用磁性和相对密度区分。
- **药材鉴别** · **性状鉴别** 本品为细粒状的细末。赭红色。体重,质硬。气微,味淡。
- **化学成分** · 主要成分为氧化铁。
- **炮制** · 用吸铁石吸出具磁性的赤铁矿细末,研末

备用。

- **性味归经** · 味辛、苦,性平。归心、肝经。
- **功能主治** · 具有镇惊安神,消肿解毒功能。主治惊悸癫狂,疔疮肿毒,脱肛。
- **用法用量** · 内服:煎汤,3～6 g;入丸、散,1.5～3 g。外用:适量,调敷。
- **用药警戒或禁忌** · 脾胃虚寒、心肾两虚者慎服。
- **贮藏** · 置干燥处,防尘。

参 考 文 献

[1] 国家中医药管理局《中华本草》编委会. 中华本草:第1册[M]. 上海:上海科学技术出版社,1999.
[2] 高天爱,马金安,刘如良. 矿物药真伪图鉴及应用[M]. 太原:山西科学技术出版社,2014.
[3] 南京中医药大学. 中药大辞典[M]. 2版. 上海:上海科学技术出版社,2006.

黄 升

《矿物药真伪图鉴及应用》

Flavus ex Hydrargyri Oxydum Rubrum Praeparatum

- **别名** · 黄升丹(《疡科遗编》),三仙丹,升药,黄升药。
- **来源** · 本品为炼制升药时碗盏中央的黄色升华物。
- **本草考证** · 本品为少用中药,始载于《疡科遗编》。
- **主产地** · 主产于天津、河北、湖北、湖南、江苏等地。
- **药材鉴别** · **性状鉴别** 本品为黄色至橙黄色的粉末或不规则小片块,片块的一面光滑,具光泽或闪光点,另一面较粗糙,呈橙黄色,质重而脆。粉末黄色。气微,日光下其色渐次变深。

  以黄色片状、不带水银小珠、有光泽、无杂质者为佳。

  理化鉴别 (1)取本品少许,放在铁片上烧之,由黄逐渐变红色再变褐色。如系伪品,加热后变成黑色粉末。

  (2)本品不溶于水而溶于酸,如稀硝酸、稀盐酸,生成相应汞盐。取本品约 0.5 g,加水 10 mL,搅匀,缓缓滴加适量的盐酸溶解。①取上述溶液,加氢

氧化钠溶液,即生成黄色氧化汞(HgO)沉淀。②上述溶液加少量碱使成微酸性,加碘化钾试液即生成猩红色沉淀,能在过量的碘化钾试液中溶解;再以氢氧化钠试液碱化,加铵盐即生成红棕色沉淀。③取上述溶液,逐滴加入氯化亚锡试液,不断振摇,开始有白色沉淀生成,沉淀颜色逐渐变灰,最后变黑色。

- **化学成分** · 主要含氧化汞(HgO),另外含硝酸汞[$Hg(NO_2)$]等。
- **炮制** · 除去杂质,研成最细粉,过 100 目筛。
- **性味** · 味辛,性热,有大毒。
- **功能主治** · 具有拔毒,除脓,去腐,生肌功能。用于痈疽疔疮,梅毒下疳,一切恶疮,肉暗紫黑,腐肉不去,窦道瘘管,脓水淋漓,久不收口。
- **用法用量** · 外用适量,研极细粉撒患处,或与其他药味配成散剂、油剂、软膏剂或制成药捻。
- **用药警戒或禁忌** · (1)本品有大毒,具较强的腐蚀性,只可外用,不可内服;外用亦不宜过量或长期使用。

（2）外疡腐肉已去或脓水已尽者忌用。

（3）忌用纯品，多配伍煅石膏外用。

（4）本品系毒性中药。应遵照《医疗用毒性药品管理办法》的有关规定执行。

·**贮藏**·置干燥处，避光，密闭，专库（柜）保存。

参 考 文 献

［1］高天爱，马金安，刘如良，等. 矿物药真伪图鉴及应用［M］. 太原：山西科学技术出版社，2014.

附　录

中国药用矿产分区分布图

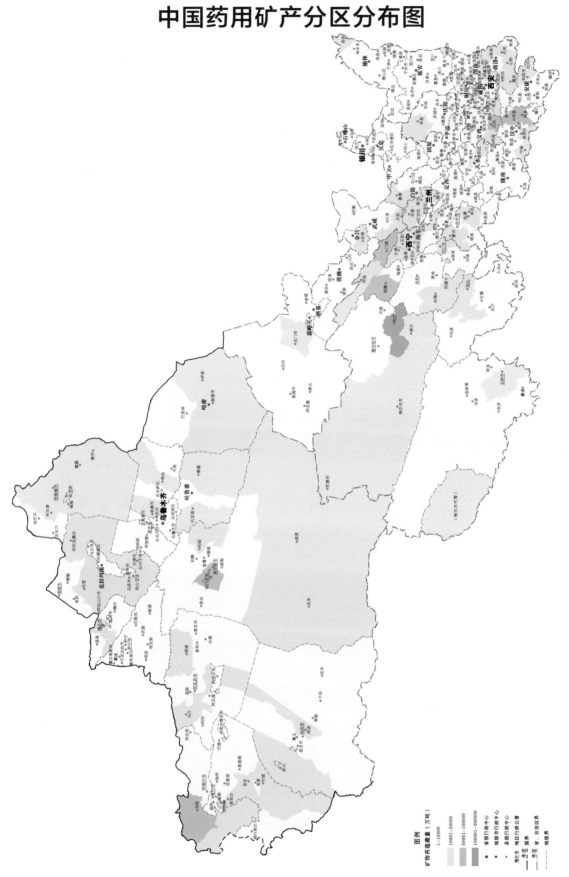

新疆维吾尔自治区、甘肃省、陕西省、青海省、宁夏回族自治区

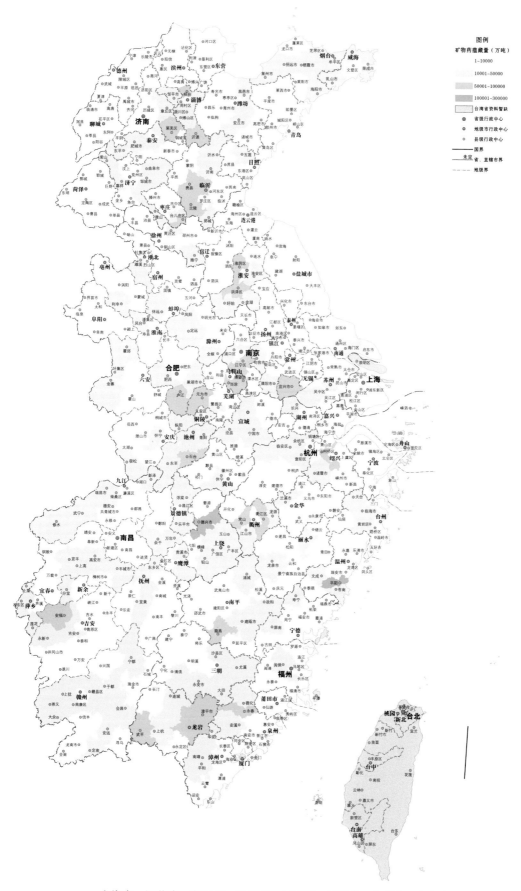

上海市、江苏省、浙江省、安徽省、江西省、福建省、台湾省、山东省

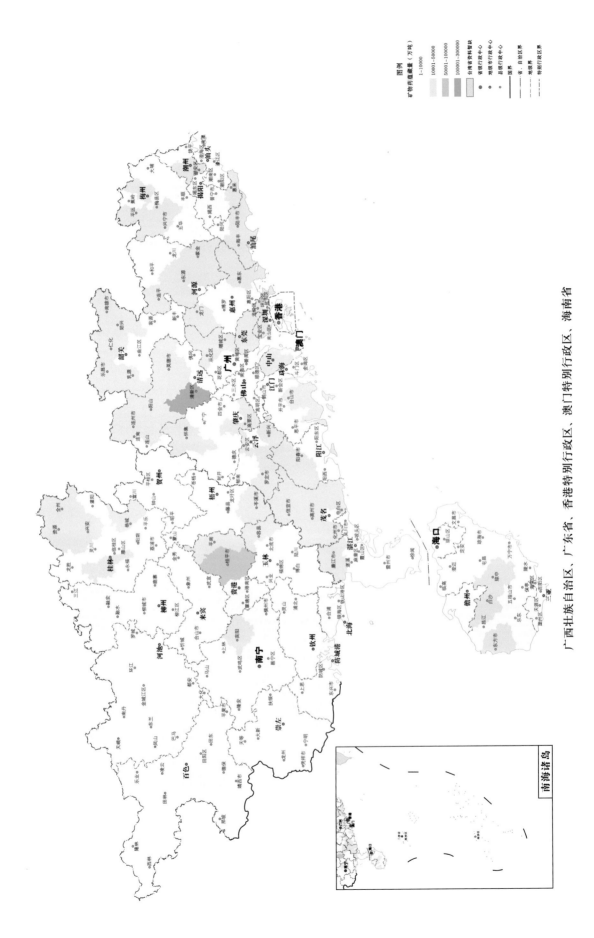

广西壮族自治区、广东省、香港特别行政区、澳门特别行政区、海南省

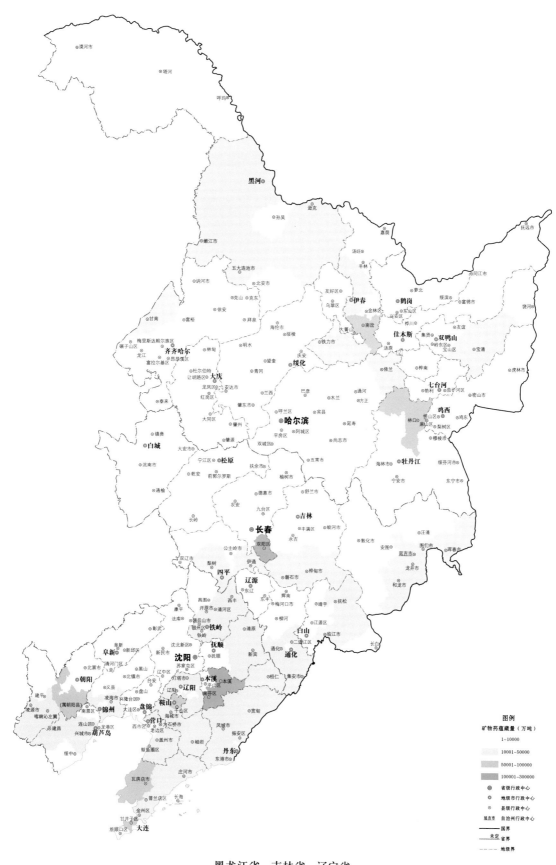

黑龙江省、吉林省、辽宁省

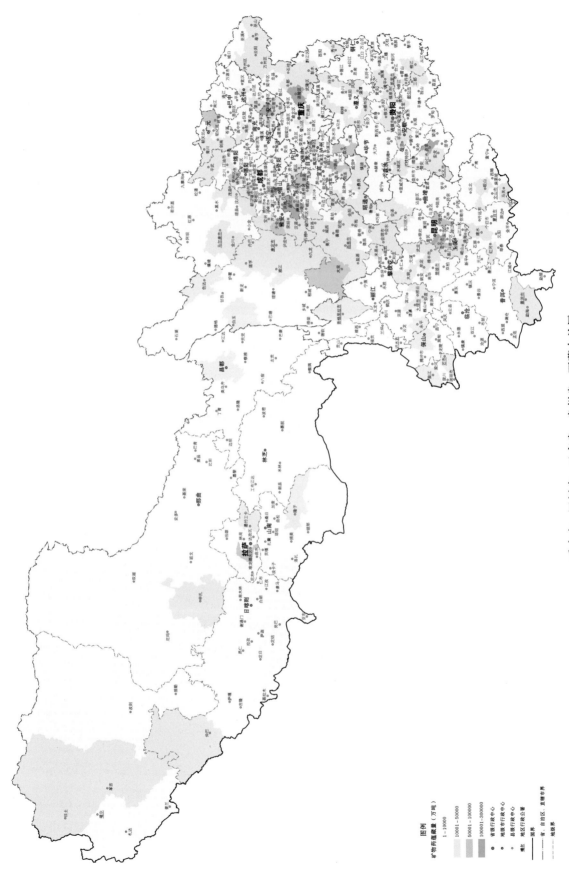

重庆市、四川省、云南省、贵州省、西藏自治区

图例

矿物药蕴藏量（万吨）

1～10000
10001～50000
50001～100000
100001～300000

● 省级行政中心
● 地级市行政中心
● 县级行政中心
○ 地区行政公署

界 ——— 国界
—·— 省、自治区、直辖市界
——— 地级界

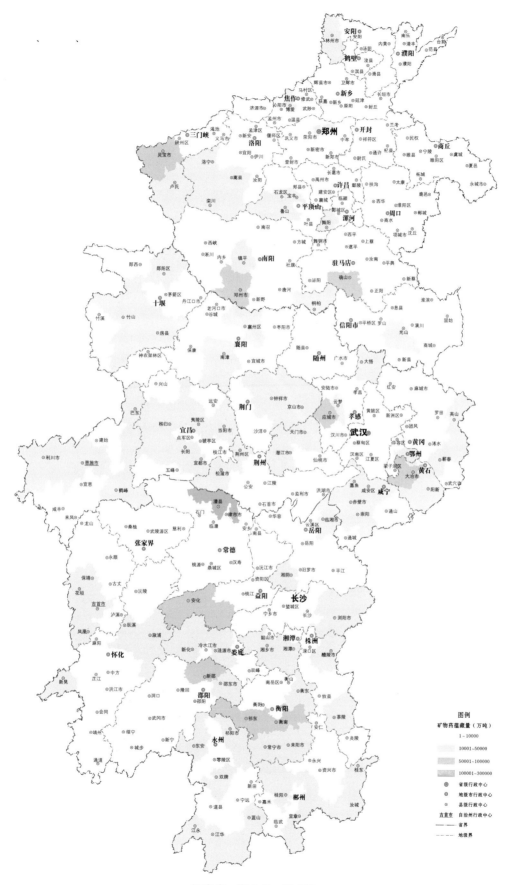

河南省、湖北省、湖南省

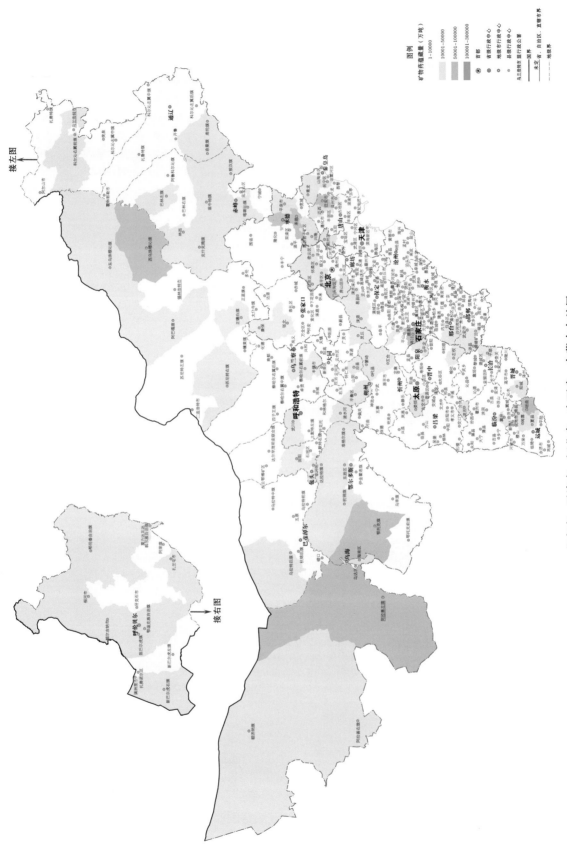

北京市、天津市、河北省、山西省、内蒙古自治区

索引

索引一　药物中文名称索引

索引二 药物拉丁（英、汉译）名称索引